临床职业病学

Clinical Occupational Medicine

（第 3 版）

主　编　赵金垣

副主编　徐希娴

顾　问　王世俊

　　　　刘镜愉

　　　　史志澄

北京大学医学出版社

LINCHUANG ZHIYEBINGXUE（DI 3 BAN）

图书在版编目（CIP）数据

临床职业病学 / 赵金垣主编 . —3 版 . —北京：
北京大学医学出版社，2017.9（2024.1 重印）
ISBN 978-7-5659-1644-1

Ⅰ . ①临⋯　Ⅱ . ①赵⋯　Ⅲ . ①职业病　Ⅳ . ① R135

中国版本图书馆 CIP 数据核字（2017）第 183693 号

临床职业病学（第 3 版）

主　　编：赵金垣
出版发行：北京大学医学出版社
地　　址：（100191）北京市海淀区学院路 38 号　北京大学医学部院内
电　　话：发行部 010-82802230；图书邮购 010-82802495
网　　址：http：//www.pumpress.com.cn
E-mail：booksale@bjmu.edu.cn
印　　刷：中煤（北京）印务有限公司
经　　销：新华书店
责任编辑：陈　奋　张立峰　　责任校对：金彤文　　责任印制：李　啸
开　　本：889 mm×1194 mm　1/16　印张：40　彩插：4　字数：1062 千字
版　　次：2017 年 9 月第 3 版　2024 年 1 月第 2 次印刷
书　　号：ISBN 978-7-5659-1644-1
定　　价：98.00 元

本书由
北京大学医学科学出版基金
资助出版

编者名单

主　编　赵金垣

副主编　徐希娴

顾　问　王世俊　刘镜愉　史志澄

参加编写人员及单位（以所撰写章节先后为序）

姓　名	单　位	职　称
赵金垣	北京大学第三医院	教授
李　涛	中国疾病预防控制中心职业卫生与中毒控制所	主任医师
李德鸿	中国疾病预防控制中心职业卫生与中毒控制所	研究员
王涤新	首都医科大学附属北京朝阳医院	主任医师
朱　钧	北京市职业病防治研究院	副主任医师
徐希娴	北京大学第三医院	主任医师
邹和建	复旦大学附属华山医院	教授
温　韬	首都医科大学附属北京朝阳医院	研究员
周安寿	中国疾病预防控制中心职业卫生与中毒控制所	研究员
朱秀安	北京大学第三医院	教授
宋清华	北京大学第三医院	主任医师
张春雷	北京大学第三医院	主任医师
郑溶华	北京大学第三医院	主任医师
汪　敏	北京大学第三医院	副主任医师
黎远皋	北京大学第三医院	主任医师
贾　光	北京大学公共卫生学院	教授
余善法	河南省职业病防治研究院	主任医师
毛丽君	北京大学第三医院	副主任医师
毛　翎	上海市肺科医院	主任医师
张　幸	浙江省医学科学院	研究员
刘北辰	鞍山钢铁集团公司劳动卫生研究所	主任医师
闫永建	山东省职业卫生与职业病防治研究院	研究员
黄金祥	中国疾病预防控制中心职业卫生与中毒控制所	研究员
关晓旭	北京大学第三医院	副教授
穆进军	山西医科大学第二医院	主任医师
赵赞梅	北京大学第三医院	医学博士
白　岩	沈阳市第九人民医院（现单位：沈阳市卫生监督所）	主任医师

唐小江	广东省医学实验动物中心	主任医师
丘创逸	广东省职业病防治院	主任医师
尚 慧	金川集团公司职工医院	副主任医师
李思惠	上海市化工职业病防治院	主任医师
舒 平	鞍山钢铁集团公司劳动卫生研究所	主任医师
夏丽华	广东省职业病防治院	主任医师
黄振烈	广东省职业病防治院	主任技师
李来玉	广东省职业病防治院	主任医师
陈嘉斌	广东省职业病防治院	主任医师
刘薇薇	广州医科大学附属市十二人民医院	主任医师
白 莹	江苏省疾病预防控制中心	主任医师
刘玉伟	鞍山钢铁集团公司劳动卫生研究所	主任医师
张雁林	北京大学第三医院	医学博士
孙道远	上海市肺科医院	主任医师
杜先林	军事医学科学院毒物药物研究所	研究员
赵 建	军事医学科学院毒物药物研究所	副研究员
李 伟	北京航天总医院	副主任医师
菅向东	山东大学齐鲁医院	教授
宋玉果	首都医科大学附属北京朝阳医院	主任医师
梁 莉	北京大学第三医院	主任医师
张照辉	北京大学第三医院	副主任医师
王文学	北京大学第三医院	教授
关 里	北京大学第三医院	副研究员
匡兴亚	同济大学附属杨浦医院	主任医师
吴 萍	广州医科大学附属市十二人民医院	主任医师
王建新	北京市疾病预防控制中心	副主任医师
王 林	济宁医学院	教授
陈嘉榆	广州医科大学附属市十二人民医院	主任医师
王 凡	辽宁省职业病防治院	主任医师
王焕强	中国疾病预防控制中心职业卫生与中毒控制所	研究员
夏玉静	首都医科大学附属北京朝阳医院	主任医师
赵一鸣	北京大学第三医院	研究员
江朝强	广州医科大学附属市十二人民医院	主任医师

第3版前言

《临床职业病学》是我国第一本专为高等医学教育编写的职业病临床教科书，第1版于1994年出版。当时，我国仅部分高等医学院校开设职业病课程，且多由内科学或劳动卫生学教研室安排教学，并无单独教材。实际上，我国在改革开放以后，随着工农业的飞速发展，职业危害的种类和发病人数均持续增加，职业病诊治的压力日见突出。为了更好地培养我国职业病临床高级专业人才，满足社会需求，并系统总结我国多年来在职业病临床方面的经验和进展，在上级部门和兄弟单位的大力支持下，我国著名医学教育家和职业病临床学家王世俊教授亲自主持编写了本书第1版。该书较全面地反映了我国在此领域的进展和成就，且理论结合实际，发行之后，受到广大读者的热烈欢迎，曾多次印刷以敷急需。为更好地满足社会需求，2010年，蒙王世俊教授抬爱，并在科内其他资深教授推举下，由敝人担任主编，对第1版内容进行了较大幅度的修改补充，除增添影像资料、插图、表格、思考题、病例介绍及词汇索引等内容外，尚推荐了参考文献，使本书更具可读性、趣味性及引导性，受到各地同行和专家们更多好评，不少地方甚至将该书第2版列为继续教育规范化教材，大力推荐，使编写人员受到极大鼓舞。

2013年，我国对《中华人民共和国职业病防治法》做了进一步修订，法定职业病范围大幅扩展，分类方法也做了重大调整，使一线职业病防治人员面临不少新的问题，压力倍增。为满足实际需求，本书编写组决定对本书进行重修，继续坚持广纳贤才方针，邀请全国各地具有丰富临床和教学经验的专家参与各章节撰写，引入新扩增的病种，推广新的经验，介绍新的概念，并针对性地汲取国外最新进展，以为全国同仁提供有用参考。因此，本书新版不仅是高等医学院校职业医学的规范化教材，亦是职业病专业医师最为实用的高级参考书。

本书基本按照国家颁布的"职业病分类目录"进行编写，增加了数十种新病因及职业病管理、预防内容，更对不少理论概念如职业性神经系统疾病、呼吸系统疾病、泌尿系统疾病等做了重大更新。

新版《临床职业病学》仍坚持初版确定的"教材性、实用性、启发性"三个原则，不刻意求全，但求清晰精炼，在讲述基本知识基础上介绍新的概念和进展，在阐述机制理论过程中结合实际指导实践。

本版修订工作得到了兄弟单位和本院兄弟科室专家、同仁全心全意的鼎力支持，谨在此再表衷心谢忱。

赵金垣

2016 年 11 月 25 日

于北京大学第三医院职业病研究中心

目　　录

职业病总论

第 1 章

第一节　职业病的概念和范围

一、职业病的概念

职业病（occupational diseases）是职业活动中因强度过高的职业危害因素作用于劳动者而引起的疾病，我国于 2001 年 10 月 27 日公布（2002 年 5 月 1 日起施行）的《中华人民共和国职业病防治法》(Law for Prevention and Control of Occupational Diseases，简称《职业病防治法》)和 2011 年 12 月 31 日第十一届全国人大常委会第一次修订，以及 2016 年 7 月 2 日第十二届全国人大常委会第二次修订的《职业病防治法》均规定，"企业、事业单位和个体经济组织（以下统称用人单位）的劳动者在职业活动中，因接触粉尘、放射性物质和其他有毒、有害物质而引起的疾病"皆属于"职业病"。该定义包括了三个含义：一是患病个体限于企业、事业单位和个体经济组织等用人单位的"劳动者"（存在劳动关系），二是患病个体确实接触粉尘、放射性物质及其他有毒、有害因素（病因明确），三是所接触的有毒、有害因素（称为"职业病危害因素"或"职业危害因素"）直接来自患者所从事的职业活动（具有因果关系）。需要注意的是当事人所从事的工作应属国家所颁布的职业病危害行业或岗位，并已向卫生管理部门申报；（原）卫生部为此于 2002 年曾专门颁布《职业病危害因素分类目录》（卫法监发〔2002〕63 号）；2015 年 11 月 17 日，国家卫生计生委、人力社会资源保障部、安全监管总局、全国总工会 4 部委又联合发布了最新修订的《职业病危害因素分类目录》（国卫疾控发〔2015〕92 号文件）。该目录详细列举了各种职业病危害因素及其可能发生的行业、岗位，有力地保障了职业病诊断工作的正确开展。对于非有害作业或岗位的人员，尽管因各种意外情况也可能接触上述有害物质，并引起相关疾病，但不能列为"职业病"，只能根据具体情况考虑是属于"工伤（work-related injuries）"抑或"意外伤害"。例如，氯气车间检修工在对发生"跑、冒、滴、漏"的管道或阀门进行检修时意外吸入氯气引起的中毒，属于"职业病"；而液氯槽车进出厂门时不慎发生氯气泄漏所造成的工厂警卫或路上行人的氯气中毒则不属职业病，仅能根据患者是否参与泄漏事故处理等具体情况，定为"工伤"或"意外伤害"。

在日常工作中常发生"工伤"与"职业病"混淆不清的情况。实际上，"工伤"是因公造成的职工人身伤害的统称，它包括：从事本单位日常工作或从事本单位负责人临时指定的任务时发生的伤害；或虽未经指派，但从事直接关系本单位重大利益工作时发生的伤害；在工作时间和工作区域内由于不安全因素造成的意外伤害；履行职责时遭到的人身伤害；因公外出，遭受的交通事故或其他意外事故造成的伤害或失踪；以及各类职业病。因此，"工伤"涵盖了各种因执行"公务"而导致的所有的伤害，也包括职业病，多数情况下无需医学鉴定，行政部门即有权决定；而"职业病"则是特殊种类的工伤，需进行医学鉴定方能确定。还需提醒的是：并非工作中发生的化学中毒都是"职业中毒"，如环境性意外事故引起的化学中毒多不属"职业中毒"，非有毒、有害岗位作业工人的事故性中毒亦不属"职业中毒"，在具体操作中应注意把握。

二、职业病学学科简介

职业病学（occupational medicine）是采用临床医学方法研究职业病的病因、致病机制、临床表现、诊断、治疗、预防，以及病后劳动能力鉴定的科学，主要对象是劳动者个人，内容涉及临床各科，是临床医学中的一个新兴的独立学科，也称为"职业医学"；职业病科医生要做好本职工作，必须具有宽广、深厚的临床基础才行。

由于职业病的病因清楚，消除或控制其病因，改善劳动环境和劳动条件，减少职业危害因素与工人的接触程度，则可有效预防职业病的发生，这是其他疾病难以具备的最大优势，是职业病防治工作的重点，也是职业卫生（occupational health）的主要目标和任务，提示职业医学也带有预防医学的浓烈色彩。此外，由于职业病的主要致病因子多是理化因素，其吸收、代谢、排出、解毒、损伤机制等更是毒理学（toxicology）尤其是临床毒理学（clinical toxicology）的主要范畴，充分显示这些学科间密不可分的关系。

与以往相比，近年我国职业病学科的发展显示出如下一些特点：

1．学术热点与现代科学前沿方向渐趋吻合　如基因组学的巨大进展为人类提供了揭示独立遗传因素和复杂环境因素所致疾病的分子基础，职业病学界迅速作出了反应，很快将DNA探测引入职业危害因子损伤机制的研究，为提升职业病学科学技术水平提供了重要保证。

2．研究工作逐渐细化深入　目前已不再满足于系统或器官水平的粗略观察，如尘肺研究已开始介入基因相关性、基因多态性、基因突变、DNA损伤、细胞周期及细胞凋亡、细胞因子、气态信使分子、自由基损伤等亚细胞层面工作；临床则开始采用更精密细致的技术手段，如CT、螺旋CT、肺区域性阻抗通气图等，以期提高诊断的早期性及可靠性。研究领域则不断拓宽并引入新的技术手段，如罕见毒物和各种加合物探索，细胞凋亡、单细胞DNA损伤检测，修复基因hMTH1反义RNA真核表达载体构建，生物样本微波消解技术等，甚至引入现代生物物理技术如电子自旋共振（ESR）、微弱发光、磁共振成像（MRI）、微观血液流变等。上述特点亦将职业医学的范畴推进到职业有害因素的亚临床效应、远期效应和遗传生殖效应的研究领域。

3．紧密跟踪学科发展和社会热点　如1996年国际癌症研究机构（International Agency for Research on Cancer，IARC）刚宣布石英为人类确定致癌物，国内在2000年初已见相关研究报告。有害物质传统靶器官以外的毒性作用、各种新问题以及罕见职业病的探索也逐步展开，如金属的生殖毒性、致癌性、致突变性，丙烯腈的神经和生殖毒性，噪声对NK细胞、微量元素的影响，二氧化硅的致癌性、致敏性，纳米材料的毒性、中毒性肌病，以及新型高分子化合物、稀有金属、金属加工液（metalworking fluids）等对肺的损伤作用等；甚至环境性毒物如二噁英（dioxins）、持久性有机污染物（persistent organic pollutants，POPs）、环境内分泌干扰物、PM2.5细颗粒物等也开始引起职业医学专家的关注。职业病学科近年还力求尽快介入解决社会热点问题，如化学性恐怖活动、突发性群体中毒等，有力地提升了学科的社会影响力。

4．物理因素损伤研究进展迅速　物理因素损伤一直是职业病学科的薄弱环节，以往仅在高低温损伤、放射性损伤等方面开展一些研究工作。近年，各种学术研究均渐活跃，电磁辐射、噪声等领域尤有明显进步，如电磁辐射已涉及电磁场对细胞间和细胞内外信息传导，以及具体作用位点、膜流动性、遗传影响等研究，微波辐射与脑神经胶质瘤的相关性得到进一步关注；噪声研究也开始深入到分子层面，有关噪声相关基因多态性的研究已见多篇报告。

值得注意的是，随着科学技术、工业生产和预防医学的进步以及劳动卫生状况的不断改善，传统的职业危害如慢性职业中毒、放射病、尘肺等，将会逐渐减轻、减少，甚至消失；但新的职业危害因子则会不断出现，逐渐增加，这些因子对健康的影响，将会逐渐成为职业病学科面临的新挑战。此外，低浓度职业有害因子对人体的远期影响及诊断处理对策，将可能成为"职业病学"新热点；"一级预防"将成为现代职业病学的主要工作模式，"预防性治疗"概念将首先为"职业病学"所接受，从而将职业病的治疗起点推进到分子甚或亚分子水平，使职业性疾病的预后发生根本性变化。目前，职业病学科的学术范围正在悄然扩大，职业病与环境病的分界渐趋模糊，兼容并蓄的趋势渐见彰显，其他学科也开始向职业病临床和研究领域渗透，并带来不少新理论、新技术、新思路。上述这些变化提示，未来时代，化学和物理致病因子将成为人类健康的新杀手，有效应对这些新挑战将是现代社会对医学科学的基本要求，也是"职业病学"无可推卸的神圣责任，这将使未来的"职业病学"演进为成为最具挑战性的医学科学前沿学科。

三、我国规定的职业病范围

职业病的发病情况不仅反映一个国家预防医学的水平，也反映国家的经济发展水平和社会保障能力，各国都会根据本国的社会制度、经济情况、技术水平规范职业病的范围，并非所有的职业性疾患均能获得经济赔偿，目前所称的"职业病"，是指那些由政府以法律形式明文规定的可以获得经济赔偿的职业性疾病，也称为"法定职业病（legal occupational disease）"或"规定的职业病（prescribed occupational disease）"。

1957 年，我国卫生部在《职业病范围和职业病患者处理办法的规定》中，首次明确"职业病系指工人、职员在生产环境中由于工业毒物、不良气象条件、生物因素、不合理的劳动组织，以及一般卫生条件的恶劣等职业性毒害而引起的疾病"，并规定 14 种职业病为法定职业病；1987 年，又由（原）卫生部、（原）劳动部、财政部和全国总工会联合修订颁发了《职业病范围和职业病患者处理办法的规定》，其列出的职业病名单共有 9 类 101 种。2001 年 10

月，我国首次颁布了《职业病防治法》；为配合该法的实施，（原）卫生部、（原）劳动保障部于 2002 年 4 月 18 日发布了新的《职业病目录》，共包含 10 大类 115 种；2011 年 12 月 31 日和 2016 年 7 月 2 日全国人大常委会又对《职业病防治法》进行了两次修订，明确规定职业病是指"企业、事业单位和个体经济组织等用人单位的劳动者在职业活动中，因接触粉尘、放射性物质和其他有毒、有害因素而引起的疾病"，这些职业病一经确诊，患者即可按照《职业病防治法》有关条文规定，有权享受各项劳保待遇、申请工伤或职业病致残程度鉴定，并根据不同致残程度获得相应的经济赔偿和医学照顾；不在此目录中的疾病，则不能诊断为"职业病"，也不得享受"职业病"相关待遇。实际上，《职业病防治法》不但为劳动者的健康提供了法律保护，同时也以法律形式维护了合法经营的生产企业的权益，是发展生产的"守护神"。2013 年 12 月，根据我国国民经济发展水平，参考国际发展趋势，国家卫生计生委会同人力资源社会保障部、安全监管总局和全国总工会再次修订了《职业病分类和目录》，新的目录共包括 10 类 132 种职业病，其中第 1 ～ 4 类相当于国际劳工组织（Intenational Labour Organization，ILO）国际职业病名单的靶器官疾病，第 5 ～ 8 类相当于致病因素所致职业病。但其中有些新增职业病（如艾滋病等），并不符合"职业病"的定义，故在具体操作中显得十分牵强被动。实际上，某些特殊职业人群如在工作中罹患该病，可直接按"工伤"处理，何必扭曲"职业病"概念强行进入？还有一些发病数极少的病种（如铟中毒、毛沸石肺癌等），也不必列入"职业病名单"，更无需专门制定"诊断标准"，按个案处理似更妥帖，这些问题均有待在今后的实践中逐步得到认识，得以改进。

根据新公布的《职业病分类和目录》，这十大类职业病的具体种类如下：

（一）职业性尘肺病及其他呼吸系统疾病

1. 尘肺病（pneumoconiosis）　共 13 种，包括：矽肺（硅沉着病）、煤工尘肺、石墨尘肺、炭黑尘肺、石棉肺、滑石尘肺、水泥尘肺、云母尘肺、陶工尘肺、铝尘肺、电焊工尘肺、铸工尘肺，以及根据《尘肺病诊断标准》和《尘肺病理诊断标准》可以诊断的其他尘肺病。

2．其他呼吸系统疾病　共6种，包括：过敏性肺炎、棉尘病、哮喘、金属及其化合物粉尘肺沉着病（锡、铁、锑、钡及其化合物等）、刺激性化学物所致慢性阻塞性肺疾病和硬金属肺病。

（二）职业性皮肤病（occupational skin diseases）

共9种，包括：接触性皮炎、光接触性皮炎、电光性皮炎、黑变病、痤疮、溃疡、化学性皮肤灼伤、白斑，以及根据《职业性皮肤病的诊断总则》可以诊断的其他职业性皮肤病。

（三）职业性眼病（occupational eye disaeses）

共3种，包括：化学性眼部灼伤、电光性眼炎、白内障（含辐射性白内障、三硝基甲苯白内障）。

（四）职业性耳鼻喉口腔疾病（occupational E. T. N diseases）

共4种，包括：噪声聋、铬鼻病、牙酸蚀病和爆震聋。

（五）职业性化学中毒（occupational poisonings）

共60种，包括：铅及其化合物中毒（不包括四乙基铅）、汞及其化合物中毒、锰及其化合物中毒、镉及其化合物中毒、铍病、铊及其化合物中毒、钡及其化合物中毒、钒及其化合物中毒、磷及其化合物中毒、砷及其化合物中毒、铀及其化合物中毒、砷化氢中毒、氯气中毒、二氧化硫中毒、光气中毒、氨中毒、偏二甲基肼中毒、氮氧化合物中毒、一氧化碳中毒、二硫化碳中毒、硫化氢中毒、磷化氢中毒、磷化锌中毒、磷化铝中毒、氟及其无机化合物中毒、氰及腈类化合物中毒、四乙基铅中毒、有机锡中毒、羰基镍中毒、苯中毒、甲苯中毒、二甲苯中毒、正己烷中毒、汽油中毒、一甲胺中毒、有机氟聚合物单体及其热裂解物中毒、二氯乙烷中毒、四氯化碳中毒、氯乙烯中毒、三氯乙烯中毒、氯丙烯中毒、氯丁二烯中毒、苯的氨

基及硝基化合物（不包括三硝基甲苯）中毒、三硝基甲苯中毒、甲醇中毒、酚中毒、五氯酚（钠）中毒、甲醛中毒、硫酸二甲酯中毒、丙烯酰胺中毒、二甲基甲酰胺中毒、有机磷中毒、氨基甲酸酯类中毒、杀虫脒中毒、溴甲烷中毒、拟除虫菊酯类中毒、铟及其化合物中毒、溴丙烷中毒、碘甲烷中毒、氯乙酸中毒、环氧乙烷中毒，以及上述条目未提及的与职业有害因素接触之间存在直接因果联系的其他化学中毒。

（六）物理因素所致职业病（occupational diseases by physical agents）

共7种，包括：中暑、减压病、高原病、航空病、手臂振动病、激光所致眼（角膜、晶状体、视网膜）损伤和冻伤。

（七）职业性放射性疾病（occupational radiation diseases）

共11种，包括：外照射急性放射病、外照射亚急性放射病、外照射慢性放射病、内照射放射病、放射性皮肤疾病、放射性肿瘤（含矿工高氡暴露所致肺癌）、放射性骨损伤、放射性甲状腺疾病、放射性性腺疾病、放射复合伤，以及根据《职业性放射性疾病诊断标准（总则）》可以诊断的其他放射性损伤。

（八）职业性传染病（occupational infectious diseases）

共5种，包括：炭疽、森林脑炎、布氏杆菌病、艾滋病（限于医疗卫生人员及人民警察）、莱姆病。

（九）职业性肿瘤（occupational tumors）

共11种，包括：石棉所致肺癌、间皮瘤，苯胺所致膀胱癌，苯所致白血病，氯甲醚、双氯甲醚所致肺癌，砷及其化合物所致肺癌、皮肤癌，氯乙烯所致肝血管肉瘤，焦炉逸散物所致肺癌，六价铬化合物所致肺癌，毛沸石所致肺癌、胸膜间皮瘤，煤焦油、煤焦油沥青、石油沥青所致皮肤癌和β- 萘胺所致膀胱癌。

（十）其他职业病（other occupational diseases）

共3种，包括：金属烟热、滑囊炎（限于井下工人）和股静脉血栓综合征、股动脉闭塞

症或淋巴管闭塞症（限于刮研作业人员）。

还有一类疾病也与职业因素有关，如产业工人中出现的腰背痛、颈肩腕综合征、骨关节病，财务人员、航空管理人员中发生的心血管疾病等，由于这类疾病在相关职业人群中最为常见，故称为"职业性多发病（occupational frequently-encountered diseases）"，但由于该种疾病的病因中，职业因素只是多种因素之一，或者只是发病的诱因或加重因子，而不是引起疾病的唯一或直接原因，故该种疾病也被称为"工作有关疾病（work-related diseases）"，它不属于"职业病"，更不是"法定职业病"，不能享受职业病各项劳保待遇。

（赵金垣）

思考题

1. 简述"职业病""法定职业病""工伤"的定义及三者间的关系与区别。

2. 公园绿化队工人在工作中发现绿地附近下水道堵塞，在清理过程中不慎吸入污水中泛出的硫化氢气体引起中毒，是否属于"职业中毒"？

3. 我国的"法定职业病"有多少？未在"法定职业病"范围内列出的职业危害是否可享受职业病待遇？

推荐阅读的参考文献

1. 王世俊，赵金垣.《职业病防治法》是劳动者的保护神，企业的守护神. 中华内科杂志，2002，41（12）：793-794.

2. 徐希娴. 与金属加工液接触有关的过敏性肺炎. 中华劳动卫生职业病杂志，2014，32（5）：394-396.

3. Song Y，Li X，Du X. Exposure to nanoparticles is related to pleural effusion, pulmonary fibrosis and granuloma. Eur Respir J，2009，34：559-567.

4. 李涛，李德鸿，王焕强. 我国职业病目录的历史沿革以及对存在问题的探讨，中华劳动卫生职业病杂志，2012，30（10）：721-724.

5. 李涛，王焕强. 台湾地区职业病名单与大陆《职业病目录》的比较. 中华劳动卫生职业病杂志，2013，31（4）：241-245.

第二节 职业病防治工作发展简史

一、我国古代的职业危害简介

我国早在 5000 多年前，即出现了陶器、丝织物、青铜制造和酿酒技术；夏末、商初（公元前 1600 年左右），开矿、冶炼和铸造工艺技术已达到较高水平，并开始广泛使用铜、铁、锡、铅、汞等金属及其化合物；汉代（公元 20 年左右）已经用煤炼铁；东汉元兴元年（公元 105 年），蔡伦发明造纸技术，有力地推动了中华文化的发展；公元 3 世纪的三国时代，我国有了瓷器制造业；东晋建武元年（公元 317 年），炼丹家、医药学家葛洪著《抱朴子》，记载了用汞与硫化合炼丹；孙思邈记载，唐代（公元 7 世纪）即制成了火药（含木炭、硫黄和硝石）；唐代还发明了雕版印刷，北宋刻字工人毕昇在公元 11 世纪初发明了活字印刷术。由上可见，公元前 5 世纪至公元 10 世纪左右近 1500 年间，当现代文明的发祥地欧洲还处于中世纪黑暗时期时，我国已经进入封建社会的鼎盛期，在科学技术方面取得了巨大进步，我国的四大发明（指南针、造纸术、火药、活字印刷术）为推进人类文明进步做出了重大贡献。

随着生产发展，职业危害也开始出现，并在实践中总结出不少防控措施。如汉代王充（约公元 27—100 年）在《论衡》中记载有冶炼工作可产生灼伤和火烟侵害眼鼻，隋代巢元方在《诸病源候论》（撰于公元 610 年）中记载古井和深坑多有毒气，北宋治平二年（1065 年）进士孔平仲在《孔氏谈苑》中描述"后苑银作镀金，为水银所熏，头手俱颤"，孔平仲在其《孔氏谈苑》中还描述"贾谷山采石人，石末伤肺，肺焦多死"，明代李时珍（1518—1593 年）在《本草纲目》中明确提到铅矿工人可发生铅中毒等，反映了当时工人已有毒气（窒息性气体和刺激性气体）、灼伤、汞中毒、铅中毒、硅沉着病（矽肺）等职业性危害发生。明崇祯十年（1637 年），宋应星（1587—1661 年）在其名著《天工开物》中，记述了煤矿井下简易通风办法，并指出烧砒（砒霜）工人应站在上风向操作，并保持十余丈距离，以预防发生砒中毒，反映了我国古代在防治职业危害方面的智慧和贡献。

但明末以后几百年来，由于封建社会对科技事业和工业生产的禁锢和"闭关锁国"政策的扼杀，我国的工业技术和科学事业长期处于落后状态，劳动条件恶劣，职业危害十分严重。如新中国建立之初，我国慢性铅中毒和汞中毒的发生率达 50%，甚至高温作业夏天发生的"中暑"也成为当时十分普遍的职业危害！

二、国外职业病防治工作发展简史

欧洲人在公元 5 世纪前就已开始较大规模地开采铅矿、汞矿，当时希腊的医学家希波克拉底（Hippocrates）（公元前 460—前 373 年）已在其著作中指出铅可以引起"腹绞痛"。公元

14 ~ 16 世纪，西欧进入文艺复兴时代，思想解放，促进了科技和工业发展，也使职业病频频发生；德国医生兼冶金学家 Agricola（1494—1555 年）在其所著《论金属》中，曾详细论述了矿工和冶炼工的职业病。1700 年，意大利医学家 Ramazzini 出版了《手工业者疾病》一书，详细记载了 50 多种职业病，包括金属中毒以及矿工、陶工、制玻璃工、油漆工、磨面粉工、石工等的疾病，成为职业病学的经典著作，他本人则被欧美国家称为"职业医学之父"，他的名言"医生看病应问知病人职业"一直流传至今。

18 世纪中叶，英国纺织工业机械革新和蒸汽机的发明，点燃了"第一次工业革命"之火，使以手工生产为主的传统作坊模式转变为以机器生产为主的大工业模式，工业得到迅猛发展，社会结构也从乡镇向城市化快速转变。但在发展初期，工人生活和劳动条件均十分恶劣，传染病、营养不良和职业病成为当时最猖獗的疾病，雇佣童工、工时过长、工伤频发等问题不断冲击社会稳定，迫使资本主义的发祥地英国于 19 世纪初开始制定有关劳动保护法令。

19 世纪初期，电力开始在以德国为首的欧洲国家广泛应用，引发了"第二次工业革命"，推动了采矿和冶炼业的发展，催生了"煤化学时代"，如 1856 年，Perkin 想从煤焦油中制取奎宁，却意外获得了第一种合成染料——苯胺紫；以后又相继合成了茜素、靛蓝等多种染料，使当时的德国几乎垄断了全世界合成染料生产，也为合成化学工业的发展奠定了基础。1873 年，德国首先采用电解食盐法生产氯和氢氧化钠；1913 年，人工合成氨成功，后来又合成了炸药（硝酸甘油和三硝基甲苯等）、洗涤剂、药物等；1910 年，抗梅毒药胂凡纳明（即"606"）合成成功，开创了"化学药物"的新纪元。随着磺胺类药、抗生素、维生素、激素、抗癌药等制造成功，农药生产也开始发展，1942 年有机氯农药滴滴涕（双对氯苯基三氯乙烷，DDT）投产，1956 年除草剂 2,4- 滴投产；嗣后，杀虫效果更为显著的有机磷农药也投产问世，标志着"化学农业时代"的到来。科技和工业生产的进

展不仅使传统职业危害如尘肺、金属中毒等更为严重，也带来许多新的职业危害，如1895年即报道苯胺染料生产工人出现膀胱癌和急性中毒；嗣后，又发现煤焦油可引起阴囊癌，苯和苯的氨基及硝基化合物（如TNT）中毒、刺激性气体（如氯气）中毒、农药（如DDT）中毒等报告也相继出现。

20世纪30年代以后，石油和天然气工业异军突起，并逐渐取代煤成为有机化工的主要原料，迎来了"石油化学时代"。如原油的加热裂解除可得到汽油、煤油、柴油外，还可获得乙烯、丙烯、苯、甲苯、二甲苯等成分，成为合成橡胶、合成纤维、合成树脂，以及洗涤剂、医药、农药、化肥等的主要原料。20世纪50年代，以美国为首的工业国家进一步兴起了以原子能、电子计算机和高分子化合物为标志的"第三次工业革命"，使不少物理因子（如X线、原子能、高频电磁波、微波、超声波、红外线等）、新原料（纳米材料）、新化学物质（新合金、新高分子聚合物）、新科学技术（光纤、超导、激光等）问世，并广泛应用于工业生产、科学研究和国防建设，更给职业医学增添了新的课题。

20世纪以来，职业病学家和毒理学家对攻克上述各种职业危害做出了巨大努力，成绩卓著，一些常见毒物的毒性和中毒机制（如氰化物、一氧化碳、铅、汞、镉、砷、苯、苯胺、三硝基甲苯、β萘胺等）得到基本澄清；开发了不少特效解毒剂或解毒疗法，如氰化物中毒的亚硝酸钠-硫代硫酸钠联合疗法，有机磷中毒的阿托品-肟类联合疗法，重金属解毒剂巯基化合物（二巯丙醇、二巯丙磺钠、二巯丁二钠等）和氨羧络合剂（依地酸二钠钙等）、苯胺解毒剂亚甲蓝等。20世纪60年代以后，工业发达国家更开始采取源头治理办法控制职业危害的发生，如大幅推进工艺改革，减少或完全消除职业有害因素与劳动者的接触；改善劳动条件、限定工作时间，控制劳动者与职业有害因素的基础水平；加强就业培训，提高劳动者自身保护意识和防范能力；推动劳动保护立法，加强环境监测和医

学监护，使劳动者健康生存权利得到基本保障。事实证明，这些措施行之有效，近30年来，发达国家的传统职业危害已经得到有效控制。

三、新中国的职业病防治工作

新中国成立后，工业发展迅速，人民政府十分重视改善工人的生活和劳动条件，不断建立健全劳动卫生管理和服务机构，大力开展防暑降温、防尘、防毒工作，贯彻"预防为主"概念。1953年，上海市防疫站张一飞医师编写了《工业病学》，此后有些英国、苏联的职业病学书籍相继被译成中文；1956年，天津成立了我国第一个职业病研究机构——"天津市劳动卫生研究室"，至20世纪60年代，防疫站、职业病防治所等专业防治机构几乎遍及全国各大城市和各大企业，不少大型工厂的生产过程开始向机械化、自动化、仪表控制、隔离操作过渡，各类矿山则逐步推广"湿式作业"和"八字方针（革、水、密、风、护、管、教、查）"，使劳动条件逐年改善，传统的职业危害得到了有效控制，慢性铅中毒和汞中毒的发生率已降至15%以下，高温作业发生的中暑基本得到控制。学术活动也日渐活跃，1959年，吴振球编写了《职业中毒》；1965年，顾学箕等编写了《劳动卫生与职业病》；1980年，吴执中教授发起并组织了全国各地有实践经验的职业病临床工作者分工执笔，编写了本专业的大型专著《职业病》，我国职业病学界呈现出一派欣欣向荣景象。

20世纪80年代以后，我国国民经济进入高速发展时期，乡镇企业大量兴起，职业病防治机构在"经济转轨"浪潮的猛烈冲击下纷纷下马或改行，职业病防治工作基本处于停顿状态，传统的职业危害又逐渐猖獗，急性窒息性气体中毒、刺激性气体中毒、有机溶剂中毒已屡见不鲜，绝迹已久的严重中毒病例（包括铅、汞、锰、铍、镉、钒、砷、苯、氯仿等中毒）重又出现，再次证实"预防为主"概念和措施在职业病防治工作中的重要地位。20世纪末，在政府的直接推动下，各地开始重新组建职业病防

治机构，职业病防治工作下滑趋势开始得到扭转，表现在：

1. 职业病诊断工作进入法制化、规范化轨道 2011 年和 2016 年，对 2001 年颁布的《职业病防治法》进行了两次修订，同时还修订了《职业病国家诊断标准》，加强了对工人健康和福利的法律保障。新颁布的标准在文字规范和切合实际方面均较旧标准有所改进，并注意与国际标准接轨，进一步突显了"中国特色"。

2. 尘肺防治研究不断进取 如尘肺发病机制的研究已进入分子层面，并开始关注粉尘致癌性问题；近 50 年来，结合我国实际情况，已对尘肺诊断标准作了三次大幅修订，研制了诊断专用尘肺 X 线标准片，改进了尘肺诊断的科学性和规范性，目前正在探索数字化 X 线摄影（digitized roentgenogram）和其他现代化影像学技术用于尘肺的诊断，并酝酿再次修订尘肺诊断标准，病理生理异常在尘肺诊断中的重要性也逐渐得到认可。尘肺的临床治疗也已提到议事日程，我国的实验研究和临床实践均已证实，尘肺不仅可以治疗，其彻底治愈的前景也正在逐步成为现实。

3. 化学中毒研究成果丰硕 如化学性"急性呼吸窘迫综合征（acute respiratory distress syndrome，ARDS）"机制研究已连续开展 20 余年，证实活性氧（ROS）生成是其发病的启动扳机，肺循环障碍则是其发病的关键环节，早期投用抗氧化剂可有效阻遏化学性肺 ARDS 的发生，抗凝溶栓治疗则可明显改善低氧血症和疾病预后；又如，急性一氧化碳中毒性迟发脑病（CO induced delayed encephalopathy，CODEP）的研究已证实其与 CO 的直接毒性无关，其发病的关键环节乃是继发性脑循环障碍，降低血液黏度、抗凝溶栓、改善微循环，可使血液生化、MRI 异常得到明显改善并获得临床治愈。

4. 职业病临床能力稳步提升 如国家"九五"攻关课题曾系统地研究了混配（有机磷）农药中毒问题，归纳出"含有有机磷成分的混配农药中毒，抢救治疗应以有机磷为主"的客观结论，指导了临床实践。又如毒鼠强中毒的临床实践总结出"及时洗胃导泻，尽早血液灌流，全力防治抽搐，辅用巯基药物，积极对症处理"的治疗原则；对急性铊中毒则总结出"早期血液净化，补液利尿，联用二巯丁二钠和普鲁士蓝，辅用其他巯基化合物，规范补充钾盐"的治疗方案；百草枯中毒的救治方案也愈加成熟完善，均使救治成功率明显提高。国内学者还系统研究了三氯乙烯引起的全身药疹样皮炎、二氯乙烷中毒性脑病的发病机制和诊治办法，填补了此领域的空白。

我国的职业病防治工作在多年全面滑坡之后，已经开始紧跟国际学术发展潮流，不断提升水平，但与临床学科的其他分支相比，学科结构远未健全，学术体系也远未完善，仍需加倍加油努力。

（赵金垣）

思考题

1. 举例说明工业发展与职业危害的关系，并尝试总结不同工业发展阶段职业危害种类的变化情况。

2. 我国在职业病防治工作方面有何经验与教训？它说明了什么问题？

3. 我国在改革开放之后，在职业病防治工作方面取得了哪些进步？你如何评价这些成绩？

推荐阅读的参考文献

1. 张敏，李涛，周安寿，等. 我国职业病防治工作进展与控制对策. 中华劳动卫生职业病杂志，2008，26（8）：509-513.

2. 赵金垣. 职业医学学科发展状况及展望. 中华预防医学杂志，2008，42（11 增刊）：46-50.

3. Saloner D，Uzalec A，Hetts S，et al. Modern meningioma imaging techniques，J Neurooncol，

2010，99（3）：333-340.

4．赵金垣，王世俊．尘肺应为可治之症．环境与职业医学，2016，33（1）：90-95.

第三节 职业病防治的法规和标准

一、职业病防治的法律法规

职业病是严重危害劳动者健康的疾病，我国政府高度重视职业病防治工作。新中国成立初期，即以宪法形式规定了劳动者的健康权、休息权、劳动条件保障权、获得物质帮助权等权益；嗣后颁布的《中华人民共和国民法通则》《企业法》《中华人民共和国工会法》等法律也都列出控制职业病危害、保护劳动者健康的条文，对当时劳动条件治理发挥了重要的作用。改革开放以来，国家进一步加快了法制化进程，相继颁布了《中华人民共和国矿山安全法》《中华人民共和国劳动法》《中华人民共和国尘肺病防治条例》等法律、法规；2001 年 10 月 27 日，第九届全国人大常务委员会审议通过《职业病防治法》，并于 2002 年 5 月 1 日起正式实施，使我国的职业病防治工作完全纳入了依法治理的道路。同年 5 月 12 日，针对相关行业频发苯、正己烷中毒的严峻形势，国务院又颁布了《使用有毒物品作业场所劳动保护条例》，（原）卫生部也陆续发布了《职业病目录》《职业病危害因素分类目录》、《职业病诊断鉴定管理办法》、《职业健康监护管理办法》、《建设项目职业病危害分类管理办法》和《化学品毒性鉴定管理办法》等一系列配套规章，以配合《职业病防治法》的实施，形成了具有中国特色的职业病防治法律、法规体系。2011 年 12 月 31 日，第十一届全国人大常务委员会审议通过了新的《职业病防治法》，进一步落实用人单位、地方政府及有关部门的职责，强调职业病危害的源头控制，加大对违法行为的处罚和责任追究力度，完善职业病诊断与鉴定制度，并进一步改进对职业病患者医疗和生活等方面的救助制度。

2016 年 7 月 2 日、2017 年 11 月 4 日、2018 年 12 月 29 日，第十二、十三届全国人大常务委员会分别发布了《职业病防治法》的三次修订。

根据职业卫生监管职能分工，国家安监总局陆续颁布《工作场所职业卫生监督管理规定》（安监总局令 47 号）、《职业病危害项目申报办法》（安监总局令 48 号）、《用人单位职业健康监护监督管理办法（安监总局令 49 号）》、《职业卫生技术服务机构监督管理暂行办法（安监总局令 50 号）》、《建设项目职业卫生"三同时"监督管理暂行办法（安监总局令 51 号）》；国家卫健委也进一步修订了《职业病分类和目录》《职业健康检查管理办法》《职业病诊断与鉴定管理办法》《工作场所职业卫生管理规定》，使我国的职业病防治法律、法规体系得到了进一步完善。

二、职业病防治的基本制度

《职业病防治法》从前期预防、劳动过程中的防护与管理、职业病诊断与职业病患者保障、监督检查、法律责任等方面，对职业病防治工作做了全面的规定，规范了用人单位、劳动者、职业卫生技术服务机构以及监督管理部门的责任和义务；明确了用人单位承担本单位职业病防治主体责任，规定了用人单位工作场所的职业卫生要求，建立了用人单位职业病危害因素申报制度、建设项目职业病危害评价制度、作业场所职业病危害监测评价制度、职业健康监护制度、职业病报告制度、作业场所职业病危害管理及危害告知制度和职业卫生培训制度，使职业卫生监督管理的实施有了可靠的法律依据。

（一）职业卫生监督制度

根据国家新的分工，国务院所属安全生产监督管理部门、卫生行政部门、劳动保障行政部门将按国务院确定的职责，对用人单位贯彻实施职业病防治法律、法规、标准情况共同进行监督检查，保证《职业病防治法》规定的各项义务和责任得到贯彻落实。其中，安全生产监督管理部门侧重于职业危害的源头控制，卫生行政部门侧重于劳动者的健康防护，劳动保障行政部门则负责进一步规范和完善职业病患者的善后管理，三者密切合作，以切实保障职业病患者的健康和相关权益。

（二）职业病危害源头控制制度

1. 职业病危害因素申报制度　根据《职业病防治法》，用人单位存在职业危害因素要向当地安全生产监督管理部门登记报告，以为当地相关部门全面掌控职业病危害因素、加强监督管理提供准确的基础信息。

2. 建设项目职业病危害评价制度　规定可能产生职业危害的新建、扩建、改建建设项目和技术改造、引进项目的单位应在项目论证阶段和验收阶段分别向职业卫生监督部门提交职业危害预评价报告和控制效果评价报告；对存在严重职业危害的项目要进行预防控制设计审查，以从根本上防控职业危害的发生。

3. 上岗前职业健康检查制度　规定用人单位安排从事接触职业危害因素作业的劳动者进行上岗前职业健康检查，以筛查职业禁忌证，避免劳动者"带病上岗"，保护劳动者的健康。

（三）职业健康监护制度

职业健康监护是《职业病防治法》规定的基本制度之一，是做好二级预防、保护劳动者健康的重要措施，也是职业卫生基本服务的主要内容。《职业病防治法》规定用人单位承担职业健康监护主体责任、劳动者依法享有的职业健康监护权利，还规定职业健康检查机构的条件要求、职业健康检查的行为规范以及监督管理部门的监管责任，分别体现在安全监管部门发布的《用人单位职业健康监护管理规定》和国家卫生计生委颁布的《职业健康检查管理办法》两个规章中。为指导用人单位开展职业健康监护，国家卫生计生委还颁布了《职业健康监护技术规范》（GBZ 188-2014），规定了职业

健康监护的基本原则、目标疾病、检查内容和周期等。

（四）职业病诊断与鉴定制度

2001 年 10 月，我国首次颁布了《职业病防治法》；为配合该法的实施，（原）卫生部、（原）劳动保障部于 2002 年 4 月 18 日发布了新的《职业病目录》，共包含 10 大类 115 种，并制定了相应的"职业病诊断标准"；2011 年，《职业病防治法》第一次修订后，我国也修改了《职业病分类和目录》，新目录共包括 10 类 132 种职业病，相应的诊断标准也接近完成，成为我国职业病诊断工作可靠的科学依据。此外，还逐渐完善了"一级诊断二级鉴定""劳动能力鉴定"等有关职业病诊断、鉴定和待遇认定的规范管理模式。这些诊断鉴定制度具有以下几个基本特点：

1. 分级管理　根据有关法律、法规的规定，国家卫生计生行政部门负责制定职业病诊断鉴定管理办法和职业病诊断标准，规范职业病诊断鉴定行为；省级卫生计生行政部门负责申请职业病诊断资质的医疗卫生机构的审批，设立职业病诊断鉴定专家库，承担职业病最终鉴定的组织工作，以及职业病诊断机构的监督管理指导；市级卫生计生行政部门承担职业病诊断首次鉴定的组织工作，负责职业病诊断机构的日常监督管理。

2. 兼具行政判定功能　职业病诊断的过程属于疾病诊断及归因认定过程，包括确认健康损害事实、推定健康损害与职业接触因果关系和判定健康损害程度。前两者属于临床医学行为，而后者既具有疾病归因判别特征，更具有行政判定属性，似已超出医疗卫生机构的预定权力。

3. 具有较强的政策性和技术性　由于职业病诊断既是一种医学诊断，也是一种归因判断，无论从诊断特性，还是结论后果来看，对职业病患者今后可以享受的待遇影响很大，因而是一项技术性、法律性、政策性都很强的特殊工作。

2011 年和 2016 年两次修订的《职业病防治法》和《职业病诊断与鉴定管理办法》均向保护劳动者权益做了进一步倾斜：

（1）降低职业病诊断的地域和受理门槛，

劳动者可以选择在用人单位所在地、本人户籍所在地或者经常居住地承担职业病诊断的医疗卫生机构进行职业病诊断，诊断机构不得拒绝劳动者的职业病诊断要求。

（2）明确用人单位在劳动者职业病诊断鉴定中负有举证责任；对于用人单位不提供职业病危害因素检测资料的，诊断鉴定机构有权结合劳动者的临床表现、辅助检查结果和劳动者职业病危害接触史，参考其自述和安监部门提供的日常监督检查信息等，作出职业病诊断鉴定结论。

（3）针对诊断与鉴定过程中可能存在争议，明确了相关监管部门的责任和解决途径：即，安监部门负责督促用人单位提供职业病诊断鉴定所需的资料，职业病诊断机构可以对工作场所进行现场调查，也可由安全监管部门组织现场调查；劳动者对用人单位提供的工作场所职业危害因素检测结果等资料有异议，或者因劳动者的用人单位解散、破产无法提供上述资料的，由安全监管部门负责对存在异议的资料或者工作场所职业危害因素情况做出判定；当事人对劳动关系、工种、工作岗位或在岗时间有争议的，可以向当地的劳动人事争议仲裁委员会申请仲裁等，从而为妥善解决职业病"诊断难""鉴定难"等问题奠定了法律基础。

（五）职业病报告制度

我国从 1957 年开始实行职业病报告制度，1989 年（原）卫生部正式颁布《职业病报告办法》；2002 年《职业病防治法》施行后，职业病报告成为法定制度。该制度要求已诊断的职业病病例都要报告，事故性急性中毒和职业性传染病更要及时上报，汇总分析的结果要向社会发布。该制度经过修改完善，伴随信息搜集的现代化，已成为中国职业病发病情况、职业病危害评估的重要信息来源。

三、国家职业卫生标准

国家职业卫生标准是根据保护劳动者健康及其相关权益的实际需要，由法律授权部门对国家职业病防治的技术要求做出的强制性统一

规范。我国职业卫生标准制定工作始于新中国成立初期，1956 年 3 月，（原）国家建设委员会与（原）卫生部发布《工业企业设计暂行卫生标准》（标准 -101-56），内含 85 种化学因素和矿物粉尘物质 53 项车间空气中最高容许浓度标准；1957 年，为配合我国公布的第一个职业病名单，原卫生部组织专家编写了《矽肺病诊断标准（草案）》，分别成为我国第一个职业卫生与职业病诊断标准。1963 年，（原）卫生部、（原）国家基本建设委员会及全国总工会正式颁布《工业企业设计卫生标准》（GBJ 1-62），使车间空气中有害物质最高容许浓度的规定进一步扩大为 92 种；同年，《矽肺、石棉肺的 X 线诊断》作为《矽尘作业工人医疗预防措施实施办法》的附录正式公布，确定了我国尘肺病诊断标准的基本框架。

进入 20 世纪 80 年代后，我国加强了职业卫生标准研制工作，在（原）卫生部"全国卫生标准技术委员会"下设立"劳动卫生标准专业委员会"和"职业病诊断标准专业委员会"，进一步推动了职业卫生标准研制和管理工作，截至 2001 年，已颁布职业卫生国家标准 123 项，职业病诊断标准 74 项。2002 年《职业病防治法》颁布后，国家职业卫生标准开始步入法制化、规范化管理轨道，实现了从行政文书到技术标准、从多部门分头到集中管理、从分类负责到统一管理的转变。（原）卫生部组织专家集中对劳动卫生职业病诊断标准进行了修订，初步形成了以《工业企业设计卫生标准》（GBZ 1—2002）、《工作场所职业性有害因素职业接触限值》（GBZ 2—2002）、《尘肺病诊断标准》（GBZ 25—2002）以及各类《职业病诊断标准》为核心的国家职业卫生标准体系，将过去各类有害物质的最高容许浓度过渡到以时间加权平均容许浓度（PC-TWA）为主的职业接触限值，并进行了修订和增补，以更好地反映劳动者接触职业危害因素的真实程度。新修订的职业病诊断标准是在认真总结我国职业病临床经验和研究成果的基础上，充分汲取国外研究进展总结而成，不仅具有我国特色，也反映了国外先进水平。自

2003 年起，国家加大对职业卫生标准研究的支持力度，职业病防治技术标准分别被列为国家"十五"科技攻关和"十一五"技术支撑项目，已完成 520 项国家职业卫生标准，初步建立了适合中国职业病防治实际的职业卫生标准体系。

（李　涛）

> **思考题**
>
> 　　1. 我国主要的职业病防治法律、法规有哪些？请总结我国职业病防治工作的基本制度。
> 　　2. 请简要回顾我国职业卫生标准的研制历史。

推荐阅读的参考文献

1. 顾祖维，吴世达，刘美霞，等. 关于我国化学物的职业卫生标准制定的若干问题. 工业卫生与职业病，2006，32（5）：258-261.
2. 黄金祥，周安寿，邝守仁，等. 职业病诊断标准研制现状与展望. 工业卫生与职业病，2007，33（1）：1-4.
3. 张敏，李涛，杜燮祎等. 我国职业卫生标准体系研究. 中国卫生监督杂志，2009，16（3）：225-231.

第四节　职业健康监护

一、职业健康监护概述

（一）相关定义

健康监护（health surveillance）是对慢性疾病高危人群开展有针对性的医学监护，以求早期发现个体病例，并对相应高危人群发出警示，开展预防。职业健康监护（occupational health surveillance，worker's health surveillance）则是将健康监护的概念和方法用于接触有害因素职业人群的措施，其着眼点是人群，基本性质属于二级预防。

职业健康检查（medical health screening）是应用临床医学和相关实验室手段对接触职业危害的群体进行筛查性的医学健康检查，是职业健康监护的主要手段，其目的是早期发现与职业危害有关的健康损害、职业病或职业禁忌证，属于预防性的健康检查，因此，在多数情况下是强制性的。其包括上岗前、在岗期间、离岗时、应急健康检查，以及离岗后的医学随访检查。

我国职业健康监护相关法规中规定，职业健康监护包括职业健康检查和职业健康监护档案管理两项基本内容。

（二）职业健康监护的目的

职业健康监护是通过对群体健康相关资料的收集和分析，提出改善劳动作业环境条件和职业危害防护设施的建议，达到保护接触职业有害因素群体健康的目的，并为制定或修订卫生政策和职业病防治措施提供依据。其具体目标为：

1. 监视职业性健康损害的发生、发展及时空分布规律；

2. 早期发现劳动者的职业病、职业相关疾病及职业禁忌证；

3. 评价职业危害因素与健康损害的关系和程度；

4. 识别新的职业危害、危害因素和危险人群；

5．进行目标干预，包括改善作业环境、改革生产工艺、改进个人防护。

（三）职业人群健康监护的法律依据

我国《职业病防治法》明确指出"对从事接触职业病危害的作业的劳动者，用人单位应当按照国务院安全生产监督管理部门、卫生行政部门的规定组织上岗前、在岗期间和离岗时的职业健康检查"，并规定"用人单位应当为劳动者建立职业健康监护档案，并按照规定的期限妥善保存"。（原）卫生部也颁布了《职业病危害因素分类目录》和《职业病分类目录》《职业健康监护技术规范》《职业健康监护管理办法》，以及职业病诊断标准和职业卫生标准等，为开展职业健康监护提供了重要的法律和技术依据。

二、职业健康监护的目标疾病

职业健康监护主要着眼于职业危害因素对劳动者可能造成的健康危害，而并非一般意义上的健康检查，因此，每个健康监护项目必须针对特定的职业危害因素明确规定监护的目标疾病（target disease）。

确定健康监护的目标疾病应符合以下基本原则：

（1）和该危害因素密切相关；

（2）有可靠的医学检查方法可以早期检出；

（3）通过干预或治疗，能够阻止或延缓该病的发展，提高患者的生活质量；

（4）在接触人群中有一定的发病率。

目标疾病也受到作业场所该因素强度和防护措施的影响，因此，随着经济发展和劳动保护水平的提高，健康监护的目标疾病也应做相应的修改。根据我国《职业病防治法》的相关规定，目前我国职业健康监护的目标疾病主要分为职业病和职业禁忌证两大类：

（1）职业病：是指接触职业危害因素引起的特定疾病，两者存在明确的因果关系，主要是慢性职业病及职业肿瘤，它们多是逐步发展加重，多有特征性临床表现及生物标志物或效应生物标志物，便于做到早期发现；更重要的

是，早期采取干预措施，有利于疾病的转归，并可阻止其再次发生。急性职业病多由事故性的偶发事件所致，缺乏规律性，不符合健康监护目标疾病的原则，故不作为健康监护目标疾病。

（2）职业禁忌证：指劳动者具有的某种特殊生理或病理状态，使其在从事特定职业或接触某种危害因素时，比一般人更易罹患该种职业病或导致原有疾病加重。但在确定职业禁忌证时，注意不要把职业病的继发损害作为职业禁忌证，随意扩大职业禁忌证的范围，短期内可以治愈的疾病原则上也不应该列为职业禁忌证，以充分保障劳动者的就业权利。

三、开展职业健康监护的界定原则

职业危害因素是指可能对劳动者导致疾病或其他不良健康效应、源于生产劳动过程的有害因素，包括化学物质、物理因素、生物因素，以及在作业过程中产生的其他危害因素。但不是所有职业危害因素都需要进行职业健康监护，确定是否需要开展职业健康监护的职业危害原则如下：

（1）该危害因素已列入国家颁布的职业危害因素分类目录；

（2）该危害因素有确定的慢性致病作用，所引起的慢性职业病已列入国家职业病目录，且符合开展职业健康监护目标疾病的基本原则；

（3）该危害因素虽只能引起急性中毒，但有资料提示在此环境下长期工作对劳动者有肯定的慢性健康影响。符合以上条件者应该实行强制性职业健康监护。

对职业危害因素分类目录以外的危害因素如需开展职业健康监护，应由卫生行政部门组织专家进行评估后确定。评估的标准是：

（1）有证据表明该因素存在损害劳动者健康的可能性；

（2）该危害因素具有一定量的暴露人群；

（3）具备开展此类因素健康监护的可靠方法；

（4）健康监护能够对个体或群体的健康产生有利结果。

高处作业、机动车驾驶作业、电工作业、压力容器作业，以及潜水、航空等特殊作业对从业人员也有特殊的要求，但这种特殊要求并非"职业禁忌证"。

《职业健康监护技术规范》还对职业健康监护人群的界定原则做了规定：

（1）只限于直接接触某种职业危害因素的人群；

（2）虽不是直接从事接触某种职业危害因素的作业，但在工作中与该危害因素有较密切接触；

（3）在岗期间长期接触具有慢性健康影响（包括慢性中毒、尘肺、肿瘤等）的职业危害因素，离岗时即便未查见职业病，离岗后仍需进行职业健康监护，监护时间和周期主要根据该职业危害因素的流行病学和临床特点（转归、发病潜隐期等）确定；

（4）对于接触多种职业危害因素的劳动者，要考虑到多种有害因素的交互作用。

四、职业健康监护资料的收集和应用

（一）健康监护资料的收集

健康监护项目包括连续的健康资料收集、整理、分析和反馈的全过程，因此，在组织实施健康监护之前必须制订项目计划，包括目的、目标疾病、指标的定义和标准、资料收集方法等；卫生部门的疾病统计资料、死亡率和死因统计分析，职业病报告统计分析，企业劳动部门提供的工人病休和缺勤，以及职业病劳保待遇资料，科学研究部门相关的科研报告等也都是健康监护重要的参考资料。

资料收集必须注意其规范性、连续性和统一性，一个健康监护项目进行过程中不应该随意改变资料收集的定义、标准和方法；所有的健康监护资料都要建立规范的档案和档案管理制度，包括原始资料和出具的报告、评价等。

（二）健康监护资料的应用

健康监护资料要随时更新并保证其准确性、完整性及完善的管理和查阅制度；职业健康检查机构应向用人单位、劳动者提供健康信息和评价结论，分析群体健康影响和作业场所职业危害因素之间的关系，对劳动条件和环境做出切实的改进。任何将劳动者职业健康监护资料用于健康之外的目的，原则上都是不容许的，但劳动者有权知道和应用自己的健康监护资料。

五、职业健康检查的类型和周期

（一）健康检查的类型

1. 上岗前检查　主要目的是建立接触职业危害因素人员的基础健康档案，并发现职业禁忌证，应同时开展职业健康和职业危害预防知识的宣教。此项检查原则上应该在确定录用后进行，但不应作为录用劳动者的先决条件，不得随意提高就业的健康标准而导致就业机会的不公平，充分保障劳动者的就业权利。

下列人员应该进行上岗前健康检查：

（1）即将开展强制性健康监护作业岗位的新录用人员，变更工作岗位人员，或因各种原因较长时期脱离工作后又重新返回岗位人员；

（2）即将从事特殊作业（如高处作业、电工作业、驾驶作业）人员。

2. 在岗期间定期健康检查　凡存在需要开展健康监护职业危害因素岗位的劳动者，在岗期间应进行定期健康检查，目的是早期发现职业病、其他健康异常以及职业禁忌证，动态观察劳动群体健康变化情况，评估职业有害因素控制效果。

在岗期间的定期健康检查分为强制性和推荐性两种。强制性定期健康检查是企业必须执行的法律义务和责任；对推荐性定期健康检查项目，企业应听取职业健康检查机构的意见，结合本企业实际情况，决定是否开展。

3. 离岗健康检查　离岗健康检查包括离岗时和离岗后健康检查：

（1）离岗时健康检查：在岗期间需要进行定期健康检查的劳动者，在准备调离或脱离该岗位前，应进行离岗时健康检查，主要目的是确定其在停止暴露时的健康状况，评价其从事的工作对健康的可能影响，一般应在离岗前的 3个月内完成。

（2）离岗后健康检查：接触具有长期慢性作用的职业危害因素的职业人群需要进行离岗后的健康检查，其检查期限和周期应根据该职业病有害因素的流行病学和临床特点确定；有的慢性职业病在脱离该种职业危害因素接触后，病情仍可能继续变化（好转或恶化），也需进行离岗后健康检查，以为临床诊治提供依据。

4. 应急健康检查：当发生生产性意外事故和职业性传染病时，应在事故发生后立即开始对可能遭受该种危害因素侵袭劳动者的应急健康检查，以及时评估受累者的健康受损程度，根据需要给予医学观察或急救治疗，同时控制该类事故性职业危害的继续蔓延和发展。

（二）职业健康检查的周期

确定职业健康监护合理科学的检查时机和检查周期（包括离岗后健康检查），需要考虑的主要因素是职业危害因素的毒理学特征、控制水平及所致职业损害的特点（如潜伏期、发病规律）等。如对于剂量 - 效应关系非常明显的职业危害因素，其车间空气浓度若已接近或达到国家职业卫生标准，检查周期则可适当延长，以鼓励企业在卫生防护和管理上做出的成绩，突出一级预防的重要性。

六、职业健康检查方法和检查指标的确定原则

（一）职业人群健康检查的方法和检查指标

在确定职业健康检查方法和指标时，除要考虑其敏感性、特异性和可重复性之外，还要考虑方法的可接受程度以及医学经济的可行性。国家职业健康监护技术规范标准规定了各种职业危害因素健康检查的基本要求，提出了必检指标和选检指标，医疗卫生专业人员可以根据不同情况增减指标，但必须有充分的理由。

（二）生物标志物检测

用于职业人群健康监护的生物标志物分为生物接触标志物和生物效应标志物。前者指生物材料中该种有害物质、其与某些靶细胞或靶分子的相互作用产物或其代谢产物的含量，旨在反映机体的接触水平；后者是指该种职业危害因素所引起的机体中可检测的生化、生理等指标异常，用以反映接触强度甚至损伤水平。

作为筛检职业人群健康监护目标疾病的生物标志物，必须同时满足以下条件：

（1）有可靠的检测手段，易于被劳动者接受；

（2）能够真实反映暴露水平；

（3）能够反映该种职业危害因素的健康效应；

（4）具有正常阈值，结果能得到科学解释。

七、职业健康检查信息的报告和评价

职业健康检查机构必须及时地将健康检查结果报告给个人和用人单位，同时反馈给相应卫生行政部门、安全生产监督部门以及工会等组织。职业健康检查机构必须保证所出具的报告真实、公正、科学、正确，因此，必须建立严格的质量管理体系，完善各种标准文件，规范核对、审查、审批和签发程序。

职业健康检查应实行主检医师技术负责制，主检医师应为临床执业医师，并具备相应的职业病诊断医师资质。个体体检报告和体检总结报告必须由主检医师签字后，按照质量管理规定的程序签发；健康监护评价报告应由健康检查主检医师和相关职业卫生评价负责人共同完成。

1. 个体体检报告　主要根据所接触的职业危害因素及其目标疾病，对有无职业禁忌证和疑似职业病做出结论性意见；健康检查中发现的其他疾病或异常，也应在结论中写明。此类体检结论主要有以下五种情况：

（1）未见异常：指本次职业健康检查各项指标均在正常范围内。

（2）复查：指检查时发现单项或多项异常需要进行复查，且注明复查内容和时间。

（3）疑似职业病：指检查发现受检者可能患有职业病，需要提交职业病诊断机构进一步明确诊断。

（4）职业禁忌证：需写明具体疾病名称。

（5）其他疾病或异常：指体检发现目标疾病之外的疾病或某些检查指标异常，应提出医学建议。

体检正常者不一定出具个人体检报告，但对发现疑似职业病、职业禁忌证、需进一步复查和发现其他疾病者，必须给每人出具体检报告，并及时送达个人和用人单位，以便后者做出相关安排。

2．体检总结报告　每次职业健康体检后，职业健康检查机构需向用人单位出具总结性报告，内容应包括：用人单位名称、检查时间、职业危害因素种类、各种职业危害因素接触人数和受检人数，列出所有受检者名单及其所接触职业危害因素名称、工龄、检查结论、建议和处理意见，并将检查发现的职业禁忌证、疑似职业病、需要复查者，以及发现其他疾病者汇表上报。总结报告可对某些共性问题做简单分析，以引起用人单位注意。

3．职业健康监护评价报告　职业健康监护的主要目的是通过系统的健康资料，分析群体健康变化和职业危害因素的关系，分析防护及管理中存在的问题，提出改进意见，使作业场所职业危害因素的浓度符合国家职业卫生标准要求，达到预防的目的；但一次性或受检人数过少往往难以做出科学可靠的评价报告。

八、职业健康监护档案及管理

用人单位应根据《职业病防治法》的要求，不仅要保证档案资料的完整性、连续性和科学性，还必须建立科学的管理制度。档案应包括劳动者健康检查个人档案和职业健康监护管理相关文书资料。

1．劳动者健康检查个人档案　主要是历次健康检查的体检表、实验室和特殊检查报告以及个人体检报告。体检表的设计应根据实际情况，简洁实用，可为统一使用的体检表，也可以按不同职业危害因素做特殊设计，应包含如下共同项目，如个人基本信息、职业接触史、体检记录、体检结论、建议和处理意见等，并

有统一的辨识标志（编号）和检索标志。

2．职业健康监护相关的资料　主要包括下列资料：

（1）职业健康检查委托书；

（2）职业健康检查总结及签发报告；

（3）职业健康监护评价报告及签发报告；

（4）职业病报告卡及送达记录；

（5）用人单位对职业病患者和职业禁忌证者处理安置记录；

（6）用人单位落实评价报告建议的干预措施情况及其他资料；

（7）卫生行政部门要求的其他资料。

3．职业健康监护档案管理　职业健康监护档案应由用人单位按照《中华人民共和国档案法》的规定设专人管理，劳动者有权查阅、复印本人的职业健康监护档案。

（李德鸿）

思考题

1．职业健康监护的目的和目标疾病有哪些？

2．针对职业危害因素是否需要开展职业健康监护如何界定？对于急性毒性很强的职业危害，是否必须开展职业健康监护？

推荐阅读的参考文献

1. 俞文兰，王建新，张美辩，等．流动人员职业健康监护存在的问题与对策．中国安全生产科学技术，2009，5（2）：133-136.

2. 杜小宁，林向华，蔡源源，等．我国职业健康监护工作现状与对策．中国公共卫生管理，2008，24（1）：14-16.

3. 林毓嫱，陈育全，段传伟，等．职业健康监护研究现状与展望．中华劳动卫生职业病杂志，2014，32（3）：234-237.

第五节 职业病的管理

一、接触职业危害因素劳动者的健康管理

《职业病防治法》规定，用人单位应当建立、健全职业健康监护制度，保证接触职业危害因素的劳动者能够得到相应的健康监护。职业健康监护是指用人单位根据劳动者接触职业病危害的情况，定期或不定期地收集接触同一特定职业危害因素群体的健康相关资料，进行系统、连续的监测，以深入了解劳动者的健康变化与所接触职业危害因素的关系，及时采取预防措施，有效保护劳动者的健康。

职业健康监护主要有两个任务：组织劳动者进行职业健康检查和职业健康监护档案管理。职业健康检查包括上岗前、在岗期间、离岗时，以及应急健康检查和医学随访检查。职业健康监护档案是对劳动者健康监护全过程的客观记录，它是系统观察劳动者健康状况变化、评价个体和群体健康损害的依据。

根据《职业病防治法》的规定，用人单位不得安排未经上岗前职业健康检查的劳动者从事存在职业危害的工作；不得安排患有职业禁忌证的劳动者从事所禁忌的作业；劳动者在职业健康检查中发现与所从事职业相关的健康损害，应当调离原工作岗位，并妥善安置；未进行离岗前职业健康检查的劳动者不得解除或终止与其订立的劳动合同。对于检查发现的疑似职业病患者，应及时安排职业病诊断，在医学诊断或观察期间，不得解除或者终止与其订立的劳动合同。劳动者享有职业健康检查知情权、决策权及获得权、配合职业健康检查的权利和义务。此外，还规定由用人单位承担劳动者职业健康检查以及职业病诊断、鉴定费用；对从事职业危害作业的劳动者，应当给予岗位津贴；在发生分立、合并、解散、破产等情形时，应对从事职业危害作业的劳动者进行健康检查，并按照国家有关规定妥善安置职业病患者。

二、职业病诊断的管理

劳动者一旦罹患职业病，可以要求职业病诊断机构进行职业病诊断。承担职业病诊断的医疗卫生机构必须满足以下专业技术条件及要求：

（1）持有《医疗机构执业许可证》；

（2）具有开展诊断工作相适应的具有执业医师证书中级以上专业人员，熟悉职业病防治法律、法规和职业病诊断标准，并按规定参加职业病诊断医师相应专业培训，考核合格；

（3）具有与开展职业病诊断相适应的场所和仪器、设备；

（4）具有健全的职业病诊断质量管理的制度。省级卫生行政部门对批准的诊断机构颁发批准证书，并向社会公布本行政区域内承担职业病诊断任务医疗卫生机构的名单；获得职业病诊断资质的医疗卫生机构可依法独立行使诊断权，在批准的职业病诊断项目范围内开展职业病诊断工作。

职业病诊断工作应坚持综合分析、归因推定原则：

（1）综合分析原则：即根据申请诊断的劳动者的职业史、职业病危害接触史，结合现场卫生学调查、临床表现和实验室检查结果，综合分析后做出职业病诊断。

（2）归因推定原则：即在做出疾病诊断时，明确疾病的病因。

目前仍主张集体诊断原则，即职业病诊断须由 3 名以上具有职业病诊断资格的诊断医师集体进行，由承担职业病诊断机构审核后加盖公章方能生效。

职业病诊断的实质是判定疾病与所接触的

职业危害因素之间是否存在因果关系的过程，其要点有如下几个：

1. 疾病认定原则　患者的临床表现和相应的辅助检查是判定有无疾病及其严重程度的主要依据，并依此开展诊断及鉴别诊断工作。

2. 职业病危害因素判定原则　主要根据生产工艺、工作场所有害因子检测等资料，判定工作场所是否存在职业危害因素及其种类。依据劳动者的接触时间和方式、职业病危害因素的浓度（强度）、工作场所工程防护和个人防护等情况，判断劳动者可能的累积接触水平。注意将工作场所职业危害因素检测结果、生物监测结果与工作场所有害因素职业接触限值综合比较，以正确评估机体接触职业危害因素的大致程度。

3. 疾病与职业危害因素间因果关系判定原则　主要有如下几个：

（1）时序性：即职业病一定是发生在接触职业危害因素之后，并符合致病因素所致疾病的生物学潜伏期的客观规律。

（2）生物学合理性：即职业危害因素与职业病的发生具有生物学合理性，即职业危害因素的理化特点、毒理学或其他特性符合该因素可能导致的疾病，疾病的表现与该因素的健康效应一致。

（3）生物学特异性：即职业危害因素与职业病的发生存在生物学的特异性，即特定的职业危害因素通常只引起特定靶器官的病理损害，且多以一个靶器官为主。

（4）生物学梯度：即多数职业病与职业危害因素之间存在剂量－效应和（或）剂量－反应关系，即接触的职业病危害因素应达到一定水平才可能引起疾病发生，接触水平越高、时间越长，疾病的发病率越高或病情越严重，疾病与病因之间因果关系就越大。

（5）可干预性：即对接触的职业危害因素采取干预措施，可有效防止职业病发生、延缓疾病进展或使疾病向好的方向转归；如消除或减少职业活动中的职业危害因素，即可预防和控制相应疾病发生或降低其发病率。

《职业病防治法》规定，不能否定或没有证据否定患者的临床表现与所接触职业危害因素之间的必然联系时，应诊断为职业病，但首先要认真做好鉴别诊断工作。必须牢记：诊断工作的科学基础是鉴别诊断。

职业病诊断机构在做出职业病诊断结论后，应当出具职业病诊断证明书。诊断证明书由参加诊断的医师共同签署，由职业病诊断机构审核盖章；不同机构出具的职业病诊断证明书具有同等效力。

三、职业病鉴定的管理

为保障职业病诊断当事人的健康权益，确保职业病诊断的科学性和公正性，国家建立了职业病鉴定制度。即当事人若对职业病诊断结论有异议，可在接到职业病诊断证明书之日起三十日内，向作出诊断的职业病诊断机构所在地设区的市级卫生健康主管部门申请鉴定，由该地职业病诊断鉴定委员会负责职业病诊断争议的首次鉴定。当事人此鉴定结论仍不服的，在接到职业病诊断鉴定书之日起十五日内，可向诊断鉴定机构所在地的省级卫生健康主管部门申请再鉴定，省级职业病诊断鉴定委员会的鉴定为最终鉴定。

职业病鉴定由卫生健康行政部门指定的办事机构从专家库中按照专业类别随机抽取五人以上单数专家组成鉴定委员会，此库由省级卫生健康主管部门设立并管理，并可根据实际工作需要对专家库进行调整。鉴定委员会设主任委员一名，由鉴定委员会成员推举产生。职业病诊断鉴定会议由鉴定委员会主任委员主持，在认真审阅鉴定资料，听取当事人的陈述申辩及医学检查基础上，依照有关规定、职业病诊断标准和本人的专业知识独立进行鉴定。在事实清楚的基础上，充分合议，鉴定结论应当经鉴定委员会半数以上成员通过，并出具职业病鉴定书。

四、职业病报告制度

我国从 1957 年开始实行职业病报告制度，1989 年（原）卫生部正式颁布《职业病报告办法》。《职业病防治法》也规定用人单位和医疗卫生机构发现职业病患者或者疑似职业病患者时，应当及时向所在地卫生行政部门和安全生产监督管理部门报告，具体程序仍沿用上述报告办法，所指的职业病系国家现行职业病范围内所列的病种。

报告实行以地方为主逐级上报原则，各地医疗卫生机构应当对本单位发现的职业病患者和疑似职业病患者进行"首诊报告"，一般病例应在诊断后 24 小时内通过"中国疾病预防控制信息系统"网上报，由国家疾病预防控制中心负责报告统计分析；发生急性职业中毒事故时应在接诊后 2 小时内通过电话上报卫生行政部门。该制度经过修改完善及信息现代化改造，已成为评估职业病危害状况的重要信息来源，为国家开展职业病的有效防治提供了可靠、科学的基础。

五、职业病患者的保障

为保障职业病患者依法获得医疗救治费用和经济补偿，促进疾病康复，分散用人单位工伤风险，《职业病防治法》规定：用人单位必须依法参加工伤保险，为本单位全部职工缴纳工伤保险费；职业病患者依法享有职业病诊疗、康复、定期健康检查的权利，伤残以及丧失劳动能力的职业病患者享有社会保障，其费用均由工伤保险支付（未参加工伤保险的用人单位则自行承担上述所有费用）；职业病患者依照有关民事法律，有权向用人单位提出赔偿要求。

《职业病防治法》规定：职工被诊断、鉴定为职业病后，用人单位应自诊断、鉴定之日起 30 日内，向劳动保障部门提出工伤认定申请；未按规定提出工伤认定申请的，工伤职工或其直系亲属、工会组织可以在被诊断、鉴定之日起 1 年内，直接向所在地劳动保障行政部门提出工伤认定申请，劳动保障部门自受理申请之日起 60 日内，作出工伤认定决定，并书面通知申请工伤认定的职工和职工所在单位。依法取得职业病诊断证明书或者职业病诊断鉴定书的职业病患者，可申请劳动能力鉴定，根据功能障碍程度获得相应的经济补偿。劳动能力鉴定是对劳动功能障碍程度和生活自理障碍程度的鉴定，共分为 10 个伤残等级，最重的为一级，最轻的为十级；生活自理障碍者（分为完全不能自理、大部分不能自理和部分不能自理 3 个等级），可从工伤保险基金按月获得相应水平的生活护理费。

（李　涛）

思考题

1. 职业病的诊断应注意哪些原则？
2. 什么是职业病鉴定？其有何具体意义？

推荐阅读的参考文献

1. 王焕强. 我国职业健康监护体系的历史和发展. 工业卫生与职业病，2012，38（6）：321-326.
2. 李涛. 我国职业病诊断鉴定制度概述. 工业卫生与职业病，2012，38（5）：68-72.
3. 李涛. 中外职业健康监护与职业病诊断鉴定制度研究. 北京：人民卫生出版社，2013.
4. 李涛，王焕强，李德鸿.《职业病分类和目录》修订概况. 中华劳动卫生职业病杂志，2014，32（10）：798-800.

第六节　职业病的预防

职业病最重要的临床特点是病因明确，因此，只要控制好职业危害因素和作用条件，不仅可以预防或减少职业病的发生，而且可以杜绝职业病发生，可见做好预防才是防治职业病的根本措施。

一、发生职业危害的基本条件

工作现场存在职业危害因素并不一定会引起职业危害，还必须具备作用条件才能造成职业伤害，这些作用条件包括接触机会（如皮肤接触、呼吸道接触、意外事故、其他途径接触等）、接触强度（如接触时间、皮肤接触之化学物质浓度、呼吸道接触之化学物质空气中浓度、噪声或电离辐射强度和距离等）、防护水平（包括工作场所劳动卫生条件、个人防护装备等）。如不给职业危害因素提供必要作用条件，就可杜绝或减少职业危害的发生，这是开展职业危害预防的基本着眼点。

此外，个人条件也是职业危害的发生与程度的重要影响因素，如遗传因素（遗传缺陷常使患者对某些职业危害因素具有特殊易感性）、年龄（未成年者、老人对职业危害因素的抵抗能力相对较弱）、性别（妇女，尤其是孕期和哺乳期妇女对某些职业危害因素易感性更强）、身体多病或营养缺乏、心理或精神状态脆弱等，均可能增加职业危害的易感性和损伤性，需要在实践中充分考虑。

二、职业危害的预防原则

"三级预防"是职业病防治工作的基本原则，尤其要重视一级预防（也称病因预防），其目的是杜绝或减少劳动者与职业危害因素的接触，从根本上消除职业危害的发生。二级预防的重点在于及时发现职业性危害，以及时处理，减轻后果，其关键措施在于认真开展对工作场所的卫生监督（包括空气中有害物质浓度的检测）以及劳动者的职业健康监护。三级预防的主要工作是对已发生职业危害的个人早期作出正确诊断，以使其及时脱离有害因素接触，及时治疗处理，早日获得康复。

我国于 2002 年 5 月 1 日起实施了《职业病防治法》，2011 年 12 月和 2016 年 7 月又进行了两次重新修订，制定和完善了一系列配套条例和规范，这是实施三级预防原则的法律依据和可靠保证。

三、职业危害的预防措施

《职业病防治法》第二章专门就职业危害的前期预防做了细致规定，第三章则对劳动过程中的防护和管理做了具体规定，第五章更为职业病诊断和职业病患者提供了保障，这些法律条文为我国开展职业病预防工作提供了重要的法律基础和实施要则。

（一）实施早期监督

1. 基本规范要求　对存在和产生职业危害因素的生产单位提出具体的职业卫生规范，以从根本上杜绝和减少劳动者与职业危害因素的接触。具体包括限制职业危害因素的强度和水平、设立相应防护设施、科学合理的生产布局、提供必需卫生设施和防护用具等。

2. 严格申报制度　要求新建、扩建、改建的建设项目应当向卫生行政部门提交职业病危害预评价报告；对职业病危害严重的建设项目，要求防护设施应与生产项目同时设计、同时施工、同时投入生产使用（三同时），以有效治理控制职业病危害的发生。

3. 加强监督管理　卫生监督机构必须经常深入现场，充分掌握所属地区企业职业病危害因素的品种、数量、接触人数等情况，定期进行劳动卫生监督，确保各种法规、制度得以落实。

（二）加强劳动过程监管

1. 降低有害物质浓度 要求用人单位尽量采用对劳动者健康无危害或危害较小的新技术、新工艺、新材料；并不断提高生产技术水平，尽可能实现生产密闭化、管道化、自动化。

2. 采用有效的防护措施 如提供有效的隔热服、防尘口罩、手套、胶靴、防毒面罩，并定期更换等。

3. 报警和急救装备 在高危险度的有毒、有害作业现场，应设置报警装置、应急撤离通道，并配置急救用品、冲洗设备；各种安全设备、设施应经常检查、维修，确保可随时使用。

4. 接触水平评价 对作业现场的职业病危害因素应建立定期检测制度，并由有资质的职业卫生技术服务机构进行检测，出具评价报告；发现职业病危害隐患时，应及时报告，并及时采取措施，及时消除。

（三）加强职业卫生教育

即在行业、企业、车间分级建立职业安全和健康教育体系，切实开展健康教育（health education）和健康促进（health promotion）工作，使劳动者不仅受到进一步专业培训，提高操作技能，还能了解相关职业卫生知识，提高自我保护意识，掌握安全急救技能。还应注重劳动者职业卫生心理学培训和教育，注意发现从业人员个人生活中和职业环境中的不健康因素，并及时进行干预，以提高劳动者的健康意识及对生活质量的追求，亦有助于提高劳动生产效率。

（四）做好职业健康监护

职业健康监护工作是二级预防的重要措施，它涵盖了工作环境职业病危害因素监测和劳动者职业健康检查双重信息，使有职业禁忌证者得以及时脱离职业危害因素接触、可疑职业病者得以及时进行职业病诊断和治疗处理，亦为评价劳动者个体和群体的职业健康状况提供了科学依据。通过对职业健康监护的群体健康状况的长期观察和综合评价，还可以深入细致地了解某些职业危害或工作有关疾病与职业危害因素的内在联系，从而有助于采取有针对性的措施，进行有效的干预、控制。

（赵金垣）

思考题

1. 职业病最重要的临床特点是什么？意义何在？

2. 试述职业病发生的基本条件和影响因素。

3. 职业病的预防原则和主要措施有哪些？

推荐阅读的参考文献

1. 张敏，李涛，周安寿，等. 我国职业病防治工作进展与控制对策. 中华劳动卫生职业病杂志，2008，（8）：509-512.

2. 赵姗姗，鲁顺清. 我国职业卫生现状研究. 工业安全与环保，2008，34（12）：40-42.

3. 周在升. 当前煤矿职业危害防治存在的问题与对策探讨. 中国管理信息化，2015，22（1）：53-54.

4. 张兴旭，刘毅，邹建芳. 电子行业工人的职业危害及预防对策. 中国辐射卫生，2012，21（2）：219-220.

第七节　工作有关疾病

工作有关疾病（work-related diseases，WRD）又称职业性多发病，是与职业病、工伤并列的三大职业性损害之一，1973 年就已提出。这类疾病与法定职业病有明显的不同，依据世界卫生组织（World Health Organization，WHO）的定义，职业病与工作环境中的职业危害因素有直接、明确的因果关系，而工作有关疾病多由多种因素引起，可在一般人群发生，职业危害因素只是其中之一，且多非直接致病原因，它主要是使潜在疾病得以显露或原有疾病加剧或复发，或导致劳动能力明显减退；流行学调查结果亦显示，在特定的工作环境和职业人群中，某些疾病的发病率（或患病率）会有所增加。

进入 21 世纪以来，工作有关疾病越来越受到关注。WHO、国际劳工组织（ILO）、国际职业卫生论坛（ICOH）等纷纷提出加强对工作有关疾病的研究，尤其要重视行为和身心失调（包括职业紧张）、高血压、心脏病、消化性溃疡、慢性非特异性呼吸道疾病、运动性疾病等方面的研究，以切实保障劳动者健康。

一、发病原因及机制

（一）心理社会因素（psychosocial factors）

现代社会的发展更趋向工业化、都市化、自动化，物质更加丰富，工作和生活可追求目标更多，而工作节奏也明显加快，竞争更加剧烈，职业人群面临更大的失业和再就业压力，工作中的职责分工、权利分配、劳动报酬、职位升迁、人际关系等也会引发从业人员心理和生理压力，影响心身健康。

过强的心理社会因素刺激一旦超出人的适应能力，即可产生病态反应，如工作负担过重、过多、过难，或者负担过少、工作过于单调、与人交往过少、缺乏社会支持等，或工作不稳定、频繁调换工作、长期夜班，或经常处于高强度、快节奏的工作中，使人经常处于应激状态，均易造成心理和躯体疲劳，引发神经（包括自主神经系统）和内分泌系统功能紊乱，出现情绪改变和行为异常，差错事故增多；这种长期应激状态也是造成"亚健康"状态或某些躯体疾病（如高血压、冠心病、溃疡病、支气管哮喘等）的重要原因。

（二）骨骼、肌肉负荷因素

从事抬举或用力搬移重物的工作使身体负荷过重，或长期弯腰、扭动等不良体位，均易导致肌肉劳损或扭伤，这在建筑、煤矿、搬运工人中十分常见；工作中久站或久坐，或形成某种固定工作体位，也容易引起某些肌肉关节疾病发生，如下肢静脉曲张，颈、肩、腕综合征等；快速、重复性操作则易引起关节部位的局部摩擦，导致滑囊炎等。

（三）职业环境中的物理因素

长期在低温、高温、潮湿、高气压、通风不良等环境中工作易导致循环、消化、内分泌、肌肉、骨关节等系统的慢性疾病。如寒冷和潮湿可使小血管收缩痉挛，影响局部血液循环，易引起腰痛、关节痛，多见于井下工人；工作噪声即便未达到引起听力障碍的水平，也易干扰工作情绪，产生烦躁、厌倦、易怒等不良反应，并可能与高血压、冠心病的发病率增加有关；照明度过低不利于精细工作，照度过高及眩光则易造成眼疲劳和视觉损伤等。

（四）职业环境中的化学物质

厂矿的粉尘和刺激性气体对呼吸道有一定的刺激作用，即便浓度较低，不至于产生尘肺或中毒性疾病，但仍可成为引发慢性支气管炎和肺气肿的重要原因；二硫化碳、一氧化碳、氯甲烷等化学物质还能影响血脂代谢、血管舒缩功能及血液携氧等功能，导致冠心病的发病率及病死率升高。

（五）个体差异及原有疾病

人对环境刺激（包括体力负荷、心理因素、理化因素等）的反应性存在个体差异，这种差异可来自遗传，也可来自环境。如特异性体质者在低剂量接触某种致病因子时即可出现超敏反应；原有心血管病、肝病、肾病、内分泌疾病、血液病、精神病等患者，易受环境因素的影响而使病情加重；滥用药物、酗酒、吸烟等不良嗜好也可增加机体的损害等。

二、常见的工作有关疾病

（一）职业紧张（occupational stress）

职业紧张属职业心理学范畴，也称工作紧张（work stress），是工作需求和职业社会环境诸多因素超过个人生理、心理应对能力，而引起的不良反应和失衡状态，是一种来自生理、精神、认知、行为的综合反应。其发病呈逐年增长趋势，近年来，其发病率甚至超过工作相关性肌肉骨骼疾病。产生紧张反应的因素称为紧张源（stressor），主要来自三个方面：

（1）个体特征因素：包括年龄、性别、个人性格特点等，如性格为以下特征者，有奋斗目标、反应机敏、竞争性强，但缺乏耐心，易产生情绪型紧张反应等。

（2）工作特征因素：如人随机器速度工作、计件式量化生产、高重复高频率单一操作、不合理的轮班制工作，以及低知识技能属性等，均易导致人的适应能力下降，产生紧张反应。

（3）社会特征因素：工作环境、组织机构、人力管理、人际关系等构成工作的社会氛围，可直接影响工作能力、协调能力、适应能力的发挥，也是造成职业紧张的重要原因。

职业紧张反应的表现主要有：

（1）心理反应：主要表现于感知和认知方面，如注意力不集中、记忆力下降、情绪焦虑、抑郁、冷淡或易激惹等。

（2）生理反应：引起神经系统及垂体 - 肾上腺等内分泌系统紧张度增高，导致血压升高、心率加快、血糖升高，以及紧张性头痛、肌肉酸痛、颈背部疼痛等；

（3）行为反应：如工作热情下降、产生厌烦情绪、缺勤、酗酒，甚至敌对行动等。长期、持续或反复的职业紧张可导致精神和身体的极度疲惫状态，是精神疾患、心血管疾病、胃肠道疾病的重要发病因素之一 。

工作紧张的评价目前仍以量表手段为主，近年来，已开始从职业应激、内分泌异常、神经激素代谢物等方面开展研究，希望能够找到一些可以用来监测职业紧张的相关生物标志物。WHO 也针对工作紧张公布了一些干预控制指南，值得进一步关注。

（二）工作相关性肌肉骨骼疾病（work-related musculoskeletal disorders，WMSD）

这是目前世界上最常见的工作有关疾病，多由于工作中固定姿态或强迫体位、负荷过重、快节奏且单调的操作引起，通常发生在颈、肩、下背、腕、手和下肢部位，临床上常表现为肩颈痛（shoulder-neck pain）、管腕综合征（tube wrist syndrome）、腰痛（low back pain）、上肢（肩 - 臂 - 手）和膝关节病损也不少见。这些病的发生特点是：早期以肌肉损伤为主，呈慢性过程，间歇性反复发作，而后逐步发展至肌腱（腱鞘）、软骨、骨骼，严重者可丧失劳动能力。如计算机操作人员、手工缝纫刺绣或编织工人、流水线生产操作者、银行等办公室人员、乐器演奏员等易患"颈肩腕综合征（Carpal tunnel syndrome，CTS）"，表现为颈、肩、腕部肌肉酸痛，活动受限，局部压痛，夜间症状加重；腕部常见腱鞘炎、腱鞘囊肿、腕小管肿胀，活动受限，严重者手部肌肉萎缩，病情随工龄增加而加重；检查可见正中神经支配部位痛觉减退，神经肌电图显示正中神经损伤、腕管部感觉神经传导速度异常。

主要依据长期不良工作姿态的职业史，结合现场劳动卫生学和人类工效学（ergonomics）调查，证实存在慢性损伤肌肉骨骼的职业因素等资料，综合分析，做出诊断。本病无特殊治疗，以休息、对症处理为主。

目前 WMSD 已被国际劳工组织（ILO）列入职业病目录名单，西方国家和我国香港、台湾地区也将其列入赔偿性疾病。人群流行病学调查结果证实，WMRD 发病率较高，尤其多见于视屏显示终端作业和制造业。近年来，不少新技术开始介入 WMSD 的诊断，如生物力学、表面肌电图、磁共振波谱（MRS）、MRI 等，生物标志物如骨膜素、骨膜素样因子、血清肌酶也开始得到应用，希望能为有效防治 WMSD 提供更多信息。

（三）慢性非特异性呼吸道疾病（chronic nonspecific respiratory diseases，CNRD）

CNRD 是一组同时具有咳嗽、咳痰、休息和运动时呼吸均不足的症状群。此类疾病除和某些职业病如尘肺、石棉肺、化学性哮喘等相关外，尚和某些一般疾病如慢性支气管炎、肺气肿、支气管哮喘、喘息型支气管炎等有关；不少非职业因素如吸烟、空气污染、个体易感性、上呼吸道敏感性等是其重要发病诱因，而职业或工作因素（如 SO_2、氮氧化物、氯气等刺激性气体接触）仅起到加重或恶化作用，故在鉴别上难度甚大。

（四）心血管疾病（cardiovascular diseases）

职业流行病学调查证实，许多职业因素如铅、噪声、振动、高原作业、长期倒班、工作紧张等不仅是高血压的危险因素，和整个心血管事件也关系密切。尽管其许多病因和危险因素已为人们熟知，但职业因素的影响仍不可忽视，某些职业特点常潜伏冠心病的危险因素，如超时工作、睡眠不足、体力活动较少、频繁倒班等，值得关注。

（五）消化系统疾病（digestive system diseases）

消化性溃疡是多种病因所致的异质性疾病群，其发病主要与三个环节有关，即胃酸过多、幽门螺杆菌感染、黏膜屏障损坏，但精神因素及应激状态也有重要影响。如大量调查发现，安全保障人员、核电站操作人员、警察、监狱管理人员、航空调度员等，由于工作中精神高度紧张，消化系统疾病的发病率均较高；航空调度员与一般航空人员比较，不仅高血压患病率高4倍，消化性溃疡和糖尿病的患病率也明显升高；海上领航员和渔民溃疡病发病率高于一般人群；轮班者也易患溃疡病；高温作业的工人由于出汗较多，盐分丧失，也易导致消化不良、慢性胃炎和溃疡病发病率增高；在溃疡病患者中，精神紧张和劳累在发病病因中占 $30\% \sim 40\%$，居于首位。

三、工作有关疾病的控制及干预

（一）提高重视程度

由于工作有关疾病较职业病更为常见，往往成为职工缺勤的主要原因，而职工又无法享受职业病的劳保待遇，故给那些因 WRD 而缺勤或丧失劳动能力的劳动者造成不少经济困难。因此，更需加强对工作有关疾病的重视，早期弄清本单位可能出现的 WRD，以便采取措施，减少和防范这些疾病的发生。

（二）控制职业紧张的应激原

首先要提倡一级预防，即针对 WRD 的产生来源，开展预防及干预管理。如创建舒适和谐工作环境、科学安排工作流程、提供便利休息场所、开展减压活动（健康咨询、文体活动、岗位培训等）减缓职业紧张；还可结合人体工效学，合理设计人 - 机或人 - 物的友好对接界面，使作业操作尽可能符合人体劳动生理学要求；并可从个人、家庭和社会角度采取干预措施，改善生活环境、舒缓生活压力、降低疲劳程度，以减少此类疾病发生。

（三）系统监护积极处理

此属二级预防范畴。这类疾病的病因复杂，其他因素可能占据更为重要的地位，给 WRD 的确诊增添很大的复杂性。故须针对不同行业特点，认真开展职业健康体检，以便及时有效地发现本行业存在的 WRD，并进而通过有针对性的问卷调查和前瞻性队列研究，检测、分析主要影响因子，以进行有针对性的干预治疗和心理疏导。

（四）大力开展健康促进工作

具体如合理的组织结构，帮助从业人员发挥自主性和树立责任感，对已经发现的问题开展心理辅导，才有助于控制不良紧张反应，增强个体的应对能力，治疗有关疾病。发展中国家更要注意心理社会风险管理，并将劳动环境问题纳入整体社会保障和经济保障范围，才能有效应对工作有关疾病的防控。

（王涤新　朱　钧）

思考题

1．工作有关疾病与我国的法定职业病有什么不同？

2．试述职业紧张的常见临床表现和导致紧张反应的因素。

3．对工作有关疾病可采取哪些预防干预措施？

推荐阅读的参考文献

[1] Houtman I, Jettinghoff K, Cedillo L. Raising awareness of stress in developing countries: a modern hazard in a traditional working environment. Protecting Workers' Health Series No. 6. Geneva: WHO, 2007.

[2] Kortum EI, Leka S, Cox T. Psychosocial risks and work-related stress in developing countries: health impact, priorities, barriers and solutions. Int J Occup Med and Environ Healt, 2010, 23 (3): 225–238.

[3] 颜士勇, 何永频, 赖绍融, 等, 公司职员职业紧张与工作倦怠的关系. 环境与职业医学, 2011, 28 (8): 466-470.

[4] 杨敬林, 贾光, 余善法. 职业性肌肉骨骼损伤的流行现状及预防策略. 中华预防医学杂志, 2013, 47 (5): 403-407.

[5] Carder M, McNamee R, Turner S, et al. Time trends in the incidence of work-related mental ill-health and musculoskeletal disorders in the UK. Occup Environ Med, 2013, 70 (5): 317-324.

[6] Cheng Y, Du CL, Hwang JJ, et al. Working hours, sleep duration and the risk of acute coronary heart disease: a case-control study of middle-aged men in Taiwan. Int J Cardiol, 2014. 171 (3): 419-422.

第2章

职业病临床概述

第一节 职业病的临床特点

人们在职业活动过程经常会接触各种职业性有害因素，当这些有害因素的接触强度或时间超过机体所能代偿的程度，则会造成功能性或器质性损伤改变，并引起相应临床征象，在临床上被统称为"职业病"。与其他致病因子引起的疾病相比，职业病的临床表现常具如下特点，掌握这些特点及其规律，对于临床诊断、鉴别诊断及有效防护均有重要帮助。

一、病因明确

职业病是劳动者在其从事的职业活动中接触有毒、有害因素引起的疾病，病因十分明确，这是职业病最突出的临床特点，是其他疾病很难具备的。这一特点对于确定各有毒有害岗位可能发生的职业性危害、确立正确的临床思维方向、明确职业医学监护重点和关键防护措施等，都具有重要提示意义；同时也提示，职业病是完全可以预防的，阻断有毒有害物质接触，即可防止职业病发生。

如苯作业岗位，若作业和防护条件不良，车间空气中苯浓度明显超过国家卫生标准，或该岗位工人常有皮肤直接接触液体苯的机会，则急、慢性苯中毒必然是该岗位的主要职业危害；血液疾患应列为该岗位主要的职业禁忌证；空气中苯浓度测定、尿中酚含量和外周血常规监测应为该岗位医学监护的主要指标；一旦发现该岗位工人血细胞减少情况，慢性苯中毒常为其首先需要考虑的疾病。

二、影响因素复杂

1. 劳动过程的影响因素

（1）劳动组织和劳动休息制度不合理；

（2）劳动过程造成精神（心理）过度紧张；

（3）劳动安排不当，劳动者的生理、体力负荷过重；

（4）劳动过程造成个别器官或系统过度紧张，或长时间使用不良体位或不合理工具劳动等。

2. 生产环境的影响因素

（1）自然环境不良加重不良生产环境的影响（南方夏季加重车间闷热环境，北方冬季寒冷多风加重车间通风不良等）；

（2）厂房建筑、布局、防护不合理，使无害岗位亦出现来自其他生产过程产生的有害因素的污染，如噪声、粉尘、有害气体、电离辐射等；

（3）生产环境物流、人流、预警等规划不合理，出现生产事故时不易及时疏散及处置。

3. 患者本身的影响因素

（1）患者教育水平不足，根本不了解自身生产岗位有无职业危害，也难以为医疗卫生部门提供可靠预防、诊治所需信息；

（2）职业病防护知识培训宣教不足，患者不了解自身生产岗位的职业危害及防护要点，个人防护不力；

（3）基于自身利益需求，向医疗卫生部门隐瞒或提供虚假信息，妨碍疾病的诊断、治疗和处理。

上述情况提示，即便职业病的病因清楚，但由于影响因素复杂众多，故在对相关疾病进行诊断时，仍具有相当难度，并非"非白即黑"那么简单。

三、临床表现缺乏特异性

职业病的临床表现大多不具特征性，给诊断和鉴别诊断带来很大障碍，但根据患者职业史可大致弄清其所接触的职业危害因子，结合其生物样本检出的职业性毒物或代谢产物、某些特异性损伤指标，可做出综合判断。如铅作业工人发生贫血、周围神经病、腹绞痛，提示存在慢性铅中毒可能；进行血铅、尿铅、血锌原卟啉（zinc protoporphyrin，ZPP）、δ- 氨基乙酰丙酸（δ-aminolevulinic acide，δ-ALA）检测，即可进一步为病因判断提供可靠线索。

需要指出的是，毒物毒性靶系统或靶器官的损伤表现，对疾病定性具有重要指向作用。如没有"三颤"、口腔炎、神经 - 精神症状的汞接触者，难以考虑慢性汞中毒的可能；苯接触者缺乏红、白细胞或血小板减少的疾病背景，很难考虑突然而至的急性白血病与苯有何直接关系。少数职业病尚可出现具有诊断价值的特殊临床表现，如砷化氢中毒之急性血管内溶血表现，有机磷中毒之毒蕈碱样症状伴烟碱样症状等，对诊断也有重要提示作用，被称为"中毒综合征（toxic syndrome）"。

还有一些职业病可依时间次序有规律地出现不同症状和体征，也构成某些特征性临床表现，成为有价值的诊断依据。如，意外事故造成的 2 ~ 4 Gy 剂量急性外照射事件，直接受照部位皮肤可很快出现红、肿、热、痛、水泡，并伴全身倦怠、无力、食欲缺乏、恶心、呕吐、头痛、头晕，白细胞升高；1 ~ 2 天出现淋巴细胞下降（0.9×10^9/L 左右）；经 3 ~ 4 周假愈期，出现脱发、白细胞和血小板降低、感染、高热、出血等症状。又如，急性砷中毒时，数分钟内即出现恶心、呕吐及腹痛、腹泻，持续数日；若未及时补充液体，可导致低血容量休克、急性肾衰竭；1 周后开始出现周围神经病表现，痛觉过敏尤为明显，同时伴有肝、肾功能障碍；6

周后指（趾）甲出现"米氏纹"等。上述各种临床表现本身虽不具特异性，但那些按时间顺序相继出现的规律性表现，往往可以成为该类疾病最具提示性的临床特征和病因诊断的有力证据。

有毒有害物质在接触部位或侵入部位引起的损伤，对病因也有一定提示作用。如刺激性或腐蚀性物质引起的皮肤、黏膜、呼吸道、眼睛等部位化学灼伤或慢性化学性炎症；噪声引起的听力下降或耳聋；振动工具引起的双手血管痉挛、白指症；经常吸入粉尘细粒引起的肺纤维化和慢性支气管炎等。在出现上述疾病时，细致分析是否存在可能引起这些疾病表现的职业性病因，常有助于临床的正确诊断和鉴别诊断。

四、各具特殊的靶部位和损伤机制

不同理化因子的损伤机制和损伤的"靶器官（target organ）"均有所不同，故损伤定位对于职业病常具有病因提示作用。如，以急性肝损伤为主要临床表现的疾病，在排除传染性病因后，四氯化碳等卤代烷类常为优先考虑的职业性病因；以急性发绀、缺氧为主要临床表现的疾病，在排除药物性因素后，苯的硝基或氨基化合物常为优先考虑的职业性病因，在对患者职业环境和主要职业危害因子进行盘查分析后，不难作出准确的病因判断。

一种理化因子的靶部位则是相对固定的，它可能是一个器官、系统，也可能波及多个器官、系统，不符合该种病因靶部位的疾病，基本上可以排除该种病因。如放射性疾病是放射线通过机体时产生的电离效应造成的损伤，局部照射可引起急、慢性皮肤损伤和皮肤癌，全身照射视剂量不同可造成造血器官、胃肠道及脑实质等多个脏器急性功能衰竭；但射线接触人员中发生的心肌梗死、高血压、糖尿病、胃溃疡、肾炎等症，则均非放射线的损伤靶，可以排除与放射线接触的关系。又如，长时间接触高浓度苯，可引起急性白血病，但发生慢性白血病、胃癌、脑瘤、淋巴瘤或其他癌瘤则与苯接触无关，因这些损伤并非苯的毒性靶。

五、剂量 - 效应关系和时间 - 效应关系明显

"剂量 - 效应关系（dose-effect relationship）"是指有毒有害因子所引起的损伤效应与其进入体内并迅速到达靶部位的剂量有直接关系：剂量越大，损伤愈重，波及面愈广，后果也愈严重。如铅作业工人的血铅浓度 > 300 μg/L 时，可引起血液 ZPP 和 δ-ALA 增高；血铅浓度 > 500 μg/L 时，可引起贫血、周围神经损伤；血铅浓度 > 1000 μg/L 时，除前述表现外，尚可引起腹绞痛等。又如，吸入砷化氢气体可引起急性血管内溶血，吸入量越大，溶血、贫血、黄疸越明显，肾功能损伤也越严重，重度患者甚至可很快死于急性尿毒症。

此种量 - 效关系在人群的反应中也可看到，这种以人群为对象反映出来的剂量依赖性损伤状况，称为"剂量 - 反应关系（dose-response relationship）"。如连续噪声为 85dB，接触 10 年听力损伤的发生率为 6% ~ 10%；噪声强度为 95 dB 时，同样接触年限者的听力损伤率可达 20% ~ 29%；而噪声强度为 105 dB 时，可剧增至 45% ~ 55%。

理化性疾病还存在"时间 - 效应关系（time-effect relationship）"，亦即其所造成的损伤和临床表现，在其侵入机体的高峰时段最为突出；随着有毒有害因子的排出或停止接触，损伤症状可逐渐减轻甚至消失。如铅作业工人在接触较大量铅烟时，血铅可在数月内迅速升至 1000 μg/L 以上，并引起神经衰弱、贫血、四肢无力、垂腕、垂足、腹绞痛等症状；调离铅作业并行驱铅治疗，可使血铅浓度迅速降低，前述症状亦可很快好转甚至消失。也有少数理化性疾病例外，如尘肺、镉中毒等，因进入体内的病因排出甚慢，在停止接触后病情仍可有所进展。

"剂量 - 效应（反应）关系"和"时间 - 反应关系"是理化因子所致疾病，尤其是中毒性疾病最重要的临床特点，对诊断具有明显提示作用，因其他疾病大多为"yes or no（或有或无）"模式，并无上述关系。这些特点还提示，职业病或理化因子引起的疾病，预后常较好，减少或停止有毒有害物质接触、及时进行解毒治疗、加速有毒有害物质排出、一段时间的休息疗养，多可使症状改善并获得康复；完全避免与有毒有害因子接触则可能杜绝职业病的发生。

需要注意的是，有些化学性损伤并不表现上述"量 - 效关系"，这可能与其损伤机制与中毒不同所致，一般见于以下三种情况：

（1）变态反应（allergic reaction），乃具有抗原或半抗原性质的物质进入敏感个体所引起，即便极少量亦能诱发严重反应，如甲苯二异氰酸酯（TDI）可诱发过敏性哮喘，汞可诱发急性间质性肾炎甚至急性肾小球肾炎等。

（2）特异质反应（idiosyncratic reaction）：乃遗传因素使机体对化合物某一代谢转化过程发生缺陷所致，如先天性 6- 磷酸葡萄糖脱氢酶（G-6-PD）缺乏症对氧化反应生成的变性珠蛋白小体（Heinz bodies）缺乏还原功能，故少量具氧化能力的化合物如砷化氢、苯肼、苯的氨基及硝基化合物、磺胺类、伯氨喹等，一旦进入体内，即能引起明显溶血反应。

（3）营养物质摄入失常：如硒、锌、钾、钙等，摄入不足有害于健康，摄入过量则引起中毒，其剂量 - 效应曲线常呈抛物线状，十分特殊。上述情况均应给予重视，以利鉴别诊断、分析病情、指导治疗。

六、疾病无传播性

职业病病例多集中于职业性危害因子（occupational hazard agents）发生源附近，分布于与该种职业危害因子密切接触的人群中，但无传播性。发病率高低主要与劳动条件亦即与有毒有害物质接触强度有关；除急性事故时可出现短暂的疾病"爆发"外，一般情况下病例数增长缓慢，未造成环境严重污染时，病情不会急剧扩大。

如慢性苯中毒只发生于存在苯的生产工人

中，其他车间工人或其家人，只要不存在环境污染情况，不会发生"苯中毒"；与"苯中毒"患者共同生活、一起用餐、同室养病，均不会传染该病；同是使用或制造苯的车间，劳动条件良好、车间空气苯浓度较低的单位，慢性苯中毒发病率亦较低，其他因素的影响并不大。

为甲酸，可明显降低其毒性作用；此外，与毒物竞争其毒作用位点也有助于减低其毒性，如巯基络合剂可与体内各非共价结合点竞争重金属，发挥解毒功能等。

（赵金垣）

七、临床后果与作用强度密切相关

化学因子进入机体后，经代谢转化，一般多被转化成低毒或无毒物质，或排出体外，或隔离、封存，不再危害机体；物理因子一旦停止接触，也失去伤害作用，故就其理化因子的直接损害而言，仅具"时段（periodic）"作用，不会持续存在。"时段性"毒性作用之所以能造成不可复性损伤，关键在于其"作用强度（effect intensity）"过大，亦即接触剂量过高或接触时间过长，以致即便已经停止有害物质接触，或其已被代谢、清除，其后果仍可长期存在，如长期接触高浓度汞蒸气一旦引起严重中毒性脑病，即便停止接触，仍可持续终生；急性过量摄入甲醇后，虽不再接触，仍可遗留永久性视神经萎缩、失明等。

提示对理化因素引起的疾病，尽早停止接触、及时清除、尽速解毒、全面阻断毒害作用环节，对防范不可恢复损伤，保障机体完全康复，尤具重要意义。

化学性毒物由于多依循共同径路运输、分布、代谢、排出，相互间存在着复杂的交互作用，并影响各自的毒性。一般而论，具有直接毒性的化合物同时进入体内，因各自的代谢速率均有所减缓，故毒性常呈相加或协同作用；而依靠代谢产物发挥毒性的化合物，阻遏其代谢过程常有助于降低其毒性，如抑制甲醇代谢

思考题

1. 职业病的主要临床特点有哪些？为什么职业病又称为"理化性疾病"？

2. 职业病临床表现有无特异性？如何从其临床表现寻求诊断和鉴别诊断线索？

3. 为什么说"剂量-效应（反应）关系"是理化因子所致疾病，尤其是中毒性疾病最重要的临床特点？

4. 简述职业病发病的流行病学特点？为什么具备这些特点？

推荐阅读的参考文献

1. Astor TL，Weill D．Oxidative Lung Injury．In Mitchell P Fink，Edward Abraham，Jean-Louis Vincent and Patrick M Kochanek ed．Textbook of Critical Care（5th ed.），Philadelphia：Elsevier Saunders，2005，187-194．

2. 中国疾病预防控制中心职业卫生与中毒控制所组织编写．职业中毒案例．北京：中国科学技术出版社，2009．

3. Cullen MR．Principles of Occupational and Environmental Medicine．In：Lee Goldman and Andrew I Schsfer．Goldman's Cecil Medicine，24th ed．Philadelphia：Elsevier Saunders，2011，75-78．

第二节　职业病的诊断

职业病诊断事关劳动者切身利益、用人单位权益和国家相关政策的落实，非一般疾病诊断所能比。2001年10月27日，我国首次以国家法律的形式颁布《职业病防治法》，将职业病诊断工作正式纳入法制轨道；2011年和2016年又两次重新修订了该法，进一步提示，职业病的诊断工作与一般疾病有着本质的不同，其最大特点是必须依法行事，重点有如下几个：

（1）须依照"法定程序（legal proceedings）"进行；

（2）须以国家"职业病诊断标准（diagnosis criteria of occupational diseases）"为依据；

（3）须在法定机构，由具有法定资格的医生进行集体诊断；

（4）须作出病因诊断。任何违背上述诊断规程的职业病诊断，都被视为非法。职业病诊断工作的重点环节主要包括以下三个方面：核实职业史线索，实验室检查提供佐证，临床检查鉴别病因落实诊断。

一、职业史核实

根据《职业病防治法》规定的职业病的定义，确切无误的职业史（work history）应是进行职业病诊断的基本条件和思考线索，接诊医师除要对患者的职业情况进行详细询问外，还应进行职业危害因素接触情况的现场调查（field investigation），这对于明确病因，确定患者病情与职业危害因素间的关系，具有重要价值。除患者的具体工作岗位、工种及工龄外，应重点了解所能接触的具体职业危害因素、接触时间、接触方式、接触程度（车间空气中有毒有害物质浓度、皮肤直接接触情况、车间卫生状况、个人卫生习惯等），可按时间顺序记录。此外，还需了解主要原材料、产品及中间产品、生产工艺和流程、自动化及密闭化程度、通风与排风和个人防护情况、体力活动强度、车间生产事故发生频度、历年各种职业危害发生率等。

对于急性中毒，还需询问当时生产情况有无异常，有无生产设备控制失灵、操作错误、管道阀门泄漏，有无违章操作、防护设备障碍，有无燃烧、爆炸等意外事故发生，患者与有毒有害物质的接触程度，是否得到及时抢救治疗，同工者有无类似表现，中毒当时是否发生昏迷、抽搐、大小便失禁等情况。实际上，几乎所有的急性中毒均与意外事故或违规操作有关，因此，"急性中毒"应和其他事故性伤害一样直接按"工伤"处理，不应列入"职业病"范畴，而"工伤"判定之手续要比诊断职业病简便得多，这不仅可使目前不少因"职业病诊断"而引发的矛盾大幅减少，亦可使我国的"职业病"发病率回归至真实水平。

二、实验室检查（laboratory examination）

目的是为职业史所显示的线索提供佐证。

1. 化学因素　可进行如下检测：

（1）生产现场空气样本毒物含量测定；

（2）工人班后血样毒物直接检测；

（3）工人班后尿中毒物或其代谢物检测；

（4）工人班后呼出气挥发性化合物检测。

2. 物理因素　除非直接摄入放射性物质，物理因素损伤一般系由其产生的物理效应造成，很难在体内检测到具体物理因子，故作业现场物理因素强度的检测，常是该种因素（如电离辐射、微波辐射等）所致职业病的重要依据。如急、慢性放射病，辐射剂量的准确测定是其诊断的基础；微波损害也主要依据其辐射强度进行判断。

3. 粉尘　作业现场空气中生产性粉尘浓度和个人防护状况是影响尘肺发病率的主要因素，

故生产性粉尘浓度检测对尘肺的诊断具有重要提示意义。一般用滤膜法检测其在空气中的浓度；还可检测其分散度，以判断其进入呼吸道深部的概率。

4. 生物因素 对某些职业性传染病，可通过患者生物标本中病原体检查、血清学检查等，证实病因存在。如炭疽可直接检测或用免疫荧光法检测患者病灶分泌物、呕吐物、粪便、痰液、脑脊液中病原体；森林脑炎可用间接免疫荧光技术检查其特异性 IgM、IgG；布氏杆菌病急性期可采集患者血、尿、脑脊液、骨髓等作致病菌培养，或进行酶联免疫吸附试验等免疫学检查。

三、临床检查

此步工作是以上工作的深入核实，是确诊的最终步骤。

（一）病史追索（case history searching）

让患者自己按时间顺序叙述，如起病时间和方式，症状的性质、程度、持续时间及发生、发展状况，加重或缓解原因，治疗效果，尤其注意询问发病与工作的关系、同工者有无类似疾病、既往健康状况、烟酒及其他不良嗜好等。由于职业病病因明确，故病史追索常可获得有价值的资料。如劳动条件恶劣的铅版铸字工，随工龄增加，渐次出现贫血、四肢无力、阵发性剧烈腹绞痛，常提示铅中毒可能。又如，以往即有蛋白尿病史，从事铅作业仅半年，虽查有慢性肾功能不全，亦难以考虑与铅接触有直接关系。

（二）临床实验室检查

1. 最常用的为病因直接检测，如血或尿中金属离子检测，呼出气挥发性物质检测，血中碳氧血红蛋白检测，尿中毒鼠强或氟乙酰胺检测等。化学物质代谢物有时也可作为其接触证据，如尿中 2- 二硫代噻烷 -4- 羧酸（TTCA）增高提示有过量二硫化碳接触，尿中马尿酸增加提示有过量甲苯接触，尿中三氯乙酸增加提示有过量三氯乙烯接触等。一般而论，化学物质在血中的留置时间因理化性质的差异而有很大不同，挥发性气体、刺激性气体、窒息性气

体等数十分钟即可从血液中消失；有机化合物可在血中停留数小时，但其代谢物在数天后仍可从尿中检出；金属类物质虽不分解，但因逐渐进入储存器官、靶器官，以及代谢、排泄等因素影响，血中停留时间也仅为 4 ~ 7 天，但此后较长时间内仍可从尿中检出。故在进行化学物质的采样分析时，应把握不同生物标本的"窗口时间"，以做出正确判断。

2. 病因间接检测 主要检测化学物质在体内引起的特异性生理生化改变以提示可能病因，也称"效应指标（effect index）"。如血中高铁血红蛋白增高，提示可能有苯的硝基或氨基化合物、苯肼、亚硝酸盐等氧化性物质摄入；血中乙酰胆碱酯酶降低提示为有机磷中毒；血 δ-ALA、血 ZPP、尿 δ-ALA 和尿粪卟啉（urinary coproporphyrin, UCP）增高，提示有铅过量接触等。

3. 损伤部位检测 此项检测虽对病因无直接提示作用，但可提示损伤的靶部位，对判定病因物质大致类别有一定价值，进一步结合职业史资料，并与具体职业危害因素的损伤特点进行印证，则可确定具体病因。如患者查有黄疸、急性贫血、急性肾功能不全等典型急性血管内溶血表现，职业史显示患者为有色金属冶炼厂后处理车间工人，病前曾用稀硝酸浸洗金属矿渣；进一步追查显示全血砷含量增高，提示可能为急性砷化氢中毒。又如，患者为电池厂工人，有镉接触历史，工作 11 年后查见尿中 $\beta2$- 微球蛋白等低分子蛋白质持续增高，而既往无肾病史、无服药史，提示为肾小管功能障碍表现；进一步检测发现尿镉增高（> 5 μg/gCr），即可做出"慢性镉中毒"的明确诊断。又如，矿山井下掘进工人，干式作业 10 年后出现胸闷、气短、无力，现场空气中粉尘浓度检测多次均明显超标，患者 X 线胸片多个肺叶均示有弥散分布类圆形或不规则形小阴影，提示可能为尘肺。对损伤更细致的定位，有时也对确定病因有重要价值。如急性昏迷患者，进行头颅 CT 检查示有双侧苍白球对称性密度降低，多可断定为急性 CO 中毒；铅作业工虽出

现周围神经病表现，但神经病理检查呈现"轴索变性（axonal dgeneration）"，而非"脱髓鞘（demyelination）"改变，多提示并非铅所致，而应进一步追索其他原因。

（三）体格检查（physical examination）

详细规范的体格检查有助于发现某些职业特征，对诊断有重要价值。如锰接触者的面具脸、肌张力增强和震颤，苯的氨基或硝基化合物接触者出现发绀，慢性三硝基或甲苯接触者出现青灰色面容、肝大，急性甲醇中毒时出现视神经萎缩，砷接触者出现皮肤色素沉着和过度角化，铊接触者出现痛觉过敏、脱发，手持振动机械操作工人出现白指症，有机磷接触者出现瞳孔缩小、大汗、肌束震颤、肺湿性啰音等。

还有些病例显示为多器官、多系统损伤，似对病因判断不利，但结合其病情病程特点，仍可对确定大致病因有所帮助，若结合职业史、细致分析所接触的职业危害因素，常不难确定具体病因。一般而论，损伤作用波及多个器官系统的理化因素，常见为卤代烃、某些类金属和金属（砷、磷、铊、铅、汞、铅等）、酚类、农药、电离辐射等。如急性铊中毒头2日主要是急性胃肠炎表现，3日后出现痛觉过敏、周围神经病及神经精神障碍，1周后出现明显脱发，2周后有肝、肾损伤表现，4周后指（趾）甲出现白色"米氏纹"等。

职业危害因素损伤状况的病程变化、损伤范围对明确病因也有一定提示作用。如慢性铅中毒早期主要引起神经衰弱、胃肠功能障碍，以后逐渐出现贫血、周围神经病及肝损害，晚期则可引起肾间质纤维化、慢性肾功能不全等；高铁血红蛋白血症、中枢神经系统抑制、出血性膀胱炎三大症状同时出现，主要见于急性杀虫脒中毒等。

四、鉴别诊断

《职业病防治法》规定，没有证据否定职业危害因素与患者临床表现间的必然联系，应诊断为职业病，劳动者一旦确诊为职业病，其诊疗康复费用、社会保障均得到国家法律保护，如用人单位应按国家规定，安排职业病患者进行治疗、康复和定期检查；职业病患者的医疗费用和生活保障均由用人单位或工伤社会保险承担，有的尚有权向用人单位提出赔偿要求；用人单位对不适宜从事原工作的职业病患者，应予调离，并妥善安置，其依法享有的待遇不变；用人单位发生分立、合并、解散、破产等情况，应妥善安置职业病患者等，涉及面极广，因此，职业病的诊断尤需认真、科学、客观、公正，以确实维护劳动者和用人单位的合法权益。

需要着重指出的是，作为一种疾病，职业病的诊断、治疗、康复等均不可脱离临床工作的规律自行其道，否则，必然会错误百出，矛盾重重。临床实践证明，疾病的"诊断"首要步骤是"鉴别诊断"，亦即认真的"鉴别诊断"是进行客观科学"诊断"的基础，没有细致的"鉴别"，绝不可能有正确的"诊断"。近一二十年来，各地专业人员似乎逐渐习惯于以简单的行政手段代替细致的医学研判，或仅逐条对照"诊断标准"进行职业病诊断，使职业病诊断工作如同"法官断案"一般，完全忽略了"鉴别诊断"这一重要步骤。比如，会诊或鉴定时经常遇到下述情况：某人在车间职业卫生条件基本符合国家卫生标准情况下从事苯作业，数月后突然发生急性粒细胞白血病，尽管这种发病情况完全不符合化学性癌瘤发病的重要基础——"量-效关系"，流行性学调查亦未能证实该车间有慢性苯中毒和白血病发病增加趋势，但仍有行政领导强调"不能否定即诊断"，坚持要求诊断为"重度职业性苯中毒"，甚至不少"慢性白血病"也被判定由苯接触所致，诊断为"重度苯中毒"。实际上，由于多数职业病缺乏特异临床表现，需要进行认真的鉴别才能做出正确判断，细致的临床检查是鉴别诊断和正确诊断的基础，必须认真进行；一时难以确定病因的患者，应进行动态观察或流行病学调查，获取确诊依据，万不可以行政手段干预临床结论，否则，职业病诊断的科学性、客观性、公正性将荡然无存。

随着工业发展、科技进步和教育普及，劳

动卫生状况不断改善，大型现代化企业一般已很难见到相关职业病的典型表现，如汞作业工人中已很少能见到口腔炎、震颤和易兴奋症等慢性汞中毒三大典型症状；铅作业工人中，垂足、垂腕、腹绞痛等慢性铅中毒的典型症状也很难见到，给鉴别诊断增加了困难，故今后职业病临床和研究重点，更应推进至细胞或分子层面，以使亚临床表现也能得到及时发现。

由于国家诊断标准不断进行修订更新，故本书介绍具体毒物诊断分级时，仅看重其诊断原则和诊断要点，不拟突出分级的细致条文，亦不注出标准颁布年份，实际操作时可依据当时最新版本诊断标准进行分级，似更为客观科学。

（赵金垣）

思考题

1. 职业病诊断与一般疾病的诊断相比，主要特点有哪些？法定程序有哪些？

2. 请简述职业病诊断的主要工作内容。

3. 检测致病因素时，如何选用不同的样本材料（如车间空气、血液、尿液、呼出气等）？各样本检测的意义有何区别？

4. 你认为确诊职业病最主要的依据有哪些？

推荐阅读的参考文献

1. Hu H. Heavy Metal Poisoning. In Dennie L Kasper, Eugene Braunwald, Anthony S Fancci et al. ed. Harrison's Principles of Internal Medicine (16th ed.), New York：McGraw-Hill Companies Inc，2005，2577-2580.

2. Cohn R, Moelleken BRW. Disorder Due to Physical Agents. In Lawrence M Tierney, Stephen J Papadakis ed. Current Medical Diagnosis &Treatment (43rd ed.), New York：McGraw-Hill Companies Inc，2004，1527-1545.

3. 杜宗礼，罗锦泉，邹建芳，等. 职业病诊断案例讨论——基于海峡两岸职业病诊断标准. 中华劳动卫生职业病杂志，2014，32（6）：462-463.

4. McPherson RA, Pincus MR. Henry's Clinical Diagnosis and Management by Laboratory Methods，22nd Ed. Elservier（Printed in China），2011，3-154.

第三节　职业病的治疗

一、概述

病因明确是职业病最突出的特点，但由于职业危害因子复杂繁多，有的因子一旦造成机体损伤，常不易获得完全康复，这些因素决定了职业病治疗主要有如下几项原则：

（一）病因治疗（etiological therapy）**为根本**

由于病因明确，故治疗的针对性十分明确，尽速排除进入体内的有毒有害物质，或解除其有害作用、缓和或消除其对机体造成的损伤，常成为职业病治疗主要关注点，亦表明病因治疗是职业病预防和治疗的根本，必须牢记并认真实践。

（二）对症支持治疗（symptomatic and supportive therapy）**是基础**

病因治疗虽有助于中断职业病病因对机体的损伤，但对已经造成的机体功能或结构损伤却无能为力；对症支持治疗则是维持生命和功能、争取抢救时间的重要保障，更是修复机体功能、促进机体康复的必要基础，因而是职业病治疗的关键组成部分。由于多数理化因子并无特殊治疗药物，对于病因常缺乏有效的针对性措施，使对症支持治疗更成为职业病的主要治疗措施。

（三）早期干预（early intervention）乃关键

传统概念的治疗模式是以器官损伤为标志和目标；现代治疗学则提倡在疾病尚未发生之前或疾病初期，即已展开针对致病因素的消除或阻遏措施，这也是医学进步划时代的标志。目前，随着医学科学的发展，人们对不少疾病的认识已经深入至分子甚至亚分子水平，使损伤尚在亚细胞层面酝酿时即可实施遏制甚至阻断，目的在于消除或控制病因对机体的损伤、降低患病风险、控制疾病发展或转为慢性疾病，同时避免或减少并发症，最大限度地减少疾病造成的危害。

（四）康复治疗（rehabilitation therapy）作后援

康复治疗起始于第一次世界大战之后，主要目的是协助和促进肢体伤残者恢复生活、职业能力，近五六十年，更扩展至各重要器官功能恢复及老年人的生理和心理障碍的治疗；另根据美国心理学家 Maslow 提出的"需求"理论，即人类除生理需求外，尚有安全、社交、尊严、自我实现等几项基本需求。因此，现代康复治疗的目标必须全面，不能仅局限于功能恢复和训练，而要在生理、心理、职业和社会生活等各个方面给予更为全面、整体的帮助，患者最终得以重返社会才是最终目的。这对于各类职业危害患者，尤其是病情较重者，更具重要意义，提示康复治疗也将是今后职业医学需要着力加强的环节。

二、病因治疗

（一）脱离或减少病因接触

对病因十分明确的职业病而言，脱离致病因素接触、终止有害因素的继续作用，有效降

低其作用强度，可明显减低损伤程度，亦为进一步治疗和康复奠定基础，故病因治疗乃职业病治疗之关键。无论放射性及其他物理因素损伤、急慢性中毒、尘肺、化学物过敏等，首先必须脱离病因接触，才能有效地预防和进行临床治疗。

常用脱离或减少病因接触的办法有：

（1）离开工作现场；

（2）清洗污染皮肤、眼睛，更换清洁衣物；

（3）经消化道中毒者尽快漱口、洗胃，并常规灌服活性炭；目前多不主张催吐，因效果不佳，不良反应也较多；

（4）生物因素所致疾病需切断传播途径，隔离患者，并给予抗菌或抗病毒治疗；

（5）粉尘、电离辐射、机械压迫、不良体位等因素所致疾病因属慢性作用引起，且有延迟作用，故除脱离病因外，还需给予对症支持、康复训练，甚至手术治疗才能逐渐好转。

（二）加速毒物排出或代谢

对已经进入体内的毒物，应加速其排出或代谢，主要途径有：

（1）鼓励患者饮水、补液、利尿，此为稀释血内毒物、加速毒物排出最简单的办法；

（2）血液（血浆）置换、血液透析、血液灌流等现代技术手段，更可有效加速毒物排出；

（3）保护肝、肾功能，加强毒物代谢排泄；

（4）某些药物可加强此代谢过程，如还原型谷胱甘肽、乙酰半胱氨酸、葡萄糖醛酸、ATP、葡萄糖、维生素 C、糖皮质激素等，故被称为"广谱解毒剂"。

（三）特殊治疗措施

特异性治疗主要是针对理化因素的特殊致病环节采取的干预措施，如减压病之再加压治疗（recompression treatment）、高原病之"转低治疗（plain returning treatment）"、中毒之解毒治疗等。但理化性疾病的特异性药物极少，目前仅有少量络合剂可直接结合体内的有害金属从尿排出（详见具体章节），其余所谓"特异性"药物主要是针对毒物的作用部位或生化环节进行干预，最终达到减轻损伤、改善症状

的目的。如氧气可与 CO 竞争 Hb，故用于治疗急性 CO 中毒；亚甲蓝可还原高铁血红蛋白（methemoglobin，MHb），用于治疗苯胺、亚硝酸盐、苯肼等中毒；吸氧可纠正低氧血症，用于治疗高原病等。

三、对症支持治疗

保护重要器官功能是对症支持治疗的主要目标。各种急性职业病，尤其是急性中毒，经常出现各种危重状态，必须进行紧急对症支持，使生命得以维持，才能展开解毒治疗，故为解毒治疗的基础。其要点如下：

（一）急性疾病状态

1．保护重要器官功能　此为进一步治疗之基础，对于急性中毒尤应注意迅速评估中毒者的基本状况，一旦发现威胁生命之情况必须立即处理，如出现呼吸、心搏停止，应立即给予心肺脑复苏，维持组织灌注，给氧、能量合剂及促进组织代谢药物等。

上述措施中，给氧是保护重要器官功能最为常用的手段，但过度给氧可能会成为许多疾病或损伤过程的启动环节，从而造成机体进一步损伤。目前临床必须切实遏制"氧滥用"趋势，认真弄清"氧疗"的内在机制和调控环节，克服过度氧疗带来的危害，方能使患者安全享受正确氧疗带来的福祉。

2．积极对症处理　如意识障碍患者应尽早给予葡萄糖、维生素 B_1，以防不可逆性脑损伤；麻醉安眠药过量应尽快使用其拮抗剂，如阿片类之钠美芬、苯二氮䓬类之氟马西尼、酒精中毒之纳洛酮等。

如低血压时应补足晶体液、给予多巴胺，三环抗抑郁剂类可静脉输注碳酸氢钠、去甲肾上腺素，β 阻滞剂过量可静脉输注胰高血糖素，钙通道阻滞剂过量可静脉输注氯化钙等；高血压可使用镇静剂如地西泮（对抗患者烦躁），持续性高血压可静脉输注酚妥拉明或硝普钠，明显心动过速可加用普萘洛尔或艾司洛尔静脉注射，但单用 β 阻滞剂可能加重高血压。若有惊

厥，可静脉缓慢注射地西泮（安定）或肌内注射咪达唑仑（咪唑安定），抽搐持续不止可缓慢静脉注射苯巴比妥钠或苯妥英钠（必要时可同时使用），如毒物毒性持续时间较长可维持用药；有的中毒性惊厥还需投用解毒剂或某些特殊治疗（如异烟肼、有机磷中毒等）。

又如急性 AsH_3 中毒之给氧、换血或血浆置换、输血、碱化尿液、补液利尿，刺激性气体中毒之抗肺水肿治疗，中毒性心肌病之抗心律失常治疗等。

营养治疗也是重要的对症支持治疗，是改善机体状况、加速损伤康复的关键，不可忽视，在危重急症情况下尤应树立新的营养支持概念，即应由传统的"营养支持（nutrition support）"转变为"代谢支持（metabolism support）"：即将每日总热量限制在 200kJ/kg 以下 [> 125 kJ /（kg · 24h）]，蛋白质维持在 [2~3g/（kg · 24h）]，脂肪 > 40% 总热量，以防生成过多的代谢废物，损伤机体、阻碍康复。

（二）慢性疾病状态

对症支持治疗是慢性疾病状态的主要治疗措施，如尘肺合并感染之抗感染、止咳、祛痰治疗；慢性锰中毒之抗震颤、抗肌僵直治疗；减压病之再加压治疗等。慢性职业病的各种临床表现，如类神经症、精神症状、帕金森综合征（震颤麻痹综合征）、周围神经病、慢性呼吸衰竭、慢性肝功能不全、慢性肾功能不全、白细胞减少、再生障碍性贫血、雷诺现象等，也均以对症支持治疗为主。

四、早期干预措施

现代治疗学越来越提倡在疾病尚未发生之前或疾病初期，即已展开针对致病因素的消除或阻遏，这也十分符合我国传统医学"上医治未病"的理念。目前国内外已将生活行为、饮食习惯和环境因素的早期干预列为癌症、心脑血管疾病、糖尿病、肝肾功能衰竭、呼吸道疾病、脊柱骨关节病等许多常见慢性疾病的重要防治策略，补充叶酸、B 族维生素更成为心脑血

管疾病、糖尿病并发症、胎儿神经管畸形等疾病的早期干预手段。提示此种"早期干预"方式的预防性治疗已成为现代临床医学新的理念和方向，需要紧紧把握。由于职业病病因明确，损伤基本途径已有较清晰的了解（包括致炎、致敏、致癌、致畸、致缺氧、导致钙超载、诱发自由基生成等），对化学物质代谢规律的认识更为深入（包括吸收、转运、分布、代谢、解毒、排泄等），从而为早期干预提供了更为准确有效的"靶点"。其关键环节主要有：

（1）阻遏炎症反应：如硅沉着病（矽肺）的基本病理基础即是肺间质持续存在的炎症反应，化学性急性肺损伤也是肺内急性炎症反应的后果。

（2）维持微循环功能：研究显示，不少疾病包括职业危害因素所致损伤的主要病理生理基础即是微血栓形成、微循环障碍。

（3）纠正机体缺氧：不少化学物质如刺激性气体、窒息性毒物中毒的直接后果即是引起机体缺氧。

（4）防止过量给氧：目前临床"氧滥用"情况十分普遍，包括长时间给氧、持续使用高浓度氧，甚至无节制使用高压氧等，致使"氧化性损伤"泛滥成灾。

（5）稳定内环境：各种病理状态如炎症、发热、缺氧、休克、感染等均可破坏内环境平衡，故稳定内环境已成为早期干预的重要内容。

（6）清除自由基：自由基、活性氧常是前述病理变化的主要后果，成为早期干预的重要内容。

细致内容可参见第五章第一节"职业中毒总论"。

五、康复治疗

康复治疗的目的在于及早防止各种致病因子对机体可能造成的伤害，并采取相关措施促进受损组织、器官及早获得恢复。康复治疗是临床医学的一个新的分支，主要是利用物理学方法（包括电、光、热、声、机械设备和主动活动）去诊断、治疗和预防残疾和疾病，使病、伤、残者在体格、精神、社会及职业功能等方面得到康复，或最大程度减轻功能障碍、协助发挥残留功能，恢复患者的生活、工作能力，以重新回归社会。这是一门由理疗学、物理医学不断发展形成的新学科，所以"康复医学"的英文表达多以"物理"为词根，如physiatrics，physiatry，physical medicine等，我国早年曾称之为"理疗"（physiotherapy，physical therapy）。经近100年的发展，目前的治疗方法已大为扩展，主要包括：运动疗法、电疗法、水疗法、泥疗法、光疗法、温热疗法、冷疗法、超声疗法、磁疗法、高压氧疗法、作业疗法、心理疗法、生物反馈疗法、言语疗法、针灸疗法、推拿按摩疗法等。

鉴于目前职业病病因和对症支持治疗的疗效仍难臻人意，不少患者在经过前述治疗后，受损组织或器官的功能仍存在明显障碍，不同程度地影响患者的生活和工作，使康复治疗在职业病领域开始受到越来越大的重视。目前在职业病治疗中需求尤为迫切的主要有：心理康复、尘肺病康复、化学灼伤康复、中毒性脑病的康复、中毒性周围神经病的康复、职业性哮喘及其他肺功能障碍的康复等。其中尘肺是我国罹患人数最多的职业性疾病，慢性迁延、病程漫长、难以治愈、合并症多、具进展性，此外，目前临床对尘肺等慢性肺间质纤维化类疾病仍缺乏有效治疗措施。兹以尘肺为例，对职业病的康复治疗要点稍作讨论，以便抛砖引玉、举一反三，使其他职业性疾病开展康复治疗得以更顺利进行。

康复治疗一般应注意把握如下关键：一要改善临床突出症状；二要抓住关键病理环节；三要兼顾近期和远期效果。尘肺主要的病理特点是肺内持续存在慢性炎症，并进而导致肺间质弥漫纤维化、肺气肿、肺动脉高压、低氧血症，甚至右心功能障碍；由于绝大多数工人吸烟，患者还多合并慢性支气管炎甚至慢性阻塞性肺疾病，因此，尘肺的康复治疗应以下列措施为重点：

1. 积极对症 主要有：

（1）心理安抚：针对该类患者较普遍存在的绝望、抑郁、无价值感等心理状态开展积极治疗。

（2）加强排痰：有效减轻患者症状，以改善其抑郁、悲观情绪；如采用体位引流、机械振动，热蒸汽或生理盐水雾化、岩盐溶胶雾化吸入等协助排痰，并可辅用祛痰药物加强效果；还可定期进行肺段或全肺灌洗，清除气道分泌物，改善患者症状。

（3）改善缺氧：不论病因为何，肺内弥漫性纤维化的直接后果是肺间质"重塑"（remodeling）、肺动脉高压乃至右心功能不良，因此，较快改善缺氧的可靠办法是降低肺动脉压，主要措施为：低盐饮食、NO（硝酸酯类药物）、小剂量钙通道阻滞剂等。

此外，由于氧的"双刃剑"作用，应避免过度给氧；如需长期吸氧，应同时给予抗氧化剂（维生素 C、维生素 E、银杏叶片等）以策安全。

2. 关键环节 鉴于尘肺突出的病理学特点，故康复治疗的关键措施为：

（1）抗炎治疗：主要使用非甾体类药物，不主张使用甾体抗炎药，因毒副作用较大，且不能较长时间使用。

（2）抗纤维化治疗：纤维化是尘肺最突出的病理改变，目前尚无有效药物可以消除肺纤维化，有研究者多年研究发现，中药活血化瘀制剂有助于改善换气功能、消除肺内纤维团块，目前正在开展大规模临床流行病学研究，应列为康复治疗之重点。

（3）传统医学治疗：如胸背部穴位按摩、针灸、火罐、刮痧、敷涂软膏等，以助消除肺内慢性炎症、逆转肺纤维化病灶。

3. 辅助措施 主要有：

（1）呼吸锻炼：如腹式呼吸（abdominal breathing）、鼓唇呼吸（pursed lip breathing）训练等，以助改善通气。

（2）运动训练：如气功、太极拳、体操、呼吸操、走步机或室外快步行走、游泳等，以助改善体力和呼吸功能。

（3）药膳辅佐：以提升食欲、增强营养、改善体质。

（4）加强预防：如建立预防概念，切实戒烟、防寒防感冒、不过食等，以阻断恶性循环，保证康复治疗顺利进行。

康复效果评定一般根据疾病的临床特点、病理结局、治疗难度进行，对尘肺而言，目前尚无完全治愈办法，病程常持续终生，故其康复评定标准尤应注意全面、客观、科学。

（赵金垣）

思考题

1. 职业病的治疗原则主要有哪些？为什么病因治疗是职业病治疗的根本措施？

2. 对症支持和早期干预在职业病治疗中有何重要价值？

3. 职业病病因治疗的主要环节有哪些？

4. 什么是"早期干预"？主要措施有哪些？

推荐阅读的参考文献

1. 赵金垣. 化学中毒的分子机制及对策. 环境与职业医学，2003，20（5）：321-324.

2. 赵金垣. 呼吸功能与自由基. 见郑荣梁，魏耀挥，赵崇义等主编：自由基生物医学. 台湾新北市：軒藝图书出版社，2013，545-569.

3. 柯跃斌，郑荣梁主编. 自由基毒理学. 北京：人民卫生出版社，2012，51-101.

4. Boucher BA, Clifton GD, Hanes SD. Critical Care Therapy. In Richard A Helms, Eric T Herfindal, David J Quan et al. Textbook of Therapeutics: Drug and Disease Management (8th ed), Philadelphia : Lippincott Williams & Wilkins, 2006, 655-673.

5. Goldman L, Schsfer. AI Goldman's Cecil Medicine, 24th ed. Phila-delphia : Elsevier Saunders, 2011, 44-95.

6. 赵金垣，王世俊. 尘肺应为可治之症. 环境与职业医学，2016，33（1）：90-95.

7. 陈立典，吴毅. 临床疾病康复学. 北京：科学出版社，2010.

职业性器官系统疾病

第3章

第一节　职业性神经系统疾病

一、概述

职业性神经系统疾病（occupational nervous system diseases）一般是指劳动者在职业活动中过量接触生产环境中某些不良因素引起的神经系统损伤，如电离辐射、高温、振动、低气压、机械压迫、化学物质等均可引起中枢或周围神经系统损伤，本章重点介绍化学物质引起的神经系统损伤，其他类别的损伤拟在相关章节中分别讲述。

化学性损伤一般系指由于该类物质的直接毒性所引起的损伤，但本节根据学界多年形成的惯例，仍将由于毒物的缺氧窒息作用或循环损伤作用引起的神经系统损伤归入介绍。根据损伤部位，大致可分为中枢神经系统（central nervous system，CNS）损害或周围神经系统（peripheral nervous system，PNS）损害两大类，本节拟重点介绍其中最常见的临床类型，即中毒性脑病（toxic encephalopathy）、中毒性脑白质病（toxic leukoencephalopathy）和中毒性周围神经病（toxic peripheral neuropathy）。

（一）中枢神经系统

由脑和脊髓组成，是各种反射弧的中枢部分，是人体神经系统的主体，接受全身传入的信息，经过整合加工形成协调信息传出或者储存在中枢，成为学习、记忆及思维的基础。成人脑重约1400g，是中枢神经系统的主要部分，大脑半球表面为灰质层（gray layer）或称皮质，主要由神经元的胞体组成，厚2.5～3.0 mm，面积约2200 cm^2；灰质下即为白质，由神经纤维组成。脑白质（cerebral white matter）的解剖结构非常复杂，它占据成人大脑的一半，由总长度约135 000 km的有髓纤维构成，髓鞘由脂质（70%）及蛋白质（30%）组成，具有保护和营养神经纤维作用，白质中的胶质细胞负责髓鞘的生成；数以百万计的有髓纤维组成众多神经束，连接大脑各部，整合协调其功能。脑白质对各种有害刺激的典型反应是脱髓鞘，其可导致脑白质病（leukoencephalopathy），严重影响进出神经细胞的信息传递效率和质量，引起脑功能障碍，尤其是在注意力、记忆力、视觉空间技能、情感状态等方面，临床主要表现为智能和精神异常。

1. 脑　分为大脑、间脑、脑干和小脑，各具不同功能：

（1）大脑（cerebrum）：表面满布沟回，分为左右两个半球，由神经纤维连接左右两个半球各部及同侧半球各回叶；白质中还存在一些灰质团，称"基底神经节"（纹状体），由豆状核和尾状核组成（豆状核又分为苍白球与壳核），是皮质下运动中枢，主要功能是运动协调，维持躯体姿势。大脑半球内侧面有一由扣带回、海马旁回及海马回钩等形成的结构，位于间脑分界边缘，故称边缘叶；它参与感觉、内脏活动的调节，尤其与情绪、行为、学习和记忆等心理活动密切相关。

（2）间脑（dience-phalon）：位于中脑之上，由五个丘脑部分组成，中间夹一矢状第三脑室，两侧有室间孔与侧脑室相通，向下则通过中脑导水管与第四脑室相通。间脑是除嗅觉外一切感觉冲动传向大脑皮质的转换整合站，在维持和调节意识状态、警觉、注意力和情绪联想方面也起重要作用；某些丘脑核团接受小脑和纹状体的投射纤维，发挥运动整合作用。

（3）脑干（brain stem）：位于大脑下方，连接脊髓，由中脑、脑桥、延髓三部分组成，脑干内有上、下行的传导束，并发出第3～12对脑神经，它是大脑、小脑与脊髓相互联系的重要通路。脑干内还存在一些灰质，组成大小不等的"神经核"，是调节心血管运动、呼吸等重要生理活动的中枢所在。

（4）小脑（cerebellum）：位于大脑半球后方，覆盖在脑桥及延髓之上，通过与大脑、脑干和脊髓之间的传入和传出纤维，参与躯体平衡、肌肉张力以及随意运动的协调。

人脑共有约1000亿个神经元，其间有约上万亿的突触连接，形成了迷宫般的网络连接；每个神经元包含有数百万个特异蛋白质，其能发出脑电波，分别执行不同功能。

2．脊髓（spinal cord）　也是中枢神经的一部分，位于脊椎骨组成的椎管内，脊髓外观呈长圆柱状，上端与延髓相连，下端呈圆锥形，成人终于第一腰椎下缘或第二腰椎上部，两旁发出成对的神经，分布到四肢、体壁和内脏；脊髓的内部有一个H形（蝴蝶型）灰质区，主要由神经细胞构成，在灰质区周围为白质区，主要由有髓神经纤维组成；脊髓是许多简单反射的中枢。

（二）周围神经

包括神经元（主要位于脑干和脊髓前角、感觉神经节及自主神经节）和神经纤维；周围神经纤维又分为有髓纤维和无髓纤维，有髓纤维具有施万细胞（Schwonn cell）包绕单根轴索形成同心圆般分层的髓鞘，无髓纤维外没有髓鞘，仅有结缔组织的细纤维网形成的薄薄内膜包裹，一个施万细胞可包绕多根无髓纤维，并包有结缔组织形成的神经束膜；这些髓鞘、结缔组织和血管内皮共同构成了血管 - 神经屏障，但在神经根及神经节处则无屏障，成为毒物易侵犯的部位。轴索内有许多从神经元胞质延续而来的微管和神经丝，可通过横桥互相连接，形成轴浆中的"胞质通道"，担负着轴索内的营养物质、代谢产物运输和信号传递任务，一旦受损，使此种"轴浆运输"受累，即可导致远端

细胞成分的营养供给及神经递质代谢发生障碍。

二、病因

（一）中毒性脑病

主要指大脑皮质神经细胞损伤所引起的临床表现，水肿、坏死为其主要病理改变，临床以头痛、恶心、呕吐、意识障碍、昏迷、抽搐、呼吸心搏骤停等为主要症状；多为急性中毒过程所致。

1．直接毒性物质　常见如：

（1）金属和类金属及其化合物，如四乙基铅、有机汞、砷类、磷化氢等。

（2）有机溶剂，如汽油等石油裂解产品、苯及苯系物类、卤代烃类、醇类、醚类、酮类、二硫化碳等。

（3）农药，如有机磷、有机氯、溴甲烷、碘甲烷、氯乙烷、氟乙酰胺、毒鼠强等。

（4）安眠麻醉药物。

2．间接毒性物质　常见如：

（1）窒息性毒物，如甲烷、氮气等惰性气体，CO、CO_2、亚硝酸盐、苯的氨基和硝基化合物、硫化氢、氰化物等，可引起全身缺氧，造成脑损伤。

（2）刺激性气体，如光气、氯气、氮氧化物、氨和胺类、硫酸二甲酯、酸雾和酸酐、成酸氢化物、卤素和卤化物、酯类、醛类、强氧化剂、某些金属化合物（羰基镍、氧化镉、五氧化二钒等），可引起肺水肿导致缺氧性脑损伤。

（3）心血管毒物，如钡可抑制肌肉（包括心肌）活动，还可引起低血钾，导致心脏骤停；镁、锑可引起低血钾或细胞内低钾，干扰心血管功能；苯等有机溶剂、拟除虫菊酯等农药等可干扰神经介质功能，诱发心律失常，均可引起缺氧性脑损伤。

（4）溶血性毒物，可降低血液携氧能力，引起机体缺氧，诱发中枢神经损伤，常见毒物如砷化氢、锑化氢、萘、苯胺、硫酸铜等。

（二）中毒性脑白质病

急性中毒性脑病常同时存在脑白质受损，

但程度相对稍轻，且易为皮质细胞损伤的表现所掩盖，常不易发现；慢性毒性物质接触更易造成脑白质损伤，主要为脑白质中的神经髓鞘脱失、坏死等，逐渐造成中枢神经整合协调能力减退，最终导致认知缓慢、反应迟钝、注意力不集中、记忆障碍、性格改变、精神异常、痴呆等中枢神经功能异常。

凡能引起中毒性脑病的病因同样也能损伤脑白质，但由于脑内血管分布多近皮质区域，白质则多处于血液循环末端，使血液内毒物直接作用于白质成分的强度相对减弱；与皮质的神经细胞相比，白质对毒物损伤作用的敏感度相对较弱，但由于白质内神经纤维外层髓鞘的主要成分为磷脂，其对某些化学物质常具有较高的敏感性，如：

（1）金属及类金属中的铅、有机锡（三乙基氯化锡）、砷等；

（2）窒息性气体中的一氧化碳、氰化物、硫化氢等；

（3）有机溶剂中的二氯乙烷、苯、甲苯、二甲苯、苯乙烯、三氯乙烯、四氯乙烯、甲醇、乙醇、乙二醇、二氯乙烷、二硫化碳等；

（4）农药中的对二氯苯（萘）、溴虫精、有机汞等；

（5）其他化学品，如有机氟、六氯酚、肼、酮腙（环己酮二腙）、溴化乙啶等；

（6）药物类，如化疗药物（博来霉素、卡氮芥、顺铂、卡莫司丁、环磷酰胺、阿糖胞苷、多柔比星、氟达拉滨、氟尿嘧啶、白介素-2、干扰素-α、左旋咪唑、甲氨蝶呤、塞替派、放线菌素 D、环丝氨酸等）、免疫抑制剂（环孢素 A、地塞米松、泼尼松龙、泼尼松、利妥昔单抗、他克莫司等）、抗病毒及其他抗生素（阿昔洛韦、两性霉素 B、左旋咪唑、利奈唑胺、异烟肼等）、麻醉品（可卡因、海洛因、乙醇、亚甲二氧基甲基苯丙胺、裸盖茹素等迷幻药）等。

（三）中毒性周围神经病

其主要致病化合物可分为如下几类（表 3-1-1）。

表 3-1-1 引起中毒性周围神经病的化学毒物

毒物分类	急性	慢性
金属和类金属类	铊、砷、甲基汞	铅、铊、砷
有机溶剂	三氯乙烯	汽油、正己烷、甲基正丁基甲酮、二硫化碳、氯丙烯、溴丙烷、乙醇
其他有机化合物	环氧乙烷、丙烯酰胺	丙烯酰胺、环氧乙烷
窒息性气体	一氧化碳	
农药	有机磷	

如按其损伤部位，这些致病化合物又可分为如下几类（表 3-1-2）。

表 3-1-2 毒物对周围神经损伤的损伤部位

神经元	轴索	髓鞘
药物（多柔比星、吡多醇）	砷、铊	铅
甲基汞（靶部位为细胞质，尤其是后根内的细胞胞质）	氯丙烯	三氯乙烯
	甲基正丁基甲酮、二硫化碳、汽油、正己烷、溴丙烷、环氧乙烷、丙烯酰胺、有机磷	一氧化碳

三、发病机制

（一）中枢神经损伤

主要有两种类型：

1. 中毒性脑病　主要见于急性中毒，它是中枢神经系统受到亲神经毒物侵袭时所产生的一种非特异性反应，主要病理基础是脑水肿（cerebral edema），即脑组织含液量异常增多并引起脑容量增加，也称为"中毒性脑水肿"。大致分为两个类型：血管源性脑水肿（vasogenic cerebral edema）和细胞毒性脑水肿（cytotoxic cerebral edema），前者主要由于血脑屏障受到破坏或其通透性增加，导致水分、电解质甚至血浆蛋白向血管外漏出，造成细胞外液体积聚，细胞间隙扩大；后者主要指细胞内含水量增多，导致细胞（神经细胞、胶质细胞、内皮细胞）肿胀，细胞外间隙减小。引起上述变化的具体机制大致有如下几个：

（1）血管通透性改变和血脑屏障损害：血脑屏障是指脑毛细血管壁和神经胶质细胞形成的血浆与脑细胞、脑脊液之间的屏障，它能阻止外来物质由血液进入脑组织，防止脑内重要物质（如神经递质）进入血中，从而保持机体内环境的稳定，维持中枢神经系统正常生理状态。脑毛细血管内皮细胞彼此覆盖连接甚为紧密，缺乏通常存在的孔道或这些孔道较少且小；其外周还有一层连续不断的基膜，基膜之外更有许多星形胶质细胞的伪足包绕，构成了严密的防护屏障，此种屏障一旦受损，脑组织内环境的稳定性即遭破坏，并造成严重后果。内皮细胞膜外为磷脂，具有很强亲脂性，易为一些脂溶性物质（有机溶剂、麻醉剂等）透过，引起催眠麻醉效应，但此种因细胞通透性改变导致的血脑屏障异常多不会诱发明显的脑水肿。有的物质如二氯乙烷、溴甲烷、铅等，可引起脑毛细血管内皮细胞肿胀、坏死，导致血脑屏障损害，急性大量摄入时，可造成血清蛋白漏出血管外，导致"血管源性脑水肿"，此种脑水肿的特点是以白质为主，主要是细胞外间隙的扩大，星形细胞出现明显胞饮现象，水肿区域水、Na^+、Cl^- 含量均增高。

（2）组织缺氧：神经细胞代谢率很高，对氧的依赖性非常大，缺氧时脑组织储存的氧 10 秒钟即可耗尽，故在终止脑组织血流供应后几分钟，神经细胞损害就可能出现，在完全停止氧和葡萄糖供给的即刻，某些神经元就可能已经死亡。毒物通过各种途径引起脑组织急性缺氧时，由于脑细胞 ATP 生成急剧减少，依赖 ATP 供能的钠泵活动随之减弱，使 Na^+ 不能及时向细胞外转运，水分亦随即进入，造成 Na^+ 和水在细胞内积聚。缺氧早期主要引起此种细胞性脑水肿，大脑皮质、小脑皮质、海马区的神经细胞和脊髓前角运动细胞对缺氧最敏感；随缺氧时间延长，基底节、丘脑底核和黑质也会受到损害；在完全缺氧的情况下还可导致脑

干的损害。神经胶质细胞对缺氧则不如神经元敏感，其对缺氧敏感度的高低顺序是：少突神经胶质细胞、星形胶质细胞、小胶质细胞。脑毛细血管内皮细胞对缺氧的耐受性虽高于神经胶质细胞和神经元，但随着缺氧持续，亦可受到损伤而导致血管源性脑水肿。因此，一般而论，尤其是窒息性毒物（如一氧化碳、氰化物、硫化氢等）早期先多引起细胞内水肿（细胞毒性脑水肿），继而进展为细胞外水肿（血管源性脑水肿），严重中毒时最终多为混合性脑水肿。

缺血缺氧组织重新恢复血流（供氧）过程称为"再灌注"，此时由于缺氧细胞已发生"钙超载"，加之恢复供氧会激发细胞超常摄氧并生成大量氧自由基，常会引起更为剧烈的氧化损伤，被称为"缺血-再灌注损伤"，临床上多种疾病，如迟发性神经元坏死、休克、心肌梗死、急性脏器功能衰竭、器官移植排斥反应等都与此有关。

（3）干扰细胞代谢：不少毒物可直接干扰葡萄糖代谢及 ATP 合成，如三乙基锡可抑制神经胶质细胞突起（glial processes）和轴索管（axonal tubules）的 ATP 酶，使 ATP 合成减少，损害细胞膜 ATP 依赖性钠-钾泵功能，导致细胞内水、钠潴留，产生细胞毒性脑水肿；三乙基铅可抑制脑组织葡萄糖代谢，减少 ATP 生成，导致细胞毒性脑水肿；氟乙酰胺进入体内后脱胺形成氟乙酸后会干扰三羧酸循环，导致 ATP 合成障碍，引起细胞毒性脑水肿。

（4）诱发神经细胞钙超载：近年有研究发现，神经细胞内钙超载是引起脑水肿的先期重要因素。钙是维持神经细胞正常功能的重要因素，在中枢神经细胞信息传递、神经递质合成释放、神经细胞轴浆运转、血脑屏障功能维持等方面具有重要作用。脑细胞缺氧缺血造成的细胞内水、钠潴留会激活细胞的钙-钠交换机制，使钙大量进入细胞内；此时细胞线粒体、内质网内的钙也被释放，使细胞发生钙超载（calcium overload）；脑动脉内壁平滑肌细胞内钙含量增高，可引起小动脉痉挛，使脑组织进一步缺血、缺氧，加重脑水肿。如二氯乙烷的代谢产物 2-氯乙醇即可导致 Ca^{2+}-Mg^{2+}-ATP 酶和 Na^+-K^+-ATP

酶活性显著降低，使细胞内 Ca^{2+} 不能被有效排出细胞，引起细胞内"钙超载"；N-甲基-D-天冬氨酸受体 1（NMDAR1）属谷氨酸离子型受体，对钙离子具有高通透性，二氯乙烷亦可使其水平上调，诱发谷氨酸兴奋性毒性及细胞内钙超载，导致神经元水肿、变性、坏死和凋亡。

（5）阻碍分子通道功能：水通道蛋白（AQP）是近年发现的与水通透性有关的细胞膜双向转运蛋白，对水的跨膜转运和细胞内外环境平衡有重要作用；大脑 AQP4 表达最为丰富，主要分布于脑星形胶质细胞、毛细血管内皮细胞、脑室室管膜上皮细胞、软脑膜周边胶质细胞及脉络丛上皮细胞。研究表明，脑水肿时 AQP4 的表达上调，介导水由细胞外流向细胞内，造成细胞肿胀；最主要的水肿细胞是星形胶质细胞，尤其是位于毛细管周的足突，这可能是导致脑进一步损害的早期因素。"钠钾氯协同转运蛋白"（Na-K-Cl cotransporter，NKCC）是一种离子转运体，主要分布于微血管内皮细胞、星形胶质细胞和神经元的细胞膜，对维持血脑屏障（blood brain barrier，BBB）和脑内各种细胞的正常离子浓度及细胞容积起着重要作用。有研究发现，氨水能激活 NKCC 磷酸化，并进而导致星形胶质细胞内外 Na^+、K^+ 和 Cl^- 平衡失调，引发细胞水肿。

2. 中毒性脑白质病 中毒性脑白质病是有害化学因素引起的以脑白质髓鞘减少、脱失、坏死为主要特征的一组疾病，临床上主要表现为协调性降低、智能障碍和精神状态异常，如动作迟钝、反应缓慢、注意力不集中、健忘、人格改变、痴呆、昏迷等。早先并未注意中毒性脑白质损伤问题，近二三十年，由于磁共振成像技术的广泛应用和迅速发展，使脑白质损伤可以有清楚显示，逐渐认识到它实际上是慢性中毒性脑损伤的主要病理基础。急性中毒时由于接触时间较短，脑白质损伤多不严重，但有时仍可因接触强度较大或个体差异而引起轻度脑白质病，导致一些脑功能障碍、神经衰弱等表现。

中毒性脑白质病主要发病机制与中毒性脑病相同，不同毒物还可能有其特殊致病途径。

如急性 CO 中毒引起的迟发性脑病即是一种典型的缺氧后脑白质病，研究发现，急性 CO 中毒初期脑内凝血功能减退（脑循环中纤维蛋白原、钙离子、血细胞比容和血液黏度均见下降），一旦大量氧气进入体内促使 CO 排出后，会引起"反跳"现象，即脑循环凝血功能增强、脑内微血栓形成、脑实质缺血，并同时诱发"缺血-再灌注"效应，造成脑组织损伤，尤以供血相对薄弱的脑白质更为明显；有人观察了 35 例 CO 中毒后迟发性脑病患者的 MRI 表现，发现所有病例均有脑白质损害。又如，有机溶剂接触可直接引起脑白质髓鞘脱失，患者表现为神经精神异常，如记忆减退、性格改变、冷漠、抑郁、进行性痴呆等。金属也具有脑白质损伤作用，如铅可引起广泛的皮质下及小脑白质病变，临床上出现注意力分散、近期记忆力减退、定向功能受损、构音困难、认知功能障碍等，停止接触或给予络合剂治疗仍难恢复；有机锡中毒病例 MRI 可见双侧对称性脑白质病变，显示 T2WI 高信号；砷中毒性脑病病例可见大脑白质多个区域出现坏死、出血。杀虫剂的白质毒性也不容忽视，如溴虫腈可引起双下肢肌力减退、尿失禁及精神改变，MRI 显示双侧大脑及脑白质广泛、对称性信号强度异常。还有报告"海湾战争综合征"患者有精神压抑、疲劳、头痛、失眠、腹泻、记忆力衰退、注意力分散、肌肉和关节疼痛、呼吸障碍等症状，MRI 检查发现存在脑白质改变，推测可能与神经毒气沙林、环沙林等接触有关。

需要注意的是，脑白质内的血循分布远低于脑皮质，侧支循环更为单薄，故更易受到缺血缺氧因素的影响。急性中毒性脑病情况下，不可避免地也会发生脑白质损伤，但在急性期时其症状常为急性脑水肿所掩盖，不易发现，其恢复期仍可见头晕、失眠、疲劳、乏力、精神萎靡、情绪失常等表现。慢性中毒时更可见精神智力失常、动作功能障碍等表现，可能均与脑白质损伤有关；此外，临床尚见长期脑缺血、缺氧（如腔隙性脑梗死），亦存在脑白质损伤。

（二）周围神经损伤

也有两种类型：

1．轴索变性（axonal degeneration） 为中毒最常见的病变，原发于轴索，髓鞘相对完整，神经元多无明显损伤。正常时神经细胞胞质合成的蛋白质及其他营养物质随轴浆流沿神经微管的胞质通道不断运输到轴索末梢。当轴索能量代谢酶受到毒物抑制，离心的轴浆运输就会被阻断，致远端轴索发生肿胀、变性，如砷可与线粒体内的巯基酶结合，2,5-己二酮能抑制糖酵解酶、丙烯酰胺能与巯基酶结合，抑制轴浆运输，使轴索末梢营养供应不足，发生变性；损害轴突的骨架结构也可影响轴浆运输，导致轴索变性。轴索的细胞骨架是由微管、神经微丝及轴索质膜下的带状微丝网构成；微管为轴内运输提供通道，微丝协助膜蛋白定位，神经微丝决定轴索直径和强度。在中毒性轴索病中以"神经细丝聚集型"最为多见，如丙烯酰胺、氯丙烯、正己烷、CS$_2$、铅、甲基汞等或其代谢产物可引起神经细丝蛋白的共价交联聚集，破坏轴浆的运输通道，引起轴索远端肿胀、变性；有机磷等一些化合物则可引起"管囊聚集型"中毒性轴索病，主要抑制神经元细胞膜结合蛋白上的神经病靶酯酶（可能是一种由神经快速轴浆运输的信号传导相关受体），导致骨架蛋白组合失常，使微管和细丝聚集成不溶性多聚体，阻碍轴索运输。此外，离子内稳态失衡也可引起轴索变性，如丙烯酰胺可引起轴浆离子平衡破坏，使亲神经的毒物得以逆向转运到细胞体；钙离子浓度增高还可导致轴索逆行变性、神经微丝丧失和致密体形成，这种远端轴索变性常有向心性趋势，称逆死性神经病（dying back neuropathy）。

2．髓鞘损害（myelin sheath damage） 正常情况下，施万细胞的蛋白质结合于含阴离子的髓鞘类脂上，某些毒物（如铅、六氯酚等）可抑制其蛋白质合成，并阻碍它与髓鞘类脂结合，导致节段性脱髓鞘，引起脱髓鞘性周围神经病。施万细胞受损亦使同一节段的髓鞘发生变性，常见郎氏结旁髓鞘裥收缩，而后整个节段髓鞘脱失，继发轴索变性。除某些毒物外，此种病变还见于免疫介导的自身免疫病、吉兰-巴雷（Guillain-Barre）综合征、白喉性神经病、遗传性周围神经病及后天代谢障碍性疾病。其病理特点为神经近端、远端不规则的、长短不等的节段性脱髓鞘。

临床实践中，单纯"脱髓鞘"或"轴索变性"极为少见，多数以一种类型为主，同时伴有另一种类型损害。无论哪种原因引起的周围神经损害，只要胞体完好，神经纤维都有很强的再生能力，可以每天1～5 mm的速度增长，生长的快慢与损伤的部位、程度、病因有关，离胞体愈近，生长速度愈快。

四、临床表现

（一）急性中毒性脑病

接触高浓度毒性较强的神经毒物（如有机溶剂、窒息性毒物、氯代烃类等）引起，发病迅速，潜伏期极短；如接触浓度稍低或毒物毒性不强时，潜伏期可达数十分钟至数十小时。其临床特点为急性脑水肿表现，伴神经-精神障碍，主要症状为头痛、头晕、恶心、呕吐、视物模糊、步态蹒跚、烦躁、激动等，随颅内压增高，症状逐渐恶化，头痛、呕吐加重，并出现躁动不安，嗜睡甚至昏迷；严重时开始即有弥漫性脑水肿所致脑损害症状，如意识模糊、昏迷、抽搐，伴血压升高、脉搏减慢、呼吸深缓等；晚期可有血压下降，脉搏频弱，呼吸浅而快，还可出现球结膜水肿、视盘水肿甚至脑疝形成，呼吸抑制、停止等。额叶、颞叶、丘脑前部受损时（如四乙基铅、有机汞、有机锡、二硫化碳、汽油、一氧化碳急性中毒），精神障碍十分突出，表现为癔症样、类精神分裂症或类狂躁抑郁症等症状，严重者可出现神志不清、昏迷。三甲基锡的靶器官是边缘系统和小脑（包括白质），可出现健忘、虚构、焦虑、易激惹、定向障碍、攻击行为及眼球震颤、共济失调等。个别毒物尚可引起脑局灶损害，如皮质性失明、小脑性共济失调、帕金森综合征等、继发性癫痫及自主神经失调症状（如高热、多汗、流涎、血压不稳定及瞳孔改变等）。

下列特点值得注意：

（1）早期症状常不典型，也无明显颅内高压体征，但如患者神志清楚时出现腹壁反射和提睾反射消失，常提示有早期脑水肿存在（正常人腹壁松弛者也难引出腹壁反射，注意鉴别）。

（2）急性中毒性脑病的脑水肿主要为细胞内水肿，故早期眼底检查未见视盘水肿并不能排除脑水肿存在；在排除毒物对眼球的直接刺激作用后发现球结膜水肿，亦可提示脑水肿存在。

（3）某些毒物（如亚急性 1,2- 二氯乙烷）引起的中毒性脑水肿，往往持续而反复，表现为昏迷 - 清醒 - 烦躁 - 再昏迷，甚至可发展为抽搐、死亡，需提高警惕。

（二）慢性中毒性脑病

除与大脑皮质功能弱化和失衡有关外，其主要病理基础为脑白质损害，临床表现复杂多样，主要有：

1. 神经衰弱　属于中毒性类神经症范畴，是机体受到毒物影响后最常见的症状，其实质是毒物作用于机体后引起的大脑皮质功能紊乱——兴奋与抑制平衡失调、皮层功能弱化、皮层下中枢功能调节障碍等，与患者神经类型也有一定关系，临床检查多无阳性体征，主要症状有：

（1）神经衰弱症状（neurasthenia symtoms），如疲乏、记忆力减退、注意力不集中、工作或学习不能持久，效率降低等。

（2）兴奋症状（excitation symptoms），如工作或学习时易引起精神兴奋，回忆及联想增多，难以控制等。

（3）情绪失常（emotion disorders），如易烦恼、激惹、心情不愉快等。

（4）紧张性疼痛（tonic pain），如头痛、肌肉痛等。

（5）睡眠障碍（dyssomnia），表现为入睡困难、易醒、早醒、多梦等，可伴心悸、多汗、性功能减退、食欲缺乏等自主神经功能失调症状；病程至少 3 个月，症状常有波动。

2. 智能精神异常（mental abnormalities）如痴呆（dementia），表现为人格改变、计算和理解能力下降、定向力障碍等，可见于严重铅、

四乙基铅、锰、溴甲烷、一氧化碳等中毒。又如类精神分裂症（schizophrenia-like），表现为自知力障碍、幻听、幻视、被害妄想、冲动行为等，常见于四乙基铅、二硫化碳、汽油等中毒。

3. 其他　有时由于基底神经节也受到波及，尚可出现肌肉协调和机体共济障碍（如帕金森综合征，parkinsonism），可见全身肌张力增高、动作减少、震颤、前倾步态、表情淡漠、语言单调，甚至出现面具面容，多见于锰、二硫化碳等慢性中毒。

上述各种类型临床表现可单独出现，也可混合存在。

（三）中毒性周围神经病

除铊、砷、甲醇、有机磷外，大多数职业中毒多不会引起急性周围神经病；有些毒物虽在急性中毒当时未引起周围神经损害，但在急性中毒数周后诱发多发性周围神经病表现，称为"迟发性周围神经病"，主要见于有机磷农药中毒。

大多数中毒周围神经病见于亚急性或慢性中毒过程，多在接触毒物一定时间后才隐袭起病，病变呈渐进性，多为肢体（尤其是下肢）乏力、远端出现对称性感觉障碍，而后逐渐出现对称性下运动神经元性运动障碍，可伴有局部自主神经功能失调。除部分颅神经外，周围神经大多兼有感觉、运动和自主神经的混合神经，多为三者同时受累。主要表现如下：

1. 感觉障碍（sensory disorders）　早期为远端麻木、疼痛或感觉异常，继则出现感觉减退或消失，呈典型的手套、袜套样分布，逐渐向上扩展；痛觉过敏者可表现为刺痛、烧灼痛、刀割样、触电样等疼痛，累及神经根时，可出现自发性的放射样疼痛，牵引神经根后加重。深感觉障碍时表现为腱反射减退或消失，四肢远端音叉振动觉也减退，是周围神经病的重要特征，以跟腱反射、膝反射减退为明显，恢复缓慢；并可有踩棉感及步态不稳，深感觉完全丧失时可出现感觉性共济失调。不同的感觉纤维对不同毒物的易感性不同，如丙烯酰胺可选择性损害粗有髓纤维，常有振动觉、位置觉障碍，甚至共济失调；甲基正丁基甲酮、氯丙烯

等主要损害触觉、痛觉和温度觉，但位置觉保持完好；砷中毒时则振动觉最易受损。

2. 运动障碍（movement disorders）　主要为不同程度的下运动神经元性瘫痪，表现为不能远行、跑步，登楼困难，下楼、下坡易摔倒，双手不能持重，不能完成精细动作；重者出现肌肉萎缩、垂足、垂腕等，可见于铅、砷、正己烷、丙烯酰胺等中毒。

3. 自主神经功能异常　如多汗或无汗、皮肤干燥、手掌足底湿冷、直立性低血压、心悸等，可见于砷、丙烯酰胺、正己烷、汽油等中毒。

4. 脑神经损伤　有些毒物可引起以脑神经损害为主的周围神经病，如三氯乙烯损及三叉神经感觉支时，出现面部感觉减退、角膜反射减退或消失，损及运动支时可出现咀嚼肌无力；铊可损害动眼神经、滑车神经、展神经、面神经等，引起眼睑下垂、复视，面肌肉麻痹；甲醇可损害视神经等。

5. 脊髓损伤　单纯的中毒性脊髓病较为少见，可见于急性或亚急性有机汞中毒、急性有机磷中毒，主要表现为双下肢出现锥体束征，重者可发生痉挛性轻截瘫、尿潴留或失禁。

五、诊断与鉴别诊断

（一）急性中毒性脑病

诊断要点为：

1. 明确的高浓度神经毒物接触史　发病过程符合该毒物急性中毒的特点，如临床以头痛、乏力、恶心、呕吐、烦躁、意识障碍，甚至惊厥、昏迷等中枢神经系统表现为主，个别也可出现精神症状或继发性癫痫；可以伴有该毒物的其他毒性表现，如急性硫化氢中毒可伴呼吸系统和心脏受损表现等；脑电图及脑电地形图检查有明显异常（弥漫性慢波，α波减少），脑诱发电位可见潜时延长等，但不具特异性。

2. 生物材料（血、尿、脑脊液等）检测相关毒物或其代谢产物浓度增高具有病因提示意义；脑脊液压力增高，细胞数、生化指标、蛋白质正常或轻度升高，有助于鉴别感染性疾病。

3. 现代影像学检查　如 CT 或 MRI 可直接提示有无脑水肿，是最可靠的诊断方法；CT 可显示在病灶区域出现不同范围低密度区，脑室变小；MRI 可更敏感地显示脑水肿、白质脱髓鞘及核团的病变，并可为动态监测、疗效评价提供有用信息，较 CT 扫描结果更确切。如弥散加权成像（diffusion weighted imaging，DWI）是一种新的 MR 功能成像技术，对缺血缺氧导致的脑细胞毒性水肿非常敏感，缺血缺氧数分钟即可检测到脑组织水分子的异常扩散，结合表观扩散系数（apparent diffusion coefficient，ADC）检测，对评价脑水肿类型、量化损伤程度更有帮助，如血管源性水肿为 DWI 等或高信号、ADC 高信号，细胞毒性水肿则表现为 DWI 高信号、ADC 低信号；还可使用 MRI 液体衰减反转恢复序列（fluidattenuated inversion recovery，FLAIR）技术，可以更敏感地检测蛛网膜下隙和脑实质内病灶，如 DWI 呈高信号、FLAIR 呈等信号改变时，提示脑水肿为细胞内水肿。

需注意排除有类似表现的其他脑部疾病，如脑炎、脑膜炎、脑肿瘤、脑血管意外、精神病等。

（二）慢性中毒性脑病

诊断要点如下：

1. 原则及临床特点　有长期或较长期接触神经毒物的职业史，起病缓慢，逐渐出现中枢神经系统临床表现，常见为神经衰弱，伴有不同程度的智能精神异常。最显著的临床表现是精神状态的改变，即在没有失语的情况下有注意力、记忆力障碍及视觉空间技能、执行功能、情感状态等至少一项缺陷；其病变分布通常较弥漫，临床严重程度总体上与白质的损害程度平行。轻度病例主要表现为注意力不集中、记忆力丧失和情感功能障碍，较重的病例可出现痴呆、意识缺失、木僵、昏迷等症状，脑白质若发生局灶性坏死，精神异常症状则更为突出（灰质损害多不会引起精神异常）。此外，还可以出现该毒物引起的其他系统损害临床表现，如铅中毒性脑病可伴有贫血，汞中毒性脑病可伴有明显口腔炎、牙龈炎或肾损害等。

2．实验室检查 可见血、尿、脑脊液、头发等生物材料中该种毒物或其代谢产物的含量增高，如正己烷，尿中 2,5- 己二酮可作为其近期接触指标（脱离 1 个月左右可呈阴性）；丙烯酰胺可测尿中乙酰丙酰胺半胱氨酸（APC）为近期接触指标；三氯乙烯可测尿中三氯乙醇、三氯乙酸为接触指标；1- 溴丙烷可以血浆中溴含量、N- 乙酰 -S- 丙基半胱氨酸增高作为其生物标志物；二硫化碳可以尿中二硫代噻唑烷 -4- 羧酸（TTCA）为近期接触指标等。

3．特殊检查 如初步精神状态检查，包括注意力评估、记忆力评估（三词延迟回忆试验）、视觉功能评估（时钟绘画试验）、脑功能评估（交替运动序列试验）等，前两项试验未发现任何缺陷，多可确定大脑并无明显损害；检查异常者可进行大脑影像学检查，以求确诊。磁共振成像（MRI）是首选检查手段，是鉴别早期或轻微脑白质病与精神疾病的重要手段；CT 仅能显示重度脑白质损害，如脑室系统扩大、局限性或弥漫性脑萎缩等；脑电图（electroence-phalogram）、脑电地形图（electroencephalotopogram）等检查可见慢波（θ、δ 波）增多，脑诱发电位（evoked potentiae，EP）有主波潜时延长或波幅减低或不对称（提示相应感觉通路出现异常）等表现，但不具特异性。

需要特别指出的是，脑白质病是一组病因十分复杂的中枢神经系统脱髓鞘性疾病，它既可源于某些先天性或遗传性神经系统疾患，也可以继发于神经系统中毒性、感染、退行性变、低气压、维生素 B_{12} 或叶酸缺乏、外伤、梗死等疾病，兼之目前的检查手段缺乏特异性，故在临床实践中尤其需进行认真的鉴别诊断，主要如：

（1）遗传性疾病：如遗传性脑白质营养不良（heredity leukodystrophy），主要因髓磷脂生成、维持和分解异常引起，可见于肾上腺脑白质营养不良、异染性脑白质营养不良、类球状细胞型脑白质营养不良、海绵状脑病、亚历山大病、皮质外轴突发育不良等疾病。

（2）感染性疾病：如 JC 病毒和 SV-40 病毒可引起进行性多灶性脑白质病，麻疹病毒可引起亚急性硬化性全脑炎等。

（3）血管性疾病：多见于脑动脉硬化症、腔隙性脑梗死等疾病，此为成人尤其是老年人最常见的疾病，常呈现反复多发的脑梗死及脑萎缩。

（4）颅脑电离或非电离辐射：有研究对颅脑接受放射线治疗者进行了调查，结果发现，368 例患者中有 313 例发生了脑白质病，脑损伤程度与照射剂量、时间、受照容积等有密切关系。

（5）化学物质：尤以抗肿瘤药（如甲氨蝶呤、卡莫司汀、顺铂、阿糖胞苷、氟尿嘧啶、卡莫氟、左旋咪唑、氟达拉滨、塞替派、异环磷酰胺等，以前三者最为常见）、抗生素、免疫制剂、毒品（如海洛因、甲苯）、乙醇及某些环境毒素为著，某些化学品病因也可引起。

（三）中毒性周围神经病

1．病史特点 多在接触毒物一定时间后隐袭起病，多为肢体乏力、肢端出现对称性感觉障碍、运动障碍及局部自主神经功能失调（个别毒物为某对脑神经损害表现），并有毒物引起的其他系统损害临床表现。

2．毒物及其代谢产物检测 如具有挥发性的有机溶剂可用顶空法直接对溶剂原形进行测定；金属中毒可从血、尿等生物材料中直接测定毒物（参见"慢性中毒性脑病"相关内容）。

3．神经肌电图（electroneuromyogram，ENMG） 此为检查外周神经完整性的"金指标"，由神经传导速度（nerve conduction velocity，NCV）和肌电图（electromyogram，EMG）两部分组成。NCV 检查用于外周神经系统病变的解剖定位，评估轴索或髓鞘病变的严重程度——复合肌肉动作电位、感觉神经动作电位波幅降低反映轴索损害，传导速度和（或）远端潜伏期则主要反映髓鞘损害；EMG 用于鉴别损伤的神经源性或肌源性、严重程度，并结合 NCV 结果对病变部位进行定位，如轴索受损时，EMG 可表现为失神经电位（出现纤颤波、正锐波等），轴索完全变性时为运动单位缺失。但本项检查不具病因提示价值。

4．职业性中毒性周围神经病的诊断 原则

为：具有相关毒物的密切职业接触史，以周围神经病为主的临床表现，神经 - 肌电图检查结果阳性，现场职业卫生学调查证实其职业接触情况，在排除其他病因后，方可作出诊断。我国已颁布不少相关诊断标准，如《职业性急性化学物中毒性神经系统疾病诊断标准》（GBZ 76）、《职业性慢性化学物中毒性周围神经病的诊断》（GBZ/T 247）、《职业性丙烯酰胺中毒的诊断》（GBZ 50）、《职业性慢性正己烷中毒诊断标准》（GBZ 84）等，均可供实际工作参考。上述标准多将本病分为轻度、中度及重度三级：

（1）出现典型周围神经病表现，如再伴有一项阳性体征或神经肌电图示为神经源性损害，即可诊为轻度中毒。

（2）在上述基础上，如出现任何一项检查异常，如四肢远端痛觉、触觉、音叉振动觉障碍达肘、膝以上，或同时伴跟腱反射消失，或深感觉明显障碍伴感觉性共济失调，或多条颅神经支配的肌肉不完全麻痹，或神经 - 肌电图显示神经源性损害明显，即为中度中毒。

（3）具有下列情况之一，如四肢受累肌肉肌力减退至 3 级或 3 级以下，或呼吸肌麻痹，或神经 - 肌电图显示神经源性损害伴神经传导速度明显减慢，或诱发电位明显减小，即为重度中毒。

新制定的职业性慢性化学物中毒性周围神经病诊断标准对病情严重程度的肌电图分级有进一步的明确，如 MCV 或 SCV 的测定值与正常下限值或与健侧对照相比速度减慢或波幅下降至 25% ~ 45% 为明显损害，速度减慢或波幅下降至 45% 以上为严重损害等。

六、治疗

（一）急性中毒性脑病

1．病因治疗　应立即停止毒物的接触，尽快清除已吸收的毒物，及早使用解毒剂或血液净化疗法。如 CO 中毒应尽快给氧；氰化物中毒可给予亚硝酸钠 - 硫代硫酸钠；毒鼠强中毒采用血液灌流等。

2．及时纠正脑缺氧　此举不仅有利于防止脑水肿，亦有助于脑水肿的消除，由于高压氧可使血中物理状态溶解的氧增加，提高氧分压，对改善脑细胞缺氧性脑水肿极有帮助——如正常大气压下吸纯氧可使脑压下降 23%，而 2 个大气压下吸氧可使脑压下降 37%，故在急性中毒性脑病时使用高压氧，对于改善症状、缩短病程、减少后遗症均有很好作用，但仍应注意分寸，避免滥用。

3．积极防治脑水肿

（1）合理输液，限制液体入量，避免过多的液体输入。

（2）肾上腺糖皮质激素，可改善毛细血管通透性，提高细胞对缺氧的耐受性，减少细胞的自溶和坏死，减少脑脊液生成，对于血管源性脑水肿及降低颅内压效果尤其明显。使用宜早，剂量宜足，疗程宜短（可参阅第二章治疗部分）。

（3）利尿脱水：利尿多用呋塞米（20 ~ 40 mg 肌内注射或稀释后静脉滴注，每日 2 ~ 4 次）；脱水多用 20% 甘露醇（250 ml 静脉注射或快速滴注，根据病情每日 2 ~ 3 次），应注意监测出入量，以防止过度脱水和电解质紊乱（低钾血症）。

4．促进细胞代谢　可选用脑活素（cerebrolysin，20 ml 加于葡萄液中静脉滴注，每日 1 次）、ATP（20 ~ 40 mg 稀释后静脉注射或肌内注射，每日 2 次）、细胞色素 C（15 ~ 30 mg 加于葡萄糖液中缓慢静脉注射，每日 1 ~ 2 次，用前作皮肤过敏试验）、辅酶 A（50 ~ 100 单位，用生理盐水稀释后肌内注射或加于葡萄糖液中静脉滴注，每日 1 ~ 2 次）或小牛血去蛋白提取物注射液（爱维治，actovegin，20 ~ 30 ml 加于葡萄糖液中静脉滴注，每日 1 次）、胞磷胆碱钠注射液（0.25 ~ 0.5 g 加于葡萄糖液中缓慢静脉滴注），以及吡拉西坦（piracetam）等药物。还可选用维生素 C、还原型谷胱甘肽、辅酶 Q$_{10}$、维生素 E 等抗自由基清除剂。

5．对症治疗

（1）镇静：如烦躁不安或抽搐者可用地西泮（5 ~ 10 mg 肌内注射或稀释后静脉注射，15 分钟后可重复），或用苯巴比妥钠（0.1 ~ 0.2 g 稀释后肌内注射，一日极量不超过 1 g）；如经上述措施抽搐仍不能控制，可用异戊巴比妥钠 0.5 g 溶于生理盐水 20 ml 缓慢静脉注射（25 mg/min），直至抽搐停止，剩余液 15 分钟后肌内注射；需注意防止突然发生呼吸抑制。

（2）降温：可使脑组织的代谢降低，减少脑的耗氧量，可采用头部冰帽、体表大血管经过处放置冰袋等；如有中枢性高热可采用全身物理降温和人工冬眠。

（3）呼吸衰竭：对呼吸变浅、变弱、变慢者，除用人工呼吸器外，可使用呼吸中枢兴奋剂（如洛贝林 3 ~ 6 mg、尼可刹米 0.375 ~ 0.75 g 加于 100 ml 葡萄糖液中静脉滴注，或哌甲酯 20 ~ 40 mg 稀释后静脉注射）。

6．支持疗法和预防感染　昏迷患者可插入胃管喂流质、营养液，并可静脉滴注脂肪乳、氨基酸等，以维持必需的营养；还应注意水和电解质平衡、防治感染。

（二）慢性中毒性脑病

1．脱离有毒物质接触，进行解毒治疗　如铅中毒性脑病应立即脱离铅作业，用 Na_2Ca-EDTA 进行驱铅治疗等。

2．对症治疗　适当给予抗氧化剂（维生素 C、银杏叶片、辅酶 Q_{10} 等）、活血化瘀药物（肠溶阿司匹林、通心络、丹参、三七制剂等），以及促进细胞代谢、改善脑功能的药物如吡硫醇（pyritinol，neuroxin，0.2 ~ 0.4 g，一日三次）、甲氯芬酯（meclofenoxate，0.2 g，一日三次）、维生素 B_1、维生素 B_6 等。痴呆患者可用谷氨酸 20 mg，一日三次口服；类精神分裂症可选用氯丙嗪、氟哌啶醇（haloperidol）、利培酮（risperdal）等药物；以帕金森综合征为主者，可选用苯海索、美多巴（madopar）、溴隐亭（bromcriptine）等。

3．建立卫生科学的生活习惯　如戒除烟酒，合理饮食，生活规律，睡眠充足，适当运动，积极参加社交活动，积极治疗高血压、糖尿病、高脂血症等各种慢性疾病。

（三）中毒性周围神经病

1．病因治疗　主要包括停止毒物接触，防止毒物继续吸收；皮肤接触者应用温水彻底清洗皮肤、更换衣物，停用可疑药物等；并采取措施排出已吸收的毒物，可根据化学毒物的特点，选择使用一般解毒药或特殊解毒药。

2．对症治疗　如给予 B 族维生素、糖皮质激素、能量合剂、神经营养或促神经生长药物如甲钴胺素（mecobalamine）、神经生长因子（nerve growth factor，NGF）等。

3．支持治疗　可给予复方丹参、脉络宁等改善微循环，地巴唑或己酮可可碱等扩张外周血管等；还可使用中医中药治疗，并配合理疗、功能训练等。

七、预防

可参阅本书第一章有关内容。

（徐希娴　赵金垣）

案例介绍

患者女，28 岁，因头晕、恶心、呕吐 10 余天加重，伴抽搐、意识障碍 9 天入院。患者系个体职业者，主要从事家具刷漆工作，接触"强力胶"和油漆 1 年余，经常出现头晕、恶心及食欲缺乏等，同类工作 2 名工人也有类似症状。入院前 10 天，患者在连续刷漆十余小时后突然感觉明显头晕，伴频繁恶心、呕吐（非喷射性），全身乏力，头痛、头胀；次日则频繁出现阵发性四肢抽搐、意识丧失、牙关紧闭、口吐白沫、小便失禁。曾在当地医院行腰椎穿刺，示脑压 120 mmH$_2$O，WBC 10×10^9/L，糖和氯化物正常，疑为"病毒性脑炎"给予抗病毒药物、激素及抗癫痫、脱水等治疗，无明显改善，且出现头部阵发性抽搐伴右上肢抽动，对光刺激敏感，昏睡，后转入我院进一步诊治。患者既往无肝炎、结核等传染病史，无外伤、手术及输血史，无遗传病及药物过敏史。查体：T 36.8℃，P 76 次 / 分，R 19 次 / 分，BP 110/60 mmHg；嗜睡状态，双眼紧闭，畏光；头部、右上肢不自主性震颤及阵挛样抽动；心肺听诊 (-)，

腹部 (-)；眼底及脑神经 (-)，左上肢肌力Ⅲ～Ⅳ级，右上肢肌力Ⅲ级，双下肢肌力Ⅳ～Ⅴ级，双上肢腱反射 (++)，双下肢腱反射 (+++)，病理反射未引出，颈软，双克氏征 (-)；日常生活能力量表检查（即 Barthel 指数）得分 10 分。入院后脑电图示高度异常脑电图（广泛性中高波幅、弥漫性、中程节律 θ 波、δ 波，少见 α 波）；肌电图示神经源性损害，周围神经传导速度减慢（MCV 34.1～42.3 m/s）；腰椎穿刺复查 CSF，示脑压 125 mmH$_2$O，WBC 2×10^9/L，糖和氯化物正常。颅脑 MRI 示双侧大脑皮质下白质出现弥漫性对称性长 T1、长 T 信号病灶，侧脑室变小，中线结构居中，影像学诊断为"弥漫性脑白质损害"。工作现场空气检测显示正己烷、氯乙烯严重超标，考虑患者可能为"有机溶剂所致中毒性脑病"。经给予脱水剂防治脑水肿，及肾上腺皮质激素、抗癫痫药物、大剂量 B 族维生素、丙种球蛋白、促进脑细胞功能药物及高压氧综合治疗半月余，患者病情逐渐稳定好转，意识渐清晰，阵挛样抽动停止，晨光症状消失，四肢肌力逐渐好转。1 个月后患者基本恢复日常生活自理，四肢活动基本正常，但仍有右面部及肢体的不自主运动，双手轻微震颤，Barthel 指数为 95 分，基本痊愈，出院。3 个月后复诊，病情无复发，脑电图、肌电图检查恢复正常。

点评：劣质油漆和强力胶中常含大量有毒有机溶剂，若个人防护意识差，通风条件不好，很容易引起急性有机溶剂中毒。根据本例患者职业接触有机溶剂情况、现场检测结果、腰穿、颅脑磁共振检查结果，符合"急性中毒性脑病"的诊断，不能排除尚存在脑白质损害。该患者还有明显的肌力减退、肢体活动障碍结合肌电图检查结果，表明同时合并周围神经损害。

[摘自：王淑贞，郭春妮，赵秀鹤，等. 有机溶剂致中毒性脑病一例. 中华劳动卫生职业病杂志，2007，25（4）：253.]

思考题

1. 急性中毒性脑病的主要病理基础是什么？最主要的机制是什么？

2. 什么是急性中毒性脑病？其主要临床特点及治疗处理的要点有哪些？

3. 简述中毒性脑白质病的临床特点及需鉴别的主要疾病。

4. 周围神经病的基本病理改变是什么？简述中毒性周围神经病的诊断要点。

推荐阅读的参考文献

1. 阎永建，何凤生，黄金祥，等. 急性有机磷农药中毒后迟发性神经精神损害的随访研究，中华劳动卫生职业病杂志，2005，23（5）：333-335.

2. 郭军，孟郊，韩彤. 一氧化碳中毒与中毒后迟发性脑病的大脑磁共振成像比较. 中华劳动卫生职业病杂志，2014，32（7）：533-536.

3. Zhou X, Zhou W, Zhou J, et al. 1,2-Dichloroethane -induced toxic leukoencephalopathy with a brain biopsy. Neurol Sci, 2015, 36（5）：817-819.

4. Kao HW, Pare L, Kim R, et al. Toxic leukoencephalopathy with atypical MRI features following a lacquer thinner fire. J Clin Neurosci, 2014, 1（5）：878-880.

5. Mi T, Han C, Wang Y. Acute toxic leukoencephalopathy in migrant workers exposed to organic solvents in construction materials. Occup Environ Med, 2013, 70（6）：435-436.

6. Tormoehlen LM. Toxic leukoencephalopathies. Psychiatr Clin North Am, 2013, 36（2）：277-292.

7. Filley CM. Occupation and the risk of chronic toxic leukoencephalopathy. Handb Clin Neurol, 2015, 131：73-91.

第二节　职业性呼吸系统疾病

一、概述

人体呼吸系统由鼻、咽、喉等构成的上呼吸道和下呼吸道、肺泡组成，下呼吸道始于气管，再渐次分成支气管、小支气管、细支气管、呼吸性细支气管、肺泡小管、肺泡囊等共23级，最终与气体交换部位——肺泡连通。广义的呼吸功能分为二个环节，其一为肺内环节，包括通气（ventilation）和换气（gas exchange），前者是肺与外环境间的气体交换，后者是肺泡与血液间的气体交换；另一为细胞环节，亦称细胞呼吸（cell respiration），因主要涉及细胞本身的代谢，故临床一般多不将其划属为呼吸功能。

下述几个结构或成分在呼吸系统疾病发生、发展中尤具重要地位：

（1）小气道（small airway）：指呼吸道7级以下、管径小于2 mm（2000 μm）的小、细支气管。与气管相比，其管径总截面积增加了数十倍，空气达此部位后气流阻力骤然下降，流速减缓，空气中细颗粒物（＜5 μm）易在此沉降；此外，小气道无软骨支持，很易受胸腔压力的影响发生缩窄变形，一旦出现炎症或有痰液阻塞，更易发生闭合、萎陷，故是慢性阻塞性肺疾病的主要损伤部位。

（2）肺泡：实质上是肺的最末一级分支，气体交换的场所，开口于肺泡囊，数目约为7亿，直径约0.2 mm（200 μm），总面积可达100 m²，主要由厚约0.1 μm的小肺泡细胞（Ⅰ型肺泡细胞）构成，其间夹杂有少量（约占肺泡上皮细胞总数15%）大肺泡细胞（Ⅱ型肺泡细胞，也称颗粒细胞），分泌表面活性物质（surfactant），其主要成分为二棕榈酰卵磷脂，具有降低肺泡表面张力、防止呼气时肺泡塌陷的作用；Ⅱ型肺泡细胞除具本身增殖及分化为肺泡其他细胞的功能外，还具有水转运及强大免疫功能，如调节肺泡内液体的产生和清除、

直接合成多种免疫调节物质（如补体C2、C3、C4、C5和白介素-3等）、调节肺泡巨噬细胞功能等，这些功能与各种间质性肺炎、急性肺损伤（ALI）、急性呼吸窘迫综合征（ARDS）的发生、发展有关，并可能成为肺内肿瘤的起源细胞。

（3）肺间质（interstitial lung）：是毗邻肺泡基底膜之间的间隔，主要由疏松结缔组织、微血管和细淋巴管组成，是完成肺氧合功能的关键部位；每个肺泡分布1～6个肺泡孔（alveolar pore），孔径10～15 μm，故得以进入肺泡的异物也很易进入间质（可吸入粉尘的直径均＜5 μm）；此外，肺泡中氧分压达100 mmHg，远高于体内其他组织（如脑组织才15 mmHg），故此处最易发生氧化性损伤。

（4）肺巨噬细胞（pulmonary macrophage，PM）：系炎症情况下单核细胞进入肺间质分化形成；肺泡巨噬细胞（alveolar macrophage，AM）曾被认为即是游入肺泡的PM，但近年研究发现，有的AM寿命可达数年，与一般PM（寿命仅数日）截然不同，提示AM也可能直接来源于Ⅱ型肺泡细胞。吸入的尘粒、细菌、各种异物进入肺泡后，多数被AM吞噬，而后经呼吸道黏液随纤毛运动咳出，间质内的颗粒物可随组织液进入淋巴管再经血液循环，或被PM吞噬，在PM溃解后仍经由肺内淋巴系统排出。大多数肺泡皆分布有AM，故肺是机体与外界接触最广泛、最直接的器官，也是机体防御能力最强的器官，故所受损害往往较其他器官更为迅速和严重。

具有全身毒性的生产性化学物如以气态或气溶胶等形式进入呼吸道，也很易通过肺部丰富的血管床进入血流，引起机体全身中毒。但对呼吸系统而言，最常见的是刺激性毒物造成的直接损伤，如化学性炎症（chemical inflammation）、化学性肺水肿（chemical pulmonary edema），或进而引起急性呼吸窘迫综合征（acute respiratory distress syndrome，ARDS），某些亲肺物质甚至未直接接触肺也可造成肺损伤。化学物质（包括某些硬金属）若具有抗原或半抗原特征，尚可引起呼吸道过敏或肺免疫性疾病，如哮喘（asthma）、气道高反应性（airway hyperreactivity，AHR）、过敏性肺炎（hypersensitivity pneumonitis）等。呼吸道慢性炎症尚可进展为慢性阻塞性肺疾病（chronic obstructive pulmonary disease，COPD）；生产性粉尘（直径＜5μm）如若沉积于呼吸性细支气管及肺泡，则可引起粉末沉着症（thesaurosis）、肺间质肉芽肿病变（granulomatous lesion）或肺纤维化（pulmonary fibrosis），严重者甚至导致肺循环障碍、气体交换功能障碍、进行性缺氧。还有些物质长期作用于呼吸道和肺组织，尚可引起癌瘤。

二、病因

（一）直接损伤

此种损伤主要由刺激性气体（irritant gases）引起，指那些由于本身理化特性，对呼吸道及肺泡上皮有直接刺激作用的气态化合物，常可导致化学性呼吸道炎、化学性肺水肿等。此类损伤曾被称为刺激性气体中毒，实质上，此种情况下全身反应并不明显，故不宜称为"中毒"，但长期接触可引起呼吸道慢性炎症，导致肺通气功能障碍，最终引起慢性阻塞性肺疾病。具有此类作用的主要病因有：

1．刺激性气体

（1）酸类，包括无机酸和有机酸；

（2）成酸氧化物，主要指酸酐类如二氧化硫、二氧化氮、五氧化二磷等；

（3）成酸氢化物，如氯化氢、氟化氢等；

（4）卤族元素和卤化物；

（5）氨和胺类；

（6）酯类；

（7）醛类；

（8）醚类等。

2．某些含氧化合物

（1）某些强氧化剂，如臭氧、高浓度氧、含氧漂白剂等。

（2）某些金属氧化物，如氧化镉、五氧化二钒、四氧化锇等。

3．特殊亲肺物质　这些化合物刺激性虽然不强，但对肺有特殊亲和性，常见如汞、镉、铍等金属蒸气，光气（$COCl_2$）、双光气、乙硼烷（亦称二硼氢、硼乙烷）、羰基镍 $[Ni(CO)_4]$、汽油及其他烃类等，吸入后可引起急性呼吸道及肺损伤；另见油酸静脉注射可引起肺损伤，桐油口服除对消化系统有损害作用，亦可引起肺损伤。

（二）免疫性损伤

临床主要见有如下几种类型：

1．支气管哮喘　由于职业原因接触生产环境中的致喘物质所引起的支气管哮喘（bronchial asthma）称为职业性哮喘（occupational asthma），临床表现为反复发作性喘息、胸闷、咳嗽，脱离致喘物质接触可自行缓解，常伴有鼻炎、结膜炎，症状发生与工作环境有密切关系。生产过程产生的致喘性化学物质称为职业性致喘物（occupational asthma agents），常见有250余种，大致分为高分子生物物质和低分子化学物质两类，其中大多数为致敏性物质，少数属于刺激性物质：

（1）工业性化学品：如①异氰酸酯类；②苯酐类；③胺类；④树酯类；⑤刺激性气体；⑥染料；⑦其他，如酚、甲醛、松香、乙二胺、巯基乙酸胺、过硫酸盐等。

（2）农药和药物：如青霉素类、头孢菌素类、螺旋霉素、四环素类、磺胺类、哌嗪枸橼酸盐等。

（3）酶类：如舒替兰酶、胰酶、蛋白酶、真菌淀粉酶、枯草杆菌蛋白水解酶等。

（4）动植物成分：如禽类皮屑、羽毛、蛾鳞片、粪尿；螨、蚕、蟑螂、小麦象鼻虫等昆虫；鱼、虾、蟹、蛤蜊、牡蛎等水产；植物粉尘、植物胶、木尘等，甚至微生物成分（如蛋白质成分、真菌及其孢子等）。

2．气道高反应性　吸入棉、麻等植物性

有机粉尘可引发热、胸闷、气短及急性肺通气功能下降，称为有机粉尘毒性综合征（organic dust toxic syndrome，ODTS）或棉尘热（cotton dust fever）；长期接触可致慢性通气功能损害，称为棉尘病（byssinosis）。其中，棉尘病的主要病因为棉花苞叶，其提取物具有组织胺释放性能，可增加气道对醋甲胆碱的反应性，从而可引起气道高反应性；此种物质还可引起气道炎症反应，加重气道高反应性，长期接触可因慢性炎症造成不可逆性气道阻塞，构成棉尘病的病理基础。

值得注意的是以碳化钨为主要成分、钴为黏合剂，与铬、镍、钽等金属制成的硬质合金（hard metal），长期吸入其粉尘也可导致气道慢性炎症，引起上述表现，称为硬金属肺病（hard mental lung disease，HMLD）。

3．过敏性肺炎　多次吸入具有抗原性的有机粉尘可引起肺泡变态反应性炎症，以肺内间质细胞浸润和肉芽肿（granuloma）为病理学特征，被称为外源性变应性肺泡炎（extrinsic allergic alveolitis，EAA）或过敏性肺炎（hypersensitivity pneumonitis，HP），早期主要表现为肺泡炎，后期肺内也可出现肉芽肿及纤维化。此病多见于饲养畜、禽的农民，故称为农民肺（farmer's lung）；近年，温室（greenhouse，俗称大棚）种植者也有发生，也称温室肺或大棚肺。其主要病因为嗜热放线菌属（thermophilic actinomyces）孢子，其为一大分子胶体，具有抗原性，我国以热吸水链霉菌最为常见，有时曲霉菌属（aspergillus species）也可成为该病的病原体；此类菌属在自然界分布甚广，嗜潮湿，最适生长温度为 40℃～60℃，谷物、稻草、植物残渣以及湿化器或空调器内的尘埃等，一旦潮湿发霉，即可成为此类"嗜热"菌生长繁殖的"温床"。除上述病因外，混合性植物颗粒或片段、微生物、蕈类培养基或其孢子、植物花粉或粉末、昆虫及其片段、饲料成分（包括动植物粉、抗生素等添加剂）、畜禽类排泄物及其分解物、动物皮毛，以及鸟类、啮齿动物的血、尿、蛋白质成分等也可引起本病，统称为过敏性肺炎。

4．肺内肉芽肿　多次吸入（甚至破损皮肤接触）金属铍及其难溶性化合物粉尘可引起以肺部肉芽肿及间质纤维化为主的病变，称为慢性铍病（chronic beryllium disease，berylliosis）；但吸入可溶性铍化合物的烟尘、蒸气，则只能引起急性化学性支气管炎和肺炎，称为急性铍病（acute beryllium disease）长期吸入稀土金属（如镧、铈、镨、钕、铕、钆、钪、钇等共 17 种元素）及其化合物粉尘，也可引起肺部弥漫性肉芽肿及轻度肺间质纤维化改变，称为稀土肺。

（三）肺内粉尘沉着

有些金属粉尘被吸入后可长期沉积于肺内，致纤维化作用不强，称为金属粉末沉着症（thesaurosis of metal dusts），多见于锡、铁、锑、钡、钨、钛、钴等粉尘。

（四）导致肺纤维化

某些非金属矿物性粉尘被吸入后可引起以肺组织弥漫性纤维化为主的病变，临床称之为尘肺病（pneumoconiosis）。常见的致病性粉尘为：二氧化硅（引起硅沉着病）、硅酸盐（可引起硅酸盐肺如石棉肺、滑石尘肺、云母尘肺、水泥尘肺等）、炭尘（可引起炭素尘肺，如煤肺、石墨尘肺、活性炭尘肺、炭黑尘肺等）、金属粉尘（可引起金属尘肺，如铝尘肺、钡尘肺等）；吸入两种或多种粉尘则可引起混合性尘肺，如电焊工尘肺、煤矽肺、铁矽肺等；近年，又发现蔺草工尘肺、宝石工尘肺等，提示尘肺的病因仍在扩展，值得密切关注。

（五）诱发肺部肿瘤

常见化学物为砷及其化合物、氯甲醚、双氯甲醚、焦油、焦炉逸散物、六价铬、石棉、毛沸石等，可引起支气管肺癌；石棉、毛沸石尚可引起胸膜间皮细胞瘤。放射性物质（如铀、镭等粉尘或其衰变时产生的氡气）以及电离辐射也可引起肺部癌瘤。

三、发病机制

（一）直接损伤

1．刺激腐蚀作用　可直接引起组织细胞结构溶解坏死，如酸可迅速吸收组织水分，使细胞坏死；碱可皂化脂肪、凝固蛋白质，使细胞溶解。对刺激性气体而言，水溶性大的由于可很快溶入上呼吸道表面黏液，刺激作用明显，反而较少造成严重中毒；水溶性较小的可较大量地深入肺泡，常引起较严重后果。

2. 引起呼吸道炎症　刺激性气体特有的刺激性会不同程度地造成呼吸道损伤，使血管内皮和肺泡上皮产生细胞因子，吸引炎性细胞集聚，并通过"瀑布效应"不断扩大炎症损伤效应。

3. 产生活性氧（ROS）　不少化合物本身即是活性氧（包括氧自由基），或可在呼吸道迅速产生氧自由基，引起脂质过氧化反应，造成细胞结构破坏。

上述损伤机制最终导致如下病理生理变化：

（1）呼吸道上皮水肿、变性、坏死，构成支气管 - 肺泡化学性炎症的病理学基础；

（2）肺泡 II 型细胞受损，导致肺泡表面活性物质减少，间质水分进入肺泡，引起肺水肿；

（3）缺氧引起肺内毛细血管、淋巴总管痉挛、肺内静水压增加、淋巴回流障碍，进一步促进肺水肿；

（4）肺循环改变会诱导肺内微血栓形成，形成血循"分流"，局部肺泡成为血循极差的"无效腔"，引起低氧血症；

（5）气道慢性炎症可导致气道阻塞，肺组织重塑，构成慢性阻塞性肺疾病的病理基础。

（二）免疫性损伤

1. 支气管哮喘　职业性哮喘的发病机制可大致归纳为如下几个方面：

（1）直接刺激：气道受到刺激后会引起多种炎症细胞释放炎症介质和细胞因子，并引起副交感神经兴奋性增加、神经肽释放，最终导致气道高反应性（AHR）；此外，刺激物损伤气道黏膜柱状上皮细胞，导致神经末梢裸露，对外来刺激敏感化，并释放 P 物质等神经多肽，亦导致气道高反应性。此类机制主要见于氯气、氨气、二氧化硫等刺激性气体中毒后出现的哮喘；吸烟、臭氧、慢性支气管炎及慢性阻塞性肺疾病（COPD）也可引起 AHR，中度以上 AHR 则一定会引起哮喘。

（2）变态反应：职业性致喘物中的化学物质（包括药物）的分子量较低（多 < 5kD），属于半抗原（half antigen，hapten），但其结构中的活性反应基团可与体内蛋白质结合而成全抗原，通过巨噬细胞和 T 淋巴细胞传递，刺激 B 淋巴细胞合成特异性 IgE 或 IgG4 结合于肥大细胞和嗜碱性粒细胞表面受体（FcεR1），使之致敏；一旦变应原再次进入，则可与致敏细胞（allergilized cell）表面的 IgE 或 IgG4 交联，促使该种细胞脱颗粒，释放多种活性介质，导致平滑肌收缩、黏液分泌增加、血管通透性增高和炎症细胞浸润等，诱发速发型变态反应（immediate asthmatic response，IAR）；这些化学物也可引起黏膜的刺激性炎症，也能导致气道高反应性。此外，个体特异质（individual diathesis）在哮喘发病中的作用也不容忽视。

（3）神经介质异常：支气管受复杂的自主神经支配，除胆碱能神经、肾上腺素能神经外，还有非肾上腺素能非胆碱能（NANC）神经系统，其兴奋性改变或介质分泌异常，均会引起支气管平滑肌收缩，哮喘发作。某些职业性致喘物直接使支气管 - 肺组织释放组胺等介质；或阻断 β2- 肾上腺能受体（β2-adrenergic receptor），使 cAMP 水平下降；或直接抑制胆碱酯酶而引起神经介质乙酰胆碱（acetylcholine）蓄积等，均会导致平滑肌痉挛、气道阻力增高，引起哮喘。此种机制主要见于棉麻尘、异氰酸酯及有机磷农药等所致哮喘。

（4）气道重塑：气道慢性炎症可造成气道上皮破坏性损伤及上皮下纤维化增殖，由此导致气道管腔狭窄、弹性减退和可塑性减低，各种促炎因子、生长因子也参与了此过程。近年研究证实，无论在发病机制还是在气道通气功能方面，此种气道重塑（airway remodeling）比平滑肌痉挛的作用更为重要，因为大、中支气管软骨环的支撑力可大大限制气道平滑肌的痉挛效应，仅在细小支气管，气道平滑肌痉挛才能在诱发气道狭窄方面发挥作用。

2. 气道高反应性　有些物质如棉花苞叶成分可增加气道对醋甲胆碱的反应性，诱发气道高反应性；其对气道也有明显致炎作用，能刺激肺巨噬细胞产生多种炎性反应的介质［其中，血小板活化因子（PAF）尤其是致支气管收缩的强力因子］，使大量中性粒细胞聚集，增强炎症反应并导致肺毛细血管压力增高。这种炎症反应可能是气道高反应性及慢性阻塞性肺病主要的病理基础，它并不依赖于原有哮喘或特异反应性，亦即不需要事先致敏，这是"棉尘病"及其他有机粉尘特有的致病机制。

硬金属肺病则可能与长期接触硬金属粉尘引起纤毛细胞化生、杯状细胞增生有关，因分泌物过多也易造成粉尘滞留、支气管阻塞，并使咳嗽反射和刺激反射感受器敏感化；有的硬金属粉尘还具有致敏性（如钴），从而更易引起气道高反应性、细支气管慢性炎症、巨噬细胞和多核巨细胞聚集以及气道重塑，最终导致肺气肿、慢性阻塞性肺疾病。

3. 过敏性肺炎　吸入嗜热放线菌的孢子或其他具有抗原性的有机粉尘，可刺激机体产生免疫应答，当被"致敏"的机体再次吸入该类物质后，即可迅速诱发过敏反应，在数小时内引起变应性肺泡炎或间质性肺炎，一般以Ⅲ型（免疫复合物型）和Ⅳ型（迟发型细胞免疫型）变态反应为主，部分（10% 左右）患者尚可出现支气管哮喘症状，提示Ⅰ型变态反应也参与了本病的发病过程。一次吸入较大量上述物质，会导致剧烈的炎症反应，迅速引起血管通透性增加，损伤肺功能；长期反复吸入上述病原体，则可能引起肺内胶原沉积及肺实质损伤，最终造成肺容量下降。

4. 肺内肉芽肿　吸入可溶性铍化合物可通过直接的化学刺激作用引起急性化学性肺炎，称为急性铍病，其具明显剂量 - 反应关系，但不会引起肺内肉芽肿。慢性铍病则为金属铍及其不溶性化合物引起，属于迟发型变态反应，因金属铍表面形成的氧化物具有"半抗原"性质，铍盐在体内会生成氢氧化铍再进一步转变为具有抗原性的氧化铍，其与蛋白质结合即成为特异抗原，可诱导机体产生抗铍特异性抗体，同时激活细胞免疫反应，引起 CD4+T 淋巴细胞在肺内积聚、增殖，形成肉芽肿。吸入肺内的铍还可通过非特异性炎症反应途径刺激促炎细胞因子和生长因子生成，促进肉芽肿机化，形成纤维节结，损害肺功能。

稀土肺发病机制尚缺乏确切资料，推测与铍相似。

（三）肺内粉末沉着

某些金属粉末沉积在肺组织，可通过异物反应引起炎性细胞浸润，但仅导致轻微纤维增生，肺功能改变并不明显，停止粉尘作业后，病变可逐渐消退，故称金属粉尘沉着症，被视为"良性尘肺"，多见于锡、铁、锑、钡、钨等粉尘。

（四）肺纤维化

呼吸性（粒径在 5μm 以下，可进入肺泡内滞留）致病性粉尘（以 SiO_2 为主，包括石棉、煤、石墨、滑石等十余种粉尘）可在肺间质形成圆形或不规则胶原组织，继而纤维化形成弥散分布的小结节，也可融合成纤维团块。在此发病过程中，肺巨噬细胞被硅尘激活是引起肺间质炎症的"导火索"，肺间质和肺泡损伤及过度修复是肺纤维化的"助燃剂"，肌成纤维细胞增殖与细胞外基质代谢失衡则是纤维化过程的中心环节。在此过程中，肺泡巨噬细胞（AM）的模式识别受体、活性氧、炎性细胞因子如肿瘤坏死因子（TNF-α）、趋化因子（chemotactic factor）、血小板源性生长因子（PDGF）、转化生长因子 β（transforming growth factorβ）、金属蛋白酶组织抑制因子（TIMPs），以及促纤维化因子（如 TGF-β、TNF-α、CTGF、endothelin-1）均有介入，后者进而刺激成纤维细胞分化为肌成纤维细胞，并引起细胞外基质代谢失稳态，引起肺组织纤维化。ROS、白介素、趋化因子、TGF-β、TNF-α、CTGF 等为其正性调节因子；miRNA 通过调节 EMT（上皮间质转化相关基因如 TGF-β1、IGF-1 等）表达也可影响肺的纤维化过程。上述这些病变导致的肺循环障碍可引起肺间质淤塞、肺血管重塑、肺动脉压力增高、肺血流减少、通气 - 血流比例失调、无效腔样通气，最终导致逐渐加重的低氧血症，成为尘肺临床表现的病理学基础。

（五）肺部肿瘤

肺部细胞癌变和其他癌瘤一样，始于单个细胞，癌变过程也分为启动、促进和演进三个阶段，是机体在外界因素作用下，细胞中基因改变并积累而逐渐形成的；内在因素（癌基因、抑癌基因、错配修复基因、免疫功能等）也起重要作用，首先使癌基因被激活并使之过度表达、抑癌基因突变及丢失。此外，致癌物还引起微卫星不稳定（microsatelliteinstability，MSI），基因组出现核苷酸异常的串联重复（1～6个碱基重复序列），修复相关基因亦在致癌物的作用下丧失功能（如错配修复基因突变），导致细胞遗传不稳定或肿瘤易感性增加、凋亡机制障碍，同时出现端粒酶过度表达、信号转导调控紊乱，最终导致癌变发生。化学物质必需先在体内生成具有强氧化性或还原性的物质（即自由基），才能诱导、启动此一机制，发挥致癌作用；放射性物质同样也是通过上述自由基机制发挥致癌作用。

四、临床表现

（一）直接损伤

1. 急性化学性呼吸道炎 轻者为上呼吸道刺激症状，常伴眼部刺激表现，甚至可导致喉痉挛或喉水肿。高浓度或刺激性较强气体吸入可引起急性化学性气管 - 支气管炎（acute chemical tracheo-bronchitis），咳黏痰或脓痰，可带血，常伴低热；肺部检查可闻及干、湿性啰音，呼吸音粗糙；胸部 X 线检查仅见肺纹理改变；化验可见血中白细胞增多及核左移。

2. 化学性肺炎（chemical pneumonia） 多见于吸入高浓度刺激性气体、强氧化剂以及汞等金属的蒸气、特殊亲肺物质等情况；工作中意外吸入液体性化学物（如汽油等）尚可引起吸入性肺炎（aspirated pneumonia）。临床多为急性发病，主要症状为畏寒、发热、咳嗽、咳痰、咯血、胸痛等，胸部可闻及湿性啰音；胸部 X 线可见大片或小片的浸润影，经积极治疗后，一般 3～4 周可愈。

与一般肺炎相比，本病有以下临床特点：

（1）严重程度除与吸入毒物的毒性有关外，亦取决于剂量，即存在剂量 - 效应关系；

（2）常伴有眼部及呼吸道刺激症状；

（3）有些毒物尚可引起全身中毒症状、继发细菌感染，使病情更为复杂严重；

（4）病理上常呈间质性或小叶性，常伴细支气管炎，并有形成肉芽肿及纤维化倾向；

（5）短期足量糖皮质激素治疗往往显示良好疗效。

3. 化学性肺水肿（chemical pulmonary edema） 此为吸入高浓度刺激气体所致、以肺间质及肺泡腔液体积聚为特征，最终可导致急性呼吸功能衰竭（acute respiratory failure）。临床过程一般分为四期：

（1）刺激期：吸入刺激气体后，在短时内发生呼吸道刺激及胸闷、头晕、恶心等症状。

（2）潜伏期：一般为数十分钟至数小时（过长的潜伏期往往是其他因素影响的结果，并非本病特点），主要取决于吸入毒物的刺激性及剂量，加重心肺负荷可使潜伏期明显缩短；此期的自觉症状常减轻，病情相对稳定，但肺部病变仍可继续发展。

（3）肺水肿期：突然出现呼吸困难，咳嗽加重伴大量泡沫血痰及发绀、烦躁、大汗、两肺大量湿性啰音；X 线常示两肺广泛分布的片絮状阴影，常并发混合性酸中毒、气胸、纵隔气肿、肺部感染等，可因缺氧而损伤肝肾心脑等脏器功能。

（4）恢复期：如无严重并发症，肺水肿可在数天内控制，症状逐渐减轻，但胸部 X 线变化需 2～4 周后方能逐渐消失。

部分病例在肺水肿消退后 2～3 周出现阻塞性细支气管炎（obstructive bronchiolitis），表现为肺部症状基本消失后再度出现胸闷、气短、咳嗽、发热，肺部干、湿性啰音，胸部 X 线检查示有小粟粒或结节状阴影；少数患者急性期过后，可出现肺部纤维化，导致肺功能障碍、低氧血症。

4. 急性呼吸窘迫综合征（ARDS） 多见于

创伤、休克、烧伤、中毒、感染、手术等严重疾病所继发，是一种以进行性呼吸窘迫和低氧血症为特征的急性呼吸衰竭综合征。根据 1992 年的欧美联席会议意见，不同病因所致的急性肺功能障碍均统称为急性肺损伤（acute lung injury，ALI），其最严重类型或终末期称为急性呼吸窘迫综合征（ARDS）。它实质上属于过度炎症反应的肺表现，即炎性细胞在肺内集聚并被激活产生大量活性氧，引起脂质过氧化反应，导致肺泡上皮和血管内皮损伤、肺泡水肿、微血栓形成、肺通气 / 血流比例失调，最终发展为难以纠正的低氧血症。本病预后凶险，病死率高达 50%。刺激气体吸入也是其基础疾病之一。

5. 慢性支气管炎及阻塞性肺疾病　长期接触较低浓度的刺激性气体如二氧化硫、二氧化氮、氨气等可引起慢性支气管炎，有人称为"工业性支气管炎（industrial bronchitis）"，若持续不愈则可进展为 COPD；此外，职业性哮喘、棉尘病、尘肺病等也可导致 COPD。本病多具潜隐性，多为不同程度的咳嗽、咳痰、胸闷、气短，有时可咳少量血痰；两肺可闻干、湿性啰音；胸部 X 线检查早期多正常，严重时可见两肺纹理增粗、肺气肿，肺功能检查可见通气功能障碍。

临床一般将每年出现持续 3 个月以上、连续 2 年以上的慢性咳嗽、咳痰，在排除其他心肺慢性疾病后诊断为"慢性支气管炎"；慢性支气管炎基础上如伴有肺气肿，肺功能检查示残气及残气 / 用力肺总量增加、第一秒用力呼气量 / 用力肺活量减低、最大通气量降低、弥散功能降低，且经支气管扩张剂治疗依然无明显改善，即可考虑为 COPD。

（二）免疫性损伤

1. 职业性哮喘　因生产环境中具有抗原性质的化学物质或动、植物粉尘，微生物或蛋白质成分诱发的支气管哮喘，被称为"职业性哮喘"或"工作激发性哮喘（work-activated asthma）"。其临床表现与一般哮喘无异，主要为发作性呼吸困难、胸闷、咳嗽、双肺出现散在或弥漫的哮鸣音，脱离变应原接触后，症状

常可自行缓解；肺功能检查表现为阻塞性通气功能障碍（obstructive ventilational disturbance）；吸入 β_2 受体激动剂后可缓解（FEV1 增加 15% 以上），非特异性支气管激发试验也呈阳性。

2. 气道高反应性　常见疾病有如下几类：

（1）急性棉尘病：较为少见，主要为新工人在接触棉尘后数周至数月内出现急性呼吸功能的改变，FEV1 明显降低，应用支气管扩张剂或休息后可以恢复。

（2）慢性棉尘病：发病工龄一般在 10 年以上，早期症状是每次工休后上班第 1 天工作 2 ~ 3 小时或下班前出现胸部紧束感或胸闷，伴鼻咽部刺激、咳嗽，故称为"星期一症状"，伴有急性肺通气功能下降，继续接触可发生快速耐受，轻者次日即可恢复；随着病情发展，其他工作日也出现上述症状，肺通气功能则进一步下降，最终可进展为慢性阻塞性肺病，胸部 X 线检查一般无特殊改变。

（3）重金属肺病：与慢性棉尘病表现类似，多在接触病原性粉尘一定时间后（多为数月）才发病，一般在上班后 4 ~ 6 小时发作，主要为胸闷或胸部紧束感、劳力性呼吸困难、咳嗽等，常伴皮肤荨麻疹、红斑等表现，晚饭后达极期；周末或假日症状消失，工作首日又再度发病，完全脱离病原性粉尘接触可渐缓解；由于接触者仅有少数发病，提示本病可能与个体易感性有关。

3. 过敏性肺炎　以"农民肺"最具代表性，根据其临床表现，一般可分为二型：

（1）急性型：多于吸入较大量嗜热放线菌孢子后 4 ~ 8 小时内发病，起病急骤，表现为畏寒、高热、多汗、恶心、头痛、胸闷、气短、咳嗽，极易误诊为"感冒"；体检可见心率增快、呼吸急促，双下肺可闻及少量湿性啰音和捻发音；胸部 X 线检查可见肺纹理增重，散在点片状阴影；白细胞（主要是中性粒细胞）、C 反应蛋白及免疫球蛋白水平升高，红细胞沉降率（ESR）加快。少数患者可出现哮喘样发作、皮肤瘙痒、黏膜水肿等速发型变态反应症状；如吸入病原体量较多，尚可诱发急性呼吸衰竭甚至引

起猝死。本型病例的自愈性很强，脱离抗原接触后症状可在数天内消失，但再接触时可再发病。

（2）慢性型：为长期反复大量接触上述病原引起，病情长期不愈，表现为咳嗽、咳痰、劳力性呼吸困难，伴发绀、乏力、厌食、消瘦；两肺可见广泛湿性啰音，少数可并发气胸；总肺活量（TLC）、用力肺活量（FVC）降低，提示存在限制性通气功能障碍，严重者还可出现阻塞性通气功能障碍，诱发慢性肺源性心脏病，常可因呼吸衰竭导致死亡，病死率接近 10%。

4．肺内肉芽肿　最常见于慢性铍病，主要系多次吸入难溶性铍化合物（如金属铍、氧化铍、氢氧化铍等）烟尘或粉尘引起，破损皮肤接触上述化合物也可诱发本病，潜伏期多较长，发病率可达 10% 左右，接触剂量并非发病的绝对因素。主要表现为渐进出现的胸闷、胸痛、咳嗽、乏力、食欲缺乏、消瘦、头晕、失眠、低热，及肝区胀痛、腹胀、腹泻、关节疼痛等症状；早期体征多不明显，后期可出现肺部干、湿性啰音、桶状胸、发绀、右心力衰竭及肝、脾、表浅淋巴结肿大；胸部 X 线检查见网状阴影背景上出现结节影，肺透明度降低，肺门淋巴结肿大；进展缓慢，晚期出现换气功能障碍、动脉血氧张力下降，但尿铍升高并不明显。

"稀土肺"表现类似"慢性铍肺"，但在中国尚未见确定病例。

（三）肺内金属粉末沉着

此类疾病的潜伏期较长，一般都在一二十年以上；临床症状较少，仅有咳嗽、咳痰、胸痛等，且多轻微，无明显体征，病情进展缓慢，脱离接触后病情不再进展，甚至逐渐好转。X 线显示两侧肺野内类圆形小阴影，但不融合；不规则阴影较少，肺纹理和胸膜无明显改变，肺门一般不大，但密度较高；肺功能多无改变。

（四）肺纤维化

以"尘肺病"为该类疾病的典型，主要临床特点为：

（1）发病隐匿，典型症状为渐进性劳力性呼吸困难，如合并感染，可有大量脓性痰甚或咯血；

（2）由于长期缺氧，常见发绀、杵状指（趾）及全身消耗症状如无力、消瘦、食欲缺乏等，后期常诱发肺动脉高压、右心功能障碍；

（3）特征性肺功能改变为弥散功能障碍（如合并慢性呼吸道炎症或长期吸烟，亦常见 COPD 表现），血气分析显示氧分压及氧饱和度降低；

（4）胸部 X 线检查表现为弥漫性网状或结节状阴影，常有肺门增大、肺气肿及胸膜病变；晚期可见蜂窝样改变、大块阴影融合、肺大泡等改变；

（5）易并发肺结核。

（6）目前尚缺乏特异性实验室检查指标。

我国已颁布尘肺病诊断标准——《职业性尘肺病的诊断》，可供临床诊断参考。

（五）肺部肿瘤

肺是职业性肿瘤的好发部位，如石棉、焦油、氯甲醚、铬、砷可致支气管肺癌，石棉尚可致胸膜间皮细胞瘤等。一般见于高剂量（至少高于卫生标准十余倍）、长期（至少 15～20 年）接触上述物质者。

临床表现与非职业性癌瘤比较无突出特点，肺癌早期仅有刺激性咳嗽；随肿瘤增大，支气管腔变窄，可出现咳嗽带高调金属音或局部哮鸣音；继发感染时，咳痰量增多或带脓性痰；瘤组织侵蚀血管可引起咯血，累及胸膜则引起胸痛，病变进一步进展尚可影响换气功能；肿瘤出现淋巴结转移，则可见颈部或锁骨上淋巴结肿大、变硬，并可压迫喉返神经引起声音嘶哑，或压迫膈神经造成膈肌麻痹等症状。肺间皮细胞瘤开始症状也较隐匿，后可出现胸痛、进行性呼吸困难、胸腔积液（血性），并伴干咳、低热、消瘦等；可结合 X 线、CT、支气管镜及肺组织活检等检查确诊。

五、诊断要点

（一）诊断原则

1．我国已制定颁布了相关职业病的国家诊断标准，如《职业性急性化学物中毒性呼吸系统疾病诊断标准》（GBZ 73）、《职业性尘肺病的诊断》（GBZ 70）、《职业性哮喘诊断标准》（GBZ 57）、《棉尘病诊断标准》（GBZ 56）、《职业性过敏性肺炎的诊断》（GBZ 60）、《职业性铍病诊断标准》（GBZ 67）、《职业性肿瘤诊断标准》（GBZ 94）等，可作为临床诊断的依据。

2．确切的职业接触史是诊断的必备基础，需认真核查，并参考现场劳动卫生调查资料予以核实。

3．特征性临床表现，如症状、体征和实验室检查结果对病因具有重要提示作用，需细致检查分析，以利确诊。

4．必须进行认真细致的临床鉴别诊断和综合分析，方能作出正确诊断。

（二）具体疾病的诊断

1．直接损伤

（1）职业性急性呼吸道炎和急性肺损伤：我国已颁布《职业性急性化学物中毒性呼吸系统疾病诊断标准》（GBZ 73）可供诊断参考，其主要依据为确切的刺激性气体吸入史或亲肺性毒物接触史，多为意外性生产事故引起，常为群体发病；其次为明显的急性呼吸系统损伤症状、体征及 X 线检查、血气分析表现；目前尚缺乏可靠的实验室诊断指标。

此类损伤轻者仅为呼吸道刺激表现，但有时可引起喉头水肿甚至痉挛窒息，浓度较高时可引起下呼吸道及肺损伤，根据损伤程度可分为如下几类：

1）轻度：表现为急性气管 - 支气管炎以及哮喘样表现，多无明显的影像学改变。

2）中度：表现为急性支气管肺炎、局限性肺水肿；影像学表现以肺部点状或斑片状阴影为主；急性吸入性肺炎也可归于此类。

3）重度：表现为弥漫性肺泡性肺水肿或急性呼吸窘迫综合征；临床表现危重，除肺部影像学有明显改变如片絮状阴影等外，亦见明显低氧血症（如 $PaO_2 < 60$ mmHg，氧合指数 < 40 kPa 或 < 300 mmHg）。

一旦进展为 ARDS，则有明显呼吸窘迫，并出现全身并发症如休克、酸中毒、气胸、纵隔气肿、心肌损害等，尤应注意与严重化学性肺水肿相鉴别，其临床特点如下：

①呼吸窘迫（呼吸频率 > 28 次 / 分）为最突出症状；

②严重低氧血症（$PaO_2 < 40$ mmHg、$PaO_2/FIO_2 < 200$ mmHg），且氧疗难以纠正；

③原发疾病发病后 24 ~ 48 小时才出现呼吸急促、发绀；

④肺水肿、胸部 X 线浸润阴影并不一定与病情对应。

（2）职业性慢性阻塞性肺疾病：本病影响因素众多，病因鉴别困难，目前仅有推荐标准可供参考。该病的诊断除需遵循前述原则外，如下几点具有提示意义：

①有刺激性气体长期接触史；

②上岗前职业健康检查未见慢性呼吸系损害表现；

③症状发生、消长与刺激性化学物质接触密切相关；④在存在职业性病因的岗位工作多年后出现慢性阻塞性肺疾病的临床表现，如慢性咳嗽、咳痰、进行性劳力性呼吸困难，双肺呼吸音明显增粗甚或出现干、湿性啰音；

⑤X 线胸片显示双肺纹理增多、粗乱，并有肺气肿；

⑥肺功能检查显示阻塞性通气功能障碍，使用支气管扩张剂后 FEV1/FVC 仍 < 70%；但需除外其他原因的慢性咳嗽及心肺疾患，且无长期吸烟史及环境性刺激性气体接触史；目前尚无可靠实验室诊断指标。

2．免疫性损伤

（1）职业性哮喘：该病的诊断应注意如下特点：每次接触某种职业性化学品后即出现哮喘发作，停止接触后可缓解，再接触时可再诱发，而从事该工作前无哮喘病史；临床表现为发作性喘息，发作时双肺可闻弥漫性哮喘音，肺功能表现为阻塞性通气功能障碍，吸入 β_2 受体激动剂后可缓解（FEV1 增加 15% 以上），非特异性支气管激发试验（组胺或乙酰甲胆碱支气管激发试验）或运动激发实验也呈阳性结果，清晨及入夜的最大呼气流量（peak expiratory flow，PEF）差＞20%。我国《职业性哮喘诊断标准》（GBZ 57）将其临床病情大致分为二级：接触职业性变应原数月后出现典型哮喘，发作与职业性有害物接触有密切关系，脱离接触后可在短期内自行缓解，并具备任何一项特异性实验室指标异常，或哮喘表现虽不典型，但气道反应性增强，并兼具一项特异性实验室指标异常，即可诊断为轻度职业性哮喘；在上述基础上出现反复哮喘发作，具有明显的气道高反应性表现，伴有肺气肿及持久阻塞性通气功能障碍可诊断为重度职业性哮喘。

本病应注意与喘息性支气管炎（asthmatic bronchitis）鉴别，后者缺少发作性，症状持续而不缓解，咳痰明显，抗感染治疗有效。

（2）气道高反应性：

1）棉尘病：最主要的诊断依据为：棉尘职业接触史、特征性呼吸系统表现和慢性肺通气功能损害表现，在排除其他病因引起的慢性阻塞性呼吸系统疾病后，即可做出诊断。根据国家《棉尘肺的诊断》（GBZ 56）标准，经常出现工作第一天或工作周连续出现胸部紧束感、气短等特征性呼吸系统症状，FEV1.0班后与班前比较下降10%以上，即可诊为棉尘病Ⅰ期；如呼吸系统症状持续加重并伴有慢性通气功能损害，FEV1.0或用力肺活量（FVC）小于预计值的80%，可诊为棉尘病Ⅱ期。偶有胸部紧束感和（或）胸闷、气短等特征性呼吸系统症状，FEV1.0虽有下降，但与班前比较下降幅度不超过10%，可列为观察对象，但其未纳入法定职业病范畴。

2）硬金属肺病：凡有明确的硬金属粉尘职业接触史，一旦出现如下特征性呼吸系统临床表现：胸部紧束感、咳嗽、进行性呼吸困难、肺部可闻爆裂音或哮鸣音，X线检查双肺呈现磨玻璃样改变，并可见边缘模糊小结节影或片状阴影，晚期可有纤维化表现，脱离接触后症状减轻或消失，再接触时症状又复出现，并逐渐加重，即可做出诊断。我国正在制订《硬金属肺病的诊断标准》。

（3）过敏性肺炎：主要依据《职业性过敏性肺炎的诊断》（GBZ 60）进行诊断，凡职业活动中因接触生物性有机粉尘或特定化学物质引起的过敏性肺炎均可依此进行诊断和处理。急性过敏性肺炎指短时间内吸入上述病原物质后数小时，出现干咳、胸闷、呼吸困难，甚或高热、畏寒、出汗、周身不适、食欲缺乏、头痛、肌痛等，肺部可闻及吸气性爆裂音，影像学检查显示双肺间质浸润性炎症改变。慢性过敏性肺炎系反复吸入前述病原物质后隐匿发生，临床特点为渐进性呼吸困难，伴咳嗽、咳痰、体重下降、双肺固定性吸气性爆裂音，且胸部影像学检查显示间质纤维化改变。高分辨率CT有助于清楚显示肺纤维化状况，CT表现无异常多可排除慢性农民肺；血中发现嗜热放线菌的免疫复合物诊断意义较大，但需及时检测，因其会在数月内消失。

（4）铍病：国家已颁布《职业性铍肺的诊断》（GBZ 67）标准，可供作为诊断依据。急性铍病诊断的主要依据仍为确切的铍化合物职业接触史，可大致分为二级：急性接触铍化合物后出现明显上呼吸道刺激症状，一旦胸部X线检查见有肺纹理增强、紊乱等表现即可诊断为轻度急性铍病；呼吸系统症状加重，出现气短、咳嗽、咯血、发热、肺部湿性啰音，胸部X线检查发现肺内出现云絮状或斑片状阴影，并有呼吸衰竭或其他脏器损害等表现，则可诊断为重度急性铍病，但应注意与肺内感染、急性左心心力衰竭、刺激性气体中毒等相鉴别。

慢性铍病的诊断也主要依据确切的铍接触史；呼吸系症状、全身衰弱表现及胸部X线检查结果，也均是慢性铍病诊断的重要依据。其临床特点为胸部X线显示网状阴影背景上出现结节样阴影，肺透明度降低，肺门淋巴结肿大，伴肺弥散功能障碍、低氧血症；但尿铍升高并不明显。需要指出的是，铍病虽然是致肺纤维化疾病，但其发病机制和规律和尘肺完全不同，故不宜按其X线胸片小阴影出现的肺区数划分疾病轻重程度；高分辨率CT对上述改变的显示优于X线平片，但仍可有假阴性结果；

经由支气管或开胸进行肺组织活检有助于确诊，因具损伤性，多难常规开展。目前仍以特异性免疫指标阳性、对激素治疗反应良好等作为诊断的参考指标，常用指标有以特异抗原的淋巴细胞增殖试验（lymphocyte proliferation test）、特异抗原的白细胞移动抑制试验（leukocyte migration inhibition test）、特异物质皮肤斑贴试验（skin patch test）、特异抗原的淋巴细胞转化试验（lymphocyte transformation test）等，这些指标对鉴别其他性质的肺纤维化及肉芽肿也有帮助。

本病应与粟粒性肺结核、硅沉着病（矽肺）或其他尘肺、结节病、肺泡癌、肺内霉菌感染、肺含铁血黄素沉着症、过敏性肺泡炎、特异性肺间质纤维化等疾病鉴别。

"稀土肺"尚缺乏临床经验，不妨参照"慢性铍病"进行诊断。

3. 肺内金属粉末沉着症 该病临床症状、体征均不突出，无特殊诊断参考指标，功能也多无明显改变，X线胸片主要见有密度较高、边缘较锐利的斑点状小阴影，不融合且进展缓慢，肺纹理和胸膜无明显改变，肺门一般不大但密度较高，脱离上述粉尘接触后病情常趋自愈；肺活检证实出现巨细胞间质性肺炎，结合职业接触史，可作为临床诊断的重要线索。

4. 尘肺病 尘肺病在诊断上首要条件为确切的长期生产性粉尘接触史，现场劳动卫生学调查证实工作环境粉尘浓度较高，且个人防护较差；临床表现符合尘肺病的临床特点，如渐进性胸痛、胸闷、气短、劳力性呼吸困难、咳嗽、咳痰等；X线胸片表现为弥漫性的类圆形小阴影或不规则阴影；国家已颁布《职业性尘肺病的诊断》（GBZ 70）标准，可作为诊断依据；仍主要根据肺部X线检查结果对尘肺病进行程度分级（共分三级），并有标准X线胸片可供参照。

值得指出的是，该类疾病属间质性肺疾病，除尘肺外尚有许多疾病有类似表现，如特发性肺纤维化、结节病、免疫风湿性肺病、药物所致肺纤维化、某些恶性疾病等，它们的X线形态几乎与尘肺无异，应注意认真鉴别。目前我国已开始在尘肺影像学诊断中引入数字化摄影技术（digital radiography，DR），大大提高了影像质量，简化了操作程序，但影像学技术仍有不少提升空间，如高分辨CT（high resolution computerized tomography，HRCT）比普通X线胸片能更好显示肺实质的细微变化，有助于更早发现间质性肺病，值得在尘肺临床诊断上研究推广。国外学者还探讨将正电子发射断层扫描技术（positron emission tomography，PET）、磁共振成像（magnetic resonance imaging，MRI）技术用于尘肺患者的早期识别和筛选，也需追踪关注。此外，本病诊断和鉴别诊断的实验室指标也待深入开发，如炎症介质、细胞因子测定，支气管镜以及肺泡灌洗液检查，动态肺功能及血气实时检测、肺活检等，以为诊断和鉴别诊断提供更客观、可靠的依据。

5. 肺部肿瘤 需根据我国公布的职业性肿瘤名单及诊断标准判定。

六、治疗原则

（一）职业性急性呼吸道炎和急性肺损伤

除遵循本书第二章第三节"职业病的治疗"总则外，此类疾病还应注意立即脱离病因化合物接触，保持安静，避免加重心肺负荷，给予对症及解毒治疗；肾上腺糖皮质激素常为其特效治疗，但不主张给予高浓度氧或高压氧，因可能加重氧化性损伤。具体环节如：

1. 酸性或碱性气体吸入时，可给中和剂治疗，如酸雾吸入给予4%碳酸氢钠雾化吸入；碱性物质吸入给予2%硼酸或醋酸雾化吸入等。

2. 保持呼吸道通畅，如清除口腔异物、使用祛痰药物及气道消泡剂（二甲硅油雾化剂等），以减轻或消除肺水肿时气道内大量黏液、泡沫造成的呼吸窒息，必要时可气管切开、吸痰；还可使用氢溴酸东莨菪碱（皮下或肌内注射一次0.3～0.5 mg）、山莨菪碱（654-2）等（肌内注射一次5～10 mg）等，也有助于松弛平滑肌、减少黏液分泌、改善气道状况。

3. 短期足量糖皮质激素（静脉滴注和雾化

吸入），最常用于化学性肺水肿治疗。该类药物可抑制炎症反应，减少活性氧生成，减轻上皮和内皮细胞损伤，疏通微循环，减少渗出，缓解气道痉挛，并可防止阻塞性细支气管炎及纤维化，常能获得显著疗效。

4．适当氧疗，适宜使用鼻塞、面罩、氧帐、高频通气（HFV）等，氧浓度维持40%～50%即可。重症时由于有肺泡不张、功能残气少、肺顺应性低，可使用呼气末正压呼吸（PEEP）、反比通气（IRV）等，有助于改善上述病理变化，促进水肿液吸收。

5．适当利尿及控制液体入量，维持水和电解质平衡，并注意治疗并发症（如肺部感染、酸中毒、气胸及多脏器衰竭），保护重要器官功能。

6．ARDS 的治疗，早期阶段仍以前述治疗为主，尤其注意消除炎症、清除自由基、改善肺循环、抗凝治疗等措施；一旦发生血氧持续减低，氧疗难以纠正等情况，可给予扩容溶栓治疗，如静脉滴注川芎嗪、丹参液、灯盏花素、rtPA（recombinant tissue plasminogen activator，重组组织型纤溶酶原激活剂），口服中药制剂（通心络、抗栓胶囊）等。

（二）职业性慢性阻塞性肺疾病

应及时调离有害作业岗位，根据病情给予综合治疗，如抗炎、抗氧化、祛痰、止咳、对症、防治并发症等；并应加强身体锻炼，延缓病情进展，提高患者生活质量与寿命。此类患者易并发肺部感染，且多为条件致病菌，对抗生素耐药，因此，更应注意判明病原，选择有效抗生素；同时注意改善全身营养状况，补充足够的氨基酸、维生素，对合并结核者，尤应早期进行合理化疗。

（三）职业性哮喘

本病与职业接触关系密切，一旦确诊应立即调离原工作岗位。发作时如缺氧明显，应及时给氧，并使用肾上腺能受体激动剂（如沙丁胺醇、特布他林、丙卡特罗等）、黄嘌呤类（如氨茶碱或茶碱缓释剂等）、抗过敏药物（如色甘酸钠、酮替芬、曲尼司特、特非那定）等，必

要时可使用肾上腺皮质激素。职业性哮喘与其他原因所致哮喘相比，预后较好，脱离职业性致喘物后，多能获得痊愈。

（四）职业性气道高反应性

1．棉尘病　急性期可采用非特异性抗炎、降低气道敏感性等措施，根据病情适量使用糖皮质激素、抗过敏、抗感染、止咳、支气管扩张解痉、抗纤维化等治疗，并调离棉尘作业岗位；慢性期患者也可依照上述原则治疗，调离棉尘作业环境，并按慢性阻塞性呼吸系统疾病治疗原则给予处理。

2．硬金属肺病　可参照棉尘病治疗原则。

（五）过敏性肺炎

本病无特殊处理，一旦确诊，应尽速脱离作业环境。初次发作者脱离病原后多有自限趋势，数天后即有明显好转，3～4周症状可完全消失，但 X 线胸片上病灶吸收及肺功能恢复仍会持续一些时日；治愈后，应避免再次接触上述致病病原，以免疾病进展。病情严重者，可使用肾上腺糖皮质激素，以抑制免疫反应，促进病灶吸收，病情好转后可逐渐减量停药。慢性型则以对症、抗炎、抗氧化治疗为主，使用糖皮质激素宜慎重，尤其是肺间质纤维化明显者，效果常不佳，且易继发感染，有害无益；合并呼吸衰竭、肺心病者，可给对症支持治疗。

其他病因引起的职业性过敏性肺炎可参照上述原则进行治疗。

（六）铍病

急性铍病患者应立即脱离铍接触，淋浴换衣，给予止咳、祛痰、解痉等对症处理，必要时可予吸氧；糖皮质激素有特效，中等剂量即可见效，症状改善后逐渐减量停药。慢性铍病一经确诊，也应调离铍作业，至少每年一次胸部 X 线检查，观察进展情况；目前尚无特殊药物可用，除对症支持治疗外，糖皮质激素为唯一有效疗法，中等剂量服用 3 个月后可考虑逐渐减量，并以小剂量维持，无效者也可考虑甲氨蝶呤（methotrexate）治疗。

铍性皮炎也应脱离铍接触，洗净皮肤后用 2% 硼酸及 0.1% 依沙吖啶湿敷，急性期后可用

激素软膏，并投用抗过敏药及钙剂，注意清创；后期可用 10% 鱼肝油软膏或中药生肌消炎膏；皮下肉芽肿则应行外科手术切除，以助早期愈合。

"稀土肺"可参照铍病开展治疗。

（七）肺内金属粉末沉着症

此病无特殊疗法，主要是对症治疗；金属络合剂虽可促进体内某些金属的排出（如锑、铁等），但对肺内大量沉着的金属粉末似无作用。

（八）尘肺病

尘病目前尚无特效的疗法，一般均采取对症支持及康复治疗。抗肺纤维化一直是临床追求的最终目标，近 50 年已试用多种抗纤维化药物，如克矽平、哌喹或羟基哌喹、枸橼酸铝、粉防己碱、矽肺宁等，效果均不理想；大容量肺泡灌洗（BAL）有助于清除呼吸道分泌物、炎症细胞和细胞碎片，改善呼吸道症状，但其抑制尘肺进展作用仍未得证实；肺移植虽可作为晚期硅沉着病（矽肺）的治疗手段，但技术仍不成熟、移植者生存期偏短、器官来源亦有限，难以推广普及。

近期此领域的研究进展表明，抗炎、活血化瘀、改善肺循环功能、舒缓肺动脉压力等措施，可有效改善尘肺临床症状，且有增加肺内粉尘排出、消解肺内淤积物及逆转纤维化功效，可能是攻克尘肺治疗的突破点，值得进一步关注。但不同尘肺的发病机制并不完全雷同，还需区别对待，在操作细节和分寸拿捏上也需进一步总结梳理，不容马虎。尘肺极易并发肺结核及呼吸道感染，应及时进行规范治疗，不容忽视。

（九）肺内肿瘤

治疗无特殊，按内科常规处理，关键在于严密监视，及时发现，早期治疗。

七、预防

空气中较高浓度有害物质包括刺激性气体、有害粉尘等吸入都可对呼吸系统造成一定损害，因此，应加强预防，积极改进生产工艺和改善劳动条件，加强通风降尘，切实降低环境空气中有害物质浓度。

对工人应加强职业卫生宣教，做好就业前体检，认真筛除职业禁忌证，如原有慢性呼吸系统疾病、呼吸功能损害者均不宜从事接触刺激性气体或粉尘作业。此外，应加强个人防护，工作时佩戴防护面罩或口罩；定期进行健康检查，发现可疑患者应追踪观察，病情一旦确诊应及时调离原作业岗位。

（赵金垣）

思考题

1. 造成职业性呼吸系统损伤的有害物质可大致分为哪几类？每类试举几例。
2. 试述呼吸系统免疫性损伤的主要机制。
3. 试述职业性呼吸系统直接损伤作用的主要临床类型。

推荐阅读的参考文献

1. 赵金垣. 呼吸功能与自由基. 见：郑荣梁，魏耀挥，赵崇义，等主编：自由基生物医学. 台湾新北市：軒藝图书出版社，2013，545-569.
2. 刘秉慈，李玉瑞. 我国尘肺发病机制研究的概况与展望. 中国工业医学杂志，2007，20（1）：5-6.
3. Liu G，Cheresh P，Kamp DW. Molecular basis of asbestos-induced lung disease. L Annu Rev Pathol，2013，24（8）：161-87.
4. 孙治平，李宝平，高丽妮. 硬金属肺病诊疗研究进展. 中华劳动卫生职业病杂志，2014，32（11）：871-873.
5. 孙治平，李宝平，高丽妮. 金属及其化合物粉末肺沉着症研究进展. 中华劳动卫生职业病杂志，2015，33（3）：233-235.
6. Lai PS，Christiani DC. Long-term respiratory health effects in textile Workers. Curr Opin Pulm Med，2013，19：152-157.
7. 赵金垣，王世俊. 尘肺应为可治之症. 环境与职业医学，2016，33（1）：90-95.

第三节　职业性心血管系统疾病

一、概述

职业性心血管系统疾病（occupational cardiovascular diseases）是指在生产活动中由于接触某些职业危害因素而引起的心血管系统疾病；职业危害因素包括化学物质、物理因素、粉尘，以及职业紧张等，以化学物质最为常见；其中有些危害因素直接以心脏为靶器官，有些则是其多脏器功能损伤表现的一部分；临床主要表现为心肌损害、心律失常、传导阻滞、心力衰竭、心源性休克及猝死，以及不同程度的血管损害。

二、病因

（一）引起职业性心血管系统疾病的主要化学物质

1. 窒息性气体　如一氧化碳、硫化氢、氰化物等。

2. 农药　如有机氟（如氟乙酰胺、氟乙酸钠）、有机磷类、有机氮类（如杀虫脒）、有机氯（如林丹、滴滴涕）等。

3. 金属、类金属　如砷、锑、钡、铬、钴、铊、铅及其化合物等。

4. 刺激性气体　如有机氟聚合物裂解气、磷化氢、氯甲醚等。

5. 卤代烃类　如氯乙烯、氯仿（三氯甲烷）等。

6. 有机溶剂　如二硫化碳、三氯乙烯、甲苯、乙醇等。

7. 高铁血红蛋白形成剂　如苯的氨基和硝基化合物等。

8. 硝酸盐类　如硝酸铵、硝酸钠、硝化甘醇、硝酸甘油等。

9. 其他　如五氯酚钠、三甲基锡、叠氮化钠、烯丙胺、氟乙酸、硼烷、氯乙醇等（参见

表 3-3-1）。

（二）引起职业性心血管系统疾病的物理因素

主要为噪声、振动、低气压、低温、高温、微波、电击等（表 3-3-1）。如长期接触 85 ~ 90db 以上的噪声，可使发生高血压病的危险增加；振动可引起肢端血管损伤，引起手指间歇性苍白和发绀发作等。

（三）引起职业性心血管系统疾病的粉尘

主要有硅尘、煤硅尘、石棉等（表 3-3-1）。

表 3-3-1　职业危害因素与所致心血管疾病

危害因素	心血管异常	
	急性	慢性
砷	—	心肌病，外周血管病，高血压? 外周血管病?
二硫化碳	—	冠状动脉病
一氧化碳	心绞痛，心肌梗死，猝死	冠状动脉病?
钴	—	心肌病
低温	心绞痛，心肌梗死，猝死	—
FEV1（肺功能）降低	—	冠状动脉病
纤维粉尘	—	慢性阻塞性肺病
碳氟化合物	心律失常，猝死	—
高温	心绞痛，心肌梗死，猝死	—
有机溶剂	心律失常，猝死	冠状动脉病?
铅	ECG 改变	高血压，外周血管病? 冠状动脉病?
硝酸盐	心绞痛，心肌梗死，猝死	冠状动脉病
噪声	—	高血压
振动	—	外周血管病
精神紧张	—	冠状动脉病?
办公室工作	—	冠状动脉病?

［摘自 Rom WN，Markowitz SB．Enviromenaland Occupational Medicine．4th ed，Philadelphia（USA）：Lippincott Williams & Willkins，2007，681-693.］

本节将重点讨论化学物所致心血管系统损害，其他如粉尘、物理因素等所致心血管病变，将在有关章节中分别叙述。

三、发病机制

（一）心肌损害（myocardial damage）

1. 干扰心肌代谢及能量生成　化学物可与心肌蛋白质或心肌细胞的酶类结合，干扰心肌代谢及能量合成。如有机磷可干扰心肌细胞膜离子通道，抑制 Na^+-K^+-ATP 酶活性及 Na^+、K^+ 通道功能，破坏心肌细胞膜稳定性并导致心肌细胞损伤和裂解；杀虫脒有抑制线粒体三磷腺苷的氧化磷酸化过程解耦联作用，使 ATP 酶的活性改变，造成心肌缺氧、细胞代谢不能正常进行，引起心肌细胞变性、萎缩、坏死；锑可以抑制琥珀酸氧化酶，干扰蛋白质和糖代谢；铊可与线粒体膜的巯基酶结合抑制氧化磷酸化过程；氟乙酰胺则会干扰三羧循环，抑制乌头酸酶活性，影响心肌代谢等。

2. 心肌直接毒性作用　如钡离子是一种肌肉毒，可对心肌、血管平滑肌等产生过度兴奋作用，引起心率加快、血压升高，晚期则转为抑制，导致心搏骤停和休克；有机磷可直接损伤心脏，引起心肌收缩功能下降，严重时可致左心功能衰竭、心源性休克和猝死；氟烷烃可抑制心肌收缩力，引起血压降低、心律失常等。

3. 引起心肌缺氧性损害　化学物可通过直接或间接的方式引起心肌缺氧，如一氧化碳、氰化氢等窒息性气体可通过阻碍血红蛋白携氧或抑制呼吸酶活性引起机体缺氧窒息，导致心肌受损、心律失常；钴可抑制 α-酮戊二酸脱氢酶和丙酮酸脱氢酶，使心肌细胞线粒体对氧的摄取降低，造成缺氧性损害；高铁血红蛋白形成剂如亚硝酸盐、苯的氨基和硝基化合物，可形成高铁血红蛋白阻碍氧的运输和释放，以及嗣后发生的溶血性贫血等，均可引起心肌缺氧性损害。此外，刺激性气体所致肺水肿或其后遗的阻塞性细支气管炎，也可间接引起心肌缺氧性损害。

4. 引起电解质紊乱　如钡、锑等化合物中毒时可引起低钾血症或细胞内缺钾；可急性血管内溶血毒物如砷化氢、锑化氢、萘、苯胺、硫酸铜等可引起急性溶血，使红细胞释放出大量钾离子，导致高钾血症、心肌无力、心律失常；钒可阻止钾离子进入心肌细胞，也可引起血钾增高；氢氟酸烧伤可导致患者出现低钙、低镁、低钾血症；氰化物也可引起心肌钾浓度降低、钠浓度升高及高钾血症。总之，电解质浓度的改变会明显影响心肌细胞静息膜电位和动作电位时间，并导致心肌自律性、兴奋性、传导性发生异常，引起心律失常和传导阻滞。

5. 引起神经介质代谢紊乱或受体敏感性异常　多种有机溶剂（如苯、汽油、氯仿、卤烷烃、氟烷烃）、杀虫脒等可增加心肌对肾上腺素或去甲肾上腺素的敏感性，使心肌应激性增强，诱发心律失常，甚至心搏骤停；有机磷和氨基甲酸酯类农药对迷走神经具有兴奋作用，会提高膜对 K^+ 的通透性，使静息电位增加、窦房结及心肌的自律性和兴奋性降低，导致传导减慢、心脏异位搏动；有机磷还会明显抑制胆碱酯酶活性，造成大量乙酰胆碱堆积，对窦房结产生强烈抑制，使心房肌的不应期缩短、房室结的不应期延长，引起窦性心动过缓、房性期前收缩、房室传导阻滞等，还会激动交感神经的 M 受体，释放大量儿茶酚胺类物质，使血管收缩、心率加快，以及传导阻滞、心房颤动、ST-T 改变等，心肌受到强而不均匀的交感神经和副交感神经刺激，造成其兴奋传导及复极不一致，极易导致 QT 间期延长、扭转型室速，甚至猝死。

6. 自由基损伤　如百草枯可作为一种电子受体影响细胞内的氧化还原反应过程，并产生大量超氧阴离子自由基，引起肺细胞和血管内皮、心肌细胞等发生脂质过氧化损伤。

（二）血管损伤（vascular damage）

某些化学物对血管也有直接损伤作用，如亚硝酸盐对血管舒缩中枢、周围血管有麻痹作用，严重中毒者可引起血压下降；硝酸甘油在体内硝酸盐及亚硝酸盐生成酶的作用下，可生成硝酸盐和亚硝酸盐，亦引起血压下降；铅可

通过影响肾素 - 血管紧张素系统，使交感神经过度兴奋，引起血压升高。此外，一氧化碳可增加血管的通透性，促进脂质在血管壁的沉着及血小板的黏附，影响血管功能；二硫化碳则可影响肝脂质代谢，抑制血清清除因子活性，使血液中 β- 脂蛋白增加，促使小血管壁玻璃样变，导致血管动脉粥样硬化；氯乙烯可导致肢端动脉痉挛等。

四、病理

急性化学性中毒所致心脏病变主要是心肌细胞间质充血水肿、心肌点状或弥漫性出血、变性坏死、心肌纤维断裂等。

有关化学性中毒所致血管病理方面的研究较少，二硫化碳可导致血管动脉粥样硬化，实验研究见动脉内皮细胞和平滑肌细胞结构受到破坏，出现动脉硬化的早期改变，如超微结构见主动脉内皮细胞肿胀、细胞核变形、染色体溶解，平滑肌细胞变形、向内膜迁移现象等。

五、临床类型

（一）心脏损害

1. 心肌损害　急性心肌损害多发生在中毒后 1 ~ 7 天，有的甚至发生于中毒恢复期；通常中毒愈重，发生心肌损害的机会愈多，心脏症状出现愈早，程度也愈重。主要临床表现为心悸、胸闷、气短、无力，可出现心前区隐痛、呼吸困难，重者可有呼吸窘迫、端坐呼吸、四肢湿冷；体检可见心率及心律改变，脉搏细弱、心音低钝，严重时可闻及第四心音及舒张期奔马律、发绀、血压下降、心脏扩大、两肺湿性啰音等。由于心室复极易受到影响，故早期最重要的心电图改变为 QT 间期延长，继而出现 ST-T 波改变，严重时可出现类似心肌梗死样改变，如 ST 段弓背向上抬高，病理 Q 波、T 波倒置，心肌酶谱增高等。目前认为急性化学中毒发生的心肌梗死可能主要是冠状动脉痉挛所致，所以大多数中毒性心脏损害患者可随中毒症状

好转而逐渐恢复，很少遗留心肌梗死样心电图改变。

慢性心肌损伤可出现胸闷、乏力、心悸，心脏扩大和心功能减退，并可有肝大、肝压痛、肝颈反流阳性、少尿及水肿等表现。

2. 心源性休克（cardiac shock）　多因严重心肌损伤、心律失常、周围血管麻痹扩张或栓塞、大量失水等，造成心肌收缩力下降、舒张期充盈不足、外周血管阻力降低，导致心搏出量下降引起。患者表现神志淡漠、烦躁或昏迷，面色苍白、肢端青紫、四肢厥冷、脉搏细弱、血压下降，可伴有少尿或无尿、代谢性酸中毒和水、电解质紊乱。

3. 心力衰竭（cardiac failure）　依据左心射血分数（LVEF），心力衰竭可分为 LVEF 降低和 LVEF 保留二类；依据心力衰竭发生的时间、速度、严重程度，临床又可分为慢性心力衰竭和急性心力衰竭；慢性心力衰竭症状、体征稳定 1 个月以上者称为"稳定性心力衰竭"，慢性稳定性心力衰竭恶化称为"失代偿性心力衰竭"，如失代偿现象突然发生则称为"急性心力衰竭"。

（1）急性心力衰竭：由于严重心肌损伤、心脏前负荷过重等原因，导致心脏排血功能急剧下降、肺循环压力突然升高、周围循环阻力增加引起肺循环充血而出现急性肺淤血、肺水肿及急性心力衰竭（慢性心力衰竭急性加重也可导致）；快速性室性心律失常或严重心动过缓（如各类型的房室传导阻滞等）常为心力衰竭的重要诱因。临床以左心力衰竭最为常见，患者呈端坐呼吸，有发绀、气急、烦躁不安、频繁咳嗽、大量血色泡沫痰；体检可见两肺广泛湿性啰音、心率加快、心音减弱、舒张期奔马律，重者血压下降、心源性休克；X 线胸片显示肺门阴影增宽，两肺有散在、多量、不规则点片状阴影，严重时可融合成大片，呈蝴蝶翼状。

（2）慢性心力衰竭：起病隐匿，以肺纤维化引起的肺动脉高压、右心心力衰竭最为常见原因。患者可出现心悸、气短、发绀、水肿，以及颈静脉怒张、肝大压痛、少尿，中心性水

肿（如胸腔积液、心包积液、腹水）及身体低垂部位的外周性水肿等；X 线胸片显示肺间质纤维化、局灶性或双肺代偿性肺气肿、肺动脉段膨出、心脏增大等；心电图可见窦性心动过速、肺型 P 波、右心室肥厚，可伴 ST-T 改变和各种心律失常；超声心动图、核素、磁共振、右心导管等检查可提供右心结构和（或）功能异常和心腔内压增高的客观证据。

（二）心律失常（cardiac arrhythmia）

1．窦性心律失常　主要表现为心悸、胸闷等症状；心电图可见窦性心动过速、过缓、窦性心律不齐、窦性静止等。

2．异位心律失常（ectopic arrhythmia）　轻度心律失常可无明显不适，或仅有心悸、胸闷、头晕、乏力；严重心律失常可出现呼吸困难、心绞痛、低血压、昏厥、休克，甚至心搏骤停。心电图检查可见异位搏动，或阵发性室上性 / 室性心动过速、心房扑动及颤动、心室扑动及颤动等。

3．传导阻滞（heart block）　心电图以房室传导阻滞为多见，临床表现与房室传导阻滞的程度有关。一度房室传导阻滞一般没有症状；二度文氏阻滞及偶有漏搏的二度Ⅱ型阻滞也少有症状；三度房室传导阻滞、程度较重的二度Ⅱ型阻滞可出现脉搏不规整、头晕、气短、胸闷，严重者可发生晕厥。

（三）猝死（sudden death）

常见于进入高危环境作业发生的严重化学中毒，或者中毒病情已基本稳定后突发的心搏、呼吸骤停。发生猝死的原因可分为：

（1）在极高浓度下接触某些有毒化学物，如硫化氢、二硫化碳、一氧化碳、氰化物、苯等，有的可致呼吸中枢麻痹，有的则刺激迷走神经反射性引起呼吸、心搏骤停。

（2）毒物对心肌的急性毒作用，如氯化钡、碳酸钡中毒，可强烈刺激心肌，先产生过度兴奋而后麻痹，导致传导阻滞、异位心律、心室颤动、心脏停搏。

（3）化学物迟发的心肌毒性作用，如有机磷中毒在病程中或恢复期可突然发生尖端扭转型室速，并迅速转为室颤，导致心搏骤停与死亡。

（4）机体突然缺氧（如贸然进入缺氧环境），可因缺氧窒息而猝死。

（5）急性化学物中毒引起严重电解质、酸碱平衡失常，猝死前患者可有短暂的头晕、晕厥、胸闷、心悸、意识障碍等先兆症状；但也可在无先兆症状的情况下，立即发生心搏骤停，主要表现为瞳孔扩大（急性有机磷、氨基甲酸酯农药中毒时因有瞳孔缩小，可掩盖此表现）、深度昏迷、大动脉搏动消失、自主呼吸和心搏停止。

（四）血管损伤

1．血压降低或增高　如铅接触可引起血压增高；急性亚硝酸盐中毒时血压降低。又如，吸入较小量硝酸甘油可因脑血管扩张而引起剧烈波动性头痛（多见于星期一上班时，故又称为"星期一头痛"），较大剂量接触时则引起血压过低、抑郁、精神错乱、发绀等。

2．动脉粥样硬化（artherosclerosis）　如接触低浓度二硫化碳即可引起血脂和血压轻度增高、心功能下降及血管调节功能障碍，故慢性中毒者常发生高胆固醇血症，导致脑、心、肾早期动脉硬化，临床可见心绞痛发作、心功能不全和心律失常，以及眼底视网膜微动脉瘤、片状出血和渗出，视网膜动脉硬化等。

3．雷诺综合征（Raynaud's syndrome）　如接触氯乙烯的工人可出现肢端动脉痉挛，临床表现为肢端麻木、刺痛、僵硬、变白或变紫，并可导致局部骨组织缺血性无菌性坏死，最终导致指骨变粗、变短，骨皮质硬化。

4．心绞痛（heart stroke）或猝死　硝酸盐类如硝化甘醇、硝酸甘油可引起头痛、恶心、呕吐、低血压与心率过速，伴有胸闷、胸部压迫感，严重者呈心绞痛发作，甚至猝死，但尸体解剖和心导管检查未见冠状动脉有明显阻塞和血管痉挛，故推测心肌梗死或猝死可能是脱离硝酸盐类后反跳性血管痉挛所致。

六、实验室检查

（一）心肌损伤血清标志物

传统的心肌酶检查如天门冬氨酸氨基转移酶、乳酸脱氢酶同工酶等因灵敏度和特异性都相对较差，在心肌损伤诊断中已不再应用。临床实践继心肌肌钙蛋白 T（cardiac-specific troporin T，cTnT）、心肌肌钙蛋白 Ⅰ（cardiac-specific troporin Ⅰ，cTn Ⅰ）后，又推出一些新的具有高度特异性和敏感性的心肌标志物，如心型脂肪酸结合蛋白（heart fatty acid binding protein，H-FABP）等。

1. 血清肌红蛋白（serum myoglobin，SMb）SMb 在急性心肌梗死（acute myocardial infarction，AMI）后出现最早，也十分敏感，是用于心肌损伤的最佳早期标志物，其分子量小，AMI 时可快速入血，发病 1～3 小时升高，6～7 小时达高峰，但消失快，24 小时后检出率则较低。窗口时间最短，仅为 3～4 天，故在 AMI 发生的 1.5～6 小时内，动态检测 SMb 水平可早期诊断是否有急性心肌梗死发生，如第二次检测值明显高于第一次，则具有极高的阳性预报价值；如两次测定值间无差异，则可排除急性心肌梗死的可能性。需注意的是 SMb 特异性差，骨骼肌损伤、严重休克、终末期肾功能不全、心肌炎、急性感染时均可能升高。

2. CK-MB　CK 在心肌和骨骼肌中含量丰富，CK 有 CK-MM、CK-MB、CK-BB 三种同工酶，其中仅 CK-MB 大量存在于心肌细胞质及线粒体中，是临床心肌酶谱中特异性高的酶，目前多推荐用化学发光方法测定 CK-MB 的含量。CK-MB 在心肌损伤后 3～4 小时开始升高，48～72 小时降至正常范围，其虽不如心肌肌钙蛋白敏感，但对早期（＜4 小时）的 AMI 的诊断有重要价值。心肌受损时，血清中 CK 总活性和 CK-MB 活性升高，由于骨骼肌也含有一定量 CK-MB，应注意动态和比较观察，如 CK 明显升高，但 CK-MB 活性小于 CK 总活性 6% 时，常提示为骨骼肌损伤；肾衰竭者 CK-MB 也可异常增高，需加以注意。

3. 心肌肌钙蛋白 T 和 Ⅰ（cTnT 和 cTn Ⅰ）cTnT 和 cTn Ⅰ大部分在细肌丝中与心肌结构蛋白结合，5%～8% 的 cTnT 及 3%cTn Ⅰ的分布于心肌细胞胞质，为游离的胞质蛋白，参与由钙离子介导的肌肉收缩活动的调节，维持心肌的舒张与收缩。由于心肌型 cTnT 和 cTn Ⅰ与骨骼肌中的肌钙蛋白 T 和 Ⅰ分别具有不同的基因编码和氨基酸顺序，有独特的抗原性，故 cTn 作为心肌损伤的高敏感性、高特异性的确定标志物之一，将逐步代替 CK-MB 成为诊断 AMI 的"金标准"，也可用于确定心肌损伤的严重性。在心肌细胞损伤早期，游离于胞质内的 cTnT/cTn Ⅰ快速释放出来，血中浓度迅速升高，随着损伤加重，结合部分的 cTn 也被降解而不断释放入血，导致血中 cTn 持续升高。AMI 发生后 4～6 小时升高，8～14 小时达高峰，1～2 周后降至正常。AMI 时可升高 3～5 倍以上，cTn 后期峰值与梗死面积呈正相关，其累积释放量与心功能受损程度呈正比，如血清 cTn 水平持续升高，可为急性心力衰竭危险分层提供信息。但也有研究指出，cTn 并非完全心脏特异性，cTn Ⅰ有 3 种亚型分别定位于骨骼肌快肌、慢肌和心肌中，而 cTnT 在肾衰竭、横纹肌溶解症、肺炎、败血症等情况下血中也可增高。

4. 心型脂肪酸结合蛋白（H-FABP）　这是近年推出的新一代心肌标志物。它是一组低分子量（14～15 kD）的胞质蛋白，在心脏细胞中参与长链脂肪酸的摄取并转运至线粒体进入能量代谢体系氧化分解，最终生成三磷腺苷（ATP），为心肌收缩提供能量。它具有高度心脏特异性，主要存在于心脏组织中，占心脏全部可溶性蛋白质的 4%～8%，骨骼肌和肾中也有存在。

H-FABP 血浆动力学与 MB 相似，生物半衰期 0.3 小时。在 AMI 发作后 3 小时内浓度上升，12～24 小时回到正常范围，表明在急性心肌梗死患者发病极早期，心肌细胞胞质中 H-FABP 会迅速释放到血浆，故可作为早期预测和诊断心肌梗死的有效标志物。心肌损伤后 24～30 小时能迅速恢复正常范围，意味 H-FABP 不仅可以用作 AMI 早期标志物，还是理想的心肌梗死复发诊断标志物，动态监测有助于发现第二次心肌梗死，还可用于评估心肌梗死面积的大小。有研究表明，H-FABP 对 AMI 的诊断敏感性为 78%，显著高于 MB（53%）和 CK-MB（57%），是一种比 MB 和 CK-MB 更为敏感和特异的早期 AMI 的诊断标志，如与 cTn I、CK-MB 结合起来检测，可明显提高诊断敏感性。此外，由于 H-FABP 在心肌中含量大于骨骼肌，因此，同时检测血清中 H-FABP 可提高 SMb 的诊断特异性，通过计算 SMb/H-FABP 的比值可以鉴别心肌梗死或骨骼肌损伤：骨骼肌中 SMb/H-FABP 的比值 > 20，而心肌中此比值大约为 5，故 SMb/H-FABP 的比值 < 10 提示可能为心肌梗死或心肌损伤，肌肉损伤时此比值则无变化。正常人的血浆和尿中不含有 H-FABP 或含量甚少，心肌梗死后 H-FABP 可在血清和尿中检测到。有报道 H-FABP 在急性中度、重度一氧化碳中毒早期有识别心肌损伤的作用；在评价一氧化碳中毒的严重程度、预后以及对选择高压氧治疗上可能成为一项有前途的生物标志物。

5. 超敏 C- 反应蛋白（High-sensitivity C-reactive protein，HS-CRP） 这是一种急相蛋白，肝为其主要合成器官，正常情况下血清 / 血浆的含量极低，当炎症或组织损伤时 CRP 含量可成倍增加，AMI 早期即可异常增高，但窗口期短。国外学者研究发现，健康人血清 / 血浆中 HS-CRP 水平小于 0.55 mg/L，而当 HS-CRP 大于 2.1mg/L 时，发生心血管疾病的危险性增加，一些发达国家已将 HS-CRP 用作预防心血管疾病相对独立的一个新筛查指标。

6. 其他

（1）缺血修饰性白蛋白（ischemia modifiedalbumin，IMA），与前述标志物不同的是 IMA 能在心肌缺血早期可逆阶段即被检出，而不是出现在心肌细胞不可逆损伤后，其在心肌缺血发生后 5 ~ 10 分钟血中浓度即可升高，因此缺血修饰白蛋白成为第一个被 FDA（美国食品和药物管理局）批准销售的心肌缺血标志物，适用于心肌肌钙蛋白阴性及心电图正常的

胸痛患者心肌缺血的排除诊断，但缺血修饰白蛋白不能鉴别心肌梗死和心肌缺血。

（2）糖原磷酸化同工酶 BB（glucogen phosphorylation isoenzyme BB，GPBB）：是心肌细胞中特异的一种酶，本指标对心肌细胞缺血高度敏感，在心肌缺血早期 2 ~ 3 小时即可释放入血，是心肌缺血和早期提示微小心肌损伤的标志物。Mair 等通过大量病例，比较了 GPBB 与目前临床常用指标，发现 AMI 患者胸痛发作后 4 小时内，GPBB 升高占 70%，肌红蛋白为 43%，cTnT 为 33%，CK-MB 为 56%，可见在心肌梗死后 GPBB 出现最早，且幅度高、敏感性强，被认为是早期诊断 AMI 最理想指标之一。

综上可见，各生物标志物随分子大小、在细胞内所在部位的不同，心肌损伤后释放的时间也不同（图 3-3-1，也见彩图 3-3-1），临床价值也各有长短：存在于细胞质内、分子量最小的 Mb 在 AMI 后出现最早，也最敏感，但特异性不强（H-FABP 的血浆动力学与 MB 相似，为早期预测和诊断心肌梗死的有效标志物）；存在于胞核和线粒体内的 CK-MB 释放稍后，存在于收缩器内的结构蛋白 cTn 在心肌细胞死亡后才释放，其特异性很高，虽不如 cTnT 和 cTn I 敏感，但对早期（< 4 小时）AMI 的诊断有重要价值，如在症状出现后 6 小时内测定为阴性，则应再复查，其持续时间可达 10 ~ 14 天，似不利于判断此期间出现的胸痛是否为新的梗死。美国临床生化学会（NACB）提出，疑似急性冠状动脉综合征首选的生化标志物检测为肌钙蛋白（cTn I 或 cTnT），在不能检测 cTn 时可检测 CK-MB 代替，若 cTn 和 CK-MB 都不能检测时，总 CK 升高 2 倍以上也有意义。需注意的是，某些化学物如一氧化碳、有机磷、甲苯等急性中毒时，常会合并骨骼肌损伤或坏死（横纹肌溶解），也会引起 CK、CK-MB 以及 cTn 的升高，在判断有无中毒性心肌损伤时需要仔细分析并综合评估。

（二）评价心脏功能的检测指标

近年大量研究表明，生物学标志物脑钠肽（brain natriuretic peptide，BNP）及氨基末

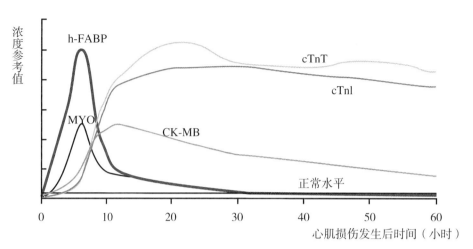

图 3-3-1　心肌损伤后心肌标志物在血清中的变化
（ http：//baike．baidu．com/subview/9356020/9400864．htm ）

端脑钠肽前体（N-terminal pro brain natriuretic peptide，NT-ProBNP）是判定心力衰竭及其严重程度的客观生物学指标，在心力衰竭的预后评价和危险分层上也是重要的标志物，BNP 水平越高，其预后越差。

脑钠肽又称 B 型利钠肽（B-type natriuretic peptide），血浆 BNP 主要由心室心肌细胞合成和分泌，具有强大的利钠、利尿、扩血管、抑制肾素及醛固酮分泌等作用。心室的体积和压力增高可导致血浆内 BNP 的升高，升高的程度与心室扩张和压力负荷成正比，可以敏感和特异地反映左心室功能的变化，研究表明，在无症状心力衰竭阶段 BNP 就明显升高，因此也是无症状心力衰竭的敏感标志物，可用于筛查高危、无症状的左心室功能障碍的患者，早期发现心力衰竭；BNP 检测阴性也有很高临床价值，可用于鉴别心源性哮喘与肺源性哮喘，有助于快速识别呼吸困难的病因；但其对收缩性心力衰竭和舒张性心力衰竭无鉴别意义，应结合超声心动图等其他检查手段进行判断。2001 年 11 月，美国 FDA 批准了第一个 BNP 检测试剂盒在美国上市，从而使 BNP 检测有可能成为临床实验室常规测定项目。

近年建立的另一种检测指标是检测 BNP 前体氨基端片段，即血浆氨基末端脑钠肽前体浓度。当心肌细胞受到的容量和压力负荷增高时，非活性前体 Pro-BNP 可裂解为有活性的 BNP 和无活性的 N- 末端片段 NT-proBNP，两种多肽都释入血循环，并且等摩尔分泌，前者半衰期为 22 分钟，而后者则长达 120 分钟，在血液中更稳定，并可在多种标本中检测到，使临床检测更为方便。大量实践表明，BNP 和 NT-proBNP 在急性和慢性心力衰竭（HF）的诊断上均具有较高的精确性和相关性。由于 NT-proBNP 在细胞缺血但仍存活的情况下仍可释放，故当 cTn Ⅰ 阴性而 NT-proBNP 水平短暂升高时，即使心电图没有明显变化也应警惕心肌缺血的可能。

美国急诊医师协会认为，NT-proBNP 的测定在急诊室明确充血性心力衰竭（CHF）诊断方面更具重要价值，并作为二级证据推荐。《中国心力衰竭诊断和治疗指南 2014》提出，BNP ＜ 35 ng/L，NT-proBNP ＜ 125 ng/L 时不支持慢性心力衰竭诊断；诊断急性心力衰竭时 NT-proBNP 水平应根据年龄和肾功能分层，50 岁以下的成人血浆 NT-proBNP ＞ 450 ng/L，50 岁以上血浆浓度 ＞ 900 ng/L，75 岁以上的血浆水平 ＞ 1800 ng/L，肾功能不全（肾小球滤过率 ＜ 60 ml/min）时应 ＞ 1200 ng/L。该指标还有助于评估心力衰竭的严重度和预后，NT-proBNP ＞ 5000 ng/L 多提示心力衰竭患者短期死亡风险较高，＞ 1000ng/L 则提示长期死亡风险较高。

在急性心肌缺血时，与 cTn Ⅰ 不同，NT-proBNP 在细胞缺血但仍存活的情况下也会释放，故当 cTnI 阴性而 NT-proBNP 短暂升高时，即使心电图没有明显变化，也应警惕心肌缺血的存在，因此，NT-proBNP 可作为心肌缺血尤其是有症状患者的重要辅助诊断指标。在中毒性心肌缺血方面的研究不多，有人对 15 例急性一氧化碳中毒患者血浆 NT-proBNP 水平进行了检测，发现较对照组明显增高，且增高程度与碳氧血红蛋白水平呈显著相关，认为 NT-proBNP 可用作一氧化碳中毒心脏毒性及心功能失调的生物学标志物。

（三）心电图和动态心电图检查

最常发现的 ECG 变化为 ST-T 改变、Q-T 间期延长、房室传导阻滞及各种类型的心律失常等。据报道，一氧化碳、硫化氢和有机磷农药中毒时可出现酷似心肌梗死的心电图改变，但临床症状多不明显；有些研究认为，Q-T 间期延长可用于发现心室复极化异常，是有机磷农药中毒、一氧化碳中毒极为重要的心电图异常表现，常可预示室性心律失常发生、患者处于高风险状态，是造成心源性猝死的重要原因（见图 3-3-2）。

动态心电图检查可较心电图获得更多信息，对发现恶性心律异常、严重传导阻滞，指导治

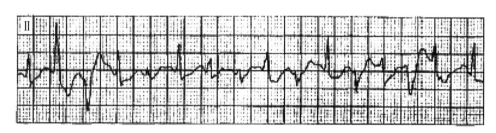

图 3-3-2　有机磷中毒致多源性室性期前收缩、短阵室性心动过速
［摘自实用心电学杂志，2004，131（5）：369］

疗、评价预后等更有实际价值。

恶性室性心律失常是引发猝死的最主要原因，尤应注意识别以下高危室性心律失常的心电图改变：

（1）频率在 230 次 / 分以上的单形性室性心动过速；

（2）有发展成心室扑动 / 室颤趋势的加速型室性心动过速；

（3）室性心动过速伴血流动力学紊乱，如出现休克或左心心力衰竭；

（4）多形性室性心动过速，发作时伴晕厥；

（5）特发性心室扑动 / 室颤。

近年临床常用的心率变异性、心室晚电位、电生理监测、QT 离散度等分析方法对预测心源性猝死均有参考价值。

（四）超声心动图（echocardiogram）

超声心动图可定量分析心脏结构及功能各指标，对评价心功能，室壁运动状态、乳头肌功能，以及房室腔大小、房室壁厚度等结构性改变有明显帮助。

（五）心脏磁共振（CMR）

可检测心腔容量、心肌质量和室壁运动，准确性和可重复性较好。超声心动图不能做出诊断时，CMR 是最好的替代影像检查。

（六）冠状动脉造影

可用于鉴别缺血性和非缺血性心肌病。

（七）其他

如核素心室造影剂核素心肌灌注和（或）代谢显像，前者可准确测定左心室容量、LVEP 及室壁运动，后者可诊断心肌缺血和心肌存活情况、鉴别扩张型心肌病或缺血性心肌病。

七、诊断要点

（一）职业性急性中毒性心脏病的诊断

根据短期内接触较高浓度化学物的接触史、确切的急性心脏损害的临床表现、有关实验室及辅助检查结果，参考现场职业卫生学调查资

料，并排除其他原因所致的类似疾病，综合分析后做出诊断。我国颁布的《职业性急性化学物中毒性心脏病诊断标准》（GBZ 74）将中毒性心脏病分为 3 级：

1. 轻度中毒性心脏病　指具备以下表现之一者：

（1）心电图出现轻度缺血性改变；

（2）阵发性室上性心动过速，或单源频发室性期前收缩，或莫氏Ⅰ型房室传导阻滞等之一者；

（3）CK-MB 达到或超过正常参考值 2 倍、但不超过 5 倍，伴乳酸脱氢酶（LDH）、天门冬氨酸氨基转移酶（AST）等酶相应增高；

（4）心肌肌钙蛋白（cTns）阳性。

2. 中度中毒性心脏病　指具备以下表现之一者：

（1）心电图明显缺血性改变；

（2）阵发性室性心动过速，或多源性室性期前收缩，或心房颤动，或心房扑动，或成对室性期前收缩，或 RonT 型室性期前收缩，或莫氏Ⅱ型房室传导阻滞等之一者；

（3）CK-MB 达到或超过正常值 5 倍，伴 LDH、AST 等酶相应增高。

3. 重度中毒性心脏病　指具备以下表现之一者：

（1）心电图呈心肌梗死样改变；

（2）心室颤动、心室停搏、Ⅲ度房室传导阻滞、尖端扭转型室性心动过速等之一者；

（3）心力衰竭或心源性休克；

（4）心脏性猝死。

（二）职业性化学源性猝死的诊断

依据患者有意外暴露于极高浓度化学物而突然发生心搏和呼吸骤停，或在急性化学物中毒病程中或病情已基本稳定，突然发生心搏和呼吸骤停，参考现场职业卫生学调查资料，并排除其他原因所致的类似疾病，综合分析后做出诊断。可参见《职业性化学源性猝死诊断标准》（GBZ 78）。

（三）其他

急性或慢性心力衰竭的诊断可参照《中国心力衰竭诊断和治疗指南 2014》。心律失常、血管损害等常是化学中毒症状的一部分，可结合所接触的职业危害因素、典型临床表现，实验室检查，并参考现场职业卫生学调查资料，综合分析做出诊断。

八、治疗原则

（一）一般治疗

患者应绝对卧床，避免各种恶性刺激，及时纠正缺氧并吸氧，维持水、电解质与酸碱平衡；应用心电监护，密切观察心率、心律、血压、心脏功能变化；谨慎补充液体，尽量减轻心脏负荷，必要时应用利尿剂（如呋塞米 20 mg，每 8 ~ 12 小时一次）；给予易消化、富含维生素和蛋白质的饮食，改善全身状况。

（二）病因治疗

针对病因采取必要的解毒治疗措施，如立即终止毒物接触，并促进其排泄；对某些毒物可用特效解毒剂，如有机磷中毒可用阿托品及胆碱酯酶复活剂，砷、锑中毒可用二巯丙磺钠或二巯丁二钠，氰化物中毒可用亚硝酸钠 - 硫代硫酸钠解毒治疗等；一氧化碳中毒心脏损害，采用 100% 的氧直至患者无症状或碳氧血红蛋白水平降至 5% 以下（有心血管或肺损伤者，可考虑降至 2% 以下）。

（三）心肌损害的治疗

1. 使用糖皮质激素　具有降低毛细血管通透性、稳定细胞溶酶体和线粒体、减轻毒性损伤所致机体炎症反应、清除自由基等作用，如可用地塞米松 20 mg 静脉滴注，每 12 或 24 小时一次；还可给予改善心肌细胞营养及代谢的药物。

2. 心电图一旦出现 QT 间期持续延长，应给以极化液（GIK），使 K^+ 进入受损的、极化不全的心肌细胞，减少心律失常的发生；还可使用门冬氨酸钾镁液，其中所含镁是 Na^+-k^+-ATP 酶辅助因子，具有中枢镇静、防治室性心律失常、保护细胞线粒体等作用，可 20 ~ 30ml 加入 250 ~ 500ml 葡萄糖液中静脉滴注，但高钾血症时禁忌。

3. 促心肌代谢药 如泛癸利酮 (ubidecarenone)，亦称辅酶 Q_{10} (ubiquinone Q_{10})，为细胞代谢和细胞呼吸激活剂，参与心肌氧化磷酸化及能量生成过程，并有抗活性氧及膜稳定作用，可口服 100 ~ 200 mg/d，或肌内注射 10 ~ 20 mg/d。又如 1,6- 二磷酸果糖 (fructose-1,6-diphosphate，FDP)，可促进糖酵解，增加心肌缺血缺氧状态下细胞能量代谢和葡萄糖的利用，还有抑制自由基生成、膜稳定、增强心肌收缩力等作用，可 5 ~ 10g 静脉滴注，1 ~ 2 次 / 日，7 ~ 14 天一疗程；环磷酸腺苷葡甲胺 (meglumine cyclic adenylate，心先安) 注射液，其主要成分为环磷腺苷，具有正性肌力作用，可改善心肌细胞代谢和窦房结 P 细胞的功能，除用于保护中毒损伤或缺血缺氧的心肌细胞外，还可用于心律失常的辅助治疗，可 40 mg 加入 5% 葡萄糖 250 ml 静脉滴注，1 次 / 日；磷酸肌酸 (creatine phosphate，CP)，其为 ATP 贮存库，可增加心肌能量供应，减少氧自由基生成，可 1g 加入 5% 葡萄糖 250 ml 静脉滴注；维生素 C、E 为自由基清除剂，有保护心肌作用；其他如辅酶 A、肌苷、ATP、CTP、细胞色素 C 等也有助于促进心肌代谢，具有辅助治疗作用。

4. 改善冠状动脉循环 常用硝酸酯类药物如硝酸甘油 (nitroglycerin) 0.5 mg 舌下含服，或二硝酸异山梨酯 (dilatrate-SR) 10 ~ 30 mg（3 次 / 日）、单硝酸异山梨酯 (isosorbide mononitrate) 20 mg（2 次 / 日）、硝酸甘油 5 mg 或二硝酸异山梨酯 (isosorbide dinitrate，异舒吉) 10 ~ 20 mg 加入 5% 葡萄糖液 500ml 静脉滴注（8 ~ 12 滴 / 分）；或 β 受体阻滞剂如美托洛尔 (metoprolol) 12.5 ~ 50 mg（2 次 / 日）、阿替洛尔 (atenolol) 6.25 ~ 25 mg（2 次 / 日）、比索洛尔 (bisoprolol) 5 ~ 10 mg，1 次 / 日口服；或钙拮抗剂如氨氯地平 (amolodipine) 5 ~ 10 mg（1 次 / 日）、地尔硫䓬 (dilthiazem) 等；还可使用低分子右旋糖酐或丹参注射液等药物。

5. 纠正低血压和休克 如患者仅血压降低，但循环良好、心率不快、脉搏有力、肢端温暖无发绀，且无少尿症状，可先进行观察，暂不用药；对血压低、脉压差小于 20 mmHg、脉搏细弱、肢端湿冷发绀等血流动力学不稳定者，应积极给予抗休克治疗。如对血容量不足、中心静脉压和左室舒张末压（PWP）降低者，可给予低分子右旋糖酐、葡萄糖盐水静脉滴注，以保证有效灌注量；血管活性药物如多巴胺 (dopamine) 或多巴酚丁胺 (dobutamine) 具有正性肌力和血管扩张作用，也可使用（如可用多巴胺 20 ~ 40 mg 加入液体静脉滴注，或间羟胺 10 ~ 20 mg 加入液体静脉滴注）。

6. 心力衰竭的治疗

（1）急性心力衰竭：在病因治疗基础上，呼吸困难者应半卧位或端坐位以减少回心血量；吸氧；限制饮水量和静脉输液速度，并使用利尿剂。对利尿效果不佳、低钠或有肾功能损伤倾向者，给予托伐普坦，7.5 ~ 15.0 mg/d 开始，疗效欠佳者逐渐加量至 30 mg/d，该药为新型利尿剂，具有仅排水不利钠的作用，适用于伴顽固性水肿或低钠血症者；小剂量多巴胺可增加肾血流量，改善利尿效果和肾功能。急性心力衰竭早期，收缩压大于 110 mmHg 者可使用血管扩张药物（如硝酸甘油）；有严重心力衰竭、原有后负荷增加以及伴肺淤血或肺水肿者可用硝普钠。血管紧张素转化酶抑制剂（ACEI）类药物在急性心力衰竭中的应用仍有诸多争议；正性肌力药物在血压降低伴低心输出量或低灌注时应尽早使用，但当器官灌注恢复或循环淤血减轻时应尽快停用，以免导致心肌损伤和靶器官损伤。

（2）慢性心力衰竭：进入 21 世纪以来，慢性心力衰竭的治疗已有重大改进，从采用强心、利尿、扩血管药物转变为神经内分泌制剂，并积极应用非药物的器械治疗。治疗药物分为改善预后的药物和改善症状的药物，前者包括血管紧张素转化酶抑制剂、β- 受体阻滞剂、醛固酮拮抗剂、血管紧张素受体拮抗剂（ARB）及伊伐布雷定（Ivabradine），适用于所有慢性收缩性心力衰竭心功能 Ⅱ ~ Ⅳ 级患者；后者包括利尿剂及地高辛推荐应用于所有慢性收缩性心力衰竭心功能Ⅱ～Ⅳ级患者。《中国心力衰竭诊断和治疗指南2014》提出心力衰竭标准治疗的"金三角"概念，即先应用利尿剂，继以神经内分泌抑制剂 ACEI 或 β 受体阻滞剂，并尽快使两药联用，形成"黄金搭档"，无禁忌证者可再加用醛固酮拮抗剂，形成"金三角"。如果这3种药已达循证剂量、患者仍有症状或效果不够满意，可再加用伊伐布雷定，该药可抑制窦房结减慢心率，有增加冠状动脉血流量，抗心绞痛和改善心肌缺血的作用，适应于心力衰竭已使用循证剂量的 ACEI、ARB 和醛固酮拮抗剂之后，基础心率仍 > 70 次 / 分，症状改善不够满意的患者，或不能耐受 β 受体阻滞剂者。

慢性心力衰竭的非药物的器械治疗包括心脏再同步化治疗（CRT）、埋藏式心脏复律除颤器（ICD）、心脏再同步化治疗除颤器（CRT-D）。

7. 心律失常的治疗　关键是治疗原发病，去除诱因，纠正高钾或低钾血症，补充镁离子以及 1,6- 二磷酸果糖等，以起到稳定心肌细胞电生理、稳定细胞膜、抗缺氧、改善心肌功能等作用。有机磷农药乐果中毒时由于其乳剂中含苯量达 50%，使心脏对肾上腺素敏感性明显增加，可及时给予葡萄糖醛酸、维生素 C、还原型谷胱甘肽等，以减轻苯的毒性作用，减少心律失常的发生，如：

（1）快速心律失常（tachyarhythmia）：包括期前收缩（premature systole）、心动过速（tachycardia）、颤动（fibrillation）和扑动（flutter）等。无器质性心脏病的偶发期前收缩无需治疗；有器质性心脏病的室性期前收缩多与心功能不全有关，首先需要改善心脏功能。

1）急性发作的室上性心动过速（supraventricular tachycardia）：可刺激迷走神经（如压迫眼球或引起呕吐反射），无效时可使用抗心律失常药，如维拉帕米（verapamil，异搏定）5 ～ 10 mg 加入 25% 葡萄糖 20 ml 缓慢静脉注射，有效即止；血流动力学不稳定者尽快施行同步电击复律。

2）阵发性心房颤动（paroxysmal atrial fibrillation）：多能自行转复，如心室率不快，血流动力学稳定，患者能耐受，可观察 24 小时，仍不恢复者可采用药物复律或电复律进行心律转复；转复后继用药物胺碘酮（amiodarone）维持量治疗；未能恢复窦性心律的持续性房颤，则需要药物控制心室率，保护心功能。发生快速房颤时，若血流动力学状况仍相对平稳，应尽快减慢心室律，没有预激综合征者可静脉注射毛花苷丙（西地兰）0.4mg；心率减慢不理想者 30 分钟后可重复使用；效果仍不佳者可静脉使用地尔硫䓬；如心室律过快、患者难以忍受，或引起血压下降甚至晕厥，应立即施行电复律。心房扑动（atrial flutter）的药物治疗与心房颤动相同，但电复律所需要的能量比房颤低。

3）发生室性心动过速（ventricular tachycardia）时应静脉用胺碘酮、利多卡因（lidocaine）或普罗帕酮（propafenone，心律平）；血流动力学不稳定或发生晕厥者，立即行电击复律（electrical cardioversion）。胺碘酮可延长动作电位，广泛应用于快速室上性和室性心律失常，其优点是不影响心功能，可 150 mg 快速静脉注射，之后用 1 mg/min 维持 6 小时（360 mg），再改为 0.5 mg/min，必要时可再重复使用 150 mg；亦可口服，剂量为 800 ～ 1600 mg/d，共用 7 ～ 21 d，然后 100 ～ 400 mg/d 维持。利多卡因主要作用是缩短复极时间，静脉用时 1 ～ 2 mg/kg（50 mg/min），维持量为 1 ～ 4 mg/min，有中枢神经系统不良反应。普罗帕酮每可 8 ～ 12 小时 150 ～ 300 mg 口服，不良反应为中枢神经系统毒性作用和显著抑制左心功能。

4）扭转性室性心动过速（torsade de pointes，Tdp）：为一种极为严重的室性心动过速，常为心室颤动的前奏，多见于急性中毒性心肌损伤合并低钾血症、低血镁症、Q-T 间期延长综合征、过缓性心律失常，以及有机磷、锑剂中毒等情况。发生扭转性室速时，应静脉滴注硫酸镁、利多卡因等，常用 25% 硫酸镁 20 ml 加入 10% 葡萄糖 100 ml，以 20 ～ 25 滴 / 分的速度静脉滴注；或门冬氨酸钾镁液

10 ～ 20 ml 加入 5% 葡萄糖 250 ml 中静脉滴注；低钾者须及时补钾。出现室颤时应立即非同步电击除颤，除颤能量 200 ～ 400 焦耳，除颤成功后，常需用药物维持窦性心律以防复发。

　　5）发生猝死时按照 C-A-B（胸外按压、开放气道、人工呼吸）程序对患者进行心肺复苏，并需在通气之前就立即开始胸外按压，每分钟至少 100 次，按压幅度至少 5 cm，需尽可能减少按压中断，按压 - 通气比率 30 ∶ 2。随后尽快转至医院进行高级气道通气、自动体外除颤器除颤和心脏骤停后治疗。

　　（2）缓慢心律失常（bradyarrhythmia）的治疗：其共同特点是心率缓慢，主要因窦房结功能低下及房室传导阻滞引起。一过性迷走神经张力增高引起的窦房结功能降低，短期内使用阿托品即可；持续性迷走神经张力增高而又出现相关症状者则需起搏器治疗。一度房室传导阻滞本身不需要治疗，二度 Ⅱ 型以及有症状的二度 Ⅰ 型阻滞可随诊观察；而一般二度 Ⅱ 型阻滞都发生在希氏束以下，原则上应起搏治疗；三度房室传导阻滞发现心室率在 50 次以下、脑供血不足或出现阿 - 斯综合征者，应考虑起搏治疗。

　　8．血管系统损伤的治疗

　　（1）病因学治疗：如铅中毒所致血压增高，可随着特效驱铅治疗而恢复正常；急性亚硝酸盐中毒血压降低经亚甲蓝治疗后多能恢复正常，必要时可给予血管收缩药物。

　　（2）对症治疗：如慢性氯乙烯中毒雷诺症给予扩血管药改善微循环，也可考虑使用糖皮质激素、免疫抑制剂等。

（徐希娴）

案例介绍

　　女性，28 岁，因自服甲胺磷农药约 50 ml，后出现昏迷，呕吐、流涎 40 分钟，急诊入院。患者既往体健；入院查体：体温 37℃，脉搏 76 次 / 分，呼吸 20 次 / 分，血压 90/60 mmHg；浅昏迷，流涎，全身出汗，有肌束颤动，双瞳孔针尖大小；双肺布满干、湿性啰音；心界无扩大，心率 76 次 / 分，律齐，心音低，无杂音；血胆碱酯酶活力为正常值的 10% 以下。立即进行洗胃、导泻，并应用阿托品、解磷定、输氧、输液等治疗，后神志转清，达阿托品化后阿托品减量维持。此时心电图检查显示 Q - T 间期 0.56 s，遂进行持续心电监护。入院第 5 天，患者突然出现阵发性晕厥，心电监护显示"阵发性尖端扭转型室性心动过速"，立即给予异丙肾上腺素 1 mg 加入 5% 葡萄糖 500 ml，以 2 ～ 5 μg/ min 的速度静脉滴注，使心率维持在 110 ～ 120 次 / 分，并将 25% 硫酸镁 8 ml 稀释成 40 ml 后静脉注射，继以 8 mg/min 静脉滴注维持。经上述处理后，未再出现尖端扭转型室性心动过速，患者亦未再出现晕厥，Q-T 间期逐渐缩短，于入院第 9 天恢复正常，住院共 12 天痊愈出院。随访 1 个月无异常，心电图复查正常。

　　点评：有机磷农药中毒时突触后乙酰胆碱过量积聚，从初期短暂的交感神经张力增高诱发窦性心动过速，到长时间极度副交感神经张力增高引起窦性心动过缓和各种传导阻滞，进而导致心肌复极延迟。由于心肌纤维受到强烈的不均匀交感刺激，心肌除极和复极时间不一致，Q-T 间期延长，造成心肌折返，引起严重心律失常，如尖端扭转型室速。此期易发生在中毒后 3 ～ 15 天内，是造成反跳期死亡的主要原因。本例患者在中毒后恢复期发生突然晕厥，心电监护发现 Q-T 间期延长、尖端扭转型室速，经及时给予硫酸镁及异丙肾上腺素，病情迅速得到控制。如合并低血钾、低血镁，则更易诱发尖端扭转型室性心动过速，故应及时给予纠正；上述措施的及时、得当是抢救成功的关键。

　　（病例来源：王世强，罗鸽飞．急性有机磷农药中毒致尖端扭转型室性心动过速 2 例．中国医师杂志，2003，增刊：352.）

思考题

1. 引起职业性心血管疾病的职业因素有那几类？简述化学性心脏血管病的发病机制。

2. 职业性心血管疾病的临床表现有哪些？

3. 简述心肌损伤及心功能的生物学标志物及其临床意义。

4. 简述职业性心脏血管疾病的诊断要点及治疗原则。

推荐阅读的参考文献

1. 徐希娴，赵赞梅，毛丽君. 甲苯心脏毒性. 中国工业医学杂志，2013，26（1）：28-30.

2. 王海涛，徐希娴，李艳萍. 急性一氧化碳中毒致横纹肌和心肌损伤的临床分析. 中华劳动卫生职业病杂志，2005，23（6）：435-437.

3. 万伟国，姜莉，郑舒聪，等. 急性有机磷农药中毒心肌酶及肌钙蛋白变化对心肌损害诊断的价值. 中华劳动卫生职业病杂志，2012，30（6）：452-454.

4. Koylua R，Canderb B，Dundara ZD，et al. The importance of H-FABP in determining the severity of carbon monoxide poisoning. J Clin Med Res，2011，3（6）：296-302.

5. Lippi G1，Rastelli G，Meschi T，et al. Pathophysiology，clinics，diagnosis and treatment of heart involvement in carbon monoxide poisoning. Clin Biochem，2012，45（16-17）：1278-1285.

6. 中华医学会心血管病学分会，中华心血管病杂志编辑委员会. 中国心力衰竭指导和治疗指南（2014）. 中华心血管病杂志，2014，42（2）：98-122.

第四节　职业性血液系统疾病

职业性血液系统疾病（occupational hematopoietic system diseases）是指在生产活动中因接触化学或物理因素引起的造血抑制、血细胞损害、血红蛋白变性、出凝血功能障碍和血液系统恶性变。本节不包括各种急性化学或物理损伤病程中发生的反应性白细胞增多症、继发性播散性血管内凝血、肝或肾损害导致的血液病，以及在高原地区工作后引起的代偿性红细胞增多症等，本节所指的"病因"仅限于直接导致相应疾病的化学或物理因素。

一、再生障碍性贫血

再生障碍性贫血（aplastic anemia，AA）简称"再障"，系由多种病因引起的骨髓造血功能衰竭症，结果是骨髓有核细胞增生低下、红骨髓总容量减少，代以脂肪髓，但骨髓中无恶性细胞浸润，无广泛网硬蛋白纤维增生，是临床上以全血细胞减少为主要表现的一组综合征。

【病因】

常见的致病化学物质有苯、三硝基甲苯、二硝基酚、砷化合物、四氯化碳、有机氯及有机磷等；物理因素主要为放射线，如X线、γ射线、中子流等。

【发病机制】

骨髓造血组织主要由网状内皮细胞和网状纤维构成立体支架，网孔中充满不同发育阶段的造血细胞；造血细胞根据其形态和发育程度分为干细胞（stem cell）、过渡细胞（transition cell）和成熟细胞（mature cell）。

各种血细胞均起源于造血干细胞，该细胞具有自我复制和产生分化细胞的能力。有的化学物质，如苯及其代谢产物如酚类、氢醌、苯醌等通过自我氧化、微粒体混合功能氧化酶细胞色素P450产生自由基等机制，阻碍造血细胞DNA合成，干扰其微管集合，而抑制造血干细胞的增殖；苯的代谢产物还可抑制骨髓基质的巨噬细胞和成纤维细胞，减少集落刺激因子、生长因子和细胞外基质成分的生成，造成造血微环境异常，干扰造血干细胞的分化成熟，最终导致周围血中各类血细胞减少，引起再生障碍性贫血；三硝基甲苯、砷、金、铋、有机溶剂、有机氯和有机磷等对造血组织也均有抑制作用。放射性物质则通过释放能量，引起电离和激发，造成生物大分子、DNA 碱基、氨基酸残基和脂质发生自由基损伤，最终导致造血组织功能改变和结构破坏、酶和受体活性降低、细胞膜损伤，而直接损害造血干细胞，如全身照射超过 700 ~ 1000 cGy 即可致持久性再障，> 4000 cGy 可造成骨髓微环境破坏，不能支持造血。

【临床表现】

（一）严重型再障（SAA）

起病急，进展迅速，常表现为出血和感染、发热。病初贫血常不明显，但随着病程发展呈进行性进展。几乎所有患者均有出血倾向，60%以上有内脏出血，主要表现为消化道出血、血尿、眼底出血和颅内出血，皮肤、黏膜出血广泛而严重，且不易控制。病程中几乎所有患者均有发热，系感染造成，常见口咽部和肛门周围坏死性溃疡，从而导致败血症，肺炎也很常见。此型患者预后差，病死率高，如仅采取一般性治疗，多数在一年内死亡。

（二）慢性型再障（CAA）

亦称"非重型再障"，其起病缓慢，以贫血为首发和主要临床表现。出血大多局限于皮肤、黏膜，且不严重；可发生感染，但常以呼吸道感染为主，容易控制。若治疗得当，此型患者可长期缓解，以至痊愈，少数患者后期病情可以加重，出现 SAA 的临床表现。

【实验室检查】

（一）周围血象

呈全血细胞减少；贫血呈正常细胞、正常色素型，亦可呈轻度大红细胞型；网织红细胞< 1%；SAA 时网织红细胞、中性粒细胞及血小板均显著减少。

（二）骨髓象检查

SAA 呈多部位增生减低或重度减低，三系造血均明显减少，尤其是巨核细胞和幼红细胞，淋巴细胞增多；CAA 在不同部位的穿刺检查结果常不一致，但至少有一个部位增生不良。

（三）骨髓活组织检查（bone marrow biopsy）

造血组织减少，大多被脂肪组织取代；放射性 ^{111} 铟（^{111}In）、^{99} 锝（^{99}Tc）或 ^{52} 铁（^{52}Fe）骨髓扫描显示骨髓造血总容量减少。

（四）骨髓祖细胞培养（bone marrow progenitor cell culture）

粒细胞 - 单核细胞系集落形成单位（ecolony-forming unit –granulocytoid and monocytoid，CFU-GM）和红细胞系集落形成单位（colony-forming unit - erythroid，CFU-E）减少。

【诊断及鉴别诊断】

（一）诊断要点

1. 有前述化学物质或放射性物质密切的职业接触史；注意询问服药史及家族史，以除外非职业性因素所致再障，并进行职业流行病学调查。

2. 对于贫血、出血、感染、发热为主要表现者，临床表现应符合 1987 年第四届全国再障学术会议修订的再障诊断标准，即：

（1）全血细胞减少，网织红细胞绝对值减少，淋巴细胞相对增多；

（2）一般无肝、脾大；

（3）骨髓检查显示至少有一个部位增生减低或重度减低（如增生活跃，巨核细胞应明显减少及淋巴细胞相对增多，骨髓小粒成分中应见非造血细胞增多）；

（4）能除外其他引起全血细胞减少的疾病，如阵发性睡眠性血红蛋白尿、骨髓增生异常综合征、自身抗体介导的全血细胞减少、急性造血功能停滞、骨髓纤维化、急性白血病、恶性组织细胞病等。

（二）鉴别诊断

1. 阵发性睡眠性血红蛋白尿（paroxysmal nocturnal hemoglobinuria，PNH） 血红蛋白尿不发作者尤其容易误诊为再障。本病出血和感染均较少见，网织红细胞增高，骨髓幼红细胞增生，尿中含铁血黄素及糖水试验、Ham 试验、蛇毒因子溶血试验均呈阳性反应，成熟中性粒细胞碱性磷酸酶活力低于正常，外周血红细胞、中性粒细胞或淋巴细胞 CD59 和 CD55 标记率测定至少有二系血细胞 CD59/CD55 缺失率＞10% 等，均有助于鉴别。

2. 骨髓增生异常综合征（myelodysplastic syndrome，MDS） 其中难治性贫血很易与不典型再障相混，尤其是低增生 MDS。本病周围血全血细胞减少，但骨髓三系细胞均增生，巨核细胞也增多，三系中均可见有病态造血。

3. 低增生性急性白血病（hypoplastic acute leukemia） 此病多见于老年人，表现为外周血全血细胞减少，未见或仅偶见少量原始细胞；骨髓灶性增生减低，但原始细胞百分比已达白血病诊断标准。

4. 其他 如纯红细胞再生障碍性贫血（pure red cell aplastic anemia）、溶血性贫血（hemolytic anemia）的再障危象（crisis of aplastic anemia）和急性造血停滞（acute arrest of hemopoiesis）等，均呈全血细胞减少，但起病较急，有明确诱因，去除后可自行缓解；慢性获得性纯红再障（chronic aquired pure red cell aplastic anemia）如有白细胞和血小板轻度减少，也需注意与 CAA 鉴别。

【治疗】

主要原则是去除致病因素、支持疗法和促进骨髓造血功能恢复；职业性因素所致的再生障碍性贫血病因明确，及时去除病因，避免致病化学物质及放射线接触尤其重要，亦有利于后续治疗。具体治疗如：

（一）免疫抑制剂治疗（immunosuppresive therapy，IST）

适用于年龄＞40 岁或无 HLA 相配同胞供髓者的 SAA。最常用抗胸腺球蛋白（ATG）和抗淋巴细胞球蛋白（ALG），其机制可能主要通过去除抑制性 T 淋巴细胞对骨髓造血的抑制，剂量因来源不同而异。也可用环孢素（CsA），其机制主要通过阻断 IL-2 受体表达来阻止细胞毒性 T 淋巴细胞的激活和增殖，抑制 IL-2 和干扰素 -γ 的生成；剂量为 3 ～ 5 mg/（kg·d），分两次口服，多数病例需要长期维持治疗，减量要缓慢，减量过快会增加复发风险，一般推荐疗效达平台期后持续服药至少 12 个月，对 SAA 的有效率可达 40% ～ 60%，出现疗效的时间需要 3 个月；不良反应有消化道症状、肝肾毒性作用、多毛、牙龈肿胀、肌肉震颤，为安全用药，宜采用血药浓度监测，安全有效谷浓度范围成人为 150 ～ 250 μg/L。

（二）骨髓移植（bone marrow transplantation，BMT）

是治疗 SAA 和极重型再生障碍性贫血（very severe aplastic anemia，VSAA）的最佳方法，且能达到根治目的，移植后长期无病存活率可达 60% ～ 80%。但移植需尽早进行，因初诊者常输红细胞和血小板，易使受者对献血员的次要组织相容性抗原致敏，导致移植排斥的发生率升高。一旦确诊 SAA 或 VSAA，具有 HLA 配型相合的同胞供体、年龄＜30 岁者，应首选异基因骨髓移植；年龄在 30 岁以上的患者进行 BMT 并无优势；年龄在 40 ～ 45 岁的患者，应于 2 个疗程标准免疫抑制剂治疗失败后才考虑骨髓移植治疗。HLA 配型相合无关供者的骨髓移植适应证掌握必须严格，仅适用于无同胞供者且免疫抑制治疗失败的患者的二线治疗，并需要有采用高分辨技术配型 Ⅰ 类和 Ⅱ 类抗原完全相合的供者，要在有经验的骨髓移植中心进行治疗。外周造血干细胞移植不推荐用于 SAA 患者；Fanconi 贫血患者对放、化疗极为敏感，因此宜采用非清髓骨髓移植。

（三）雄激素（androgenic hormone）

雄激素系治疗 CAA 不必依赖输血患者和先天性再障的首选药物。常用的雄激素有司坦唑醇（康力龙—stanozolol，系 17α 烷基雄激素类）、丙酸睾酮和十一酸睾酮（安雄，系睾丸素酯类）。睾酮进入体内，在前列腺细胞通过 5α 还原酶的作用，形成活力更强的 5α- 双氢睾酮，促使肾分泌红细胞生成素、巨噬细胞产生粒细胞 - 巨噬细胞集落刺激因子；在肝细胞内经 5β- 还原酶作用生成 5β- 双氢睾酮和本胆烷醇酮（etiocholanolone），此两物对造血干细胞具有直接刺激作用，可促使其增殖和分化。因此雄激素必须在一定量残存的造血干细胞基础上才能发挥作用，对 SAA 常无效，对 CAA 有一定疗效，但用药剂量要大，持续时间要长，如丙酸睾酮 50 ～ 100 mg/d 肌内注射，或司坦唑醇 6 ～ 12 mg/d 口服，或十一酸睾酮 120 ～ 160 mg/d 口服，疗程至少 6 个月以上。

（四）其他治疗

1. 支持疗法　去除引起骨髓损害的病因，禁用对骨髓有抑制作用的药物，积极做好个人卫生和护理工作；对粒细胞缺乏者宜行保护性隔离，预防感染。

2. 输血　必须严格掌握指征，准备做骨髓移植者，移植前输血会直接影响其成功率，尤其不能输家族成员的血；一般以输入浓缩红细胞为妥，严重出血者宜输入浓缩血小板，采用单产或 HLA 相合的血小板输注可提高疗效；拟行异基因造血干细胞移植者应输注辐照或过滤后的红细胞和血小板悬液；反复输血者宜应用去铁胺去铁治疗。

3. 中医药　治宜补肾为本，兼益气活血。常用中药为鹿角胶、仙茅、仙灵脾、黄芪、熟地、制首乌、当归、肉苁蓉、巴戟天、补骨脂、菟丝子、枸杞子、阿胶等。重组人 EPO 无益于再障的治疗，尚无足够证据表明重组人 TPO 和 IL-11 治疗再障有效，G-CSF 用于再障治疗的利弊也存在争议。

二、巨幼细胞性贫血

巨幼细胞性贫血（megaloblastic anemia）是由叶酸、维生素 B_{12} 缺乏或其他原因引起的脱氧核糖核酸（DNA）合成障碍所致的一种贫血。

【病因】

其化学性病因常见于砷化合物及慢性酒精（乙醇）中毒。

【发病机制】

叶酸是 DNA 合成过程中的重要辅酶，叶酸缺乏会影响胸腺嘧啶核苷酸合成，从而影响细胞核 DNA 合成，并可能阻碍核分裂和成熟，导致巨幼细胞出现。砷能干扰叶酸代谢有关酶类活性，引起巨幼细胞性贫血，如小鼠注射砷化钾，可干扰 ^{14}C 标记甲酸盐结合至嘌呤核苷酸，提示砷会影响 DNA 合成；乙醇则可引起维生素 B_{12} 和叶酸缺乏，影响 DNA 合成，故也可产生巨幼细胞性贫血。

【临床表现】

本病起病缓慢，主要有贫血、舌炎、厌食、腹胀、消化不良和周围神经病等表现。

【实验室检查】

呈大细胞、正色素型贫血。周围血象可见巨大的成熟红细胞、中性粒细胞和血小板；骨髓象显示红系细胞明显增生，幼红细胞巨大，核染色质疏松和细致，胞质相对较成熟，粒系和巨核系细胞亦有类似的巨大样改变。另可见血清维生素 B_{12}、叶酸降低。

【诊断与鉴别诊断】

根据贫血的临床表现以及细胞形态改变，结合血中维生素 B_{12}、叶酸含量测定，诊断并不困难，但应和引起全血细胞减少、大细胞性贫血及骨髓有巨幼样改变的疾病相鉴别，特别是 MDS 中的难治性贫血（refractory anemia）、急性非淋巴细胞白血病（acute non-lymphocytic leukemia，ANLL）中的红血病（erythrocyticmyelosis）和红白血病（erythroleukemia，EL）、甲状腺功能减退症、肿瘤化疗后及先天性细胞生成异常性贫血等。

【治疗】

叶酸 5 ～ 10 mg，每日 3 次口服；维生素 B_{12}，每次 1000 μg 肌内注射，开始每日 1 次，连续 1 周，以后改为每周 2 次，共 2 周，然后每周 1 次，共 4 周，维持量为每个月 1 次，直至病因去除，血液系统恢复。

三、铁粒幼细胞性贫血

铁粒幼细胞性贫血（sideroblastic anemia）是指由血红素合成障碍引起的不同程度低色素

性贫血（hypochromic anemia）。

【病因】

其化学性病因主要见于慢性铅中毒和酒精（乙醇）中毒。

【发病机制】

正常血红蛋白的合成是甘氨酸和琥珀酰辅酶 A，以维生素 B_6 转化来的磷酸吡哆醛作为辅酶，在 δ- 氨基 -γ 酮戊酸（δ-ALA）合成酶的作用下合成 δ-ALA；δ-ALA 在 δ-ALA 脱水酶等作用下，在红细胞线粒体内形成原卟啉，后者再在血红素合成酶的作用下与铁结合成血红素。铅对红细胞摄取铁有一定抑制作用，并可抑制血红素合成酶，影响原卟啉与铁结合；多余的铁即进入幼红细胞线粒体，使线粒体因铁过量负荷而破坏，形成铁粒，铁粒在幼红细胞周围排列成环形，成为铁粒幼红细胞。乙醇则可能影响维生素 B_6 代谢，使磷酸吡哆醛转化不足，亦可产生铁粒幼红细胞。

【临床表现】

本病发病隐匿，进展缓慢，临床表现为难治性贫血。

【实验室检查】

周围血象多示为小细胞低色素性贫血，可伴有白细胞和血小板减少；骨髓象呈红系细胞明显增生，亦可增生减少；组织化学染色涂片可见幼红细胞胞质内有粗大的铁颗粒，在细胞核周围排列成环形，这种细胞称"铁粒幼细胞（sideroblast）"；实验室检查尚有血清铁增高、总铁结合力降低，而血清铁蛋白增高。

【诊断及鉴别诊断】

贫血患者伴有骨髓中出现大量铁粒幼红细胞可帮助诊断。

【治疗】

可试用维生素 B_6 每天 50～200 mg 口服，也可与叶酸同时口服；如用药 2～4 周无效，可改用雄激素类药物，如司坦唑醇（stanozolol）2 mg，每日 3 次口服，疗程 3 个月；对症状严重，药物治疗疗效不佳者，可输注红细胞。

四、溶血性贫血

溶血性贫血（hemolytic anemia）是指由于红细胞破坏过多、过快，超过造血代偿能力时所发生的一种贫血。

【化学病因】

引起溶血性贫血的化学物质主要有砷化氢（砷化合物）、锑化氢、硒化氢、铜、铅、苯肼、有机磷农药、杀虫脒、有机溶剂、苯胺、硝基苯、萘等。

【发病机制】

中毒性溶血性贫血的发病机制主要涉及 Heinz 小体形成、谷胱甘肽代谢障碍、钠钾转运功能障碍及红细胞本身的某种遗传性缺陷等。

（一）Heinz 小体形成

芳香族氨基或硝基化合物、苯醌、苯肼类化合物等在体内转化为氧化物后，可直接作用于珠蛋白分子的巯基，使珠蛋白变性；珠蛋白共有 4 个巯基，如 2 个巯基被结合，珠蛋白变性尚可逆转，若 4 个巯基均被结合，则变性的珠蛋白即形成不可逆性沉淀物——细胞内包涵体，称为 Heinz 小体。其为圆形或椭圆形的折光颗粒，直径 1～2 μm，大多分布在红细胞边缘。这种小体可通过两种途径使红细胞遭受损伤：一是变性珠蛋白与膜之间借助联硫键（-S-S-）形成二硫化合物，使两者紧密相连，从而影响膜的结构和功能；二是红细胞随小体成块地丢失，使红细胞表面积与体积之比变小、对阳离子通透性增加、生存时间缩短。具有 Heinz 小体的红细胞细胞脆性增高，易被破坏，导致溶血。通过这种机制发生的溶血性贫血又称为"Heinz 小体溶血性贫血"。

（二）干扰酶活性及红细胞谷胱甘肽代谢

砷化氢等毒物可透过红细胞膜，抑制膜内过氧化氢酶，导致细胞内过氧化氢增加、还原型谷胱甘肽（GSH）减少，损害细胞膜稳定性；砷化氢还可与血红蛋白的珠蛋白链结合，使蛋白质变性，引起红细胞膜脆性和渗透性增加，使红细胞破碎。铜盐引起的溶血机制与其可氧化红细胞的 GSH、血红蛋白的 NADPH 以及抑

制葡萄糖 -6- 磷酸脱氢酶（G6PD）有关；低浓度的铜尚可抑制丙酮酸激酶、己糖激酶、磷酸葡萄糖脱氢酶、磷酸果糖激酶和磷酸甘油激酶，使红细胞易破坏，发生溶血。氯酸钠、氯酸钾、苯胺、硝基苯等具有氧化作用的化学物，均通过在体内生成过氧化物，使 GSH 减少，造成细胞内及细胞膜的结构和功能改变，引起红细胞破坏。

（三）钾钠离子转运功能障碍

如铅，可抑制红细胞膜上的 Na^+-K^+-ATP 酶，影响红细胞的钾钠转运，造成 Na^+ 和水分大量进入红细胞，引起红细胞膨胀、破裂、溶血。

（四）遗传缺陷

如遗传性葡萄糖 -6- 磷酸脱氢酶（glucose-6-phosphate dehydro- genase，G6PD）缺乏或不稳定血红蛋白血症患者，不能生成足够的 GSH，或伴有高铁血红蛋白血症和 Heinz 小体生成，故当接触氧化性化学物质（如芳香族氨基或硝基化合物、萘、萘啶酸、伯氨喹、磺胺类、呋喃类药物、非那西丁等）时，即很易造成红细胞膜损伤和珠蛋白变性，导致红细胞破碎，溶血。

【临床表现】

吸入砷化氢数小时即可发生急性溶血性贫血；铅、铜和砷化合物及杀虫脒等在严重中毒时才发生急性溶血；有机溶剂和有机磷农药中毒等仅在个别病例出现急性溶血。发生急性溶血时常先有畏寒、寒战、高热、腰背肌酸痛，继有血红蛋白尿（hematoglobinuria），甚至发生休克；1～2 天内出现黄疸、肝脾大，并可发生急性肾功能不全和弥散性血管内凝血（DIC）。慢性溶血起病缓慢，表现为贫血、黄疸、脾肿大，亦可有肝大。

【实验室检查】

实验室检查见：外周红细胞和血红蛋白降低，为正常细胞性贫血；网织红细胞增高；成熟红细胞大小不一、畸形、破碎；骨髓象有核细胞增生活跃，以红系细胞为主，中、晚幼红细胞尤为明显，分裂象易见，粒红比例倒置。此外，尚有血清游离胆红素增高、尿中尿胆原和粪胆原排出增多、血清游离血红蛋白增多、结合珠蛋白降低、尿中出现血红蛋白和含铁血黄素，放射性 ^{51} 铬或 ^{32} 磷测定显示红细胞生存时间缩短。

【诊断与鉴别诊断】

（一）诊断依据

1．确切的接触易致溶血化学物的职业史。

2．急性和慢性溶血的临床表现。

3．周围血象、骨髓象及血液生化检查显示有溶血证据；

4．生物样品中检出毒物及其代谢产物等。在除外其他致溶血的因素后，方可做出诊断。

（二）鉴别诊断

临床应注意与急性黄疸型肝炎、阵发性睡眠性血红蛋白尿、行军性血红蛋白尿（march hemoglobinuria）、蚕豆病（fabism）及药物性溶血性贫血等相鉴别。

【治疗】

1．糖皮质激素　如泼尼松（强的松）40～60 mg 每日分次口服；或泼尼松龙（强的松尼）200～400 mg 每日静脉滴注 1 次；或地塞米松 5～10 mg 每日分次口服或静脉 1 次滴注等。

2．碱化尿液和利尿　如 5% 碳酸氢钠溶液 250 ml 每日静脉滴注 1～2 次，以碱化尿液；呋塞米 20 mg 肌内注射或静脉注射每日 1～2 次；增加补液以促进溶血后降解产物随尿液排泄。

3．换血（exchange transfusion）　适用于急性血管内大量溶血，每次 1500～2000 ml。

4．输血（blood transfusion）　应严格掌握指征，宜用经生理盐水洗涤 3 次的红细胞。

5．血液净化疗法（blood purification therapy）　有条件者尽早使用血液透析联合血液灌流等血液净化治疗，重症患者可采用血浆置换疗法。

五、高铁血红蛋白血症

正常生理条件下，人体高铁血红蛋白（methemoglobin，MetHb）仅占血红蛋白总量的 0.5%～2%，如果超过这个数值即为高铁血红蛋白血症（methemoglobinemia）。

【病因】

能引起高铁血红蛋白血症的化学物质很多，根据作用方式可分成两类：

（1）直接作用：该类物质在体外能直接与血红蛋白发生反应形成 MetHb，主要有硝酸甘油、硝酸铵、硝酸银、亚硝酸异戊酯、亚硝酸钠、碱式硝酸铋、羟胺、氯酸盐及苯醌等，但硝酸盐口服后需经肠道细菌还原为亚硝酸盐才具有氧化作用。

（2）间接作用：这类化学物在体外不能生成 MetHb，必须在体内代谢转化为某种代谢产物，或通过产生 H_2O_2 或游离基团才对 Hb 产生氧化作用，主要有苯胺、间苯二胺、甲苯二胺、乙酰苯胺、氨基酚、硝基苯、二硝基氯化苯、三硝基甲苯、杀虫脒、敌稗等。

【发病机制】

在正常情况下红细胞内血红蛋白中的铁呈亚铁状态（Fe^{2+}），能与氧结合或分离；当血红蛋白中的铁被氧化成为高铁状态（Fe^{3+}）时，即形成高铁血红蛋白，这种血红蛋白失去与氧结合的能力。体内血红蛋白中的铁不断地从 Fe^{2+} 氧化成为 Fe^{3+}，再从 Fe^{3+} 还原成 Fe^{2+}，处于动态稳定状态，维持这种动态平衡主要有赖于体内的还原系统：红细胞内糖无氧酵解时，生成的 3-磷酸甘油醛被进而氧化为 1,3-二磷酸甘油酸，此过程生成的电子被转移到电子受体二磷酸吡啶核苷（氧化型辅酶Ⅰ，NAD）使之成为还原型二磷酸吡啶核苷（还原型辅酶Ⅰ，NADH），NADH 可释出电子参与 MetHb 还原酶作用，使红细胞内 MetHb 还原为 Hb，这是体内 MetHb 还原作用的主要途径。此外，还存在磷酸戊糖旁路代谢，其产生的电子可使三磷酸吡啶核苷（氧化型辅酶Ⅱ，NADP）转化成还原型三磷酸吡啶核苷（还原型辅酶Ⅱ，NADPH），NADPH 也可释出电子使 MetHb 还原为正常 Hb，但在正常生理情况下此种旁路系统并不是 MetHb 的主要还原途径。维生素 C 和谷胱甘肽也可直接还原 Met Hb，但其生理意义不大。

芳香族氨基或硝基化合物、亚硝酸盐、杀虫脒等在体内代谢过程中产生的超氧阴离子自由基（O_2^-）、羟基自由基（OH^-）、过氧化氢（H_2O_2）、脂质过氧化物（LOOH）等，均可使血红蛋白中的 Fe^{2+} 氧化成 Fe^{3+}，使 Hb 变成 MetHb，形成高铁血红蛋白血症。由于 MetHb 无携氧功能，且影响 Hb 释放氧，故可引起发绀（cyanosis）和缺氧（hypoxia）。

【临床表现】

主要表现为发绀和缺氧，其程度与血中 MetHb 所占血红蛋白比例有关；一般而言，MetHb 浓度在 10% 以上，可见唇周发绀，但可无症状；MetHb 浓度在 40%～60% 时，除有显著发绀外，尚出现缺氧症状，如头痛、头晕、疲乏、无力、全身酸痛、呼吸困难、心率过速、反应迟钝、嗜睡等；MetHb 浓度在 60% 以上，上述症状明显加重，颜面明显发绀，尿呈葡萄酒色或暗褐色，并可发生急性循环衰竭、昏迷；此外，可出现化学性膀胱炎、肝肾损害以及溶血性贫血。中毒性高铁血红蛋白血症可急性起病，也可慢性起病，此时可能只出现发绀，并无其他症状。

【实验室检查】

血 MetHb 增高，在分光光谱 630 nm 处可见吸收带，加氰则消失；红细胞内可见 Heinz 小体。

【诊断及鉴别诊断】

诊断要点是：可致 MetHb 形成的化学物质密切的职业接触史；以发绀和缺氧为主的临床表现；血中 MetHb 含量增高。但应注意除外儿童肠源性青紫症、NADH-MetHb 还原酶缺乏症、血红蛋白 M 病及心肺疾患引起的发绀等。

【治疗】

1. 亚甲蓝（美兰，methylene blue）　在体内可被 NADPH 还原成具有还原作用的白色亚甲蓝，其可通过 MetHb 还原酶将 MetHb 的 Fe^{3+} 还原成 Fe^{2+}，恢复成正常血红蛋白。剂量为 1～2 mg/kg 加 50% 葡萄糖溶液 40 ml 缓慢静脉注射；如 1～2 小时内发绀无减退，可重复全量或半量 1 次。注意注射速度过快可引起胸闷、恶心、呕吐；剂量过大（超过 6～10 mg/kg）则具有氧化作用，反会使正常血红蛋白的 Fe^{2+} 氧化成为 Fe^{3+}，加重发绀。

2．葡萄糖和维生素 C 葡萄糖代谢中的脱氢过程、维生素 C 均具一定还原作用，对 MetHb 血症亦有治疗效果。

六、白细胞减少症和粒细胞缺乏症

白细胞减少症（leukopenia）是指周围血液白细胞计数 $< 3.5 \times 10^9/L$；粒细胞缺乏症（agranulocytosis）是指周围血液中性粒细胞 $< 0.5 \times 10^9/L$。

【病因】

引起白细胞减少症的化学性和放射性物质除再生障碍性贫血提及的物质外，尚有巯基乙酸、烃类化合物、石油产品（煤油等）、烯丙基缩水甘油等；粒细胞缺乏症则多见于药物引起，国内曾报道因生产氮芥、塞替派等抗肿瘤药物引起接触者发生急性粒细胞缺乏症。

【发病机制】

苯和抗肿瘤药物中毒引起的白细胞减少症系化学物或其代谢产物直接对骨髓粒系祖细胞毒害作用所致，主要通过抑制其 DNA 合成、幼粒细胞的增殖和成熟，最终导致骨髓内有效储备量明显减少。化学物还可作为半抗原与粒细胞或血浆中蛋白质结合，生成全抗原，刺激机体产生相应粒细胞抗体，从而通过免疫机制导致白细胞减少。此外，化学物还可使血管壁集聚过多粒细胞，导致循环血中流动粒细胞相对减少，产生所谓"假性白细胞减少症（false leukopenia）"。

【临床表现】

白细胞减少症患者可无明显症状，有的可有乏力、易发生感染，如上呼吸道、支气管、中耳、胆道、泌尿道等。

粒细胞缺乏症则常表现为突然高热、畏寒、寒战、头痛、全身肌肉关节酸痛、多汗等症状；肺、泌尿系、口咽部和皮肤是最常见的感染部位，黏膜亦可有坏死性溃疡；由于介导炎症反应的粒细胞缺乏，所以感染局部症状可不明显，不易产生脓液、脓痰、脓尿等，但极易进展为败血症（septicemia）。

【实验室检查】

粒细胞减少症周围血象的特征性表现为白细胞减少或中性粒细胞减少，红细胞和血小板大致正常，骨髓象大致正常或粒细胞减少。

粒细胞缺乏症周围血象主要为中性粒细胞明显减少（$< 0.5 \times 10^9/L$），红细胞和血小板计数亦基本正常；骨髓象则呈粒细胞缺乏，所见粒细胞分叶过多，胞质内有空泡和毒性颗粒，浆细胞、淋巴细胞和网织红细胞比例增多，红系和巨核细胞系大致正常。

【诊断与鉴别诊断】

根据可致白细胞减少的化学物质密切接触史，周围血象和骨髓象异常结果，诊断并不困难。

【治疗】

应针对白细胞减少的发生机制进行治疗。如系再生不良，可参见再生障碍性贫血的治疗；如由免疫机制所致，可参见溶血性贫血。对一般白细胞减少症，可用促进核酸合成和白细胞代谢的药物，如维生素 B_4（6- 腺嘌呤）$10 \sim 20$ mg、维生素 B_6 20 mg、鲨肝醇（batilol）$25 \sim 50$ mg、利血生 $10 \sim 20$ mg，均为每日 3 次口服；还可用叶酸、维生素 B_{12} 等治疗。

中性粒细胞 $< 0.5 \times 10^9/L$ 时，可每日输粒细胞 1.5×10^{10}，也可使用重组人粒细胞巨噬细胞集落刺激因子（沙格司亭，GM-CSF）或重组人粒细胞集落刺激因子（G-CSF），两者均具促进粒细胞增殖、分化、成熟能力，对急性粒细胞缺乏症疗效较好，常用剂量为 $100 \sim 300\mu g/d$，皮下或静脉滴注给药，待白细胞回升后减量或停药；对伴有感染者应用抗生素控制感染。

七、血管性紫癜

血管性紫癜（vascular purpura）是指血管壁及周围组织异常所引起的出血性疾病。

【病因】

血管性紫癜的化学性病因主要见于金制剂、汞化合物、砷化合物、石油产物、有机氯 [如 DDT（二二三）、六六六（六氯化苯）等]、有机磷杀虫药及军用毒剂如路易士气等。

【发病机制】

急性砷化物中毒时可直接损伤小动脉和毛细血管，导致其通透性增加、血浆渗出和出血；少数急性 CO 中毒亦可引起血管神经性水肿；DDT、六六六和有机溶剂吸入后可通过机体免疫反应，产生过敏性紫癜；高温和大剂量放射线照射因可直接损伤毛细血管内皮细胞，导致出血。

【临床表现】

血管性紫癜出血主要在四肢，尤以下肢为多见，呈瘀点、瘀斑；免疫性血管性紫癜主要累及胃肠道、肾及关节腔，可引起腹痛、血尿、蛋白尿及关节肿胀和疼痛。

【实验室检查】

毛细血管脆性检查呈阳性，出血时间延长，但凝血时间和血小板计数正常。

【诊断及鉴别诊断】

本病应注意与出血性疾病包括弥散性血管内凝血（disseminated intravascular coagulation, DDT）的鉴别诊断（见表 3-4-1）。

表 3-4-1　出血性疾病的实验室诊断和鉴别诊断

疾病名称	实验室检查									
	CF	PLT	BT	CT	PT	KPTT	PLTA	PLTC	FB	FDP
血管性紫癜	+	N	N 或↑	N	N	N	N	N	N	N
血小板减少症	N 或 +	↓	N 或↑	N	N	N	N	N	N	N
血小板功能异常	N	N	N 或↑	N	N	N	↓	↓	N	N
低凝血酶原血症	N	N	N	↑	↑	N	N	N	N	N
弥散性血管内凝血	N	↓	↓	↓	↑	↑	N	N	↓	+

注：CF，毛细血管脆性试验；PLT，血小板；BT，出血时间；CT，凝血时间；PT，凝血酶原时间；KPTT，白陶土部分凝血活酶时间；PLTA，血小板黏附；PLTC，血小板聚集；FB，纤维蛋白原；FDP，纤维蛋白降解产物

N，正常；+，阳性；↑，延长；↓，减少。

【治疗】

可选用肾上腺色腙（卡巴克洛，carbazochrome，安络血）5 mg、复方维脑路通片 2 片、维生素 C 200 mg，均为每日 3 次口服；泼尼松每日 15 ～ 60 mg，清晨一次或分次口服；过敏性紫癜可合用抗组胺药物。

八、血小板减少症

【病因】

化学物对血小板的影响研究较少，能引起血小板减少症（thrombocytopenia）的化学毒物主要有铅、铜和金制剂，狄氏剂、乙醇、DDT、三硝基甲苯、二硝基酚、松节油及能引起再生障碍性贫血的化学性和放射性物质。

【发病机制】

主要机制可能是通过免疫反应引起，即化学物质作为半抗原或全抗原与抗体结合，形成抗原 - 抗体复合物，在补体参与下，使血小板细胞膜破裂，引起血小板减少；也可能有化学物的直接毒作用参与，造成骨髓抑制，产生再生不良，或直接破坏循环中的血小板。

【临床表现】

主要表现为出血，以皮肤、黏膜为常见，如鼻、齿龈、舌、口腔黏膜及四肢皮肤等处；皮肤出血以下肢多见，出现瘀点、瘀斑及少见的血肿；严重者可出现咯血、呕血、黑便、血尿、眼底和颅内出血等。

【实验室检查】

主要表现为血小板计数减少、出血时间延长，毛细血管脆性检查可呈阳性，骨髓涂片中巨核细胞减少。免疫性血小板减少者骨髓中有巨核细胞增多，以过渡型多见，细胞核和胞质有退行性改变，血小板形成不良或很少，血小板抗体测定可呈阳性，主要系 IgG 型，放射性 ^{32} 磷测定血小板寿命缩短。

【诊断及鉴别诊断】

根据上述临床症状及周围血血小板计数减少，诊断并不困难，但应与特发性血小板减少性紫癜（idiopathic thrombocytopenic purpura）及其他原因所致继发性血小板减少相鉴别。

【治疗】

免疫性血小板减少性紫癜治疗可用糖皮质激素（剂量和用法参见本节"四、溶血性贫血"），亦可试用长春新碱（vincristine）1 ～ 2 mg 溶于生理盐水 500 ～ 1000 ml 缓慢静脉滴注 6 ～ 8 小时，每周 1 次，连续 4 次，若无效，无需继续应用。慢性免疫性血小板减少性紫癜的药物疗效较差，可考虑脾切除；当出血危及生命时，可输注血小板。

九、血小板功能异常

【病因】

化学性血小板功能异常（thrombocyte dysfunction）的化学病因主要见于聚乙烯酯吡咯烷、乙醇、氰化钾、醋酸碘、甲基硝基汞、对位氯汞苯甲酸等。

【发病机制】

聚乙烯吡咯烷分子可被血小板膜外层吸附，影响血小板膜的正常聚集功能，其作用机制与右旋糖酐相似；氰化钾和醋酸碘可抑制血小板氧化磷酸化和葡萄糖分解代谢通路，影响能量生成，从而阻挠血小板的聚集和释放功能；甲基硝酸汞和对位氯汞苯甲酸亦可抑制血小板聚集。

【临床表现】

本症主要表现为鼻出血、齿龈出血、外伤后出血不止，妇女常有月经过多，但皮下出血少见，偶有血尿和肠道出血，关节出血和颅内出血也少见。

【实验室检查】

可有出血时间延长、血小板黏附和聚集功能减低，血小板计数正常。

【诊断及鉴别诊断】

根据临床表现和实验室检查结果，尤其是血小板黏附、聚集功能减低，不难做出诊断。

【治疗】

有过量出血或术前准备需要时，可输注血小板，但不宜过量；也可用泼尼松 20 ～ 40 mg，连续 3 ～ 4 天，即使停药其止血作用仍可维持 3 ～ 7 天。患者应避免应用阿司匹林、肝素、尿激酶、双嘧达莫（潘生丁）、硝酸甘油、奎尼丁、青霉素、头孢菌素类、呋喃妥因、安纳咖等药物，也不宜食用鱼油、洋葱、大蒜等食物，以免影响血小板功能。

十、骨髓增生异常综合征

骨髓增生异常综合征（myelodysplastic syndrome，MDS）是一组异质性造血干细胞疾病，主要表现为骨髓内细胞增生，同时或先后出现红细胞、粒细胞和巨核细胞发育异常、骨髓病态造血，导致进行性、难治性外周血红细胞、粒细胞及血小板减少，具有向白血病转化的倾向。

【病因】

职业性病因主要由苯和放射性物质引起。

【发病机制】

MDS 可能由于干细胞突变而产生的恶性克隆增生引起，它可随克隆的演变出现新的染色体异常而导致骨髓造血异常；经过数周、数月或更长时间，尚可演变成白血病。DNA 片断原位末端标记发现，MDS 患者的细胞凋亡增加，但在 MDS 进展为急性髓系白血病（AML）过程中，凋亡功能则逐渐丧失。

【临床表现】

1. 分型　1982 年，法、美、英等国协作组（FAB）将 MDS 分为五型（表 3-4-2）。

FAB 分型有助于判断预后，有很多优点，但亦存在不足；WHO 于 2000 年结合细胞遗传学分析，提出了新的 MDS 分类方法。该分类建议，只要有一系病态造血并排除其他原因，病变至少持续 6 个月，即可诊断为 RA 和 RAS；根据骨髓中原始细胞比例多少，将 RAEB 分为 1 型（原始细胞 < 10%）和 2 型（原始细胞 ≥ 10%）；增加了难治性血细胞减少伴多系

表 3-4-2　FAB 的 MDS 分型

型别	血象	骨髓象
Ⅰ 难治性贫血（RA）	原始细胞 < 1%	原始细胞 < 5%
Ⅱ RA 伴环形铁粒幼细胞（RAS）	同上	同上，幼红细胞中的环形铁粒幼细胞 ≥ 15%
Ⅲ RA 伴原始细胞过多（RAEB）	原始细胞 < 5%	原始血细胞占 5% ~ 20%
Ⅳ 伴原始细胞增多-转变型（RAEB-t）	原始细胞 ≥ 5%	原始细胞 > 20% ~ 30%，可伴 Auer 小体
Ⅴ 慢性粒-单核细胞白血病（CMML）	原始细胞 < 5%，单核细胞 > 1×10^9/L	原始细胞 5% ~ 20%

增生异常（RCMD）、5q-综合征和不能分类的 MDS；将 FAB 分型中属于 CMML 的患者归入 MDS/MPD；AML 诊断标准修订为原始细胞 ≥ 20%；把 RAEB-t 从 MDS 中剔除，归类于急性白血病。

2．症状、体征　本病起病隐匿，病初可无明显症状，以后症状也无特异性；85% 患者有贫血，可有头昏、乏力、全身不适、活动后心悸或气促；中性粒细胞减少或功能异常可引起感染、发热；血小板减少和功能异常引起出血；部分患者有骨骼疼痛，少数病例有肝、脾、淋巴结肿大。

【实验室检查】

检查可见周围血象全血细胞减少、一系或两系血细胞减少；血涂片可见幼粒、幼红细胞或单核细胞增多，粒细胞胞质中颗粒减少或消失，嗜天青颗粒过大，核分叶过多或过少。骨髓象可见红系增生过多或过少，胞质有点彩和着色不均，可出现环形铁粒，幼红细胞核碎裂、多核、核畸形、核染色质疏松；巨核细胞数可减少，出现小巨核细胞，核可巨大、畸形或多核，可有巨大血小板；红系和粒系细胞亦可见有巨幼改变。MDS 细胞形态的异常表现可参见表 3-4-3。

【诊断及鉴别诊断】

诊断 MDS 应注意考虑以下几点：

（1）至少有 2 个系列的骨髓造血异常；

（2）若仅有 1 个系列的造血异常，需伴有血细胞染色体的克隆异常；

（3）注意与巨幼细胞性贫血、溶血性贫血、再生障碍性贫血、结缔组织病和恶性肿瘤对骨髓刺激，以及慢性红血病和粒细胞缺乏症恢复期的骨髓象鉴别。

表 3-4-3　MDS 的各类细胞的形态改变特点

血细胞	血液	骨髓
红系	细胞大小不一，形态改变，染色过浅，出现点彩红细胞和有核红细胞	细胞巨幼样变，核质发育不一，核畸形或多核，或出现铁幼粒细胞，PAS 染色阳性
粒-单系	核有空泡，Pelger 异常，核分叶过多，单核细胞形态改变	原始细胞形态小，核和质中有空泡，质中颗粒少，或缺乏，NAP 染色减退
巨核系	血小板大小不一，出现巨大血小板	巨大或小巨核细胞

【治疗】

本病尚缺乏有效的根治方法，治疗以降低疾病并发症、改善生存质量和延长生存期为主要目的；应根据病情采用个体化治疗。治疗方法包括：

1．对症支持治疗　按需进行红细胞输注、血小板输注治疗，维生素 B_6 对部分患者有益。

2．激素治疗　根据不同分型，可选用雄激素及糖皮质激素治疗。

3．细胞因子治疗　包括促红细胞生成素（EPO）、重组人粒细胞-巨噬细胞集落刺激因子（GM-CSF）、重组人粒细胞集落刺激因子（G-CSF）、促血小板生成素（TPO）、白细胞介素-3、白细胞介素-11 等。

4．诱导分化剂治疗　包括全反式维 A 酸、1,25 羟化维生素 D_3。

5．化疗　常采用阿糖胞苷、高三尖杉酯碱和阿克拉霉素等。

6．其他治疗　包括采用抗胸腺球蛋白（ATG）、环孢素（CsA）、砷剂，以及造血干细胞移植。

十一、白血病

白血病（leukemia）是血液和骨髓中白细胞数量和质量发生异常的造血系统恶性肿瘤，异常的白血病细胞可浸润全身组织和器官。

【病因】

常见理化因素为苯和放射性物质（如 X 线、中子流、放射性核素等），长期、高剂量接触可引起本病。

【发病机制】

苯和放射性物质早已被认为是一种细胞裂变原，可致人类和动物的染色体畸变，造成血细胞增生和恶变，在人类可引起骨髓增生异常综合征和白血病，在动物还可引起淋巴瘤及内脏和皮肤实体瘤，但对它们的发病机制迄今尚未阐明。目前认为，苯在体内代谢产物酚、苯醌和二苯酚可通过自我氧化的过程，直接损伤 DNA；也可能是其生成的超氧化物在酶的参与下与微粒体蛋白质结合，或是苯醌的代谢产物 1,4- 苯酚与 DNA 和蛋白质结合，干扰微管集合，抑制 DNA 和 RNA 合成，引起染色体畸变，导致白血病；苯的另一代谢产物——反 , 反 - 黏糠醛（trans,trans-muconaldehyde）亦是一种有毒致癌物质；还有报告指出，苯所致白血病患者有家族遗传因素存在。放射性物质引起白血病的机制可能与染色体、DNA 的断裂有关。

【临床表现】

本病起病隐匿，但急性白血病可在短期内出现进行性贫血，明显出血和感染，骤发高热；红白血病起病可不太急；急性淋巴细胞白血病常有淋巴结、肝、脾肿大；急性单核细胞白血病的黏膜、皮肤和骨髓外浸润易见。慢性白血病起病缓慢，有些患者可无明显症状，但常见临床表现有乏力、消瘦、出汗、骨骼疼痛；慢性粒细胞白血病（CML）以脾大为明显；慢性淋巴细胞白血病后期才有淋巴结肿大和肝、脾大。

苯主要引起急性白血病，如急性髓系白血病（acute myeloid leukemia，AML）、急性红细胞白血病（acute erythrocytic leukemia，AEL），且需长时间、高强度接触；苯致慢性白血病甚为少见。放射线（电离辐射）可诱发急性髓系白血病（AML）、急性淋巴细胞白血病（ALL）和慢性粒细胞白血病（CML）。

【实验室检查】

主要表现为周围血细胞计数明显增高，少数患者亦可以正常或减少，但出现幼稚细胞；红细胞、血红蛋白和血小板减少。骨髓象可见有核细胞明显增生和极度活跃，急性白血病的原粒和早幼粒细胞 > 30%；慢性粒细胞白血病以中幼和晚幼粒细胞比例增多，原始细胞和早幼粒细胞 < 10%，约 90% 患者伴有 Ph 染色体。

【诊断与鉴别诊断】

白血病诊断分类方法较多，按病程缓急分为急性白血病和慢性白血病，前者起病急，骨髓及周围血中以异常原始及早期幼稚细胞为主，原始细胞一般超过 20%；后者病程较缓慢，骨髓及周围血中以异常成熟细胞为主，伴有幼稚细胞，原始细胞不超过 10% ～ 15%。

FAB 分类标准将急性白血病分为急性淋巴细胞白血病（ALL）和急性髓系白血病（AML），ALL 又分为 L1、L2、L3 三个亚型；慢性白血病分为慢性淋巴细胞白血病（CLL）、慢性粒细胞白血病（CML）、慢性粒 - 单核细胞白血病（CMML）和慢性中性粒细胞白血病（CNL）等。还有其他少见和特殊类型，可参见"血液学"专著。

【治疗】

除对症及支持治疗外，急性白血病治疗主要采用联合化疗，急性淋巴细胞白血病常用多柔比星（阿霉素）、长春新碱、泼尼松（HOP 方案）；急性非淋巴细胞白血病多用多柔比星、高三尖杉酯碱或阿糖胞苷、长春新碱、泼尼松（HOAP 方案）。慢性粒细胞白血病可用羟基脲、白消安；慢性淋巴细胞白血病用苯丁酸氮芥。急性白血病缓解后，可考虑造血干细胞移植，争取长期缓解。具体可参阅"血液学"专著。

综上可见，职业性血液系统疾病表现繁多、发病机制复杂、临床症状各异，一种化学物质除可引起血液系统疾病外，还可引起其他系统改变。因此，在诊断和治疗职业性血液系统疾病过程中始终要有整体、全面的概念，对毒物的致病性要有全面的认识和把握。

近年来，由于血液病免疫发病机制研究不断深入，新的化疗药物、生物制剂的问世和应用，兼之骨髓移植理论和实践的不断丰富，对职业性血液系统疾病发病机制认识，以及对此类疾病的诊断和治疗方面都有很大的促进。

由于职业性血液系统疾病的病因明确，为从根本上避免或减少本类疾病的发生奠定了良好基础，提示杜绝或减少与致病因素的接触是预防此类疾病最佳和有效的途径。此外，由于苯所导致的 MDS、白血病的发病因果关系明确，而血液、骨髓标本的采集又便捷易行，故使这一类疾病可作为研究血液肿瘤发病机制的理想"模型"。

(邹和建)

思考题

1. 举例说明：职业活动中有毒化学物质接触可以引起哪些血液系统损害和疾病。

2. 试述中毒性溶血性贫血的发病机制。

3. 试述高铁血红蛋白血症的发病机制以及亚甲蓝治疗高铁血红蛋白血症的药物机制。

推荐阅读的参考文献

1. 陈灏珠，林果为，王吉耀. 实用内科学. 14 版. 北京：人民卫生出版社，2013.

2. 何凤生. 中华职业病学. 北京：人民卫生出版社，1999：65-75.

第五节　职业性肝和胃肠道疾病

消化系统是外源性化学物吸收、生物转化、排泄，以及经肝肠循环再吸收的重要途径，因此，职业接触有害化学物质常可能引起食管、胃、肠、肝、胆、胰等消化器官的功能性及器质性损害。特别是对黏膜有腐蚀和刺激性的毒物，以及亲肝性毒物，可引起各种消化系统疾病。主要有口腔疾病、胃肠道疾病和中毒性肝病。

一、口腔炎（stomatitis）

【病因】

主要因长期接触大量酸性或碱性物质（氯气、强酸、氟化氢，氨气等），以及长期接触铅、汞、砷、镉、磷等金属烟尘，刺激口腔黏膜所致。

【临床表现】

1. 急性口腔炎　口腔黏膜烧灼感、疼痛，舌、牙龈黏膜充血、水肿、糜烂、溃疡，严重者牙龈流脓，吞咽困难，甚至喉头水肿。

2. 慢性口腔炎　口内金属味、牙龈酸胀、易出血，继有牙龈肿胀、糜烂、萎缩，牙齿松动，极易脱落。

【诊断和鉴别诊断】

明确的职业接触史，前述临床表现，结合相应毒物的实验室检查，综合分析后，方可确定诊断。

【治疗】

主要是脱离毒物接触，注意口腔卫生，药液漱口，创面涂黏膜溃疡散，预防继发感染等对症治疗，必要时可选用特效解毒剂和中和剂治疗急、慢性全身中毒性疾病。

二、牙酸蚀病（dental erosion）

【病因】

在生产过程中长期接触各种酸雾或酸酐所致。

【临床表现】

牙齿表面粗糙，无光泽，以门齿、犬齿等主牙缘出现齿状缺损，常伴牙龈炎，有牙痛、出血、牙齿松动等，严重者可有髓腔暴露和牙髓病变。

【诊断】

接触酸雾和酸酐的职业史，以牙龈组织损害为主的临床表现，可参照《职业性牙酸蚀病诊断标准和处理原则》（GBZ 61）进行诊断，应注意与牙磨损、牙釉质发育不良、龋齿等的鉴别。

三、急性腐蚀性食管炎和胃炎（acute corrosive esophagitis and gastritis）

【病因】

吞服强腐蚀剂，如强酸、强碱、重铬酸钾、酚类、漂白粉等含氯消毒剂、过氧乙酸、升汞、百草枯等。

【临床表现】

食管及胃黏膜损伤的严重程度取决于化学物的浓度、剂量、是否及时就诊等因素。摄入后立即出现口腔、舌、咽部、胸骨后灼痛及恶心、频繁呕吐、发热、上腹痛，呕吐血性或咖啡色液状黏膜腐片，严重者可发生食管穿孔、纵隔气胸、胃穿孔，并合并急性腹膜炎、高热等。

【诊断】

根据毒物接触史，口腔及食管、胃部受损的典型临床表现，不难做出诊断，应与急性食物中毒及感染性胃肠炎相鉴别。

【治疗】

可根据酸碱品种、就诊时间，决定可否洗胃或给予牛奶、蛋清、保护胃黏膜药物等，并注意防治休克，预防继发感染；吞咽进食困难者，应放置胃管，避免出现消化道狭窄闭锁；同时应予止血、解痉、止痛等对症支持治疗，注意纠正水、电解质和酸碱失衡。

四、急性胃肠炎（acute gastroenteritis）

【病因】

1．经消化道摄入的化学品中毒，多数有胃肠道症状，如砷化合物、有机磷类、二甲基甲酰胺等。

2．对消化道有直接腐蚀刺激作用者，如升汞、苯酚、过氧乙酸、氢氧化钠等。

【临床表现】

明显恶心、呕吐、腹痛、腹泻等，严重者可发生胃肠道穿孔、急性腹膜炎、休克、电解质紊乱等。

【诊断】

同急性腐蚀性食管炎、胃肠炎。

【治疗】

参见急性腐蚀性食管炎、胃肠炎。

五、腹绞痛（colic）

【病因】

急性或慢性铅中毒、二甲基甲酰胺中毒、铊化合物中毒。

【临床表现】

脐周或中下腹剧烈腹痛，阵发性加剧。铅中毒者铅绞痛发作时面色苍白、出冷汗、恶心、呕吐，而腹部无明显定位体征，并多伴有顽固性便秘、轻度贫血、肝酶活性增高等表现；急性二甲基甲酰胺中毒、铊中毒早期以胃肠道症状为主，也可出现腹部剧烈疼痛，数日后出现明显肝损害和其他系统损害表现。

【诊断】

根据确切的毒物接触史、中毒特有的临床表现、相关实验室检测结果阳性，综合分析排除其他病因后，可做出诊断，但需注意与急性阑尾炎、胆囊炎、胰腺炎、肠梗阻等疾病相鉴别。

【治疗】

1．病因治疗　给予金属络合剂和其他解毒治疗等治疗原发病。

2．解痉、止痛、保肝等对症支持治疗，注意纠正水、电解质和酸碱失衡。

六、中毒性肝病（toxic hepatopathy）

肝具有消化、代谢、解毒、排泄、储存等各种重要生理功能，它接受门静脉和肝动脉的双重供血，其富膜性结构对大量摄取和浓缩外源性化学物质十分有利；肝从血液中高效摄取各种营养素、维生素、金属离子、药物，以及环境有害物质、细菌代谢产物等，以便机体进一步代谢、储存、分解或解毒、分泌、排泄，它还参与体内凝血和免疫等重要机能。许多工业毒物和化学药物有肝毒性，且不断有新的肝毒性化学物质出现。职业中毒性肝病是劳动生产过程接触化学毒物引起的中毒性肝病，是实践中十分常见的职业病。

职业性肝毒物的侵入途径主要是呼吸道吸入或经皮肤吸收，一些气态或容易挥发蒸发的化合物，常以呼吸道为主要侵入途径，如黄磷、铍、萘、环氧乙烷、四氯化碳等；一些液态或易溶解于水的化合物，如三氯甲烷（氯仿）、四氯化碳、四氯乙烷、TNT 等也可经皮肤吸收，职业性毒物经消化道侵入的机会相对较少。

职业中毒性肝病的发生取决于两个关键的因素：一是化学物的直接肝毒性，绝大多数工业化学物引起的肝损伤是毒物的直接毒性所致，具有剂量 - 反应关系，即剂量依赖性，当超过一定接触剂量时必然引起相应的肝损伤；二是接触者的个体易感性因素，如个体的遗传特性、代谢差异、免疫缺陷、药物及原发疾病（糖尿病、甲状腺功能亢进）等均可影响此类中毒性肝病的发生及病情严重程度。

【病因】

以肝为靶器官或主要靶器官的化学毒物称为肝毒物（hepatoxins），常见的职业性肝毒物大致有以下几类：

1. 金属、类金属及其化合物，如黄（白）磷、磷化氢、三氧化二砷、砷化氢、铅、铊、锑、铜、十硼烷等。

2. 卤代烃类，如四氯化碳、三氯甲烷、二氯乙烷、四氯乙烷、氯乙烯、三氯乙烯（TCE）、四氯乙烯、氯丁二烯、多氯联苯（PCB）等。

3. 芳香族氨基及硝基化合物，如苯胺、甲苯胺、氯苯胺、甲氧基苯胺（氨基苯甲醚）、乙氧基苯胺（氨基苯乙醚）、二甲苯胺、硝基苯、二硝基苯、三硝基甲苯（TNT）、硝基氯苯、二硝基氯苯、硝基苯胺、2,4,6- 三硝基甲硝胺（特屈儿）等。

4. 其他，如乙醇、甲醇、丁醇、异丙醇、氯乙醇、五氯酚、肼、1，1- 二甲基肼、二甲基甲酰胺（DMF）、氯苯、有机磷农药、有机氯农药等。

按肝毒性大小可将上述毒物分为如下三类：

（1）剧毒类，如磷、三硝基甲苯（TNT）、二硝基氯苯、硝基苯、四氯化碳、氯萘、丙烯醛等。

（2）高毒类，如苯胺、丙肼、四氯乙烷、二氯乙烯、二氯甲烷、氯仿、砷化氢、二甲基甲酰胺（DMF）、砷、锑、汞、硒等。

（3）低毒类，二硝基酚、甲苯二胺、二氯苯、氯苯、氯甲烷、苯、乙烯、乙醚、丙烯腈、铅、铬、铍等。

【发病机制】

大多数工业化学物引起的肝损伤是毒物的直接肝毒性所致，其特点是具有明显剂量 - 反应关系，即有剂量依赖性，当超过一定接触剂量时必然引起相应程度的肝损伤。不同毒物造成的损害可不相同，如有些是单一性肝损伤（如四氯化碳），有的可连锁引起多系统损害（如苯胺、有机磷农药等），或同时出现复合性损害（如环氧乙烷、铊等），但化学结构不同的化学物也可产生同一病理类型的肝损害。急性中毒性肝损害的病理类型主要分为肝毒型、脂肪肝型、肝内胆汁淤积型，以及因肝血窦内皮细胞受损引起的肝血管病变型；慢性中毒性肝损害的病理变化主要为脂肪聚积和纤维化，重症患者肝纤维化可进展为肝硬化，并可能诱发肝肿瘤。主要有如下几种损伤类型：

（一）中毒性肝损伤（toxic hepatic injury）

由于化学物的直接作用造成肝细胞代谢障碍，以肝细胞单纯坏死或坏死合并脂肪变为病理基础，此型最为多见，如氯仿、四氯化碳等卤代烃类、黄磷、肼类、砷等物质对肝细胞有极强亲和力，可引起肝实质细胞肿胀、点状或带状坏死和脂肪变性，伴间质炎细胞浸润。肝细胞含丰富的代谢酶，外来物质包括毒物、药物等在肝内的生物转化过程可归纳为两相：1相反应通常称作"毒性反应"，可产生活化代谢产物，极易损害肝；2相反应为"解毒反应"，正常情况下外源性化学物经过1相反应后，活性代谢产物再进行2相反应，分别与葡萄糖醛酸、硫酸、谷胱甘肽、甘氨酸、谷氨酰胺等物质结合（图3-5-1）后经过肝细胞的运转，排放到胆汁中，再从肠道排出体外。细胞色素P450

（CYP）是参与1相代谢反应的主要酶系，CYP依赖性生物活化常成为重要的肝毒机制，如四氯化碳、乙醇等经细胞色素P450同工酶CYP 2E1催化，可生成亲电子活性代谢产物，可诱导脂质过氧化产生毒性。还有一些代谢产物可与肝蛋白质生成加合物，此种加成反应能抑制肝巨噬细胞（库普弗细胞）的活性，使肝细胞更易受到破坏性攻击。肝细胞受损的最基本形式是膜损伤，膜损伤的分子机制与自由基损害、线粒体功能失调、细胞内离子浓度改变等因素有关；此外，肝内源性抗氧化剂谷胱甘肽耗竭等也是引起肝细胞毒性损伤的重要机制。

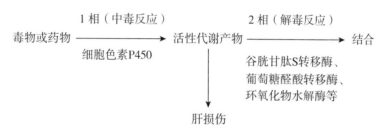

图 3-5-1　毒物代谢与肝毒性的关系

（二）脂肪肝（hepatoadiposis）

病理表现为肝内脂肪含量超过正常，细胞混浊肿胀、气球样变、脂肪堆积，有大量脂肪滴（微泡型或巨泡型）出现，这也是中毒性肝病的常见类型，常具可逆性。二氯乙烷、林丹（六氯苯）、异丙醇、硫酸二甲酯、TNT、三氯乙烯（TCE）、苯乙烯、铊、大剂量糖皮质激素等或因抑制脂蛋白的运载功能，或刺激儿茶酚胺释放，使血中游离脂肪酸大量增加，三酰甘油（甘油三酯）在肝内沉积；乙醇则可干扰三羧酸循环，使脂肪酸氧化减少、利用障碍，引起脂肪在肝内沉积；氯苯、TNT、TCE、多氯联苯（PCB）等物质往往会同时引起脂肪变性与肝细胞坏死。

（三）肝内胆汁淤积（intrahepatic cholestasis）

毒物主要引起小胆管胆汁淤积，ATP酶活性抑制，干扰转运胆汁到胆小管所需能量的生成，引起胆汁酸排泄功能障碍，肝内组织改变不明显。大量胆汁淤积常伴有细胞肿胀、胆小管和胆管膨胀；此外，尚有胆管上皮肿胀损伤，管腔内出现细胞碎片，门管区炎性细胞浸润，造成毛细胆管阻塞。二氯乙烯、二甲基甲酰胺（DMF）、百草枯、环孢素A、二苯氨基甲烷等物质易引起胆汁淤积型肝损害。

（四）肝血窦内皮细胞受损（hepatic sinusoid endothelial injury）

有的化学物质可直接损害肝血窦内皮细胞，导致肝血窦阻塞、肝充血，常见如吡咯双烷类生物碱、避孕药等。

（五）肝硬化（hepatic cirrhosis）

慢性进行性肝损伤的后果常为肝硬化，可见肝细胞及再生小结节均被纤维瘢痕缠绕，中央静脉、门管区也有纤维沉积，肝纤维变性进一步发展即为肝硬化，常见毒物如TNT、TCE、乙醇、肼等。

肝纤维化是各种慢性肝病向肝硬化发展共有的病理途径，表现为细胞外基质在肝过度沉积，质与量均发生变化；而肝星状细胞是产生细胞外基质的主要细胞源，它的激活、凋亡受到众多细胞因子及细胞内信号转导系统的调节。

（六）肝肿瘤（hepatic tumor）

不少化学毒物可以诱发肝肿瘤，如砷剂、黄曲霉毒素可引发肝癌，氯乙烯可引起恶性肝血管肉瘤。

个体遗传因素、代谢、免疫等差异引起的特异质反应，以及饮食、服药、疾病（如糖尿病、甲状腺功能亢进）等因素均可影响上述中毒性肝病发生及严重程度。

【临床表现】

（一）急性（或亚急性）中毒性肝病

短期内接触较大量肝毒物后发病，潜伏期与接触剂量及侵入途径有关，通常为 1 ~ 15 天，个别可长达 1 ~ 3 个月。常表现为恶心、呕吐、食欲减退、腹痛、腹泻、黄疸、肝大、肝区压痛等消化系统症状，伴有碱性磷酸酶（ALP）和门冬氨酸氨基转氨酶（AST）增高；有些毒物尚可引起其他症状，如神经系统（头晕、头痛、乏力、精神恍惚、步态蹒跚、短暂意识障碍或昏迷等）、肾损害（蛋白尿、红细胞尿、管型尿，严重者出现急性肾衰竭）等。如苯胺、硝基苯类化合物中毒先出现高铁血红蛋白血症，数日后出现肝损害；硫酸铜、砷化氢中毒肝损害表现也多发生在急性溶血之后。少数中毒性肝损害还可能有轻度发热，白细胞增加。临床上将其分为 3 种类型：

1. **急性黄疸型中毒性肝病** 大多起病较急，病情重笃，主要有乏力、食欲减退、恶心、呕吐、腹胀等表现，伴头晕、头痛、失眠，数日后出现肝区疼痛，尿色深棕红，皮肤、巩膜黄染，肝大，质软有触痛，脾一般不大；实验室检查见尿胆原及尿胆红素增高，血清肝功能异常，常见如丙氨酸氨基转移酶（ALT）、门冬氨酸氨基转移酶（AST）、γ-谷氨酰转酞酶（GGT）和总胆红素、直接胆红素、血清胆汁酸均异常增高。有些毒物如二甲基甲酰胺（DMF）中毒，病情较轻，经治疗后易恢复正常，病程一般较短；病情严重可发展为肝衰竭。

2. **急性无黄疸型中毒性肝病** 起病较隐匿，常见肝肿大、压痛，无黄疸出现，病情一般较轻，预后较好。

3. **重症中毒性肝病** 由于接触大剂量肝毒物所致，或在原有肝病的基础上合并中毒性肝病，常呈急性（或亚急性）暴发型肝衰竭，可出现深度黄疸、肝性脑病、腹水、肝肾综合征，伴出血倾向等，病情凶险，病死率高。实验室检查可见肝功异常，血清胆红素多大于 171 mmol/L，且可出现血清胆红素与血清酶（胆-酶）分离（bilirubin enzyme separate）现象，指由于肝细胞大量坏死，对胆红素的处理能力下降，造成血清胆红素明显上升，同时肝细胞内转氨酶由于早期大量释放，已经耗竭，因此出现 ALT 明显下降，多为病情加重的征兆；血清凝血酶原时间也延长至少一倍以上。

（二）慢性中毒性肝病

多由于长期或反复接触较低浓度肝毒物所致，大多起病隐匿，症状由轻逐渐加重，病情进展较缓慢；少数病例是由于急性中毒性肝病迁延进展而成。早期多无特异性症状，主要为乏力、头痛、失眠、食欲减退、恶心、上腹饱胀或肝区不适、疼痛，肝大、质软或韧、压痛；重度中毒者肝质地较硬，压痛较明显，且伴脾肿大，进一步发展可出现肝硬化。肝功能试验可反复出现异常，但肝硬化期 ALT、AST 的异常率仅 10%，可见血清白蛋白持续降低，γ 球蛋白增高，并可伴肾功能异常。

【诊断和鉴别诊断】

（一）诊断

我国已颁布《职业性中毒性肝病诊断标准》（GBZ 59），其主要诊断原则是具有职业性肝毒物密切接触史和肝损害的临床表现（同时出现致病毒物所引起的其他系统损害表现对病因诊断具有重要提示意义），并获得现场卫生学及流行病学调查、生物监测等资料支持，排除其他可能疾病后，方可做出诊断。其要点如下：

1. **综合分析** 综合分析症状、体征、临床经过、肝功能试验以及其他检查结果，有助于获得急慢性肝疾病的确切依据。尤应注意以下几点：

（1）血清酶检查：此已成为确定肝损害的标准方法，如氨基转移酶（AST、ALT）水平及两者比值是反映肝损伤应用最广的指标；ALP、LDH、GGT、血清胆汁酸，前白蛋白（PA）也是肝损害早期的敏感指标；后又发现鸟氨酸氨基甲酰转移酶（OCT）、山梨醇脱氢酶（SDH）更具肝特异性（表 3-5-1）；吲哚氰绿滞留试验（ICG）、色氨酸耐量试验（ITTT）敏感性和特异性也都较好，可作为肝功能复筛指标。肝功能初检后要多次复检，分析各种酶的异常变化趋势才更有价值。

（2）其他辅助检查也可利用，如腹部 B 超检查对肝的大小、质地改变可提供敏感且较客观的资料，还可选择腹部 CT 或 MRI、放射性核素等检查，必要时还可做肝穿刺活体组织病理检查。

表 3-5-1 肝损害酶学改变

酶学改变	分布	肝损害的毒理学意义
丙氨酸氨基转移酶（ALT）	肝细胞线粒体	肝坏死时明显升高，为非特异性指标，肝脂肪变性及胆汁淤积时轻度升高
门冬氨酸氨基转移酶（AST）	肝细胞胞质	肝坏死时明显升高，为特异性指标
碱性磷酸酶（ALP）	胆小管上皮细胞、肝细胞核仁、高尔基体、胞膜表面	胆汁淤积时明显升高，为非特异性指标，测定 ALP 同工酶 ALP1 明显升高具特异性
乳酸脱氢酶（LDH）	红细胞	除非进行同工酶测定，否则毒理意义不大，非人类肝患者的敏感指标
谷氨酰转肽酶（GGT）	胆小管	升高标志着胆管的增生、损害（比 AST 更敏感）及化学性肝癌早期
鸟氨酸氨甲酰转移酶（OCT）	肝细胞线粒体	升高标志着急、慢性肝损害，为敏感又特异的指标

（3）超声诊断：尤其有助于明确肝大小、边缘结构及实质回声情况，且不受其他因素干扰，精确度优于临床叩触诊，应作为中毒性肝病诊断的重要依据及首选检查方法。

2．诊断分级标准　根据前述国家诊断标准，中毒性肝病可分为如下几类：

（1）急性中毒性肝病：以前述诊断原则为基础，实验室检查以 ALT、血清胆红素定量、黄疸指数检测为主，必要时可加辅用 AST、GGT、ALP、血清胆汁酸、前白蛋白（PA）等指标，按照《职业性中毒性肝病诊断标准》（GBZ 59）进行分级诊断：

1）急性轻度中毒性肝病：短期接触较高浓度肝毒物，ALT 超过正常参考值，并具有下列表现之一者：①乏力、食欲缺乏、恶心、肝区疼痛等症状；②肝质软有压痛或叩击痛，B 超诊断为肝大。

2）急性中度中毒性肝病，病情加重，并具有下列表现之一者：①中度黄疸，血清总胆红素 51.3 ～ 85.5 μmol/L；② B 超诊断为脾大。

3）急性重度中毒性肝病：病情进一步加重，具有下列表现之一者：①肝性脑病；②重度黄疸，血清总胆红素 ≥ 85.5 μmol/L；③腹水；④肝肾综合征；⑤凝血酶原时间延长 ≥ 正常值的 1 倍，伴有出血倾向。

（2）慢性中毒性肝病：有明确的 3 个月以上肝毒物密切接触史，且病程亦在 3 个月以上，根据其临床表现、肝功能试验及影像技术检查结果综合分析做出相应分级，也可分为三级：

1）慢性轻度中毒性肝病：慢性肝病肝功能指标出现异常，并具有下列表现之一者：①乏力、食欲减退、恶心、上腹饱胀、肝区疼痛等症状；②肝区有压痛或叩击痛，B 超证实肝大。

2）慢性中度中毒性肝病：临床病情加重，慢性肝病肝功能指标中度异常，并具有下列表现之一者：①临床检查肝质地变硬，伴有肝区明显压痛，B 超诊断为肝大；② B 超诊断有脾大。

3）慢性重度中毒性肝病：临床病情进一步加重，并具下列表现之一者：①肝功能试验白蛋白、胆红素、凝血酶原活动度、胆碱酯酶中，四项指标至少有一项达到重度异常（见表3-5-1）；②肝硬化失代偿期；③中、重度肾损害按《职业性急性中毒性肾病的诊断》（GBZ 79）执行；④肝性脑病；⑤严重上消化道出血或脑出血。

由于慢性中毒性肝病早期临床表现缺乏特异性及实验室缺乏特异性指标，若仅凭单次临床检查确定诊断较为困难，尚需依据较全面的健康监护资料，动态观察，综合分析，才能诊断。我国颁布的不少诊断标准如《职业性慢性三硝基甲苯中毒的诊断》（GBZ 69）、《职业性急性苯的氨基、硝基化合物中毒的诊断》（GBZ 30）、《职业性急性砷化氢中毒的诊断》（GBZ 44）、《职业性急性丙烯腈中毒的诊断》（GBZ 13）、《职业性急性氨中毒诊断标准》（GBZ 14）、《职业性急性五氯酚钠中毒诊断标准》（GBZ 34）、《职业性氯丁二烯中毒的诊断》（GBZ 32）、《职业性急性三氯乙烯中毒诊断标准》（GBZ 38）、《职业性急性1,2-二氯乙烷中毒的诊断》（GBZ 39）、《职业性急性四氯化碳中毒诊断标准》（GBZ 42）等，都将中毒性肝损害列为诊断分级标准，故中毒性肝病的诊断务应做到认真、准确。

（二）鉴别诊断

1．病毒性肝炎　病毒性肝炎分为甲型肝炎、乙型肝炎、丙型肝炎、丁型肝炎及戊型肝炎几种，根据流行病学史、临床表现及实验室检查等综合分析，尤其是肝炎病毒血清学标志物检测结果，诊断并不困难，但如同时接触具有肝毒性的化学物质，则两种病因可能同时发挥作用，区分何者为主则困难较大。

2．药物性肝病　急性药物性肝病中的肝细胞型和混合型，或慢性药物性肝病中的活动性肝炎，其临床表现与急、慢性中毒性肝病很难区别，因此，详细询问病史、用药史十分重要，特别是药物品种、剂量、时间，以便判断肝损害与某种药物使用间的内在联系。过敏性药物性肝病，常伴有变态反应症状和体征（如发热、皮疹、水肿、血中嗜酸性粒细胞增高等），停药

后病情迅速好转，对鉴别诊断有提示作用，必要时还可作肝活检。

3．酒精性肝病　患者长期、大量饮酒史有重要提示作用，且多伴有慢性胃炎、周围神经病、心血管疾患等疾病。

4．其他肝胆疾病　还应注意与其他病因引起的脂肪肝、代谢性肝病、胆道疾病等相鉴别。

【治疗】

（一）急性中毒性肝病

1．病因治疗

（1）脱离接触毒性化学品，并尽可能精简用药。

（2）促进毒物解毒排出，有特效解毒剂的毒物（铅、砷、硫酸铜、有机磷农药等）可合理选择使用；但多数化学物缺乏特效解毒剂，则宜早期选择适宜的血液净化治疗，如血液灌流、血液透析、持续血液滤过、血浆置换等，以及时清除体内毒物及活性因子，特别是爆发型肝衰竭，更应尽早应用血液净化疗法。

2．支持治疗　患者应卧床休息，给予清淡、易消化并富含营养的食物，补充支链氨基酸、葡萄糖、ATP和维生素C，维持水、电解质和酸碱平衡。

3．基础治疗

（1）抗炎抗氧化：如甘草酸制剂（甘利欣）、水飞蓟宾类，硫普罗宁、还原型谷胱甘肽、乙酰半胱氨酸、葡醛内酯（肝泰乐）。

（2）保护肝细胞功能：如联苯双酯、甘利欣、二氯醋酸二异丙胺（肝乐）、维丙肝、复合磷酸酯酶、多烯磷脂酰胆碱等。

（3）促进肝细胞代谢：如腺苷蛋氨酸、葡醛内酯、复合辅酶、门冬氨酸钾镁等。

（4）促进胆红素胆汁酸代谢：如腺苷蛋氨酸、门冬氨酸钾镁、熊去氧胆酸等。

（5）促进肝细胞修复再生：如促肝细胞生长因子。

（6）其他：如严重者可短期应用糖皮质激素，有解毒、抗炎、利尿、抗过敏等作用，有助于改善全身症状和肝功能；出血倾向严重者，还应补充凝血因子等；中药制剂如护肝宁、护

肝片、双环醇、五酯胶囊等也可选用。

4. 急性肝衰竭的治疗

（1）药物治疗：

1）病因治疗：病毒性肝炎引起的肝衰竭，可酌情使用核苷类似物如拉米夫定、替比夫定、恩替卡韦等，有助于遏制炎症过程，延缓肝纤维化，降低肝癌发生。对于中毒性肝衰竭，应及时停用可疑药物，尽早投用血液净化疗法。

2）激素治疗：如地塞米松 10 mg/d，1 周后逐渐减量，总疗程 6～7 周，可以改善患者预后。

3）保护肝细胞：营养支持治疗极为重要，关键是使患者处于低代谢状态方有助于增加患者存活率，故在危重期维持其基本代谢需求即可，过高的糖和能量供给都不利于疾病的康复；所有阶段都应提倡经胃肠道营养摄入，尽量少使用静脉通道；给予葡萄糖液时可同时给予支链氨基酸、少量胰岛素和胰高血糖素，不宜用脂肪乳剂，限用一般氨基酸合剂。使用促肝细胞生长素和前列腺素 El（PEG1）脂质体等，也有助于减少肝细胞坏死，促进肝细胞再生。

4）肠道保护：经胃肠营养是最重要措施，口服肠道益生菌、乳果糖，给予肠道抗菌药（新霉素和甲硝唑），可减少肠内菌群，也有利于维持肠道内环境；还可酌情选用抗氧化剂（如还原型谷胱甘肽）、修复肝细胞（如多烯磷脂酰胆碱）以及缓解胆汁淤积药物（腺苷蛋氨酸等）。

5）防治并发症：如静脉滴注醋谷胺（乙醚谷醚胺）、谷氨酸（钾或钠）或氨酪酸，以降低血氨；意识障碍并有视盘水肿时可用甘露醇等脱水剂；出现呼吸加快、口唇发绀等应作血气分析，增加氧吸入或用呼吸机；尿量过少时需用利尿剂等。

（2）人工肝支持治疗：目前临床最为常用的是血浆置换，可清除体内有害物质、补充机体必需物质、改善内环境、暂时替代肝部分功能，为肝细胞再生及肝功能恢复创造条件或为等待肝移植争取时间。

（3）肝移植：由于肝源短缺、费用昂贵等问题使本项治疗受到一定限制。

（二）慢性中毒性肝病

1. 病因治疗　要点是脱离毒物接触，选用合适的络合剂或解毒剂促进毒物解毒排出。

2. 支持及对症治疗　按内科慢性疾病原则处理，如合理休息、适当活动、低脂饮食、补充足够热量和维生素类；肝细胞脂肪变性可给予肌醇、复方胆碱等药物；病情稳定后，可适当参加工作。

3. 肝功能衰竭的治疗　原则是在去除病因前提下，阻止肝细胞破坏的进度，维持代谢平衡，促进肝细胞再生，预防和治疗并发症。肝功能衰竭时可能并发多脏器功能衰竭，应注意防治脑水肿、肺部感染、肾衰竭、低蛋白血症等，并采用人工肝支持；对难以恢复的病例可考虑进行肝移植。

【预防】

可参阅本书总论相关内容。尤应加强就业前体检，对原有肝、胆、肾疾病者不应安排接触肝毒物的作业，在岗期间发现中毒性肝损害者，应及时脱离接触，并加强对工人的健康教育，接触肝毒物的工人应戒酒，避免服用具有肝毒性的药物；加强对车间有害物质的防控，尽量使用低毒的化学品替代高毒的化学品等。

（王涤新　温　韬）

思考题

1. 何谓肝毒物？举例说明哪些是常见的肝毒物。

2. 中毒性肝病有哪些病理类型？

3. 简述职业性急性中毒性肝病的临床特点和诊断分级。

4. 职业性慢性轻度中毒性肝病主要应与哪些疾病进行鉴别？

推荐阅读的参考文献

1. 顾祖维. 现代毒理学概论. 北京：化学工业出版社，2005：154-173.

2．陈成伟．药物与中毒性肝病．上海：上海科学
技术出版社，2002：165-200．

3．Jaeschke H，Gores GJ，Cederbaum AI，et al．
Mechanisms of hepatotoxicity．Toxicol．Sci，
2002，65（2）：166-176．

4．Naderi M，Ghanei M，Shohrati M，et al．
Systemic complications of trinitrotoluene（TNT）
in exposed workers．Cutan Ocul Toxicol，2013，
32（1）：31-34．

5．Giouleme O，Karabatsou S，Hytiroglou P，te al．
4,4'-Methylenedianiline-induced hepatitis in an
industrial worker：case report and review of the
literature．Hum Exp Toxicol，2011，30（7）：
762-767．

6．Malaguarnera G，Cataudella E，Giordano M，
et al．Toxic hepatitis in occupational exposure to
solvents．World J Gastroenterol，2012，18（22）：
2756-2766．

第六节　职业性肾和泌尿系统疾病

概述

"职业性肾和泌尿系统疾病"主要指工作过程或生产操作中，生物性、物理性职业危害因素，或过量生产性化学品如原料、试剂、产品、副产品、中间物质、半成品、生产废料等侵入机体所引起的肾和泌尿系统功能及结构损害，也称为"职业性肾和泌尿系损伤（occupational renal and urinary injury）"。本章主要介绍化学物质引起的职业性肾和泌尿系统的其他损伤，其主要原因是生产环境不良、防护措施不力、突发性生产事故和违章操作；而由生物性和物理性职业危害因素引起的损伤，本章不做讨论。

肾是体内代谢废物、药物和外来化学物质的主要排泄器官，其本身某些生理及解剖特点使其更易受到化学性损伤，如：

（1）血流量丰富：两个肾重量不到体重的0.4%，血流量却占全身25%左右，达4.2 ml/（min·g），成为按重量计算全身血流量最丰富的器官，从而使血中有害物质得以大量进入肾。

（2）高度浓缩功能：原尿中99%的水分在肾小管被重吸收，被浓缩了约50倍，致使血中浓度较低的毒物亦因高度浓缩而得以达到毒性的"阈浓度"。

（3）回收和排泄功能：肾小管可重吸收和主动排泄重金属和某些有机物，使这些物质得以以较高浓度集中在肾小管细胞而发挥毒性。

（4）巨大的内皮细胞网：肾具有按重量计全身最大的内皮细胞网，达0.005 m²/g，给毒物引起的免疫性损伤提供了结构基础。

【病因分类】

由于肾的代偿功能较强，损伤后常缺乏特异表现，且灵敏简便的检测方法不多，即便有些症状还易为全身症状所掩盖，故病情常较隐匿，不易引起人们重视。统计资料表明，至少有5%的肾病、10%的尿毒症系由化学物质引起，但实际情况恐远比上述数字所反映的严重。目前人们所熟悉的肾毒物有300余种，每年还有近万种新化学物质问世，使生产环境和生活环境中存在的潜在性肾毒物越来越多，据美国有关研究资料，认为约有20%肾小球疾病可能与汽油等烃类物质接触有关。

具有肾和泌尿系毒性的化合物，主要种类为生物性毒素、重金属、有机溶剂、农药、合成染料、酚类、醇类、醚类、酮类、醛类、有机酸类、硫醇、酰胺、腈化物、氮杂环等。其中有的化学物质系通过直接毒性造成肾损伤，有的则是通过溶血、横纹肌溶解、免疫反应、肾小管内形成结晶等间接途径造成肾损伤。

（一）具有直接肾毒性的化学物质

（注：文中＊为可引起膀胱癌的毒物；＊＊为可引起肾癌的毒物）

1．工业性毒物

（1）金属及类金属。

（2）有机溶剂：卤代烃（三氯甲烷、四氯化碳、二氯乙烷、三氯乙烷、三氯乙烯、溴甲烷、碘乙烷、三氟氯乙烯、四氟乙烯、氟丙烯等）、芳香烃（苯、甲苯、二甲苯、三甲苯、乙苯、萘、芘、联苯等）、脂肪烃（汽油、煤油、柴油等）、脂环烃（润滑油、环己烷、萘烷、松节油等）。

（3）农药：有机磷（对硫磷等）、有机硫（代森锌等）、有机砷（甲基砷酸锌等）、有机氯（氯丹等）、有机汞（赛力散等）、百草枯、杀草快、磷化锌、甲醚菊酯、氟硅酸钠、氟乙酰胺等。

（4）合成染料：偶氮染料 *（酸性橙等）、芳基甲烷染料 *、硝基和亚硝基染料 * 等。

（5）其他有机化合物：酚（苯酚、氯酚）、醇（环己醇、卤代醇）、醚（乙醚、卤代烷基醚、纤维素醚等）、酮（丙酮、二异丁基甲酮等）、醛（乙醛、甲醛、丙烯醛等）、有机酸（甲酸、丙烯酸、氯乙酸、氟乙酸等）、环氧化物（环氧丙烷、环氧氯丙烷等）、腈化物（乙腈、聚丙烯腈、偶氮二异丁腈、己二腈等）、酰胺（二甲基甲酰胺等）、氮杂环（乙撑亚胺、吡啶、甲基肼、三聚氰酸、吗啉、亚硝胺（二丁基亚硝胺 *、甲基烯丙基亚硝胺 **）。

2. 生物性毒素　蛇毒、蜂毒、鱼胆、斑蝥素、毒蕈素、黄夹竹桃、细菌内毒素、蓖麻毒素、棉酚。

3. 药物　氨基糖苷类（庆大霉素、卡那霉素、妥布霉素、新霉素等）、其他抗生素（头孢菌素类、去甲金霉素、过期四环素、杆菌肽、多黏菌素等）、抗真菌药（两性霉素 B、灰黄霉素等）、抗结核药（卷曲霉素、紫霉素等）、抗阿米巴药（依米丁等）、抗癌药（顺铂、丝裂霉素、甲氨蝶呤、光神霉素、秋水仙素、链脲霉素、环己亚硝脲等）、利尿剂（甘露醇、高张蔗糖、甘油、低分子右旋糖酐、呋塞米、利尿酸钠等）、造影剂（泛碘酸盐、脑影酸盐、碘泛酸、胆影葡胺等）、麻醉剂（甲氧氟烷、氟氟甲氧氟烷等）、EDTA、中药（马兜铃酸）等。

（二）具有间接肾毒性的化学物质

（注：文中 * 为可引起葡萄糖 -6- 磷酸脱氢酶缺乏者溶血的物质）

1. 溶血性物质（导致血红蛋白尿）

（1）直接溶血：

1）工业性毒物，如砷、砷化氢、碲化氢、锑化氢、铜盐、萘、丙二醇等。

2）生物性毒素，如蛇毒、蜘蛛毒、毒蕈毒等。

3）药物，如甘油、低张溶液、解热镇痛药 *（非那西丁、安替匹林、氨基比林等）、抗疟药 *（伯氨喹啉、奎宁等）、磺胺类 *（磺胺甲氧吡嗪、磺胺异噁唑、水杨酸偶氮磺胺吡啶、磺胺嘧啶等）、砜类 *（阿地砜、噻唑砜）、呋喃妥因 *、丙磺舒、对氨基水杨酸钠（PAS）*、维生素 K** 等（注：* 为可引起葡萄糖 -6- 磷酸脱氢酶缺乏症患者溶血的物质）。

（2）免疫性溶血：

1）工业性毒物，尚未见临床报告。

2）生物性毒素，尚未见临床报告。

3）药物，如青霉素类（青霉素 G、羧苄西林等）、抗结核药（异烟肼、利福平、对氨基水杨酸钠等）、解热镇痛药（非那西丁、氨基比林等）、头孢菌素类、磺胺类、奎宁、奎尼丁、氯磺丙脲、苯妥英钠、氯丙嗪等。

（3）生成珠蛋白小体致溶血：

1）工业性毒物，如脂肪族硝基化合物及硝酸酯、芳香族氨基和硝基化合物、氯酸盐、高锰酸钾、酚类、苯、苯醌、苯肼、杀虫脒、螟蛉畏、煤焦油衍生物等。

2）生物性毒素，尚未见临床报告。

3）药物，如磺胺类（磺胺甲氧嗪、磺胺异噁唑、磺胺嘧啶、水杨酸偶氮磺胺吡啶等）、丙磺舒、苯唑卡因等。

2. 溶解横纹肌物质（导致肌红蛋白尿）

（1）工业性毒物：一氧化碳、乙醇、异丙醇、乙二醇、砷、甲苯等。

（2）生物性毒素：蛇毒、蜘蛛毒、蜂毒等。

（3）药物：海洛因、苯环己哌啶、苯丙胺、麦角酰二乙胺、格鲁米特、琥珀胆碱、安妥明、洛伐他汀、6- 氨基己酸、苯海拉明、吗茚酮等。

3. 可在肾小管内形成结晶的物质

（1）工业性毒物：乙二醇（致草酸结晶）。

（2）生物性毒素，尚未见临床报告。

（3）药物：磺胺类、甲氨蝶呤、氨蝶呤、乙酰唑胺等自身可形成结晶；丙磺舒、水杨酸盐、呋塞米、氯噻嗪、6-巯基嘌呤、L-门冬酰胺酶、环孢素 A 等可形成尿酸结晶；甲氧氟烷、大量维生素 C 等可引起草酸结晶；过量维生素 D、甲状旁腺素等可引起钙沉积等。

4．可引起急性间质性肾炎的物质

（1）工业性毒物：金、铋、汞等。

（2）生物性毒素：蜂毒。

（3）药物：青霉素类（青霉素、甲氧苯西林、苯唑青霉素、羟胺苄青霉素等）、头孢霉素类（头孢噻吩、头孢氨苄、头孢拉定等）、其他抗生素（红霉素、四环素、庆大霉素、万古霉素、氯霉素、多黏菌素等）、抗结核药（利福平、乙胺丁醇、氨硫脲、对氨基水杨酸钠等）、磺胺类（TMP、复方磺胺甲噁唑等）、解热镇痛药（非诺洛芬、布洛芬、萘普生、格拉非宁、阿司匹林、非那西丁、对乙酰氨基酚、保泰松、甲西芬那酸、吲哚美辛等）、利尿剂（噻嗪类、呋塞米、氯噻酮、三氯蝶呤等）、别嘌呤醇、磺吡酮、西咪替丁、苘苯二酮、卡托普利、苯妥英钠、苯丙醇胺、安妥明等。

5．可引起急性肾小球肾炎的物质

（1）工业性毒物：金、银、汞、镉、锂、铋、有机溶剂（汽油、三氯乙烯）、高氯酸盐、硅等。

（2）生物性毒素：蛇毒、蜂毒、花粉、毒长春藤、毒橡树、类毒素、疫苗等。

（3）药物：抗癫痫药（苯妥英钠、对甲双酮、三甲双酮、乙琥胺、卡马西平、甲妥因等）、降血糖药（甲苯磺丁脲、氯磺丙脲等）、降压药（肼苯达嗪、可乐定、疏甲丙脯酸等）、解热镇痛药（吲哚美辛、萘普生、布洛芬、甲苯酰吡咯乙酸等）、抗心律失常药（奎尼丁、普鲁卡因酰胺、醋丁洛尔等）、青霉胺、苘苯二酮、华法林、丙磺舒、甲基多巴、氯丙嗪、水杨酸偶氮磺胺吡啶、利福平、海洛因等。

人类生活环境中天然存在的某些化学物质（如动植物毒素、有害元素等）或人类生产活动造成的环境污染物一旦进入人体，也可引起的肾功能及结构损害，称为"环境性肾损伤（environmental renal injury）"，误食、药用、动物昆虫意外叮咬、长期食用受污染的食物或饮水等，是引起环境性肾损伤最常见的原因。医疗过程中药物的不良反应也可引起化学性肾损伤，称为"药物性肾损害（drug induced renal injury）"，后者为临床工作中中毒性肾损伤最常见的病因，如有机溶剂（如汽油、乙二醇、二氯乙烷、三氯丙烷、氯乙醇等）引起的肾损伤，兽用聚醚酯类抗生素以及甲苯、乙醇、海洛因等化合物引起的肌溶解综合征并继发肾脏急性损伤，抗生素类、含碘造影剂、某些违法的食品添加剂（如三聚氰胺）引起的肾急性损伤等，临床报告均日见增多。近二三十年，更发现一些天然草药也具有直接或间接的肾毒性，尤其是含马兜铃酸类草药（马兜铃、关木通、广防己、青木香、细辛、天仙藤等）或中成药（龙胆泻肝丸、分清五淋丸、妇科分清丸、耳聋丸、排石颗粒、冠心苏合丸、双香排石颗粒等）；此外，雷公藤、马钱子、蓖麻籽、鸦胆子、山慈姑、苍耳子、白果、泽泻、商陆等药用植物，以及蛇毒、蜂毒、海马、斑蝥、水蛭、蜈蚣等药用动物成分引起的肾损伤也有临床报告，故在进行职业中毒性肾损伤的诊断时需要进行认真鉴别。

发病机制

化学物质的肾损害机制大致归纳为如下几点：

（一）中毒

中毒为直接损伤作用，故与暴露强度（剂量 × 时间）有密切关系，低强度暴露可能只引起受累细胞功能障碍，高强度暴露则可能造成受累细胞发生结构损害甚至坏死，具体原因可能与下列生化过程有关：

（1）与生物膜结构结合，或与必需元素竞争配体（ligands），造成膜功能及结构损伤。

（2）与酶蛋白结合或与酶竞争受体，导致酶活性抑制。

（3）造成细胞内钙超载（calcium overload），激活 Ca^{2+} 介导的某些生化过程，使膜磷脂分解破坏，大量花生四烯酸、血栓素等有害物质生成，损伤细胞。

（4）激活自由基（free radicals）的生成或转化过程，诱发细胞结构（如线粒体）发生脂质过氧化反应（lipid peroxidation），导致细胞损伤甚至凋亡、坏死；此过程可能是中毒性损伤最重要的启动环节，并可能是各种疾病的共同损伤途径。

（二）血循障碍

化学物质造成肾血循障碍的具体环节有：

（1）大量外源性化学物质或溶血产物、肾小管细胞溃解物、肾间质炎症、过敏性血管炎等，均可反射性引起肾血管痉挛，而使肾血流骤减。

（2）化学物质的直接毒性造成肾小管重吸收功能障碍，并通过管 - 球反馈机制引起肾动脉收缩、肾组织缺血缺氧，导致过量氧自由基生成及肾脂质过氧化损伤。

几乎所有致病因素皆能通过直接或间接途径造成肾血循障碍，故缺血机制在化学性肾损伤中具有特殊的重要地位；研究表明，约有 60% 的急性肾小管坏死系因肾血循未得及时纠正所致。

（三）机械性压迫

某些化学物质本身或其代谢物可在肾小管内形成结晶；有些化学物质可引起血管内溶血及血红蛋白管型生成；还有些化学毒物可引起横纹肌溶解（rhabdomyolysis）、肌红蛋白尿（myoglobinuria）及其管型生成，均会堵塞肾小管。肾小管的酸性环境会使色素蛋白荷有正电，而与管腔中荷负电的 Tamm-Horsfall 蛋白聚合沉淀，加重肾小管堵塞；有的堵塞物本身的理化特性尚可直接引起肾小管坏死。

（四）免疫反应

不少化学物质可通过免疫机制引起急性肾小球肾炎、急性间质性肾炎等，造成肾损害；此虽不属中毒，因也是化学性损伤的重要机制，仍在此列出。

（五）致癌作用

有些化学物质可通过诱发染色体点突变、染色体易位、DNA 重排、DNA 缺失、DNA 甲基化能力缺失等机制引起原癌基因（protooncogene）激活及过量表达，或使抑癌基因（tumor-suppressor gene or antioncogene）丢失或失去功能，最终诱发肾和泌尿系统癌症。

临床类型

职业中毒性肾和泌尿系统疾病可大致分为四大类：急性中毒性肾病、慢性中毒性肾病、中毒性泌尿道损伤和中毒性泌尿系肿瘤。根据前述发病机制，结合肾损害的发生部位、发病过程及病理特点，又可将急性和慢性中毒性肾病各归纳为三种不同损伤类型，它基本上涵盖了中毒性肾损伤的基本类型，有助于临床实际工作。

一、急性中毒性肾病（acute toxic nephropathy）

主要指由于职业性接触，使达到毒性剂量的工业毒物进入机体，引起以急性肾衰竭（acute renal failure，ARF）为最严重临床结局的肾急性功能障碍和结构损伤。根据发病机制及临床特点，又分为如下三型：

（一）急性肾小管坏死（acute tubular necrosis，ATN）

中毒性 ATN 多具明显的剂量 - 效应关系及较强的定位性，大多以肾近曲小管为主要靶部位；少量化学物质定位于肾远曲小管，如甲苯、锂、两性霉素 B、棉酚等。轻度患者仅在电镜下见有肾形态学改变，较重病例方在光镜下见到肾小管上皮变性、坏死及肾间质不同程度的炎性细胞浸润及水肿，但肾小球多无累及；肉眼下可见受累肾肿大，肾皮质苍白、肿胀，肾髓质则明显充血，色泽暗红（图 3-6-1）。

轻度 ATN 可无明显临床症状，仅见尿中出现多量肾小管上皮细胞、RBC 及其管型，尿渗透压（urinary osmolality，Uosm）、尿比重

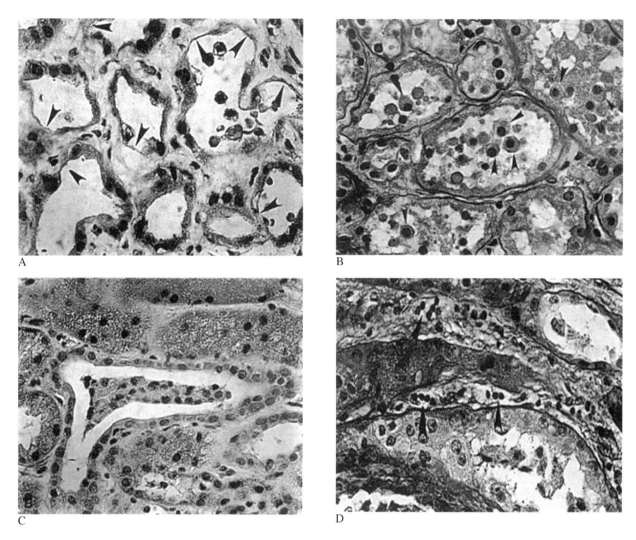

图 3-6-1 急性肾小管坏死患者肾的病理改变

A．肾小管出现细胞剥离及基底膜裸露（箭头所示）；B．肾小管腔内出现剥脱的完整肾小管细胞（箭头所示）；C．肾单位中出现细胞管型；D．肾小管近侧毛细血管边缘出现炎性细胞（箭头所示）

——摘自 Brenner BM．The Kidney，7th ed．Fig. 27-2．Philadelphia：Saunders．2004.

（urine specific gravity）、尿钠（urinary sodium，U_{Na}）均降低，肾小球滤过率（glomerular filtration rate，GFR）亦明显下降，严重者可下降 90% 以上，导致 ARF。中毒性 ATN 坏死的肾小管上皮细胞基膜多可保持完整，故中毒后 1 周左右坏死之肾小管上皮即见再生，2 周左右可大致复原；但若中毒后肾缺血未得及时纠正，损伤仍可较弥散并累及肾小管各段，修复亦明显受到影响。

（二）急性过敏性肾炎（acute allergic nephritis，AAN）

为化学物质的致敏作用所引起，缺乏量-效关系；主要表现为急性间质性肾炎（acute interstitial nephritis，AIN）和急性肾小球肾炎（acute glomerular nephritis，AGN）；此外，也见有化学物引起过敏性血管炎综合征（allergic angitis syndrome，AAS）、溶血性尿毒症综合征（hemolytic uremic syndrome，HUS）的临床报告，但十分罕见。

1．急性间质性肾炎 早年报告的 AIN 病因多为感染，尤其是某些特殊感染；近二、三十年，药物引起的 AIN 日渐增多，2/3 为抗炎药物，如抗生素、非甾体类抗炎药（nonsteroidal anti-inflammatory drugs，NSAIDs）等；近年来，中草药、生物制剂（白介素、干扰素等）引起 AIN 的报告也渐增多。实际上，任何可引起过敏的物质，皆有诱发 AIN 之可能，包括环境或职业性化学物质，如蜂毒、金、汞、铋等。其主要病理改变为肾间质水肿，肾小管周围炎性细胞浸润（淋巴细胞、单核细胞及少量嗜酸性粒细胞、中性粒细胞），肾小管常发生变性、坏死；肾小球多无受累，仅见轻度系膜增生；免疫荧光检查可见肾小管基膜有免疫球蛋白及补体沉积。

化学性 AIN 多有 1～2 周潜伏期，临床表现与感染性 AIN 无大差异；化验可见尿中有多量 RBC、WBC（尤其是嗜酸性粒细胞），但细菌检查阴性。

2. 急性肾小球肾炎　循环中的免疫复合物沉积于肾小球基膜，或抗原物质植入肾小球基膜导致原位免疫复合物（in situ IC）形成，是 AGN 两种最常见的机制。细菌、寄生虫、异种蛋白质，甚至体内成分等均可能成为引致肾炎的抗原；化学物质通过与体内蛋白质结合使之具有抗原性而引起 AGN，其最常见病因是药物；环境或职业性病因则主要是生物毒素、重金属（金、汞、镉、锂、铋）、有机溶剂（汽油、三氯乙烯）。

原位免疫复合物形成是化学性 AGN 的主要机制。致病途径之一，是抗原性物质"植入"肾小球内皮，形成原位性免疫复合物，导致肾

小球损伤，如血中二价汞离子与血浆蛋白结合，使其荷电性降低，较易穿透肾小球内皮的静电屏阻（electrostatic hindrance）得以到达内皮下及系膜处沉积，其在电镜下之表现颇似 IgA 肾病（图 3-6-2），光镜下之病理变化与感染等病因引起的 AGN 无大区别。另一致病途径是化学性损伤造成与肾小球结构具有交叉抗原性的组织成分暴露，从而使肾小球结构亦成为该种抗体的攻击目标，诱导抗肾小球基底膜抗体生成，引起膜性肾病样表现（图 3-6-3），主要见于吸入某些有机溶剂引起肺出血时。

其主要临床表现为血尿、蛋白尿，严重者可很快进展为 ARF，亦可发生肾病综合征，与一般原因引起的 AGN 相同；但吸入汽油等有机溶剂导致的肺出血 - 肾炎综合征则是较为特殊的化学性 AGN，其临床表现亦有其特点。

3. 其他类型的 AAN

（1）过敏性血管炎综合征：主要表现为血尿，伴轻度蛋白尿，镜下可见红细胞变形，进展较快，可很快引起 ARF；由于常伴全身性过敏表现，有的尚可在血中查见抗中性白细胞胞质自身抗体（anti-neutrophil cytoplasmic autoanti-bodies，ANCA），提示为过敏反应引起。本病少见，感染（病毒、细菌等）为主要病因，某些药物如青霉素、磺胺类、别嘌呤醇等也可

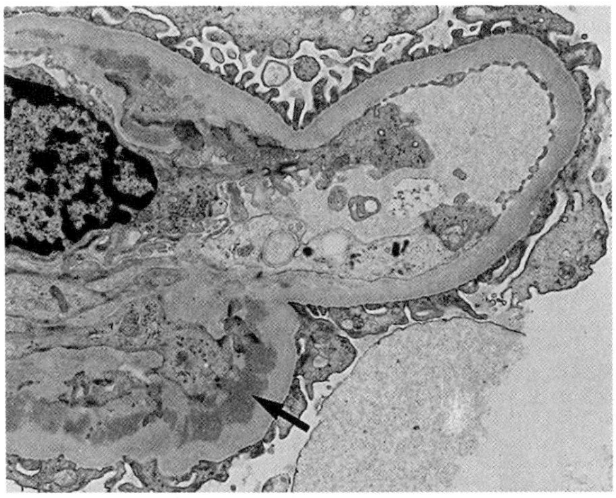

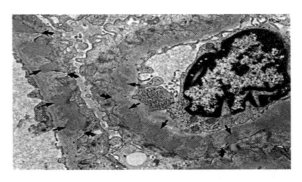

图 3-6-2　电镜下 IgA 肾病患者之肾小球毛细血管及其系膜区图像

图中显示系膜区紧贴基底膜下有明显的致密性沉积物（箭头所示）（×7000）——来自 Brenner BM. The Kidney（Vol 1, 2.）7th ed. Fig. 28-25. Philadelphia：Saunders, 2004.

图 3-6-3　电镜下中期膜性肾小球疾病（阶段Ⅱ）患者肾小球毛细血管图像

图中显示肾小球毛细血管上皮下有大量致密沉积物（直箭头所示）及邻近基底膜性物质形成的突起物（弯箭头所示）（×4000）——来自 Brenner BM. The Kidney, 7th ed. Fig. 28-8. Philadelphia：Saunders, 2004.

引起；环境或职业性化学物质引起的 AAS 更为罕见，仅见碘、溴、砷等为病因的个别报告。光镜下典型的病理变化为坏死性肾小球炎，同时伴有急性间质性肾炎；体内其他部位可同时受累，以肺最为常见；迁延较久的病例，尚可见病变血管内膜增生及纤维化、栓塞等变化，间质可有肉芽肿形成；较大血管多不受累。

（2）溶血性尿毒症综合征：该病亦较罕见，主要病因为感染及药物。近年，生物性毒素（如蛇毒、蜂毒）及工业性化学品（如一氧化碳、砷、碘等）引起 HUS 也有报告。该病的发生乃致病因素损伤肾小球毛细血管内皮后，引起血小板、纤维蛋白聚集并形成纤维蛋白网所致，流经受损部的红细胞受到蛋白网机械阻撞后破裂，导致微血管性溶血、贫血、血小板减少、肾内微血管栓塞及肾血循障碍。患者肾组织免疫荧光检查可见大量免疫球蛋白、补体沉积，提示与免疫机制有关。其肾病理学改变与其他病因所致 HUS 并无明显区别，呈典型的血栓性微血管病表现，严重者小动脉也可受累，引起肾皮质坏死；病程晚期，可有肾小球玻璃样变及硬化、肾小管萎缩、肾间质纤维化；中枢神经系统及肺、心、胃肠道等也可发生微血管栓塞及坏死。临床特点为接触致病化合物1～2周后出现微血管性溶血性贫血、血小板减少症和急性肾功能不全三联综合征；血涂片可见形态多样的破碎 RBC；血浆 LDH 及其同工酶、丙酮酸脱氢酶活性升高，严重者可很快发生 ARF。

（三）**急性肾小管堵塞**（acute tubular obstruction，ATO）

其既可由化学物质本身的结晶物引起，如磺胺类、甲氨蝶呤等药物；也可由其代谢产物的结晶引起，如乙二醇、甲氧氟烷等可在肾小管内形成草酸盐结晶。还有一些化学物质如砷化氢、铜盐、黄磷、苯肼、杀虫脒、苯的硝基或氨基化合物，以及磺胺类、对氨基水杨酸钠、伯氨喹等药物，可引起血管内溶血，生成血红蛋白管型堵塞肾小管；一氧化碳、甲苯、某些蛇毒、乙醇、海洛因等，则可引起横纹肌溶解，生成肌

红蛋白管型堵塞肾小管。这些改变也有明显量-效关系。

病理检查可见肾小管管腔充满堵塞物，堵塞部上方管腔为潴留之尿液充斥，并压迫局部肾小管；严重或较持久的压迫，可引起局部管腔变薄，细胞肿胀、变性、坏死；坏死部管腔充满细胞溃解物、炎性渗出物及一些炎性细胞、红细胞，肾间质也有水肿及炎性细胞浸润。

ATO 的主要临床特点为茶色（酱油色）尿或结晶尿，伴肾区不适或绞痛，并有突发性少尿或无尿；不同病因引起的 ATO 可有不同的临床表现。

二、慢性中毒性肾病（chronic toxic nephropathy）

主要指长期职业性接触情况下，摄入较低剂量化学毒物所引起的肾功能障碍和结构损伤。根据发病机制及临床特点，也可分为如下三种临床类型：

（一）**肾小管功能障碍**（renal tubular dysfunction，RTD）

主要由具有直接肾毒性的化学物质引起，多引起近曲小管功能障碍；由于剂量较低，肾脏多无明显结构变化，仅在电镜下偶尔显示某些超微结构异常，如肾小管绒毛脱落、线粒体肿胀变性、溶酶体增生、游离核蛋白小体增生解聚、内质网扩张等。个别毒物（铀、锂、甲苯、棉酚等）或药物（两性霉素 B、解热镇痛剂）也可引起远曲小管功能障碍。

临床表现取决于损伤部位，近曲小管损伤主要为低分子蛋白尿等范科尼综合征（Fanconi syndrome）样表现；远曲小管损伤则以尿浓缩不良、尿液偏碱（pH > 5.5）、尿钾增多等为特征；及时停止病因接触均可获得完全康复，预后较好。

（二）**无症状性蛋白尿**（asymptomatic proteinuria，ASP）

最常见于长期接触重金属如汞、金、镉等，主要因肾小球滤膜对血浆蛋白的"静电屏阻"

减弱所致，而非真正的肾小球结构损伤。多表现为轻度白蛋白尿（< 2 g/24 h），其他临床症状并不明显。病理学检查常无明显异常，电镜下可见轻度上皮细胞足突融合、系膜区和内皮下有电子致密物——与重金属离子结合形成的阳离子蛋白沉积。

若发病后仍继续接触病原化合物，前述蛋白质沉积物则有可能引起类似原位性免疫复合物性肾炎，而使蛋白尿加重，并可出现血尿，少数患者甚至表现为肾病综合征；汽油等有机溶剂尚可在敏感个体诱生抗肾小球基底膜抗体，引起肾小球损伤。

（三）慢性间质性肾炎（chronic interstitial nephritis，CIN）

也称慢性肾小管 - 间质性肾病（chronic tubulointerstitial nephropathy），主要病因为慢性肾间质感染，近年发现药物（解热镇痛剂为最主要品种）、重金属（铅、汞、镉、锂、铀等）等引起的 CIN 也不少。发病由肾间质及肾小管损伤引起，肾小球初时并不受累，起病十分隐匿，常无突出临床症状，仅尿液检验示有肾小管功能障碍，如尿渗透压或比重降低、尿钠增多、低分子蛋白尿、肾小管性酸中毒、尿磷和尿钙排出增加等；光镜下见有肾间质淋巴细胞及单核细胞浸润，并伴不同程度纤维化，肾小管扩张、萎缩、变形，病变多呈灶状分布。

晚期可见肾小管为纤维组织代替，肾小球最终亦发生纤维化，肾内小动脉内膜增厚，管腔狭窄；双肾外观缩小变形，表面凹凸不平。此时，肾功能严重减退，除前述表现加重外，GFR 亦明显下降，血尿素氮（blood urea nitrogen，BUN）和血清肌酐（SCr，serum creatinine）升高，多尿，并出现贫血、高血压、低血钙、低血磷、软骨病，最终导致 CRF。

三、泌尿系其他化学性损害

（一）化学性膀胱炎（chemical cystitis）

在泌尿系其他化学性损害中最为常见，主要病因为芳香胺、氟烯、杀虫脒等工业性毒物及环磷酰胺等药物大量摄入可引起化学性膀胱炎。光镜下可见膀胱黏膜弥漫性充血水肿，表面有溃疡、坏死、脱落，黏膜下层有多发性点状出血及白细胞浸润，毛细血管扩张；以膀胱三角区、膀胱底部最为明显，肌层多无累及。

（二）其他化学性损害

如有些化合物如蜜胺（三聚氰胺），可引起膀胱良性乳头状瘤（cystic innocent papillary epithelioma）、肾结石、膀胱结石（bladder stone）。化学性膀胱乳头状瘤可发生于膀胱各个部位，以膀胱三角区、膀胱底部多见，可单发，也可多发；为红色蕈状隆起物，直径多 < 2 cm，有柔细蒂部；显微镜下见瘤体由类似正常移行上皮构成，分化较好，基底部分界清楚，无浸润，偶见间质水肿、黏液变或淋巴细胞聚集。

长期接触过量二硫化碳（CS_2）可引起全身小血管硬化（vascular sclerosis），尤以大脑及肾小血管为甚。病理检查可见肾小球入球小动脉最先出现嗜伊红玻璃样物质沉积，初较局限，继可扩散至整个血管内膜，致使管壁增厚、管腔狭窄，基膜也逐渐变厚皱曲；严重者可见毛细血管丛萎缩，管腔闭塞，肾小囊壁层纤维组织增生，囊腔中可出现胶原纤维样物质，整个肾小球呈玻璃样变乃至纤维化。

四、化学性肾肿瘤（chemical renal tumors）

肾肿瘤较为明确的化学病因为亚硝基化合物，多为长期过量接触所致；近年发现，有些草药及其制剂如马兜铃类也具致癌作用，不容忽视。临床表现与其他病因引起的肾癌无大差异，以血尿、腰痛、肾区肿块为三大典型症状，也有部分患者无任何症状而出现广泛癌转移。病理表现多为透明细胞型腺癌（clear cell type adenocarcinoma），多原发于肾近曲小管，单肾多见，上下极为好发部位。

诊断要点及方法

一、急性中毒性肾病

在临床实践中，医生面对紧急送往医院疑为"急性中毒性肾病"的患者，首先要解决的问题是"有无急性肾损伤"，其次是"何种急性肾损伤"，最后须判断"何种程度的损伤"，才能采取合理有效的治疗。

（一）急性肾损伤之判断

急性中毒性肾病的预后一般较好，及时停止接触该种病因，多可获得痊愈，故早期确定有无急性肾损伤，早期采取治疗，对其预后有重要影响。警觉性是早期发现急性中毒性肾损伤的重要条件，故凡有肾毒物急性过量接触史者，或经化验证实其体内或工作、生活环境过量存在某种肾毒物质者，皆应进行肾医学观察至少48小时。最简便有效的检测方法为尿液检查，主要包括：24小时尿量，尿液的色泽、pH、渗透压或比重，尿蛋白和葡萄糖检测，沉渣涂片观察等；有尿量减少、血色或茶色尿，或无明显尿路感染迹象而尿中出现大量异常细胞或成分，皆提示有肾损伤可能，即便未发现肾功能有任何减退，亦应作进一步追踪检查。

职业性急性中毒性肾损伤之确诊，还需注意排除药物性、生物性、物理性等因素以及全身疾病、肾原发疾病、异常生理状况等原因引起的类似改变。

（二）急性肾损伤临床类型之判断

一般而论，急性中毒性肾损伤临床表现的病因特异性并不强，但常伴有全身毒性反应表现，可供鉴别诊断的参考；不同类型的急性中毒性肾病在早期或轻度阶段，临床表现各具一定特点，对诊断有提示作用，发展至严重阶段则皆进展为急性肾衰竭，特性则不明显。因此，急性中毒性肾损伤临床类型的判断主要依赖其早期临床特点及尿液检查结果，而非晚期表现。

1. 急性肾小管坏死　轻型 ATN 临床上并不表现明显肾功能异常，其血清肌酐（SCr）、血尿素氮 BUN 等指标均可保持正常，GFR 仅或轻度下降，突出特点是尿中出现多量肾小管上皮细胞、红细胞及各种管型等（图3-6-4），并有肾小管功能障碍表现，如 Uosm 降低、U_{Na} 增高、滤过钠排泄率（fractional excretion of filtrated sodium，FE_{Na}）增加等。

若大量肾小管受累，则可引起急性肾功能不全、氮质潴留，甚至急性肾衰竭、尿毒症（uremia），并可因水潴留、高血钾、电解质紊乱、代谢性酸中毒等原因引起各种继发症，如高血压、心力衰竭、心律失常、急性肺水肿等；尿路感染、肺部感染、败血症则为其最常见并发症，使预后明显恶化。近年的资料表明，缺血性 ATN 的病死率依然接近50%；中毒性 ATN 预后相对较好，但如缺血性因素未能及时克服，预后仍不容乐观。

2. 急性过敏性肾炎　其主要类型有：

（1）急性间质性肾炎：本病属免疫性损伤，故其严重度与剂量无关，常于多次接触某种化学物质后发生，有一定潜伏期（1～2周）。临床主要表现为镜下或肉眼血尿，尿液细菌检查阴性而白细胞明显增多（尤以嗜酸性细胞为著），可形成红细胞和白细胞管型，同时出现轻度蛋白尿；多数患者有肾区不适或叩击痛，B超检查显示双肾稍大，有发热及外周血嗜酸性粒细胞增多；部分患者尚有皮疹、关节痛、淋巴结肿大、血中 IgE 升高，甚至可在血中查见抗肾小管基底膜抗体。由于 AIN 的炎症反应及水肿的压迫尚可造成肾小管坏死及肾小管、肾小球功能障碍，故严重 AIN 常可很快引起 ARF，进展十分迅速。

（2）急性肾小球肾炎：在职业性急性中毒性肾病中，AGN 主要见于汞、镉、金等金属和汽油等有机溶剂接触，临床表现为肉眼或镜下血尿及明显蛋白尿；严重者可伴有 GFR 明显下降、少尿、氮质血症、水肿、高血压等，甚至导致肾病综合征。

较为特殊的职业性 AGN，为急性吸入较大量的烃类化合物（汽油、三氯乙烯）液体或其蒸气引起的"肺出血-肾炎综合征"（Goodpasture syndrome），早期表现为咳嗽、呼

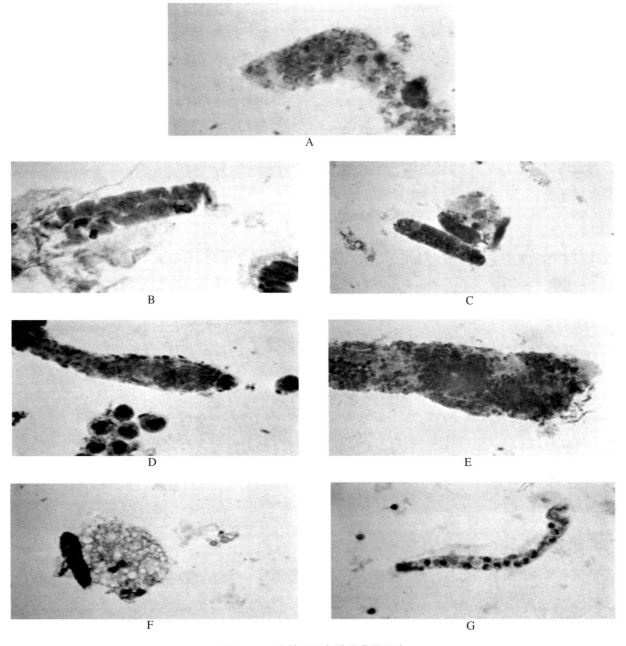

图3-6-4　光镜下之各种异常尿沉渣

A. 为红细胞管型（×900）；B. 为透明管型（×900）；C. 为透明管型和颗粒管型（×400）；D. 为粗大颗粒管型，旁边为白细胞（×750）；E. 为细小和粗大颗粒管型（×900）；F. 为卵圆形脂肪体，旁边为透明管型（×400）；G. 为白细胞管型（×400）

——本图来自 Brenner BM. The Kidney（Vol 1，2.）7th ed. Fig. 24-7. Philadelphia：Saunders，2004.

吸困难、发热、畏寒、低氧血症，X线检查示肺内出现弥漫性网状或节结状阴影等；肺内出血及大量红细胞破坏可使患者痰中出现吞噬有含铁血黄素的巨噬细胞，并可导致缺铁性贫血，甚至可因肺内大量出血而窒息死亡。在肺部症状出现数日至数年后，方出现AGN表现，且进行性加重，进展十分迅速：最初仅为镜下血尿，继而为肉眼血尿，蛋白尿也随血尿程度逐渐加

重，甚或进展为肾病综合征，可在数日至数月内进展为ARF；患者血中检见抗肾小球基底膜抗体对本病具重要诊断价值。有时本病在较长时间接触烃类化合物后才发生，且可经数月乃至数年潜伏期才出现肾损害表现，但由于肾的病变本质及临床表现仍属一急性疾病过程，故本病仍视作急性肾小球肾炎。

3. 急性肾小管堵塞　最常见ATO为急性

血管内溶血所引起，此时，患者除有致病物质所致全身毒性表现外，尚出现明显的急性溶血反应，轻者潜伏期为十余小时至数十小时，严重者可在数十分钟内出现，表现为寒战、发热、腰酸、肌痛、酱油色尿、黄疸、贫血；尿潜血、尿血红蛋白、尿胆原及尿蛋白检测均呈强阳性，常可迅速出现少尿或无尿；2～3天内血红蛋白可急剧下降60 g/L以上，网织红细胞可增至1.0～2.0以上；黄疸明显，血浆呈橙红色，血液间接胆红素可迅速升达85 μmol/L（5 mg/L）左右；并出现ATN各种表现，肾功能亦急剧恶化，很快出现ARF；大量溶血还可引起肝功能损害。该病的病死率可达15%，抢救存活者常因堵塞物压迫而引起缺血性ATN，组织不易再生，需较长时间方能逐渐恢复，但肾功能往往仍只及正常的70%或更低。

血红蛋白尿需注意与肌红蛋白尿相鉴别，后者病因为横纹肌溶解产生的肌红蛋白，新鲜的肌红蛋白尿潜血试验也呈阳性，初为棕红色，放置后转为暗棕色，且血浆色泽以及血中血红蛋白、网织红细胞和胆红素水平均无异常，但血清肌肉酶类如肌酸磷酸激酶（creatine phosphokinase，CPK）、醛缩酶（aldolase，ALD）等活力明显升高；此外，发生横纹肌溶解时，受损肌群明显疼痛且无力，表面红肿甚至出现水泡，伴有血钾升高、血钙降低、血清尿酸增高，甚至出现心律失常。如受损肌群有筋膜包裹，则其溶解肿胀尚可压迫筋膜间隙中的血管、神经，引起局部肿胀、剧痛、活动受限，导致筋膜间隙综合征（interfascial space syndrome），此种情况若持续4～6小时，常可造成肌肉、神经不可逆损伤，必须及早施行筋膜切开减压术。

化学物结晶为引起ATO另一重要病因，患者可因大量肾单位堵塞而突然发生少尿或无尿，常伴不同程度的肾绞痛，与化学物质接触或服用药物有直接关系；严重者可导致ATN，并引起ARF；尿中查见有关化学物质的结晶对确定病因有重要提示作用。

（三）急性肾损伤程度之判断

早年由于认识水平及诊断技术的限制，很难在急性肾损伤发展至ARF前得以及时发现，给临床治疗造成很大困难，也明显影响疾病预后。近年肾病的临床研究进展表明，要早期准确判断ARF，必须建立ARF的正确概念，其关键有三：

1. 走出急性肾功能障碍的某些误区　注意以下几个重点：

（1）尿量不少不能完全排除急性肾功能障碍：近年研究显示，随诊疗水平提高，非少尿型肾衰竭（nonoliguric acute renal failure，NOARF）日渐增多，可占总发病数40%～90%，若以有无少尿判断有无ARF发生，则会漏诊大批患者；而其病死率（<33%）则远低于少尿型肾衰竭（oliguric acute renal failure，OARF）之55%。故建立NOARF概念，对早期发现ARF，改善预后，具有重要意义。

（2）氮质血症并不等于肾衰竭：临床常以"氮质血症（azotemia）"作为ARF的标志，BUN一直为其最常用的判断指标。实际上，ARF虽可引起氮质血症，但氮质血症并非一定就是ARF，脱水、高蛋白饮食、高热、严重感染、体腔或软组织出血及各种高分解状态，均可引起氮质血症；此外，在急性肾损伤早期，即便肾小球滤过功能已丧失80%，其BUN仍可维持于正常水平；慢性肾损伤时，肾的代偿能力更强。

（3）肾小球滤过率并不能及时准确反映急性肾功能障碍：放射性核素技术如 ^{99m} 锝-二乙三胺五乙酸（^{99m}Tc-DTPA）注射可精确地测定双肾GFR；临床更多使用内生性肌酐清除率作为GFR简便测定方法。因肌酐是肌酸在体内的代谢产物，与肌肉数量成正比，每日生成的速率稳定，约为1mg/min，只经肾小球滤出，极少被重吸收，故其排泄情况可换算成内生性肌酐生成率（Ccr）大致反映肾小球排泄功能状况，其计算公式为：

$$Ccr（ml/min）= UCr/SCr × V（ml/min）×1.73/S$$

式中 C_{Cr} 为内生性肌酐生成率，UCr 为尿液肌酐浓度（mg/L），SCr 为血清肌酐浓度（mg/L），V 为根据 24h 总尿量换算出的每分钟尿量（ml/min），1.73 为 70kg 标准体重者体表面积（m^2），S 为受试者体表面积（m^2，成人可不必进行校正）

Ccr 正常值为 80～120 ml/L，通过实测值与正常值的比较，即可大致判断肾的排泄功能，此值下降 75% 以上，方会引起氮质潴留，引起急性肾功能不全；其骤降 90% 以上才可能导致 ARF，提示此指标的敏感性仍难臻人意。

还值得注意的是，在肾小球受损时，可诱发肾小管功能代偿——部分肌酐可经由肾小管排泌，以增加肌酐的排泌，使 SCr↑程度偏低，故以 SCr 检测为基础换算 Ccr 值往往偏高，而使肾功能损伤程度被低估。

（4）传统概念难以满足临床需要：肾的基本功能为排泄代谢废物，百余年来一直以"急性肾衰竭（ARF）"来定义肾功能急性受损状态，但具体判断指标及变化幅度缺乏共识，判断标准多达 30 余种，如尿量↓、SCr↑、GFR↓等，导致临床结果（如病死率等）之差异甚大，无法相互参比。此外，"衰竭"为终点概念，完全缺乏动态过程的显示，最终常形成"有或无"的绝对结论，不利于准确判断病情，

更难做到早期发现，及时治疗。

2．建立肾急性损伤新的临床概念 2002年，美国匹兹堡大学医学院的急性透析质量导向小组（ADQI）提议将"急性肾衰竭"一词改为"急性肾损伤（acute kidney injury，AKI）"，以将并未达到肾功能极度恶化的"轻度肾功能降低"也能包含其中，以便早期发现、早期治疗患者。因为研究发现，即便开始治疗时的肾功能保留程度稍有提高，对预后及病死率也会产生显著影响。为此，该提议纳入了动态观察概念，制定了诊断 AKI 的所谓"RIFLE 标准"（表 3-6-3），颇似急性呼吸窘迫综合征（ARDS）定义向急性肺损伤（ALI）之改动。

2005 年 9 月，美国肾脏学会（ASN）、国际肾脏学会（ISN）、肾脏病基金会（NKF）等学术团体和全球急诊科、肾脏病科、儿科等权威学者在阿姆斯特丹商讨上述建议，并组成"急性肾损伤协作网"（Acute Kidney Injury Network，AKIN），正式提议将 ARF 更名为 AKI，进一步明确 AKI 的定义和分级，并将 RIFLE 标准修正为"AKIN 标准"（表 3-6-1）。

此改进使得：

1）AKI 定义得到完善，各种病因的急性肾功能减退在其早期即可得到反映；

表 3-6-1 急性肾损伤 AKIN 和 REFLE 标准之比较

| 病　程 | RIFLE 标准（2002） | | 病　程 | AKIN 标准（2005） | |
	肾小球功能指标	尿　量		血清肌酐增幅	尿量
风险阶段 risk	Scr↑×1.5，或 GFR↓ > 25%	< 0.5 ml/（kg·h）×6 h	I	↑≥ 3 mg/L 或增 150%～200%	< 0.5 ml/（kg·h）×6 h
损伤阶段 injury	Scr↑×2，或 GFR↓ > 50%	< 0.5 ml/（kg·h）×12 h	II	↑ > 200%～300%	< 0.5 ml/（kg·h）×12 h
衰竭阶段 failure	Scr↑×3 或 > 4 mg/dl，或 GFR↓ > 75%	< 0.3 ml/（kg·h）或无尿，持续 12 h	III	↑ > 300% 或≥ 40 mg/L	< 0.3 ml/（kg·h）或无尿 12 h
功能丢失 loss	功能丧失 4 w 以上		——	明确规定在 48h 内 Scr 绝对值之增加≥ 3 mg/L（或增幅超过 50%），或尿量 < 0.5 ml/（kg·h）（> 6 h）为诊断线	
肾病终末期 ESRD	功能丧失持续 3 m 以上				

注：RIFLE，由急性肾损伤各阶段病程英文名称的头一字母组成

　　ESRD，end stage renal disease

　　SCr 正常值为：男 53～106 μmol/L（6～12 mg/L），女 44～97 μmol/L（5～11 mg/L）

2）首次明确了动态观察原则，规定了时间范围（48小时），减弱了年龄、慢性肾脏疾病等因素对病情判断的干扰；

3）停用了沿用多年的GFR指标，确立了以SCr增幅作为SKI生化判断标准的动态指标概念；

4）以SCr≥3 mg/L为入选标准，使轻型病例也得进入AKI诊断视野；

5）可操作性强，分级判断更为简便快速；不足之处是肾功能改变不明显之AKI仍未得纳入。

3．认真鉴别非肾性肾功能损伤

（1）肾前性急性肾功能不全（pre-renal acute insufficiency，PAI）：主要因肾灌流不足引起，尽速补足血容量，改善肾灌注后，氮质潴留情况可很快消失，可逆性很强，故也称"肾前性氮质血症（prerenal azotemia，PRA）"，多无实质性肾损伤，并非真正ARF；但如未能及时处理，持续较久，导致较长时间的肾缺血，则可进展为ATN，预后亦明显恶化。因此，及时发现PRA，并尽早给予纠正，不使进展为ATN，对改善预后有重要作用。

尿液分析为二者的主要鉴别手段，常用指标为：

1）尿渗透压：由于不受尿中溶质分子量、密度等影响，且系仪器测定，故可较准确地反映肾的浓缩功能：PRA时，血容量不足、抗利尿激素分泌增加，使肾的浓缩功能加强，导致尿液浓缩，Uosm升高；ATN时大量肾小管受损，使肾的浓缩能力严重受损，故其Uosm明显降低。

2）尿钠：也是肾小管重吸收功能的重要反映指标，PRA时，由于肾小管收钠功能基本正常，U_{Na}可基本保持正常；ATN时，大量肾小管坏死使肾的收钠能力明显受损，尿中钠的排出随之增加，故其U_{Na}显著升高。

3）滤过钠排泄率：定义为单位时间内经肾小球滤出而未被肾小管重吸收的尿钠含量占总滤出钠的百分比，即：

$$FE_{Na}（\%）= U_{Na} \times V/F_{Na} \times 100$$

$$= U_{Na}/P_{Na} \div U_{Cr}/P_{Cr} \times 100$$

式中：U_{Na}为尿钠浓度（mmol/L）

　　　　V为单位时间尿量（参见CCr式中之换算方法，ml/min）

　　　　F_{Na}为单位时间内肾小球滤出的总钠量（mmol/L）

P_{Na}为血钠浓度（mmol/L）

U_{Cr}为尿肌酐浓度（μmol/L）

P_{Cr}为血浆肌酐浓度（μmol/L）

其意义与U_{Na}相近，但指标中尚包含肾小球滤过功能，故较U_{Na}更为细致全面；正常时，其多在1%以下。

4）尿肌酐与血浆肌酐比值（U_{Cr}/P_{Cr}）：PRA时由于尿液高度浓缩，故使此值明显增高；ATN时肾浓缩功能受损，尿液稀释，故此值下降。

5）血尿素氮与血浆肌酐比值（BUN/P_{Cr}）：正常时原尿中的BUN有30%～40%被肾小管重吸收，两者比值约为10/1；PRA时，此种重吸收功能未受影响，且氮质血症反使BUN增加，故此值更为升高；反之，ATN使肾小管重吸收功能明显下降，血中BUN下降，使此值也显著降低（表3-6-2）。

表3-6-2　PRA与ATN的主要鉴别指标

指标名称	PRA特点	ATN特点
尿比重	＞1.025（浓缩功能↑）	＜1.015（浓缩↓）
尿渗透压（mOsm/kg·H_2O）	＞500（浓缩功能↑）	＜350（浓缩↓）
尿渗透压/血浆渗透压	＞1.5（浓缩功能↑）	＜1.2（浓缩↓）
尿肌酐/血浆肌酐	＞40（浓缩功能↑）	＜20（浓缩↓）
血尿素氮/血浆肌酐	＞12（重吸收功能不变）	＜8（重吸收↓）
尿钠（mmol/L）	＜20（重吸收功能不变）	＞40（重吸收↓）
尿滤出钠排泄率（%）	＜1（重吸收功能不变）	＞2（重吸收↓）

需要注意的是，由于 PRA 和 ATN 间存在共同发病环节，ATN 的发生常混有 PRA 因素，而 PRA 也可向 ATN 进展，故在临床应用上述指标进行病情判断时，两种疾病间可有"重叠区"，故需综合分析多项指标，并结合病史、临床特点及其他实验室检查结果，方能作出正确判断。诊断为 ATN 者需迅速治疗；即便判断为 PRA 患者，也需判断病因，阻断病程进展，以获完全康复。

（2）肾后性急性肾功能不全：乃尿路梗阻引起，起病较急；一旦梗阻解除，肾功能多可完全恢复，故应首先予以确诊或排除。下列几点有助于此型 ARF 的判断：腰部疼痛或向腰部、会阴部的放射痛，此为梗阻性肾病（obstructive nephropathy）的最常见症状，物理检查可见肾肿大或膀胱明显充盈；突然出现的少尿或无尿也有提示意义；仅存单肾或肾原患有慢性疾病者出现前述表现，尤需排除肾前性 ARF 的可能。B 型超声波检查（B type ultrasonic examination，B-USE）、放射性核素检查（radioisotopic examination）、泌尿系造影检查等，后者可采用 X 线平片（roent genogaphy）、计算机 X 线体层扫描（computer tomography，CT）或磁共振成像（megnetic resonance imaging，MRI）等技术提供图像，便于观察肾的形态、软组织阴影、结石，以及肾盂或输尿管扩张、积液等现象，有助于早期判断有无梗阻性肾病发生（图 3-6-5）。

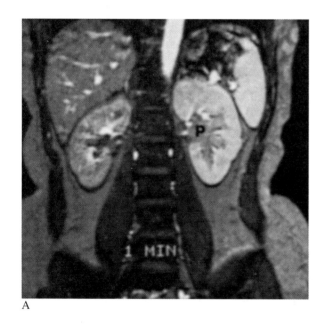 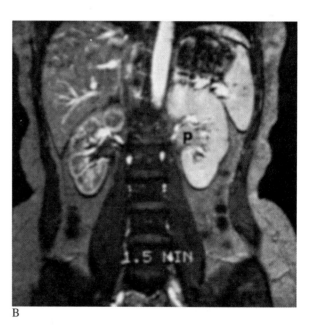

图 3-6-5 左侧急性肾堵塞之磁共振图像

A．为钆（gadolinium）注射后 1min 之磁共振梯度回波图像；B 为钆注射后 1.5 min 之磁共振梯度回波图像，右肾显示正常之增强图像，左肾则见肾盂扩大，肾实质有较持久的高信号强度，提示有肾图像延长相存在。

——本图来自 Brenner BM. The Kidney，7th ed. Fig. 26-14. Philadelphia：Saunders，2004.

4．急性肾损伤的临床检查进展

（1）超声检查：近年超声检查用于腹腔脏器病变的动态观察已十分普遍，提示此项技术在 AKI 临床诊断应用的可能性已经逐渐成熟。如肾 B 型超声可清楚显示肾的大小、外形、肾皮质厚度等；超声增强造影检查尚可清楚地显示肾皮质、髓质等不同部位血流量，从而有助于肾急性损伤的早期诊断；而使用微泡超声造影剂，更可探测肾微血管状况，其血流成像的敏感度比普通彩超约提高了 1000 倍，更有利于肾损伤的及时检出，由于这种造影剂的代谢产物可很快由呼吸道排出体外，不经过肾代谢，故尤适合急性肾损伤检查使用。

（2）X 线检查：腹平片及静脉尿路造影是

泌尿系统结石的首选检查方法，尤其适合尿路梗阻所致肾损伤的检查。肾 CT 和 MRI 检查具有更好的分辨率，以往由于观察肾血流使用的造影剂具有一定肾毒性，使临床应用受到很大限制，目前已研发出一些新的 MRI 造影剂，如超小氧化铁颗粒（USPIO），基本无毒。此外，近年还开发出血氧依赖性磁共振成像技术（BOLD-MRI）——即以去氧血红蛋白作为内源性造影剂用以检测肾血流量，更适于用作 AKI 临床检查手段。

（3）生化检查：以血清肌酐水平来反映肾小球滤过功能的变化极易受到营养状态、感染、体液容积分布、肌肉活动和损伤状况等众多因素的影响，且其消长情况也并非与肾小球功能同步，常造成临床发现 SCr 上升时，AKI 的最佳治疗时机已经错失！因此，努力探索 AKI 的生物标志物已成为攻克其诊治难关的关键环节，这些标志物应该能像心肌酶诊断性急性心肌梗死那样灵敏、准确、方便，使临床能在肾小球功能下降前即已侦测到 AKI 的发生。目前值得关注的生物标志物有如下几个：

1）中性粒细胞明胶酶相关脂质运载蛋白（neutrophil gelatinase-associated lipocalin，NGAL）：其分子量 25 kD，是脂质运载蛋白家族（lipocalin family）的新成员，主要由与嗜铁载体（siderophore）结合，参与细胞铁的转运、调控肾细胞再生、修复及凋亡。在缺血性及中毒性肾损伤动物模型都发现，无论在基因或是蛋白质水平，它都是最早参与反应的分子之一；临床观察也证实，在败血症、体外循环心脏手术、显影剂所致肾损伤以及肾移植等情况下，均比 SCr 能更早期发现 AKI，然而，已患慢性肾病者，NGAL 上升常不明显。

2）白介素 18（interleukin-18，IL-18）：这是一种致炎细胞因子，参与 AKI 的炎症反应，经肾近端小管排泌至管腔，由尿液分析可侦测其浓度变化，可作为急性肾小管损伤和细胞死亡的早期指标，对缺血性肾小管损伤有很好的特异性，对急性肾损伤的病因鉴别应有帮助，还可用于判断患者是否需要长期肾脏替代疗法及病情预后等。

3）肾损伤分子 1（kidney injury molecule-1，KIM-1），属跨膜蛋白（transmem- brane protein），与肾细胞再生有关，在许多缺血性及肾毒性肾损伤动物模型中在肾近端小管均有过度表达，尿检能侦测其浓度变化，临床观察显示其与 IL-18 作用十分相似。

4）血清胱抑素 C（cystatin C，CysC）：为血清半胱氨酸蛋白酶抑制剂（cysteine protease inhibitor），本身由人体之有核细胞合成，并以相对稳定的速率释放至血液中，分子量较小（13kD），正常情况下能自由地从肾小球滤出，但肾小管并不吸收亦不分泌此种蛋白质，因此，其在血清中的浓度主要取绝于肾小球的过滤率，且不受年龄、种族、性别以及肌肉量等因素影响，可以取代血清肌酸酐更好反映肾小球滤过率，除有助于 AKI 早期诊断及预后判断外。其对 CKD 的判断似更有帮助，因 CKD 患者由于体质虚弱和健康恶化，肌酐生成速率会明显下降，从而可能掩盖肾滤过功能的损伤程度；CysC 仅在高龄、高血压、高脂血症、肥胖、吸烟等情况下有所增加，但其准确性远优于使用血清肌酐来评估 GFR。

5）其他：还有不少类似标志物问世，如富含半胱氨酸的肝素结合蛋白（cystein-rich protein 61，Cyr61），主要在近端小管直部合成，在缺血性 AKI 时尿中表现升高；如钠 / 氢交换蛋白 3（Na$^+$/H$^+$ exchanger3，NHE3），主要位于近曲小管及襻升支厚壁段腔面，与钠的重吸收有关，正常人不能测到，但在缺血性 ATN、肾后性 ARF 患者尿中均见升高；如谷胱甘肽 - 硫 - 转移酶（glutothione-S- transferase，GST），存在于近曲小管（α 型）及远曲小管（π 型），与多种病因引起的 AKI 均有关等，但距临床应用仍有相当距离。

除前述各种生化指标外，近年影像学技术的进步也为 AKI 的早期诊断开辟了新的窗口，如正电子发射断层成像术（positron emission tomography，PET），可在活体显示生物分子的代谢状况，实现受体及基因显像，使疾病尚处于分子水平酝酿阶段，即可获得三维影像并进行定量分析，有助于实现早期诊断的目的；多光子显微镜（multi-photon microscopy）技术亦渐成熟，可通过发射的多光子荧光，深入肾的内部（超过 200 μM）进行细致观察。上述进展表明，在不久的将来，实验室手段的进步必能使 AKI 的早期诊断、有效治疗及可靠预防实现重大突破，而使临床得以彻底攻克此医学难关。

（四）职业性急性中毒性肾病的诊断及分级

2002 年 5 月 1 日，我国开始全面贯彻《职业病防治法》，正式将职业病诊断工作纳入法定程序，规定经卫生行政部门认证的医疗卫生单位做出的职业病诊断方具备法律效力，被确诊为职业病的患者将能依法获得赔偿及社会保障。与之同时，《职业性急性中毒性肾病诊断标准》（GBZ 79）亦随之颁布实施。2013 年，根据近年肾急性损伤的临床进展对该标准进行了大幅修订，新诊断标准规定，职业性急性中毒性肾病是在职业活动中，因短期内接触较大剂量的化学物质而引起的以肾损害为主要表现的急性中毒性疾病；根据短期内接触大量化学物质的职业史、典型的急性肾损伤临床表现、有关实验室检查结果及现场劳动卫生学调查，并排除其他病因所致类似疾病，方可做出诊断。为方便操作，该标准将不同类型急性中毒性肾病的临床特点进行了归纳综合，将病情统一划分为三级：

1. 轻度中毒性肾病　指无肾功能损伤，但尿液检查出现两项异常者：

（1）尿蛋白持续阳性；

（2）酱油色尿，化验显示潜血试验阳性，查有血红蛋白或肌红蛋白；

（3镜下或肉眼血尿，化验显示尿中有多量红细胞；

（4）尿中查见大量管型，或结晶，或白细胞，或多量肾小管上皮细胞。

2. 中度中毒性肾病　出现肾功能障碍，具备如下两项表现即可诊断：

（1）尿比重 < 1.012 或渗透压（Usom）< 350 mOsm，伴尿钠（U_{Na}）> 40 mmol/L 或滤过钠排泄率（FE_{Na}）> 2%，且持续时间超过

48 小时；

（2）血清肌酐（SCr)48 小时升高 1 倍以上；或 SCr 已超过 177 μmol/L（20 mg/L），仍升高 48 小时达 26.4 μmol/L（3 mg/L）；

（3）尿量持续 < 0.5 ml/（kg·h）达 12 小时；

（4）二维超声动态监测发现肾进行性增大，肾皮质回声增强；彩色多普勒超声显示肾各级动脉阻力指数增高。

3. 重度中毒性肾病　出现急性肾功能不全，具备下列任何两项表现者即可：

（1）SCr 48 小时升高 2 倍以上；或 SCr 已经高达 353.3 μmol/L（40 mg/L），48 小时内升高幅度超过 44.2 μmol/L（5 mg/L）；

（2）尿量持续 < 0.3 ml/（kg·h）达 24 小时，或无尿持续 12 小时以上；

（3）血清钾（SK）持续 > 6.0 mmol/L；

（4）出现尿毒症表现。

新标准将短时间内接触较大量肾毒物者皆列入观察对象，规定至少进行 48 小时医学监护，使监测起点大为降低，利于早期发现患者。无论是 1997 年和 2002 年颁布的老标准，还是 2013 年颁布的新标准，我国《职业性中毒性肾病诊断标准》均和 SKIN（2005）的基本概念十分接近，比如两者都不是以 ARF 作为诊断起点，而是放低诊断门槛，以尽力将急性中毒性肾损伤的早期过程纳入视野，疾病名称亦定为"急性中毒性肾病（acute toxic nephropathy）"，而非"中毒性急性肾衰竭（toxic acute renal failure）"；更值一提的是，我国的诊断标准以尿常规检查异常作为轻度 AKI 的诊断起点，因而更具前瞻性，在临床提前量方面似更优于 AKIN 标准。

该标准不仅适用于因职业接触造成的化学物质在较短时间内较大量地侵入机体引起的中毒性肾损伤，以及因机械堵塞（如色素蛋白管型、结晶物等）、免疫（如急性间质性肾炎、肺出血 - 肾炎综合征等）等机制介导的急性肾损伤；也可作为环境性或药物过量引起的中毒性急性肾损伤诊断之参考。

二、慢性中毒性肾病

慢性中毒性肾病也和其他病因引起的肾的慢性疾病一样，临床症状常不明显，如肾小管功能障碍，除非对尿液进行特殊检查，否则很难早期发现。如 ASP，也是环境或职业性慢性肾损伤常见临床类型之一，尿中虽出现较大量白蛋白，却无明显肾小球损伤，多见于长时间接触较大剂量汞、镉等重金属时，早期虽有不同程度的肾小管功能障碍，但易为白蛋白尿所掩盖；此外，ASP 还可由肾小球病变引起（如汞等重金属或汽油等有机溶剂所致之 IgA 肾病样病变），程度一般较轻，仅少数患者可呈肾病综合征表现——此种由化学物质引起之无症状性蛋白尿，预后相对较好，及时脱离致病化学物质接触，适当治疗后，多能获得较好康复。

（一）慢性中毒性肾病的早期监测指标

选择特异、敏感的指标对长期接触肾毒物者进行定期监测，是及时发现慢性中毒性肾病的主要手段。近端肾小管功能障碍最具特征性的表现是"低分子蛋白尿"，早期曾使用十二烷基磺酸钠 - 聚丙烯酰胺凝胶电泳（SDS-PAGE）技术进行尿蛋白分子量分析，但需进行尿液浓缩，操作较繁琐，使应用受到一定限制；近年已有试剂盒（酶联免疫法、放射免疫法）问世，可直接检测尿中某种低分子蛋白质，如 β_2- 微球蛋白（β_2-microglobulin，β_2-MG）、视黄醇结合蛋白（retinol-binding protein，RBP）等，灵敏、简便、快速，已得到广泛应用，使低分子蛋白尿的检出变得十分容易。

远端肾小管功能的监测则需要更为细致的实验室检查，如用尿浓缩试验检测肾的浓缩功能；尿液 pH 结合血浆 pH 测定可用于判断 I 型肾小管性酸中毒，此时可见血浆 pH 虽明显减低，但尿 pH 仍持续 > 6.2（正常人或 II 型肾小管性酸中毒时，尿 pH < 5.5），必要时可行氯化铵负荷试验（酸负荷试验）进一步证实；尿磷、尿钙、血钾、血钙、血磷监测则有助于判断远曲小管损伤程度及进展情况。

尿液常规检查可发现白蛋白尿，但要准确判断其源于肾小管或肾小球损伤，则需进行 24 小时尿蛋白定量才行，目前仍以"双缩脲法"和"考马斯亮蓝法"较为常用；尿蛋白 > 2.0 g/24h 多提示有肾小球损伤，若 > 3.5 g/24h 则提示为肾病综合征。

（二）慢性间质性肾炎的监测指标

慢性间质性肾炎早期多无明显症状，肾浓缩功能障碍常为其特殊表现，此外，尚可见尿比重持续偏低（< 1.015）、尿磷和尿钙增加及其他肾小管功能障碍（近端或远端）等表现，蛋白尿多不明显，出现大量蛋白尿多提示有肾小球损伤；肾 B 超、X 线静脉肾盂造影、肾活检可发现积水、钙化、肾乳头坏死、肾盏变形、肾萎缩等异常，从而为确诊提供依据；若发现 GFR 明显下降，或 SCr、BUN、血钙、血磷等持续增高，则提示慢性肾功能不全或慢性肾衰竭（chronic renal failure，CRF）的可能。

需注意的是，慢性中毒性肾损伤的临床表现并不具特异性，上述指标阳性并不能提示病因，肾毒物接触史、毒物侦检（环境或体液）结果、临床表现符合该种毒物毒性特点等线索，对确定病因有重要价值。

三、泌尿系其他中毒性损害

（一）化学性膀胱炎

诊断的主要证据为可靠的病因接触史、尿中检出该种化合物或其代谢物，应综合分析，并注意与感染性膀胱炎或泌尿系其他部位的炎症相鉴别。

（二）膀胱乳头状瘤

最简便有效的早期检出办法仍是定期尿液分析，一旦发现尿中出现红细胞，则应做进一步检查，如膀胱 B 超、膀胱镜；病因判定与以上原则相同。

（三）膀胱结石

早期诊断的主要依据为定期的膀胱 B 超，结合血尿、尿路刺激症状等表现；病因判断原则同前。

（四）CS₂ 所致肾损害

其早期发现主要依赖于细致的医学监护，作业工人应定期检测尿中 CS_2 代谢产物 2- 硫代噻唑烷 -4- 羧酸（2-thiothiazolidine-4-carboxylic acid，TTCA）水平，凡持续增高者，应密切监测肾的情况：早期主要注意肾小管功能，若发现明显白蛋白尿、GFR 降低、高血压等表现，常提示有肾动脉硬化可能。同时伴有神经中枢衰弱、精神异常、脑病、周围神经病、眼底动脉硬化、视神经萎缩、冠心病等表现，对病因诊断有重要提示作用，结合职业史、车间流行病学调查资料，不难做出诊断，但应注意与原发性高血压、高脂血症或糖尿病性肾动脉硬化，以及结缔组织疾病引起的类似疾患相鉴别。

四、化学性肾肿瘤

早期检出的关键在于警觉性，对长期接触病因化合物的人群定期进行体检、化验，对于及时发现化学性肾肿瘤具有重要价值。

（一）化学性膀胱癌

临床多采用膀胱超声、静脉肾盂造影、膀胱镜等手段，但不够早期，尤不便进行群体监测，目前仍以尿液的细胞学检查为较方便、敏感的监测方法，并采用吖啶橙染色荧光显微镜观察，取代传统的巴氏（Papaicolaou）染色常规镜检，使膀胱癌的早期检出率提高了将近 90%，使该方法更具使用价值。目前还有探索使用肿瘤标志物作为早期检出膀胱癌的辅助手段，如存活素（survivin），为 1997 年发现的凋亡抑制蛋白（IAP）家族新成员，是迄今为止发现最强的凋亡抑制因子，检测尿中 survivin 诊断新发及复发膀胱癌的敏感性为 100%，特异性 95%；观察 88 例浅表性膀胱癌组织均有不同程度的 survivin 表达，其中 51 例高表达者（阳性细胞占总细胞数 20% 以上）3、5、7 年无瘤生存率分别为 59%、51% 和 47%，37 例低表达者分别为 87%、84%、84%，提示尿中 survivin 的高表达是膀胱癌复发的高危因素；对膀胱内灌注（BCG/ MMC）的患者在灌注前、灌注中及灌注后作尿 survivin 测定，结果显示，在经过膀胱内灌注之后，尿中 survivin 仍为阳性者预后不良，提示肿瘤复发的可能性很大，但用作个体诊断指标仍需积累经验。

另有研究认为，细胞核基质蛋白 -22（neuclear matrix protein-22，NMP-22）、透明质酸（HA）和透明质酸酶（HAase）、端粒酶（teromerase）、膀胱肿瘤抗原（bladder tumor antigen，BTA）、纤维蛋白降解产物（fibrin degradation product，FDP）、尿激酶纤溶酶原激活物（urokinaseplas-minogen activator，uPA）亦有望成为膀胱癌的生物标志物。还有研究采用微卫星（microsatellites）分析技术检测细胞基因失活和突变状况，或采用流式细胞术（flow cytometry，FCM）检测恶性肿瘤细胞 DNA 含量，或采用基因芯片技术（gene chip technology）进行膀胱癌基因表达谱分析，临床更有尿液流式细胞检测（flow cytometry，FCM）、光敏检测等技术的应用，使化学性膀胱癌的早期诊呈现可喜前景，但其可靠性均难臻人意，膀胱癌的病因诊断目前仍主要依据前述职业性肾疾病的诊断原则。

（二）肾癌

其临床表现远较膀胱癌隐匿，X 线平片和肾盂造影为最常用的诊断方法，但较小的肿瘤则难发现，还需依靠 CT 或 MRI 检查，早期检出率可达 93% 左右，并有助于观察肿瘤对周围组织的浸润程度、静脉内癌栓、淋巴结转移的情况（图 3-6-6）。此外，放射性核素（肾扫描、99mTc- 动态肾显像）和 FCM 检查阳性，血清 γ- 烯醇化酶（γ-enolase）、癌胚抗原（carcinoembryonic antigen，CEA）升高，血清铁降低等，均具辅助诊断价值。病因诊断仍无特异方法，仍需遵循职业性肾疾病诊断的一般原则。

治疗原则

中毒性肾病的处理除考虑肾本身外，尚需考虑毒物的全身毒性，故与一般肾病的治疗有所不同，其主要原则如下。

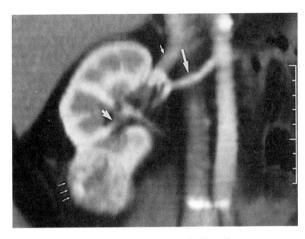

图 3-6-6　肾癌的 CT 扫描图像

本图显示为额平面断面的重构像，通过肾动脉（大箭头）、肾静脉（小箭头）的影像显示了肾血管的解剖学图形、进入肾盏系统的排泄物，提示其尚未被堵塞（短箭头）；此外，尚可见肾细胞癌瘤位于右肾下端（细箭头），局限于肾皮质，故可行局部肾切除术。——本图来自 Brenner BM. The Kidney（Vol 1，2.）7th ed. Fig. 26-38. Philadelphia：Saunders，2004.

一、急性中毒性肾病的治疗处理

（一）早期发现及时治疗

这是有效改善急性中毒性肾病预后的关键。有资料表明，及时治疗者之平均病死率为 40%，而延误治疗者可达 67%，因此，所有具有肾毒物过量接触史者，均应严密监测尿液（尿量、尿 pH、尿比重或渗透压、尿钠、尿沉渣镜检等）至少 48 小时；异常者需进行进一步检查 FE_{Na}、SCr、BUN、血钾等。

（二）治疗重点

主要有三个：尽速清除体内致病化合物、积极防治 ARF、对症支持。具体措施如下：

1. 针对致病化合物

（1）立即脱离可疑化合物接触或停用可疑药物，脱除污染衣物、清洗胃肠道、洗净皮肤、静卧保暖，严密监测尿液指标及全身表现；避免使用肾毒性较强的药物。

（2）先按中毒治疗常规处理，如金属中毒可使用络合剂进行驱排治疗等，但出现肾功能障碍后，则不宜再用，除非有血液透析措施支持，使络合的金属得以及时排出。

（3）充分补液，早期防治水、电解质和酸碱失衡，防治血容量不足及休克。这不仅可促进毒物排出，也有助于改善肾灌注，防止缺血性肾损伤，但应注意防止心功能不全。

（4）利尿，宜早期使用，加速毒物排出，对 PRA 和 ATO 常有较好效果，且有助于防治 AFR；该措施虽可增加尿量，但并无助于改善 ARF 进程及预后。一般不用甘露醇或山梨醇等渗透性利尿剂，多用呋塞米或依他尼酸钠静脉缓注（与多巴胺联用效果更好）。

（5）早期使用血液净化疗法有助于及时清除毒物，如血浆置换（plasma exchange，PE）或血液灌流（hemoperfusion，HP）等，但 PE 需用大量血浆，使应用受到很大限制；HP 系将血液引入装有固态吸附剂（活性炭、树脂等）的容器中，进行毒物的吸附、清除，效果显著，应用也较方便。

2. 针对肾实质损伤

（1）改善肾微循环状况：多使用微血管扩张剂如多巴胺、山莨菪碱（654-2）、川芎嗪、酚妥拉明等静脉滴注。

（2）防止色素蛋白在肾小管中沉积：如出现色素蛋白尿（血红蛋白或肌红蛋白）应尽早投用碱性药物，以防止和减轻色素蛋白沉积，对防治 ATO 及 ATN 有积极意义。

（3）早期使用细胞干预措施：如早期、足量、短程使用糖皮质激素，如使用过晚不仅效果大为降低，且可能弊大于利；国内一般多将剂量控制在中等水平，如地塞米松首日用量为 200 mg 分 6 ~ 8 次静脉注射，每日递减 30 mg，5 日后停药；国外使用剂量更大。又如自由基清除剂（free radical scavengers）、钙通道阻滞剂（calcium channel blockeers），对中毒性肾病发病机制的重要环节具有阻断作用，要点亦是早期使用，因一旦损伤形成，此种细胞干预手段的实际价值已经不大。三磷腺苷也是细胞干预手段之一，静脉输注 ATP 可使缺血、梗阻、中毒等原因损伤的肾小管功能和结构得到明显改善；较重病例，还可使用血管紧张素转化酶抑制剂（angiotensin converting enzyme inhibitors，ACEI）。

（4）血液透析疗法（hemodialysis，HD）：

对于中毒性肾病而言，尤应贯彻"预防性透析"概念，以尽早清除毒物，早期防止 ARF 发生，维持肾功能，为损伤修复争取时日。HD 为最常使用的血液净化技术，它既可以清除体内废物，又可清除外源性毒物或药物，但分子量过大（> 40 kD）、易与血浆蛋白紧密结合的物质则不易被 HD 清除。

3. 对症支持措施

（1）维持充足灌注压，维护心、脑、肺、肝等重要器官功能，并注意改善全身状况，如溶血时给氧、输血，"横纹肌筋膜间隙综合征"给予切开减压等。

（2）AGN 应认真控制血压，保证肾血流量、维持肾功能、预防心脑继发症；对于 AAN，除前述治疗原则外，早期投用较大剂量糖皮质激素并维持一定疗程，对缓解症状十分有用。

（3）发生 ARF 后可按内科治疗原则处理，以争取时日，等待肾修复。如少尿期注意限制液体入量，利尿排水，密切检测血钾变化，防止血钾过高引起心脏骤停等；此时，由于入量受限，易引起营养不良或诱发多脏器功能衰竭，应予重视，宜保证充足热量，减少蛋白质分解，必要时可给予静脉高营养。多尿期则应注意体内水、电解质平衡，防止脱水和电解质过低，并注意营养支持和感染防治。一旦 BUN 和 P_{Cr} 接近正常水平，即可逐渐增加饮食中的蛋白质量。

二、慢性中毒性肾病的治疗

（一）早期阶段

指肾小管功能障碍、无症状性蛋白尿等病程时。应及时中止毒物接触，多能逐渐获得康复。多数化学物质并无特异性解毒药物，可使用非特异性解毒剂，如葡萄糖、维生素 C、能量合剂、葡萄糖醛酸、还原型谷胱甘肽、硒等微量元素等，亦有助于病情恢复。此外，凡具潜在肾毒性以及可用可不用的药物，皆应避免使用，以减轻肾的负担，加速损伤恢复。

（二）慢性间质性肾炎阶段

治疗重点则在于保护残存的肾单位，延缓病情进展。如患者应禁止从事有毒有害作业，严格合理用药，避免使用具有肾毒性药物，调整饮食结构（低蛋白、高热量，以免产生过量含氮废物，加重肾的负担），减轻体力负荷，早期防治各种感染，积极对症支持。一旦进展为 CRF，透析疗法往往成为维持患者生命的主要手段，腹膜透析（peritoneal dialysis，PD）的进展给 CRF 患者提供了较好的生存条件，而肾脏移植将可能成为中毒性 CRF 最根本有效的治疗办法。

三、泌尿系其他中毒性损害的治疗

及早停止致病化合物（包括药物）的接触，是中止中毒的急性损伤过程、缓解慢性损伤进展的重要基础，也是有效治疗的基本条件，其余治疗处理与其他病因引起的类似病变相同，可参照执行。如化学性膀胱炎可使用碱性药物、鼓励饮水，必要时输液利尿；服用颠茄酊、溴丙胺太林、黄酮哌酯等缓解症状，并可适当使用抗生素防止继发感染等。膀胱良性乳头状瘤可行手术切除或电灼术治疗；膀胱结石可行碎石（机械、超声、液电）或外科手术排出；CS_2 所致肾动脉硬化也会伴有全身小动脉硬化，目前尚无特效解毒药物，可给予还原型谷胱甘肽及硒、锌、铜等微量元素，并配合对症支持治疗（如降血脂剂、钙通道阻滞剂等），一旦出现 CRF，治疗方法同前述内容。

四、职业性肾肿瘤的治疗

与一般肿瘤的治疗原则并无区别，改善预后的关键是早期发现、早期脱离致病化合物接触、早期治疗。化学性肾癌之根本疗法是全肾切除，放射治疗、化学治疗、生物治疗效果均不理想；发现过晚、浸润较广或有转移不宜手术时，可作放疗、化疗或生物治疗，以延缓癌肿进展，延长生存时间。

展望

我国在 20 世纪 80 年代才在中毒性肾病领域开始真正的开拓。20 余年来，除在急性中毒性肾病的临床工作方面继续积累实际经验外，早期的主要精力似多集中在慢性中毒性肾病的探索上。最初，主要是建立简便而规范的研究方法，如尿中蛋白质的分析、尿蛋白分子量的测定、各种特殊尿蛋白的试剂盒检测、尿酶分析等，从而给各种职业中毒性肾损伤的健康监护、流行病学调查、临床研究提供了必要手段。在此基础上，进一步开展了重金属性肾损伤的研究，尤其在汞、镉等金属的肾毒性机制方面取得了不少进展。根据我国在该领域的实际工作情况，估计如下几个方面可能将成为今后中毒性肾病临床研究的热点，也可能是最为有利的突破口。

1. 急性中毒性肾损伤生物标志物的研究　随着临床实践的深入，预计将会有实质性成果出现，并逐渐取代 BUN、SCr，为 AKI 的早期诊断提供灵敏可靠的临床指标，从而使 AKI 预后得有明显改善。

2. 一些经典肾毒物如汞、镉、铅、汽油等肾损伤的分子机制及有效干预环节将可能获得突破　应认真进行归纳总结，以使中毒性肾病发病机制的认识有质的飞跃。

3. 以中草药为代表的药物性肾损伤将成为临床医学关注的热点　从而使该类病因引起的伤害得以逐渐受控。

4. 环境因素引起的肾和泌尿系统肿瘤可能逐渐凸显　估计将成为今后临床医学将面对的重大威胁，提示人类需要及早开展应对措施及相应研究。

5. 基础资料的收集、整理　这也包括临床研究成果的总结、分析，有关毒物肾毒性手册的编制，这将是今后对这类疾病开展系统、深入研究的基础，应认真做好。

相信这些工作的开展还将为中毒性肾病研究和临床领域培养和造就一大批年轻人才，使我国得以在中毒性肾病领域迅速赶上国外前进的步伐。

（赵金垣）

案例介绍

患者，男性，24 岁，某锌厂后处理临时工，来厂仅 20 天。1993 年 3 月，使用稀硫酸浸泡炼锌废渣，以回收残存的有色金属。工作约 2.5 小时，感头痛、头晕、乏力、恶心，坚持至下班，症状更重，出现发热、寒战、胸闷、心悸、腹痛、腰痛等症状，并呕吐多次；尿呈茶褐色，后转为酱黑色，量少，即去当地县医院就诊，考虑为"流行性出血热"。因治疗无效，且病情加重，2 日后又去某医学院附属医院治疗。当时，患者皮肤明显黄染，头痛、头晕加重，明显胸闷、气憋，伴口舌干燥、腹胀、食欲缺乏、烦躁、肝区不适，近 20 小时无尿。查体示：T 38.5℃，P 92 次/分，R 26 次/分，BP 118/82 mmHg；萎靡嗜睡，倦怠无力，尚能正确回答问题；巩膜呈深橘红色，全身皮肤呈古铜色，口唇发绀；呼吸急促，呼吸音粗糙，未闻啰音；心音强，律整，未闻杂音；腹平软，肝区有叩击痛，肝肋下可及 1.0 cm，软有触痛，脾未及；肾未触及，肾区有叩击痛；反射正常，未引出病理反射。实验室检查示：Hb 7.0 g/L，WBC 14.5×10^9/L（中性分叶核 0.76，中性杆状核 0.06，淋巴 0.18），PLT 160×10^9/L，网织红细胞 3.2%；尿潜血试验（+++），尿血红蛋白定性（+++），尿蛋白（+++），尿红细胞（+），尿白细胞（+），尿血红蛋白管型（++），颗粒管型（+），尿胆原（++），尿胆红素（+）；GFR（内生性肌酐清除率）19 ml/min，尿钠 50 mmol/L；BUN 420 mg/L，P_{Cr} 400 mg/L，血钾 5.9 mmol/L，血 ALT 74 U，血 AST 50 U。

点评：患者临床特点为突然起病，黄疸、贫血、网织红细胞升高、血红蛋白尿、少尿和无尿、GFR 明显下降，且伴全身症状，符合"急性血管内溶血"，且已引起"急性肾衰竭"。患者无数日发热、全身疼痛等潜伏期，但出现明显贫血、黄疸及血红蛋白尿，可与"流行性出血热"鉴别，检查血液和尿液中 EHF 病毒及其抗体，更有助于明确诊断。病因确定需作进一步调查分析，重点在于弄清其工作过程可能产生何种有害物质。

思考题

1. 什么是职业性泌尿系损伤? 肾为什么容易发生中毒性损伤?

2. 临床上职业中毒性泌尿系疾病可以分为几类? 各类疾病的病因、发病机制、病理、临床表现各有何特点?

3. 简述肾急性损伤的临床新概念及诊断新理念，初步评论其优劣之处。

4. 急性中毒性肾病的治疗处理原则是什么? 试分析不同血液净化技术在急性中毒性肾病中应用时的适应证和不足之处。

推荐阅读的参考文献

1. Ricci Z, Cruz DN, Ronco C. Classification and staging of acute kidney injury: beyond the RIFLE and AKIN criteria. Nat. Rev. Nephrol, 2011, 7 (4), 201-208.

2. 赵金垣，王世俊，毛丽君，等. 急性肾损伤的临床研究进展. 中国工业医学杂志，2012, 25 (2): 109-115.

3. 纵晓英. 马兜铃酸肾病研究进展. 蚌埠医学院学报，2009, 34 (1): 83-85.

4. 杨晨芸，邹建芳. 兽药聚醚类抗生素中毒的研究现状. 中华劳动卫生职业病杂志，2010, 28 (4): 312-314.

5. Dindyal S, Kyriakides C. Ultrasound microbubble contrast and current clinical applications. Recent Pat Cardiovasc Drug Discov, 2011, 6 (1): 27-41.

6. Vaidya VS, Ferguson MA, Bonventre JV. Biomarkers of Acute Kidney Injury. J Appl Toxicol, 2011, 31 (4): 366-377.

7. 弓孟春，胡蓉蓉，李雪梅，等. 胱抑素 C 的临床应用进展. 中华内科杂志，2009, 48 (10): 880-882.

第七节 职业性骨骼肌肉疾病

职业性骨骼肌肉疾病（occupational bone and muscle diseases）是指在生产劳动过程或生产环境中职业危害因素所引起的骨骼肌肉疾病，主要由四类因素引起，即金属、非金属和有机化合物等化学因素引起骨密度降低或骨质疏松，放射线、烧伤、冻伤、电击伤、气压、振动等物理因素引起的骨质或血管、神经损伤，某些细菌等生物因素引起骨关节病变，以及不良体位或过度负荷引起的关节肌肉损伤。但目前在我国，其大部分尚未纳入职业病名单。

一、病因

职业性骨骼肌肉疾病的常见病因一般可分为化学性、物理性、生物性、强制体位和骨关节负荷过度几大类。

（一）化学因素

1. 金属 常见如铅、汞、镉、铋、铝、钼、铍、锑、铬等，可引起不同类型的骨骼损害，主要原因可能在于这些金属能够损害肝、肾功能，从而导致继发性骨密度减低（bone density reducing）、骨质软化（osteomalacia）等。

2. 非金属 常见如氟、磷、砷、硒等，其中尤以氟和磷对骨骼的影响最为明显，可引起氟骨症、磷性下颌骨损害等。

3．有机化合物　其中尤以氯乙烯最值得注意，因其可引起肢端溶骨症（acroosteolysis，AOL）；其他如有机溶剂、苯的氨基和硝基化合物、窒息性气体、农药等，可能因引起肝、肾损伤而继发性导致骨密度减低。

（二）物理因素

如气压急速减低可引起减压性骨坏死（dysbaric osteonecrosis，DON）；振动发生于四肢可引起以末梢循环障碍为主的神经血管改变，导致肌肉萎缩、骨质改变甚至无菌性坏死；放射线、烧伤、冻伤和电击可直接损伤骨质，引起各种病变。

（三）生物因素

最常见因感染布氏杆菌而引起关节、肌腱炎症；放线菌和隐球菌感染也可引起霉菌性骨关节炎（mycotic osteoarthritis）；硬蜱叮咬引起的伯氏包柔螺旋体（borrelia bargdorferi）感染，即莱姆病（Lyme's disease），可导致急、慢性关节炎症；松毛虫螫伤可致急性和慢性关节炎（arthritis）等。

（四）不良体位和骨关节负荷过度

此类因素常可致软组织损伤和骨关节损伤，如煤矿工人不良体位易发生脊柱侧弯（scoliolosis）、腰背痛（lumbodorsal pain）、膝部滑囊炎（bursitis of knee）、腱鞘炎（tenosynovitis）；过度运动易致肌肉、肌腱、韧带软组织撕裂伤（lacerating wound）和过早关节退变（premature arthrocataplasia）；长期伏案工作易引起颈部和上肢劳损，导致颈椎病、腕管综合征等疾病。

二、发病机制

（一）全身性骨损伤

1．影响骨质代谢

（1）氟：其进入体内后可大量吸收钙，生成氟化钙，引起骨质疏松；氟还可取代骨盐羟磷灰石中的羟基而形成氟磷灰石，此化合物对钙的吸收率远高于羟磷灰石，故可造成骨质硬化，密度增加。

（2）磷：其进入体内可使血磷升高、钙磷比率失调、钙排出增加，从而引起机体缺钙、骨质疏松甚至坏死。

2．干扰骨质发育　氟可促进成骨细胞活化，从而增强破骨细胞功能、加速骨转化，构成氟骨症骨病变的病理学基础。

3．障碍钙质吸收

（1）磷：可引起肝、肾损害，障碍维生素D羟化，从而影响钙在肠内吸收利用，最终导致骨软化。

（2）镉：也可应造成肾小管损伤，抑制肾小管对钙、磷的重吸收，使血中钙磷降低、骨钙脱失；镉也会影响羟25维生素D_3羟化为有活性的1,2,5维生素D_3，减少消化道对钙的吸收，引起骨软化、骨质疏松；镉中毒还可继发甲状旁腺功能亢进，造成骨钙大量入血，引起继发性骨质疏松。

（3）其他可引起肾损伤的化学物质：如砷、铅、氯仿、三氯乙烯、四氯化碳、苯胺、硝基苯、三硝基甲苯、有机磷、有机氯、有机汞等，亦可因肾小管损伤而造成钙磷排泄增加、骨质疏松。

（二）局部性骨损伤

1．引起骨质缺血缺氧　最常见的为减压性骨坏死，因从高气压环境下过速减压，使过量溶解的氮气迅速从血液中逸出，在血管及其周围组织中产生气泡，引起血管栓塞、受压；长骨两端松质骨充满血窦与脂肪，血流淤滞缓慢，尤易为气泡所栓塞，引起骨坏死。

2．直接损伤作用　如放射线，过量照射后可引起骨质疏松、骨髓炎、骨折、骨坏死等改变。严重的冻伤、电击伤也可造成肌肉、肌腱、关节损伤，甚至骨折、骨坏死。

（三）关节损害

1．长期强制体位　长期强制体位或机械性重复运动，如持续站立体位、长时间步行、用力踏足动作等，可导致肌肉肌腱劳损、力学负荷增大，引起局部肌肉过劳、韧带拉长、扁平足。如长期前弯或侧弯负重，可引起脊柱受力不均，易造成脊柱侧弯和变形，如采煤矿工脊柱侧弯的发生率可高达 11.6%；矿工、搬运工、装修工等多有持续站立、腰部负荷等强制体位，易发生腰背痛；腰椎长期受力易发生腰椎间盘突出症等；长期伏案工作则易引起颈椎负荷过重，导致颈椎退行性改变等。

2. 关节负荷过重　多见于职业运动员，其他原因引起的关节过度负荷也会引发此类关节损伤，机制是负荷过度关节软骨细胞受损后释放出胶原酶、透明质酸酶，使软骨基质中糖蛋白被消耗，软骨失去弹性，原有力学特性改变；进而会发生软骨细胞死亡、碎屑生成，诱发滑囊炎，形成恶性循环；受伤部位软骨周围则会代偿增生，以补充软骨中的糖蛋白，导致关节边缘增生、关节中心软骨变性坏死，并以纤维软骨代替松质骨，使关节面下出现囊性改变，称为退行性关节病（degenerative osteoarthropathy）、增生性关节炎（proliferative arthritis）或骨关节炎（osteoarthritis）。

（四）软组织损害

1. 直接性物理损伤　此原因最为常见，如反复外伤、长期局部韧带肌腱过度紧张或持续性局部压迫等，往往会引起肌腱和肌纤维断裂出血，最终形成粘连、瘢痕压迫周围血管、神经，引起疼痛及运动、感觉异常，并可能影响局部血液循环，导致慢性肌肉损害。如生产线组装工人、计算机录入员等由于长期重复上肢某一特定动作或姿态，很易造成肩部、肘部、腕部的韧带、肌腱劳损，以肩周炎、网球肘、腕管综合征等最为常见。

2. 缺血缺氧等间接因素　潮湿、寒冷等环境因素长期作用，也能诱发血管收缩，增加肌肉内无氧代谢，导致缺血性疼痛。长期使用振动工具如电锯、气锤、冲击钻等可导致手部血管痉挛，可产生类似雷诺现象（Raynaud phenomenon）；振动还可造成手部神经损伤，引起感觉障碍和肌肉痉挛。

三、临床类型

主要有如下几种临床类型：

（一）氟骨症（skeletal fluorosis）

氟骨症是慢性氟中毒的重要特征，包括工业性氟病和地方性氟病；地方性氟病主要表现在骨和牙，而工业性氟病则仅表现在骨，并无氟斑牙，这是由于工业性氟病患者多在成人后方接触氟，而氟斑牙只有在儿童恒牙发生期接触氟才会发生。2016 年我国又颁布了职业性氟中毒新修订的诊断标准——《职业性氟及其无机化合物中毒的诊断》（GBZ 5），该标准将慢性氟中毒分为轻、中、重三期，主要的依据乃是骨骼的 X 线改变，重点是骨密度增高、骨小梁增粗和骨周变化（骨化、钙化），血氟、尿氟水平仅作参考。

骨密度改变的典型 X 线表现多自躯干骨开始，尤以骨盆和腰椎明显；除密度增高外，严重时皮质与髓腔、髓质与松质难以分辨，形成无结构的白垩状。骨小梁的 X 线表现特点为小梁增粗增浓，交叉点骨质增多并融合成呈沙砾状、"纱布样"甚或"麻袋样"粗网状，严重时骨质可融合形成模糊不清的大理石样改变。骨周的 X 线变化特点为增生、钙化，可形成丘状、刺状、毛刷状、滴蜡状突起，多见于骨盆、胫骨后缘、桡骨嵴等部位。

（二）镉引起的骨软化（cadmium induced osteomalacia）

长期过量接触镉可引起肾小管功能障碍，影响对钙、磷的重吸收，并抑制活性维生素 D 生成，妨碍钙、磷在人体骨质中的正常沉着和储存；镉可继发甲状旁腺功能亢进，其理化性质与钙相近，故还可取代骨质中的钙离子，造成骨钙大量入血，导致骨质脱钙、软化，骨骼生长代谢障碍，从而造成骨骼疏松、萎缩、变形等，最终形成软骨症和自发性骨折。临床特点为骨痛，初期只是在劳累后出现腰、背、膝等关节疼痛，休息或洗澡后好转；后即逐渐遍及全身，正常活动受到限制，深呼吸都疼痛难忍，并伴有骨骼软化、身体萎缩、骨骼出现畸形，严重时，一些轻微的活动或咳嗽都可以造成骨折。其 X 线表现与其他原因的骨软化症基本相同，鉴别主要依靠明确的长期过量镉接触史和生物材料中镉含量测定。

（三）磷中毒性下颌骨坏死（toxic inferior maxillary necrosis by phosphorus）

长期密切接触黄磷蒸气或含黄磷粉尘，可引起进行性牙周组织、牙体、下颌骨损害。主要机制为机体过量摄入磷引起血磷升高后，可使钙磷比例失调，造成钙排出增加；磷还可引起肝、肾损害，阻碍维生素 D 羟化，从而影响钙在肠内吸收利用，造成机体缺钙、骨质疏松甚至坏死。临床早期改变主要是牙槽嵴顶的吸收，进行性加重，并见牙周膜间隙变窄或消失、骨硬板增厚，下颌骨体部骨纹理排列紊乱；继而可见下颌骨后牙区出现对称性骨质致密影，周界不清，颏孔增大，边缘模糊，严重者可见下颌骨坏死或有瘘管形成，合并感染、骨膜炎、骨髓炎，病变可扩大到整个下颌骨。

我国已颁布《职业性磷中毒诊断标准》（GBZ 81），可供工作之参考。其主要诊断依据为长期密切接触黄磷蒸气或含黄磷粉尘的职业史，出现进行性牙周组织、牙体及下颌骨损害为主的临床表现，并注意结合现场劳动卫生学资料进行综合分析，排除其他病因所致类似疾病后，方可进行诊断。

（四）氯乙烯引起的肢端溶骨症（acroosteolysis induced by vinyl chloride）

近年免疫荧光检查发现，该病患者患部血管壁上有循环免疫复合物沉着，且伴有纤维增生，造成血管狭窄，故推测该病的发生可能与氯乙烯的代谢产物可与血浆蛋白结合产生半抗原或引起蛋白质分子结构改变有关，因其可进而引起机体免疫反应，刺激 B 淋巴细胞增生产生大量免疫球蛋白，该抗体与上述具有抗原性质的蛋白质结合后形成可溶性复合物，即可通过经典激活途径启动免疫反应，造成局部血管损伤、狭窄甚至闭塞，导致肢端动脉痉挛、缺血、营养障碍、肢端溶骨。该病的早期症状为指端感觉麻木、刺痛，接触冷水时更为明显；

病情进展，可见杵状指（趾）、末端指骨变短，指甲变薄变短，表面有玻璃样变，局部皮肤变厚、干燥及皲裂，常合并肝、神经系统、呼吸系统等多系统损害表现。病变指（趾）X 线检查主要表现为：末端骨粗隆边缘呈现骨质缺损（多呈刀切状或半月状）、骨缘密度增高构成骨硬化线，骨粗隆边缘膨大；骨质疏松呈囊样变或点状溶解（手指末端粗隆可呈蜂窝样变，尤以尺侧为重），病变指（趾）骨变短。

（五）减压病（decompression sickness，DCS）

减压病是由于高压环境作业后减压不当（压力下降太快或幅度太大），体内原已溶解的气体超过了过饱和界限，在血管内外形成气泡所致的全身性疾病。在减压后短时间内或减压过程中发病者为"急性减压病"，主要表现为皮肤、肌肉、关节症状，严重者可出现神经、循环、呼吸、消化等系统症状；经常从事上述工作，可因局部缺血、营养障碍发生缺血性骨或骨关节损害，称为"减压性骨坏死"。

急性减压病主要症状为皮肤瘙痒、灼热，瘙痒，以皮下脂肪较多处为重，主要组织中的气泡刺激皮下末梢神经所致；如小血管也有气泡栓塞，则可见缺血（苍白）与淤血（青紫）共存，使皮肤呈大理石样斑纹；大量气体集聚于皮下组织时，可形成皮下气肿；此外，尚有肢体搏动、针刺或撕裂样剧痛，患肢常保持弯曲，以求减轻疼痛，又称屈肢症或弯痛，潜水作业者疼痛以上肢为多，沉箱作业则以下肢为多（主要由于深度较大、时间较长，且劳动强度较大之故），疼痛局部并无红肿和明显压痛，疼痛原因可能与神经受累、血管与肌肉痉挛、局部缺氧、肌腱及关节损伤等有关。可伴有其他系统损伤症状，主要与该部血管被气泡栓塞有关。

减压性骨坏死多见于肱骨头及肱骨上端，其次为髋骨、股骨和膝部，如无肌肉关节损伤，症状多不明显；持续数月后可见 X 线改变，表现为坏死区密度增高，但不出现囊性破坏灶，持重部位的骨关节面下则可见小囊状骨密度减低区；由于骨结构消失，力学负荷下降，股骨及肱骨头可能塌陷，患部关节活动受限，并有局部疼痛。

我国已颁布《职业性减压病诊断标准》（GBZ 24），该诊断标准将"急性减压病"分为轻、中、重三级，将"减压性骨坏死"分为Ⅰ、Ⅱ、Ⅲ三级，可供临床工作之参考。

（六）负荷性骨骼关节损伤

长期强制体位或重复过度运动为此类疾病主要原因，如矿工易发生脊柱侧弯变形、搬运工易发生腰背痛和腰椎间盘突出症、打字员或案头工作者易发生颈椎劳损等。高强度、重复劳动或过度运动，还易发生退行性关节病，常见于举重运动员的膝关节、体操运动员的手腕关节等。表现为局部疼痛、活动受限，中年即出现明显的关节边缘唇变（或椎间盘边缘唇变）、关节间隙变窄，关节内出现钙化和游离体，关节处的骨质疏松、骨质增生或关节膨大乃至关节变形，关节持重面粗糙、硬化，骨关节面下也可发生硬化，甚至可有囊肿、骨赘形成。这种改变和老年的生理退变、外伤性关节炎不能区别，只能参考病史才能作出正确判断。

（七）软组织损伤

职业性软组织损伤指软组织或骨骼肌肉（包括肌腱、韧带）受到直接/间接外力打击，或长期慢性劳损所引起的创伤综合征，受创组织除本身损伤外，尚出现外周血管、神经损伤及组织炎症反应，致使局部肿胀疼痛。常见职业危害因素为局部受到外力打击、持续或剧烈用力、强制性体位、快速重复性运动、振动、寒冷环境等，上肢、颈部及腰部是常见的受累部位，临床表现以疼痛及功能障碍为主。X线影像学检查多为阴性，有时需要磁共振及肌电诱发电位检查才能发现软组织结构和神经损伤的证据。

1. 雷诺综合征（Raynaud syndrome）　该综合征是指在低温影响下发生手指或脚趾麻木刺痛、皮肤苍白发紫等病理现象，严重者还可见肢端皮肤萎缩甚或指（趾）溃烂等改变，也称"肢端动脉痉挛症"，主要病因为寒冷刺激、局部振动，也与情绪波动、精神和内分泌功能紊乱等因素有关，最常见于四肢经常暴露于寒冷环境者（如冷冻食品操作工、人工打井工）及振动工具操作工（称为"手臂振动病"）等。发病机制涉及血管系统、周围神经、骨骼肌肉等多种系统，初为功能紊乱，表现为血管神经官能症，即"雷诺现象"或称"白指症"，患者仅有手指麻木；继而出现小动脉痉挛引起的指（趾）发白，寒冷更易激发，X线检查可见骨小梁粗大而稀疏，松质骨可出现假囊、骨岛，重者可致关节面退行性关节病、游离体甚至月状骨坏死；使用强力振动工具者，尚可出现指甲粗隆铲状膨大和指骨横径增大之职业特征。

2. 腕管综合征（carpal tunnel syndrome）　该症是正中神经在腕管内受压而表现出的一组症状和体征，是周围神经卡压综合征中最常见的一种，键盘、鼠标、方向盘、钢琴键均可成为"腕管杀手"，故其最常见于双手频繁使用上述物品的职业，如钢琴家、编辑、记者、装配工、司机等。女性的腕管通常较小，正中神经更易在腕内受到压迫，故本病的发病率比男性高约3倍；此外，怀孕、高龄、肥胖、风湿性关节炎、糖尿病、高血压、甲状腺功能失调，也是该病的加重因子。持续用力抓握动作、反复的腕关节和手指运动是发病直接诱因。临床主要表现为正中神经支配区（拇指、示指、中指和环指桡侧掌面）的疼痛、麻木、欠灵活、无力，按摩腕部及甩手后症状减轻。夜间痛醒，敲击腕管或使患者过曲腕关节60秒可诱发疼痛麻木等表现具诊断提示价值。本病若不经治疗可造成永久性感觉丧失和手部肌肉萎缩。

3. 血管淋巴管损伤（vascular and lymphatic injury）　近年发现，刮研作业为机械精细加工，长期以来一直为手工作业，工人需用刀柄顶住腹股沟部位，用髂骨和腰部给刀柄助力，以使双手得以灵活操作，精准掌握分寸。此作业除易导致腰肌劳损、椎间盘突出、腹股沟处皮肤和皮下组织增厚等异常改变外，尚可引起同侧下肢血管、淋巴管损伤，导致股静脉血栓形成、股动脉闭塞、淋巴管闭塞等病变。

（1）股静脉血栓形成的主要症状为患肢沉

重、肿胀、痉挛、瘙痒、刺痛，持续或间断出现，站立或行走后加重；检查可见患肢水肿，皮肤呈褐色增厚伴有压痛，湿疹样改变，浅静脉扩张或曲张，甚至有溃疡形成。

（2）股动脉闭塞症主要表现为急性肢体缺血症状，如受累肢体突然出现疼痛、苍白、无脉、麻痹、感觉异常等所谓"5P"征，严重程度取决于缺血程度；早期皮肤苍白，渐转发绀，若同时出现足趾肌力减弱则提示肢体明显缺血；终末阶段可见肌强直、触痛和被动运动疼痛。

（3）淋巴管闭塞早期可见患肢皮肤压陷症，进而出现患肢增粗，肢体抬高时水肿能减轻，组织变硬，皮肤过度角化；晚期可见患肢皮肤增厚，组织极度纤维化，常有严重表皮角化及棘状物生成，整个患肢异常增粗、粗糙，犹如象腿。

4. 其他软组织损伤　常见如下几种：

（1）肩周炎：亦称肩关节周围炎，俗称凝肩，是以肩部逐渐进展性疼痛、肩关节活动受限、可自行恢复的肩关节囊及周围韧带、肌腱和滑囊具有自限性的慢性炎症，好发年龄在50岁左右，多因长期过度活动、姿势不良等所致，上肢外伤后所致肩周组织继发萎缩、粘连，肩部急性挫伤或牵拉伤后治疗不当也可引起。肩关节可有广泛压痛，并向颈部及肘部放射，还可出现不同程度的三角肌的萎缩。X线检查大多正常，部分患者在后期可见骨质疏松，肩峰下可见钙化阴影，但无骨质破坏。

（2）颈部或腰部劳损：引发颈肌劳损的原因主要是长时间伏案工作，从而使颈部肌肉一直处于强直状态，造成劳损。腰部劳损主要原因则是长期反复的腰部过度活动或负荷，如久坐、久站，长期反复抬物或从弯腰持重后直立等，均可导致慢性腰肌劳损；急性腰扭伤后治疗不当、气温过低或湿度太大都可促发或加重腰肌劳损。这些劳损也多为自限性肌肉肌腱损伤，无严重并发症，但需注意与具有其他疾病相鉴别，尤其是出现全身症状如发热、寒战、消瘦、局部淋巴结肿大、严重神经压迫症等。

（八）感染性关节炎（infectious arthritis）

1. 布氏杆菌病（brucellosis）　该病是一种人畜共患的传染病，病原体为布氏杆菌，其可经完整皮肤、黏膜侵入体内，羊为主要传染源（牛和猪也可），接羔为主要传播途径，挤奶、皮毛和肉类加工，或进食病畜肉、奶及奶制品均可感染本病。急性期的主要临床表现为发热、多汗、乏力、关节炎、睾丸炎、肝脾大及各种脏器炎症；慢性期主要表现为全身不适、各脏器炎症，尤以骨骼 - 肌肉系统最为常见，如大关节炎、滑囊炎、肌腱炎、脊椎病等。急性期主要采用抗生素（如利福平、多西环素、喹诺酮类、链霉素等）治疗，糖皮质激素有助于缓解症状，也可酌情使用；慢性期主要采用抗原疗法（布氏杆菌菌苗静脉注射），配合抗生素和对症治疗。

2. 松毛虫性骨关节病（caterpillar osteoarthrosis）　本病是指接触松毛虫活体、尸体、虫毛或其污染的物体所引起的骨关节病变，多见于我国南方省份（如福建、广东、湖北、湖南、浙江等）林区的夏秋两季，主要为马尾松毛虫、赤松毛虫、油松毛虫、落叶松毛虫、云南松毛虫、思茅松毛虫等，以前者分布最广，危害最大。松毛虫的毒毛及毒腺分泌的毒素与皮肤接触后可进入人体引起过敏性炎症，主要侵犯皮肤及骨关节。主要表现为局部皮炎，常在接触松毛虫后数小时或数天发生，初有头痛、发热、乏力等全身症状，并见局部皮肤红肿、疼痛，关节和周围组织充血、水肿，局部淋巴结肿大；而后可引起骨质疏松、骨和关节软骨破坏、关节间变窄或消失，最后可导致关节强直，单关节发病多见，但也可侵犯多关节。应注意与化脓性骨关节炎、骨关节结核、类风湿骨关节炎等鉴别。本病无特殊治疗，早期可拔除毒毛，给予10% 葡萄糖酸钙静脉注射，口服抗过敏药；局部用1% 普鲁卡因混同泼尼松龙封闭；受累关节保持功能位，一般经治疗后1个月左右可完全恢复。

3. 莱姆病（Lyme's Disease）　该病是一种以蜱为媒介、伯氏疏螺旋体感染引起的人畜共患病，多见于林业工人及野外工作者。但近年发现，多种野生动物、鸟类及家畜（狗、牛、马等）都可作为莱姆病的动物宿主，从而使易感人群大为扩大。莱姆病可引起多器官炎性病变，早期主要为头痛、乏力、发热、恶心等全身不适及关节、肌肉疼痛等症状，局部和全身淋巴结肿大，偶有肝脾肿大、结膜炎、虹膜炎、睾丸肿胀；数周或数月后可出现神经系统、心脏受累症状及反复发作的关节炎、滑膜炎（以膝、肘、髋等大关节多发），表现为关节疼痛、肿胀，膝关节可有少量积液，严重者可发生骨与软骨侵蚀，关节致残。主要采用抗生素治疗，如四环素、阿莫西林、青霉素、多西环素、3 代头孢霉素等；可用非甾体抗炎药、糖皮质激素对症处理，严重关节炎可行滑膜切除术。

四、诊断要点及方法

（一）职业史

弄清有无可疑职业危害因素接触极为重要，常为确诊本类疾病的重要线索，如操作振动工具（手臂振动病）、潜水工作（减压病）等；尤其要注意分析其接触途径、接触强度、同车间及同岗位工人类似发病情况等，可提供量 - 效关系资料，不可忽视。

（二）临床表现

骨骼、肌肉、关节等部位出现典型临床表现具有重要提示意义，如合并出现某些特征性表现，对诊断更具提示意义，如氟斑牙（氟中毒）、肾小管功能障碍（镉性骨软化症）等。

（三）影像学检查

1．X 线检查　凡疑有职业性骨与关节疾病的患者，都应进行 X 线摄片检查，四肢应拍摄双侧对应的 X 线片，不同疾病的检查重点也不同，如氟中毒的检查重点在腰椎、骨盆、前臂和小腿，磷中毒的检查重点应在颌骨等。但 X 线检查具有特殊诊断意义的征象很少，所以检查结果只能反映病变的部位和范围、严重程度等，仅供鉴别诊断参考，不能作为病因判断依据。

2．磁共振成像（MRI）　可以用于观察关节软骨、肌肉、肌腱、韧带等软组织的病变，有助于对腰椎间盘突出、颈椎病、关节韧带撕裂等疾病做出判断，但也有较高的假阳性率，故临床需结合病史、症状、体征及实验室检查结果进行综合分析才能做出正确判断。

3．超声检查　可应用于浅表软组织损伤的检查，有较高的敏感性和特异性，成本相对较低，可较快得到结果以指导正确治疗，目前主要用于四肢关节浅表结构损伤的诊断。

（四）肌电图及神经传导检查

有助于早期发现外周神经的损伤，对振动病、腕管综合征等疾病的判断有重大帮助，可作为诊断神经损伤的主要依据。

（五）实验室检查

常可提供某些职业危害因素的种类、接触程度等重要信息，因而有助于病因的直接和间接判断。

（1）各种生物材料中致病因子或其代谢产物的测定，如血或尿中各种化学物质的检测、莱姆病血或脑脊液或病变皮肤中螺旋体的检测等；

（2）各种生理生化指标的检测，如急性放射性照射后外周血象的变化、慢性镉中毒时低分子蛋白尿的检测、布氏杆菌病的血清中特异性抗原或抗体检测等；

（3）骨密度测定；

（4）辅助性指标测定，如血钙、血磷、碱性磷酸酶、肝功能、肾功能等。

五、治疗原则

可参阅本书第二章有关职业病的治疗，如：

（一）病因治疗

化学因素应阻止其继续进入体内，已进入体内的应进行解毒和排毒；生物性因素也应立即停止接触，应用抗生素，辅用对症治疗；物理性因素应脱离病因，对症支持治疗等。

（二）对症及支持治疗

由于本类疾病多为慢性疾病，故对症支持治疗尤为重要。如肝肾损害应保护肝肾功能，退行性骨关节病可开展中医、理疗、针灸等治疗；骨质疏松患者应补充钙、活性维生素 D_3 及改善骨代谢的药物（如二膦酸盐类、降钙素等）；

松毛虫感染可给抗过敏、抗炎、止痛药物等。

（三）并发症处理

如关节僵直、畸形、残废等，可视情况进行矫形手术治疗。

六、展望

随着工业化进程的发展，仍然存在强制性体位、过度用力和重复劳动的职业所导致的骨骼肌肉疾病将逐渐凸显为职业病的重要类型，在欧美一些发达国家，此类职业病竟可占到职业病门诊病例的 80%～90%。虽然有研究表明，随着工效学普及和体力劳动性岗位的减少，发达国家此类职业病的发病率可望得到降低，但在今后 30～50 年，以制造业为主要产业的中等发达国家如我国，此类职业病的发病率仍会持续上升，这些疾病将会逐步纳入职业病范畴。

本书将"骨骼肌肉疾病"作为职业性疾病的一个分支单独列出，是职业医学发展进步的客观反映，医学手段的进步，更为揭示本类疾病的发生机制和防治手段开辟了新途径。实际上，大部分职业性骨骼肌肉疾病主要因强制性体位、重复性劳动、振动、不良环境等因素引起，可通过改善工作条件及科学的作业防护进行预防，其中最重要的是工效学（ergonomics）措施。功效学经几十年的发展完善，已经在预防职业性骨骼肌肉疾病方面发挥了巨大作用，它通过研究人体体能与工作需求，设计合理的工具、设备及工序流程，达到减少工作疲劳及损伤的目的，并能大大提高工作效率。但我国在此领域开展工作尚少，希望本节内容能引起大家的关注，共同协力，以将我国有关职业性骨骼肌肉疾病的研究和防治工作推向一个崭新的高度。

（赵金垣）

思考题

1. 什么是职业性骨骼肌肉疾病，主要病因有哪些？
2. 请简述职业性骨骼肌肉疾病的发病机制。
3. 职业性软组织损伤包括哪些疾病？简述其防治要点。

推荐阅读的参考文献

1. 雷玲，金克峙，梁友信. 美国 2001—2010 年职业性骨骼肌肉疾患的研究方向. 环境与职业医学，2002，19（2）：128-129.
2. 白璐，王建新，岳朋朋. 职业性肌肉骨骼疾患研究现状. 中国工业医学杂志，2009，22（5）：356-359.
3. 林立，张春之，张强. 我国手臂振动病的研究进展. 中华劳动卫生职业病杂志，2004，22（2）：146-148.

第八节　职业性眼病

眼科学的发展至今已有数千年的历史，而文献最早报告职业性眼病的是意大利教授 Ramazzini（1663—1714），我国真正开展职业性眼病调查研究则是在新中国成立以后：1955 年，天津市立总医院袁佳琴等根据 Minton 所著《职业眼病与外伤》（1949 年版），并参考 Kuhn 所著《眼与工业》等文献资料，在大量实地调查和案例分析基础上，编写出版了我国第一部《工业眼科学》；在同时期开展职业性眼病调查、资料收集整理的还有上海的赵金甲等，他还于 1959 年编辑出版了《工业眼科学》。1978 年，中华医学会眼科学会成立了"眼外伤职业病学组"；1979 年，该学组创办了《眼外伤职业眼病杂志》，2012 年更名为《中华眼外伤职业眼病杂志》，成为眼外伤与职业性眼病主要的专业性学术期刊。1957 年，（原）卫生部 [（57）卫防齐字第 145 号文] 首次公布的 14 种法定职业病名单中，即有"电光性眼炎"，1987 年，（原）卫生部、（原）劳动人事部、财政部、中华全国总工会联合修订发布的《职业病范围和职业病患者处理办法的规定》也将职业性眼病列为九大类法定职业病之一，可见我国对职业性眼病防治的重视程度。

一、定义

眼又称"视器"（visual organs），为人体感觉器官的重要组成部分，结构十分精细，其直接与外界接触，其主要结构如眼球前部的角膜（cornea）、晶体（lens）、玻璃体（vitreous body）等为透明组织，后部的葡萄膜（uvea）、视网膜（retina）和视神经（optic nerve）则为视觉感知系统，任何部位一旦受损，均可能影响视力。

职业性眼病有广义和狭义之分。狭义的职业性眼病严格限定于国家颁布的法定范围，包括职业性白内障（含三硝基甲苯白内障、辐射性白内障）、电光性眼炎（紫外线辐射所致结膜角膜炎）、化学性眼灼伤和激光所致眼损伤；广义的职业性眼病则包括劳动者在生产活动中各种职业危害因素所导致的眼损伤，如机械性眼外伤（包括角膜结膜异物、眼挫伤和眼球穿孔伤等）、化学物中毒性眼损伤、非电离辐射性眼损伤、电击性眼损伤、眼烧伤，以及视频终端作业所致眼健康损害等。

二、致病因素

（一）化学物质

最主要的一类是可致眼直接灼伤的化学物质，有十余大类，主要为酸和碱类化学物质，其次为金属腐蚀剂、非金属无机刺激剂、氧化剂、刺激性及腐蚀性碳氢化物衍生物、起泡剂、催泪剂、有机溶剂和表面活性剂等，也可见于其他各种化学物。

有些化学物质可引起眼晶状体混浊，导致白内障，如三硝基甲苯（TNT）、萘、二硝基酚等。还有些化学物质在引起全身中毒同时亦可导致眼损伤，导致视网膜血管、视网膜及视神经损伤，如铅、二硫化碳、甲醇、砷等。

（二）电离辐射

眼晶状体对 X 线、γ 射线、高能 β 射线及中子等电离辐射十分敏感，眼暴露于这些射线可引起辐射性白内障。

（三）非电离辐射

主要是微波（microwave，MW）、红外线（infrared，IR）、紫外线（ultraviolet，UV）等。微波是指频率范围 300 MHz ～ 300 GHz 或波长 1 m ～ 1 mm 的电磁波，受到超过职业接触限值 [详见《工作场所有害因素职业接触限值 物理因素》（GBZ 2.2）] 的高强度的微波辐射，特别是在短时间内暴露强度 ≥ 5 mW/cm^2（毫瓦 / 平方厘米），常可致眼晶状体损伤。

红外线根据波长分为近红外线（0.78 ～ 3 μm）、中红外线（3 ～ 30 μm）和远红外线（30 ～ 1000 μm），根据其对机体生物效应的差异，又可分为 IR-A（0.78 ～ 1.4 μm）、IR-B（1.4 ～ 3 μm）和 IR ～ C（3 ～ 1000 μm）3 个区段，其对组织的穿透力随着波长的增大而减弱，> 6 μm 的红外线对组织基本无穿透力，3 ～ 6μm 全部为角膜吸收，1 ～ 3 μm 部分透过角膜，0.78 ～ 1 μm 可全部透过角膜，透过部分则主要被房水和晶状体吸收。红外线白内障是高温作业等环境下波长短于 3 μm 红外线（热）辐射所引起的晶状体损伤。

紫外线来源于自然光源（如太阳光紫外线）或人工光源（如电弧焊），可大致分为真空紫外线（10 ～ 190 nm）、远紫外线（190 ～ 300 nm）和近紫外线（300 ～ 400 nm）三类；国际照明委员会（CIE）还根据其生物效应，又分为 UV-A（315 ～ 400 nm）、UV-B（280 ～ 315 nm）和 UV-C（100 ～ 280 nm）三部分；波长 280 nm 以下的紫外线主要引起眼角膜表层光电性损害，波长 295 nm 以上的紫外线则主要为晶状体所吸收。紫外线辐射致眼组织损伤的病理效应分为随机效应和非随机效应，后者与辐射线直接相关，主要引起速发的电光性眼炎（迟发效应为白内障）。

（四）电击与雷击伤

野外作业遭遇雷击，或检修带电电路、电器，或因电器绝缘性能降低引起漏电等，均可造成电流接触体表，导致电击，引起眼晶状体混浊。

（五）热源所致眼烧伤

工农业生产中的热源主要是火焰、热气、蒸汽以及炽热金属辐射等，在生产过程中操作不当或防护措施缺乏，均可造成眼部烧伤；此外，凝固汽油配制的燃烧弹或火焰喷射器等操作不当，也可引起眼部烧伤。

（六）眼外伤

常见的有眼挫伤、震荡伤、切割伤、穿通伤、异物伤、爆炸伤等，致伤物体可以是气体、液体和固体，后者又可以是金属和非金属物体等。

此外，激光辐射、低温、低气压、视频作业等也都是职业性眼损伤的危害因素。

三、眼与职业安全

视功能是视器对事物识别能力的一个统称，包括中心视力、周边视力（视野）、光觉视力（暗适应）、立体（深度觉）视力及色觉视力，眼视功能的好坏与工作效率、产品质量、劳动安全有直接关系，也直接涉及劳动者就业或岗位安排，因此，劳动者的视功能分析对保证其职业健康具有重要意义。

（一）视功能检查的意义

工业上视功能检查起源于对轮船和火车驾驶人员辨色力的检查，是因为轮船和火车驾驶人员对有色标示识别异常易发生事故，其后为了避免工业事故和提高工作效能的需要，逐渐地将各种视功能检查运用到有特殊要求的工业生产及其他行业就业前检查中，其意义在于根据工作特点和工作需要给劳动者以适合的岗位安排，以让劳动者更好地适应其工作，保证生产效率与产品质量，避免工伤事故与职业性眼损伤发生。

1. 中心视力（central vision）又称形觉视力（visual acuity），包括远、近两种视力，是临床上应用最广，也最有价值的一种视力，它具有识别形状的精确度，与工作或就业选择有直接关系，一般性工作要求的视力以矫正视力达到要求即可，而特殊工作则必须要求有完好的裸眼视力；此外，眼的调视与集合功能也与职业安全有密切关系，调视能力不够和（或）集合能力失常的人，看近物体模糊不清，不易保持双眼单视功能，因而难于从事近工作，容易发生眼疲劳。《职业卫生与安全百科全书》将其不同工作的视力要求分为六种类型，如办公室工作及精密仪器操作人员对近视力要求高于对远视力的要求，而涉及运动物体的操作人员对其远视力要求则高于近视力的要求等，具体可参见表3-8-1。

影响视力的因素包括测试的距离、亮度、呈现时间以及物体的运动效应等。

表 3-8-1　不同工作的视力要求

视力 类型	远视力		近视力	
	单眼	双眼	单眼	双眼
类型1：办公室工作	20/30（≈0.7）	20/25（0.8）	20/25（0.8）	20/20（1.0）
类型2：精密仪器操作	20/35（≈0.6）	20/30（≈0.7）	20/25（0.8）	20/20（1.0）
类型3：运动机械操作	20/25（0.8）	20/20（1.0）	20/35（≈0.6）	20/30（≈0.7）
类型4：机械工具操作	20/30（≈0.7）	20/20（0.8）	20/30（≈0.7）	20/25（0.8）
类型5：不熟练工	20/30（≈0.7）	20/25（0.8）	20/35（≈0.6）	20/30（≈0.7）
类型6：工头（领班）	20/30（≈0.7）	20/25（0.8）	20/25（0.8）	20/20（1.0）

2．周边视力（peripheral vision） 中心视力（约占视野上 5° 范围）以外的视力又称为"周边视力"，指一只眼平视前方某一点时可以见到的空间，即"视野"的范围，正常的单眼视野按各人的面型不同而略有出入。在现代工农业建设事业中，完好的视野与中心视力同样重要，若周边视力失常，造成视野缺损或缩小，就不易看到工作物周围一些必须了解的情况，很易导致安全事故。

3．立体视觉（stereoscopic vision） 物体在左右两眼所成的物象经融合后即产生立体视觉或深度觉，这种能分辨物体深浅、远近和高低的双眼单视功能称为立体视觉，其前提是要有良好的双眼视觉，且需要多种反射活动加以控制和调整，包括代偿固视反射、定位固视反射、融合反射、辐辏反射、调节反射和再固视反射，任一环节功能障碍都可能影响到立体视觉。立体视力失常可严重影响工作效率甚至工作安全，如机动车辆、轮船、起重机、吊车等的驾驶，常可因驾驶员立体视觉障碍出现误判，造成碰撞、剐蹭，构成重大安全隐患。

4．色觉（color sense） 色觉不正常的称为色觉异常或色觉障碍，亦称为色盲（color blindness），主要为先天性，如全色盲、红色（弱）盲、绿色（弱）盲、青黄色（弱）盲，以及后天性色觉异常。从事颜料、油漆、印染、印刷、驾驶等工作，识别颜色尤其重要，如航空飞行器、机动车驾驶等可因不能迅速正确地识别灯光标识，造成严重安全事故等。一氧化碳、二硫化碳、甲醇等的中毒可引起双眼色觉障碍，单眼色觉障碍可见于视网膜变性或视神经病变；此外，屈光间质混浊如白内障、角膜白斑等都可导致辨色力低下。

5．光觉（light sense） 从强光下进入暗处，初始一无所见，随着在暗处停留时间增加，可逐渐渐增加光的敏感度，觉察暗处的物体，这种过程称为暗适应（dark adaptation）。暗适应失常或夜盲者，在明亮处工作不会发生任何困难，但在光线微弱地方或从明处转入暗处时，则会因看不清物体而操作困难，极易发生安全事故。

（二）照明与职业安全

视器依靠物体表面反射到视网膜上可视线所成的物象识别物体的形状，依靠两眼物象的视位差及物体的阴影区别物体的前后、远近和深浅，到达视网膜的可视线波长差异决定了物体的颜色，到达视网膜可视线强度的差别决定了物体的明暗。因此，没有适当的可视线或照明，会造成视力、视野、色觉等功能全都降低。

照明光源可分为直射光源、反射光源和透射光源，后两者都是漫射光线，其照度的分布比较均匀，且可减轻耀光和暗影；根据光源来源或范围又可将照明分为自然照明、人工照明，局部照明、全面照明。《建筑照明设计标准》（GB 50034）将照度标准值从 0.5 lx ～ 5000 lx 共分为 21 个等级，其中工业建筑一般照明标准值按机电工业等分为 15 大类。该标准明确规定，眼睛至识别对象的距离 > 500 mm 的作业、连续长时间的视觉作业、识别移动对象或要求识别时间短而辨认困难的作业、视觉对操作安全有重要影响的作业、识别对象亮度差很小或精度要求很高的作业，应按照度标准值分级提高一级，且工作的视觉难度越高，需要的平均照度也越高；此外，人类身心健康受到照明和周围颜色很大影响。从职业安全角度来看，视觉舒适极其重要，因此，在安装统一照明系统时必须确保视觉的舒适，包括最适亮度、无眩光、适度的对比、合适的颜色，以及无频闪效应或间歇光，以保证劳动者视物的持久能力、识别颜色能力、立体视功能，以及调视能力得到提升，减轻眼疲劳，从而提高工作速度、工作精确度、工作效率、产品质量和工作的安全性。相反的，照明不足或不适当的照明，可使工作的速度减低，差错增多，容易发生工伤事故；长期照明不足或照明强度低弱，可使中心视力减退，以至于发生眼球震颤。

四、临床表现

职业性眼病按致伤方式可分为接触性和中毒性眼病，按致伤原因则分为化学性眼病和辐射性眼病。

生产和使用的各种化学物质，包括化学原料、化学产品、副产品或化学废料，无论是固体、液体或蒸气、烟雾、粉尘等，一旦直接作用于眼部造成眼部损伤，均称为"接触性眼病"，以"职业性化学性眼灼伤"为典型代表，已被列入我国的《职业病分类与目录》，并已制定诊断标准［参见《职业性化学性眼灼伤诊断标准》（GBZ 54）］。

化学物质通过皮肤、黏膜、呼吸道或胃肠道吸收后引起机体中毒，同时亦可合并眼部损伤，称为"中毒性眼病"，它可以是毒物对眼部单一的损害，但更多的是眼部损害仅为全身中毒表现的一部分。如长期接触三硝基甲苯可引起白内障；急性甲醇中毒可引起视神经损伤导致患者视力急速下降，直至只有眼前指数或光感；有机汞、有机砷、一氧化碳、二硫化碳、甲醇、铅、铊等，可使视野向心性缩小（重者呈管状视野）、中心（旁中心）暗点。又如，急性一氧化碳、有机汞引起的中毒性脑病因大脑枕叶视皮质受损，可导致突然失明（黑蒙），数小时或数日后方逐渐恢复（但也可反复发作）；一氧化碳、二硫化碳、甲醇等中毒还可导致色觉功能减退，或物体呈色异常，干扰辨色能力。有机磷中毒或巴比妥类、鸦片、吗啡、氯丙嗪等过量可引起瞳孔缩小；甲醇、一氧化碳中毒或阿托品、曼陀罗、颠茄、麻黄碱等过量可引起瞳孔扩大；二硫化碳、铅等中毒可引起调节麻痹（患者看近物模糊），调节痉挛则见于有机磷中毒（患者看远物体模糊）；汞、铊、铅、甲醇、氯甲烷等中毒可引起眼肌麻痹，导致复视或斜视等。

现根据损伤部位将职业性眼病简要介绍如下：

（一）化学性眼灼伤（chemical eye burns）

据统计，能引起化学灼伤的物质有 25000

余种之多，我国常见的有 180 余种，尤以有机化学物质居多（110 余种）；眼化学灼伤占眼外伤 10% 左右，占整个工业性危害的 5% ~ 20%，主要病因为酸和碱类物质。

由于眼角膜和结膜组织对化学物质的耐受力较差，以致某些对皮肤无害的化学物质也会引起角膜和结膜受损；液态、固态（包括粉尘、颗粒、碎屑）化学物质一旦进入结膜囊，由于不易清除和冲洗，更易加重局部组织的损伤。影响化学性眼灼伤程度与转归的重要因素是化学物质的性质，包括其化学性质、形态、渗透性、溶解性、浓度、温度，以及接触时间、面积与方式。

（1）形态：液态和固态化学物质可直接造成眼组织损害，其溅入眼内后会引起眼睑急促闭合，使溅入物分散至整个结膜囊，眼睑痉挛紧闭更使进入眼内的物质不易排出，延长接触时间；固体化学物质还可造成眼组织的机械损伤。蒸气和烟雾则主要引起眼角膜结膜的刺激性损害。

（2）渗透性：角膜上皮、内皮和结膜表面是亲脂性的磷脂，而角膜实质层和巩膜又为亲水性物质，故只有兼具一定水溶性和脂溶性的物质才易透过，如氨水，其可在数秒钟内透过角膜，渗入眼球深部组织，引起内眼组织损害。

（3）溶解性：遇水溶解或发生反应的物质，最易引起眼组织损害，特别是碱性物质，其与组织中脂类发生皂化反应，形成的化合物既能溶于水又能溶于脂，故能很快穿透眼组织，引起内眼组织的破坏，尤应引起注意。在常见的几种碱性化学物质中，如果浓度和接触时间相同，以氨对组织的损伤最重，钠和钙次之，其在 15 秒钟内即可进入前房，造成损害。

（4）浓度：低浓度主要引起刺激性损害如化学性结膜角膜炎，高浓度常易引起眼组织的腐蚀性灼伤。

职业性化学性眼灼伤临床表现、临床诊断与分级，以及治疗处理原则可参见《职业性化学性眼灼伤诊断标准》（GBZ 54）。

（二）电光性眼炎（electric ophthalmia）

其本质是紫外线辐射所引起的结膜角膜炎，也是我国最早确认的法定职业病之一，主要发生于电焊操作以及产生紫外线辐射的生产岗位。1849 年，Faucault 首先报告紫外线辐射可引起眼部损伤；Charcort 于 1858 年首次报告了 2 例急性电光性眼炎；后来很多学者报告了类似的眼部损伤，如光眼炎（photophthalmia）、日光眼炎（solar ophthalmia）、光化性结膜炎（actinic conjunctivitis）、电光性眼炎（electric ophthalmia）、闪光眼（flash eye）、弧光眼（arc eye）、电焊工红眼（welder's flash）、工业光眼炎（industrial photophthalmia）等，都是不同场合下紫外线辐射造成的眼部损伤。

能引起眼外部损伤的紫外线波长多短于 300nm，其致角膜结膜炎最大效应的波长是 270nm。眼部在暴露于紫外线的当时并无症状，在经过一段时间后才出现眼部不适，此潜伏期长短不仅取决于照射的剂量大小及时间长短、紫外线波长、强度，还与电流、电压、焊条焊件金属成分、焊药成分，以及患者与紫外光源的距离、角度有关，一般为 6 ~ 12 小时，最短的潜伏期仅为半小时，最长不超过 24 小时。最初症状为眼内异物感、灼热感，常在短期内加重，出现眼部剧痛、畏光、流泪及眼睑痉挛，眼睑及相邻的颜面部皮肤潮红、结膜充血、水肿。角膜上皮脱落是紫外线辐射所致电光性眼炎的典型表现，大多为弥漫性的角膜上皮损害，轻者仅在睑裂暴露部位出现少量点状角膜上皮脱落，重者整个角膜呈弥漫性点状脱落甚至融合成片状剥脱。因此，角膜上皮脱落是诊断电光性眼炎的必备条件 [参见《职业性急性电光性眼炎（紫外线角膜结膜炎）诊断标准》（GBZ 9）]。

（三）白内障（cataract）

引起职业性白内障的主要化学因素常见为三硝基甲苯、萘、铊和二硝基酚；物理因素主要为电离辐射和非电离辐射。其主要病因有：

1. 三硝基甲苯（trinitrotoluene，TNT）　其为国防工业和矿山建设中常用的炸药，为淡黄色针状结晶，为脂溶性物质，有 5 种异构体，以 2,4,6-三硝基甲苯最重要。其在工作场所的时间加权平均容许浓度（PC-TWA）为 0.2 mg/m³，短时间接触容许浓度（PC-STEL）为 0.5 mg/m³，在生产和使用过程中，主要通过呼吸道和污染皮肤吸收；眼和肝对其有明显蓄积性，用 ³H-a-TNT 标记结果显示，吸收入体后眼球组织中 96 小时标志物含量最高。李凤鸣等在国内最先报道 TNT 白内障，检出率为 26.6%，而全国性调查 TNT 白内障的总检出率为 17.9%（7.2% ~ 85.2%），发病率与作业工龄密切相关。常见于炸药生产过程中装药、铸药、粉碎、包装、搬运等工种，一般为 3 ~ 5 年后发病，但也有接触 TNT 不满 1 年即发生 TNT 白内障者。

晶状体是 TNT 中毒最易致病的部位，白内障为其特异性眼损害。TNT 所致晶状体病变始于晶状体的周边部，过程缓慢，检查时须放大瞳孔方能发现。TNT 白内障的晶状体混浊具有以下特点（图 3-8-1）：

（1）早期可见晶状体周边部呈环形暗影混浊，环形暗影与晶状体赤道部间有一窄窄透明区。

（2）随病程进展，病变范围扩大，环形混浊渐与众多尖向内、底向外的楔形混浊相融合。

（3）晶状体中央亦出现混浊，位于晶状体瞳孔区，由最初不完全的环状逐步进展为完全的环形，呈现出花瓣状或盘状混浊，其范围约等于瞳孔直径，但此现象仅见于部分患者，与周边部混浊病变程度并不一致。

裂隙带显微镜下，晶状体混浊系由大小不等的灰黄色小点聚集而成，周边部混浊位于前

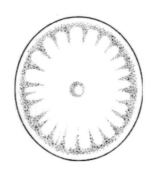

图 3-8-1　TNT 白内障示意图

后成人核和前后皮质内，中央部混浊位于前成人核和前皮质内（图 3-8-1）。临床观察表明，在脱离 TNT 接触后病变仍可继续发展，但较继续接触者进展要慢些，提示 TNT 具有蓄积作用；但也有接触 TNT 工龄较长而晶状体未见明显改变的，多为接触量不多或仅部分时间从事 TNT 作业的工人，提示如果调整接触时间，控制接触量，有可能避免晶状体损害发生。

我国 2010 年颁布的《职业性三硝基甲苯白内障诊断标准》（GBZ 45），将其临床表现分为三期：检查发现晶状体周边部皮质内出现灰黄色细点状环形混浊，但环宽不超过晶状体半径的 1/3，视功能正常，为一期；晶状体环形混浊向前后皮质及成人核延伸，形成尖向中心、楔形锯齿状混浊区，基底宽度已超过晶状体半径的 1/3 但未超过 2/3，或在一期表现的基础上，在晶状体中心区出现瞳孔大小环形或半环形混浊斑，为二期；晶状体周边环状混浊宽度超过晶状体半径的 2/3，或晶状体中心区混浊已明显影响视力，为三期。

2. 其他化学物质　如萘、二硝基酚和铊等也可引起中毒性白内障，但缺乏临床特异性，可按《职业性白内障诊断标准》（GBZ 35）诊断处理。如萘，其蒸气具有很强的刺激性，急性接触可引起角膜灼伤；慢性接触可引起视神经乳头炎及视网膜水肿、渗出、出血，并可导致视网膜脉络膜萎缩，视力减退；萘也可引起白内障，表现类似老年性白内障，最终造成晶状体完全混浊；长期接触高浓度萘，还可使玻璃体内出现针状草酸钙结晶，并可沉淀于视网膜表面。

3. 电离辐射　眼晶状体对射线较敏感，X 线、γ 射线、中子和高能 β 射线均可引起电离辐射性晶状体混浊，即辐射性白内障。研究证实，X 线可致动物和人眼晶状体损伤，特别是日本广岛和长崎（1945 年）在遭受原子弹袭击的幸存者中，发现大量原子弹爆炸辐射所致的辐射性白内障；李凤鸣报道了我国首例医务工作者由 X 线引起的辐射性白内障。《职业性放射性白内障的诊断》（GBZ 95）于 1987 年首次发

布，其后经过两次修订完善，并根据相关研究，特别是国际放射防护委员会（ICRP）对职业照射下晶状体剂量限值的建议，根据国际放射防护委员会（ICRP）对晶状体职业照射剂量限值的建议，2014 年修订版将辐射性白内障的剂量阈值由 2 Gy 改为 0.5 Gy。因此，要诊断辐射性白内障，患者必须有过晶状体明确的一次或短时间（数日）内受到大剂量外照射的病史或超过眼晶状体年剂量限值的外照射史（有剂量档案），个人剂量监测档案记录显示累积剂量在 0.5 Gy 以上（含 0.5 Gy），是临床诊断的重要前提。

辐射性白内障临床特点是：在充分散瞳后用裂隙灯显微镜晶状体检查，可见如下早期改变：

（1）晶状体后极部囊下出现点状混浊，呈灰白色粉末状，排列成环形；

（2）后囊下皮质内出现空泡，随着病程发展，点状混浊逐渐加重、逐渐形成盘状混浊，甚至蜂窝状混浊，并向赤道部伸延，明显影响视力；

（3）前极前囊下皮质也出现细点状混浊，终致晶状体全部混浊（详见 GBZ 95-2014）。

但上述改变特异性不强，应注意与其他病因引起的白内障区别，如起始于后囊下的老年性白内障，并发于高度近视、葡萄膜炎、视网膜色素变性等情况的白内障，与全身代谢（糖尿病、手足搐搦、长期服用类固醇等）有关的白内障，挫伤性白内障，先天性白内障，其他化学、物理因素引起的白内障等。

4. 非电离辐射　微波、红外线和紫外线主要引起非电离辐射性眼损伤，引起晶状体混浊。Richardson 等 1948 年首次报道了实验性微波白内障；1952 年，Hirsch 报道了首个临床病例；我国丁淑静等于 1980 年先后报道了 3 例微波辐射所致眼损伤，即微波白内障和微波辐射所致视网膜出血。微波白内障临床表现特点为：晶状体混浊部位起始于晶状体后极部后囊下皮质，先出现细小点状混浊，继而点状混浊组合成线条状并交织成网状或形成圈状混浊并相互套叠，进一步发展形成蜂窝状混浊，直至晶状体全部混浊。

红外线辐射可引起红外线白内障。1786年，Wenzel最先报道"吹玻璃工白内障"，后又有人报道"锻工白内障"和"火内障"，都是在高温环境下作业时眼部遭受红外线辐射所致。其临床特点是晶状体后囊下皮质出现混浊斑点或蛛网状不规则混浊斑，逐渐发展为碟状混浊，并由视轴区向赤道部扩散。

紫外线辐射对眼的损伤主要引起电光性眼炎（见前），也可引起白内障。Lermen（1980年）曾报道3例与职业有关的紫外线白内障；临床常见的老年性白内障亦被认为与太阳光紫外线辐射有关，其发生率随着纬度降低、海拔升高和日照增强而上升。

上述几种白内障均可按《职业性白内障诊断标准》（GBZ 35）诊断处理。

（四）眼底病变

眼底主要指眼球内后部的组织，即视网膜、视乳头、黄斑和视网膜中央动静脉的损伤。职业性眼底病变常见病因有：

1. 二硫化碳（carbon disulfide，CS_2）　为脂溶性物质，故认为是亲神经毒物，后来发现CS_2可干扰脂蛋白代谢，促进动脉粥样硬化，又被认为是亲血管毒物。自20世纪中期，有关CS_2中毒眼部病症的报道日益增多，其在急性中毒时，仅有眼、鼻黏膜刺激症状，重者可有角膜知觉减退、睫状肌麻痹、瞳孔扩大、对光反射消失；眼底可见视盘水肿、视网膜动脉痉挛、视网膜出血等；长期接触较高浓度的CS_2，可引起畏光、流泪、眼痛、视力减退、视物变形变色等，视网膜动脉痉挛（retinal artery spasm）是其早期重要改变，可逐渐进展为视网膜动脉硬化（arteriosclerosis），多见于接触工龄5年以上者。还有报告CS_2可引起视网膜微动脉瘤（retinal microaneurysm），并认为是慢性CS_2中毒特征性表现，但视网膜微血管瘤可见于许多疾病，以糖尿病性视网膜病变最为多见，其次为视网膜静脉阻塞、Eales病、贫血、无脉症、Coats病、Leber病，以及严重的高血压视网膜病变等，故临床鉴别较为困难。慢性CS_2中毒的患者尚可有双眼视野向心性缩窄、盲点扩大或有中心暗点，导致视力也受影响，实质上仍属视神经炎的一种表现。

我国已颁布《职业性慢性二硫化碳中毒诊断标准》（GBZ 4），可供诊断处理参考。

2. 激光（laser）　激光所致眼损伤是新近列入职业病目录的职业病。20世纪60年代世界第一台红宝石固体激光器在美国问世以来，工业生产中激光已被广泛用于打孔、焊接、切割和热处理，农业则广泛用于蔬菜、水果等的照射以提高产量。激光对眼部的损伤主要基于三种作用，即热效应、冲击波效应和电磁波效应，常是几种效应同时起作用，只是各种效应的比重不同而已。其对眼可造成显性和隐性损伤，前者大都由于意外事故所引起，后者则主要由于工作中缺乏防护措施或不遵守操作规程使眼部反复受到激光照射所造成。主要表现为：

（1）角膜损伤：为凝固性灼伤，常为治疗眼病时的误伤，愈后可留瘢痕。

（2）晶体损伤：主要为热效应损伤，使晶体前后囊及皮质混浊，形成白内障。

（3）玻璃体损伤：应用激光治疗眼底病时，可使患者玻璃体变混浊。

（4）视网膜损伤：工作人员或患者在使用激光器时正视激光束，造成黄斑部视网膜脉络膜严重受损，中心视力明显减退甚至失明。

由于激光的能量可以在空间和时间上高度集中，通过眼的屈光介质聚焦又使视网膜上能量密度较入射能量密度提高$10^4 \sim 10^5$倍，因此，极低的激光能量照射即可引起眼角膜或视网膜损伤。不同波长激光眼损伤部位不同：紫外激光（180 ~ 400 nm），主要损伤角膜和晶状体；可见激光（400 ~ 700 nm），主要损伤视网膜和脉络膜；近红外激光（700 ~ 1400 nm），主要损伤视网膜、脉络膜和晶状体；中、远红外激光，主要损伤角膜。徐碣敏曾对48例激光损伤病例进行分析，指出病例主要为近红外及可见激光所致的视网膜灼伤，以中重度为主，其中反射激光损伤病例约占60.5%，光束直射损伤病例仅占39.5%，个体间差异较大，病程转归与预后取决于损伤程度。

激光致眼损伤典型病理所见为视网膜下渗出、色素细胞肿胀破裂，黑色素颗粒游离及感受器崩解等变化；中度损伤视网膜出现圆形或菊花形出血斑，也可表现为圆形灰白色凝固斑、中央点状出血或周围环形出血；重者可见视网膜大出血，玻璃体内出血，甚至黄斑穿孔，严重影响视功能。职业流行病学调查显示，长期从事激光作业人员其眼部检查常见结膜充血、角膜点状着色改变及晶状体点状、条索状或放射状混浊等。

（五）视神经病（optic neuropathy）

1. 甲醇（methanol） 除甲醇本身外，溴甲烷、乙酸甲酯、硫酸二甲酯等化合物在体内可水解为甲醇，故也可出现类似甲醇的毒性作用。甲醇无论何种途径进入人体，其急性中毒最典型表现即是视神经和视网膜的损害，但其对眼的慢性毒性作用迄今仍未得证实。

大量吸入或口服甲醇后数小时（轻者数天），即可出现眼前黑影及闪光感，视力模糊，而后视力逐渐下降，下降速度愈快，病情愈严重；不少患者可有视力短暂恢复又再次下降，最终导致严重视力障碍或失明。中毒早期，视力减退多伴有对光反应迟钝，其程度轻重，对判断中毒的预后有重要价值；瞳孔扩大、对光反应迟钝或消失者，预后不佳，即使全身康复，也多留下严重的视力障碍。多数患者可观察到视盘充血、边缘模糊，其邻近的视网膜可见沿血管分布出现白色条纹状水肿，形成黄斑区上下弓形水肿，形似火山状，可持续数十天；视网膜静脉充盈，有时可见视网膜出血。眼底荧光血管造影，间或可见视盘及其周围视网膜有毛细血管扩张和微动脉瘤。视神经受损严重者，1~2个月内即可出现视神经萎缩（optic atrophy）。甲醇中毒后早期典型的视野改变为致密的旁中心或中心暗点，周边视野缩小则见于中毒晚期。

我国已颁布《职业性急性甲醇中毒诊断标准》（GBZ 53），可供诊断处理参考。

2. 铅 急性铅中毒引起的眼部损伤较少见，多因吸入大量铅尘、铅烟或吞食大量铅化合物所致，主要表现为视盘水肿或中毒性弱视，多因球后视神经炎、全眼肌麻痹所致。慢性中毒可导致铅性视网膜病变，其特征为视网膜动脉痉挛、动脉周围炎、闭塞性动脉内膜炎等，偶见完全性视网膜中央动脉梗死、脉络动脉硬化和闭塞，以及继发于铅性肾病的眼底改变（如球后视神经炎等）。进展缓慢，眼底可正常，但常见到视盘充血及边界不清，视网膜出血和渗出；晚期可见视神经萎缩，视野出现暗点，典型者双侧周边视野缩小，伴有环形、中心性或旁中心暗点。一旦发生铅性脑病，可引起皮质性黑蒙（cortical amaurosis），发病迅速，双眼突然失明，但瞳孔反应良好，可持续数小时或数日，最终可完全恢复，但也可反复发作。实验研究发现，长期接触铅可出现视网膜色素上皮的多发性损害，暗适应功能减低。但眼部表现并未被列入《职业性慢性铅中毒的诊断》（GBZ 37）。

3. 一氧化碳 急性 CO 中毒可出现一时性黑蒙和幻视（visual hallucination），为脑皮质受损所致，数日或数周后可以完全恢复，仅极少数患者遗留黄视症、融合缺陷或同侧偏盲，甚至永久性视力减退，但瞳孔对光反应存在。急性重度 CO 中毒者，可出现视野向心性收缩，尤其是昏迷时间在 5 小时以上者更为明显，这可能与周边部视网膜严重缺血有关。检查可见眼底呈发绀色，视网膜出血渗出、血管痉挛、视盘水肿等；发生球后视神经炎者，视野出现中心暗点，视力下降。有时还可发生核性眼肌麻痹，出现单一或多条眼肌麻痹、瞳孔大小不等，以及一过性眼球震颤、上睑下垂，调节机能减退、角膜知觉减退等；CO 中毒迟发脑病患者尚可因大脑皮质局限性功能障碍，导致失明。但上述表现大多未列入《职业性一氧化碳中毒诊断标准》（GBZ 23）。

4. 铊 铊中毒的眼部表现主要为视神经和视网膜病变，一般于中毒 1 周后出现上睑下垂，而后出现球后视神经炎，最后进展为视神经萎缩，视野有绝对性中心暗点。慢性中毒时可见眼肌麻痹（ophthalmoparalysis）、白内障、虹膜睫状体炎（iridocyclitis）等，视力逐渐减退，重者可完全失明。国家《职业性急性铊中毒诊断标准》（GBZ64）未将上述眼部表现纳入。

5．其他　砷、乙醇、四氯化碳、三氯乙烯、二硝基苯等，也可引起视网膜和视神经病。

（六）其他

1．电击性眼损伤（electric eye injury）　电击性眼损伤可导致电击性白内障，其临床特点为晶体前囊及前囊下浅层皮质出现片状灰白色混浊，多呈点、线状，有空泡和与核分离现象，晶状体核尚透明，可在伤后即刻至 10 年间引发白内障，其与电击时间长短、接触面积及电流通过方向等有关，最主要的是电击部位与眼的距离：距电击部位较近的眼先发生白内障。电击还可引起眼睑皮肤损伤、虹膜睫状体炎及视网膜脉络膜损伤，后者可明显影响视力，甚至造成失明。

2．眼外伤（ocular trauma）　眼外伤的种类很多，性质各异，常见的有眼内异物、挫伤、震荡伤、切割伤、穿通伤、异物伤、炸伤、烧伤等，多为工农业生产活动中意外伤害所致，本文不作细致叙述，可参见《中华眼科学》等书籍。

3．视频终端作业对眼的影响　调查结果表明，我国网络视频终端接触者的眼病问题日渐突出。视频显示终端（visual display terminal，VDT）包括计算机的显示装置、电视机、游戏机等。长期注视视屏可引起视疲劳、干眼症、屈光不正、慢性结膜炎，以及调节功能障碍和角膜损害。

（1）视疲劳（eye strain）是视屏接触人群的最主要表现之一，有头痛、流泪、眼刺痛、视物模糊、复视、畏光、眨眼、恶心、眼沉重感等不适，长期长时间使用 VDT 者，50% 以上会有 VDT 综合征表现；长时间用眼导致调节功能下降，视屏显示器的闪烁和眩光，以及亮度不足等均是导致视觉疲劳的原因。

（2）干眼症则与长时间注视屏幕、眨眼次数减少或瞬目不良、泪液蒸发加速，引起角膜上皮的营养不良，最终影响泪腺分泌、质量和泪液在眼表面的分布，导致干眼症。我国人群平均干眼症患病率为 18.65%，而 VDT 接触者的患病率为 34.95%，其他人群患病率为 13.35%，组间比较差异十分明显。

（3）视力下降在视频终端作业者中更为突出，其配戴眼镜者达 68.7%，明显高于其他作业人群。

五、治疗原则

除中毒性疾病合并或诱发的职业性眼病，需给予解毒治疗（可参考本书第二章相关内容）等特殊处理外，其他无论化学性或物理性损伤，眼部病变多采取对症治疗，主要有：

1．畏光症状者可戴墨镜，如无禁忌（如青光眼）者可用 1% ~ 2% 阿托品眼药水散瞳，既可使眼睛休息，又能详查眼底。

2．视网膜血管痉挛，可用血管扩张剂（如妥拉唑啉、阿托品等）；眼底出血者，应充分休息，同时服用钙制剂、碘制剂。

3．视神经、视网膜病变，可用维生素 B_1、维生素 B_2、维生素 B_{12}、维生素 C、维生素 E、三磷腺苷等，以促进新陈代谢。

4．白内障，服用抗氧化剂（如维生素 C、维生素 E、银杏叶片、胡萝卜素、叶黄素制剂等）。

5．损伤初期，如视网膜、视神经有水肿、渗出者，可给予糖皮质激素，以促进吸收，并给予活血化瘀类中药（如三七、血塞通）等。

6．手术治疗，如在眼底荧光血管造影配合下，实施激光凝固术，封闭出血血管，以改变毛细血管的通透性；视网膜玻璃体内积血已机化，尚保持一定视功能者，可考虑玻璃体切割术；白内障已影响视力者行白内障摘出术（如白内障超声乳化术、白内障囊外摘除）等。

六、预防

眼部损伤的预防尤其要注意在工作场所存在可能危害眼部的气体、蒸气、粉尘、液态飞溅物、高温、强光、辐射热、飞溅火花、碎片、刨屑等危险因素时，作业人员应配备防护眼镜，或选择适合的面部防护用品，并了解防护用品的功能及其使用限制。常见的眼、面部防护用品有防冲击眼镜、防护眼罩、防护面屏（必须与防护眼镜一起使用）、防紫外线护目镜、焊接用眼面防护用品、带眼面部防护的呼吸防护用品等。除此以外，还有一些特殊用途的眼面部防护用品可用于防激光、微波、放射线等。

（周安寿　朱秀安）

思考题

1. 引起职业性眼病的常见致病因素是什么？

2. 视觉功能在职业卫生安全中的意义是什么？

3. 照明在职业眼健康中的意义是什么？

4. 职业性眼病分哪几类？我国法定职业性眼病临床特点是什么？

推荐阅读的参考文献

1. Jeanne Mager Stellman，Encyclopaedia of occupational health and safety 4th Edition，International Labour Office，Geneva，1998.

2. 李凤鸣，谢立信主编. 中华眼科学. 3 版. 北京：人民卫生出版社，2014.

3. 田进山，马正娟，张俊萍，等. 某企业职业性白内障 209 例回顾调查. 宁夏医学杂志，2012，34（7）：692-693.

4. 晏程，王海兰，江嘉欣，等. 激光致眼损伤机制研究进展. 中国职业医学，2015，42（1）：85-88.

5. 李乃妍. 急性甲醇中毒 2 例报告. 中国医学杂志，2016，34（2）：116-117.

第九节　职业性皮肤病

一、概述

皮肤是人体最大的器官，成年人的皮肤表面积为 $1.5 \sim 2 \ m^2$，是机体同外界环境接触的第一道防线。其角质层、表皮、真皮及皮下组织组成了一个完整的皮肤屏障，对外界物理、化学、生物等有害因素起着重要的防护作用，一旦这些有害因素的侵袭强度超过皮肤屏障的防护能力，就会导致各种类型的皮肤病。职业性皮肤病（occupational dermatoses）是指在职业活动中接触化学、物理、生物等生产性有害因素引起的皮肤及其附属器的疾病。任何职业性有害因素第一时间接触的总是皮肤，因此，在职业病的总体发病率中最高的是职业性皮肤病，占 45% ~ 50%，而对于职业卫生防护的重视程度，也直接影响职业性皮肤病的发病率。

二、病因

职业性皮肤病的主要致病因素可归纳为化学性、物理性及生物性三大类，化学性因素是引起职业性皮肤病的主要原因，各个行业的劳动者均有可能接触某些致病性化学物质；物理因素则见于一些暴露于粉尘、光、电离辐射、机械操作，以及温度、湿度变化的行业中；生物因素主要见于农、林、牧、副、渔等行业。

（一）化学性因素

按其作用机制分为原发性刺激物（作为刺

激原，可以引起刺激性皮炎）、皮肤致敏物（作为变应原，可以引起变应性皮炎）及光敏性物质（作为光敏剂，可以引起光接触性皮炎），可导致 90% 以上职业性皮肤病，是职业性皮肤病的主要致病原因。

（二）物理性因素

主要包括机械性损伤、高温、高湿、寒冷、日光、人工光源、紫外线、激光、X 线及镭等。

（三）生物性因素

包括真菌、细菌、病毒及寄生虫感染、植物（如漆树、野葛）的浆汁、花粉及尘屑，水生动物亦可致病。

职业性皮肤病的发病原因是多种因素综合作用的结果，如个人情况（年龄、性别、皮肤类型、体质）、原有皮肤病情况、生产环境、个人卫生及其防护等，也均与职业性皮肤病的发生有一定关系。其临床表现和非职业性皮肤病十分类似，因此，必须充分了解患者的职业状况，包括生产过程、操作细节、所用的原料、产品及副产品、生产废料等，以便评估其对皮肤的影响，并与一般皮肤病进行鉴别。

根据国家职业卫生标准《职业性皮肤病的诊断总则》（GBZ 18）的规定，职业性皮肤病分为 14 种临床类型（表 3-9-1）。其诊断要点为：发病前应有明确的职业接触史，皮损部位形态符合标准列出之临床类型，皮损初发部位与致病物质接触部位一致，必要时可进行皮肤斑贴试验或其他特殊检查，参考作业环境及同工者发病情况，并排除非职业性类似疾病后，方可做出诊断；对可疑而诊断依据不足者，可暂时调离可疑病原物接触，动态观察，再予诊断。

三、临床类型

（一）职业性皮炎

1. 职业性接触性皮炎（occupational contact dermatitis）　是指在劳动或作业环境中直接或间接接触具有刺激和（或）致敏作用的化学物质引起的急、慢性皮肤炎症性改变，在职业性皮肤病中占首位（占 90% ~ 95%）。按发病机制

可分为职业性刺激性接触性皮炎和职业性变应（过敏）性接触性皮炎。

（1）职业性刺激性接触性皮炎（occupational irritant contact dermatitis）：是皮肤接触刺激物质后由于原发性刺激性作用引起的炎症反应，是最常见的职业性皮肤病，占全部职业性皮肤病的 70% ~ 80%。原发性刺激可分为两类，一类刺激性很强，接触后短时间（几分钟到数小时）内发病，如强酸、强碱等，此种急性刺激反应与角质形成细胞受到直接损伤有关；另一类刺激物较弱，需经较长时间接触后才发病，如肥皂、有机溶剂等，此种慢性刺激反应则与表面脂质和保水物质流失引起细胞膜慢性损伤有关。常见的原发性刺激物有：

1）强刺激物：如无机酸（氢氟酸、硫酸、盐酸、铬酸、硝酸和磷酸；有机酸如醋酸、丙烯酸、甲酸、甘醇酸、苯甲酸和水杨酸等），碱和碱性物质的损害更为严重（常见的如氨水、氢氧化钠、氢氧化钾、氢氧化铵、碳酸钠、碳酸钾、氧化钾、氧化钙、氧化铜等），金属盐类也可对皮肤有较强刺激性（三氧化二砷、碳酸钠、碳酸钾、锑盐、砷盐、重铬酸盐、氯化锌、氯化镓、硫酸铜和铜的氰化物等）。

2）弱刺激物：主要为有机溶剂类，包括石油和焦油类溶剂等，其刺激性主要根据其亲脂性而定，次序如下：芳香族化合物 ＞脂肪族化合物 ＞氯化物 ＞松脂 ＞醇类 ＞酯类 ＞酮类。

在劳动或作业环境中直接或间接接触各种形态（如溶液、粉尘、烟气等）均可诱发本病，是刺激物在接触部位通过非免疫机制导致的皮肤损伤，刺激物的浓度、接触时间与皮损严重程度成正比，个体差异并不明显。

典型的病理改变是真皮浅层血管周围出现淋巴细胞浸润，炎性细胞轻度渗入表皮，可见散在坏死的角质形成细胞，无界面皮炎，无海绵水肿或仅为局灶性水肿；随着病情进展，可出现棘层肥厚、轻度颗粒层增厚和角化过度等。该类皮损界限清楚，限于接触部位，好发于手腕、前臂、指背、指侧、手背，以及面部、颈部、上胸"V"字形区，皮肤皱襞处、外阴、腰

表 3-9-1　职业性皮肤病常见临床类型

临床类型	临床亚类	主要病因
职业性皮炎	接触性皮炎	接触职业性变应原或刺激原
	光接触性皮炎	接触职业性光敏物质并照光
	电光性皮炎	职业性暴露于紫外线光源，如电焊器等
	药疹样皮炎	职业性接触三氯乙烯、硫酸二甲酯、丙烯酸、甲胺磷或乐果等化学物
职业性皮肤色素变化	职业性黑变病	长期接触煤焦油及矿物油、橡胶成品及其添加剂、某些颜（染）料及其中间体等
	职业性白斑	长期接触苯酚或烷基酚类化合物
职业性痤疮	油痤疮	长期接触煤焦油、页岩油、天然石油及其高沸点分馏产品如柴油、机油及各种润滑油、沥青等
	氯痤疮	长期接触某些卤代芳香烃、多氯酚萘及聚氯乙烯裂解物等
职业性皮肤溃疡	"鸟眼状溃疡"	六价铬、可溶性铍盐、砷等化合物
职业性接触性荨麻疹	皮肤风团状反应，伴红肿、瘙痒等	天然橡胶、食品、动植物、药物、金属等化合物
职业性皮肤癌	鳞状细胞癌、基底细胞癌、鲍温病等	长期接触砷
职业性感染性皮肤病	职业性皮肤炭疽	炭疽杆菌，见于畜牧业、屠宰工及兽医等
	类丹毒	猪类丹毒杆菌，见于渔业、屠宰、皮革业工人及兽医
	挤奶员结节	副牛痘病毒，见于畜牧、乳业、屠宰等工人及兽医等
职业性疣赘	职业接触部位的疣状损害	长期接触沥青、煤焦油、页岩油、高沸点矿物油、石棉等
职业性角化过度、皲裂	接触局部皮肤增厚、皲裂	有机溶剂、碱性物质及机械摩擦等
职业性痒疹	丘疹性荨麻疹样损害	职业性接触螨、尾蚴等生物性因素
职业性浸渍、糜烂	皮肤乳白色肿胀、起皱、糜烂	长期浸水作业
职业性毛发改变	毳毛折断、增生等毛发异常	矿物油、沥青等
职业性指甲改变	平甲、匙甲、甲剥离等甲损害	长期接触碱类物质、矿物油及物理因素
其他	与职业接触有明确因果关系的皮肤损伤	其他未知病因

和股部内最易累及。表现为红斑、丘疹、水疱、大疱、坏死、溃疡，类似烧伤（图 3-9-1，也见彩图 3-9-1）。病程具自限性，停止接触致病物后 1～3 周后可自愈。长期反复接触弱刺激物，皮损可出现浸润、增厚、脱屑、皲裂及色素沉着（图 3-9-2，也见彩图 3-9-2），和慢性皮炎表现类似，应注意与变应性接触性皮炎相鉴别，在相同的生产条件下多数人发生皮炎时，常提

示致病物是刺激物而非变应原。

生产劳动过程中由于常温或高温的化学物直接接触皮肤，因其产生的刺激、腐蚀或化学反应热引起的急性皮肤损害被专称为"职业性化学性皮肤灼伤"［见《职业性化学性皮肤灼伤诊断标准》（GBZ 51）］。常见的病因有强酸、强碱、黄磷、酚，热的氯化钡、氰化物等还可经皮肤、黏膜吸收导致该化学物中毒，故

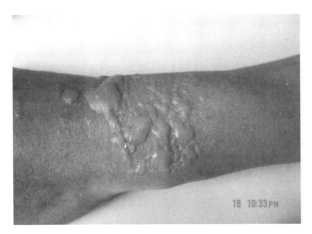

图 3-9-1　急性刺激性接触性皮炎
可见水泡、大疱、渗出等表现

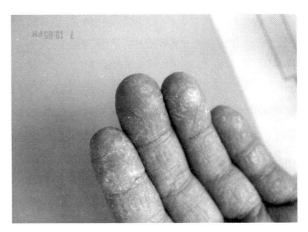

图 3-9-2　慢性刺激性皮炎
常表现为皮肤干燥、粗糙、脱屑等

强刺激物引起的刺激性接触性皮炎也可依据化学性皮肤灼伤标准进行诊治。皮损程度和刺激强弱、接触时间长短有关；表现为红斑、丘疹、水疱、大疱、坏死、溃疡、焦痂。Ⅱ度灼伤总面积在 10% 以下的为轻度；Ⅱ度灼伤总面积在 11% ～ 30% 或Ⅲ度在 10% 以下的灼伤为中度；Ⅱ度灼伤总面积在 31% ～ 50% 或Ⅲ度在 11% ～ 20%，或伴严重眼、食管、上呼吸道灼伤，或有头面部、颈、手、关节等特殊部位灼伤造成功能障碍、毁容、残疾者为重度；Ⅱ度灼伤总面积超过 50% 或Ⅲ度灼伤超过 20%，伴有严重的实质脏器损伤或下呼吸道损伤者为特重度。此时应立即用大量流动清水彻底冲洗，时间一般不少 30 分钟（碱性物质灼伤后冲洗时间还需延长），尤其注意黏膜及眼、头面、手、会阴部位的冲洗；剪去水疱，清除坏死组织，深度创面应立即或早期进行切（削）痂植皮或延迟植皮，其余均与与热烧伤的常规处理相同；伴有眼、呼吸道损伤或化学物中毒时应请专科医生诊治。

（2）职业性变应（过敏）性接触性皮炎（occupational allergic contact dermatitis）：是皮肤接触非刺激浓度的化学物而激发炎症反应的皮肤病，占职业性接触性皮炎 20% ～ 40%。本病属迟发型接触过敏反应，即由 T 淋巴细胞介导的细胞免疫反应（Ⅳ型变态反应），其发病过程分为诱导和激发两个阶段，初为诱导期，仅使机体致敏，故本病的特点是初次接触致敏物时并不引起皮肤反应；经过一定的潜伏期（5 ～ 14 天）后，再接触该致敏物时变应原呈递至致敏 T 细胞，引起多种细胞因子及趋化因子释放，可很快在接触部位诱发炎症反应。该病有明显的个体差异，同样条件下仅少数人发病。常见致敏物质有：

1）染（颜）料及其中间体，如对苯二胺、间苯胺黄、酱紫、二硝基氯苯、立索尔大红、对氨基酚、氨基偶氮苯、萘胺黄、荧光染料等。

2）显影剂类，如对甲氨基苯酚硫酸盐（metol，米吐尔）、三聚甲醛、TSS（二乙基对苯二胺硫酸盐）等。

3）橡胶制品的促进剂和防老剂，如六甲撑四胺（乌洛托品、促进剂 H）、2- 硫醇基苯并噻唑（促进剂 M）、2- 硫代苯并噻唑（促进剂 D）、二硫化四甲基秋兰姆（促进剂 TMTD）等。

4）天然树脂和合成树脂，如大漆、松香、酚醛树脂、环氧树脂、尿醛树脂等。

5）其他，如香料、防腐剂、润滑剂等工业添加剂，前者是最常见的引起变应性接触性皮炎的化妆品变应原，如秘鲁香脂、苯甲基醛、苯甲醇；钴、镍、铬等金属也十分常见，如 80% 的钴过敏者合并镍（女性常见）或铬（男性常见）过敏；三硝基酚、松节油、普鲁卡因、氯丙嗪、柠檬油类、磺胺类、抗生素类等也有报告。在作业环境中直接或间接接触各种形态（溶液、粉尘、烟气等）的上述物质均可诱发本病。

病理学表现属典型的海绵水肿性皮炎，急性期可见不同程度的海绵水肿，严重时可形成表皮内水疱，真皮有混合性炎细胞浸润（包括淋巴细胞、组织细胞及不同数量的嗜酸性粒细胞）；亚急性到慢性期，则表现为银屑病样表皮增生。

皮损一般发生于接触部位，可累及非接触部位，严重者可以泛发全身。急性期表现为水肿性红斑，继而出现丘疹、水疱，破溃后可出现糜烂、渗液、结痂等（图3-9-3，也见彩图3-9-3）；处理不当或继续接触致敏物可演变为亚急性皮损，簇集性水疱常发展为有一定边缘的浸润性斑片，有轻度渗液，可伴有鳞屑、痂皮，呈典型的钱币状湿疹样表现，时好时坏，有痒感，多发生于手背、前臂，呈小片状，有时呈对称性。脱离致敏原后，大部分病例可以很快治愈，也有的病例迁延反复；慢性期皮损以浸润、增厚、皲裂为特征。注意与一般变应性接触性皮炎鉴别，致敏物斑贴试验呈阳性有助于本病诊断。

2. 职业性光接触性皮炎（occupational photocontact dermatitis） 是指职业活动中，接触光敏物质并受到日光或紫外线照射而引起的皮肤炎症性病变；能够产生光敏作用的主要是中长波（波长280～400nm）紫外线。按其发

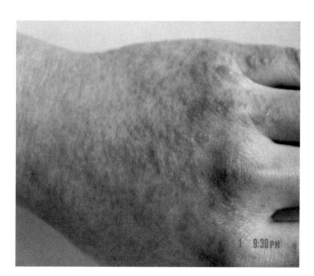

图 3-9-3 手变应性接触性皮炎
局部可见粟粒大小红色丘疹，已融合成片

病机制，可分为光毒性接触性皮炎及光变应性接触性皮炎。

（1）职业性光毒性接触性皮炎（occupational phototoxic contact dermatitis）：是一定强度的光能直接作用于含有一定浓度光敏性物质的皮肤导致大量活性氧（超氧阴离子、羟基阴离子、单线态氧等）生成和宿主细胞毒性反应，其致病光谱与光敏性物质的吸收光谱常一致。光敏物包括：煤焦油、煤焦沥青及其产物（蒽、苯并芘、吖啶等），故本病曾称为"焦油痛"或"沥青痛"，多见于焦炉作业、沥青机工等露天操作者、炼铁厂碾泥车间（混有煤焦油）工人及工作中接触上述物质者。此外，蒽醌基染料、补骨脂素类、酸柚、芹菜、柑橘、呋喃香豆素类、氯酚噻嗪、邻戊基二甲氨基苯甲酸、氨苯磺胺等，也可引起本病。这是一种非免疫性反应，只要符合上述发病条件，每个人均会发病。

以夏季常见，多见于暴露部位，面部最易受累，有明显的光照界限。皮疹往往急性发作，急性发病，一般发生在光照后半小时到几小时后。轻者皮肤出现潮红、肿胀，伴有烧灼、刺痛及瘙痒，如遇风吹、日晒、出汗、用水洗涤时灼痛加剧，在避光后2～3天，症状可减轻并消退；严重者可出现大疱、糜烂、结痂，同时伴有结膜炎和全身症状，如乏力、头痛、头晕、恶心、呕吐、腹痛、腹泻、咳嗽、胸痛等；皮炎愈后常留有弥漫性色素沉着，为其重要临床特点。

诊断要点：有明确的光敏性物质职业性接触史，并受到一定强度和时间的紫外线照射；皮损的部位与光照部位一致，界限明显且发生于受日光照射后数小时内；光斑贴试验阴性；同等条件下大多数人发病；脱离光敏物质或避免紫外线照射后，皮炎消退较快，但常留有色素沉着；注意与原发性刺激性接触性皮炎鉴别。

（2）职业性光变应性接触性皮炎（occupational photoallergic contact dermatitis）：是由于接触某些光敏性物质，再经一定波长光线照射后所引起的一种由淋巴细胞介导的皮肤迟发型变态反应，光敏物在体内经光能作用转

化为半抗原，然后与载体结合形成完全抗原后引起变态反应，因此发病需有一定潜伏期，初次接触光敏性物质和照光后不发病，经 5～14 天后再接触光敏物质并受到光照时，可在 24 小时内发病。致病光源多为长波紫外线，常见的光变应性化合物为卤代水杨酰胺（四氯水杨酰苯胺、四溴水杨酰苯胺等）、酚类化合物、氯丙嗪、磺胺类、噻嗪类化合物等；此外，很多芳香剂的成分都和光变应性接触性皮炎相关，最常见的为合成麝香、6-甲基香豆素、檀香油。

皮损初发于暴露部位，边缘不清，可迅速向周围扩散，可延及遮盖部位皮肤和全身。皮疹与一般变应性皮炎或急性湿疹类似，即在红肿的基础上出现针头大小的密集丘疹、水疱，严重者可伴有糜烂、渗出，自觉瘙痒、灼痛；病程较光毒性皮炎长，多不伴全身症状，脱离接触，休息 2 周可渐痊愈，愈后不留色素沉着，再次接触可再发，少数患者即使脱离接触，皮损仍迁延不愈。

诊断要点与上相同，但皮损可累及其他部位；同样条件下仅少数人发病，且初次接触光敏物质和光照后无临床症状，经一段潜伏期后再次致敏才发病；恢复较慢（约需 2 周），愈后无明显色素沉着；皮肤光斑贴试验呈阳性反应，是诊断本病的重要手段。

3. 职业性电光性皮炎（electroflash dermatitis） 是指在生产过程中接触人工紫外线光源，如电焊器、碳弧灯、紫外线杀菌灯等引起的皮肤急性炎症，病原主要为中波紫外线（290～320 nm）；电焊作业发出的焊弧光中约 5% 为此类波长的紫外线，氩弧焊、等离子弧焊的紫外线强度更比普通电弧光强几十倍。故本病常见于电焊工及其辅助工、操作碳弧灯或紫外线杀菌灯的工作人员、医务人员等，多在无适当防护或防护不严的情况下发生。紫外线在人体组织中可被蛋白质、核酸等生物大分子吸收，产生光生物学反应，导致组织光损伤；紫外线波长越短，光子能量越大，损伤能力越强，如波长 300 nm 的紫外线造成皮肤组织损伤的能力，比波长 360 nm 的紫外线强 1000 倍。由于

紫外线波长比可见光短，肉眼不可见，且热效应低，人体皮肤不能感知紫外线照射，因此常可在不知不觉中对皮肤造成损伤，产生电光性皮炎。

电光性皮炎极少在紫外线照射后即刻发生，一般在照射后 6 小时左右出现，12～24 小时达到高峰。照射波长、剂量不同，皮损程度也不同，轻者为照射部位红斑、水肿、灼热、刺痛等，严重者出现水泡、表皮坏死、剥脱、组织液渗出、剧痛及头痛、发热、恶心、纳差等全身症状，24 小时达高峰，严重病例可以持续 1 周左右；后逐渐减轻，红斑及水肿减退，伴有糠秕样脱屑，遗留轻度色素沉着。如眼部无适当防护措施或防护不当，尚可合并电光性眼炎。本病注意与非职业性因素引起的类似皮炎，如日光晒伤、外源性光感性皮炎、接触性皮炎、烟酸缺乏症等相鉴别。

4. 职业性药疹样皮炎（occupational epispasis-like dermatitis） 是指接触三氯乙烯、硫酸二甲酯、丙烯腈、甲胺磷或乐果等化学物引起的重症多形红斑、大疱性表皮坏死松解症或剥脱性皮炎等类型的皮损，常累及黏膜，伴有发热，严重时尚可发生肝、肾或其他脏器损害，类似某些药物进入人体后引起的药物性皮炎（图 3-9-4，也见彩图 3-9-4）。具有明确的可引起药疹样皮炎的化学物的职业接触史，对明确皮炎的性质具有指向作用，出现典型药疹样皮炎表现且伴有明显全身反应如发热、肝损害及浅表

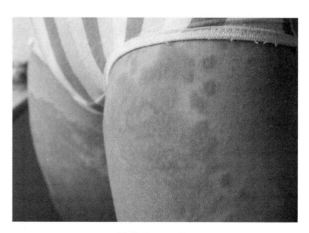

图 3-9-4 职业性药疹样皮炎多形红斑样皮损

淋巴肿大等，具重要提示作用，但须注意排除其他病因所致类似皮肤改变。

（二）职业性皮肤色素改变

1. 职业性黑变病（occupational melanosis）

是生产过程中长期接触煤焦油、石油分馏成分（如煤油、汽油、柴油、机油、各种润滑油）、橡胶制品（胶浆、胶乳、橡胶雨衣、胶鞋等）及其添加剂（防老剂、促进剂等）、某些颜（染）料（如如戏剧油彩中的大红、朱红和橘色颜料，立索尔大红、银朱 R、苯绕蒽酮、溴代苯绕蒽酮、蒽醌 -1- 磺酸等染料）等化学物质所引起慢性皮肤色素沉着性疾病，占职业性皮肤病 2%～5%。发病原因尚不明，与多种因素有关，一般认为某些化学物性质引起皮肤炎症后，导致巯基减少、酪氨酸酶活性增强，甚至直接促进黑色素代谢，导致黑变病发生；由于接触人群中只少数人发病，提示本病发生亦与个体因素有关，如内分泌和神经 - 精神因素等。

中年女性多见，慢性病程。典型病程可分为三期：

第一期为红斑期，主要表现为前额、颞部、耳后、颊部出现斑状充血，伴轻度瘙痒；继之在红斑的基础上出现网状或斑状色素沉着。

第二期为色素沉着及毛孔角化期，此期的特点是在颜面部、颈部、四肢等处出现明显的斑状或网状色素沉着，多数患者伴有明显的毛孔角化，色素沉着多分布于毛孔周围。

第三期为皮肤异色症期，此期除了患处皮肤出现弥漫性色素沉着外，亦可见到表皮萎缩及毛细血管扩张，毛孔角化现象减轻或看不到，痒感消失。有些患者短时间内即可进入第三期，而有的患者第一、二期可持续多年才进入第三期。除皮肤表现外，有的尚伴有头痛、头晕、乏力、食欲缺乏、消瘦等全身症状。本病应与光毒性皮炎继发的色素沉着、艾迪生病、皮肤异色病等疾病鉴别。

2. 职业性白斑（occupational leukoderma）

是指由某些职业性有害因素引起的皮肤色素脱失斑。目前认为某些化学物质如酚类化学物质可在黑素体被酪氨酸酶氧化成醌类，从而形成半醌游离基，后者对黑素细胞具有选择性作用，通过脂质过氧化反应造成细胞损伤，干扰酪氨酸氧化成多巴反应，阻止氧化酶与色素前身物结合，影响黑素生成；它还会干扰细胞呼吸与产能反应，导致黑素细胞变性或死亡。常见化合物为苯基酚和烷基酚类，如对苯二酚、对苯二酚单苯醚、对叔丁酚、儿茶酚、甲酚、3- 羟苯甲醚、4- 羟苯甲醚等，多见于石油化工、树脂、橡胶业及使用含酚化学品的工人。

多在接触致病物 1～2 年甚至更长时间后发生，无自觉症状，好发于手、腕部及前臂等直接接触部位，亦可见于颈部、前胸、后背、腰、腹等非暴露部位，少数患者皮损可泛发全身。皮损为大小不一、不规则的点状或片状色素脱失斑，境界比较清楚，色素减退程度与接触时间及程度有关。部分内斑中央可见岛屿状色素斑点，少数皮损边缘色素略为增深，其临床表现与非职业性白癜风难以区别。本病呈慢性过程，发病后如继续接触致病物，可导致皮损扩大、增多、融合成片；脱离接触后，皮损可自行缓慢地消退。皮肤白斑可继发于烧伤或外伤愈后，亦可继发于某些接触性皮炎之后，砷化合物也可引起色素沉着及色素脱失。

（三）职业性痤疮（occupational acne）

是指在生产劳动中接触矿物油类或某些卤代烃类所引起的皮肤毛囊、皮脂腺系统的慢性炎症损害；可发生于任何年龄、任何接触部位，多见于脂溢性体质者，潜伏期 1～4 个月；脱离接触皮损可好转至痊愈，再次接触仍可复发。本病分为两大类：接触石油、煤焦油及其分馏产品等引起的称为油痤疮（oil acne）；接触卤代烃类化合物引起的称为氯痤疮（chloracne）。

1. 油痤疮　系矿物油等致病物质通过直接刺激（如矿物油）或机械堵塞（如尘埃、金属屑污染的油脂）作用，引起毛囊口上皮细胞增殖与角化过度，产生黑头；另由于皮脂排出障碍而诱导皮脂腺功能亢进，且易继发感染。主要病原化学物为煤焦油、页岩油、石油及其高沸点分馏物（如柴油、机油、润滑油、沥青等）。

皮损好发于易受油脂污染部位。可见接触

部位发生毛囊性损害，表现为毛孔扩张、毛囊口角化、毳毛折断及黑头粉刺，常有炎性丘疹、毛囊炎、结节及囊肿；较大的黑头粉刺挤出脂质栓塞物后，常留有凹陷性瘢痕。一般无自觉症状或仅有轻度痒感或刺痛。多发生于眼睑、耳郭、四肢伸侧，特别是与油类浸渍的衣服摩擦部位。

2. 氯痤疮　主要因长期接触多氯苯、多氯萘、多氯酚、某些溴代芳烃及聚氯乙烯热解物引起，致病物质作用于未分化的皮脂腺细胞，使其转化为角朊细胞，导致细胞增殖角化，产生黑头及囊肿。好发于眼外下侧、颧部及耳郭前后，亦可波及阴囊、躯干及臂部；以黑头粉刺为主，炎性丘疹较少见。表现为密集的针尖大的黑点，日久出现较大的黑头粉刺（图3-9-5，

也见彩图3-9-5），耳郭周围及阴囊等处常有草黄色囊肿。任何年龄均可发病，同样条件下发病者较多；脱离接触致病物后病情可逐渐减轻或痊愈，恢复接触后病情又可加重或复发。本病应注意与寻常痤疮相区别。

（四）职业性皮肤溃疡（occupational ulcer）

是指在生产劳动中皮肤接触某些金属或类金属化合物所致形态特异、病程较长的慢性皮肤溃疡，如铬溃疡（铬疮）、铍溃疡等，典型的皮肤溃疡呈鸟眼状，俗称"鸟眼状溃疡"（图3-9-6，也见彩图3-9-6）。其致病化合物主要为六价铬化合物（铬酐、铬酸、铬酸钠、铬酸钾、重铬酸钠、重铬酸钾、重铬酸铵等）、可溶性铍化合物（氟化铍、氯化铍、硫酸铍等）、砷化合物。多见于镀铬、鞣革、铬矿冶炼等生产及

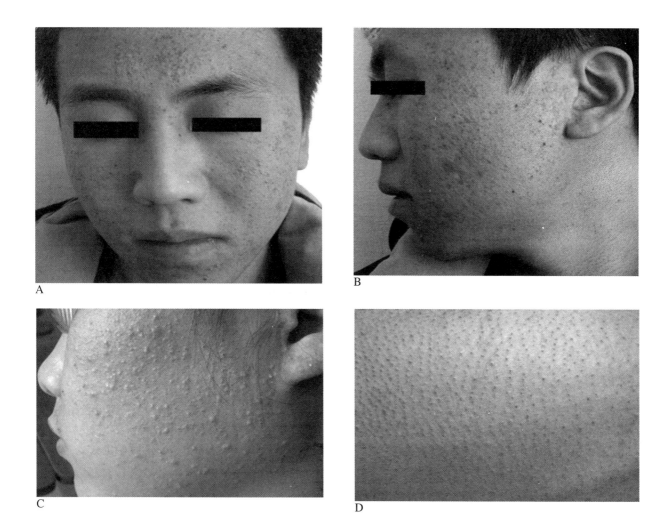

图 3-9-5　氯痤疮
接触卤代烃类1周后，面部等暴露部位出现散在的皮色丘疹（C，D）、黑头粉刺及少量米粒大小脓疱（A，B）。

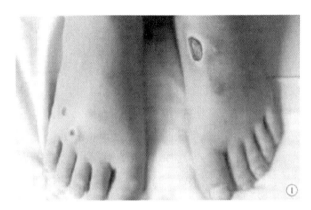

图 3-9-6　职业性皮肤溃疡之"鸟眼状"皮损

使用铬盐的行业，以及机器制造、冶炼，以及 X 线管、耐高温陶瓷制造、航空、原子能等使用铍的行业。上述这些物质均是强烈的氧化剂，具有明显刺激性和腐蚀性，六价铬经伤口或摩擦穿透皮肤可引起皮肤腐蚀，腐蚀性较强的氟化铍微小颗粒还可通过完整的皮肤，引起深部溃疡。

皮损好发于四肢远端皮肤暴露处，特别是指、腕、踝关节部；发病前局部常有皮肤损伤史（如皮炎、虫咬、抓伤，以及各种外伤等），多为单发，初起多为局部水肿性红斑或丘疹，随后中心演变为浅灰色或灰褐色坏死，数天内破溃，绕有红晕，直径 2～5 mm；而后溃疡四周逐渐高于皮面，有少量分泌物，外观与鸟眼相似，轻度压痛。溃疡病程较长，常需 1～2 个月始得痊愈；若继续接触且无适当处理，病程可长达数月至数年，愈后留有萎缩性瘢痕。本病有时需与臁疮（深脓疱疮）、化学灼伤等疾病相鉴别；血和尿中的金属含量只能提示接触程度，并不能作为职业性皮肤溃疡的诊断依据。

（五）职业接触性荨麻疹（occupational contact unicatia）

该病是指在职业活动中因接触天然橡胶，以及某些动植物、药物、金属、化学物质等引起的皮肤风团样反应，常伴有瘙痒、红斑变应原后出现发红、风团和全身症状。其发生机制可分为免疫性和非免疫性二类，非免疫机制主要由于原发性刺激物直接作用于肥大细胞，使之释放组胺等物质而引起，几乎所有接触者均

发病，不需物质致敏；而免疫机制属 I 型变态反应，患者血中可检出特异性 IgE 抗体。皮损分布较局限，仅在接触部位出现风团，伴瘙痒，但涉及行业较多，如橡胶、化工、制药、医药卫生、美容美发、食品加工、园艺、科学研究等工作均可发生。其与一般性荨麻疹不易鉴别，开放性皮肤试验、封闭式斑贴试验、划痕试验、点刺试验等有助于协助诊断和鉴别。

（六）职业性皮肤癌（occupational skin cancers）

职业性皮肤癌指从事职业工作过程中皮肤受到致病因素作用而发生的表皮角质形成细胞恶性增生，主要包括基底细胞癌和鳞状细胞癌。常见病因如紫外线照射（长期在烈日下活动，则暴露部位容易诱发皮肤癌。日光中的紫外线是皮肤癌发生的原因之一，波长 290～320 nm 的中波紫外线最具致癌性或致突变性）、电离辐射，以及经常接触石油、沥青、煤油、焦油、砷等物质可诱发此类皮肤癌；不耐阳光的遗传疾病（如着色性干皮病、白化病等）、慢性皮肤疾病亦可使发生皮肤癌的风险增高。我国法定的职业性皮肤癌仅限于长期接触砷引起的鳞状细胞癌、基底细胞癌及鲍温（Bowen）病等［见《职业性肿瘤的诊断》（GBZ 94）］和电离辐射引起的皮肤癌［见《放射性皮肤癌诊断标准》（GBZ 219）］。皮肤癌多发生于原创部位，从创伤到肿瘤发生常先出现溃疡、瘘道、瘢痕等持续性皮损，此种"前驱皮损"为职业性皮肤癌的重要临床特征。此外，此类皮肤癌属非转移性肿瘤，组织学来源亦在原创部位，且多发生在从业若干年后（如化学物质致癌需 15～20 年，电离辐射致癌需 20～30 年），诊断时务需注意。

（七）职业性感染性皮肤病（occupational infectious dermatoses）

主要包括职业性皮肤炭疽、类丹毒、挤奶员结节等，系由于在职业活动中接触某些细菌、病毒、真菌等微生物引起；往往群体发病，临床表现与非职业性因素引起者相同。

（八）职业性疣赘（occupational warts）

指在职业环境中长期接触沥青、煤焦油、页岩油、石棉等，在接触部位出现的疣状损害。

（九）职业性角化过度、皲裂（occupational hyperkeratosis and chap）

主要由接触有机溶剂、酸、碱等物质，或机械摩擦引起，表现为局部皮肤粗糙、肥厚或皲裂；多见于工矿企业、农业等行业。

（十）职业性痒疹（occupational prurigo）

由螨、尾蚴等生物性因素引起的丘疹性荨麻疹样损害。

（十一）职业性浸渍（maceration）、糜烂（erosion）

长期浸水作业引起的皮肤肿胀、浸渍、糜烂；多见于洗衣、屠宰、造纸、水田作业等行业。

（十二）职业性毛发改变

长期接触矿物油、沥青等引起的毳毛折断或增生等毛发异常改变；接触氯丁二烯尚可引起暂时性脱发；长期摩擦或机械刺激则可引起局部多毛。

（十三）职业性指甲改变

长期接触碱、矿物油及某些物理因素等引起的指甲生长、形态异常，如增厚、粗糙、凹陷等。

（十四）其他

未包括在上述十三类中，但与职业接触有明确因果关系的其他皮肤损伤也可考虑诊断为"职业性皮肤病"，属开放性条款。

四、诊断要点

（一）诊断原则

有明确的职业接触史，发病部位始于接触部位，临床表现符合常见临床类型，必要时可应用皮肤斑贴试验或其他特殊检查（如光斑贴试验、皮肤组织病理检查、毛囊虫检查、真菌检查等），结果经综合分析并要排除非职业性因素引起的皮肤疾患后方可诊断。

（二）鉴别要点

主要注意非职业性皮肤病的鉴别，职业性皮肤病的皮损初发部位常与职业接触部位一致；由于其临床表现多数不具特异性，因此，职业史对病因具有重要提示意义；对诊断依据不足者，可暂时脱离接触后动态观察，脱离接触后皮损好转，而再次接触后即复发者，多提示为职业性皮肤病；同一工作场所多数人均发生类似皮损，常提示为非变态反应性职业性皮肤病，需要注意的是，强变应原有时也可造成变态反应性接触性皮炎的流行趋势。

（三）实验室检查

职业性接触性皮炎的主要实验室检查包括：斑贴试验（patch test，PT）、光斑贴试验（photopatch test）、皮肤组织病理学检查、毛囊虫检查、真菌镜检及培养等，必要时还可进行化学物质及其代谢产物的检测。

1. 斑贴试验　是诊断变应性接触性皮炎、辅助寻找引起病因变应原的重要手段，但必须结合职业接触史、临床及现场调查资料等综合分析，才能做出正确的判断。斑贴试验的测试系统由斑试器、变应原及胶带三部分组成，操作时需先将变应原置斑试器内（液体变应原则需先在斑试器内放置一滤纸片，然后滴加变应原），最后将斑试器贴敷于受试者上背部或上臂外侧（其他部位由于吸收不良不宜进行斑贴试验），胶带固定后用皮肤画笔或其他标记笔做好标记。结果判断多推荐两次判读法：即在贴敷后 48 小时将斑试物除去，作第一次判读；去除后 48 ~ 96 小时，作第二次判读；如果只能判读一次，可以让患者在贴敷后 48 小时自行去除斑贴物，然后在去除后 24 ~ 48 小时判读；判读应在去除斑试器 20 ~ 30 分钟后进行，以排除因测试系统压迫等因素造成的非特异性刺激，引起假阳性反应 [参见《职业性皮肤病的诊断总则》（GBZ 18）]。

2. 光斑贴试验　主要用于职业性光接触性皮炎的辅助诊断。除常规斑贴试验所需物品如光变应原及斑试器外，光斑贴试验尚需特制光源，因为光变应原多在 UVA（315 ~ 400nm）区激活，故任何具有 UVA 输出的人工光源均可作为测试光源。其贴敷方法及注意事项同常规斑贴试验，但进行试验的物质应在背部两侧平行贴敷，其中一排在测试过程中要始终避光，贴敷 2 天后于暗处去除，判读结果后仍避光，其目的是检测变应性接触性反应；另一排在贴敷 2 天后去除并进行判读后，照射 UVA，然后遮盖避光，于 24～48 小时后判读结果；判读方法同常规斑贴试验。未照射区无反应，而照射区有反应者为光斑贴试验阳性；如果两侧反应相同，则仍记录为一般接触性过敏；如果两侧均阳性，但照射区强度大，则考虑为接触过敏及光过敏共存。

五、治疗原则

1. 首先需去除病因。如严重变应性反应、反复发病长期不愈者或合并多发性毛囊炎、囊肿长期治疗无效的职业性痤疮，可考虑调换工种；皮炎急性期、溃疡及某些感染性皮肤病等，在治疗期间应安排休息或暂时调换工种。

2. 具体治疗并无特殊，与一般皮肤病相同。如红斑丘疹者可外用糖皮质激素制剂或氧化锌糊；有渗出者应用 3% 硼酸或 0.1% 依沙吖啶（rivanol）湿敷；有水疱、脓痂者可用 0.1% 依沙吖啶湿敷清洗等；干燥脱屑皮损及慢性肥厚皲裂皮损可以使用尿素软膏（urea ointment）、维 A 酸类（retinoid）药物外用；症状较重者可口服糖皮质激素药物治疗，快速控制炎症，皮损基本消退即可规范停药（但强变应原如漆酚，可用药时间稍长，以防反跳）；此外，钙剂、维生素 C、抗组胺类药物（氯雷他定、西替利嗪）也可使用。

3. 其他治疗　如职业性黑变病应严格避光，使用防晒霜、遮挡紫外线，维生素 C、祛斑药物等；职业性白斑治疗同白癜风，如局部应用补骨脂素或黑光（black light），也可以进行表皮移植；职业性痤疮可局部应用维 A 酸类药物、过氧化苯甲酰、红霉素、克林霉素乙醇液等；职业性皮肤溃疡可局部应用抗菌药物、促进表皮增生药物及半导体激光理疗等。

严重的职业性接触性皮炎有时即使调离原岗位，治疗后仍有 40% 左右的患者无太大改善，以镍、铬引起的变应性皮炎预后明显。其原因可能与下列因素有关：

（1）虽然变换了工作，但致病物依然存在；

（2）患者对各种刺激物或变应原敏感性均增加，易继发新的接触性皮炎；

（3）少数患者存在内源性因素，如特应性体质等。

六、预防

可参见本书总论有关章节。要点如下：

1. 加强宣传教育　使广大职工了解预防职业性皮肤病的重要性及防护方法，这是防治职业病皮肤病最重要的基础。

2. 作好职业卫生保健　具体如就业前健康检查、定期健康检查，以及时筛除有过敏体质或已患有皮肤病的患者，避免因职业性接触而诱发或加重原有皮肤病，并得以及时调离和治疗职业禁忌证患者，如严重痤疮及脂溢性皮炎患者不宜接触煤焦油、页岩油、石油产品及卤代烃、酚类化合物；严重皮肤干燥、掌部角化及皲裂者不宜接触有机溶剂、碱性物质、无机砷类及从事手工操作；光敏感者不宜接触光敏物质、日光或人工紫外线照射等。

3. 改善劳动条件　尽可能做到生产机械化、自动化、密闭化，并改善通风排尘，积极改进工作程序，推行安全操作，尽可能隔离变应原、使用机械手及用无害物替代变应原等。存在光敏物质的岗位尤应加强个人防护，避免在日光下操作，并在暴露部位皮肤上涂抹防光的皮肤防护剂。对易燃、易爆化学品要加强管理，在有可能发生化学灼伤的作业场所设置冲淋设备，加强岗前培训，要求该岗位工作人员严格遵守各项操作规程，并掌握化学灼伤的现场自救方法。

4. 加强个人防护　如重点岗位工作人员须穿戴防护衣、防护手套，使用防护霜，工作后认真清洗等；厂矿应设置必要的洗浴设备，工作服应保持清洁并及时换洗；发病后要及时就诊，以尽早查出接触性致病物质，尽早减轻患者痛苦。

（宋清华 李春婷 常晓丹 关 欣
戴 珊 张春雷）

案例介绍

患者，男，29岁，试剂厂工人，手背部皮疹伴瘙痒5年。患者从事液体试剂包装工作8年，工作时戴橡胶手套；5年前双手出现皮疹，逐渐加重，多发于手背，可蔓延至腕部，不工作时可缓解，再次工作后加重；糖皮质激素类药膏外用可明显缓解症状，多次反复。无药物过敏史及家族史；同事中无类似患者。专科查体见双手背红斑基础上散在粟粒大小红色丘疹，部分融合，部分苔藓化，余未见明显皮疹。诊疗经过：暂停工作，局部外用卤米松软膏，2周后皮疹基本消退。皮疹消退2周后行斑贴试验，结果显示，橡胶的硫化促进剂秋兰姆混合物、重铬酸钾及对苯二胺呈强阳性；进一步用秋兰姆混合物不同成分做斑贴试验，发现四甲基秋兰姆硫化物及四甲基秋兰姆二硫化物呈强阳性，确定橡胶手套中之秋兰姆成分为患者病因，遂诊断为"职业性变应性接触性皮炎"。患者改用不含该种成分的手套，仍回原岗位工作，至今未见复发。

点评：秋兰姆类化合物是橡胶炼制过程的硫化促进剂，为十分常见化学性变应原，橡胶制品中常可能含有其残留物，故使用橡胶手套或其他制品时，可因接触这些残留物而引起皮肤损害，其中手套是最常见引起橡胶皮肤反应的病因。该患者如果不进行皮肤试验检测病因，可能只能转行。

思考题

1. 职业性皮肤病包括哪些常见类型？请简述其诊断原则。

2. 请比较职业性刺激性接触性皮炎与职业性变应性接触性皮炎的异同点。

3. 简述职业性光变应性接触性皮炎与职业性光毒性皮炎的诊断要点。

推荐阅读的参考文献

1. 赵辨. 中国临床皮肤病学. 江苏：江苏科技出版社，2013：762-785.

2. Nicholson PJ. Occupational contact dermatitis：known knowns and known unknowns. Clin Dermatol，2011，29（3）：325-330.

3. Brasch J，Becker D，Aberer W，et al. Guideline contact dermatitis. Allergo Journal International，2014，23，（4）：126-138.

4. Sasseville D. Clinical patterns of phytodermatitis. Dermatol Clin，2009，27（3）：299-308.

5. Yoo JH，Roh SG，Lee NH，et al. A case report of a chemical burn due to the misuse of glacial acetic acid. Journal of Plastic，Reconstructive & Aesthetic Surgery，2010，63（12）：829-831.

第十节　职业性耳鼻喉口腔疾病

职业性耳鼻喉疾病中，噪声聋和爆震聋拟在第七章"其他物理因素引起的职业病"中讲述。

一、铬鼻病

铬鼻病（chrome ulceration of nose）是指含铬的粉尘或铬酸雾刺激、腐蚀鼻黏膜后，所造成的鼻腔组织的病理性损害；职业性铬鼻病已被列为我国法定职业病。

铬鼻病的发病与工厂的设备条件、个人防护、工龄长短、接触程度、有无定期体检制度，以及进行早期干预等因素有直接关系，如接触铬酸酐浓度超过 $0.1mg/m^3$，可出现上呼吸道症状，当接触浓度达到 $0.15\ mg/m^3$ 时，经过一定时间即可形成鼻中隔穿孔。

铬可破坏鼻前庭毛囊组织，使鼻毛脱落失去防尘功能，并使鼻黏膜纤毛活动受到抑制、黏膜腺体分泌功能减弱，造成鼻腔黏膜干燥，干痂形成；铬尘或铬酸雾还可以破坏鼻中隔（nasal septum）黏膜，发生鼻中隔黏膜糜烂（mucosal erosion）、溃疡（ulcer）或鼻中隔穿孔（nasal septum perforation）。

铬鼻病的发展过程常历时数月至数年，接触铬化合物早期，工人常感觉鼻内刺痛或烧灼感，流清水涕、鼻塞、打喷嚏等；这些刺激症状在 1～2 个月后会自行消失，但鼻腔病变往往在无症状的情况下继续缓慢发展，有时仅在定期体检时才发现。鼻部专科检查可见鼻腔黏膜充血、肿胀或黏膜干燥、结痂、萎缩，部分患者可以有鼻中隔黏膜糜烂、溃疡形成或鼻中隔穿孔。

铬鼻病诊断参见《职业性铬鼻病的诊断》（GBZ 12-2014），主要依据密切接触六价铬化合物的职业史，在排除梅毒、结核、外伤或由其他化合物引起的鼻中隔及鼻甲损害后，方可诊断职业性"铬鼻病"。

防治铬鼻病特别强调预防工作，如改善设备和操作条件，尽可能使之密闭化和自动化；加强个人劳动防护，如进车间前鼻黏膜涂布防护油膏、工作时戴口罩（口罩纱布至少在6层以上，口罩内置入粒状苏打石灰，以中和铬酸，也可戴吸附性较强的泡沫塑料口罩）、工作过程中严禁挖鼻和吸烟等；工作完毕后应洗澡、换衣、漱口，用 5% 硫代硫酸钠滴鼻。此外，应每半年至一年体检一次，以及早发现铬的损害。新工人入厂前应作就业前健康检查，凡患有鼻中隔偏曲、鼻腔鼻窦慢性炎症、呼吸道疾病以及严重皮肤病者，均不宜参加铬作业工作。

鼻黏膜铬损害的治疗：通常可涂用 5% 硫代硫酸钠、10% 依地酸二钠或防铬软膏（可使六价铬还原为三价铬，减少铬对组织的刺激作用）；鼻中隔黏膜溃疡者可用枸橼酸钠溶液洗涤，再用上述软膏涂布；鼻中隔已形成溃疡者，应刮除创面肉芽，涂布 3% 二巯丙醇软膏；鼻中隔穿孔长期不愈合，同时伴有鼻部症状者可考虑手术修补。

（汪　敏　郑溶华）

思考题

1. 什么是"铬鼻病"？主要病因是什么？
2. 简述铬鼻病的主要临床特点及治疗办法。
3. 如何预防铬鼻病的发生？

推荐阅读的参考文献

1. 冉文婧，王永义. 职业性铬鼻病. 中国工业医学杂志，2013，26（5）：357-359.
2. 方利强，秦光明. 低剂量铬暴露工人铬鼻病调查分析. 环境与职业医学，2016，33（2）：160-162.

二、牙酸蚀病

牙酸蚀病（dental erosion）也称牙酸蚀症，是指在无细菌参与的情况下，由于酸的化学侵蚀作用造成牙齿表面硬组织进行性丧失的一种慢性牙体疾病。20世纪，牙酸蚀病主要是指长期与酸酐或酸雾接触的工作人员的一种职业性损害。1987年，我国颁发的《职业病范围和职业病患者处理办法的规定》中把牙酸蚀病正式列入国家法定职业病。随着社会进步和劳动条件的不断改善，这种职业性牙酸蚀病已明显减少。近年来由于生活水平的提高，青少年饮用酸性饮料（如碳酸饮料和果汁）日趋增加，由饮食中的酸引起的青少年牙酸蚀症患病率有所增高，已引起了人们的重视。

【病因】

（一）职业暴露因素

这是牙酸蚀病最早发现和最主要的致病因素，如盐酸、硫酸、硝酸等一些工业上接触机会较多且腐蚀性较强的化学物质。制造盐酸接触氯化氢和盐酸雾；制造硫酸接触 SO_2、SO_3 和硫酸雾；制造硝酸接触 NO_2 和硝酸雾，这些酸雾和酸酐暴露在空气中，不仅刺激呼吸道黏膜、眼睛和皮肤，进入口腔后遇水形成酸则会腐蚀牙面。长期在空气中酸雾或酸酐浓度超过卫生标准的环境中工作的人群较易患牙酸蚀病。李嘉佑等对14个工厂接触酸作业的1671名工人调查发现，牙酸蚀病患病率为19.9%，其中接触硫酸和硝酸者分别高达41.1%和38.9%，而且工龄越长，患病率越高，牙齿破坏越严重；而同工厂非接触酸作业的工人却无一人发病。

其他与职业相关的牙酸蚀病，见于竞技性游泳运动员，因其长期在经氯气处理的游泳池中游泳，由于 Cl_2 产生 HClO 和 HCl，如果对游泳池水 pH 的监测不力，使其 pH 过低，池水呈酸性，也易引起牙酸蚀病。此外，职业品酒员因长期频繁接触葡萄酒（pH3～3.5）也可发生牙酸蚀病，

且病情严重程度有随从业年限增加的趋势。

（二）饮食因素

饮食酸包括果酸、枸橼酸（柠檬酸）、碳酸、乳酸、醋酸、维生素 C（抗坏血酸）、磷酸等弱酸。酸性饮料 pH 常低于 5.5，频繁饮用此类饮料，可使牙面与酸性物质直接接触时间增加，最终导致牙酸蚀症。Thomos 实验发现，每天饮用橙汁、葡萄汁和可口可乐组，最早 4～6周，显微镜下即可发现所有人员的牙面均出现酸蚀变化。

（三）内源性因素

内源性致病因素是指由于各种原因造成胃酸或胃内容物进入口腔而对牙齿产生侵蚀的因素，近年来，胃反流性食管炎患者出现牙酸蚀病较为多见；由于消化期胃液约含 0.4% 盐酸，pH 可达 3.8，故长期反酸、呕吐，或慢性酒精中毒者的胃反流，均可形成后牙舌面和腭面的牙酸蚀症。

（四）药物因素

长期服用低 pH 的药物，且服用过程中酸性物质直接与牙齿接触（如补铁药、口嚼维生素 C、口嚼型阿司匹林、胃酸缺乏症患者长期服用替代性盐酸等），均可造成牙酸蚀病。一种防止牙石形成的漱口液（含 EDTA）在离体实验中作用于牙齿，2 小时后牙釉质表面即发生明显的酸蚀。

（五）其他因素

口腔环境中，正常分泌的唾液和流量对牙面的酸性物质有缓冲和冲刷作用，如果唾液流率和缓冲能力减低，如头颈部化疗、涎腺异常或长期服用镇静药、抗组胺药等，则牙面接触酸性物质发生酸蚀症的可能性即增大。剧烈的体育运动导致脱水和唾液流率下降，加上饮用酸性饮料，可对牙造成双重损害。此外，刷牙的机械摩擦作用，加速了牙面因酸脱矿物质造成的牙硬组织缺损，也是酸蚀症形成的因素之一，因此，对口腔卫生的过分关注（如频繁刷牙，尤其是饭后立即刷牙）反而可能加速牙酸蚀症的进展。

【发病机制】

牙体由钙化硬组织牙釉质、牙本质、牙骨

质和软组织牙髓组成。牙釉质位于牙冠表面，是牙体组织中高度钙化的坚硬组织，其中无机物占 96%，无机物中主要成分为磷酸钙（约占 90%），其他尚有碳酸钙、磷酸镁和氟化钙；牙本质中无机物约占 70%，主要成分为羟基磷灰石。在有酸的环境下长期工作，牙冠接触空气中的酸雾或酸酐，会引起牙体组织脱矿腐蚀，造成牙齿表面粗糙，出现凹陷性缺损，牙体组织变脆，磨损严重。大多数有机酸和无机酸可以引起牙酸蚀。

【临床表现】

职业性牙酸蚀病发病的速度与空气中酸雾浓度、酸的种类及口腔内酸性环境持续时间有关；国外报道工人接触硫酸 5 周后即可出现牙酸蚀，国内调查发现的最短发病工龄为 4 个月。职业性牙酸蚀病主要损害直接接触含酸空气的牙齿，即中切牙、侧切牙的唇面，尖牙受影响较小，后牙基本上没有。下切牙唇面是酸雾最容易接触的区域，其损害的程度往往最为严重；职业性品酒员因口腔长期频繁接触葡萄酒，牙酸蚀可侵袭各个牙面。

（一）症状

牙酸蚀病自觉症状与酸蚀后牙体缺损程度有关，早期仅有牙本质过敏症状：酸蚀牙发木、发酸，对冷、热、酸、甜或探触等刺激敏感；当牙酸蚀进一步加重涉及深层牙本质，或有髓腔暴露或牙髓病变时，可出现自发性牙痛。一般来说，牙酸蚀病导致牙齿剧烈疼痛较少，这可能与修复性牙本质形成有关，因为酸蚀牙的缺损需要较长时间，在较长时间弱刺激作用下，修复性牙本质形成较快。酸蚀严重者大部分牙冠缺损或仅留下残根，对语言和进食有一定影响。

（二）体征

牙酸蚀病主要损害牙体硬组织的牙冠部分，损害为一慢性过程。早期牙冠无实质缺损，仅有唇面牙釉质色泽改变，如釉质特别发亮，切缘釉质透明度增加等；进一步发展则出现牙实质缺损，先为釉质缺损出现凹陷，继而有牙本质暴露缺损，一般来说，强酸多引起由牙冠表面向内侵蚀，形成典型的刀削状平滑面，弱酸则多在釉牙骨质交界处或牙骨质上形成窄沟状缺损。随着深层牙本质暴露和髓腔暴露，可出现牙髓和牙髓继发性病损，如牙髓炎和根尖周炎等，最后可导致牙冠大部分缺损或仅残留牙根。

除了牙体组织损伤外，酸雾、酸酐也会刺激身体其他暴露部分；严重牙酸蚀病还可导致全身症状，如结膜充血、流泪、畏光、皮炎、呼吸道炎症，以及嗅觉、味觉减退，食欲缺乏等。

【诊断与鉴别诊断】

（一）诊断

国家已颁布《职业性牙酸蚀症诊断标准》（GBZ 61），可作为本病诊断依据。其诊断原则是：根据较长时间接触酸雾、酸酐或其他酸性物质的职业史，出现以前牙硬组织损害为主的临床表现，现场职业卫生学调查结果符合职业史实际情况，在排除其他牙齿硬组织疾病后，即可诊断。

本病首先需明确牙酸蚀的程度，可根据牙酸蚀的发生演变过程，按牙体组织结构的缺损情况进行酸蚀程度分级，可将牙釉质仅有色泽改变但无实质性缺损，作为可疑牙酸蚀；将唇面牙釉质出现实质性缺损作为诊断起点，具体可分为如下四级：

（1）Ⅰ级牙酸蚀：仅有唇面牙釉质缺损，多见于唇切端 1/3；切缘变薄，或唇面中部呈凹陷性缺损，表面光滑；缺损面与周围牙釉质无明显分界线（图 3-10-1，也见彩图 3-10-1）。

（2）Ⅱ级牙酸蚀：缺损达牙本质浅层，多呈斜坡状，从切缘起，削向牙冠唇面；暴露的牙本质呈黄色，周围可见透明的牙釉质层（图 3-10-2，也见彩图 3-10-2）。

（3）Ⅲ级牙酸蚀：缺损达牙本质深层，在缺损面暴露牙本质的中央（相当于原髓腔部位），可见一圆形或椭圆形棕黄色牙本质区；但无髓腔暴露，也无牙髓病变（图 3-10-3，也见彩图 3-10-3）。

（4）Ⅳ级牙酸蚀：缺损达牙本质深层，虽无髓腔暴露，但有牙髓继发病变；或缺损已达髓腔；或牙冠大部分缺损，仅留下残根（图 3-10-4，也见彩图 3-10-4）。

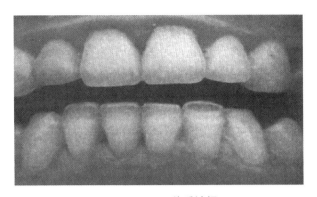

图 3-10-1　牙釉质缺损

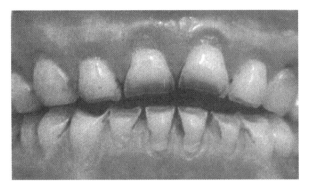

图 3-10-2　浅层牙本质暴露

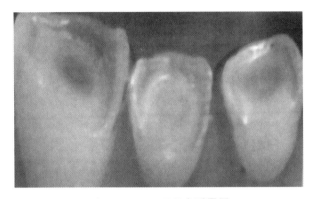

图 3-10-3　深层牙本质暴露

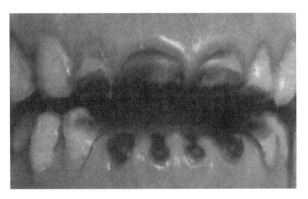

图 3-10-4　残冠、残根

上述对牙酸蚀程度的判断乃牙酸蚀症临床诊断分级的基础，并按酸蚀牙牙位的分布、数目、酸蚀程度进行分级，具体如下：

（1）一度牙酸蚀病：指前牙区有两个或两个以上Ⅰ级酸蚀牙。

（2）二度牙酸蚀病：指前牙区有两个或两个以上牙齿为Ⅱ级或Ⅲ级酸蚀牙。

（3）三度牙酸蚀病：指前牙区有两个或两个以上牙齿为Ⅳ级酸蚀牙。

（二）鉴别诊断

酸性食物、饮料、药物和某些疾病如胃反流性食管炎等非职业性因素也可引起牙酸蚀，但受侵蚀牙齿主要波及后牙的咬合面及舌腭面（图 3-10-5，图 3-10-6；也见彩图 3-10-5，彩图 3-10-6），前牙反而较轻；磨耗、磨损、外伤、牙釉质发育不良、氟斑牙、龋病、楔状缺损等也造成牙齿硬组织缺损，应认真询问病史和职业接触史，根据患牙酸蚀的临床特征进行鉴别。

【治疗】

职业性牙酸蚀病的治疗除必要的对症处理外，主要根据缺损情况采用充填和修复处理，以恢复牙的形态和功能。早期牙酸蚀对冷、热、酸、甜等刺激敏感时，可用药物作脱敏治疗，如用 3% 碳酸氢钠溶液漱口、氟化钠涂擦牙面、脱敏牙膏刷牙等；对有牙体缺损者，可根据牙体组织缺损部位和程度用复合树脂、高嵌体或冠修复；伴有牙髓病变时，应先作牙髓治疗，然后再作冠修复治疗。

【预防】

职业性牙酸蚀病的发生与不良的劳动条件有直接关系，所以，改善劳动条件，消除和降低职业现场空气中的酸雾浓度是预防牙酸蚀病的根本方法。同时，应加强个体防护，如工作时间坚持戴防酸口罩、下班时漱口、使用含氟牙膏或防酸牙膏，均有助于减少职业性牙酸蚀病的发生。此外，还应改变喜酸性饮食习惯，积极治疗全身疾病，定期作口腔健康检查，发现问题及时治疗。

（黎远皋）

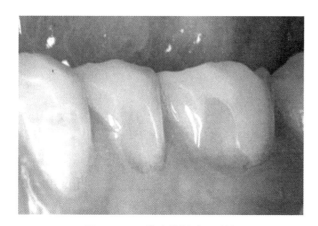

图 3-10-5　碳酸饮料致牙酸蚀

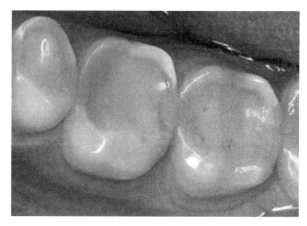

图 3-10-6　胃反流性食管炎致牙酸蚀

思考题

1．试述职业性牙酸蚀病的主要病因。

2．职业性牙酸蚀病与食物性牙酸蚀病的主要临床特点和鉴别要点？

推荐阅读的参考文献

1．徐婷．前牙酸蚀症的临床治疗体会．中国实用医学，2015（3）：125-126．

2．李佳．前牙酸蚀症 50 例的临床治疗体会．医药，2015（8）：121-121．

第十一节　职业性生殖和内分泌系统疾病

一、概述

在生产活动中，劳动者接触的某些职业有害因素能够造成生殖系统和相应内分泌系统损伤，导致生殖功能障碍和疾病的发生；主要表现为性行为改变、生育力下降、不良生殖结局和肿瘤等。

生殖是两个独立个体相互作用的过程，职业有害因素所致的不良生殖结局，可能来自夫妻双方或其中任何一方的接触。生殖系统损害可能存在于整个生殖过程甚至生命周期内，与其他器官或系统的毒性效应相比，职业人群的生殖系统损害可能更难鉴定，因为对生殖损害的评价往往需要通过妊娠才能实现，有些效应可能还需要通过下一代甚至几代才能表现出来。职业有害因素的损害除涉及生殖器官外，还涉及相关的内分泌系统，其功能异常又可进一步影响生殖功能的各个环节，如女性卵巢功能异常，可影响受精卵植入、胚胎生长和进一步发育障碍等，男性睾丸功能异常，则影响男性精子的形成、发育、储藏、传送、性功能等。

二、病因

可造成职业性生殖系统损害的因素很多，主要包括：

（一）化学因素

1．农药　常见如有机磷农药［敌敌畏、甲胺磷、乐果、美曲膦酯（敌百虫）等］，有机氯农药（滴滴涕、六六六等）等；

2．芳香烃类　包括苯、甲苯、二甲苯、苯乙烯和多氯联苯等；

3．氯代烯烃类　如氯乙烯、三氯乙烯、二噁英等；

4．金属、类金属　如铅、汞、铬、镉、锰、镍、砷等；

5．有机溶剂　如二硫化碳、正己烷等；

6．表面活性剂　如烷基苯磺酸、壬基酚等；

7．塑料添加剂　如邻苯二甲酸酯类、双酚A类等。

（二）物理因素

主要包括噪声、振动、电离辐射、非电离辐射及环境温度等。

三、发病机制

（一）引起生殖细胞凋亡

细胞凋亡是指机体正常细胞受到生理或病理性刺激后，为维持内环境稳定而产生的一系列生化和形态改变，最终导致自发死亡的过程；细胞凋亡过高或过低都会对机体产生不利影响。某些职业有害因素能够诱导男性睾丸生精细胞、间质细胞、支持细胞和女性卵巢细胞凋亡增加，这一过程受激素、凋亡基因（包括凋亡诱导基因和凋亡抑制基因）、自由基等因素的调控。

（二）引起机体氧化应激或亚硝化应激

当机体遭受各种外源性化学物刺激时，体内的活性氧类（reactive oxygen species，ROS；主要包括超氧阴离子、羟自由基、过氧化氢等）或活性氮类（reactive nitrogen species，RNS；如一氧化氮、二氧化氮和过氧亚硝基阴离子自由基等）产生过多，超出机体自身清除能力，引起生物膜脂质过氧化，造成细胞内蛋白质及酶变性或引起DNA氧化损伤，破坏核酸及染色体，最终导致机体损伤和疾病。此外，高浓度NO·还能扩张睾丸血管，损害生精细胞功能，抑制精子活力，导致男性生育能力低下甚至不育。

（三）引起生殖细胞能量代谢和生理功能障碍

睾丸和卵巢细胞的能量代谢对精子和卵细胞的发生与成熟有重要作用。某些化学物可引起睾丸和卵巢细胞能量代谢相关酶（如LDH、SDH、G-6-PD等）活性异常，抑制细胞对能量的利用，从而影响精子和卵细胞的发育和成熟。

某些职业危害因素还会通过抑制类固醇合成酶活性，干扰睾丸或卵巢中类固醇的合成过程，导致睾丸细胞或颗粒细胞受损，进而影响正常的生殖功能。

还有些职业危害因素可以诱导基因突变、抑制DNA、RNA合成，造成生精细胞或卵巢细胞的损伤；通常情况下，机体能够通过多种方式修复DNA损伤，但有些职业危害因素还会影响细胞对DNA损伤的修复功能，加重此类损伤，引起突变。

（四）干扰"下丘脑－垂体－性腺轴"分泌

外源化学物对下丘脑-垂体-性腺轴的任何一个环节产生损害作用都可能导致生殖器官异常或生殖功能障碍。如化学物抑制了下丘脑和垂体分泌促性腺激素的功能时，可导致睾丸中睾酮合成减少，影响男性性功能；而化学物引起垂体促性腺激素分泌过多时，又可能导致卵巢组织过度刺激而诱发卵巢癌。

（五）其他

不少职业危害因素可以引起矿物质代谢紊乱，如锌接触工人易发生畸形精子增多、精子无力及无精子症；镉可在睾丸富集，造成睾丸缺血，抑制精子线粒体蛋白的作用，使精子活力下降；铁过量接触可致大量铁粒沉着于睾丸生精小管固有膜，阻碍睾丸生精能力；铜可抑制精子的酵解过程，降低精子活动力或直接起到杀精子作用等。

职业性有害因素还能诱导血-生精小管屏障改变，造成生精细胞损伤；或通过抑制睾丸细胞生物转化酶活性，影响睾丸细胞的生物转化能力。

四、损伤表现

（一）男性职业性生殖系统损伤表现

1．对生殖器官的影响　职业有害因素的接触可引起男工睾丸萎缩及前列腺、附睾重量减轻，并可诱发工人前列腺癌、睾丸癌等生殖系统肿瘤。

2．对性腺轴及激素水平的影响　有些化学物质能够引起工人睾酮、卵泡刺激素、雌二醇、间质细胞刺激素、催乳素等激素分泌紊乱。

3．对精子质量的影响　不少职业危害因素

可以导致男性精子数量减少、活动力减弱、存活率降低，以及少精、无精现象，还可引起精子 DNA 损伤、畸形率升高甚至出现凋亡，严重影响精子质量。

4．对性行为及生育力的影响　某些职业有害因素可引起男性性欲减退、性交次数减少、勃起和射精障碍、阳痿、早泄，导致生育力降低甚至不育。

5．对配偶妊娠结局及子代的影响　接触职业有害因素男工的妻子可出现自然流产、早产、死胎及死产等不良妊娠结局，或即使妊娠成功，其子代出生缺陷的发生率也较高（主要包括腹腔、中枢神经系统、消化系统缺陷，先天性心脏病、眼耳异常、唇腭裂、四肢畸形等）。

（二）女性职业性生殖系统损伤表现

1．对月经的影响　接触职业危害因素可引起女性月经失调，如经期及经血量异常、经前紧张症、痛经、闭经及绝经期提前等。

2．对性腺轴及生殖内分泌的影响　有些化学物质可以引起女工促性腺激素释放激素、卵泡刺激素、黄体生成素、绒毛膜促性腺激素、雌激素、孕激素等分泌紊乱，干扰生殖功能，导致女性受孕力降低、延迟怀孕甚至不孕。

3．对子代的影响　接触某些职业危害因素的女工发生自然流产、早产、过期产、死胎死产、低体重儿、窒息儿、先天畸形等不良妊娠结局的概率可能会升高；此外，母亲胚胎期的职业危害因素接触也可能影响子代行为能力、注意力及语言学习能力，甚至与子代成年后高血压的发生也有关系。

4．引起女性生殖系统肿瘤　某些职业危害因子还可能诱发女性生殖系统肿瘤，主要如乳腺癌、宫颈癌、子宫内膜癌、子宫平滑肌瘤、外阴癌、阴道癌等；宫内暴露己烯雌酚的女性还可发生阴道透明细胞癌。

5．其他　职业有害因素的接触还可能引起女性第二性征改变、生殖器官畸形、妊娠并发症出现等。

五、诊断要点

1．原则　根据临床特点（包括症状、体征、影像学检查等），确切的职业接触史，参考现场职业卫生调查资料及实验室资料，进行综合分析并排除其他病因所致类似疾病后，才能明确与职业危害的关系，做出准确判断。

2．实验室检查是临床诊断重要证据　如受检者血清性激素水平检测、男性精液分析（精子计数、活力及其形态学）等；后者对于评价男性睾丸和睾丸后器官功能有重要意义。

3．临床检查　如详细的问诊和观察，有助于了解女性月经周期、经期血量变化和相关并发症的发生情况，以及第二性征、生殖器官异常等变化。

4．流行病学调查　了解女工的受孕情况、女工及男工妻子的妊娠结局、妊娠并发症及子代的出生缺陷发生情况等，有助于对疾病做出更为准确的判断。

5．辅助检查　有助于对生殖系统肿瘤的早期发现和确诊，其中，影像学、病理学检查结果尤具重要价值。

六、治疗原则

（一）病因治疗

及时脱离接触相关致病因素，中止其继续作用是根本性治疗措施。因此，彻底改善职业卫生条件，降低职业危害因素水平，认真开展职业健康监护，严格执行女工保护条例，及时将出现职业禁忌证以及孕期、哺乳期的女工调离禁忌作业至关重要。

（二）对症支持治疗

职业性生殖系统损害并无特殊治疗，可根据损伤部位和表现，采取相应的对症措施，如人工周期、手术、放疗、化疗等。

七、展望

近年来，包括职业有害因素在内的外源化

学物对人类生殖系统及相应内分泌系统的损害越来越受到人们的关注，多氯联苯、二噁英类、邻苯二甲酸酯类、壬基酚、双酚A及金属等环境内分泌干扰物（environmental endocrine disruptors，EEDs）所引起的生殖系统损伤已成为国内外环境和职业医学的热点问题。因此，更需加强专项研究，并与毒理学、流行病学、生殖科、妇产科、内分泌科等密切协作，以助更快解决职业有害因素所致的生殖系统损害。

（赵 琳 贾 光）

思考题

1. 造成职业性生殖系统损害的有害因素有哪几类？试举例说明。

2. 试述造成职业性生殖系统损伤的主要机制及主要临床表现。

3. 试述职业性生殖系统损伤的防治要点。

推荐阅读的参考文献

1. 罗琼，朱依敏，黄荷凤. 二噁英类内分泌干扰物对胚胎的影响及其机制. 国外医学·妇幼保健分册，2005，16（1）：45-47.

2. 孙美芳，徐德祥，朱启星，等. 职业接触丙烯腈引起的男性生殖毒作用. 中华劳动卫生职业病杂志，2003，21（4）：281-282.

3. Smith EK，White MC，Weir HK，et al. Higher incidence of clear cell adenocarcinoma of the cervix and vagina among women born between 1947 and 1971 in the United States. Cancer Causes Control，2012，23（1）：207-211.

4. Meeker JD，Ehrlich S，Toth TL，et al. Semen quality and sperm DNA damage in relation to urinary bisphenol A among men from an infertility clinic. Reprod Toxicol，2010，30（4）：532-539.

第十二节 职业紧张

一、概述

职业紧张也称"职业应激"（occupational stress），是指在某种职业环境中，客观需求与主观反应之间出现失衡，亦即工作场所中的社会心理因素超出人体的调节能力时所产生的有害的心理和生理反应，包括可感知的心理压力以及生理功能紊乱，目前已成为世界各国职业卫生学研究的热点之一。世界卫生组织（WHO）称职业紧张已成为"世界范围的流行病"，是职业卫生学、慢性病防治、普通心理学、劳动心理学、医学心理学、精神医学、工效学、管理学、组织行为学和安全科学等多个学科共同关注的问题。在经济发达国家，工效学和社会心理等因素所致疾病已超过传统尘毒和物理等因素所致疾病；在我国，传统的职业病危害尚未得到根本控制，工效学和社会心理等因素所致新的职业危害又已发生，并呈渐趋严重趋势，使广大职业人群处于双重性质的职业危害威胁之中。

国际劳工组织（ILO）已将"精神和行为失调"列入2010年版职业病名单，具体包括创伤后应激障碍、与工作危害因素暴露有关的精神疾病和行为失调。日本和中国台湾地区已将职业精神疾患纳入职业病名单，并制定了诊断标准。由于多方面条件的制约，我国尚未将工作原因引起的精神疾病和行为失调纳入法定职业病目录。

二、职业紧张因素

（一）工作特征因素

1. 工作环境条件 往往是多种有害因素同

时存在，比如，工作场所的物理环境、噪声、不良照明、不良气味、其他感官刺激物等都能影响人的情绪和一般精神状态。

2．轮班作业 国际癌症研究机构（IARC）已将轮班作业定为 2B 类致癌物（人类可能致癌因素），同时有研究确定轮班工作会影响工人的血压、代谢率、血糖水平、心理效率和工作动机，也会对工人的睡眠方式和家庭及社会生活造成影响。

3．工作时间过长 有研究证实，过长的工作时间与发生冠心病死亡有关。

4．技术更新 有调查显示，日本的管理人员受到追赶上新技术步伐的压力较大；发展中国家由于社会对新技术重视程度增加、新技术对管理的需求以及劳动力培训时间的限制，这些国家管理人员也普遍感到不断增长的压力；英国大多数管理人员也认为"赶上新技术步伐"是工作中的一大紧张因素。

5．工作负荷 工作超负荷和工作负荷不足都是紧张因素；工作超负荷包括定量性超负荷和定性超负荷，前者是指有太多的工作要做，后者是指工作太难、不易驾驭。

6．时间压力 是指没有足够的时间去完成有时间期限的工作。

7．情感需求 包括工作 - 家庭冲突、患者 / 同龄人 / 社区对工作角色缺乏理解、服务对象不真实的期望、创伤性工作经历和来自服务对象的暴力等。

8．技术利用程度低 如简单重复的动作、工作决策参与度低等。

9．付出 - 回报失衡（effort-reward imbalance）指付出的努力和从工作中获得的回报不平衡。

（二）个体在组织中的角色

包括角色模糊、角色冲突、个人目标与组织目标的冲突和责任。研究发现，与角色模糊相关的紧张指标是情绪低落、自尊感下降、生活不满意和工作动机下降。有高度焦虑感的人同没有焦虑感的人相比，发生角色冲突的可能性更大，对人的责任比对物的责任更易引起紧张。

（三）工作中的人际关系

包括与上级的关系、与同事的关系和与下属的关系。从心理学的角度看，当下属与其上级的关系不正常时，就会产生情感损害；同事之间的紧张关系可能起因于竞争和通常被描述为"办公室政治"的人格冲突。调查发现，那些依靠专业技术知识而不是经管理技能培训提升到管理岗位的人，在处理人际关系时遇到的问题比那些重视人际关系的管理人员更多。

（四）职业生涯发展

研究发现，工作缺乏安全性，担心失业、退休、过度的赞誉、过快的提升，达到事业顶峰的挫折等，都可导致紧张，尤以后两者为甚。

（五）组织的结构和气氛

是否属于组织中成员的感觉对个体的自由和自主感影响很大，组织中的工人有时抱怨他们没有归属感、缺乏足够的参与机会，感到他们的行为受到不必要的限制、与同事和领导之间缺乏工作上的交流和协商。

在中国等发展中国家，职业紧张因素更具一些新的特征，因随着经济全球化，劳动者面临着工作性质变化的众多挑战，如劳动力市场分化、用工合同灵活性增加、工作不稳定性增加、工作节奏加快、工作竞争加剧、工作时间超时、低工资，且这些变化不规则，对工作内容和过程的控制程度低，以及职业危害的转移等。

三、职业紧张理论模式

国际上不同国家的研究者提出了几十种职业紧张理论模式，但较有影响的主要有以下几种：

（一）个体 - 环境拟合模式（individual-environment fitting model）

强调个体与环境之间的匹配，认为环境事件作为紧张因素的程度是由个体的认知所决定的，这种认知不仅包括对环境要求的评价，也包括对个体为达到环境要求所具备的能力、动机的评价。社会支持和自我防御机制可避免紧张状态的损伤，如果缺乏社会支持、自我防御失败，个体将会出现工作绩效和工作满意感下降、心身疾病等个体和组织反应，不少职业紧张模式均是在这个理论模式的基础上演变而来的。

（二）工作需求 – 控制模式（job demand-control model）

在过去的 40 年中，此模式开始受到广泛关注，成为探讨工作环境中社会心理因素与健康关系的主要理论模式。这个理论模式有两个基本的成分：工作需求和工作决定水平（控制），这两个因素的不同组合，构成了 4 种工作类型，即：高度紧张的工作，以高需求和低决定水平为特征；低紧张工作，以低需求和高决定水平为特征；主动性工作，以高需求和高决定水平为特征；被动性工作，以低需求和低决定水平为特征。高度紧张的工作将会导致负性健康结局，模式假定对健康影响的关键因素是高需求和低决定水平的结合，而不是需求本身。

（三）付出 – 回报失衡模式（effort–reward imbalance model）

假定当工作中的付出和回报不平衡时，就会出现紧张结局。付出包括体力的和智力的，回报是指金钱、尊重、职业生涯的机会等，经历高付出和低回报这种非互惠的交换将会导致紧张反应；作为持续紧张反应的结果，工作中的高付出和低回报之间的不平衡将增加疾病的易感性。存在过度工作相关性投入和高尊重需求动机的个体，经历不对称交换时导致紧张的风险更大；这种动机方式具有长时间稳定性，如果不平衡和这种个性特征同时存在时，不平衡对健康和幸福感的影响最大。

（四）职业紧张整体理论模式（OSI model）

认为职业紧张因素可影响个体的精神、躯体健康水平、工作满意感以及个体与组织的绩效和行为，在这一因果链中，个体特征（人口统计学因素、控制力、A 型行为等）和应付策略具有调节作用。

（五）NIOSH 职业紧张模式

与工作条件和环境有关的紧张因素可导致工作个体产生急性反应或紧张反应，这些反应包括情感、生理和行为的不同程度的反应，这种短时的急性反应反过来又被假定会对工作个

体的长期的心理和生理健康产生影响。在这一假设中还包括其他三个因素，即个体因素、非工作因素和缓解因素，这些因素被认为可能是不同个体暴露于相同的紧张因素，而产生不同程度的紧张反应的差异的原因。

四、职业紧张的危害

职业紧张的损失是巨大的，不但对劳动者的身心健康带来损害，对企业和社会造成的经济损失也同样不容忽视。职业紧张与心脏病、抑郁症和肌肉骨骼疾患等有关，高工作需求、低控制和付出 - 回报失衡是心理和躯体健康问题的危险因素；职业紧张造成的经济损失包括事故、缺勤、跳槽、生产率下降、直接医疗、法律和保险费、工人的赔偿等产生的直接和间接经济损失。

欧洲国家的调查资料显示，1992 年，英国职业紧张造成的经济损失占国内生产总值（GDP）的 0.7%，瑞典和丹麦占 GDP 的 0.07%；1999 年，欧盟的平均经济损失占 GDP 的 0.27%，瑞士的经济损失占 GDP 的 1% ~ 3.3%；2002 年，近 1/3 的欧洲工人（超过 4000 万人），承认他（她）们的健康遭受工作压力的影响；2005 年，第四次欧洲工作条件调查结果显示，20% 原欧盟 15 国的工人和 30% 新加入欧盟的 10 国工人认为他（她）们的健康处于工作有关紧张的危险之中。据估计，在原欧盟 15 国中，工作紧张和相关健康问题的损失平均为国民生产总值（GNP）的 3% ~ 4%，每年达 2650 亿欧元；据估计，英国每年因紧张相关疾病导致 650 万个工作日的损失，给雇主造成的经济损失达 5.71 亿欧元，给社会造成的经济损失达 57 亿欧元；在瑞典，1999 年，15 000 名长期病假的工人中，14% 的工人病假的原因是工作压力和精神紧张，相关损失达 27 亿欧元；欧洲工作安全与健康机构的报告显示，法国紧张相关疾病给社会造成的损失达 8.30 亿 ~ 16.56 亿欧元；在美国，2002 年，工作紧张造成的经济损失是 420 亿美元，占国内生产总值（GDP）的 0.3%，2006 年

经济损失达 3000 亿美元，占 GDP 的 2.6%。尽管上述资料来源和年代不一样，但总体看来，职业紧张造成的经济损失从 20 世纪 90 年代到 2000 年以后，增长幅度是较大的。

五、职业紧张的生理机制

紧张反应的生理系统主要由两个部分组成，即促肾上腺皮质激素释放激素（corticotropin releasing hormone，CHR）系统和蓝斑 - 去甲肾上腺素（locus coeruleus- noradrenergic system，LC-NE）/ 交感神经（sympathetic nerve）系统。CHR 系统广泛存在于脑内，以下丘脑的室旁核最为显著，在紧张状态下，主要介导生理和行为适应性协调反应，这些反应包括垂体 - 肾上腺轴和交感神经系统的激活，从而导致血糖、心率和血压的升高；LC-NE/ 交感神经系统位于脑干，它的激活导致去甲肾上腺素的释放，这些去甲肾上腺素来自于遍布大脑的特别稠密的神经元网络，从而引起唤醒和警戒水平的增加，并同时增加焦虑感。紧张系统的不同组成部分间存在着很多潜在的相互作用部位，从功能上看，CHR 和 LC-NE/ 交感神经系统似乎参与了一个正反馈链，以至于一个系统的激活有导致另一个系统激活的趋势。近年的研究表明，很多其他神经肽和信使物质在应激反应中也发挥着重要作用，这些物质包括精氨酸加压素（arginine vasopressin，AVP）和强啡肽（prodynorphin）相关肽。紧张反应的效应物对生长、生殖和免疫系统也都有重要影响。

六、职业紧张评价

（一）职业紧张导致心理疾患的诊断和评估

日本制定了《关于心理负担引发精神残疾的认定基准》，其主要内容包括对象疾病的范围、认定条件，以及具体的判断方法。工作所致心理负荷强度的判断依据《工作所致心理负荷评价表》，内容包括事件类型、平均心理负荷强度、心理负荷综合评价要点，以及不同心理

负荷强度的具体例子。非工作所致心理负荷及个体原因的判断依据《非工作所致心理负荷评价表》，内容包括事件类型、具体事件和心理压力强度。中国台湾地区的认定标准是在日本标准的基础上修订而来。

（二）职业紧张的评价

目前主要以心理社会学主观评价为主，辅以客观评价指标。我国自 20 世纪 90 年代以来，在引进翻译的基础上，已修订了几种国际上使用较多的职业紧张测评工具。具体包括：

1. 工作内容问卷　包括技术利用程度、工作决定水平、心理性工作需求、躯体性工作需求、工作缺乏保障、上级支持、同事支持等因子。

2. 付出 - 回报失衡模式问卷　包括外在付出、低回报和内在付出等因子。

3. 一般工作紧张调查表　包括一般工作情况、工作危害因素、物理性工作环境、工作状态、工作中的冲突、工作限制、工作控制水平、社会支持、工作需求、工作负荷与责任、对自己的感受、健康状况、工作满意程度等子量表。

4. 工作紧张测试指标　包括工作满意感、健康状况、行为类型、对周围事件的解释、工作压力来源和紧张应付策略等因子。

5. 职业紧张量表　包括职业任务、紧张反应和应对资源等子量表。

近年来研究较多的职业紧张潜在的客观评价指标有内分泌激素、神经递质和细胞（免疫）因子等，目前的研究结果提示，唾液 IgA、溶菌酶，血液中部分单胺类激素和热休克蛋白 70（HSP70）水平、自然杀伤细胞（NK 细胞）活性，尿液儿茶酚胺、17- 羟皮质类固醇（17-OHCS）、17- 酮皮质类固醇（17-KS）等作为潜在客观评价指标的可行性较大。

七、职业紧张的控制

目前，有关职业紧张预防和管理方面的法律、法规、标准和规范尚少，仅工业化国家开始制定了一些职业紧张干预控制的规范或指南。职业紧张的预防也应遵守预防医学的三级预防

原则：

（一）第一级预防

主要针对职业紧张的来源，包括劳动组织和物理性工作环境层次上的紧张源，防止其今后重复出现，目的是减少或消除紧张源，改善资源（如社会支持），防止工人遭受紧张的不良健康影响；具体措施包括改善组织文化、减少工人的工作负荷、工作重新工程化、工作再设计、清晰地描述工作以避免角色冲突、增加工人在决策中的参与、保护工人免受暴力侵害、政策制订和修订，以及物理性工作环境再设计。

（二）第二级预防

主要是改变工人对工作中紧张源的反应方式，改进其应对短期紧张反应的过程，旨在为工人提供应对紧张性工作条件的知识、技术和资源，目标是防止那些已经经历负性短期紧张反应（症状）的工人或其他有紧张早期体征的工人情况进一步发展；干预措施包括培训、锻炼、放松和冥想等。

（三）第三级预防

旨在治疗和帮助那些已经暴露于职业紧张，并产生持久的紧张相关性健康结局（如心理性伤害、抑郁和冠心病）的工人；措施包括职业康复服务、咨询、员工支持计划和重返工作计划。

预防职业紧张的主要步骤为：识别紧张因素、评估它们的风险水平和使用分级控制技术对紧张因素进行控制；在第一级预防、第二级预防和第三级预防三个水平上均采取这三个步骤。

（余善法）

思考题

1. 什么是职业紧张？职业紧张因素主要有哪些？

2. 总结一下职业紧张的主要理论模式及职业紧张的控制办法。

推荐阅读的参考文献

1. 戴俊明，傅华. 职业紧张评估方法研究进展. 环境与职业医学，2006，23（3）：278-281.

2. 余善法. 职业紧张研究中的数据处理与统计方法. 环境与职业医学，2013，30（7）：494-497.

3. 周旭，肖元梅. 职业紧张与职业人群健康关系的研究进展. 南昌大学学报（医学版），2013，53（5）：79-81.

4. 余善法. 加强职业紧张研究促进职业人群身心健康. 中华预防医学杂志，2014，48（4）：248-251.

第4章 职业性尘肺病及其他呼吸系统疾病

第一节 肺尘埃沉着病（尘肺）

一、总论

【概述】

肺尘埃沉着病（pneumoconiosis，简称尘肺）是指在职业活动中长期吸入生产性粉尘而引起的以肺组织弥漫性纤维化为主的全身性疾病，它是目前我国最常见和最主要的职业病，占全国每年新发职业病患者总数的80%～90%。根据最新的资料统计，到2015年底，我国累计发生尘肺病患者已达600万例，其中，农民工约占95%，大部分未进入统计数据。我国从事粉尘作业的人数估计接近1000万，仅煤矿工人即有500万之多，居世界之首；尘肺病累计发病人数、死亡人数及新发病人数，也名列世界前茅；全国每年因尘肺病造成的直接经济损失达100亿元人民币以上。因此，搞好尘肺病的防治是一项极具重要意义的任务，艰巨而光荣，需要广大职业病工作者和国家相关行政部门今后长期关注、给力才行。

【病因】

按照病因（吸入粉尘的种类）尘肺病可分为五大类：

1. 硅沉着病（矽肺） 吸入含有游离二氧化硅的粉尘所致。

2. 硅酸盐肺 吸入含有与金属离子相结合的二氧化硅（硅酸盐）粉尘所致，如石棉肺、滑石尘肺、云母尘肺、水泥尘肺等。

3. 炭素尘肺 吸入含炭粉尘所致，如煤肺、石墨尘肺、活性炭尘肺、炭黑尘肺等。

4. 金属尘肺 吸入某种金属粉尘所致，如铝尘肺、钡尘肺等。

5. 混合性尘肺 吸入两种或多种粉尘所致，如电焊工尘肺、煤硅肺、铁硅肺等。

我国2013年颁布的《职业病分类和目录》中将矽肺（硅沉着病）、煤工尘肺、石墨尘肺、石棉肺、炭黑尘肺、滑石尘肺、水泥尘肺、云母尘肺、陶工尘肺、铝尘肺、电焊工尘肺、铸工尘肺等12种尘肺病规定为我国的法定职业病；另外还列入了根据《尘肺病诊断标准》和《尘肺病理诊断标准》可以诊断的其他尘肺。

【发病机制】

尘肺的发病机制主要有如下几种学说：

(一)粉尘颗粒的表面活性

任何物体表面都能吸附所在介质中的分子和颗粒，表面积越大，吸附力也越大，因此粉尘颗粒可以吸附在肺内产生氧自由基，如硅氧自由基、硅过氧基、超氧阴离子、羟自由基等，使肺组织发生脂质过氧化和炎症性损伤，最终导致成纤维细胞增生及纤维化。

(二)刺激肺内发生炎症反应

近年研究发现，粉尘，尤其是硅尘，具有"病原体相关分子模式"（PAMPs）或危险相关分子模式（DAMPs）特征，一旦进入肺内，可为肺巨噬细胞（pulmonary macrophage，PM）膜上的模式识别受体（PRRs）识别，如清道夫受体（SR）、Toll样受体（TLRs）、核苷酸结合寡聚化结构域样受体（NLRs）等，并使该PM进入激活状态，吞噬SiO_2并经由NALP3炎性体、MAPKs信号通路激活NKκB、AP-1等核转录因子产生更多炎性因子加剧炎症，引起巨噬细胞性肺泡炎；激活的巨噬细胞释放各种生物活性因子和大量活性氧（ROS），还可直接损伤肺泡间质成分（包括肺泡毛细血管）和肺上皮细胞。上述粉尘颗粒和含尘的巨噬细胞（尘细胞）在肺间质及淋巴组织内聚集，并可发生坏死崩解释出尘粒及细胞成分，进一步诱发炎症过程，在局部形成粉尘灶（尘斑）及尘细胞肉芽肿，为胶原纤维取代后即导致肺纤维化发生。提示尘肺病的基本病理过程为：巨噬细胞性肺泡炎（macrophagocyte alveolitis）、尘细胞肉芽肿（dust cell granuloma）和尘性纤维化（fibrosis by dust）。

（三）机体的免疫反应

免疫反应是人体抵御外来侵袭和维持体内环境平衡的一种重要方式。尘肺病的病理改变过程显示，初期的硅结节含有较多细胞成分，随着病变进展，由于大量纤维组织增生，硅结节逐步转化为无细胞成分的玻璃样变组织，提示可能有抗原 - 抗体反应参与；近年有关尘肺生化、免疫学等方面的研究亦提示，尘肺发生、发展过程中有免疫因素参与。

（四）粉尘颗粒的机械作用

对石棉肺的研究还发现，石棉纤维直而硬，极易刺入胸膜导致损伤，闪石石棉纤维更直更硬，其导致的肺间皮细胞瘤的发病率也最高，提示粉尘颗粒的直接刺激作用亦不容忽视。

总的说来，尘肺病的发病比较缓慢，病因不同，接触粉尘后发病的潜隐期也不相同，如硅沉着病（矽肺）、石棉肺多在接触粉尘 5 ~ 10 年后才发病，而煤工尘肺、水泥尘肺更慢，常在接触粉尘 20 ~ 30 年后才发病。影响尘肺病的发生和发展因素有：

（1）空气中的粉尘浓度：特别是粉尘中游离二氧化硅含量的高低，空气中粉尘浓度越高、游离二氧化硅含量越大，尘肺的发病率也越高、发病时间也越短。

（2）接触粉尘的性质：不同性质粉尘致纤维化的程度不同，其中以游离二氧化硅（SiO_2）致纤维化的作用最强，其次为石棉和滑石。

（3）空气中粉尘颗粒的大小：直径 < 5 μm 的尘粒可到达肺泡，称为呼吸性粉尘，其表面活性及致纤维化作用均较强。

（4）新鲜粉尘颗粒的表面具有更强的生物活性和致纤维化能力；尘粒表面越粗糙，产生炎症刺激和纤维化的能力也越强。

（5）吸入粉尘的时间越长，发病率越高。

（6）机体一般状况（特别是上呼吸道及肺部情况）：有慢性呼吸道及肺部疾病者，防御功能下降，更易受粉尘侵袭。

（7）防尘措施：有防尘措施且防护效果良好，则可以不发生尘肺病，即使发生，发病时间也明显延长。

【病理特点】

尘肺病的基本病理改变为巨噬细胞性肺泡炎、尘细胞肉芽肿和尘性纤维化。粉尘进入并滞留在肺组织后，即为 PM 表面的"识别受体"识别，使 PM 激活，可在肺泡内产生大量炎性渗出物及活性氧，并进一步招募、激活大量 PM，引起巨噬细胞性肺泡炎。此种被激活的巨噬细胞可吞噬尘粒，但这也会导致尘细胞坏死崩解，释放出更多生物活性因子，它们与中性多形核白细胞释放的活性氧（ROS）均能直接损伤肺泡上皮细胞及毛细血管，致使肺组织结构受到破坏。在巨噬细胞性肺泡炎的基础上，粉尘颗粒和含尘的巨噬细胞（尘细胞）可在肺组织的呼吸性细小支气管及肺泡内、小叶间隔、血管及支气管周围、胸膜下及淋巴组织内聚集形成粉尘灶（尘斑），产生尘细胞肉芽肿。当肺泡结构受到严重破坏，不能完全修复时，则被胶原纤维所取代，最终导致肺纤维化。

尘肺的病变主要位于肺间质，主要病理改变为肺纤维化，大致有三种类型：结节型肺纤维化、弥漫性肺纤维化和尘斑型肺纤维化。

1．结节型肺纤维化　最为多见，主要发生在接触硅尘或硅混合尘的工种，以尘性结节性胶原纤维化为主，可以融合，形成大块纤维化，且常伴支气管及血管周围、肺泡、肺小叶间隔和胸膜的粉尘沉积和纤维化。肺淋巴引流区域的淋巴结中也可产生结节和纤维化。

肉眼观察呈圆形或类圆形，境界清楚，色灰黑，触摸有坚硬感，直径介于 1 ~ 5 mm，以 2 mm 者多见。镜检可见硅结节由同心圆状排列的胶原纤维组成，细胞成分很少；但也可以胶原结节为核心，外周为细胞和纤维构成的外壳，结节可钙化，可融合成为大结节或大块纤维化病灶。混合尘结节为胶原纤维与粉尘相间杂，但前者占 50% 以上，通常不形成胶原核心的病灶；硅结核结节则为硅结节或混合尘结节，内有结核性病灶。

2．弥漫性肺纤维化　主要发生于石棉肺，也见于水泥、滑石、电焊尘等所致肺纤维化。主要病理改变为广泛的肺纤维化，弥散于全肺，并不呈病灶状。纤维化病变由剥脱性支气管 - 肺泡炎开始，逐渐发展为支气管及其周围肺泡的纤维化；由于无气肺泡的增多，常形成小支气管的囊样扩张。

3．尘斑型肺纤维化　多见于煤尘、炭系粉尘以及金属粉尘所致之肺部改变，也见于铸工和电焊工尘肺。病变以粉尘纤维灶（尘斑）及灶周肺气肿为主，伴明显的肺小叶间隔及胸膜下纤维化，偶见结节形成，脏层胸膜表面尘斑可能聚合成大小不等的黑色斑片。尘斑外观呈灰黑色、质软、境界不清，病灶直径 0.5 ～ 1.5 mm，灶中有网织纤维及少量胶原纤维与粉尘相间杂，病灶与纤维化肺泡壁或肺间质相连呈星芒状，位于小叶中心。

【临床表现】

由于病变位于肺间质，尘肺病早期症状常不明显，甚至可无自觉症状，后期才因肺循环和换气功能障碍出现胸闷、乏力、劳力性呼吸困难等缺氧表现；症状出现早晚和程度轻重与尘肺病的种类、病变程度和有无并发症有密切关系；原先被列为治疗重点的咳、痰、喘症状，实质上是患者并发慢性支气管炎和慢性阻塞性肺疾病（COPD）所致，并非尘肺的特征性表现。石棉肺、硅沉着病（矽肺）、煤矽肺患者气短、胸闷、胸痛等症状的发生率及严重度均高于其他尘肺；此外，症状的轻重程度与 X 线表现并不一定平行，但与肺功能大致平行。

尘肺病本身通常无异常体征，体征亦主要来自并发症。常见的并发症有支气管和肺部感染、肺结核、气胸、肺气肿、慢性阻塞性肺疾病、肺源性心脏病等。

【X 线表现】

尘肺病肺部特征性的 X 线表现为：

（1）小阴影：根据形态的不同，又分为圆形或不规则形两种，并按直径大小分别分成 p（＜ 1.5 mm）、q（1.5 ～ 3 mm）、r（＞ 3 mm）三种圆形小阴影和 s（＜ 1.5 mm）、t（1.5 ～ 3 mm）、u（＞ 3 mm）三种不规则形小阴影；

（2）大阴影：指直径和宽度 ＞ 10 mm 以上的阴影。

除肺部表现外，还可以有胸膜和肺门阴影的改变。

【诊断】

尘肺病的诊断主要包括病因学诊断和临床诊断两个内容。国家职业卫生标准——《职业性尘肺病的诊断》（GBZ 70）规定，为了完成以上诊断内容，患者必须具备详细可靠的职业史、高千伏 X 线拍摄质量合格的后前位胸大片及相关临床检查资料，必要时尚需了解患者所在单位的尘肺病流行病学情况，以及参考有关的动态观察资料。诊断标准将小阴影的密集度分成 4 大级和 12 小级，总体密集度是在小阴影密集度各个肺区判定的基础上对全肺小阴影密集度的一个总体判定，以 6 个肺区（左右上、中、下各划分为 3 个肺区）中最高的密集度作为代表（有尘肺诊断标准片可供对比参照）。但目前 X 线胸片检查仍采用 30 余年前的陈旧方法（高千伏摄片），胸部 CT 检查也未纳入尘肺的规范诊断方法，技术上远远落后于现代医学影像学发展水平；此外，目前的临床诊断仍主要依靠 X 线胸片，未考虑肺和全身功能状况，致使诊断分级与实际病情有不小出入，这些均需在今后的工作中予以彻底革新、改进。

诊断的基础是鉴别诊断。由于尘肺的 X 线胸片改变特异性不强，故需要与其他疾病进行鉴别。尘肺 X 线胸片表现尤其需要认真鉴别的疾病为：

（一）肺结核

肺结核是结核分枝杆菌引起的一种慢性传染病，2010 年全国结核病流行病学调查显示，

15 岁以上活动性结核病患病率为 459/10 万，其中菌阳肺结核患者仅占 25.9%。因缺乏诊断的"金标准"，菌阴肺结核是结核病临床诊断中的难点，极易造成误诊、漏诊，其中血行播散型肺结核与Ⅰ、Ⅱ期尘肺十分相似，但亚急性血行播散性肺结核由于系反复多次播散，故粟粒状阴影大小、密度常不一致，分布亦不均匀，且有明显的结核中毒症状，有助于鉴别；若痰浓缩涂片抗酸杆菌和痰结核杆菌培养阳性、抗结核治疗使肺部粟粒状阴影明显减少甚至消失，则更有提示作用（图 4-1-1）。

Ⅲ期尘肺需注意与浸润性肺结核、结核球等相鉴别。浸润性肺结核病变局限，以肺尖和锁骨上、下区及下叶背段为多见，X 线表现为小片状渗出性改变，也可以呈中心密度较高而边缘模糊的致密影，常伴有全身性结核中毒症状；结核球多为孤立性球形病灶，直径 3cm 左右，大多位于锁骨下区，边缘清晰锐利，密度不均匀，附近常有卫星病灶；尘肺的小阴影聚集或大阴影病变常沿纵轴排列，往往两侧对称，伴有灶周气肿，肺部多有弥漫性小阴影病灶，但尘肺合并肺结核则很难从影像上鉴别出，须经诊断性抗结核治疗以协助诊断。CT 引导下的肺穿刺活检可以检查出 77% 的菌阴肺结核患者，

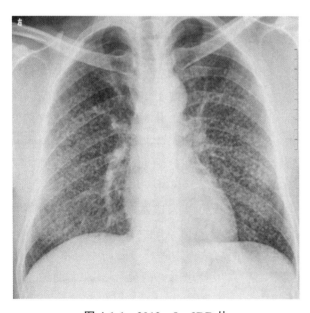

图 4-1-1 2013．8．3DR 片
可见两肺弥漫分布小结节影，经与就业前 X 线胸片及试验性抗结核治疗观察，证实为肺结核

特异性为 100%，可作为菌阴肺结核诊断和鉴别诊断的重要方法。此外，全血 γ- 干扰素释放试验（interferon gamma release assays，IGRAs）在肺结核的诊断上具有快速、敏感性及特异性较高的优点，已经列入欧、美等地结核病诊疗指南，虽然有其技术局限性，但对菌阴肺结核仍有一定鉴别诊断价值。

（二）肺部肿瘤

肺癌目前仍是人类恶性肿瘤中死亡率最高的疾病，位居全国癌症发病率第一。吸烟、大气污染是肺癌的两个主要致病因素，职业因素如长期接触铀、镭等放射性物质及其衍生物，或致癌的碳氢化合物、砷、铬、镍、铜、锡、铁、煤焦油、沥青、石棉、芥子气等物质，均可诱发肺癌。预计到 2025 年，中国每年肺癌新发病例数可能会超过 100 万。

Ⅱ期尘肺需注意与周围型肺癌鉴别，后者一般为单个肿块，发生在肺前部，如上叶前段、中叶等处，边缘有分叶、毛刺，肿块内钙化少见。Ⅰ、Ⅱ期尘肺则需注意与弥漫性肺癌、转移癌相鉴别，弥漫性肺癌多见于支气管肺泡细胞癌，在两肺形成广泛的结节性或浸润性病变，大小多在 1 ～ 2 mm 至 3 ～ 5 mm 之间，密度均匀，轮廓清楚，有融合倾向，分布常不对称、不均匀，病变较密集、融合时，病变内常有支气管充气征，但有时在 X 线胸片上与Ⅰ、Ⅱ期尘肺常不易鉴别，需注意询问粉尘接触史，尘肺患者多有较长粉尘接触史，临床症状多较轻微（图 4-1-2）。

肿瘤标志物癌胚抗原（CEA）、神经元特异性烯醇化酶（NSE）、细胞角蛋白片段（CYFRA21-1）可联合应用于非小细胞肺癌诊断，虽然有助于提高肺癌诊断的准确性，但仍不能代替组织学检查，尤其不能代替组织学分型。多层螺旋 CT 薄层增强前后扫描是鉴别肺内小结节良、恶性的重要手段；此外，CT 图像血管造影、多平面重建、最大密度投影等后处理方法，对判断肺癌与中央肺动、静脉的关系有重要价值；PET/CT 将功能显像与解剖显像结合在一起，可利用正常组织与肿瘤组织代谢上

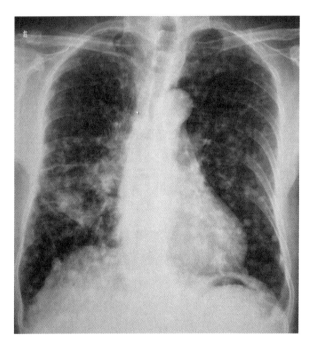

图 4-1-2　2013. 6. 15DR 片
两肺可见广泛大小不一圆形结节，右中叶有团块影。经过多项检查，证实为右肺中叶肺癌，全身转移

的差异，亦有助于对是否癌瘤做出判断。

（三）结节病（sarcoidosis）

结节病是一种全身性肉芽肿性疾病，多见于 30 ~ 40 岁，可侵犯全身各个脏器，但以侵犯肺部和肺门淋巴结为多，对皮质激素有良好的反应，预后大多较好。其影像学表现主要为肺门纵隔淋巴结肿大，可伴有肺粟粒状、结节状或棉团状阴影；晚期肺呈现弥漫性纤维化改变，两肺可见广泛网状、斑片状或结节样阴影。此外，血清血管紧张素转化酶增高，BALF 液中 T 淋巴细胞、CD4/CD8 增加，PPD 试验阴性或弱阳性；淋巴结组织活检或经支气管肺活检（transbronchial lung biopsy，TBLB）可看到上皮细胞性肉芽肿，类上皮细胞可融合成朗汉斯巨细胞，巨细胞胞质中易找见星状小体或苏曼小体，均有助于做出诊断。

（四）肺泡微石症（pulmonary alveolar microlithiasis）

肺泡微石症是一种少见病，可发生于任何年龄，无性别差异，家族高发，与遗传有关。主要特征是肺泡内充满细砂状结石，患者一般无症状或症状轻微，X 线胸片检查时发现。肺

部影像学表现为两肺漫布细小砂粒状阴影，密度很高，边缘光滑，不融合，下肺野较上肺野多，细小阴影一般长期不发生变化。

【并发症】

1．肺结核　尘肺病易并发结核，不仅使诊断复杂化，而且两者相互促进，常会加速病情进展，易诱发咯血、气胸、呼吸衰竭等严重表现。尘肺结核的抗结核治疗效果较差，且易复发，是威胁尘肺患者生命的主要原因之一。

2．支气管及肺部感染　尘肺时由于肺部广泛纤维化，气道狭窄，引流不畅，抵抗力降低，尤易发生感染，导致支气管炎、肺炎、支气管扩张、慢性阻塞性肺疾病等。一般好发于冬、春两季，晚期患者易并发真菌感染，应予警惕。

3．自发性气胸　尘肺时由于肺部广泛纤维化、肺气肿、肺大泡形成，易发生肺泡和脏层胸膜破裂，产生气胸，且复发率高，以限局性及包裹性气胸较多见。并发气胸后常易导致结核及感染播散，以及心肺功能衰竭。

4．肺源性心脏病　尘肺时广泛的肺纤维化及肺气肿，常易导致肺循环阻力增高、肺动脉高压，最终发展为肺心病；失代偿期表现为发绀、颈静脉怒张、肝大、下肢水肿、呼吸困难等。

【治疗】

动物实验显示，有些药物具有抑制硅尘所致肺纤维化功能，如克矽平、哌喹、羟基哌喹、柠檬酸铝、粉防己碱、矽肺宁等，可单独或联合应用，但临床则未见有明显效果。大容量肺泡灌洗（BAL）有助于清除呼吸道分泌物、炎症细胞和细胞碎片，并可在一定程度上改善气道功能，但可否抑制尘肺的发生、发展尚未得证实。肺移植是治疗晚期硅沉着病（矽肺）最为有效的方法，尤其对于年轻的患者更有意义，但由于肺移植方法欠成熟、生存期较短、器官来源有限等原因使其临床应用受到明显限制。因此，目前均认为尘肺"可防而不可治"，多年以来，广大尘肺患者一直处于一种无助的悲惨境地中。

实际上，目前对于尘肺的认识已有质的提升，由此产生的新治疗策略有望使尘肺治疗发

生重大突破，其要点主要为：

1. 对症　是目前普遍使用的治疗办法，可以缓解气道炎症引起的症状如咳嗽、黏痰、喘息等，常用办法为止咳、祛痰、平喘、肺灌洗等，仍需应用，但此仅为权宜之计，而非针对尘肺本身的根本措施。

2. 抗炎　此是尘肺重要的基础治疗，因尘肺发病的关键环节是肺间质存在持续的炎症状态，故抗炎治疗须长期坚持。此处所指"炎症"乃病理学范畴广义的"炎症反应"，并非狭义的"感染"。可全面抑制炎症反应（如 NSAID、改性四环素类、免疫抑制剂等），或抑制炎症因子相关合成酶，如脂氧合酶（减少前列腺素生成，如苯恶洛芬、黄芩黄素等）、磷酸酯酶 A2（减少花生四烯酸生成，如糖皮质类固醇等）、血栓素合成酶（如咪唑、酮康唑等），或抑制 WBC 与血管内皮吸附（如白介素 -4、白介素 -8、转移生长子 β 等）或激活（如己酮可可碱、氨苯砜等）等。

3. 抗氧化　此是尘肺必要的早期干预，因粉尘（尤其是 SiO_2）本身、PM 对 SiO_2 的识别激活过程以及而后发生的肺泡炎症，都会产生大量活性氧；现代医学科学进展更发现炎症的分子机制即是氧化损伤，而持续损伤引起的过度修复则是肉芽肿及纤维化发生的重要原因。目前已有大量抗氧化剂可在临床应用，需要指出的是，抗氧化措施是对疾病发生、发展阶段的干预，故需尽早应用；此外，其对疾病损伤后果并无修复作用，故临床很难对其"疗效"进行评估，不可因此而忽略其重要价值。

4. 改善间质状况　是本项治疗的重点，目的是疏通肺内（血液、淋巴）循环、逆转血管重塑、缓解肺动脉高压、减少无效通气（无效腔、分流）、提升肺换气功能、提高血氧水平，使患者缺氧症状获得根本性改善。临床实践表明，通络活血化瘀类中草药具有肯定效果，西医扩张血管、抗凝溶栓、抗肺动脉高压等药物也有疗效，值得进一步积累经验。

5. 抗纤维化治疗　此是尘肺治疗的最后防线，但迄今仍无进展。目前全世界治疗肺纤维化的获批药物只有二个：尼达尼布（Nintedanib）和吡非尼酮（Pirfenidone，Piresupa）。令人遗憾的是，临床迄今仅观察到这些药物对肺纤维化的微弱阻滞作用，并无法逆转纤维化进程。其他抗纤维化方法也正在探索中，如 γ- 干扰素、酪氨酸激酶 FAK、赖氨酸氧化酶、白三烯拮抗剂、内皮素受体拮抗剂、脯氨酸同系物、NO、CO、H_2 甚至干细胞等。目前的临床实践及实验研究证实，通络活血化瘀类中草药除不仅可改善肺间质状况外，还有助于减轻间质纤维化。提示尘肺不仅可以治疗，而且有可能获得治愈。

合理的生活制度、适当的营养和适度的体育活动、戒烟，以及对症治疗有助于提升机体抵抗力、改善肺功能、预防感染和并发症，对延缓尘肺病的发展，延长患者的寿命有一定作用。尘肺并发呼吸道感染时以革兰氏阴性杆菌较多见，抗生素应选用革兰氏阴性杆菌敏感的抗生素或同时对革兰氏阳性球菌有效的广谱抗生素；晚期尘肺病患者应注意真菌的二重感染。对于肺气肿、自发性气胸、支气管扩张、呼吸衰竭等并发症则均为对症治疗。

尘肺并发肺结核时，应进行抗结核治疗。对初治病例根据病情轻重可同时使用 2 ～ 4 种药物，如异烟肼、利福平、链霉素、乙胺丁醇、吡嗪酰胺等强化治疗 3 ～ 6 个月，尽快控制病情；然后再减量或改为 2 种药物维持治疗半年至 1 年。复治病例由于患者体内结核菌已对一种或多种抗结核药物耐药，因此往往需使用二线抗结核药物，且需要 3 种以上抗结核药物同时应用，治疗时间也需延长。

【劳动能力鉴定】

尘肺病确诊后，应按照国家规定对尘肺病患者劳动能力进行鉴定，作为处理尘肺病患者的补偿和安置的根据。按国家标准《职工工伤与职业病致残程度鉴定》（GB/T 16180-2006），依据患者肺部病变程度、肺代偿功能的级别来进行判定的，包括尘肺病期别、肺功能状况、血氧水平，以及有无活动性肺结核等合并症进行综合评定，伤残程度共分为十级，七级至十级为部分丧失劳动能力，五级至六级为丧失大部分劳动能力，一级至四级为丧失全部劳动能力。

【预防】

尘肺病防治是一项系统工程，是企业管理的组成部分。为了消除粉尘危害，保护粉尘作业职工的健康，防止尘肺病的发生，新中国成立以来，国家有关部门已陆续颁布了一系列尘肺防治的法规、政策和办法，特别是1987年12月3日国务院颁布的《中华人民共和国尘肺病防治条例》和2001年10月27日公布、并于2011年12月和2016年7月两次修订的《中华人民共和国职业病防治法》，对防尘及职工健康管理等做了明确细致的规定。

我国针对防尘、降尘总结出了"宣、革、水、密、风、护、管、查"八字方针，大致分为三个方面的内容：

1．组织管理措施　主要为加强领导，发动群众，建立和健全防尘规章制度，并定期督促检查，开展卫生宣教，坚决贯彻"预防为主"方针。

2．生产技术措施　如改革工艺过程、革新生产设备，应用产尘量小和（或）所产生粉尘致肺纤维化能力弱的原材料，应用遥控操纵、计算机3D打印、隔室监控等现代技术降尘防尘，这是预防尘肺的关键措施；又如实施湿式作业：尽可能地采用湿式作业，防止粉尘飞扬，降低生产现场的粉尘浓度；又如尽量采用密闭、抽风、除尘等技术，对不能采取湿式作业的场所，应采用密闭抽风除尘办法（如密闭尘源与局部抽风相结合），防止粉尘外逸。

3．卫生保健措施　如对接尘工人进行健康监护，包括上岗前、在岗期间的定期健康检查和离岗时体检，工龄较长的工人还要做离岗后的随访检查；要加强个人防护措施，如佩戴防尘护具（安全帽、防尘口罩、送风头盔、送风口罩等），讲究个人卫生，勤换工作服，勤洗澡等。

我国规定的工作场所空气中硅尘和石棉粉尘的容许浓度见表4-1-1。

表4-1-1　工作场所空气中粉尘容许浓度（GBZ21-2007）

粉尘名称	时间加权平均容许浓度（PC-TWA浓度，mg/m^3）	
	总尘	呼尘
矽尘		
10% ≤游离 SiO_2 含量≤ 50%	1	0.7
50% <游离 SiO_2 含量≤ 80%	0.7	0.3
游离 SiO_2 含量> 80%	0.5	0.2
石棉纤维及含有10%以上石棉的粉尘	0.8 0.8 f/ml	–

注：（1）总尘（total dust），指用直径为40 mm滤膜，按标准粉尘测定方法采样所得到的粉尘。（2）呼尘为呼吸性粉尘（respired dust）的总称。指按呼吸性粉尘标准测定方法所采集的可进入肺泡的粉尘粒子，其空气动力学直径为7.07 μm以下，空气动力学直径5 μm粉尘粒子的采样效率为50%

（毛丽君　毛　翎　赵金垣）

思考题

1．为什么说我国目前的尘肺病发病情况依然形势严峻？

2．简述尘肺病的分类。

3．尘肺病治疗的研究进展对你有何启发？

4．预防尘肺病的主要措施有哪些？

推荐阅读的参考文献

1．余杰，毛丽君，赵金垣．二氧化硅通过肺泡巨噬细胞的识别反应启动肺内的炎性损伤的机制．中国工业医学杂志，2015，28（4）：265-269．

2．余杰，毛丽君，赵金垣．肺纤维化的分子调控机制．国际呼吸杂志，2015，35（21）：1667-1671．

3．赵金垣，王世俊．尘肺应为可治之症．环境与职业医学，2016，33（1）：90-95．

4．高永恒，吴洁，邢景才，等．我国尘肺X线诊断标准的沿革．中华劳动卫生职业病杂志，

2013，31（7）：557-559.

5. Seaman DM，Meyer CA，Kanne JP. Occupational and environmental lung disease. Semin Respir Crit Care Med，2015，36（3）：433-448.

二、硅沉着病（矽肺）

硅沉着病（矽肺）（silicosis）是由于长期接触游离二氧化硅粉尘所导致的弥漫性肺间质纤维化。游离二氧化硅具有极强的细胞毒性和致纤维化作用，硅沉着病的发生、发展主要与粉尘中游离二氧化硅含量多少和生产者暴露时间有关，一般而论，其发病的潜隐期多在5年以上，但接触高浓度硅尘2～3年亦可引起硅沉着病，表明硅沉着病是危害健康最为严重的一种肺尘埃沉着病（尘肺）。

【接触机会】

二氧化硅（SiO_2）是地壳最重要的组成成分，几乎各种矿物和岩石均不同程度地含有游离二氧化硅，故与矿物岩石直接接触的行业是接触游离二氧化硅的主要渠道，如：

（1）矿山开采，包括凿岩、爆破、支柱、运输等，其中煤矿、金属矿等是发生硅沉着病最为严重的矿山；

（2）开山筑路、挖掘隧道等作业；

（3）石料加工行业，如手工或机械加工石材、墓碑，以及石质工艺品雕刻等作业。

其他接触游离二氧化硅的行业有：

① 建材行业，如耐火材料、玻璃、水泥、石料的切割、破碎、筛选、拌料等作业；

② 金属冶炼业，如矿石的粉碎、筛分、运输等作业；

③ 铸造行业的配砂、造型、清砂、喷砂作业；

④ 机械行业的电焊作业等；

⑤ 石英（是近乎纯净的结晶型二氧化硅）加工作业，如水晶、石英的粉碎、研磨、运输等工种。

【发病机制】

多年以来，硅沉着病的发病机制一直受到广泛关注，本章总论中已有较细致的介绍，其中，免疫反应在肺纤维化病程中的重要性不容忽视，肺泡巨噬细胞、中性粒细胞、T淋巴细胞、B淋巴细胞等均参与其中；参与的细胞因子更多，主要有IL-1（白介素-1）、TNF-α（肿瘤坏死因子-α）、PDGF（血小板生长因子）、FN（纤维粘连蛋白）、PGE（前列腺素E）、TGF-β（β-转化生长因子）、IGF-1（胰岛素样生长因子-1）、AMFF（肺泡巨噬细胞源致纤维化因子）、AMDGF（肺泡巨噬细胞源生长因子）和神经肽等。尽管硅沉着病的发病机制非常复杂，但可以肯定的是肺巨噬细胞（PM）是硅尘作用的主要靶细胞，硅尘以破坏PM的生物膜为起点，使吞噬了硅尘的巨噬细胞死亡、崩解，释放出多种炎性因子和致纤维化因子，使上述炎症过程进一步扩大，从而构成产生硅沉着病的病理和生化基础，其本身亦成为诱发硅沉着病的关键因素。

【病理特点】

肉眼下，硅沉着病患者的肺体积增大，表面呈灰黑色，硬度增加，弹性减低，触之有砂粒感；切面可见针尖大至豆粒大的粗硬结节，呈灰白色（如有煤尘则呈炭黑色）；结节主要分布于两肺中、下叶及胸膜下，结节间可有小叶中心性肺气肿和肺不张。镜下典型的硅结节呈圆形或卵圆形，偏光显微镜下在硅结节中可见折光的硅尘颗粒，纤维组织呈同心圆排列，切面类似洋葱头；结节中有少量吞噬细胞，周围包绕有大量成纤维细胞、浆细胞和单核细胞，肺泡间隔、血管和支气管周围有纤维组织增生，导致广泛的间质纤维化；晚期可发生玻璃样变性，形成球形或不规则、质地致密坚硬的纤维团块，有的可发生液化形成空洞，周围可有肺气肿或肺大泡。

胸膜多增厚，且粘连不易剥离；肺门和肺门淋巴结早期即可肿大，有炎性反应，常引起纤维组织增生，形成硅结节，有时可坏死穿孔或产生钙化。

【临床表现】

（一）症状

硅沉着病早期一般无症状或症状较轻，中晚期可出现胸闷、胸痛、呼吸困难，甚至咯血，以及无力、心悸、头晕、头痛等全身症状；合并慢性支气管炎等肺部感染时，可出现咳嗽、黄色黏稠痰；尚未脱离粉尘作业的患者痰中常带有所接触粉尘的颜色，如煤工尘肺患者咳黑色痰。

（二）体征

早期硅沉着病患者体格检查一般无阳性体征，中晚期患者特别是合并肺部感染时可出现干湿性啰音，合并喘息性支气管炎时可闻喘鸣音，合并肺气肿、慢性肺源性心脏病时可出现桶状胸、肋间隙变宽、触觉语颤减弱、杵状指（趾）、下肢可凹性水肿等。

（三）X线表现

X线胸片上可见散在、孤立的类圆形小阴影，按直径大小，可分为 p、q 或 r 型，最初多出现于两肺中下区，一般较淡、较少，随着病变的进展，小阴影逐渐致密、增多，可向两上肺区扩展，并遍及全肺；与此同时，肺内可有数量不等、大小不等的网状、星芒状不规则阴影，还可出现"白圈黑点"的泡性肺气肿和肺野透过度增高的弥漫性肺气肿征象。

融合块状大阴影是晚期硅沉着病的特征性表现，多见于两上肺野外带。开始时可为局部小阴影增多、密集、重叠，大阴影轮廓并不清晰，逐渐发展即成为致密、轮廓清楚、周围包绕有气肿带的"大阴影"。其形态多种多样，可单独位于一侧，也可与肋骨垂直呈翼状或八字形对称分布于两肺。

胸膜多见肥厚，肺门阴影增大、浓密，可见肺门淋巴结蛋壳样钙化阴影。

（四）实验室检查

1. 肺功能　肺功能检查有助于了解肺功能代偿情况，也是评价劳动能力和致残程度的重要依据［可参见国家标准《劳动能力鉴定职工工伤与职业病致残等级》（GB/T 16180-2014）］。肺尘埃沉着病（尘肺）早期，肺功能损害较小，

随着纤维化的进展、尘肺期别的上升，肺功能受损逐渐明显，如肺组织弹性减少、容积缩小，出现广泛的气道损害，从小气道逐渐扩展至中、大气道，最终出现阻塞性或限制性通气功能损害或混合性通气功能损害及弥散功能降低。目前，多重视通气功能检测，实际上，硅沉着病的典型肺功能损伤是换气功能障碍，今后需要给予更多重视。

2. 血气分析　当硅沉着病出现较广泛肺间质纤维化，或伴有感染等合并症时，动脉血氧分压（PaO_2）和血氧饱和度（SaO_2）均出现明显降低，PaO_2 的改变常早于 SaO_2 降低。早期无合并症的硅沉着病患者即可出现轻度低氧血症（属Ⅰ型呼吸衰竭），随着病变的进展，低氧血症的发生率和严重程度均有明显增加，且有 1/3 患者伴高碳酸血症，属Ⅱ型呼吸衰竭。

3. 可弯曲支气管镜检查　可弯曲支气管镜检查可以直接观察到呼吸道病变，并可通过细胞刷和冲洗进行细胞学检查和肺活检。在当前用工制度改变、工人流动性大、存在多种粉尘接触史情况下，有选择性地进行经纤维支气管镜肺活检（TBLB）检查并获取肺组织，开展病理学检查，可以提供病因（粉尘）及肺纤维化客观信息，对尘肺病的诊断、鉴别诊断都有一定应用价值。目前尚未找到特异性指标可用作硅沉着病诊断、鉴别诊断或判定病情之用。

【诊断与鉴别诊断】

根据生产性粉尘接触史了解病因学和发病的可能性；依据临床表现、实验室检查和影像学检查，做出鉴别诊断；对照尘肺病诊断标准片做出尘肺病 X 线分期；根据靶器官功能损害程度，做出功能诊断。

硅尘是致纤维化生物活性最强的无机矿物粉尘，尘肺病诊断时，需要进行职业卫生学和流行病学调查，记录工人所从事工种、工龄，接触粉尘性质、浓度、个体防护情况，以及同工种工人尘肺病的发病情况。

硅沉着病没有特征性的临床症状、体征，也没有明确的具有诊断意义的实验室指标，因此鉴别诊断非常重要。X线胸片是硅沉着病诊

断分期的主要依据，也是硅沉着病鉴别诊断的依据，比如硅沉着病患者的一系列职业健康检查的 X 线胸片能够反映出其肺部病变从无到有、从少到多的过程，就是一个鉴别诊断的过程；缺少系列 X 线胸片，仅一张 X 线胸片就诊的患者应该进行实验室各项检查。

硅沉着病是致残性疾病，主要因肺组织广泛纤维化引起心肺功能损伤，致使患者劳动能力减低甚至丧失。因此，硅沉着病的代偿功能判断不仅对观察尘肺病患者病情、指导治疗和判定预后是必要的，也是尘肺病患者劳动能力鉴定、安置、适用工伤保险法规不可缺少的重要依据。

【治疗及预防】

参见本节"一、总论"部分相关内容。

（毛　翎　毛丽君）

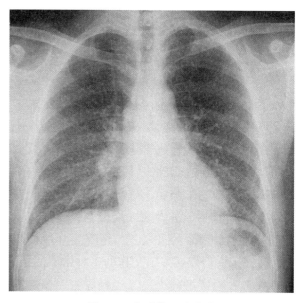

图 4-1-3 高千伏 X 线胸片
可见两肺广泛小阴影，肺门增大增浓

案例介绍

患者，男性，36 岁，外来务工者，上海某钢厂指吊工，高温作业。2008 年 6 月，高温作业在岗职业健康检查时，胸部 X 线和 CT 检查显示尘肺病样改变（图 4-1-3，图 4-1-4），患者自行来尘肺科门诊要求进一步诊治。下厂调查职业接触史时，用人单位列举卫生行政部门证明，指吊工岗位属高温非粉尘作业。

劳动者要求明确诊断，故行 TBLB 检查。病理结果显示：棕黑色粉尘沉着肺间质，肺泡腔内见少量尘细胞，细支气管旁及肺泡隔纤维细胞及胶原纤维增生，偏光晶粒（+）。病理结果证实 X 线胸片表现。

点评：应进一步追索职业史。该患被再次追问职业史时透漏，曾在河南省承包过金矿，并从事过风钻钻岩工作，虽属职业性生产活动，但缺乏被雇用的劳动关系，故"硅沉着病一期"临床诊断虽然成立，但不能申请法定职业病诊断。

需要与本病鉴别的疾病有：①弥漫型肺癌；②血行播散型肺结核；③肺泡微石症。

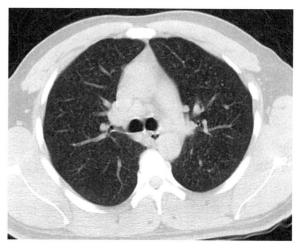

图 4-1-4 胸部 CT 片
可见两肺分布小结节影，纵隔淋巴结肿大

思考题

1. 硅沉着病的影像学特征有哪些？简述其职业接触机会。

2. 简述硅沉着病的临床特点及实验室检查手段。

推荐阅读的参考文献

同"总论"。

三、煤工尘肺

【病因】

煤工尘肺（coal workers' pneumoconiosis，CWP）是煤矿工人在生产过程中长期接触煤矿粉尘所患尘肺的总称。煤矿工人在煤矿工作中由于工种不同，接触的粉尘可有所不同，根据工种，可分别引起煤肺、煤硅肺、硅沉着病等三种不同类型的尘肺病。硅沉着病主要见于接触岩石粉尘的井下凿岩工、掘进工；煤肺主要见于单纯接触煤尘的采煤工、运煤工和地面煤仓的装卸工。但煤矿井下工作的工种常不固定，大多数工人既接触硅尘，又接触煤尘，多引起煤硅肺，由于不同煤矿、煤层的二氧化硅含量不同，故将煤矿工人的尘肺统称为"煤工尘肺"。近年来，我国煤工尘肺发病率一直维持较高水平，在每年新发尘肺病病例中，煤炭行业占一半以上。

【病理特点】

1. 煤肺的基本病理改变是肺间质纤维化基础上出现弥漫性煤尘沉积及煤尘灶形成、灶周肺气肿。肉眼下煤肺外观呈黑色，肉眼可见多量大小为 2 ~ 5 mm、外形不规则的黑色煤斑，也可融合增大联合成片；镜下则可见弥散的煤尘灶，其可为细胞灶，灶内主要为吞噬了煤尘的巨噬细胞，亦可为纤维灶，系由煤尘细胞灶发展而成，早期以网状纤维为主，后期则夹杂有少量胶原纤维。肺门及气管旁淋巴结肿大。

2. 煤硅肺的病理特点是在煤肺基本病变的背景上有煤硅结节形成，并出现纤维化。煤硅结节为圆形或椭圆形，直径介于 1 ~ 5 mm 或更大，镜下可见粉尘颗粒与胶原纤维交织存在，周围有肺气肿。病变进一步发展，结节可融合，晚期可产生进行性大块纤维化（progressive massive fibrosis，PMF）病变，常为单纯性纤维化，病变处几乎看不到结节，或可在弥漫性纤维化中伴有结节，或由很多煤硅结节形成融合块，后者在形成过程中由于肺组织明显收缩，可在周围形成肺大泡或肺基底部肺气肿。肺门及淋巴结的改变与硅沉着病相似，但胸膜改变较硅沉着病及石棉肺少。

【临床表现】

（一）症状、体征

煤肺的临床症状轻微，早期可无任何症状和体征，较早出现的症状是活动时出现不同程度的气短和干咳，合并感染时可咳黑色黏痰，病情进展后可由于合并肺气肿、肺源性心脏病，相应体征也随之出现。

煤硅肺的临床表现与硅沉着病基本相似，但慢性支气管炎和肺气肿的并发率较高且出现较早，因此，咳嗽、咳痰、气短、胸闷、胸痛等呼吸系统症状可较硅沉着病出现得更早而常见。

（二）肺功能检查

煤肺患者的肺功能早期通常无明显改变，仅于晚期并发肺气肿时才出现通气功能和弥散功能的损害。

煤硅肺患者早期即可见 FEV1、FVC、VC、MMEF 低于正常和接尘工人，随着病期的进展呈进行性下降；另由于煤硅肺有较高的肺气肿并发率，故可见不少患者 RV 和 RV/TLC 增高，且伴弥散功能降低。

（三）X 线表现

煤肺的 X 线表现以细网状、不规则阴影为主，其间可夹杂有星芒状的圆形小阴影，形态不规则，边界较模糊，密度较低，可见到"白圈黑点"征象；单纯煤肺时大阴影罕见，肺门和胸膜的改变也较少。

煤硅肺的 X 线表现主要为不规则阴影增多、增粗，特别是肺下部，阴影交错、扭曲现象更明显；在不规则阴影中夹杂有数量不等的圆形小阴影，以 p、q 型为主，可见小叶中心性肺气肿及"白圈黑点"征象，晚期可出现泡性气肿；肺门阴影增大较常见，有时还可见到肺门淋巴结蛋壳状环形钙化阴影；胸膜可见增厚（见图 4-1-5）。

煤工尘肺进一步发展，于两上、中肺区常能见到大阴影，其多首先于肺上部形成小阴影聚集，继而逐渐发展，成为呈带状或椭圆形的致密大阴影，与脊柱平行，上下延伸。

【诊断】

煤工尘肺的诊断与分期可根据卫生计生委2015年发布的国家职业卫生标准《职业性尘肺病的诊断》（GBZ 70）进行。煤硅肺和煤肺尽管在胸部 X 线片上有一定区别，但其最后确诊仍主要依赖于确切的职业接触史。

【合并症】

煤工尘肺的肺结核并发率较高，尤以硅沉着病和煤硅肺患者为多。煤工尘肺合并肺结核后呼吸系统症状加重，咯血、肺心病、呼吸衰竭等发生率明显增加。此外。慢性支气管炎、肺气肿、COPD、继发肺源性心脏病的发生率也较高。

煤工尘肺合并类风湿关节炎时，临床称为"类风湿尘肺（也称 Caplan 综合征）"，肺内结节直径在 0.5 ~ 5 cm，单发或多发，结节的出现多在关节炎发作前后；关节炎发生后，肺部病变常会迅速进展。

【治疗】

诊断一经确立后，应立即调离粉尘作业。注意身心健康、合理营养、进行适度的运动，以增强机体抵抗力和改善肺功能，并应积极防治并发症，特别是呼吸道感染和肺结核（可参阅本节"总论"相关内容）。

（毛丽君）

案例介绍

患者，男性，58 岁。1 年来胸闷、咳嗽，咳白色痰（无血丝），伴喘憋，近日症状加重而来院就诊。患者 1971—2004 年在某煤矿从事井下采掘工作，干式作业，粉尘浓度大，但无工作现场粉尘浓度监测数据。吸烟 10 支 / 天，约 20 年。

体格检查：体温正常，P80 次 / 分，R16 次 / 分，BP 113/75 mmHg（15/10 kPa）；营养发育中等，唇、甲床无明显发绀。气管居中，心、肺听诊正常，肝、脾肋下未触及；两下肢无水肿，四肢关节无畸形，轻度杵

状指。血常规正常；红细胞沉降率 15 mm/h；痰培养无致病菌生长，痰浓缩涂片 6 次找抗酸杆菌均为阴性。X 线后前位高千伏胸片见两肺野有 q 形小阴影，分布达 5 个肺区，总体密集度 2 级（图 4-1-5）。诊断：煤工尘肺二期。

点评：患者从事煤矿采掘工作 33 年，粉尘浓度大，有明显呼吸系统症状，X 线胸片可见圆形小阴影，痰检查未见结核菌，红细胞沉降率亦正常，"煤肺"诊断成立，依据尘肺病诊断标准，诊为煤工尘肺二期无疑问。

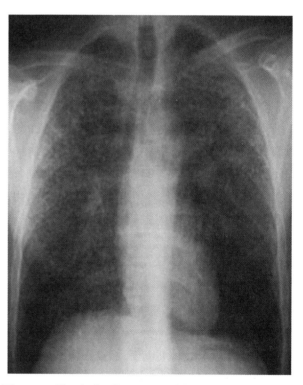

图 4-1-5　煤工尘肺一期，可见两肺广泛分布类圆形小阴影

思考题

1. 我国煤工尘肺主要发生在哪些地区？患者主要从事什么工种？

2. 煤工尘肺与硅沉着病的病因和病理改变各有何特点？

3. 什么是 Caplan 综合征？

推荐阅读的参考文献

1. Laney AS，Weissman DN．Respiratory diseases caused by coal mine dust．J Occup Environ Med，2014，Suppl 10：S18-22．

2. Mirsadraee M．Anthracosis of the lungs：etiology，clinical manifestations and diagnosis：a review．Tanaffos，2014，13（4）：1-13．

3. Mirsadraee M，Saffari A，Sarafraz YM，et al．Frequency of tuberculosis in anthracosis of the lung：a systematic review．Arch Iran Med，2013，16（11）：661-664．

四、石棉肺

【概述】

石棉肺（asbestosis）是在生产过程中长期吸入石棉纤维粉尘所引起的以肺部间质性纤维化改变为特征的职业性呼吸系统疾病，接触石棉纤维还会诱发良性胸膜炎和恶性间皮瘤，与肺癌高发也有关系。有文献报道，1994—2010年间，全球石棉肺年新诊断病例数为5280例，年死亡病例数约1320例，死亡病例平均年龄为73岁；1997—2009年间，我国累计报告石棉肺病例数为2520例，发病工龄为17～25年，发病年龄为47～63岁，病死率约46.8%。

【理化特性】

石棉的名称来源于古希腊，意为"不可毁灭"，它不是矿物学名词，而是商业性的术语，是指一组天然纤维状的硅酸盐类矿物的总称。根据其矿物成分和结构，可分为2大类：

（1）蛇纹石类：主要为温石棉，由硅氧四面体和氢氧化镁石八面体组成的双层型结构的三八面体硅酸盐矿物，呈空心管状，其纤维长而柔软，具有卷曲性，纤维强度强。

（2）角闪石类：是链状结构的硅酸盐矿物，呈长柱状或针状，其纤维短细、坚硬，纤维强度相对较弱，具有耐酸碱、耐腐蚀、耐摩擦、绝缘、保温、隔音等特性。

一般石棉纤维长度＞5 μm，直径＜3 μm；世界卫生组织（WHO）和国际劳工组织（ILO）将石棉中显微镜下长度与直径比（aspect ratio）大于3及以上的纤维状矿物质定义为石棉，其可分为六种：温石棉、褐（铁）石棉、青石棉、直闪石、透闪石和阳起石（表4-1-2）。

【接触机会】

由于石棉具有优异的矿物学特性，且开采较易、价格低廉，世界各国在发展初期都曾大量使用，其中使用最多的为温石棉。纤维较长的石棉常用于纺线、织布，混合橡胶和金属物质后可制造耐摩擦材料、保温隔热材料、绝缘材料等而广泛用于船舶、汽车、机械、电力等制造业；纤维较短的石棉多用于水泥制品制造，如高压水泥管、保温隔音建筑材料等。

劳动者在石棉开采、石棉制品生产使用，以及含石棉产品的维修保养和拆除过程中，均有机会接触石棉纤维。此外，有些地区的石棉矿位于浅层地表，石棉纤维还会散发到大气中，使附近居民有机会吸入石棉纤维。

20世纪80年代至21世纪初，欧洲、美国、日本等发达国家认识到石棉的致癌危害性，

表4-1-2　石棉的分类

	中文名	英文名	化学组分
蛇纹石类	温石棉	Chrysotile	$Mg_3Si_2O_5(OH)_4$
角闪石类	褐石棉	Amosite	$(Mg，Fe)_7Si_8O_{22}(OH)_2$
	青石棉	Crocidolite	$Na_2Fe_{32}+Fe_{32}+Si_8O_{22}(OH)_2$
	直闪石	Anthophylite	$Mg_7Si_8O_{22}(OH)_2$
	透闪石	Tremolite	$Ca_2Mg_5Si_8O_{22}(OH)_2$
	阳起石	Actinolite	$Ca_2(Mg，Fe)_5Si_8O_{22}(OH)_2$

已经采取严厉措施限制石棉的生产和使用；然而亚洲的石棉消费比重仍由 20 世纪 70 年代的 19% 左右上升至近年的 60%，俄罗斯、印度尼西亚、中国、巴西、哈萨克斯坦、印度已成为全球主要的石棉生产和（或）使用国。

【发病机制】

石棉纤维长度、直径、性状的差异均影响其在气道中的分布与沉积。空气动力学直径 > 5 μm 的纤维在惯性碰撞力作用下，多截留于气管分叉处；而直径 < 5 μm 的纤维，可深入呼吸性细支气管、肺泡管、肺泡。石棉肺患者肺组织中温石棉的检出率高于闪石类石棉，相对于温石棉，闪石类石棉在肺部的蓄积时间可能更长，啮齿类动物的实验数据提示，温石棉从肺组织清除的半衰期约为 1 个月，而青石棉的半衰期可达 2.7 年。

蓄积于肺泡的石棉纤维可迅速激活补体 C5 或细胞表面识别受体，激活肺泡巨噬细胞，使之吞噬石棉纤维（长度 < 15 μm），并将其向肺门淋巴结转运。未能充分清除的石棉纤维会继续诱发炎症反应，产生大量活性氧（ROS）引发氧化应激并活化 TGFβ，后者参与肺成纤维细胞上皮 - 间质转化；石棉纤维还可诱发肺泡 Ⅱ 型上皮细胞转化为肺间质细胞，形成间质性炎症，炎症因子和中性粒细胞浸润通过募集成纤维细胞，促进细胞增殖，生成胶原蛋白，石棉还可直接刺激成纤维细胞，加速胶原合成和纤维化过程，炎症效应甚至可累及细支气管；吸烟能够抑制巨噬细胞吞噬石棉纤维的能力，进而协同参与石棉肺的进展。综上可见，石棉对巨噬细胞生物膜的作用，可能是其引起肺纤维化的重要机制。但组织学研究发现，石棉对巨噬细胞的毒性比二氧化硅小，对成纤维细胞毒性更小，提示肺纤维化可能更多是由于石棉直接刺激成纤维细胞所引起。

石棉纤维可能穿透上皮细胞或借助细胞间隙侵入胸膜腔，刺激胸膜细胞并释放趋化因子与生长因子，引起胸膜损伤，诱发胸膜间皮瘤（pleural mesothelioma）；此外，石棉纤维还可引起上皮细胞和间皮细胞的 DNA 损伤、干扰细胞有丝分裂、刺激细胞增殖，产生促癌效应。

【病理特点】

石棉肺的病理特征为特定型肺纤维化伴随肺内多量石棉沉着，病灶常始于呼吸性细支气管附近，逐渐向外扩展并侵及周围越来越多的肺腺泡，直至这些独立的纤维灶相连，形成典型的弥漫性纤维化病变。病理诊断需满足如下条件：

（1）肺泡间隔纤维化；

（2）每 2 cm^2 肺组织中平均至少有 2 个石棉小体（asbestos bodies）。石棉小体是铁蛋白黏多糖沉积于石棉纤维表面而形成的，呈黄褐色，长度为 20 ～ 200 μm，末端膨大呈串珠状或哑铃状，有一个较细的、半透明状的核。典型的石棉小体常见于纤维组织中，也可见于肺泡腔内、肺泡巨噬细胞或多核巨细胞内、肺门淋巴结内、细支气管周围；若在痰液或支气管肺泡灌洗液中检出石棉小体，多明确提示患者有过石棉接触。

病变轻微的石棉肺肉眼难以发现病灶，病变较重时可见小蜂窝状肺纤维化，晚期病例尚可见典型蜂窝肺病变，并伴随弥漫性脏层胸膜纤维化、肋膈角变钝。石棉肺早期，其纤维化仅局限于支气管周围的肺泡壁，从小叶中央开始，纤维化向外延伸，最终延伸到邻近的小支气管；其纤维化多分布于肺底部，弥漫分布，并夹杂有石棉小体，与混合性尘肺呈现的不规则的小叶中央纤维化明显不同。即便弥漫性肺纤维化程度较轻的石棉肺，亦可见有脏层胸膜纤维化，多伴壁层胸膜局限性增厚，即"胸膜斑"（pleural plaques），其多位于胸腔后外侧壁，呈白色或象牙色板状不规则隆起，硬如软骨，表面光滑或多结节状，与周围正常胸膜有明显分界，少数累及脏层胸膜，一般不粘连，厚度常为 2 ～ 5 mm；镜下其由板层状的玻璃样变胶原纤维层层重叠而构成，并可发生钙化。

胸膜间皮瘤多呈白色或黄白色，覆盖于肺表面的局部肿块，或包裹整个肺叶或全肺，可累及纵隔和心包等，沿叶间隔蔓延，并侵入肺内；镜下观察，细胞形态多样，具有多向分化性。

【临床表现】

（一）症状与体征

石棉肺较硅沉着病进展更慢，往往在接触石棉10年以后才发病。石棉肺患者早期多无明显不适症状，随着病情进展或出现其他诱因（如季节变换）时，患者可出现气短、干咳等表现，部分患者可有黏液痰、体力下降、反复发热、胸痛（心绞痛样）或胸闷感。持续性咳嗽或进行性呼吸困难常是患者就诊的首要原因，检查时双肺可闻及干（湿）啰音、胸膜摩擦音、呼吸音减低，部分患者可见呼吸运动受限、杵状指（趾）；重症患者下肢水肿、肝区浊音界下移、心浊音界不易叩出。

石棉进入皮肤可刺激局部组织引起疣状赘生物——"石棉疣"，多见于手掌屈面和足底，针头至绿豆大，表面粗糙，有轻度压痛，病程缓慢，常经久不愈。

石棉还会引起肺间皮瘤，主要发生于胸膜和腹膜，发病率较一般人群高2～10倍，多在接触石棉尘35年后才发病，尤以青石棉和铁石棉接触为甚，可能与其坚硬挺直而易穿透到肺的深部有关。此外，还有并发胃癌、喉癌的报道。

（二）实验室检查

肺功能检测提示有限制性通气功能障碍（FVC、VC下降，可伴DLCO降低）或混合性通气功能障碍；长期肺通气功能障碍患者可引起低氧血症，并可能诱发冠状动脉痉挛，导致心电图异常。

血常规检查可见红细胞增多，可能为低氧血症的代偿反应；呼气冷凝物中可检出半胱氨酰白三烯、白三烯C4、氮氧化物、8-异前列腺素等，提示肺内存在炎性反应，但均不具特异性。支气管肺泡灌洗液中可找到石棉小体，为石棉接触的佐证。

（三）X线检查

石棉肺在X线胸片上主要表现为不规则小阴影，以s、t为主，主要集中于中、下肺；随着病变进展，部分不规则形小阴影可逐渐变成圆形小阴影，肺部甚至出现蜂窝状改变；肺门结构紊乱、密度增高，但无淋巴结肿大。

石棉肺常伴有局限性胸膜增厚征象（胸膜斑），由于肺尖和肋膈角处的局限性胸膜增厚易受结核等因素的影响，故尘肺病诊断标准中胸膜斑的定义是排除肺尖及肋膈角区以外区域、厚度＞5mm的胸膜增厚。胸膜斑是石棉接触的特征性表现，以条状影居多，多为双侧出现，以胸壁第6至第9肋间及横膈部位多见，部分胸膜斑可有钙化。心包膜也可增厚，其与纵隔胸膜粘连时，可使心缘模糊，形成"蓬发状心影"（shaggy heart）；横膈胸膜受累时，可使横膈轮廓界限不清。

CT检查有助于提高胸膜斑或胸膜钙化的检出率，对石棉肺的诊断和鉴别诊断提供重要的参考依据；CT检查尚可早期发现胸膜壁不规则增厚影像，为间皮瘤的诊断提供重要信息。

【诊断与鉴别诊断】

（一）诊断

主要依据《职业性尘肺病的诊断》（GBZ 70）进行诊断，以X线后前位胸片、石棉尘接触史、现场职业卫生学和职业流行病学资料为主要依据，参考临床表现和实验室检查结果，排除其他类似肺部疾病后做出石棉肺的诊断。

胸膜斑或痰/支气管肺泡灌洗液中石棉小体（＞1个/毫升）可作为石棉接触证据，尤其是出现双侧弥漫性胸膜增厚，更提示以往有过大量石棉接触，在临床诊断分级中也有重要价值：如总体密集度1级的小阴影分布范围达到1个肺区，或小阴影密集度0/1分布范围达到2个肺区，一旦伴有胸膜斑，即可诊断为石棉肺一期；总体密集度1级的小阴影分布范围超过4个肺区，或总体密集度2级的小阴影分布范围达到4个肺区，但同时存在胸膜斑累及部分心缘或膈面，即可诊断为石棉肺二期；若总体密集度3级的小阴影分布范围超过4个肺区，单个或两侧多个胸膜斑长度之和超过单侧胸壁长度的1/2，或累及心缘使其部分显示蓬乱，即可诊断为石棉肺三期（图4-1-6，图4-1-7）。

低剂量高分辨率CT可作为石棉肺诊断的辅助手段，特别是如下情况：

（1）肺纤维化胸片征象难以判定（如密集

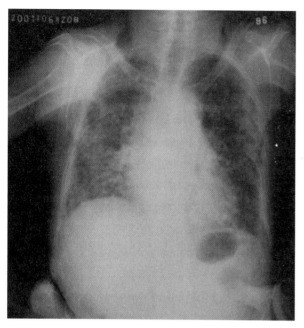

图 4-1-6　石棉肺三期 X 线胸片。两侧肺野中可见密集度为Ⅲ级的 t/s 不规则阴影，心缘呈"蓬发心"表现

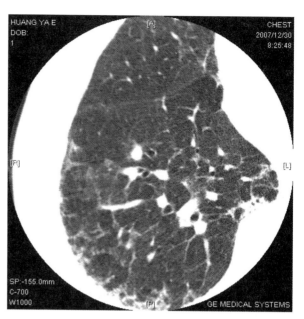

图 4-1-7　石棉肺 CT 片。小叶间隔增厚，毛玻璃样高密度阴影；胸膜下可见点状、线状和网状阴影；支气管、血管旁间质增厚征象

度位于 0/1 与 1/0)；

（2）肺功能检查示有限制性通气障碍而胸片无阳性发现；

（3）广泛性胸膜病变严重影响肺实质影像学表现。

（二）鉴别诊断

1．其他原因所致肺间质性炎症和纤维化病变　常见如特发性肺间质纤维化、慢性阻塞性肺疾病、过敏性肺泡炎、结节病，以及胺碘酮与癌症放射治疗引起肺间质纤维化等。职业史有助于鉴别诊断，不少特异实验室指标或临床特点，也可作为鉴别依据，如特发性肺间质纤维化患者血清抗核抗体或类风湿因子、乳酸脱氢酶、中性粒细胞质抗体可呈阳性，胸膜受累也较少；结节病患者双肺门及纵隔淋巴结多呈对称性肿大，伴肺内结节状、网状或斑片状阴影，并可出现多脏器生理或病理改变等。

2．其他原因所致胸膜增厚病变　如结核病、肺脓肿、胸部外伤、胸腔手术或出血性胸腔创伤、间皮瘤等，这些病变所致弥漫性胸膜增厚影像学征象多为单侧，结合疾病进展、职业史、既往史和手术史等临床资料，不难进行

鉴别。

【治疗】

可参考尘肺总论有关内容，目前尚无治疗石棉肺的特效药物，仍以支持与对症疗法为主，目的在于缓解患者症状，改善生存质量。有学者认为，早期使用皮质激素治疗或接种肺炎球菌和流感疫苗有一定疗效；伴通气功能障碍的患者可适当参与康复训练，有助于改善肺功能；伴有肺心病的三期石棉肺患者必要时可给予吸氧。

【预防】

《石棉作业职业卫生管理规范》（GBZ/T 193）和《职业健康监护技术规范》（GBZ 188）为石棉肺的预防和控制提供了依据，重点如：禁止生产和使用青石棉，严格管理温石棉加工，加强作业场所石棉暴露浓度的监测，开展石棉接触工人的职业卫生培训教育工作，并鼓励工人戒烟，做好职业健康监护工作，及早调离有石棉相关疾病征象或职业禁忌证的工人，警惕石棉肺和（或）胸膜斑人群的肺癌与间皮瘤发病风险等。

（张　幸）

案例介绍

患者，女，63岁，于2013年7月来院参加健康体检。患者1971—1986年从事家庭手纺石棉线15年，（未进行过粉尘浓度监测）；1971—1979年间工作场所和个人均无防护措施，1980—1986年采用了防尘罩。

查体未见明显异常；X线后前位高千伏胸片显示双肺出现散在不规则小阴影（s/t），总体密集度2级，病变范围达2个肺区，可见弥漫性胸膜增厚伴胸膜斑。临床诊断：石棉肺二期。

点评：胸膜出现明显胸膜斑块，这是石棉肺特征性改变，常具重要提示作用；结合其石棉接触史及X线胸片表现，依据《职业性尘肺病的诊断》（GBZ 70-2015），本例诊断为"石棉肺二期"依据充分。

思考题

1. 石棉接触人群组织学与X线影像学特征性表现有哪些？

2. 简述石棉肺组织学诊断与X线影像学诊断及其分期要点。

推荐阅读的参考文献

1. Diagnosis and initial management of nonmalignant diseases related to asbestos. American Thoracic Society. Am J Respir Crit Care Med, 2004, 170（6）：691-715.

2. 王晓艳，苏敏. 石棉肺的病理学—对诊断标准的更新. 环境与职业医学, 2012, 29（3）：175-182.

3. Courtice MN, Lin S, Wang X. An updated review on asbestos and related diseases in China. Int J Occup Environ Health, 2012, 18（3）：247-253.

4. Liu G, Cheresh P, Kamp DW. Molecular basis of asbestos-induced lung disease. L Annu Rev Pathol, 2013, 24（8）：161-187.

5. Kim JS1, Yi JG, Kim YK, et al. Notes from the 2012 Annual Meeting of the Korean Society of Thoracic Radiology: asbestos-related thoracic diseases. J Thorac Imaging, 2013, 28（3）：49-55.

五、其他职业性尘肺

（一）石墨尘肺（graphite pneumoconiosis）

石墨是一种银灰色有金属光泽的单质碳，是元素碳的一种同素异形体，每个碳原子的周边连结着另外3个碳原子（排列方式呈蜂巢式的多个六边形）以共价键结合，构成共价分子，比重2.1～2.3。由于每个碳原子均会放出一个电子，因此石墨也属于导电体，它的用途主要为制造铅笔芯和润滑剂，但随科学技术的发展，石墨的应用领域还在不断拓宽，已成为高科技领域中新型复合材料的重要原料，在国民经济中具有无可限量的作用。天然石墨广泛分布于火成岩、沉积岩及变质岩中，含量差异很大，一般为4%～20%；天然石墨因与长石、石英、云母共生，故也含有一定量的硅酸盐和游离二氧化硅，游离二氧化硅含量可在5%～49%。石墨尘肺主要发生于天然石墨开采和石墨矿石的加工过程，但采矿工人也接触岩石粉尘，因此也可能罹患硅沉着病。天然石墨粉尘本身可在肺组织引起肉芽肿和间质纤维化，其病理改变属于尘斑气肿型，发病工龄较长（20年以上），临床表现轻微，进展缓慢，X线胸片表现主要为密度较低的圆形小阴影。

（二）炭黑尘肺（carbon black pneumoconiosis）

炭黑又名碳黑，是一种无定形碳，为轻、松而极细的黑色粉末，表面积非常大，范围从10～3000m^2/g，是含碳物质（煤、天然气、重油、燃料油等）在空气不足的条件下经不完全燃烧或受热分解而得的产物，比重1.8～2.1，主要用作黑色染料，制造中国墨、油墨、油漆等，也用于做橡胶的补强剂。生产和使用炭黑的工人长期吸入炭黑粉尘可引起炭黑尘肺，属于炭系尘肺。其发病工龄较长（多数在 30 年以上）。病情轻微，进展缓慢；病理类型为尘斑型尘肺，病变以尘斑伴灶周肺气肿为主，可有轻度弥漫性肺纤维化。X 线改变主要为弥散分布的密度较低的类圆形小阴影为主，直径多 < 1.5 mm，也可有不规则小阴影。

（三）滑石尘肺（talc pneumoconiosis）

滑石由含镁的硅酸盐和碳酸盐的矿石蚀变而成，含有结合二氧化硅、氧化镁等成分，某些品种尚含有少量游离二氧化硅或一定量石棉，手感软而滑腻。滑石尘肺是由于长期吸入滑石粉尘而引起的肺部弥漫性纤维化，属于一种硅酸盐类尘肺。在滑石矿的开采、加工、运输等过程都会接触到滑石粉尘。

滑石尘肺发病工龄多在 20 ～ 30 年之间，病变进展缓慢，但合并肺结核的病例较多。滑石尘肺的病理形态可为结节型病变、弥漫性肺间质纤维化和异物肉芽肿，有时尚在肺内发现"石棉小体"；X 线表现多以混合型小阴影为主，即在不规则小阴影的基础上有散在的圆形小阴影，少数病例出现胸膜斑（滑石斑），均可能与滑石中含有石棉有关；晚期病变可出现大阴影。

（四）水泥尘肺（cement pneumoconiosis）

水泥尘肺是长期吸入水泥粉尘而引起肺组织弥漫性纤维化的一种职业病，属于硅酸盐类尘肺。水泥是一种人工硅酸盐，其中尚含 CaO、结合 SiO_2、Al_2O_3、Fe_2O_3、MgO、P_2O_5 等成分。水泥生产过程大致分为原料开采、生料制备、熟料煅烧、水泥制成和水泥装运等工序，均存在粉尘污染，在破碎、配料、磨粉、输送和包装过程工人有机会接触大量粉尘，尤其是生料破碎和原料配料过程产生的粉尘中游离 SiO_2 浓度可达 10% 以上（熟料和成品水泥中含游离二氧化硅仅为 0.5% ～ 8%）；多数从事水泥生产的工人兼做各工序工作，故均有机会罹患水泥尘肺。发病工龄较长，病情进展缓慢，如没有并发症则预后较好。X 线胸片可见以"S"形不规则小阴影为主，亦可见到密度较淡的圆形小阴影，少数病例在两肺上区可出现圆形或长条形

与肋骨走行相垂直"八字形"的大阴影，周边有气肿带。肺功能改变早期主要为阻塞性通气功能障碍，往往早于自觉症状和胸部 X 线表现，晚期可出现混合性通气功能障碍。

（五）云母尘肺（mica pneumoconiosis）

云母是钾、镁、锂、铝等的硅酸盐，故云母尘肺属于硅酸盐尘肺。云母矿床通常与花岗伟晶岩结合，夹杂在石英与长石之间，故含一定量游离二氧化硅，其共同特点为易剥离为薄片，柔软透明，具有耐酸、耐热、绝缘等特性，故可用于制造云母纸、耐热板、轻质隔音隔板、绝缘砖、绝缘瓦、云母玻璃、绝缘材料、耐热材料，另外在制造水泥、油漆、橡胶、陶瓷时也常用云母粉作为填充剂，云母采矿、选矿、制造及使用行业均有机会接触云母粉尘。云母粉尘所含的二氧化硅含量不同，致纤维化的程度也不同，其主要病理改变是尘性弥漫性肺部纤维化。发生工龄多在 20 年以上，进展缓慢，临床症状轻微；X 线胸片主要以"S"型不规则小阴影为主，间有少量"p"型类圆形小阴影，肺门不清楚，少数可见胸膜钙化。

（六）陶工尘肺（potter's pneumoconiosis）

陶瓷的主要原料为瓷土，是含水的硅酸盐，主要品种为高岭土；陶瓷的制坯原料还含有不同浓度的游离二氧化硅，故瓷土采矿工人和陶瓷制造工人均可发生陶工尘肺。

陶工尘肺发病工龄多在 20 年以上，但也有短至 10 年以下者（多见于原料工，因其中含有较高浓度的二氧化硅）；临床症状较轻，晚期由于肺组织广泛纤维化，患者可有肺气肿、肺源性心脏病的表现。X 线胸片表现以不规则形小阴影为主，最早出现于两肺中下区，表现为"S"形影，随着病变进展，不规则小阴影逐渐增粗、致密、交织成网状，出现"t"型影；两肺中下区尚可见到类圆形"p"影、"q"影，甚至大阴影，大阴影边界清晰，周边常见到气肿带；肺门阴影增大较常见，肺门淋巴结可见蛋壳样钙化；胸膜肥厚以肺尖部明显，两下胸膜和叶间胸膜也可累及。

（七）铝尘肺（aluminium pneumoconiosis）

铝尘肺是在生产过程中长期吸入金属铝粉或氧化铝粉尘引起的尘肺。铝为银白色轻金属，广泛应用于航空、建材制备行业，金属铝粉可用于制造炸药、导火剂等，氧化铝经电炉熔融成的聚晶体还可制成磨料粉和磨具等，这些行业工人的均有机会接触铝粉或氧化铝粉尘而引起铝尘肺。本病的发病也较缓慢，发病工龄一般在 10～15 年以上，症状较少且轻，但由于铝尘的机械性刺激和化学作用，常可有鼻咽部的慢性损害，合并支气管和肺部感染时，可有咳痰、发热。早期对肺功能损伤较轻，晚期由于肺容积的缩小，以限制型或混合型通气功能障碍为主，可伴换气功能障碍。胸部 X 线表现以不规则小阴影及粗网影为主，伴少数小类圆形阴影，无融合现象，早期分布两侧中下肺，后期反以中上肺区较明显；胸膜可轻度粘连肥厚，肺气肿改变较常见。

（八）电焊工尘肺（welders pneumoconiosis）

电焊工尘肺是由电焊过程中产生的粉尘所引起的肺间质纤维化疾病。电焊烟尘是由金属和非金属物质在过热条件下产生的蒸气经氧化和冷凝而形成的，成分复杂，且随焊接材料和母材不同而变化。最常见的为结构钢材手工电弧焊所产生的烟尘，其成分主要取决于焊条药皮，含量较多的为氧化铁、二氧化硅、氧化锰等；钙型焊条焊尘中还含有氧化镍、氧化铬、氧化铋等，钛钙型焊条焊尘还含有二氧化钛等。几乎所有的工业部门，尤其是造船、锅炉、车辆、机械、建筑、桥梁、化工设备制造等行业，均存在电焊作业，在密闭、通风较差的空间，电焊烟尘接触尤其明显。

肉眼下电焊工尘肺患者的肺呈灰黑色，体积增大，肺内有散在大小不等、不规则形或星芒状"尘结节"，直径多为 1 mm 以下，大于 3 mm 的极少，主要为含尘巨噬细胞、单核细胞及胶原纤维组成（其含量多在 50% 以下）；部分病灶为单纯粉尘沉着，不含或含少量胶原纤维，称为"尘斑"，主要分布在肺泡腔、肺间质及呼吸性支气管和血管周围，其尘粒铁染色阳性，周围常可见程度不同的灶周气肿。极少数病例，肺内尚可见多量粉尘纤维灶构成的大块纤维化。由于焊接烟尘及其中所含氮氧化物等有害气体的刺激作用，肺内支气管可发生炎症和扩张。

电焊工尘肺发病缓慢，发病工龄多在 15～20 年。临床症状轻微，甚至在 X 线胸片已有明确征象时，仍可无明显临床表现；随病情发展，尤其在出现肺部感染、并发肺气肿或支气管扩张时，方出现相应的临床症状，如咳嗽、咳痰、咯血、胸闷、气短、胸痛等。电焊工尘肺早期，肺功能常在正常范围内，中晚期由于并发肺气肿，肺功能也相应降低。X 线胸片初期仅见两中、下肺区出现少量不规则阴影；随病情进展，可出现逐渐增多密度较淡的圆形阴影，以"p"影为主，极少出现大阴影（图 4-1-8）；HRCT 可见透过度下降，沿小叶中心分布有圆形淡阴影，边缘模糊不清，大小较均匀，中晚期病灶直径较大，分布较广，以中、上肺区多见；肺门改变轻微，很少见有肺门阴影增大增密，少数病例可见肺门淋巴结钙化（图 4-1-9）。

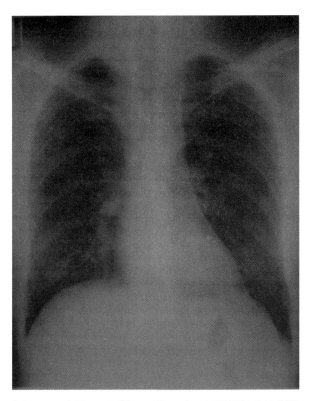

图 4-1-8　电焊工，男性，工龄 27 年，两肺可见小结节影

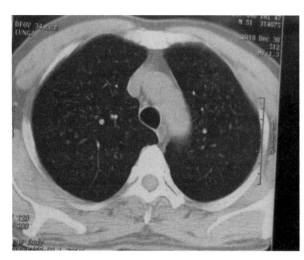

图 4-1-9　电焊工尘肺的肺部 CT 片，肺窗内见较多较淡、边缘不清内见 1 级密集度 r/q 影，密度较低。

脱离电焊烟尘作业后，病变进展基本停止；随着脱离时间的延长，部分病例尚可见肺内小阴影逐渐减少、变淡，可能与电焊烟尘中含有大量氧化铁有关，故主要病理改变过程类似于金属粉尘沉着症。

（九）铸工尘肺（founders'pneumoconiosis）

铸工尘肺是从事铸造作业的劳动者在生产过程中，接触"铸工尘"所引起的肺组织弥漫性纤维化疾病。"铸工尘"系指含少量二氧化硅的黏土、石墨、煤粉、石灰石和滑石粉等混合性粉尘，其来源主要是铸造车间生产性粉尘，砂型制造作业主要使用二氧化硅含量很低的黏土（为高岭土和陶土，主要成分为硅酸盐），以及石墨、煤粉、石灰石和滑石粉等，这些粉尘引起的尘肺称为"铸工尘肺"；而配砂、打箱和清砂等作业产生的粉尘则多含大量二氧化硅（70% 以上），故其引起的尘肺应为"硅沉着病"。金属熔炼过程中产生的烟尘，主要成分为黏土、石墨、煤粉、石灰石和滑石粉及少量二氧化硅，致病性相对较低。

由于铸造尘是一种含较低游离二氧化硅的混合尘，因此所导致的尘肺病变既有硅沉着病的特征，又与硅沉着病有所不同：肉眼下可见胸膜表面及切面上有大小不等的灰黑色或黑色斑点；镜下可见细支气管和血管周围有大量尘细胞灶以及尘细胞、粉尘和胶原纤维形成的粉尘纤维灶，比硅结节稍小；肺泡腔内有大量粉尘和尘细胞充塞，在粉尘灶周围常伴有小叶中心性肺气肿，胸膜和叶间胸膜可见纤维性增厚。铸工尘肺发病比较缓慢，发病工龄一般在 20 年以上，临床症状不明显，且缺乏特异性；肺功能早期多为正常，后期可逐渐出现阻塞性通气功能障碍或以阻塞为主的通气功能障碍，吸烟者或合并有慢性阻塞性肺疾病时可有限制性通气功能障碍。X 线胸片上可见两肺中、下肺野首先出现的不规则小阴影，并向中、上肺野扩展，呈网状或蜂窝状影像，类圆形小阴影出现较晚且较小，密度较低，大阴影极少出现，可伴有肺气肿。胸部 HRCT 可早于 X 线胸片发现小阴影，如与 X 线胸片结合，可对铸工尘肺的诊断与鉴别诊断有明显帮助。

铸工尘肺的诊断要根据可靠的铸造尘接触史，以技术质量合格的 X 线后前位胸片作为主要依据，结合现场职业卫生学、尘肺流行病学调查资料和健康监护资料，参考临床表现和实验室检查，并需排除其他肺部类似疾病，方可做出诊断。

（毛丽君　刘北辰）

思考题

1．石墨和炭黑有何区别？其引起的尘肺各有何特点？

2．尘肺病中哪些属于硅酸盐尘肺？其主要的临床和 X 线表现特点有哪些？

3．什么是电焊工尘肺？电焊烟尘有什么特点？

推荐阅读的参考文献

1．毛丽君，史志澄，李树强．水泥尘肺病例特点分析．中国职业医学，2014，41（6）：670-673.

2．毛翎，施瑾，陈子丹，等．电焊工尘肺 X 线胸片圆形小阴影的随访研究．中华劳动卫生职业病杂志，2014，32（11）：823-827.

3. 张敏. 铸造作业工人职业接触与健康损害研究进展. 国外医学·卫生学分册, 2009, (36) 6: 355-361.

六、与职业有关的一些尘肺

(一) 蔺草尘肺 (rush pneumoconiosis)

蔺草又称灯芯草,系草本植物,是加工生产草席的原材料;由蔺草加工而成的日式草席,即"榻榻米",是日本人的生活必需品。为了增加蔺草的色调和光泽度,生产草席前加有一道"浸草"的工序,将蔺草浸入称为"染土"的混悬液中。经测定,染土的矿物学构成以石英、高岭土、叶腊石、明矾石为主,还夹杂少量其他矿物,经破碎、研磨、筛分后加工成混合粉尘,化学组成以 SiO_2 和 Al_2O_3 为主,另有少量铁、锰、钛等化合物。一般来说,染土的游离 SiO_2 含量在 15% ~ 30%,但不同产地的染土,不仅外观颜色不同,内在矿物学构成和化学成分也不完全相同,这是由于不同产地的矿物有不同的地质学成因,伴生矿物也不同有关。蔺草粉尘危害并非来自蔺草本身,而是来自加工过程中黏附在蔺草表面的矿物粉尘。20 世纪 80 年代,日本的蔺草席生产大部分转移到中国上海和浙江宁波地区,到 90 年代发展更为迅速,宁波亦成为中国最大的蔺草种植和蔺草席加工基地,其出口量约占全国出口总量的 75%。虽然各企业加工规模大小不一,但生产工艺过程基本相同:工人将收割下的鲜草浸入事先配制好的染土混悬液池中,捞出烘干后装袋供编席使用,其主要工序为:出仓→拔草→切根→拣配草→湿润→编织→修席→烘席→检验→成品包装,除了编织、烘席为半机械化外,其余均为手工作业。车间环境粉尘浓度从高到低依次为:进出仓、切草根、拔草、拣草、配草、编织,平均总粉尘浓度为 $27.09 \pm 2.82 \ mg/m^3$,平均呼吸性粉尘浓度为 $6.78 \pm 2.52 \ mg/m^3$;工人每日工作时间长达 10 ~ 12 小时,经常加班加点,每年需连续工作约半年,平均发病工龄为 6 年左右。

蔺草染土粉尘含有较大量的游离 SiO_2,防护差、暴露时间长,为其引起尘肺的主要原因。动物实验证实,蔺草染土的致病机制和硅尘颇为相似:大鼠在接触蔺草染土粉尘 6 个月后,高倍镜下可见到肺组织出现结节性肉芽肿样改变、粉尘颗粒沉着、巨噬细胞和成纤维细胞浸润;随着染尘时间推移、染尘量增加,可有胶原纤维进一步增生;但蔺草染土粉尘主要引起肺肉芽肿样肺泡炎,致纤维化程度较低。至于接尘工人脱离粉尘作业环境,其肺肉芽肿样肺泡炎或肺间质纤维化是否会逆转恢复,尚需进一步研究探索。

蔺草染土尘肺早期多无明显的临床症状,患者容易忽视。随着肺部病变程度加重,可出现胸痛、胸闷、气喘、呼吸困难等症状,少数病例有头痛、乏力及颌下淋巴结肿大;晚期合并肺气肿、肺源性心脏病、气胸或继发肺部感染时,可出现发绀、肺部啰音、下肢水肿、颈静脉怒张、肝大、腹水、心脏杂音、心律失常,甚至肺结核症状。其 X 线胸片主要表现为圆形小阴影,密度较低,边缘不清,分布全肺,上肺野较多,可有少量不规则阴影夹杂其中,与典型硅沉着病的 X 线表现有所区别。CT 和 HRCT 显示的结节影和间质纤维化均明显优于 X 线胸片,可见主要为弥漫性微结节影,分布于上、中、下肺野,边缘不甚清楚,不限于小叶中心,小叶边缘同样可见小结节影,推测可能呼吸性细支气管远端肺泡管、肺泡囊也受累所致,未见小叶间隔和支气管壁增厚征象。蔺草染土尘肺的圆形小阴影与典型硅沉着病的圆形小阴影虽然同样表现为 p 或 q 型阴影,但其密度通常较典型硅沉着病的圆形小阴影密度为低,有鉴别诊断意义。有报告指出,蔺草染土尘肺也可表现为不规则小阴影;二期以上蔺草染土尘肺进展较快,小阴影聚集常可迅速融合形成大阴影,推测可能与合并肺结核感染有关。蔺草染土尘肺应尤其注意与粟粒性肺结核、肺含铁血黄素沉着症、肺泡微石症、肺结节病、肺转移癌等疾病鉴别。患者长期从事蔺草加工作业的病史,具有明显提示价值,结合其临床特点及实验室检查,诊断多不困难 (图 4-1-10)。

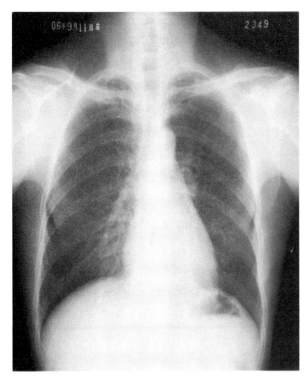

图4-1-10 蔺草染土尘肺X线高千伏胸片

该患者为蔺草席加工厂拔草工,男性,37岁,接触蔺草染土粉尘10年。小阴影形态为q,总体密集度1级,分布达到6个肺区,诊断为硅沉着病一期。

目前尚无特效治疗方法,但临床已探索出有效的总体治疗策略,可参阅本节"总论"相关内容。根除蔺草染土尘肺的关键在于预防,蔺草加工企业规模均较小,生产不稳定,工人流动性大,管理力量相对薄弱,个人防护意识较差,工作场所防护设施简陋,以下措施简单易行,可供参考:

(1)加强"基础职业卫生服务",做好职业健康教育和职业健康监护;

(2)以拔草车间作为粉尘治理重点,健全通风除尘设备,降低作业环境的粉尘浓度;

(3)每天清除工作场所地面积尘,避免二次扬尘;

(4)改善劳动组织,每天工作时间不应超过8小时,每周至少保证一天休息时间;

(5)积极预防肺结核病。

(二)磁材粉尘尘肺(magnet material pneumoconiosis)

浙江省乡镇企业在20世纪80年代初开始生产磁性材料:永磁锶铁氧体,目前在国内市场占有率达95%以上,但也产生了一种新的职业危害因子。2006年,金志朝等对89名接尘工人的职业健康检查发现10名工人患有此种由混合性磁材粉尘引起的尘肺。此种磁材的主要成分为铁鳞渣(Fe_2O_3),其次(14%左右)为碳酸锶粉($SrCO_3$)及微量高岭土粉($Al_2O_3 \cdot H_2O$)、碳酸钙粉($CaCO_3$)。粉尘中也含少量(3%左右)游离SiO_2,其含量虽低,但分散度高,(< 5 μm的占64% ~ 80%),磁性材料产生的静电可使粉尘在空气中悬浮时间更长,更易吸入肺内;有调查表明,发病车间内扬尘点多,通风设备差,粉尘检测点最高超标达9倍。有人认为铁鳞渣内的无机碳酸盐具有硅酸盐类特征,也可能引起肺组织纤维化。

此类尘肺患者的发病工龄为4.5 ~ 10.5年,主要为一期和二期患者。临床上见有不同程度的咳嗽、咳痰、胸闷、胸痛等症状,X线胸片可见密集度不等的圆形小阴影及弥漫的肺间质纤维化,肺功能呈混合型通气功能障碍。其进展情况及预后仍需进一步观察,以进一步积累和丰富临床资料。

(三)硅藻土尘肺(diatomaceous pneumoconiosis)

硅藻土是一种生物成因的硅质沉积岩,由古代硅藻的遗骸组成,主要化学成分为$Si(OH)_4$,此外还有少量Al_2O_3、CaO、MgO等,多用做吸附剂、助滤剂和脱色剂等。以中国、美国、丹麦、法国、俄罗斯、罗马尼亚等国分布较多,我国的硅藻土储量约3.2亿吨,远景储量达20多亿吨,主要集中在华东及东北地区,但优质硅藻土仅集中于吉林省长白山地区,其他矿床杂质含量较高,不能直接加工利用。

硅藻土具有细腻、松散、质轻、多孔、吸水等特点,制造出的硅藻土助滤剂被广泛用于油类、脂肪及蜡制品、涂料颜料、糖及糖浆、酒和酿造制品、药品、化学品制造以及水处理等工业生产中。

1961年,美国学者Rubin首次报告了1例硅藻土尘肺尸检结果,近年国内亦有此类病例报道，使其致尘肺作用逐渐引起重视。其主要病理学特点是大量的纤维组织堆积在肺内小血管周围形成弥漫性的细小结节，双肺有广泛的胶原纤维组织增生，肺泡含有多量吞噬了粉尘的尘细胞，并伴广泛的间质性肺泡炎。

硅藻土引起尘肺，主要见于其煅烧加工制作助滤剂过程，使用者很少发病。研究表明，硅藻土原矿主要成分 Si (OH)$_4$，经加热煅烧后可生成大量 SiO$_2$（游离 SiO$_2$ 可由原来的 4% 左右猛增十余倍），加之成品硅藻土的粉尘直径大多 < 5 μm（电镜下呈现为有锐利棱角的不规则小体），更有利于直接通过肺泡孔进入肺泡成为高致病性粉尘；用熟硅藻土染尘大鼠，也证实能引起尘肺，而且发展快，病情重，预后差。有人建议应在我国职业性尘肺名单中正式列入硅藻土尘肺。

（四）矿物棉尘所致尘肺（pneumoconiosis caused by mineral wool dusts）

矿物棉尘是一类由硅酸盐熔融物制得的蓬松状短细纤维，按所用原料可分为"岩石棉"和"矿渣棉"两大类，前者以火成岩、变质岩与沉积岩等天然岩石为主要原料，常用玄武岩、石灰石、辉绿岩、角闪岩、泥灰岩、长石、黏土等；后者以某些冶金矿渣为主要原料，如铁、磷、镍、铬、铅、铜、锰、钛、锌等矿渣，其制品具有质轻、耐久、不燃、不腐、不霉、不受虫蛀等特点，是优良的保温隔热、吸声材料。动物实验提示矿岩纤维粉尘具有潜在的致纤维化能力，近年国内更有报道指出，接触矿物棉尘可以导致尘肺，发病工龄为 9 ~ 17 年，患者既往无其他粉尘接触史，临床主要表现为间断性胸闷、咳嗽、咳痰，X 线胸片显示弥漫分布的圆形和不规则小阴影，CT 可见散在的粟粒结节影，值得进一步关注探讨。

（五）耐火陶瓷纤维尘肺（pneumoconiosis caused by refractory ceramic fibers）

陶瓷纤维是一种纤维状轻质耐火材料，具有重量轻、耐高温、热稳定性好、导热率低、比热小及耐机械震动等优点，因而在机械、冶金、化工、石油、陶瓷、玻璃、电子等行业都得到广泛应用。其主要成分是铝硅酸盐和氧化铝，添加氧化锆或氧化铬后又可使其耐热温度进一步提高。已有实验研究发现，此类纤维可导致肺纤维化、肺癌和间皮瘤，但目前尚未见此类纤维粉尘引起尘肺的临床报告，但其可能造成的健康危害仍值得警惕。

此外，玉石和宝石加工、打磨近年也成为尘肺发生的一个新行业，据调查，这些物质中二氧化硅的含量多在 10% ~ 90% 以上，如果防护不当，仍可引起硅沉着病（矽肺），值得进一步关注。

（六）其他致尘肺粉尘

1. 纳米颗粒（nanoparticles）　近些年，纳米材料对人体健康的影响也备受关注，尽管目前尚未证实纳米粉尘可致肺纤维化，但无疑是粉尘危害的新课题。国际放射线防护委员会（ICRP）20 余年前就曾指出，纳米颗粒可以在人类呼吸道及肺泡中沉积，粒径为 20 nm 的颗粒，有 50% 左右沉积在肺泡内，可使肺巨噬细胞的清除能力显著下降，导致肺部炎症反应；上述致炎和损伤能力与纳米材料粒径小和表面积大有关，同时也与纳米颗粒刺激机体产生自由基并继而诱发氧化损伤有关。目前，纳米材料在科技生产领域的应用越来越广泛，尽管尚未发现纳米材料引起尘肺的确切病例，但其对人体健康及生态环境的影响的已经引起人们重视，并有人要求出台纳米材料对人体健康影响的防护法规，值得今后密切关注。

2. 沙漠尘粒（desert dusts）　Policard 等在 1952 年曾报道非洲撒哈拉沙漠地区发现有非职业性尘肺患者；Mathur 等 1997 年报告在印度西北部塔尔沙漠地区农民中也存在"沙漠肺综合征"患者，患病率为 0.41%。我国的调查发现，西北风沙地区 70 岁以上农民 X 线胸片的硅沉着病检出率为 10.34%，病理检查可见双肺有硅结节及弥漫性肺间质纤维化，X 线衍射及电子探针检测证实肺组织有大量石英存在；近年对我国沙尘天气多发且位于沙漠的城市——甘肃省民勤县的居民进行流行病学调查发现，非职业性尘肺患病率高达 5.33%。上述情况均表明，长期暴露于环境性沙尘，可以引发尘肺，但尚无法排除其他因素影响，如肺内慢性疾病、生活或生产性刺激性气体等；有人建议可将此种尘肺称为"沙漠尘肺"（或"沙漠肺"）；如因工作需在此种环境中工作、生活，此病是否属于"职业性尘肺病"仍需认真研究。

（张　幸　赵金垣）

思考题

1. 蔺草尘肺的主要致病因子是什么？主要影像学特点有哪些？如何预防？

2. 什么是陶瓷纤维？主要成分是什么？

3. 你认为纳米材料对人体健康有无影响？为什么？

4. 沙漠尘肺的临床意义如何？

推荐阅读的参考文献

1. 肖国兵，王仁元，徐来荣，等. 蔺草染土粉尘对工人健康影响的研究. 中华劳动卫生职业病杂志，2002，20（2）：90-92.

2. 张青，金盛辉，金焱，等. 蔺草工尘肺影像学特点分析. 中国职业医学，2010，37（4）：308-310.

3. 林惠芬，马福云. 磁材粉尘致尘肺15例. 中华劳动卫生职业病杂志，2010，28（4）：305.

4. 施海燕，毛翎，周韶炜，等. 硅藻土助滤剂生产作业引发尘肺病的分析. 中华劳动卫生职业病杂志，2009，27（10）：626-627.

5. 朱晓俊，陈永清，李涛. 人造矿物纤维绝热棉对作业工人呼吸系统的影响. 环境与职业医学，2014，31（4）：262-266.

6. 张敏，张幸. 耐火陶瓷纤维流行病学和毒理学研究进展. 环境与职业医学，2014，30（1）：63-66.

7. 孟紫强，杨振华，潘竞界等. 沙尘天气多发区民勤县发现多例非职业性尘肺病. 生态毒理学报，2008，3（4）：337-342.

第二节　其他职业性呼吸系统疾病

一、职业性哮喘

支气管哮喘（bronchial asthma）是一种由多种细胞，特别是嗜酸细胞、肥大细胞和T淋巴细胞参与、以气道慢性炎症性疾病为病理学特征的变态反应性疾病，临床表现为反复发作性喘息、呼吸困难、胸闷、咳嗽，经治疗可缓解，亦可自行缓解。其病理生理特点为急性支气管平滑肌痉挛、黏膜及黏膜下水肿、黏液过度分泌、支气管上皮剥脱、管腔黏液栓形成及下气道壁不可逆纤维化，并由此产生气道高反应性（airway hyperreactivity，AHR）和气道阻塞（airway obstruction），导致上述临床表现。

由于职业原因接触生产环境中的致喘物质所引起的哮喘称为"职业性哮喘"（occupational asthma），典型的表现为工作期间或工作后出现咳嗽、胸闷、喘息，常伴有鼻炎、结膜炎，症状的发生与工作环境有密切关系；职业性哮喘是支气管哮喘的一种，其患病率占哮喘的2%～15%。美国普通人群约有5%（1100万～1200万人）患有哮喘，其中至少有3%是职业性哮喘，工作相关性哮喘约占其所有哮喘的15%；我国成人哮喘的患病率约为1%，明显低于美国，而少年的患病率为3%～5%。在职业人群中，职业性哮喘的患病率均在5%以上，高于一般性哮喘，某些行业从业人员哮喘的患病率则更为突出，如聚氨酯（polyurethane，PUR）作业人员中哮喘的患病率可达 5%～10%，接触邻苯二甲酸酐（phthalic anhydride，PA）人群哮喘的患病率可达 20% 以上，谷物作业工人哮喘患病率为 2%～40%，含酶清洗剂生产人员中哮喘患病率可达 16%～45%。近年，西方国家更发现清洁工中亦出现不少哮喘患者，流行病学调查结果提示可能与其工作中使用的清洁剂有关，可见本病在职业病领域中并不罕见。

【病因】

存在于工作环境中的可引起哮喘的物质称为职业性致喘物（occupational asthma agents），

目前已经记录在册的致喘因子有 250 余种，仍有许多可疑因子尚待确定。它们可大致分为高分子量的生物物质和低分子量的化学物质两类，其中大多数为致敏性物质，少数属于刺激性物质，它们广泛分布于化工、合成纤维、橡胶、塑料、黏合剂、电子、制药、印刷、纺织、皮革、油漆、颜料、照相、冶炼、农药、家禽饲养、粮食及食品、饮料、木材加工，作物种植、实验研究等工农业生产岗位或技术部门（表 4-2-1）。

表 4-2-1　常见的职业性致喘物及相关职业

致喘物质	相关职业
（一）工业性化学品	
1. 异氰酸酯类：甲苯二异氰酸酯、二苯甲撑二异氰酸酯、萘二异氰酸酯等	化工、涂料、泡沫塑料、黏合剂、制鞋、印刷
2. 苯酐类：邻苯二甲酸酐、偏苯三酸酐、四氯苯酐、三苯六羧酐等	化工、塑料、涂料、橡胶、黏合剂
3. 胺类：乙二胺、二乙基三胺、三乙基四胺、对苯二胺等	树脂、涂料、橡胶、染料、电子、照相
4. 树酯类：如环氧树脂、松香树脂等	树脂、电子
5. 金属类：如金属盐类（铂、钴、镍、铬）、金属烟尘（锌、镉、钒、铝）	冶金、化工、印染、制药、电镀、矿业
6. 刺激性气体：如 NH_3、O_3、HCl、HF 等	化工、冶金、铸造、树脂
7. 染料	纺织、印染
8. 农药	农药制造和使用
（二）药物	
青霉素类、头孢菌素类、螺旋霉素、四环素类、磺胺类、哌嗪、枸橼酸盐等	药物制造和使用
（三）其他化学物质	
酚、甲醛、松香、乙二胺、巯基乙酸胺、过硫酸盐、各种清洁剂	化工、塑料、制药、日常清洁工作
（四）酶类	
木瓜蛋白酶、舒替兰酶、胰酶、胃蛋白酶、胰蛋白酶、真菌淀粉酶、枯草杆菌蛋白水解酶等	制药、食品加工、洗衣剂制造使用
（五）动物成分	
1. 动物身体成分（血清、蛋、奶、蜂王浆、毒素、蚕丝、皮革、羽毛等）及其排泄物（尿、粪、皮屑、羽毛、蛾鳞片等）	动物和禽类饲养、养蚕、丝织、养蜂、皮革或羽毛加工、食品加工等
2. 昆虫：家庭尘螨、谷螨、禽螨、蚕、蟑螂、小麦象鼻虫等	谷物储藏加工、养蚕、养禽、食品加工
3. 水产品：鱼、虾、蟹、蛤、牡蛎等	水产加工食用

致喘物质	相关职业
（六）植物成分	
1. 植物粉尘：谷类、面粉、大豆、蓖麻子、咖啡豆、茶叶、烟叶、棉籽、芝麻、亚麻、剑麻、蒜粉、蘑菇、草莓等	食品加工、制茶、制烟、纺织、种植
2. 植物成分：花生、豆类（黄豆、绿豆、红豆、黑豆）、坚果类（胡桃、山胡桃、开心果、榛子、腰果、松子、栗子）	加工或食用
3. 植物胶：如阿拉伯胶、黄芪胶、卡拉牙胶等	印染、食品、制革、制药
4. 木尘：如桃花心木、水衫、雪松、枫树、橡树、栎树、紫檀、柏树等	木材加工、温室种植、食品加工
（七）微生物成分	
1. 微生物蛋白质成分	
2. 真菌及其孢子	

表 4-2-1 中列出的致喘物质可大致分为低分子量化学物（一至三类）和高分子量生物性物质（四至七类）；根据发病机制又可分为免疫介导型和非免疫介导型。免疫介导型哮喘又可分为 IgE 介导型和非 IgE 介导型两种，前者多由高分子量变应原诱发（少数低分子量变应原也可诱发此型），后者仅见于低分子量变应原，发病有潜伏期；非免疫介导型患者哮喘发作无潜伏期，其气道炎症由致喘物的直接刺激作用引起，或通过致喘物的药理作用刺激肥大细胞、平滑肌细胞或神经纤维等间接途径引起。

【发病机制】

哮喘的发病机制尚未完全清楚，多数人认为，变态反应、气道慢性炎症、气道反应性增高及自主神经功能障碍等因素均参与了其发病过程。具体作用可大致归纳如下：

（一）变态反应

职业性致喘物中动植物、微生物所含蛋白质、多糖、糖蛋白、多肽等成分，分子量较高（20 ~ 50 kD），具有完全抗原（complete antigen）特性，可使人体致敏，当其进入具有过敏体质的机体后，通过巨噬细胞和 T 淋巴细胞传递，可引起 B 淋巴细胞合成特异性 IgE 或 IgG4，其结合于肥大细胞和嗜碱性粒细胞表面高亲和性 IgE 受体（FcεR1），使这些细胞成为致敏细胞（allergilized cell），不接触变应原后，此种致敏状态可在数月后逐渐消失，但变应原再次进入体内，仍可与致敏细胞表面的 IgE 或 IgG4 交联，诱发过敏反应，表现为致敏细胞脱颗粒，释放多种活性介质如组胺（histamine）、激肽原酶（kininogenase）、缓激肽（bradykinin）、白三烯（LTs）、血小板活化因子（PAF）、前列腺素 D2（PGD2）、中性粒细胞趋化因子（neutrophil chemotactic factor）等，导致平滑肌收缩、黏液分泌增加、血管通透性增高、炎症细胞浸润等，后者在前述介质作用下又分泌多种炎性介质，使气道病变加重，炎症浸润增加，诱发"速发性变态反应（immediate asthmatic response，IAR）"，产生哮喘的临床症状。

由于不同类型、不同病程的哮喘，都表现为以肥大细胞、T 淋巴细胞、嗜酸性粒细胞等多种炎症细胞在气道的浸润、聚集及相互作用，生成排泌数十种炎症介质和细胞因子，构成十分复杂的反应网络，形成恶性循环，导致气道炎症持续存在，提示炎症反应在哮喘的发病机制中具有重要地位。

职业性致喘物中的有机和无机化学物（包

括药物），虽然分子量较低（多＜5 kD），属于半抗原（half antigen，hapten），但其化学结构中的活性反应基团在进入人体后，可与体内蛋白质结合而成为全抗原，使人致敏，引起哮喘；这些化学物质尚可引起黏膜的刺激性炎症（irritable inflammtion），导致气道高反应性（AHR），表现为气道对各种刺激因子出现过强或过早的收缩反应，构成哮喘发生、发展的另一重要因素。

（二）炎症反应

目前普遍认为，气道炎症是导致气道高反应性的重要机制之一，气道上皮损伤和上皮内神经调控等因素也参与了 AHR 的发病过程。研究发现，气道受到刺激后，会引起多种炎症细胞释放炎症介质和细胞因子——称为神经源性炎症（neurogenic inflammation）；气道刺激还通过神经轴索反射引起副交感神经兴奋性增高、神经肽释放，最终导致 AHR；此外，刺激物还可直接损伤气道黏膜柱状上皮细胞，使之坏死、脱落、上皮细胞间隙增宽，神经末梢裸露，对外来刺激敏感化，并释放 P 物质等感觉神经多肽，导致气道高反应性，多见于氯气、氨气、二氧化硫等刺激性气体中毒后出现的哮喘。

AHR 是支气管道哮喘患者的共同病理生理特征。虽然出现 AHR 者并非一定是支气管哮喘，如长期吸烟、接触臭氧、病毒性呼吸道感染、慢性支气管炎及慢性阻塞性肺疾病（COPD）等均可出现 AHR，而中度以上 AHR 一定会引起哮喘。

（三）神经调节异常

支气管受复杂的自主神经支配，除胆碱能神经、肾上腺素能神经外，还有非肾上腺素能非胆碱能（NANC）神经系统，其兴奋性改变或介质分泌异常，也能诱发哮喘。如 β- 肾上腺素能受体功能低下、迷走神经张力亢进，可能还有 α- 肾上腺素能神经的反应性增加等；又如，NANC 神经能释放舒张支气管平滑肌的神经介质（如血管肠激肽、一氧化氮等），或释放收缩支气管平滑肌的介质（如 P 物质、神经激肽等），或两者平衡失调，均可能引起支气管平滑肌收缩，导致哮喘发作。某些职业性致喘物可直接使支气管 - 肺组织释放组胺等介质，或阻断 β₂- 肾上腺能受体（β2-adrenergic receptor）使 cAMP 水平下降，或直接抑制胆碱酯酶而引起神经介质乙酰胆碱（acetylcholine）蓄积等，最终均可能导致平滑肌痉挛、气道阻力增高等生物学效应，诱发哮喘。此种机制主要见于棉麻尘、异氰酸酯及有机磷农药等所致哮喘。

以上各种机制多非单一、孤立地起作用，常混合存在，或以一种为主，其他为辅，互相牵连，呈现交错复杂的联系。经典的支气管哮喘理论认为，支气管平滑肌的痉挛、肥大是引起哮喘病的主要病理学改变，但近年来的研究证实，无论在发病机制还是在影响气道通气功能方面，气道炎症以及炎症诱发的气道重塑（airway remodeling）比平滑肌痉挛的作用更为重要，因为大、中支气管软骨环的支撑力可大大限制气道平滑肌的痉挛效应，仅在细小支气管，气道部位的平滑肌痉挛方能在诱发明显的气道狭窄方面发挥作用。

有关气道炎症的性质也曾存有争议，如变应性炎症、神经源性炎症、感染性炎症等，但根据气道炎症的浸润细胞以嗜酸细胞为主的特点，多数学者倾向于哮喘病的气道炎症是变应性的。同时还认为，在速发相哮喘反应中，引起气道通气障碍的原因以气道平滑肌痉挛为主，而在迟发相哮喘反应中，则以气道炎症改变为气道通气障碍的主要原因，亦即气道的变应性炎症诱发的黏膜水肿、充血、渗出，以及黏液栓形成等改变引起了气道阻塞，从而导致哮喘；近年通过对哮喘病患者肺段内变应原支气管激发试验前后的纤维支气管镜活组织病理学检查，进而证实了此推论。

【病理特点】

哮喘病的气道炎症十分明显，病理检查可见呼吸道有大量嗜酸细胞、肥大细胞、淋巴细胞，甚至巨噬细胞、中性粒细胞浸润；以前多认为以小气道为主，可是近年的研究表明，此种炎症可遍布 20 多级支气管直至肺泡，广泛而弥漫，通常越靠近管腔表面，炎症损伤越严重。

"气道重塑"是气道炎症慢性化发展的必然结果，是以气道慢性炎症为基础发生的，故多发生于成年哮喘患者。此种因气道上皮的炎性损伤 - 修复 - 再损伤 - 再修复过程所导致的气道重塑，可能是最终发展成"难治性哮喘"的重要病理学基础。气道重塑在临床上表现为可逆性较差，甚至完全不可逆的气道通气功能障碍、气道高反应性，亦是迟发相哮喘反应的特征。

【临床表现】

职业性哮喘的临床表现与一般支气管哮喘相似：发作时呼吸急促、胸廓膨隆，胸部出现分布广泛、以呼气相为主的哮鸣音，呼气延长，严重者呼吸极为费力，常呈端坐呼吸、大汗淋漓、发绀、胸腹反常运动、心率增快，甚至出现奇脉等；但职业性哮喘的最大特点是接触职业性致喘物会诱发喘息，脱离接触后可自行缓解。随疾病反复发作，气道也可对其他刺激物呈高反应性，而使非特异性支气管激发试验（non-specific bronchial prevocation test） 如醋甲胆碱（Mch）或组织胺（HA）吸入激发试验（inhalation provocation test）、运动试验（stress test）等亦呈现阳性反应，给病因鉴别带来干扰。

抗原或半抗原类物质引起的职业性哮喘在临床上常具以下特点：

（1）接触人群中仅少数人发病，患者多具有特异质或过敏家族史；

（2）发病缺乏明显剂量 - 效应关系，低剂量即可诱发哮喘，如二异氰酸甲苯酯（TDI）在空气中的浓度为 0.5/100 万时才有黏膜刺激作用，但吸入 0.001/100 万（相当于 1/500 刺激浓度）就能诱发哮喘；

（3）从第一次接触致喘物到发生哮喘存在较长潜伏期，可数周、数年甚至数十年；一般说来，高分子量有机物潜伏期较长（需数年），一般化学物质潜伏期则较短（多在一年内）；

（4）发生哮喘前常出现与过敏有关的前驱症状，如过敏性鼻炎（allergic rhinitis）、荨麻疹（cnidosis）等；

（5）特异性免疫学指标，如抗原特异性支气管激发试验（antigen specific bronchial prevocation test，A-BPT）、变应原皮肤试验（allergen skin test，A-ST）、抗原特异性抗体（S-IgE、S-IgG4）等检测常呈阳性，其水平高低常与气道高反应性相平行；

（6）支气管活体病理及支气管肺泡灌洗液（bronchoalveolar lavage fluid，BALF）检查符合变态反应性疾病特征，如气道支气管壁有广泛嗜酸细胞浸润、血管扩张、微血管渗漏、上皮脱落、管腔黏液栓形成等，BALF 含有大量嗜酸细胞、上皮细胞及肥大细胞，主要碱性蛋白质（main basic protein，MBP）和白三烯（leukotriene，LT）含量增加等。

刺激性气体吸入引起的哮喘则表现有如下临床特点：

（1）哮喘多出现在一次高浓度刺激性气体吸入事件后，常反复发作持续较长时间；

（2）患者原无哮喘史，也无特异质倾向；

（3）实验室检查示有气道阻力增高，存在气道高反应性，非特异性支气管激发试验阳性，但特异性免疫学指标检测多正常；

（4）支气管活检标本显示有黏膜损害及炎症反应存在，但无明显嗜酸性粒细胞和淋巴细胞浸润。

【实验室检查】

（一）一般检测方法

1. 肺功能检查　哮喘发作时，由于呼气流速明显受限，肺功能检查常表现为第一秒用力呼气量（FEV1），1 秒率（FEV1/FVC%）、最大呼气中期流速（MMER）、呼出 50% 与 75% 肺活量时的最大呼气流量（MEF50% 与 MEF75%）、呼气峰值流速（peak expiratory flow rate，PEFR）、用力肺活量等指标均明显下降，残气量、功能残气量和肺总量则见增加，残气量占肺总量百分比增高，但哮喘缓解期肺通气功能指标则多在正常范围内。肺通气功能检测虽然对于确定哮喘有较可靠的诊断价值，但不能提示病因。

由于哮喘的肺功能特点为可逆性气道阻

塞，故可用肾上腺 β_2 受体激动剂（如沙丁胺醇）吸入试验进行测试，吸入此类受体激动剂后 FEV1 值增加 15% 以上即为阳性，提示此种气道阻塞具有哮喘特征，但仍不能判定病因。

有研究训练患者学会使用简易型最大呼气流速计，要求其无论工作或休息，每 2 小时测定 PEFR 一次，连续数周，以协助判断哮喘引起的气道阻塞是否与工作有关，昼夜波动率超过 20% 则为阳性，该项测试的敏感性（81% ～ 89%）和特异性（74% ～ 89%）均较高，对职业性病因有提示作用。

2．非特异性支气管激发试验　使用非特异性激发物（如组织胺、醋甲胆碱，亦可使用乙酰胆碱、腺苷、白三烯 E4 、高渗盐水、低渗盐水、冷空气等），给受试者多次吸入后动态监测其肺功能（主要是 FEV1、PEFR 等）变化，如吸入上述激发物后 FEV1 或 PEFR 下降幅度 > 20%，而所用激发物的总量亦在规定范围内，则为阳性，可用以判断患者是否有气道高反应性及其与职业性化学物的关系。

该指标可作为职业性哮喘诊断的重要辅助指标，如患者正常上班超过 2 周，该试验为阴性，即使有相关症状亦可排除职业性哮喘的诊断；但若患者已离岗一段时间，则该反应为阴性亦不能排除职业性哮喘。

3．血气分析　哮喘发作时由于过度通气及缺氧，血气分析可见 PaO_2 和 SaO_2 降低，$PaCO_2$ 下降，pH 上升，呈现呼吸性碱中毒；严重时由于气道阻塞、缺氧及 CO_2 潴留，也可表现为呼吸性酸中毒或合并代谢性酸中毒。本项检查反映了哮喘的病理生理特点，有助于病情严重度判断，但不能提示病因。

4．胸部 X 线检查　哮喘发作时可见两肺透亮度增加，呈过度充气状态，缓解期多无明显异常；如并发呼吸道感染，可见肺纹理增加及炎症性浸润阴影，同时注意有无肺不张、气胸或纵隔气肿等并发症。本项检查也不具特异性，仅是判断临床病情的辅助手段，但对鉴别诊断有一定帮助。

（二）特异性检测方法

1．活体试验

（1）变应原皮肤试验（allergen skin test）：此为常用且简便易行的检测手段，不少职业性变应原如枯草杆菌蛋白水解酶、铂复合盐、谷物等均可产生即刻型阳性反应；某些低分子量化学物如二异氰酸甲苯酯（toluene diisocyanate，DTI）、苯酐（phthalic anhydride，PA）等则可事先与蛋白质结合后再进行皮肤试验（以载体蛋白作为对照）；目前常用皮内或点刺法，重复试验多呈阳性反应。

（2）抗原特异性支气管激发试验（A-BPT）：这是将变应原直接作用于气道的试验方法，有助于确定可疑变应原与临床上发生气道阻塞症状间的因果关系，并可观察呼吸道反应类型，是病因诊断的最直接的依据，被认为是确诊哮喘病因的"金指标"。

鉴于 A-BPT 存在诱发受试者严重哮喘发作的风险，目前多采用"职业性 BPT"，即自然 BPT，或现场 BPT，是模拟现场条件使受试者吸入可疑职业性变应原进行 BPT 的方法，较 A-BPT 更易于实施与掌握，患者容易接受，但观察时间相对较长，更易发现迟发型反应及工作环境对气道功能的影响。具体方法为：工作前先检测基础肺功能值，进入工作岗位后每 15 分钟～ 1 小时进行 FEV1 检测一次，并观察临床症状与体征，至少检测 8 小时，FEV1 值下降 > 15% 即为阳性。

2．体外试验　主要是血液中的"抗原特异性抗体"检查，包括特异性 IgE、特异性 IgG 或 IgG4 等，应用更为普遍，目前多采用放射性变应原吸附试验（RAST）或酶联免疫吸附试验（ELISA）作为检测手段，有较高的敏感性，如 S-IgE 对铂复合盐、TDI、PA、酶洗剂、谷物、木尘等哮喘的检测阳性率可达 50% ～ 100%，与其他指标如 S-IgG4、A-ST 等也有较好的相关性。需要注意的是，抗原特异性抗体检查的阳性率除取决于机体的免疫状况外，也与所使用抗原的纯度、效价以及测试手段有关，应在实际工作中注意。

【诊断与鉴别诊断】

（一）职业性哮喘的诊断

要诊断职业性哮喘，首先要明确患者是否属于"支气管哮喘"，因此，应先按支气管哮喘的诊断标准做出肯定的临床判断，而后再进行病因判断。支气管哮喘的主要诊断依据是：反复出现发作性喘息、呼吸困难、胸闷或咳嗽；双肺闻及散在或弥漫性、呼气相为主的哮鸣音；症状经治疗可缓解或可自行缓解；可排除引起喘息或呼吸困难的其他疾病，如慢性支气管炎、喘息性支气管炎、心源性喘息、支气管肺癌等。对症状不典型者，至少应符合下列一项肺功能检查指标：

（1）一秒钟基础用力呼气量（FEV1）或呼气流量峰值（peak expiratory flow，PEF）＜正常值 80%，而吸入肾上腺 β_2 受体激动剂后，该值增加 15% 以上；

（2）PEFR 日内变异率或昼夜波动率＞ 20%；

（3）非特异性支气管激发试验（醋甲胆碱或组胺激发或运动激发）阳性。

要确定是否职业性哮喘，病因诊断十分重要，且对技术水平的要求较高。世界各国均根据本国的具体情况划定职业性哮喘的病因范围，作为判断本国法定职业性哮喘的依据，如英国规定可获得赔偿的职业性哮喘的病因共 7 类，即异氰酸酯类、铂复合盐、酸酐及多胺固化剂、松香树脂助焊剂、工业蛋白水解酶、实验室用动物 / 昆虫、谷物粉尘；我国颁布的《职业性哮喘诊断标准》（GBZ 57）中将职业性哮喘的病因范围划定为异氰酸酯类 [甲苯二异氰酸酯（TDI）、亚甲基二苯二异氰酸酯（MDI）、六亚甲基二异氰酸酯（HDI）、萘二异氰酸酯（NDI）等]、苯酐类 [邻苯二甲酸酐（PA）、偏苯三酸酐（TMA）、四氯苯酐（TCPA）等]、多胺类（乙二胺、二乙烯二胺、三乙基四胺、氨基乙基乙醇胺、对苯二胺等）、铂复合盐、剑麻、含 6-氨基青霉烷酸（6-APA）和含 7-氨基头孢霉烷酸（7-ACA）、甲醛、过硫酸盐（过硫酸钾、过硫酸钠、过硫酸铵等）等 8 大类。由上可见，目前规定的职业性哮喘病因大多或主要是致敏物质，提示可以以此作为主要线索，探求特异性诊断方法，以方便查清职业性致喘物，排除非职业性病因，达到早期诊断、预防和治疗的目的。我国 2008 年颁布的《职业性哮喘诊断标准》（GBZ 57）主要诊断原则有如下几点：

1．职业性致喘物接触史明确　确凿的职业性致喘物接触史是诊断本病的必备前提，且患者在从事本职业前无哮喘病史，每次哮喘发作均与接触该岗位职业性致喘物有密切关系，脱离接触后则不发病，作业工龄一般在半年以上。需要注意的是，并非所有病例与职业性致喘物的关系都如此典型，因其他因素（如香烟烟雾、油烟、杀虫药、冷空气、运动等）也可能诱发哮喘发作，掩盖了原有的规律性；还有些"迟发性哮喘"，多为班后或夜间发作，鉴别时应充分考虑。

2．临床表现符合变应性哮喘特点　即接触变应原后经一定潜伏期，出现发作性喘息，表现为呼吸急促，两肺哮鸣音，可伴咳嗽、咳痰；脱离变应原或通过治疗可很快缓解；发作间期多无症状，肺功能正常；再次接触可再发作。职业性哮喘在发作时虽与一般性哮喘极为相似，但其还有如下特点：多有较长潜伏期，病前常出现过敏性鼻炎或皮肤过敏；介质阻滞剂、抗组胺药和肾上腺糖皮质激素对速发型哮喘常具良好防治效果；抗原特异性检查呈阳性结果；发作仅与接触职业性变应原有关，不像一般哮喘那样有明显的发作期和缓解期，这些特点对于诊断职业性哮喘均具重要提示作用。

3．诊断依据　最后之确诊需在具备上述情况的基础上，参考现场职业卫生学调查资料，进行综合分析，并排除其他病因所致类似疾病后，方能做出诊断。我国颁布的《职业性哮喘诊断标准》（GBZ 57）将职业性哮喘分为二级，即：

（1）轻度哮喘：指出现胸闷、气短、发作性哮喘，两肺哮鸣音，伴咳嗽、咳痰，而脱离该岗位致喘物质后，症状可在短期内自行缓解，再次接触后，又再发作，且有一项特异性实验室指标异常者。哮喘临床表现虽不典型，但有气道反应性增强表现（如醋甲胆碱或组胺支气管激发试验阳性）及特异性实验室指标异常者也可诊为轻度职业性哮喘。

（2）重度哮喘：在上述基础上出现反复哮喘发作，且有明显气道高反应性表现，伴有肺气肿及持久的阻塞性通气功能障碍者可诊为重度职业性哮喘。

职业性变应原接触者虽出现典型发作性哮喘，但特异性实验室指标正常或体检中发现特异性实验室指标异常，但临床缺少典型发作性哮喘表现者，均不能诊为"职业性哮喘"，仍需进行密切医学监护，以防病情进展。

（二）鉴别诊断

由于哮喘的临床表现并非其所特有，所以，在确定诊断之前，必须排除其他病因所引起的类似表现，常见如：

1. 心源性哮喘　心源性哮喘常见于左心心力衰竭，发作时的症状与哮喘相似，其有如下特点：多有高血压、冠状动脉粥样硬化性心脏病、风湿性心脏病、二尖瓣狭窄等心血管病史；咳嗽频繁，常有粉红色泡沫痰，两肺可闻及广泛的水泡音和哮鸣音；左心界扩大，心率增快，心尖部可闻奔马律；胸部 X 线检查可见心脏增大及肺淤血征等，心脏 B 超和心功能检查也有助于鉴别诊断。

2. 支气管肺癌　中央型肺癌导致支气管狭窄或感染、类癌综合征等，均可出现喘鸣或类似哮喘样呼吸困难，肺部可闻及哮鸣音，但此类疾病的呼吸困难及哮鸣症状多为持续状态，且进行性加重，发作常无诱因；常有血痰，痰中可找到癌细胞；胸部 X 线摄片、CT 或 MRI 检查或纤维支气管镜检查有助于明确诊断。

3. 气管内病变　气管异物或肿瘤、内膜结核以及刺激性气体吸入引起的细支气管阻塞等，也可以引起类似哮喘的症状与体征。细究病史，及时进行肺流量 - 容积曲线、气管断层 X 线摄片或纤维支气管镜等检查，常有助于做出正确判断。

4. 变态反应性肺浸润　主要见于热带嗜酸细胞增多症、嗜酸细胞增多性肺浸润、多源性变态反应性肺泡炎等，主要致病原因为寄生虫、原虫、花粉、化学药品、工业粉尘等，患者多有上述物质接触史，可有发热等全身性症状，均较轻微；胸部 X 线检查可见多发性、此起彼伏的淡薄斑片状浸润影；肺组织活检有助于鉴别。

5. 慢性喘息性支气管炎　慢性喘息性支气管炎多见于中、老年人，没有家族史，多在咳嗽、咳痰若干年之后才伴发喘息，且以咳嗽、咳痰为主；多在寒冷季节发病，上呼吸道感染为其最主要诱因；发作缓解后，仍有长期慢性的咳喘、咳痰症状；体征除哮鸣音外，常以湿性啰音为主；支气管解痉药物对支气管哮喘疗效显著，而慢性喘息性支气管炎在急性发作时，则以抗菌消炎治疗为最有效手段。

【治疗】

职业性哮喘的诊断一旦确立，患者即应尽速调离原工作岗位，甚至脱离有害作业环境，这既是重要的预防措施，也是根本性的治疗措施，早期脱离职业性致喘物不但能明显降低气道高反应性，且使完全治愈的机会大为增加。

目前尚无职业性哮喘的特异性治疗药物，仍以对症治疗为主，但与一般病因支气管哮喘的治疗原则有所不同，后者系以糖皮质激素为主的长期抗炎作为治疗基础，再辅以 β_2 受体激动剂改善症状；职业性哮喘的治疗重点主要在于哮喘发作期的处理，故以对症治疗为主，常用药物有：

1. β_2 受体激动剂（β_2 receptor agonists）　该类药物可与细胞膜上 β_2 受体结合，激活腺苷酸环化酶，使细胞内 ATP 转化为 cAMP，而诱发一系列生物学效应。常用其短效剂型（SABA），如沙丁胺醇（salbutamol，100 ~ 200μg）、特布他林（terbutaline，250 ~ 500μg）气雾吸入，数分钟即起效，可维持数小时；或口服沙丁胺醇（2 ~ 4mg）、特布他林（1.25 ~ 2.5mg）每日 2 次或丙卡特罗（procaterol，25 ~ 50μg）每日 3 次；也可使用长效剂型（LABA），如沙美特罗（salmeterol，50μg）气雾吸入，平喘作用可维持 12 小时以上。重度患者也可联合吸入糖皮质激素，如布地奈德（budesonide，400 ~ 800μg）等。

2．黄嘌呤类（xanthines）药物 可抑制磷酸二酯酶，使 cAMP 水解减少，维持胞内 cAMP 水平，并可刺激内源性儿茶酚胺释放，增强呼吸肌收缩力，兴奋呼吸中枢，加速气道分泌物清除等；常用药物有氨茶碱、缓释茶碱等。

3．抗过敏药（antiallergic drugs） 包括抗组胺药如氯苯那敏、噻庚啶（cyproheptadine）、去氯羟嗪（decloxizine）、特非那丁（teldane）、氯雷他定（loratadine）、地氯雷他定（desloratadine）、西替利嗪（cetirizine）等，可阻断 H_1 受体；介质阻断剂如色甘酸钠（nasmil）、酮替芬（ketotifen）、孟鲁司特（montelukast）等，可阻断炎症介质，稳定肥大细胞膜。

4．白三烯调节剂（leukotriene modifiers）目前以白三烯受体拮抗剂应用较多，该药有助于对抗肥大细胞和嗜酸细胞释出的白三烯诱发的致喘、致炎效应，可与其他药物辅用，治疗哮喘。如扎鲁司特（zafirlukast）20 mg 或异丁司特（ibudilast）10 mg，2 次 / 日，或孟鲁司特（montelukast）10 mg，1 次 / 日。

5．抗胆碱药物（anticholinergics） 本品可阻断迷走神经节后传出支，减低迷走神经张力，舒张支气管。可用异丙托溴铵（ipratropium bromide）气雾剂 20 ～ 40 μg，3 ～ 4 次 / 日，也可用氧托溴铵（oxitropium bromide）、赛托溴铵（cetto bromide）等气雾剂吸入。

6．肾上腺皮质激素类（corticoids） 具有抗炎作用，可干扰炎症介质合成、减少微血管渗出、防止炎症细胞活化，并可加强支气管舒张剂的效用。依据病情可口服、注射及气雾吸入用药，后者因可直接作用于呼吸道，所用剂量小且起效较快，故最常用，如倍氯米松（beclometasone）、布地奈德（budesonide）、丙酸氟替卡松（fluticasone propionate）等。

7．其他 如中医药辨证施治等。

【预防】

1．做好卫生宣教，使工人充分了解职业性哮喘的预防要点及早期表现，以利于早期预防、早期发现、早期治疗，有效改善预后。

2．严格安全管理，加强通风除尘，坚持改良工艺，推进原料替代，加强设备维修保养，及时处理生产废物，定期进行环境卫生检测，实施封闭或隔离式操作；直接接触化学品时必须佩带个人防护用具（如防护服、防毒口罩、防护帽等），以切实减少职业性变应原的接触。

3．定期进行健康检查，重点观察呼吸疾病表现，开展肺功能（主要是 FEV1 和 PEF）、A-ST 以及血清特异性抗体检测，做好详细记录。

4．一旦发现哮喘患者，应及时给予调离，避免再次接触；对于过敏性鼻炎患者，也应提高警觉，及时治疗、复查，以早期防止诱发哮喘。

5．严格实行就业前查体和职业禁忌证制度，有特异质及明显气道疾病者应禁止从事接触致喘物的工作。

（赵金垣）

案例介绍

患者，男，40 岁，北京某化工厂工人，1976—1992 年为车间维修工，接触苯酐（PA）。1977 年后每进 PA 车间即出现鼻痒、流涕，喷嚏不止；1978 年后病情加重，进入 PA 车间作业后除发生以上症状外，尚出现胸闷、气短、咳嗽，以后即使在车间外下风向 50 米时也出现上述症状；1985 年后每次接触 PA 必定诱起哮喘发作，脱离后缓解。既往无哮喘病史，也无过敏性疾病家族史。

来院进行苯酐模拟支气管激发试验（PA-BPT），结果阳性，呈速发反应：激发室为约 3 m^3 的密闭空间，PA 0.5 g 加热使升华；患者进入检查室约 2 分钟，出现鼻塞、流涕、咽痒、胸闷、咳嗽等症状；5 分钟，出现喷嚏、咳嗽、喉鸣、呼吸困难，检查见有结膜充血，肺部哮鸣音；10 分钟时，肺功 FEV1 由 3660 ml 下降为 2940 ml（下降 19.7%）；核素吸入显像示双侧支气管明显痉挛；30 分钟时，吸入沙丁胺醇气雾剂终止试验，即刻检测 FEV1 见已升至 3990 ml（上升35.7%）。另进行苯酐抗原皮肤点刺试验，呈强阳性；血苯酐特异性 IgE 及 IgG（ELSA法）抗体检测，也为阳性。临床诊断为"职业性哮喘（苯酐所致）"。

　　点评：患者有苯酐接触史，疾病开始为过敏性鼻炎症状，而后发展成哮喘，脱离接触可缓解，再接触再发作，既往无哮喘史，强烈提示与职业接触关系密切；进一步进行"苯酐职业型支气管激发试验""皮肤点刺试验""特异性 IgG/IgE 抗体"等检测，均呈现阳性反应，可确诊其病因为苯酐。

思考题

　　1. 常见的职业性致喘物分几类？简述它们的抗原特征；各类中试举出 4～5 种最常见的致喘物及其相关作业。

　　2. 总结职业性哮喘的主要发病机制。

　　3. 临床上如何确诊"支气管哮喘"？确定哮喘的职业性病因的主要依据什么？

　　4. 我国现行《职业性哮喘诊断标准》的致喘物包括哪些物质？

推荐阅读的参考文献

1. 钟南山. 支气管哮喘—基础与临床. 北京：人民卫生出版社，2006. 697-715.

2. Kogevinas M，Zock J，Jarvis D，et al. Exposure to substances in the workplace and new-onset asthma：an international prospective population-based study（ECRHS-Ⅱ）. Lancet，2007，370：336-341.

3. Dykewicz MS. Occupational asthma：current concepts in pathogenesis，diagnosis，and management. J Allergy Clin Immunol，2009，123：519-528.

4. Voelter-Mahlknecht SF. Occupational asthma. Internatonal Journal of Occupa-tional and Environmental Medicine，2011，2（2）：76-81.

5. Lemiere C，Ameille J，Boschetto P，et al. Occupational asthma：new deleterious agents at the workplace. Clinics in Chest Medicine，2012，33（3）：519-530.

6. Tarlo SM. Irritant-induced asthma in workplace. Current Allergy & Asthma Report，2014，14（1）：1-6.

7. De MS，Cullinan P. Occupational asthma in cleaners：a challenging black box. Occupational and Environmental Medicine，2015，72（11）：755-756.

二、职业性过敏性肺炎

　　多次吸入具有抗原性的有机粉尘可引起肺泡变态反应性炎症，以肺内出现间质细胞浸润（interstiyial cell infiltration）和肉芽肿（granuloma）为病理学特征，此类疾病被称为"外源性变应性肺泡炎（extrinsic allergic alveolitis，EAA）"，美国多称为"过敏性肺炎（hypersensitivity pneumonitis，HP）"，其早期表现为肺泡炎，后期肺内则出现肉芽肿及弥漫性纤维化。该病以农业人口居多，因在农业生产中，人们与有机粉尘（organic dusts）的接触机会更为密切频繁，故以"农民肺"最具代表性，主要见于加工饲料的农民，其在操作中接触发霉的稻草、稻谷而吸入含有嗜热放线菌等有机尘埃，在肺内（包括终末性呼吸道）引起免疫机制介导的炎症反应，并形成巨噬细胞性肉芽肿和肺间质纤维化。

　　该病在世界各地皆有分布，1713 年即有文献报告，1932 年，Compbell 首次指出吸入发霉的干草尘可引起肺部疾病。美国农业人口中农民肺的发病率为 0.4%～7%（约占其过敏性肺炎的 11%），英国为 0.4%～3%，法国和瑞典为 0.2%～1.5%，故农业被西方国家看作第三高风险职业，仅次于建筑业和采矿业。目前看来，其他行业也可存在类似病因，同样可引起本病。

【病因】

　　嗜热放线菌属（thermophilic actinomyces）

是本病的主要病原菌（包括许多亚型）。国际上多以干草小多孢菌作为标准菌种，常见的还有普通嗜热放线菌、白色嗜热放线菌、绿色嗜热单孢菌，以及各种曲霉菌属（aspergillus species）等，我国最常见的热吸水链霉菌亦是农民肺的致病菌。嗜热放线菌在自然界分布甚广，喜潮湿，最适生长温度为 40℃ ~ 60℃；谷物、稻草、植物残渣（如甘蔗渣、蘑菇渣、土豆渣），以及室内湿化器或空调器内的尘埃等，一旦潮湿发霉，很易达到此种温度、湿度条件，而成为此类"嗜热"放线菌生长繁殖的"温床"。以往，本病主要见于饲养畜、禽的农民，单纯种植粮食的农民很少发生；且多发生于寒冷潮湿的晚冬、早春季节，因此时农民接触发霉的粮草、柴禾、饲料、粮食的机会较多，容易造成较大量真菌随粉尘吸入肺内，引发病变。研究发现，在粉碎搅动霉变的禾草时，作业场所空气中霉菌量可达 1 600 万个 / 立方米，操作者每分钟吸入的霉菌可达 75 万个。需要注意的是，由于这些人群的作业内容常随季节的变化发生改变，其接触的病原体也会不断变化；此外，其他变应原、化学物质、有害气体、传染性病原体在引发吸入者呼吸道症状中也起着不可忽视的作用。

除前述放线菌或真菌孢子、毒性产物外，本病病原还包括：混合性植物颗粒或片段、微生物、蕈类培养基或其孢子、植物花粉或粉末、昆虫及其片段、饲料成分（包括动植物粉、抗生素等添加剂）、畜禽类排泄物及其分解物、动物皮毛，以及鸟类、啮齿动物的血、粪尿、蛋白质成分等。根据接触的有机粉尘种类，可根据病原体将相应的过敏性肺炎分为：

（1）农民肺（farmer's lung）；

（2）蔗渣肺（bagassosis）；

（3）蘑菇肺（mushroom worker's disease）：病原为嗜热放线菌；

（4）养鸟者肺（bird breeder's lung）：病原为鸟类蛋白质或其分泌物 / 排泄物成分；

（5）锯木工肺（sawmill worker's lung）：病原为木尘成分；

（6）橡树软木尘肺（suberosis）：病原为发霉的软木尘中的青霉菌；

（7）麦芽工人肺（malt-worker's lung）：病原为大麦中污染的棒曲菌；

（8）空调机 / 加湿器肺（air-conditioner/humidifier lung）：病原为污染的嗜热放线菌、青霉菌、克雷白杆菌等；

（9）皮毛工人肺（fur worker's lung）：病原为动物毛皮蛋白质成分；

（10）咖啡工人肺（coffee-workers' lung）：病原为咖啡成分等。

近年来，随农业生产的发展，温室（greenhouse，农民称为"大棚"）蔬菜种植技术日益普及，种植者发生本病——被特称为"温室肺"或"大棚肺"的发病率也日见增加；据辽宁省 2009 年的调查资料，该省从事该项农业生产的人群中，"大棚肺"的发生率已达 5.7%，值得进一步关注。我国已将此类疾病列为职业性疾病，统称为职业性过敏性肺炎。

【发病机制】

过敏性肺炎发病与否及其严重程度主要取决于病原体的接触强度、频度及时间，受染者本身对病原体抗原的易感性也具有重要作用，因此，同样环境中工作的人员并非人人患病，通常情况下，暴露人群的发病率仅约 10%，且主要见于不吸烟者，后一现象的细致原因值得进一步追究。

各种病原体（如放线菌或真菌孢子、动植物的各种成分等）皆属于较难溶解的微小颗粒（多 < 5 μm），容易随吸入气进入肺泡，其中一部分借助布朗运动和肺泡表面活性物质的作用可经由呼吸道清除出体外，一部分则黏附在肺泡表面被肺泡巨噬细胞吞噬，仅有少量可通过肺泡孔或上皮间隙进入肺泡间质，直接刺激和致敏 T 淋巴细胞，同时诱发中性粒细胞浸润、激活，释放白介素 1、白介素 8、肿瘤坏死因子 α 等炎症介质，放大炎症反应，吸引更多白细胞向肺内迁移，并导致血管通透性增加。激活的 T 淋巴细胞也会释放多种淋巴因子，特别是巨噬细胞趋化因子和激活因子，促使大量巨噬细

胞向肺内趋化、聚集、活化,并释出溶酶体酶、纤维化因子等物质,加剧炎症反应和组织损伤。由于该类病原体具有抗原性,吸入后可刺激机体产生免疫应答,使记忆性 B 淋巴细胞加速分裂产生新的记忆细胞和浆细胞,后者大量产生抗体,诱发体液免疫,使体液免疫也介入本病的发病过程;被"致敏"的机体再次吸入该种孢子后,即可迅速诱发过敏反应,在数小时内引起变应性肺泡炎或间质性肺炎,一般以 Ⅲ 型(免疫复合物型)和 Ⅳ 型(迟发型细胞免疫型)变态反应为主,约有 10% 患者尚可出现支气管哮喘症状,提示 Ⅰ 型变态反应也参与了本病的发病过程。因此,一次吸入较大量的病原体,常会导致肺内剧烈的炎症反应,并迅速引起血管通透性增加,障碍肺功能,引起机体缺氧;若长期反复吸入上述病原体,则会引起肺内胶原沉积及间质纤维增生,最终造成肺容量下降,肺功能障碍。

【病理】

过敏性肺炎急性期病变主要是肺间质充血、水肿及以淋巴细胞、浆细胞、肥大细胞为主的炎症细胞浸润(中性粒细胞较少,极少见到嗜酸性粒细胞),呈现以细支气管为中心的非特异性间质性肺炎改变,电镜下尚可见 Ⅱ 型肺泡细胞增生,提示同时存在受损肺泡的修复过程。如若急性期炎症未能及时治愈,或又接触抗原,则使病程迁延,可出现非坏死性小肉芽肿,通常分布于细支气管周围、肺泡间隔和肺泡腔内,一般在接触病原后 3 周左右形成,若中止病原接触,3 个月左右可逐渐消失。长期反复接触病原,可使肺内炎症转为慢性,导致肺间质纤维性增生,肉芽肿增多(是 Ⅳ 型变态反应的表现,但至纤维化晚期时可能消失),并出现小瘢痕灶及闭塞性细支气管炎,造成肺弹性减退,质硬肺容积显著缩小,胸膜增厚,肺门淋巴结亦呈慢性炎症反应,此外尚可见瘢痕灶周围肺泡扩张融合,形成灶周肺气肿。上述病理变化最终导致通气阻塞、气血交换障碍、呼吸功能不全、肺循环阻力增加、右心室代偿性肥大,构成肺源性心脏病的病理学基础。

【临床表现】

临床一般将过敏性肺炎分为二型:

(一)急性型

多于吸入较大量致敏性病原后 4 ~ 8 小时内发病,起病急骤,主要表现为畏寒、高热、多汗、全身不适、食欲缺乏、恶心、头痛,且伴胸闷、气短、干咳或仅少量黏液痰,极易误诊为"感冒",但上呼吸道症状并不明显;体检可见呼吸急促,双下肺可能闻及少量湿啰音和捻发音,偶闻哮鸣音,心率加快等;胸部 X 线检查可见肺纹理增重,并出现散在边缘模糊点片状阴影,严重者可以融合,并遍及各个肺区。以上表现的严重度与病原体吸入量和接触时间有明显相关性,脱离病原体接触,病情多可于 3 天内恢复。另可见血中白细胞(主要是中性粒细胞,而非嗜酸性粒细胞)、ESR、C 反应蛋白及免疫球蛋水平升高,但这些指标并不具诊断特异性,仅有参考价值。

约有 10% 的患者可出现哮喘样发作、皮肤瘙痒和黏膜水肿等速发型变态反应症状。如吸入病原体量较多,患者尚可很快进展为急性呼吸衰竭甚至引起猝死。

本型病例的临床严重度与病原体吸入量和接触时间有明显相关性,自愈性很强,脱离病原接触后病情可在 2 ~ 3 天内恢复,预后良好;但再次接触病原时可再发病,若为长期持续接触,则可发展为慢性型,导致持续进展的呼吸困难、咳嗽、咳痰。

(二)慢性型

多因长期反复大量接触致病性有机尘埃所致,病情长期不愈,导致患者发生不可逆性肺损伤。临床可见咳嗽、咳痰,活动甚至静息时出现呼吸困难,伴厌食、极度乏力、消瘦,继发感染者可有发热、多汗;体检可见两肺广泛湿啰音,少数可并发气胸,易误诊为"慢性支气管炎",肺底部尚可闻及吸气末细小爆裂音;另可见总肺活量(TLC)、用力肺活量(FVC)降低,提示存在限制性通气功能障碍;严重者还可出现阻塞性通气功能及弥散功能障碍,并可引起慢性肺动脉高压、右心功能不全、发绀、杵状指（趾），常可因呼吸衰竭导致死亡，病死率接近 10%。

胸部 X 线检查可见肺纹理增强，双肺散在结节状、网状甚至条索状阴影，类似慢性支气管炎表现；高分辨率 CT 为慢性过敏性肺炎最可靠检查手段，可清楚显示肺纤维化状况，如肺野出现蜂窝状结构，支气管 - 血管周围分布有磨砂玻璃样结节等；CT 检查无异常发现多可排除慢性过敏性肺炎。

【实验室检查】

（一）特殊检查

1. 致病性生物体　如嗜热放线菌等，痰或气道灌洗液检查（或培养）对临床诊断没有意义，即便痰中找到少量嗜热放线菌等也不一定致病。

2. 特异性抗体　接触抗嗜热放线菌（或其亚型）等微生物，血中可出现其沉淀素抗体，对诊断具有明确提示作用，但这只表示患者曾经感染过相应抗原，并不代表其是否引起发病，调查发现，接触抗原而未发病者该类抗体亦有 50% 左右呈现阳性；停止接触抗原，该种抗体可在数年内消失，如长期反复小量接触抗原时血清中抗体可长期存在（例如生活在农民肺流行区的非农业工作者）。

农民肺的肺组织应能查出病原的沉淀素抗体，但由于目前市售的抗原品种太少，如选用的抗原并非患者接触的类型，该种特异性抗体检查也可能为阴性，故不能以此指标的阴性结果作为排除农民肺的证据。

3. 循环免疫复合物　血中发现病原体的免疫复合物对诊断意义较大，但该种免疫复合物需及时检测，因其会在数月内消失。

4. 激发试验　工作环境中吸入可疑致病物质后 4 ~ 8 小时发病是确诊的重要依据，此亦称"自然激发试验（natural challenge test）"，但实验室条件下进行激发可能存在一定风险；皮肤抗原试验亦可能产生严重不良反应，不宜常规使用。

（二）其他辅助检查

1. 胸部影像学检查　急性期胸部 X 检查可无异常所见或仅有肺纹理增粗、紊乱，或中、下肺野出现边缘不清的小结节状阴影，直径约 1 至数毫米，重症病例尚可出现弥散分布的斑片状阴影；随病情加重，密度增高，边缘亦渐清晰，脱离抗原接触后病灶多在数天或数周内消失。慢性型则见双肺野出现细小线条状、网状或结节状阴影，有的阴影可从肺门向外放射成条索状及斑块状，肺野尚可出现蜂窝样透亮区，病变多发于上、中肺野双侧，可不对称；偶有胸膜渗出、肺门淋巴结肿大、钙化空洞、肺不张等。

肺高分辨 CT 检查更易发现轻微病灶，如毛玻璃样影、小结节影、线条样影或囊样变等。

2. 肺功能检查　疾病早期肺功能改变多不明显，病情进展可出现限制性通气不良，晚期尚可伴发阻塞性通气不良及弥散功能减退，此时，血气分析可见动脉血氧降低，甚至出现二氧化碳潴留。

上述辅助检查结果均不具特异性，仅能反映病情严重度，并不能为诊断提供确切证据。

【诊断及鉴别诊断】

我国已颁布《职业性过敏性肺炎的诊断》（GBZ 60），可供诊断之参考。

（一）诊断

1. 急性型过敏性肺炎诊断要点

（1）患者有明确的病原接触史，再次接触病原诱发典型症状发作为诊断的重要依据。

（2）临床症状（感冒症状伴肺内出现吸气性爆裂音）符合急性过敏性肺炎表现；接触致病性微生物数小时内发病，乃其重要的临床特征。

（3）X 线胸片或胸部 CT 检查显示双肺间质浸润性炎症改变；血清免疫学检查发现特异性抗体（如沉淀性 IgG 抗体）提示受检者有病原接触史，可作为诊断之辅助线索。

2. 慢性型过敏性肺炎的诊断要点

（1）具有急性过敏性肺炎发作的病史，或有反复吸入生物性有机粉尘、特定化学物质病史。

（2）逐渐出现渐进性呼吸困难、咳嗽、咳痰、体重下降，双肺可闻固定吸气性爆裂音。

（3）胸部影像学检查显示肺间质纤维化改变。

（4）血清免疫学检查及肺活组织检查，对

本病的诊断具有提示作用，可结合临床表现综合分析，做出客观诊断。

（二）鉴别诊断

过敏性肺炎应与下列疾病相鉴别：

1. 感冒　本病急性发病时缺乏上呼吸道症状，结合数小时前接触抗原史，不难作出判断。

2. 其他肺炎　主要注意与寄生虫、药物等引起的过敏性肺炎，以及过敏性肉芽肿性血管炎等相区别。病史追索有重要提示意义；对于后者，其为少见的全身风湿病，早期主要表现为过敏性鼻炎和鼻息肉，常伴有哮喘，外周嗜酸性粒细胞增多、受累组织嗜酸性粒细胞浸润为其重要特征，全身性血管炎多在哮喘发作数年后出现。

3. 支气管哮喘　本病约有10%可发生哮喘样症状，但程度较轻，主要为全身症状；病史、免疫学和X线胸片特点有助于鉴别诊断。

4. 肺结核　慢性过敏性肺炎易误诊为肺结核，但后者多呈慢性过程，病程与本病病原接触无关，痰内能找到结核分枝杆菌，抗结核治疗有效。

5. 慢性支气管炎　反复发作的慢性过敏性肺炎常表现为慢性咳嗽、咳痰，晚期尚可合并慢性支气管炎。据调查，我国江南农村的"慢性支气管炎"患者中约20%实际上是慢性型农民肺；但根据抗原接触史及血清免疫学检查结果鉴别并不困难。

6. 特发性肺间质纤维化　慢性过敏性肺炎晚期也可呈现肺间质纤维化，但其病史、病程和免疫学或肺活组织检查，均有别于特发性肺间质纤维化。

7. 结节病（sarcoidosis）　也称类肉瘤病，是一种可累及多系统、器官的肉芽肿性疾病，常侵犯肺，病因尚不清，具有自限性；病史及免疫学检查有助于两者鉴别。

【治疗】

本病无特殊疗法，脱离接触本病病原体的环境是最根本的治疗。初次发作者脱离病原后大多有自限趋势，即便只给对症支持治疗，1～7天均有明显好转，3～4周可完全恢复，但X线胸片上的病灶吸收及肺功能恢复仍需一些时日。治愈后，应避免再次接触上述致病病原，以免疾病进展为慢性。

对于病情严重，出现呼吸困难甚至有哮喘发作者，可使用肾上腺糖皮质激素以抑制免疫反应，减轻肺内炎症，促进病灶吸收，如泼尼松（prednisone）或泼尼松龙（prednisolone），开始可用30～40 mg/d，2次/日，4～8周或病情好转后逐渐减量。

对于慢性型，初次治疗者可先试用肾上腺糖皮质激素，待病情有改善，病灶有所吸收后，仍维持用药一段时间再逐渐减量、停服；若多次治疗效果不显或间质纤维化十分明显者，使用激素则有害无益；合并呼吸衰竭、肺心病者，可给相应的对症支持治疗。

【预防】

避免接触病原体是根本措施，反复发作本病的患者应转换职业，离开发病环境；初次发病者在改善工作环境并采取预防措施后，可从事原来工作。具体预防措施工作包括：

1. 收藏柴禾、干草、粮食、饲料要选择地势高、干燥通风的地方，防止雨淋，并经常通风、翻晒，防止发霉；不在住房内堆放柴草，不用发霉的禾草铺床；在温室或蔬菜大棚内从事农副业生产应戴口罩、手套操作；工作结束后，应更换干净衣服；工作服、口罩、手套应及时清洗并晒干。

2. 从事可引起本病的其他各种工作时，应注意通风、吸尘，操作时应站在上风处，并戴双层防尘口罩；采用机械操作时也应注意出料密闭，防止粉尘飞扬；漏气的管道、布袋要及时检查修补，或安装旋风式集尘器、布袋滤尘器。

3. 从事前述各种工作，尤其是接触畜、禽或发霉的粮、草、饲料后出现类似感冒症状，应想到罹患本病的可能，及时告知就诊医师；临床医生发现患者有上述工作史，应进行相应霉菌的血清免疫学及X线胸片检查，以及早检出患者，及早治疗处理。

（赵金垣）

思考题

1. 什么是过敏性肺炎？其主要病因是什么？

2. 本病的临床表现有哪些？

3. 简述本病的诊断、治疗和预防要点。

推荐阅读的参考文献

1. Arya A，Roychoudhury K，Bredin CP．Farmer's lung is now in decline．Ir Med J，2006，99（7）：203-205．

2. Hanak V，Golbin JM，Ryu JH．Causes and presenting features in 85 consecutive patients with hypersensitivity pneumonitis．Mayo Clin Proc，2007，82（7）：812-816．

3. Wild LG，Lopez M．Hypersensitivity pneumonitis：a comprehensive review．J Investig Allergol Clin Immunol，2001，11（1）：3-15．

4. Ulrich C，Francesco B，Josune．Chronic hypersensitivity pneumonitis．Clinics in Chest Medicine，2012，33（1）：151-163．

5. 班承钧，代华平，张曙，等．外源性过敏性肺泡炎高分辨 CT 特点及其诊断价值．中华医学杂志，2010，90（16）：1105-1108．

6. 蒋轶文，葛树科，王清，等．职业性过敏性肺炎研究进展．中华劳动卫生职业病杂志，2013，31（11）：876-878．

三、棉尘病

棉尘可对人体健康带来多种不良影响，临床表现也多种多样：作用于气道可引起"棉尘病"，作用于肺部可引起棉尘肺，它还可以引起全身症状，如"有机粉尘毒性综合征"（organic dust toxic syndrome，ODTS）或棉纺热（mill Fever）等。本节将重点介绍棉尘病。

棉尘病（byssinosis）是指因长期接触棉、麻等植物性粉尘后引起的具有特征性的公休日后上班第一天胸部紧束感和（或）胸闷、气短等症状，并伴急性通气功能下降的呼吸道阻塞性疾病；长期反复发作可致慢性通气功能损害。

（一）接触机会

本病多发生于纺织厂接触棉尘较多的混棉工或梳棉工，其他岗位如纺棉、纺纱、织布、绕棉、准备、织布等岗位也有少量发病；此外，棉花收割、扎棉、弹棉，以及棉花加工也有密切接触棉尘机会，麻的加工和纺织（梳麻、前纺、细纱）过程可接触麻粉尘，也可引起本病发生。

本病患病率各地报告的差别甚大（1.2% ～ 83.8%），大多在 10% ～ 20%，接触工龄 > 20 年者患病率显著升高。有报告指出，1981—1996 年间 429 名中国棉纺工人的棉尘病累计发病率为 24%；而同时期亚麻厂的棉尘病发病率为 38% ～ 54%，以梳麻工发病率最高（52%），其次为打麻、脱麻，辅助工种最低，但仍达 19%。

（二）发病机制

棉尘病的发病机制尚不十分清楚，主要涉及以下几个环节：

1. **棉尘导致气道高反应性**　体外实验曾发现，棉尘可诱导肺组织释放组胺及其他介质，从而造成支气管平滑肌收缩，此种活性来源于棉桃苞叶提取物，其可增加气道对醋甲胆碱的反应性，引起气道高反应性。苞叶易碎，轧棉时会黏附在棉纤维上，故使棉尘也有很高含量的苞叶成分，典型的"周一呼吸困难症状"很可能是棉尘中苞叶成分引起的瞬间的炎症反应；反复、持续的炎性损伤则会导致气道反应性增高，并逐渐进展为慢性不可逆性气道阻塞。特异质（atopy）可能是棉尘引起呼吸道敏感性增加的一个重要因素，如调查发现虽然棉尘接触者班后均见 FEV1 下降，但易感人群下降的幅度更大。

2. **棉尘引起气道炎症**　研究发现，棉尘还能直接激活肺巨噬细胞，使之产生多种炎性介质，如白三烯（LT）、血小板活化因子（PAF）等，可将中性粒细胞募集到炎症区，附着于肺毛细血管壁并游走至间质，加剧炎症反应；而

PAF 可能是迄今为止所发现致支气管收缩能力最强的物质，这可能是棉尘肺患者出现胸闷的原因。研究发现，从棉尘暴露豚鼠肺中分离出来的中性粒细胞可直接诱导离体气管平滑肌收缩；给无哮喘史和过敏史的健康受试者吸入棉花苞叶提取物，可在其支气管灌洗液中获得中性粒细胞及其趋化因子，且二者水平与棉花苞叶提取物诱导的支气管收缩程度一致。这种伴有气道阻塞的肺内急性炎性反应是棉尘等有机粉尘独有的炎性机制，它并不依赖于特异反应性。

3．内毒素的作用　近几十年的研究证明，内毒素可能在棉尘病的发病机制中占有更重要地位；内毒素不仅可引起支气管收缩、增强气道高反应性、激活肺泡巨噬细胞、引起气道炎性反应，而且是棉尘病进展为慢性阻塞性气道病的重要机制。毒素主要是来自革兰氏阴性细菌细胞壁成分脂多糖 A，它是脂多糖（LPS）的生物活性成分，脂多糖炎性活性的强弱与脂质 A 分子中酰基链的数目、排列，以及该分子上的阴离子磷酸基团有密切关系。不少报道指出，棉尘中内毒素含量与健康志愿者支气管收缩及肺功能 FEV1 下降程度呈正相关。有研究比较了棉尘提取物及脂多糖对气道的激发效应，结果显示，脂多糖可强烈影响棉尘提取物对气道平滑肌的收缩及炎性效应，两者具有协同作用。有人对上海纺织工人的急性气道反应、慢性 FEV1 下降与棉尘、内毒素接触间的关系进行了 20 年的前瞻性研究，结果发现，棉尘及内毒素是班后 FEV1 下降的重要危险因素，班后 FEV1 下降与慢性 FEV1 下降间有很强的关联，慢性肺通气功能下降与内毒素水平有着更强烈相关，而与棉尘不相关。

近年在模拟慢性职业性接触棉纺尘的动物模型研究发现，内毒素暴露 5 天即出现显著的气道高反应性，暴露 8 周时可见中央气道阻力增加、支气管肺灌洗液中中性粒细胞增多，特别是促炎性树突状细胞（DCs）数目明显扩充、巨噬细胞所占比例减低、DCs 募集相关基因上调、气道周围炎症区 DCs 聚集。已知 DCs 是最有效的抗原提呈细胞，可驱动持久的中性粒细胞炎性反应，而在稳定期肺巨噬细胞有抑制 DC 抗原提呈及气道高反应性的作用，起"抗炎"作用，二者比例的逆转在慢性内毒素暴露导致肺持续性炎症和发生慢性气道阻塞发病机制上可能是一关键环节。

（三）临床表现

棉尘病可分为急性和慢性两种形式。

1．急性棉尘病　较为少见，多在接触后数周至数月内发病，主要见于新工人，其在接触棉尘后出现急性呼吸功能改变，FEV1 明显降低（在应用支气管扩张剂或休息后可以恢复），往往成为这部分工人在较短时间内调离棉尘作业的主要原因。然而 FEV1 下降多少可作为急性棉尘病诊断界线，意见尚不一致，但无论如何，接尘初期呼吸道反应可能是日后发病的基础，应予关注。

2．慢性棉尘病　指经典的棉尘病，已列入我国法定职业病目录，其发病工龄一般在 10 年以上；某些作业如弹棉、制毡等，由于棉质差，粉尘浓度大，发病工龄可以提前到 4 年左右。早期症状是：每于工休后上班第 1 天，工作 2～3 小时后或下班前，出现胸部紧束感或胸闷，伴鼻咽部刺激、咳嗽、少量咳痰、急性肺通气功能下降，称之为"星期一症状"。病情轻者可产生快速耐受（tachyphylaxis），上述表现第二天即可恢复；随病情发展，除第一个工作日外，其他工作日也有胸部紧束感或胸闷，咳嗽加剧、持续有痰，肺通气功能则进一步下降，长期反复发作，最终可进展为慢性阻塞性气道疾病。

（四）实验室检查

1．肺通气功能测定　通常以 FEV1 作为检测肺通气功能可靠和易行指标，其改变一般可分为两类：

（1）急性气道反应：主要表现为班后 FEV1 下降，可伴或不伴棉尘病症状；可通过测定工休后（指离开接触粉尘 36 小时以上）再上班第一天的肺通气功能，或工作日班前班后（上班工作 6 小时后）的肺功能，评价有无急性通气功能下降；此种下降多是可逆的，在应用支气管扩张剂或休息后可以恢复。在评价棉尘对呼吸功能影响时，还应注意吸烟对肺功能的影响，主要对 50% 肺活量最大呼气流量（V50）、25% 肺活量最大呼气流量（V25）的影响。

（2）慢性改变：指 FEV1、FVC 基础水平均发生下降，用 FEV1 或 FVC 的实测值占预计值的百分数表示，FEV1 指标主要用于分级诊断，FEV1/FVC 指标则用以判断有无慢性阻塞性肺疾病（COPD）存在，使用支气管扩张剂后 FEV1/FVC 仍 < 0.7 可视为阳性；上述慢性肺功能的改变常是不可逆的。

2．气道高反应性测定　主要依据棉尘吸入后对醋甲胆碱的反应性；棉尘病时此反应性增高。

3．X 线检查　棉尘病的胸部 X 线检查一般无特殊改变。

（五）诊断与鉴别诊断

我国已颁布《职业性棉尘病的诊断》（GBZ 56-2016），诊断主要根据长期接触棉、麻等植物性粉尘的职业史、具有特征性呼吸系统症状、急性或慢性肺通气功能损害，结合现场劳动卫生情况调查，在排除吸烟等其他原因引起的阻塞性呼吸系统疾病后做出诊断。可分为如下几级：

1．棉尘病 I 级　工休后工作第一天或工作时连续几天均发生胸部紧束感或胸闷、气短等特征性的呼吸系统症状，FEV1 班后与班前比较下降 10% 以上。

2．棉尘病 II 级　前述呼吸系统症状持续加重，并伴有慢性通气功能损害，FEV1 或 FVC 小于预计值的 80%。

偶尔有胸部紧束感和（或）胸闷、气短等特征性呼吸系统症状，但工作班后与班前比较 FEV1 下降幅度不超过 10% 者可视为观察对象，此期表现并未纳入法定职业病范畴。

棉尘病并不包括"棉纺热"及"织布工咳（weavers cough）"，前者多在初次接触较高剂量棉、麻等植物性粉尘时引起，为内毒素吸入引起的全身症状，多发生在接触棉尘 4～8 小时后，通常持续 1 天，主要症状为颤抖、肌肉关节痛、疲劳、干咳，类似早期流感，有轻度白细胞增多，肺活量降低，肺部 X 线无改变，反

复接触后发热及流感样症状消失；后者多发生于棉纺品加工处理作业，症状以发热、剧烈咳嗽及呼吸困难为特点，应注意与慢性支气管炎、支气管哮喘、肺结核、尘肺等鉴别。

（六）治疗原则

本病无特殊治疗，主要原则为：

1．棉尘病 I 级患者　应进行对症治疗，必要时调离接触棉、麻等植物性粉尘作业；但观察对象仅作定期健康检查，不调离原有作业岗位。

2．棉尘病 II 级患者　应调离接触棉、麻等植物性粉尘的工作，按阻塞性肺病治疗原则进行对症处理，如抗感染、支气管解痉、止喘、止咳、祛痰等，也可给予中医辨证施治。

（七）预防

可参考本节"总论"相关内容，尽量降低生产场地棉尘浓度，使之达到安全标准；并改善工作环境卫生状况，加强个体防护（如工作时应佩戴防尘口罩），降低作业环境中内毒素水平；间断作业，定时轮班作业；作业者应定期体检，有明显症状者应及时脱离作业，密切观察；对反复发作的急性病例，应脱离接触，避免形成不可逆转的肺部损害。

（徐希娴）

思考题

1．什么是棉尘病？简述其发病机制。

2．典型棉尘病的临床表现有哪些？

3．简述棉尘病的诊断和治疗要点。

推荐阅读的参考文献

1．Khan AJ，Nanchal R．Cotton dust lung diseases．Curr Opin Pulm Med．2007，13（2）：137-141．

2．Wang XR，Eisen EA，Zhang HX，et al．Respiratory symptoms and cotton dust exposure：results of a 15 year follow up observation．Occup Environ Med，2003，60（6）：935-941．

3．刘春华，邵冬青，杨森，等．亚麻尘致棉尘病

的调查. 中华劳动卫生职业病杂志，1994，2（4）：216-218.

4. Schachter EN, Zuskin AE, Buck CB, et al. Airway Responses to the Inhalation of Cotton Dust and Cotton Bract Extracts. Respiration, 2006, 73（1）：41-47.

5. Lai PS, Christiani DC. Long-term respiratory health effects in textile workers. Curr Opin Pulm Med, 2013, 19（2）：152-157.

6. Dube KJ, Ingale LT, Ingle ST. Respiratory impairment in cotton-ginning workers exposed to cotton dust. Int J Occup Saf Ergon, 2013, 19（4）：551-560.

7. Wang XR, Zhang HX, Sun BX, et al. A 20-year follow-up study on chronic respiratory effects of exposure to cotton dust. Eur Respir J, 2005, 26（5）：881-886.

8. Wang X, Zhang HX, Sun BX. Cross-shift airway responses and long-term decline in FEV1 in cotton textile workers. Am J Respir Crit Care Med, 2008, 177（3）：316-320.

9. Shi J, Hang JQ, Mehta AJ, et al. Long-term effects of work cessation on respiratory health of textile workers：a 25-year follow-up study. Am J Respir Crit Care Med, 2010, 182（2）：200-206.

四、肺内金属粉末沉着病（pulmonary thesaurosis of metals dusts）

在金属矿产的开采、冶炼、加工和使用等过程中可产生各种金属粉尘，依其物理、化学性质的不同，吸入呼吸系统后可产生不同的生物效应，如中毒（如铅、锰、镉）、尘肺（如铝尘肺）等，有些难溶性稀有金属如钨与碳生成的碳化钨以及钴、镍、铬、钽等制成的硬合金等，其粉尘吸入肺部可导致"硬金属病（hardmetal disease）"，临床上表现为支气管哮喘及弥漫性肺间质纤维化；稀土金属是镧系元素（镧、铈、镨、钕、铕、钆等）以及性质与镧系元素相近的钪、钇等共17种元素的总称，长期吸入这些金属或其化合物粉尘可引起弥漫性肺部肉芽肿及肺间质纤维化，称为"稀土肺"，但病例很少，我国尚未见报道。

有些金属粉尘则为惰性粉尘，吸入后可长期沉积于肺内，致纤维化能力不强，其在肺组织中沉着后仅引起异物反应或轻微纤维性变，称为"肺金属粉末沉着症"。其特点是停止粉尘作业后，X线胸片上的点状阴影不再进展并可逐渐消退，临床症状不明显，也不影响肺功能，所以又称其为良性尘肺。但也有些学者提出，无论何种粉尘，吸入一定量后均会引起不同程度的纤维化，引起呼吸机能的改变，因此所谓"良性尘肺"主要是相对于致纤维化作用较强的粉尘而言，长期较高浓度吸入也会对人体呼吸系统造成一定损害，故仍应注意加强防护。下面介绍几种金属粉末沉着症。

（一）肺锡末沉着症（锡肺，stannosis）

锡是一种银白色略带蓝色的金属，主要用于制造黄铜、青铜、含锡特种金属等。长期吸入锡的粉尘和烟雾可引起肺部"锡末沉着症"或"锡肺"，发病工龄最短6年，多则十余年。

病理检查，在肺切面可见1～3mm大小的灰黑色圆形病灶，分布于全肺，肺门淋巴结色黑，但不硬；镜下可见含锡粉尘沉积于肺泡壁、肺间质，以及肺及胸膜下淋巴管、血管、小支气管周围，仅有轻微的细胞反应，肺部没有明显的纤维增生，提示锡尘肺是一种可逆转的良性尘肺。

本病临床症状较少，仅有咳嗽、咳痰、胸痛等，但多轻微，无明显体征。X线显示两侧肺野内密度高、边缘锐利的类圆形小阴影，有些小阴影可由多个细小斑点集合而成，形似花瓣，但不融合，不规则阴影较少；肺纹理和胸膜无明显改变，肺门一般不大，但密度较高，有时可见点状或条状块状阴影。肺功能多无改变。其临床进展缓慢，脱离接触后病情不再发展，随着脱离接触时间延长，类圆形小阴影可减少或消失，但肺门处的块状阴影变化不明显。

钟金球等对 1970 年以前诊断的 28 例肺锡末沉着症患者进行了 25 年随访，按每 5 年一个观察周期计，见半数有"自净"现象，停止锡尘接触 5 ～ 10 年起 X 线胸片开始出现变化：或阴影密集度降低、数量减少，或阴影逐渐变小、趋于模糊甚至消失，肺野逐渐变得清晰。推测锡尘肺的"自净"或肺部 X 线小阴影消退机制可能是锡尘经由痰液排出，或通过肺间质淋巴网引流到肺门淋巴结再逐渐通过血循排出，致使肺门阴影逐渐增高，形成块状阴影。

（二）肺钡末沉着症（baritosis）

钡为银白色金属。重晶石矿开采、加工，硫酸钡车间的研磨、包装，生产锌钡白等的工人，如长期吸入多量的不溶性硫酸钡、氧化钡粉尘可引起"肺钡末沉着症"或"钡肺"。本症 1926 年由意大利学者 Fiori 首先报道，国内自 1965 年后也陆续有一些报道。

含钡尘粒吸入后可能经由各级支气管随其分泌物机械性排出体外，亦可被吞噬细胞吞噬沿淋巴系统运至肺门淋巴结，部分则沉积在肺泡和肺间质中，形成粉尘小灶，一般不引起纤维组织增生或仅有轻微纤维性改变。病理检查可见肺表面散布有灰白色斑点，切面则为弥散的细小结节，无融合和纤维化，肺门淋巴结不大；镜下可见肺间质、小支气管和血管周围有大量钡尘沉着及含钡尘的巨噬细胞聚集。

钡尘肺临床无明显症状和体征，肺功能检查亦无明显异常。X 线胸片可见两肺均匀分布的小结节影，直径 1 ～ 3 mm，边缘清晰锐利，互不融合；肺门淋巴结增密，但不增大；肺纹理和胸膜正常。张忠群等对 9 例钡尘肺患者进行了 12 年的 X 线动态观察，发现在未予排钡治疗情况下，脱离粉尘作业 3 ～ 10 年后 6 例患者 X 线胸片全部恢复正常，其余均显示不同程度好转，提示钡尘肺为良性尘肺；但同时接触有二氧化硅粉尘时，如重晶石矿工则有伴发硅沉着病（矽肺）可能。

（三）肺锑末沉着症（antimonosis）

锑为银白色金属，富有延展性，常温下不易被氧化。在锑矿开采过程中主要接触锑尘并有少量游离二氧化硅；锑冶炼、精炼及锑合金生产中可接触到锑的烟尘，颜料等锑化合物的生产及包装过程中也可接触到锑的粉尘。

锑尘是一种致病力较弱的粉尘，能否引起尘肺目前意见尚不一致。1953 年，Renes 等报道了炼锑工人可发生广泛间质性肺炎；1957 年，Karagovic 首次报道塞尔维亚炼锑工锑尘肺。Cooper（1968 年）以大鼠进行实验，见吸入锑尘后早期为急性局灶性化学性肺炎，2 个月后吞噬锑尘的巨噬细胞积聚形成细胞性结节，1 年后肺内积聚的锑尘基本廓清，未见明显纤维化和胶原性结节形成；湖南省劳卫所（1980 年）采用三氧化锑粉尘所做动物实验也支持上述结果。湖南有色冶金劳动保护研究所曾对 4 例工龄长达 10 年以上的炼锑工人进行尸解，病理改变为慢性支气管炎、轻度支气管扩张、大泡性肺气肿、小支气管周围及肺泡间隔有纤维增生，肺组织及肺门淋巴结内有锑尘沉积等改变。辛业志等（1982 年）通过支气管注入途径给动物多次染尘，发现三氧化二锑粉尘具有一定致纤维化作用。李小萍等报道 39 例单纯接触三氧化二锑粉尘的包装工，作业工龄为 4 ～ 6 年，其中 3 例确诊 Ⅰ 期锑尘肺，4 例确诊为无尘肺（O⁺）；肺活体组织病理检查结果显示，肺内有弥漫性炎性病变和少量胶原纤维形成，提示为轻度肺间质纤维化改变；脱离粉尘接触 4 年后症状较前有所改善，X 线胸片见肺门密度较前增加，但肺野中弥漫性分布的圆形或不规则阴影无明显变化，表明三氧化二锑尘有一定的致肺纤维化作用，但程度较轻。

锑尘肺患者接触工龄多在 10 年以上，临床症状一般轻微，可有气促、咳痰、胸痛等，肺功能无明显改变。胸部 X 线检查可见大量致密结节状阴影，不规则阴影亦见增多，阴影无融合现象，很少合并肺结核；肺门阴影增密，胸膜一般无改变，肺气肿少见；进展缓慢，但停止接触后，上述 X 线改变亦无明显消退。

（四）铁末沉着症（siderosis）

磁铁矿、赤铁矿的开采与破碎，天然矿物颜料（赭石）的采掘、破碎和混合，铸铁、铸钢行业的切削凿磨和压模制造，研磨钢材料，对钢、铁材料进行电焊和氧焊，采用氧化铁粉尘进行抛光加工以及加工氧化铁颜料等过程，均有机会接触铁及氧化铁粉尘。

吸入金属铁或氧化铁粉尘、烟雾可引起"铁末沉着症"，发病工龄一般为 10～20 年或更长。沉着在胸膜淋巴管的氧化铁可使肺表面呈铁锈褐色或深砖红色，肺切面呈现灰色或铁锈褐色尘斑，镜下可见大量铁尘颗粒和含尘巨噬细胞，沉积在血管和支气管周围、肺泡腔与肺泡壁内，伴轻度网状纤维增生，但无胶原纤维化。X 线胸片可见 0.5～2 mm 点状致密影，无融合；肺门阴影增浓但不大。患者多无临床症状，肺功能改变不明显；脱离接触后，胸部 X 线阴影变淡甚至消失。单纯的肺部铁末沉着症很少见，因含铁粉尘作业环境中常同时存在一定量二氧化硅，工人吸入后可发生"铁尘肺"，如赤铁矿工肺。电焊作业中电焊烟尘除主要成分是氧化铁外，还有锰、硅、硅酸盐等粉尘，长期吸入这种混合性粉尘可引起电焊工尘肺。

单纯吸入氧化铁粉尘是否导致尘肺，看法尚不一致。国内学者研究认为，肺内铁尘长期沉积可引起尘肺样改变；动物实验显示，吸入氧化铁粉尘后，肺泡腔、气管、血管旁及肺门淋巴结均可见大量棕色噬尘细胞，其间可见纤维细胞及胶原纤维聚集，并有明显灶周肺气肿；有报道在游离二氧化硅含量极低的氧化铁车间亦发生铁尘肺；全秀琴等对 11 例从事废铁切割的氧化铁尘肺尸体解剖病理分析，见尘斑灶内有与粉尘相间的网织纤维、胶原纤维，工人的平均接尘工龄为 28.2 年。

临床上可有咳嗽、咳痰、胸闷症状，无阳性体征；肺活检可见肺泡壁和肺泡腔中大量巨噬细胞，胞质中含有大量致密颗粒，肺泡壁有轻到中等的间质纤维化；电镜 X 线元素分析显示致密颗粒中可见明显铁峰。X 线胸片可见双肺弥漫性小圆形阴影，但无明显聚合趋势，肺门影略增大，肺纹理未见明显增粗紊乱，未见明显胸膜增厚。对铁矿采矿工的调查表明，停止采矿作业多年的矿工其排痰性咳嗽及慢性支气管炎的发病率均明显高于无刺激物及粉尘接触者，肺癌的发病率也明显高于一般人群。

金属粉末沉着症无特殊治疗方法，主要是对症治疗。使用金属络合剂虽可促进体内金属排出（如锑、铁），但能否促进肺内沉着的金属排出尚不确定。鉴于任何粉尘长期较高浓度吸入都会对人体呼吸系统造成一定损害，因此仍应重视预防，改进生产工艺和改善劳动条件，加强通风降尘，降低环境空气中金属粉尘的浓度；工人则应做好个人防护，工作时应戴防尘口罩，还应定期进行健康检查，确诊后有条件应脱离粉尘作业；有慢性呼吸系统疾病、呼吸功能损害者均不宜从事接触金属粉尘的作业。

（徐希娴　赵金垣）

思考题

1．"肺内金属粉末沉着症"的含义是什么？

2．常见的肺内金属粉末沉着症有哪些？请概述其临床及影像学特点。

推荐阅读的参考文献

1．葛宪民，李小萍，王力珩，等．锡末沉着症患者 X 胸片长期动态观察．中华劳动卫生职业病杂志，2011，29（7）：550-552．

2．张忠群，林均安，任瑞美．9 例肺钡末沉着症患者 12 年 X 线动态观察．中国工业医学杂志，2003，16（4）：215-216．

3．毛翎，周泽深，陈小维，等．3 例含铁颜料制造工尘肺报告．中国职业医学，2005，32（4）：34-35．

4．Hedlund U，Järvholm B，Lundbäck B．Persistence of respiratory symptoms in ex-underground iron ore miners．Occup Med（Lond），2006，56（6）：380-385．

5．孙治平，李宝平，高丽妮．金属及其化合物粉末肺沉着症研究进展．中华劳动卫生职业病杂志，2015，33（3）：233-235.

6. 刘钊，徐应军，李宝平，等. 锡、铁、锑、钡及其化合物等致尘肺沉着病研究进展. 职业与健康，2015，31（1）：125-127.

7. 张伊莉，陈育全，刘薇薇，等. 金属粉尘肺沉着病研究进展. 中国工业医学杂志，2016，29（1）：53-57.

五、硬金属肺病（hard metal lung diseases，HMLD）

硬质合金（hard-metal）是以碳化钨为主要成分（70%～95%）、钴为黏合剂（5%～25%），并加入少量其他金属如铬、镍、钽等经粉末冶金工艺铸型、烧结制成的超硬合金。其粉末平均粒径为 0.5～15 μm，容易进入并沉积于肺泡，长期吸入可导致呼吸系统损伤，引起支气管哮喘及弥漫性间质性肺病变，被称为"硬金属肺病"。2013 年 12 月再次修订的《职业病分类和目录》中，已将硬金属肺病列为新增的法定职业病。

（一）接触机会

我国硬金属产量约占世界生产总量的 40%。此类金属由于具有很高的强度、硬度、耐热性及耐酸碱性，故用途很广，可用以制造高速切削、研磨钻石、凿岩的钻头、冲头，或用以抛光其他金属或硬质材料。硬金属的球磨、混合、压制、成型生产，或研磨、切削加工过程，或从事稀有金属粉末冶金研究，均有机会接触硬质金属粉尘。

（二）致病机制

在相关作业工人中，HMLD 的发病率为 0.13%～3.8%，其发病机制尚不十分清楚。吸入硬金属粉尘可引起支气管哮喘，用钴蛋白结合物对患者进行皮试可呈阳性反应，患者 IgE 增高，在钴抗原的培育下可引起淋巴细胞增殖，提示哮喘属于变态反应性质，考虑与钴的抗原性有关，吸入钴进行气道激发试验或变应原皮肤试验均支持钴是硬金属支气管哮喘的病因。还有一些研究认为，HMLD 可能起因于慢性过敏反应，因 HMLD 早期多有过敏性肺炎症状和体征，脱离接触后症状和体征消失，再接触则症状和体征重现，并逐渐加重；有报道 1 例接触硬金属粉尘 40 年的患者，在接触性皮炎反复发作 20 年后发生 HMLD，提示 HMLD 可能与患者长期处于致敏状态有关，如持续接触，可使肺部病变累积加重，X 线胸片影像学改变不再可逆，提示已进展为肺间质纤维化。

硬金属肺病间质病变可呈现多种组织病理学改变，但特征性病理表现是巨细胞间质性肺炎（giant cell interstitial pneumonia，GIP），特点是小叶中心性炎症及纤维化，可伴蜂窝样改变；肺泡腔内可见巨噬细胞和多核巨细胞，较大的多核巨细胞可以吞噬或包裹较小的多核巨细胞、单核巨噬细胞和淋巴细胞。肺组织电子探针显微分析显示，钨主要分布于巨细胞及小叶中心；免疫组织化学研究下显示，硬金属元素所在小叶中心纤维化区可见 CD8 阳性 T 淋巴细胞和 CD163 阳性单核巨噬细胞，提示此两种细胞在 HMLD 的炎症、纤维化发病中可能起重要作用；动物实验显示，钴对肺有毒性，含有碳化钨的钴粉尘致病作用较单独的钴更大。多数研究认为，HMLD 的发生与钨、钴的暴露水平、暴露持续时间等关系不大，而与个体易感性关系更为密切，如个体敏感性增高者虽为较短时间、较低水平接触仍可发病，个体易感性低者 HMLD 的病理多表现为普通型间质性肺炎（usual interstitial pneumonia，UIP）类型，此时钨仅见于小动脉周围，与小叶中心纤维化及炎性细胞浸润无关。还有研究认为，HMLD 病理类型与钨在肺中的沉积量有关，GIP 型较非 GIP 型患者肺中钨的沉积量为高。

（三）临床表现

临床上硬金属肺病的表现多种多样，主要有两种表现形式：支气管哮喘及缓慢进展的间质性肺病。

1. 支气管哮喘 为类似于过敏性肺炎和（或）间质性肺病的急性哮喘综合征。临床症状多出现于接触硬金属粉尘数月到数年后，表现为干咳、气短、喘息、胸部紧束感，一般于接尘 4～6 小时后出现症状，晚饭后加重，周末或假日症状消失，重返岗位后症状再度出现；肺功能测定显示上班后第 1 秒用力呼气量（FEV1）、用力肺活量（FVC）、最大呼气流速（PEFR）均下降，气道阻力增加，呈迟发或双相的哮喘反应。

2. 间质性肺病　发病工龄 2.5～30 年，通常在接尘 10 年以上。典型的肺间质改变为巨细胞间质性肺炎（GIP），主要表现为咳嗽、气短、活动后呼吸困难、食欲减退和体重减轻等，胸部听诊可闻及细小湿啰音；肺功能检查呈限制性通气功能障碍和弥散功能降低，早期停止接触肺功能可有改善，晚期则见通气功能及弥散功能进一步降低，出现低氧血症。X 线检查早期两肺底部可见细小的结节伴网状、磨玻璃样及实变阴影；随间质纤维化进展，不规则小阴影增粗、增密，形成广泛的网状阴影、蜂窝状肺以及牵拉性支气管扩张。支气管肺灌洗液检查：可见总细胞数增加，以巨噬细胞为主，伴有大量多核巨细胞，淋巴细胞及嗜酸细胞可渐增加，CD4 及 CD8 比值倒置；肺组织及支气管肺泡灌洗液（BALF）中的多核巨细胞是硬金属肺病诊断的特异指标，同时也是 GIP 最具价值的组织学诊断指标。须注意的是 HMLD 并非都表现为 GIP，也可表现为其他间质性肺炎类型，故有人建议将肺组织中钨检测也列为硬金属肺病诊断指标；此外，钴的皮肤斑贴试验阳性，也反映机体的易感性，应给予重视。

（四）诊断与鉴别诊断

根据明确的硬金属粉尘接触史，现场劳动卫生学调查资料，典型的临床症状及胸部 X 线或 CT 上出现肺间质病变，在 BALF 中检测到多核巨细胞时或肺活检见有典型的 GIP 病理表现，排除其他尘肺及隐匿性致纤维化肺泡炎后，即可作出诊断。值得注意的是，BALF 中检测不到多核巨细胞并不能排除 HMLD；BALF 及肺活检标本中检测到硬金属元素对诊断也有一定参考价值。我国正在制订的《职业性硬金属肺病的诊断》，颁布后可供诊断参考。

（五）治疗

出现支气管哮喘及间质纤维化改变者尽早脱离硬金属粉尘接触；有哮喘和过敏性肺炎类似症状时可给予支气管扩张剂及糖皮质激素气雾剂治疗；出现间质性肺炎、GIP 者则主要给予糖皮质激素治疗。

（六）预防

生产中应注意密闭作业，加强通风，有效控制粉尘的产生及逸散。操作时戴防尘口罩，定期进行职业健康检查。一经诊断，应脱离硬金属粉尘接触。有反复发作的接触性过敏性皮炎患者或钴斑贴试验阳性者也应脱离硬金属粉尘接触环境。

（徐希娴　赵金垣）

思考题

1. 简述硬金属肺病的主要发病机制及最典型的肺病理变化特点。

2. 硬金属肺病的临床表现主要有哪些？

推荐阅读的参考文献

1. 孙治平，李宝平，高丽妮. 硬金属肺病诊疗进展. 中华劳动卫生职业病杂志，2014，3（11）：871-873.

2. Sauni R1，Linna A，Oksa P，et al. Cobalt asthma-a case series from a cobalt plant. Occup Med（Lond），2010，60（4）：301-306.

3. Moriyama H，Terada M，et al. An observational study of giant cell interstitial pneumonia and lung fibrosis in hard metal lung disease. BMJ Open，2014，4（3）：e004407. doi：10. 1136/bmjopen-2013-004407.

4. Takada T，Moriyama H，Suzuki E. Elemental analysis of occupational and environmental lung diseases by electron probe microanalyzer with wavelength dispersive spectrometer. Respir Investig，2014，52（1）：5-13.

5. Moriyama H1，Kobayashi M，Takada T，et al. Two-dimensional analysis of elements and mono-nuclear cells in hard metal lung disease. Am J Respir Crit Care Med，2007，176（1）：70-77.

6. 陈艳霞，李西西，罗英男，等. 硬金属肺病生物标志物的研究进展. 预防医学论坛，2014，20（9）：701-704.

7. 李志辉，王焕强，李涛. 硬金属肺病临床分析. 中国工业医学，2016，43（1）：52-56.

第三节　化学物所致慢性阻塞性肺疾病

一、概述

1966 年，Briscoe 在美国科罗拉多州的肺气肿大会上最早提出慢性阻塞性肺疾病（chronic obstructive pulmonary disease，COPD）的概念；1998 年，美国国立心肺和血液研究所、国家卫生研究所（NIH）和世界卫生组织（WHO）联合发起成立"慢性阻塞性肺疾病全球倡议组织（Global Initiative for Chronic Obstructive Lung Disease，GOLD）"，将 COPD 定义为"一种可以预防、治疗的疾病，其特征是持续存在的气流受限，且呈进行性发展，与气道和肺对有害颗粒或气体的慢性炎性反应增强有关。"吸烟是引起 COPD 最常见的危险因素，此外，大气污染、室内生物燃料污染也是引起 COPD 的主要危险因素，职业暴露于有害气体或颗粒对 COPD 的发病具有协同作用。COPD 患病人数众多，病死率高，我国近年的调查表明，40 岁以上人群 COPD 的患病率已达 8.2%，可见该病确已成为重要的公共卫生问题。

二、接触机会

吸烟是引起 COPD 第一危险因素。据 2015 年国家卫计委发布的资料，我国现有吸烟人数超过 3 亿，15 岁以上人群吸烟率为 28.1%，其中男性吸烟率高达 52.9%，非吸烟人群暴露于二手烟的比例达到 72.4%。

其次是家庭燃料和机动车辆造成的空气污染，近年的调查资料表明，我国长期以来以煤炭为主要燃料，2010 年前，煤炭占生活燃料组成的 72% ～ 76%，而许多农村地区仍在使用薪材、农作物秸秆作为生活燃料，污染十分严重；汽车尾气导致的光化学烟雾已成为我国城市空气的主要污染源。

对于职业人群所患 COPD 而言，约 15% 与工作因素有关。这些因素可为蒸气、气体、粉尘、烟雾或它们的复合物，主要种类为无机粉尘（如煤尘、二氧化硅、金属粉尘）、有机粉尘（如棉花、谷尘、木尘）、有害气体（刺激性气体、油漆成分、化工原料）、烟雾（如碳化物、电焊烟、金属或金属氧化物烟雾等）等，这些都可能引起呼吸道症状、肺功能下降和 COPD 发生，如有报告指出，电池处理作业工人镉烟尘暴露与 COPD 风险具有剂量 - 反应关系，异氰酸酯类暴露与 COPD 亦有可疑关系。

三、发病机制

迄今为止，COPD 的发病机制仍不完全清楚，目前认为它是有多基因遗传倾向的复杂疾病，如先天性 α_1- 抗胰蛋白酶缺乏可能是最明显的易感因素，故对易感基因的筛查将有助于确定易感人群，对疾病的早期预防可能具有重要价值；此外，发病还与环境因子（吸烟、工业污染物、家庭燃料烟雾等）、感染、炎症、氧化应激等因素在发病机制中的作用也不容忽视。

四、病理特点

COPD 的病理改变主要为中央气道（气管、支气管、细支气管）表层有炎性细胞浸润、杯状细胞增多、黏液腺增大，导致黏液分泌增加；外周气道（内径 < 2 mm 的小气道系统）发生炎症性上皮损伤、结构重塑、胶原增加、瘢痕形成，导致气道狭窄，引起固定性气道阻塞。此外，肺实质亦发生破坏，表现为中央型肺气肿，早期主要见于上肺，而后可遍布全肺；毛细血管床也受波及，早期为血管壁炎症细胞浸润、平滑肌增生，而后亦见胶原增加、血管壁增厚，并可见细小动脉血栓形成。

在上述病理改变基础上可出现如下 COPD 特征性病理生理变化：气道纤毛功能减弱、黏液分泌增多、气流出入受阻、肺过度充气、气体交换失调、肺动脉高压、右心功能障碍、全身缺氧。

五、临床表现

（一）症状

1. 慢性咳嗽　常为首发症状。初期呈间歇性，晨起较重，以后早晚或整日均有咳嗽，但夜间咳嗽并不显著。

2. 咳痰　通常为少量黏液性痰，一般在清晨较多，合并感染时痰量增多，转为脓性痰。

3. 呼吸困难　此为 COPD 的特征性症状，是使患者焦虑不安的主要原因；早期仅于劳累时出现，以后逐渐加重，以致日常活动甚至休息时也感气短。部分患者特别是重度患者有喘息及胸部紧闷感，通常于劳力后发生。

4. 全身症状　晚期常有消瘦、四肢肌肉萎缩无力、食欲减退、精神抑郁或焦虑等，肺部感染时可有血痰或咯血。

（二）体征

早期体征不明显，随疾病进展，可出现桶状胸、呼吸困难，患者常采取前倾坐位、缩唇呼吸、胸腹矛盾运动、发绀；伴右心力衰竭者可见下肢水肿、肝大、心浊音界缩小、心音遥远、肺肝界降低、两肺呼吸音减低、呼气延长，平静呼吸即可闻及干性啰音，肺底尚可闻湿性啰音。

六、实验室检查

1. 肺功能　肺通气功能检查对确定是否存在气流受限，客观性和重复性均较好，对 COPD 的诊断、严重度评估、预后均有重要意义。

FEV1 和 FEV1/FVC 是最常用的判断 COPD 的敏感指标，是 COPD 肺功能检查的基本项目，如吸入支气管扩张剂后 FEV1/FVC 仍 < 0.7，可确定存在持续性气流受限。呼气峰流速（PEF）和最大呼气流量 - 容积曲线（MEFV）也可作为气流受限的辅助指标，但 COPD 时 PEF 可能会低估气道气流阻塞的程度，故与 FEV1 的相关性不够强。

2. 胸部 X 线检查　此项检查对于确定肺内并发症，以及与肺内疾病（如肺间质纤维化、肺结核等）的鉴别有重要价值。COPD 早期 X 线胸片多无明显变化，后可出现肺纹理增多、紊乱等改变，但并非特征性改变；COPD 主要的 X 线征为肺过度充气，表现为容积增大、胸腔前后径增长、肋骨走向变平、肺野透亮度增加、横膈低平、心脏悬垂变长、肺门血管纹理呈残根状、外周血管纹理纤细稀少等。并发肺动脉高压和肺源性心脏病时，除右心增大外，还可有肺动脉圆锥膨隆、肺门血管影扩大及右下肺动脉增宽等。

3. 胸部 CT　高分辨率 CT（HRCT）有助于辨别小叶中央型或全小叶型肺气肿，确定肺大泡的大小和数量，对相关疾病的鉴别也有很好的辅助诊断价值。

4. 血气分析　首先表现为轻、中度低氧血症，随疾病进展，低氧血症逐渐加重，并可出现高碳酸血症。

5. 其他检查　常用如：

（1）痰液：中性粒细胞和嗜酸性粒细胞是稳定期 COPD 病理生理过程中的独立因素，在 COPD 发病过程中均可被激活；痰培养检出病原菌结合药物敏感试验有助于指导临床用药。

（2）肺泡灌洗液（BAL）：与健康非吸烟者相比，COPD 患者 BAL 中 CD8[+] 的比例显著升高，CD4[+] 的比例明显减低；稳定期 COPD 患者的 BAL 中以巨噬细胞和淋巴细胞（CD8⁺T 淋巴细胞）为主，随病情加重，嗜酸性粒细胞、嗜酸性细胞活化趋化因子及其受体的表达均见增加。

（3）呼出气（EBC）：COPD 患者 EBC 中亚硝酸盐及亚硝酸基脲水平比正常人以及正常吸烟者显著增高。

（4）血液：血中肺表面活性蛋白 -D（SP-D）水平与 COPD 严重程度及治疗反应相关，是较好的生物学标志物；此外，血中 C- 反应蛋白（CRP）、白细胞介素 -6、肺趋化因子和纤溶酶原激活物抑制剂等水平升高，也可反映 COPD 急性加重等。

上述指标主要用以显示群体性趋势，仅具临床参考价值，不宜直接用于指导具体病例的诊断治疗。

七、诊断与鉴别诊断

（一）诊断

我国已颁布《职业性刺激性化学物致慢性阻塞性肺疾病的诊断》（GBZ/T 237），为推荐性标准，仅可提供临床参考，由于职业性 COPD 与非职业性 COPD 在临床表现上没有特异性，所以在病因判定时除要考虑职业因素外，还需尤其注意排除其他病因。注意职业性 COPD 诊断必须同时具备下列条件：

（1）长期有毒化学物高风险职业接触史；

（2）上岗前的职业健康检查未见慢性呼吸系统健康损害的临床表现；

（3）发病早期症状的发生、消长与工作中接触的化学物密切相关。

《职业性刺激性化学物致慢性阻塞性肺疾病的诊断》推荐以 1 秒用力呼气容积（FEV1）作为 COPD 诊断、分级和衡量预后的标准，根据其与预计值的比值，将慢性阻塞性肺疾病严重度分为四级：

（1）轻度：FEV1 ≥ 80% 预计值；

（2）中度，50% ≤ FEV1 < 80% 预计值；

（3）重度，30% ≤ FEV1 < 50% 预计值；

（4）极重度，FEV1 < 30% 预计值。

（二）鉴别诊断

主要注意与以下疾病鉴别：

1. 支气管哮喘　少年发病；症状起伏大、变化快，夜间或晨起症状加重；过敏体质、有鼻炎、湿疹或哮喘家族史；气道气流受限多为可逆。

2. 充血性心力衰竭　胸部 X 线片示心影扩大、肺水肿；肺功能测定示限制性通气功能障碍（而非气流受限）。

3. 支气管扩张　咳大量脓痰；常伴有细菌感染；肺内可闻粗湿啰音，可有杵状指（趾）；X 线胸片或 CT 示支气管扩张、管壁增厚。

4. 此外，还应注意与肺结核、闭塞性细支气管炎、弥漫性泛细支气管炎等相鉴别。

八、治疗

1. 职业性 COPD 一经确诊，应立即调离粉尘、烟雾、刺激性气体等作业岗位，尽量避免与上述物质接触（包括生活性污染），彻底戒烟。

2. 必须坚持终身治疗原则，急性加重期主要是积极抗炎、处置并发症；病情稳定期以对症、支持治疗为主，减轻症状，阻止病情发展，提高生活质量，降低病死率。

3. 治疗药物与非职业性 COPD 相同，主要是支气管扩张剂（如 β₂ 肾上腺素受体激动剂、抗胆碱能药物、茶碱类、甲基黄嘌呤类及上述药物复方制剂）、祛痰药（如盐酸氨溴索、N- 乙酰半胱氨酸、羧甲司坦等）、糖皮质激素等。需注意，轻、中度患者不宜使用激素，因治疗作用不大，长期大量使用还可造成严重不良反应；反复发作的重度患者使用激素时必须同时使用支气管扩张剂，不可单独使用激素。2010 年，欧盟批准磷酸二酯酶 -4- 抑制剂上市用于 COPD 的治疗，目前国内尚无应用。

九、预防

戒烟是避免罹患 COPD 的关键措施。存在粉尘、烟雾、刺激性气体等职业病危害的企业，应积极改进工艺，机械化、自动化、密闭作业，尽量避免在生产过程中产生这些有害物质，或尽量降低接触的水平。

从事上述作业的职工应加强个人防护，佩戴防尘、防毒口罩；上岗前、在岗期间依法参加职业健康监护；出现呼吸道症状且伴肺功能异常者，宜尽早脱离接触。

（宋平平　闫永建）

思考题

1. 总结 COPD 的主要病因及毒性机制。
2. 简述职业性 COPD 的临床特点及诊断分级。

推荐阅读的参考文献

1. 闫永建.《职业性刺激性化学物致慢性阻塞性肺疾病的诊断》标准解读. 中国卫生标准管理，2011，3：20-23.
2. 周玉民，王辰，姚婉贞等. 职业接触粉尘和烟雾对慢性阻塞性肺疾病及呼吸道症状的影响. 中国呼吸与危重监护杂志，2009，8（1）：6-11.
3. 蔡绍雷，闫永建. 刺激性气体慢性呼吸道毒性作用研究概况. 职业与健康，2010，26（19）：2255-2257.
4. 张永红，谢新明，李满祥. 慢性阻塞性肺疾病生物学标志物的研究进展. 中华肺部疾病杂志，2013，6（3）：284-287.
5. de Jong K，Boezen HM，Kromhout H，et al. Occupational exposure to vapors，gases，dusts，and fumes is associated with small airways obstruction. Am J Respir Crit Care Med，2014，189（4）：487-490.
6. Torén K，Järvholm B. Effect of occupational exposure to vapors，gases，dusts，and fumes on COPD mortality risk among Swedish construction workers：a longitudinal cohort study. Chest，2014，145（5）：992-997.
7. Omland O，Würtz ET，Aasen TB，et al. Occupational chronic obstructive pulmonary disease：a systematic literature review. Scand J Work Environ Health，2014，40（1）：19-35.

职业中毒

第 5 章

第一节 职业中毒总论

一、职业中毒的基本概念

我国于 2013 年 12 月再次修订的《职业病分类和目录》中，共纳入法定职业病 10 大类 132 种，其中职业中毒（occupational poisoning）几占一半（60 种），绝大多数急性、致死性职业性疾病几乎都集中在此类疾病中，因此，"职业中毒"在职业病临床实践中尤其具有突出的地位。值得注意的是，急性职业中毒主要发生于意外事故、人为破坏，或违法管理、违章操作情况下，其实质属于"意外事故"，并非职业危害，希望此概念今后能得到纠正。一旦将生产环境发生的"急性中毒"归于工伤事故，我国"职业病"的发病率必会有大幅下降，才能真正反映我国的职业卫生水平。

"职业中毒"当然也属"化学中毒（chemical poisoning）"，主要是指由于致病物质的直接、长期作用所引起的机体功能、结构损伤甚至造成死亡的疾病状态；可引起中毒的致病物质称之为"毒物"（poison）。对于职业中毒而言，"毒物"主要来自中毒者的工作环境或生产过程，被称为"职业性毒物（occupational poison）"，我国于 2002 年即专门颁布《职业病危害因素分类目录》（卫法监发 [2002] 63 号），尤其列举了存在职业性毒物的行业和岗位。需要注意的是，任何化学物质，包括药物甚至营养物、内生性物质，只要达到一定剂量，皆可能成为毒物，可见毒物的范围十分广泛，但习惯上的"毒物"系指较小剂量即能引起中毒的物质。对"职业中毒"而言，在临床实践中尤其需要认真与其他毒物引起的中毒，如药物、环境性毒物（有毒动植物、汽车尾气、地域性毒物等）、生活性化学品（洗涤剂、食物添加剂、化妆品、家用杀虫剂等）、嗜好品（烟、酒、鸦片、吗啡、海洛因、可卡因、冰毒、大麻、致幻剂等）中毒等作认真鉴别，方能达到正确诊断的目的。

在职业性毒物中，下列几类物质由于毒性较强或较独特，在实际工作中尤其需要引起警惕：

（1）重金属类：普遍具有较强的肾毒性，免疫毒性也较突出，如镍、铬、钴、铂、铍、汞、金、锌、铜、铝、镉、锰、锑、银、铁、钨、钒、铑等；个别金属还具有致癌性（砷、铬、镍、铍、镉、锑、铍、铅、汞等）。

（2）有机溶剂类：普遍具有麻醉性，此外，神经毒性、肝肾毒性和血液毒性也较强，如溴甲烷、二硫化碳、溴乙烷、汽油、苯可引起中毒性脑病，磷酸二邻甲苯酯、甲醇、三氯乙烯可引起中毒性神经病，卤代烃、酚类、吡啶、二醇类、汽油等具有强烈肝、肾毒性，苯则可引起白细胞减少、再生障碍性贫血，甚至白血病等。

（3）刺激性气体类：对呼吸道有明显的损伤作用，轻者可引起上呼吸道刺激，重者则致喉头水肿、喉痉挛、支气管炎、肺炎、肺水肿，甚至导致急性呼吸窘迫综合征，常见毒物如酸类、成酸氧化物、成酸氢化物、卤素、氨（胺）、酯、醛等。

（4）窒息性气体类：能直接妨碍氧的供给、摄取、运输和利用，从而造成机体缺氧，最具代表性的化合物是一氧化碳、氰化氢和硫化氢。

（5）农药类：除具有较明显的刺激性外，由于种类繁多，故其毒性几乎涉及全身各系统，如有机磷、有机氯、有机氟、有机汞、氨基甲酸脂、卤代烃等杀虫剂，常有较强的神经和心脏毒性；而砷制剂、百草枯、有机硫、环氧丙烷、酸类、酚类等则有较强的消化道刺激性，可引起腐蚀性胃肠炎等。

（6）苯的氨基、硝基化合物：除具较强的肝、肾毒性外，尚有较强的血液毒性，主要是形成变性珠蛋白小体，引起高铁血红蛋白血症、溶血等。

二、职业中毒的治疗学基础

（一）毒物的代谢动力学

1. 吸收状况　以活性形式到达作用部位的速率及浓度是毒物得以充分发挥毒性作用的基本条件，毒物的吸收状况则对此有重要影响。如气态毒物主要通过呼吸道吸收，皮肤和消化道则是液态毒物主要的吸收途径，但脂溶性不强、血/气分配系数较小的气态毒物仍不易为呼吸道吸收，液态毒物仅在兼具一定水溶性和脂溶性方能经皮肤及消化道吸收，而水溶性不大的固态毒物即便能进入消化道或深部呼吸道（< 10 μm 的小颗粒粉尘），也难以吸收。

2. 分布状况　外源性化合物吸收入血后，可迅速分布于全身各器官组织，分布率仅与器官组织的供血量有关；一般在数十分钟后进行再分布，其速率则取决于器官组织对毒物的亲合力、毒物本身的脂溶性、其与血浆蛋白的结合力等因素。再分布后，毒物主要集中在靶部位、代谢转化部位、排泄部位及储存部位，而使这些部位成为最可能的损伤点。由于损伤发生与毒物在组织中的浓度有直接关系，故尽快降低毒物在上述各敏感部位的浓度，不使其增高至引起损伤的"临界水平"，可能是防治中毒性损伤最根本的措施。注意以下现象对防治中毒性损伤有重要帮助：外来化合物很少以原形溶解在血浆中，多与血液中某些成分结合于血循环中，如 AsH_3、CO 等主要与血红蛋白结合，重金属类可与血浆蛋白以及肽、有机酸、氨基酸等小分子物质结合等，可使毒物对组织的毒性作用受到暂时掩盖，故在中毒时投用血浆蛋白、谷胱甘肽或其他可与毒物形成低毒化合物的药物无疑对缓解毒性有所助益。

3. 排泄状况　肾是外来化合物的主要排出途径，增加肾小球滤过率也有助于毒物的排泄。但化合物如与蛋白质结合，则因分子量增大而难以从肾排出；排入原尿的化合物可为肾小管重吸收，如投用葡萄糖醛酸、谷胱甘肽等与之结合，可使其水溶性增加而减少重吸收；原尿的低 pH 性质有利于弱酸物质的重吸收，碱化尿液后，则可明显减低此种重吸收。肝胆系统亦是外源性化合物的重要排泄途径，需要注意的是，不少化合物（如铊等）排入肠道后又可被重吸收，形成所谓"肝肠循环"，这对以肝胆为主要排出途径的化合物是十分不利的因素，如能克服，将对中毒治疗有重要帮助。呼气、胃肠液、唾液、汗液、乳汁等也均可以是毒物的排泄途径，根据化合物的性质而有不同主次，并可成为毒性的损伤部位。

上述情况还提示，排泄不仅是一种解毒方式，也是侦检毒物的重要窗口，但应注意"窗口"选择的时间性，如中毒早期，血液乃最佳侦检窗口，尿液常难检出毒物；数日后尿液则为毒物侦检的重要途径，血中常难再检出毒物。

4. 代谢转化状况　外来化合物均需在肝内进行"生物转化"（biotransformation），目的在于提高其水溶性、降低透过细胞膜的能力，以加速其排出；经生物转化后，多数外来化合物毒性减弱或消失，但少数化合物代谢后可转化为另一种有毒物质（如萘可转化为二羟基萘、萘醌等），或毒性更强的物质（如四乙基铅可在肝内转化为三乙基铅等），甚至发生所谓"致死合成"（氟乙酸转化为氟柠檬酸后可阻断整个三羧循环）。转化一般分二步进行：Ⅰ相反应是指在微粒体酶为主的酶类催化下进行氧化、还原、水解等反应，以引入 -OH、-COOH、$-NH_2$、-SH 等基团，提高水溶性并便于下一步反应；Ⅱ相反应是指在胞质酶的催化下，使前步反应物中的极化基团与葡萄糖醛酸、硫酸、甘氨酸等结合，形成水溶性更强的化合物，以利从细胞和机体排出。加强上述转化过程，无疑可使多数化合物毒性下降、排出增加。

（二）化学中毒的分子机制

近一二十年生物学和基础医学研究的飞速进展，使人们得以在更深的层面探讨化学中毒的机制问题，也有助于更有效地诊治和预防化学中毒。从亚细胞乃至分子层面来看，职业中毒也和任何化学中毒一样，其主要机制可大致归纳为如下几个方面：

1．**直接损伤作用**　主要表现为如下几个方面：

（1）刺激腐蚀作用：可直接造成细胞变性坏死，常见病因如强酸、强碱、刺激性气体、糜烂性气体等。

（2）干扰体内活性物质（神经介质、激素、信使及活性物质等）功能：可导致机体生理生化过程紊乱，如砷化氢可大量消耗红细胞的还原型谷胱甘肽，使其抗氧化损伤能力明显降低导致溶血；锰可抑制脑纹状体生成多巴胺、5-羟色胺、去甲肾上腺素等，导致帕金森综合征表现等。

（3）与体内大分子物质结合，导致其结构变异及功能损害。如：

1）与结构蛋白结合：如 As、Hg 等可与膜蛋白中的 -SH 基结合，造成膜的传输功能障碍；苯胺可与血红蛋白中珠蛋白的 -SH 基结合，使红细胞的柔韧性降低，导致溶血等。

2）与酶蛋白结合：如 -CN、H_2S 等可与细胞色素氧化酶中的 Fe^{3+} 结合，阻碍细胞生物氧化过程；丙烯酰胺可与神经细胞轴浆蛋白的巯基结合，抑制与轴浆运输有关的酶类，导致轴索变性；有机磷可与胆碱脂酶结合，造成乙酰胆碱积累，神经系统功能紊乱等。

3）与体内的遗传物质——DNA 发生共价结合（covalent binding）：此种结合可攻击碱基，甚至造成链断裂、链间或链与蛋白质间交联等损伤，一旦未能得到完全修复，则可引起基因突变或染色体畸变，成为化学物质致癌、致畸、致突变的重要生化基础。能以原形直接与 DNA 结合的化学物极少，仅见于直接烷化剂（氮芥、硫芥、环氧乙烷、卤代亚硝基脲等）及亚

硝酸盐、亚硫酸氢盐、甲醛、羟胺等，绝大多数 DNA 损伤是自由基尤其是氧自由基（或活性氧）作用的结果，因为即便在正常情况下，亦有将近 4% 的摄入氧并不参与氧化磷酸化过程，而是转化成活性氧，造成细胞氧化性损伤；少数 DNA 损伤也可为亲电子基团所引起。

2．**在体内诱导自由基或活性氧生成**　自由基是指原子外层轨道有奇数电子的原子或原子团，故为强氧化剂（遭遇氧化性更强物质则成为还原剂），可在体内诱发脂质过氧化反应，故自由基也称为"氧化剂"。脂质过氧化反应属于链式反应，一旦启动，可重复上百亿次，从而造成生物膜结构的严重破坏，故此过程可能是细胞损伤最重要的机制。不少化学物质本身即是自由基，如过渡性金属元素如铁、锌、铜、锰、铬、钒，以及汽车尾气、氮氧化物等都是自由基；而体内最普遍存在的天然自由基，乃是每时每刻都在吸入的氧，其进入体内还会进一步转化成化学性质更为活泼的活性氧（reactive oxygen species，ROS），包括自由基（如超氧阴离子、过氧化氢、羟自由基等）和非自由基（如过氧化氢、单线态氧、臭氧等），更是机体"氧化性"损伤的主要病因。还有一些外来性化学物质（如四氯化碳、百草枯、氯丁二烯、硝基芳烃等）虽然可在体内转化为自由基，但仅发生于过量接触情况下，并非常见现象。

3．**引起细胞的内环境失衡**　细胞内环境稳定（hemeostasis）的破坏是造成细胞损伤最基本的条件，如细胞缺氧、水和电解质紊乱、酸碱失衡、钙超载等；细胞内钙超载（cellular calcium overload）可能是造成细胞损伤最重要的分子机制，缺氧则是导致细胞内钙超载主要的启动环节。不少化学物质可通过直接或间接作用引起缺氧，缺氧不仅使生物氧化过程受阻、能量生成障碍、细胞内水钠潴留、酸中毒，细胞内 H 离子增加还会通过强化 H^+-Na^+ 交换进而将 Na^+-Ca^{2+} 交换机制激活，引起细胞内钙超载，从而诱使黄嘌呤脱氢酶变构为黄嘌呤氧化酶，使机体在生成尿酸的过程中产生大量超氧阴离子，引起脂质过氧化损伤；钙超载还会激

活细胞内的磷酸酯酶 A_2，导致膜磷脂分解并生成大量花生四烯酸，后者可进而转化为血栓素，引起微血管痉挛、微血栓形成，加重缺血缺氧，形成恶性循环（图 5-1-1）。

有的化学物质尚可引起机体免疫性损伤，由于完全缺乏剂量 - 效应关系，机体损伤程度与毒物的摄入量并不相关，故不属于化学"中毒"范畴，但临床较为常见，故诊断时仍应列入考量范畴，以利正确治疗；其治疗则完全不同于中毒性疾病，本节不作介绍。

三、职业中毒的治疗

（一）毒物吸收前之处理

1. 阻止毒物吸收

（1）脱离现场，清洗污染皮肤，更换清洁衣物；口服中毒者停服可疑药物，给予洗胃、导泻，以往使用的催吐（酒石酸锑钾、芥末水、吐根糖浆、阿朴吗啡等），效差且有误吸危险，目前多不推荐。

（2）设法阻滞毒物吸收，如氟化物中毒时使用钙剂（湿敷、口服、静注等），口服钡中毒

给予硫酸钠洗胃，口服铊中毒者服用普鲁士蓝溶液等。

（3）吸附胃肠道内毒物，如误服者灌服活性炭（1 ~ 2 g/kg，60 ~ 100 克 / 次），必要时可多次灌服活性炭（每 2 ~ 3 h 灌服 50 g，持续 24 ~ 36 h）。

（4）全胃肠道清洗，系采用大量聚乙二醇 - 电解质平衡液（有市售的"散剂"或"口服液"）对整个肠道进行机械性清洗，由于冲洗液为平衡的电解质溶液，且水分不被吸收，故冲洗后并无全身液量和电解质的积累或丢失；可令中毒者自服或通过胃管以 1 ~ 2 L/h 速率灌服聚乙二醇电解质溶液（CoLyte，GoL-YELE），直至排出物为清亮液体为止。

2. 加强毒物清除　毒物进入体内后，其"分布""毒性阈浓度"的累积及排泄，均由血液循环完成，故减少和清除血中毒物，亦即"净化血液"，乃中毒治疗之核心，其主要临床途径有：

（1）补液利尿（rehydration and diuresis）、鼓励饮水、补液等均有助于稀释血中毒物，加速其排出；利尿则有助于防治某些并发症（如

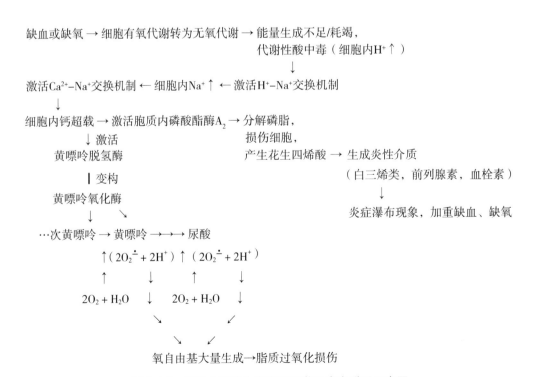

缺血或缺氧 → 细胞有氧代谢转为无氧代谢 → 能量生成不足/耗竭，
代谢性酸中毒（细胞内H^+↑）
↓
激活Ca^{2+}-Na^+交换机制 ← 细胞内Na^+↑ ← 激活H^+-Na^+交换机制
↓
细胞内钙超载 → 激活胞质内磷酸酯酶A_2 → 分解磷脂，
　　　　　　　　　　　　　　　　损伤细胞，
↓激活　　　　　　　　　　　　　产生花生四烯酸 → 生成炎性介质
黄嘌呤脱氢酶　　　　　　　　　　　　　　　　　（白三烯类，前列腺素，血栓素）
▌变构　　　　　　　　　　　　　　　　　　　　　↓
黄嘌呤氧化酶　　　　　　　　　　　　　　炎症瀑布现象，加重缺血、缺氧
↓
…次黄嘌呤 → 黄嘌呤 →→→ 尿酸
↑（$2O_2^{\cdot -}$＋$2H^+$）↑（$2O_2^{\cdot -}$＋$2H^+$）
↑　　↓　　　↑　　　↓
$2O_2$＋H_2O　↓　$2O_2$＋H_2O　↓
↘　　　　　↙
氧自由基大量生成→脂质过氧化损伤

图 5-1-1　机体内环境失衡主要环节及内在联系示意图

脑水肿、肺水肿），常用呋塞米、利尿酸钠等；碱性药物可引起弱酸物质离子化，减少肾小管重吸收（如水杨酸类、巴比妥类）。尿液酸化虽可增进某些药物（如安非他明、苯环利定等）清除，但存在不良作用（如 ARF、酸碱和电解质失衡等），多不推荐使用。

（2）改善肾灌注，保护肾功能，加强毒物排泄。

（3）合理补给营养，减少代谢废物及氧自由基生成。

（4）血液净化疗法：

1）血液透析（hemodialysis，HD）：透析前需先建立动静脉通道，将动脉端肝素化的血液引入透析器（含平板或中空纤维的半透膜），利用血液与膜另侧透析液溶质的浓度差，经渗透、扩散等作用使血液净化，然后将净化血液经静脉回输体内（约需 4 小时）。毒物需有较小分布容积、蛋白质结合力及分子量，较大水溶性才行，如地高辛分布容积大，汞、镉等重金属多与血浆蛋白结合使分子量增大，均不宜应用。目前临床已经开展此种技术的化学中毒主要有乙醇、乙二醇、甲醇、铊、百草枯、氟乙酰胺等（图 5-1-2）。

2）血液过滤（hemofiltration，HF）：主要依靠血泵使滤过器血液侧产生 100 ～ 200 mmHg 过滤压，可获得 60 ～ 100 ml/min 滤过液，回输时需补充置换液。分布容积小、活性炭吸附的物质可被清除；清除水、脂溶性化合物及分子量较大物质优于 HD（滤液达 20 L 方有较好效果，约需 4 小时）。

3）血液灌流（hemoperfusion，HP）：是将患者动脉血引入灌流吸附装置，使其中的毒物、废物被吸附（图 5-1-3）。其目的性化学物须有较小的分布容积，并可为吸附材料（如活性炭）吸附，能清除脂溶性化合物和分子量更大物质，与蛋白质结合并不干扰其清除力，但不能去除尿素、水分及电解质；约费时 2 小时。以往多用于茶碱过量，以及毒蕈、百草枯、甲丙氨酯（眠尔通）等中毒治疗，目前使用更为广泛，是中毒解救的有力武器。

4）血浆置换（plasma exchange，PE）：系将患者血液引入血浆交换装置，将分离出的血浆弃去，补充一定的新鲜血浆或代用品；最适于清除分子量较大的毒物或免疫复合物，但其分布容积需小，费时约 2 小时。其需血量较大，广泛开展尚有难度，目前主要用于急性血液毒物中毒，如 AsH_3 中毒、苯的硝基或氨基化合物中毒等（图 5-1-4）。

5）腹膜透析（peritoneal dialysis，PD）：利

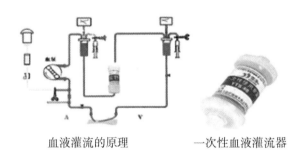

血液灌流的原理　　　　　一次性血液灌流器

图 5-1-3　血液灌流示意图

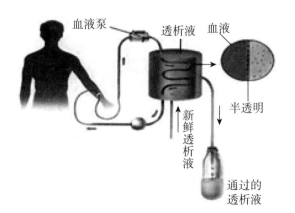

图 5-1-2　血液透析示意图

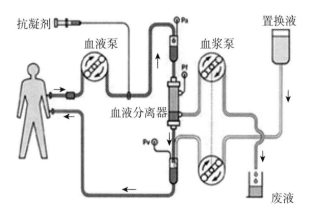

图 5-1-4　血液置换示意图

用腹膜作为半渗透膜，透析液经导管灌入患者腹腔，血液中高浓度溶质向低浓度腹膜腔一侧扩散，水分则向高渗的血液侧渗透，通过透析液定时更换，可达到清除体内代谢产物、毒性物质及纠正水、电解质平衡的目的（图5-1-5），如急性肾衰竭及急性中毒即可行紧急腹膜透析——立即作整日持续性透析（1500～2000 ml，2～3 h 更换）。

（二）毒物吸收入体后之处理

1．充分利用机体非特异性解毒机制

（1）增强肝的解毒功能：外来化合物主要在肝内进行代谢转化，多数经代谢转化后毒性减弱，水溶性增大，易于排出。此种代谢转化分为二相进行：Ⅰ相反应发生于微粒体内，主要的参与酶类有细胞色素 P450 为主的混合功能氧化酶类（mixed function oxidase，MFO）、乙醛脱氢酶（acetaldehyde de-hydrogenase，ALDH）等，通过氧化、还原、水解、去甲基化等八种方式提高水溶性；Ⅱ相代谢反应是结合反应，主要在胞质内进行，由非微粒体酶催化，最后与葡萄糖醛酸等结合，使水溶性进一步提高，典型的Ⅱ相代谢酶主要包括葡萄糖醛酸转移酶（glucuronosyl transferases，GTs）、谷胱甘肽-S-转移酶（gluta-thione S-transferase，GST）、N-乙酰基转移酶（N-acetyl trans-ferase，NAT）等。

临床可根据上述规律，使用增强肝生物转化功能的药物，如还原型谷胱甘肽、乙酰半胱氨酸、葡萄糖醛酸、硫代硫酸钠、ATP、葡萄糖、维生素C等；此外还可使用苯巴比妥类药物等诱导机体大量生成毒物代谢酶（细胞色素 P450 等），对多数化学物中毒均有一定防治作用。

（2）抑制肝的不良转化路径：由于少数化合物经代谢后毒性增强（如四乙基铅转化为三乙基铅）或生成新的有毒物质（如萘在肝内转化为二羟基萘、萘醌等化合物，仍为有毒物质），有的甚至转化成毒性更强的物质（如氟乙酰胺可在肝内发生致死合成，严重干扰生物氧化过程）等，临床可设法阻遏此类不良代谢路径，用作中毒治疗。如氟乙酰胺中毒时临床常使用乙酰胺、乙醇与之竞争结合物，取得明显疗效；又如甲醇摄入后需在肝内代谢为甲醛、甲酸才能发挥毒性作用，临床则可使用醇脱氢酶抑制剂——4-甲基吡唑（fomepizole，4MP），或注射乙醇与其竞争醇脱氢酶，阻遏甲醇代谢，均有助于缓解甲醇毒性。

2．启用各种特异性解毒机制或解毒药物——具体如：

（1）减少毒物在体腔内吸收或使之生成低毒化合物，如将钙剂用于治疗氟化物、乙二醇、草酸等中毒，硫酸钠或硫代硫酸钠用于治疗钡中毒，口服普鲁士蓝用于治疗急性铊中毒，口服褐藻酸钠用于治疗锶中毒等。

（2）生成特异性络合剂或吸附剂阻滞毒物对靶部位的伤害，如：

1）氰化物中毒时投用高铁血红蛋白形成剂，如亚硝酸异戊酯（1支吸入），或亚硝酸钠（3% 10 ml，用生理盐水稍作稀释后缓慢静脉注射），或4-二甲氨基苯酚（10% 2 ml，肌内注射），或大剂量亚甲蓝（美蓝，5～10 mg/kg，稀释后缓慢静脉注射），可快速生成高铁血红蛋白，其中所含 Fe^{3+} 可迅速与血循中氰离子（CN^-）形成松散结合，有效减轻氰离子的窒息毒性，而后再投用硫代硫酸钠（10% 溶液 100 ml，缓慢静脉注射）与 CN- 生成结合较牢固、且毒性较低的硫氰酸盐从尿排出，达到彻底解毒的目的。

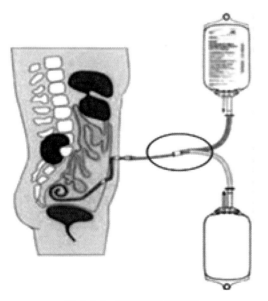

图 5-1-5　腹膜透析示意图

此外，还有一些化合物可直接结合氰离子，如依地酸（1.5% 20 ml，缓慢静脉注射）、羟钴胺（40% 10 ml，缓慢静脉注射）等，也可使用。

2）直接针对毒物的解毒剂（如金属络合剂），如二巯丙醇（BAL，肌内注射）主要对路易氏气、砷、汞、金中毒有效；青霉胺（口服，其由二甲基半胱氨酸组成），对铜、汞、铅中毒有效；二巯丙磺钠（Na-DMPS，肌内注射），主要对急性汞、砷中毒有效；二巯丁二钠（DMSA，口服或静脉注射）主要针对铅、汞、砷、镍中毒等；依地酸钙钠（EDTA，肌注或静脉注射）主要用于铅中毒；喷替酸钙钠（促排灵）或喷替酸锌钠（新促排灵）主要作用于铅及某些放射性核素；喹胺酸（螯核羧酚，811，肌内注射）主要作用于钍、钚、铀等元素；去铁胺（去铁敏，肌内注射或静脉滴注）主要针对急性铁中毒；对氨基水杨酸钠（静脉滴注）对锰中毒有效；二硫代氨基甲酸盐类则为研发中的驱排肾镉药物等。但络合剂治疗需注意严格控制剂量，对于儿童尤需谨慎使用，因该类药物的选择性不强，可能会同时排出大量微量元素如锌、铜、钙、镁等，产生"过络合综合征（overchelating syndrome）"，必要时可适当补充微量元素。

（3）针对毒物的生理药理作用，如：

1）有机磷解毒剂：主要投用胆碱酯酶复能剂，如碘解磷定（解磷定，PAM-I，需缓慢静脉注射）、氯解磷定（氯磷定，PAM-Cl，缓慢静脉注射或肌内注射）等，国外则多用双复磷（DMO₄）、双解磷（TMB₄）。同时，还需使用乙酰胆碱 M 受体阻断剂，以与 Ach 竞争 M 受体，消除或减轻毒蕈碱样作用，常用阿托品（肌内注射或缓慢静脉注射）、山莨菪碱（654-2），或长效托宁（盐酸戊乙奎醚，为新型选择性抗胆碱药，中枢作用强、作用迅速、半衰期长、不增加心率，肌内注射）、其他如樟柳碱、东莨菪碱类（开马君、贝那替嗪）等；近年国内还开发了混合上述两类药物的复方制剂解磷注射液，适合早期、轻度中毒时使用。

2）醇脱氢酶抑制剂——4-甲基吡唑（fomepizole，4MP）：可以阻遏甲醇代谢，可用以治疗甲醇、乙二醇等中毒。

3）维生素 B₆：主要针对肼类（偏二甲基肼、异烟肼等），因其可在体内与吡多醛形成腙类，抑制磷酸吡多醛激酶，减少具有活性的磷酸吡多醛生成，影响脑内抑制性神经递质 GABA 生成，导致惊厥；本药补充了吡多醛，故可对抗其惊厥毒性。

4）维生素 K₁：主要针对茚满双酮类（敌鼠钠、杀鼠酮、鼠完等）及双香豆素类（华法林等）杀鼠剂，该类药物化学结构与维生素 K 相近而具竞争性抑制作用，影响凝血，故用维生素 K 与之竞争。

5）氯化钾：主要针对钡、棉酚等化学物，因其可促使细胞外钾离子大量进入细胞，引起严重低钾血症，故用 KCl 补充血钾。

6）氧气：用以纠正窒息性毒物（CO、CN⁻、H₂S）引起的缺氧。

7）阿托品：主要用以解除毒蕈碱症状，除有机磷中毒外，亦用于某些毒蕈（捕蝇蕈、斑毒蕈）中毒治疗。

8）其他：如乙酰半胱氨酸、蛋氨酸用于对乙酰氨基酚（扑热息痛）解毒；毒扁豆碱用于抗胆碱能类药物（阿托品等）过量；氟马西尼（flumazenil）用于苯二氮䓬类（地西泮等）过量；地高辛特异性 Fab 抗体用于洋地黄毒苷中毒；纳络酮用于阿片类、乙醇及各种麻醉剂过量；葡萄糖酸钙用于维拉帕米等钙通道阻滞剂过量；亚叶酸钙用于叶酸拮抗剂、甲氨蝶呤、甲氧苄啶等过量；新斯的明用于非去极化型肌肉松解药（如筒箭毒碱等）过量；特异性蛇毒抗血清用于蛇毒中毒；急性有机氟杀鼠药中毒，可用乙酰胺，亦可用乙醇代替乙酰胺使用等。此外，高铁血红蛋白血症（常见于苯胺、硝基苯、亚硝酸盐中毒）可采用"还原疗法（reduction therapy）"，常用药物为亚甲蓝 1～2 mg 静脉注射，也可用甲苯胺蓝（toluidine blue）0.4～0.8 g 或硫堇（thionin）20～40 mg 静脉注射。

3．对于中毒致病机制或病情较为复杂的疾

病，则需采取综合措施。如毒鼠强口服中毒，除及时洗胃、导泻，血液灌流，防治抽搐外，尚需辅用巯基药物，积极对症处理；急性铊中毒，可早期血液净化，积极补液利尿，口服普鲁士蓝，联用巯基药物，规范补充钾盐；百草枯中毒，除尽速清除毒物（洗胃、利尿、硅藻土或活性炭灌服、血液净化等）外，可用普萘洛尔（心得安）与之竞争肺内结合点，以助百草枯的排出，但治疗之关键在于有效防治氧化性损伤引起的急性肺间质纤维化，故还需早期投用抗氧化剂（谷胱甘肽、维生素 C 等），并尽早足量使用糖皮质激素，且疗程需足够长（一般为 4 ～ 5 周）等。

需要指出的是，由于多数职业性毒物并无特殊解毒药物，故对症支持治疗实际上仍是职业中毒治疗的重要措施，不仅是维持生命、争取抢救时间的重要保障，更是修复机体功能、促进机体康复的必要基础，不容忽视。

四、职业中毒的早期干预

本书在总论有关职业病的治疗原则的讲述中，已经介绍了治疗学的"早期干预"概念。目前职业医学的发展已使人们对职业中毒的认识深入到亚细胞甚至分子层面，使临床得以在损伤的发生或进展环节上进行阻断或干预，不使发展扩大导致严重损伤，在临床上常有事半功倍的效果。此种干预的关键在于"早期"，否则多无效或"事倍功半"，甚至滋生不必要的不良反应。兹将实施此种早期干预的主要环节简介如下：

（一）阻遏炎症反应

炎症反应是许多疾病包括中毒性疾病共同的病理基础，如刺激性气体引起的气道和肺损伤、严重中毒引起的多系统器官功能衰竭（multiple systemic organ failure，MSOF）或称多脏器衰竭（multiple organ failure，MOF）等均是过度炎症反应所致，有效阻遏炎症反应将能有力防控疾病进展和损伤程度。临床常用抗炎疗法主要有如下几种：

1．甾体抗炎药（steroid anti-inflammatory drugs，SAIDs）　如泼尼松（强的松）、地塞米松、泼尼松龙（强的松龙）等，要点是早期投用、用量充足、疗程合理、及时停药。

2．非甾体类抗炎药（non-steroid anti-inflammatory drugs，NSAIDs）　自首个 NSAID 阿司匹林于 1898 年合成后，100 多年来已有百余种、上千个品牌问市，如对乙酰氨基酚、吲哚美辛、萘普生、萘普酮、双氯芬酸、布洛芬、尼美舒利、罗非昔布、塞来昔布等，该类药物通过抑制环氧合酶来阻断前列腺素的合成，从而抑制白细胞聚集、减少缓激肽形成、阻滞血小板凝集等发挥抗炎作用。

3．其他抗炎药物　如阻遏白细胞激活药物（己酮可可碱、甲基黄嘌呤氨茶碱、氨苯砜等）、抑制白细胞与血管内皮吸附药物（白介素 -4、白介素 -8、转移生长因子 β 等）、TXA_2 合成酶抑制剂（如咪唑）或直接抑制 TXA_2 药物（如偶氮前列腺烷酸、酮康唑等）、炎症介质清除剂（活性补体 C5、内毒素等单克隆抗体）、TNF、IL-1 或其受体拮抗剂、白三烯抑制剂（糖皮质类固醇——抑制磷酸酯酶 A2，三羟愈创木脂酸、苯噁洛芬、黄芩黄素等——抑制脂氧合酶）、乙胺嗪——阻断白三烯合成、EPL-55712——直接拮抗白三烯功能等）、蛋白酶活性抑制剂（如蛋白酶抑制剂 trasylol、抑肽酶等）、$α_1$ 抗胰蛋白酶活性增强剂（炔羟雄烯异噁唑）、血小板活化因子拮抗剂（WEB2086）等。

4．氧自由基清除剂（详见下文）等。

（二）维持微循环功能

研究表明，微循环障碍不仅是许多疾病的基本病理基础，也是不少中毒性损伤的重要致病环节，如化学性急性呼吸窘迫综合征、急性 CO 中毒迟发性脑病等发病机制的关键均是肺或脑内微血栓形成，故除处理病因、消除炎症、合理氧疗、对症支持治疗外，重点是合理脱水、缓慢补液、血管扩张剂、抗栓药物，也可用血液稀释疗法（如低分子右旋糖酐、706 代血浆等），高危患者宜早期投用抗凝药，必要时可给予溶栓治疗（如尿激酶或重组组织型纤溶酶原激活剂等)。

(三) 防止机体缺氧

防止机体缺氧是防止机体重要器官损伤的重要原则,其主要理论基础是防止由此造成的氧自由基(oxygen free radicals)损伤(图5-1-1),主要措施是给氧、通气、激活呼吸酶、防治心肺衰竭等,还应注意改善微循状况,此对防治缺氧具有关键作用。

(四) 严格防止过量给氧

目的在于防止由此产生的氧自由基损伤,在目前临床上"氧滥用(oxygen abuse)"现象已近泛滥情况下,强调此点尤为重要。因研究表明,氧虽为机体必需元素,但氧浓度超过正常可能会对生物体产生毒性作用,如长时间吸入正常压力(70～100 kPa)氧气,即可引起"眼型氧中毒"(ophthalmoretinal oxygen toxicity),其有害效应可以随吸入时间延长而积累;较长时间(> 24h)吸入更高压力(100～200 kPa)氧气,会引起严重肺部损害,甚至导致呼吸衰竭、死亡,称为"肺型氧中毒"(pulmonary oxygen toxicity);吸入200 kPa以上的氧气1.5小时以上,则可引起严重中枢神经系统损伤,以惊厥为主要表现,称为"脑型氧中毒"(encephalic oxygen toxicity)。过度给氧的毒性机制尚未完全明确,多认为高浓度氧对组织、器官有直接毒性作用,其机制可能与高浓度氧诱发体内氧自由基生成、对机体内多种酶(尤其是含巯基酶类)的抑制作用、引起氨基酸递质失衡及其对神经-内分泌系统的障碍作用等有关。故治疗中应着力强调合理用氧,由于肺组织对氧毒性具有较高的敏感性,故在刺激性气体中毒情况下,应尽力避免长期(> 24h)吸入高浓度氧(> 60%),尤其避免高压氧治疗;即便窒息性气体中毒,高浓度氧、高压氧的使用亦应限制在中毒后4～5天内,因窒息性气体并无蓄积性,而氧在脂质的溶解性更大,对富含磷脂的中枢神经系统损伤性也更强。

(五) 稳定内环境

及时纠正机体急性应激状态下出现的各种异常病理生理后果,保持内环境稳定,是20世纪中叶临床医学的重大进展之一,并在临床实践中得到贯彻,其中如积极防治缺血缺氧、能量耗竭、酸碱失衡、水钠潴留等早为大家所熟悉,已积累了丰富经验。近三四十年,医学研究进一步揭示了上述这些内环境失衡现象之间的内在联系和分子调控机制,显示机体最易发生的病理生理过程——缺血或缺氧乃是机体内环境紊乱的"启动点",其可逐次引起能量耗竭、酸碱失衡、水钠潴留等病理过程,激活内环境失衡的关键环节——细胞内"钙超载",进而导致大量炎性因子及自由基生成,诱发"炎症瀑布效应",成为机体损伤的直接因素(见图5-1-1)。可见在机体处于应激情况下,除及时纠正缺血缺氧、能量耗竭、酸碱失衡、水钠潴留等病理过程外,积极防治细胞内钙超载亦为稳定内环境的重要一环,如早期使用钙通道阻滞剂(calciym channel blockers,CCB),常用尼莫地平(nimodipine)、利多氟嗪(lidoflazine)等。

(六) 清除活性氧及自由基

前已介绍,内环境失衡危害机体最重要的分子机制是体内大量"活性氧"生成,职业中毒情况下甚至可能有自由基(氮氧化物、过渡元素等)或可在体内转化为自由基的化合物(如四氯化碳、百草枯等)摄入。由于其强烈氧化性引发的"氧化损伤"(亦称"氧化应激"或"氧化胁迫")主要靶部位是人体组织的基本结构——脂肪酸、蛋白质、氨基酸等,可导致蛋白质变性、炎症反应、细胞毁损,长期作用则可诱发衰老、突变、癌变等后果,故防止和干预此种"氧化损伤"——即"抗氧化"措施已成为养生保健、防病治病最重要的策略。常用药物即为"抗氧化剂",如维生素C、维生素E、超氧化物歧化酶(SOD)、巴比妥类、氯丙嗪、异丙嗪、硒化合物、糖皮质类固醇等。

近年又有不少新型抗氧化药物问世,临床效果较好,如:

(1) 还原型谷胱甘肽(GSH,古拉定、阿拓莫兰等):它含有丰富巯基,具很强抗氧化和解毒作用;可用于各类急性中毒、各种低氧血症、化疗及放疗过程、肝病及各重要器官缺血缺氧状态等。常以 0.6 ~ 1.2 g 加入葡萄糖液或生理盐水静脉滴注，q12 h，同时使用维生素 C 有助于维持 -SH 处于还原状态，可提高效果。

（2）辅酶 Q_{10}（CoQ_{10}）：是细胞呼吸链中一种质子移位体和电子传递体，具有很强氧化还原活性，是重要的细胞代谢激活剂和天然抗氧化剂；可用于各种缺血缺氧性疾病（如心脑血管疾病、窒息性或刺激性气体中毒），也可用于肝病、抗衰老、抗疲劳等。可口服 50 ~ 100 mg 胶囊，1 ~ 2 次 / 日，或注射液（5 mg/2 ml）用生理盐水稀释后肌内注射或静脉注射，1 ~ 2 次 / 日。

（3）依达拉奉（Edaravone）：是人工合成的 1- 苯基 -3- 甲基 -5- 吡唑酮类化合物，可清除自由基，有助于防止脑细胞、血管内皮细胞、神经细胞的氧化损伤。目前主要用于脑梗死的治疗，实际上对各种急性缺血缺氧性疾病都有治疗作用，如各种中毒性急性脑水肿、窒息性气体中毒等，但肝、肾及心脏功能不良者慎用。一般为 30mg 用适量生理盐水稀释后静脉滴注，30 分钟内滴完，2 次 / 日，连用 7 ~ 14 天。

（4）乌司他丁（Ulinastain）：是尿液中分离出来的 143AA 糖蛋白，具有清除自由基、抑制各种蛋白酶活性、阻止炎症介质释放作用；可用于急性胰腺炎、ALI、ARDS、SIRS、急性循环衰竭，及各种刺激性气体中毒治疗。一般用 10 万单位 + 生理盐水或 5% 葡萄糖液 500ml 静脉滴注，1 ~ 2 次 / 日；或 10 万单位 +10ml 生理盐水缓慢静脉注射，1 ~ 2 次 / 日。

（5）α 硫辛酸（alpha lipoic acis）：也称奥力宝（alphalopon），是含硫的脂肪酸，属于脂溶性 B 族维生素，被认为是功能最多、且活性最强的抗氧化剂，可促使细胞吸收葡萄糖，促进损伤修复，增强免疫功能，还能促使体内维生素 C、E 再生，增加细胞内谷胱甘肽及辅酶 Q_{10} 水平，螯合金属离子（如铜、锰、锌、汞等）；目前主要用于糖尿病血管病变和急、慢性肝病治疗，也可减轻砷、铬毒性。可口服 200 mg 胶囊，3 次 / 日，或注射剂 500 mg+250 ml 生理盐水静脉滴注（30 分钟），1 次 / 日。

（赵金垣）

思考题

1. 简述中毒的基本概念。
2. 从分子层面总结中毒的主要机制。
3. 简述职业中毒的主要治疗原则及相关药物。
4. 总结中毒性疾病的早期干预概念。

推荐阅读的参考文献

1. 赵金垣. 化学中毒的分子机制及对策. 环境与职业医学，2003，20（5）：321-324.
2. 李春盛. 急性有机磷农药中毒常规治疗中存在的问题. 中华急诊医学杂志，2011，20（3）：327-330.
3. 赵雪梅. 谷胱甘肽在铅中毒治疗中的辅助作用. 工业卫生与职业病，2015，41（1）：52-54.
4. Patel N, Bayliss GP. Develoments in extracorporeal therapy for the poisoned patients. Advanced Drug Delivery Reviews，2015，90：3-11.
5. Nakae H. Blood purification for intoxication. Contributions to Nephrology，2010，166（1）：93-99.

第二节　金　属

一、概述

金属（metals）主要是指原子结构中外层电子数较少、容易放出电子形成带正电阳离子的一类元素，多具较好的导电性、传热性、延展性，有光泽，并有较高的熔点和硬度，除汞外，在室温下均呈固态；习惯上也将类金属（metaloids）如砷、磷、硒、碲、硼等列入其中。金属由于其特有的理化性质，在工农业生产、国防建设、科技发展和人民生活中具有不可替代的地位；全世界已发现的 108 种元素中，属于金属或类金属的元素达 92 种，约占元素总量 85%。人体生理生化功能所需的 15 种必需元素（essential elements）中，除氟之外，其余均为金属元素，这些元素在维持细胞膜电位、蛋白质和核酸的荷电性、细胞液和血液渗透压、辅助酶和其他活性基团功能等方面有着不可替代的作用，故深入探讨它们对人类健康的影响，尤有重要意义。由于科技和工艺技术进步，目前又制成不少颗粒极细的"纳米级"金属，其对于人类的生理和毒理学意义迄今仍在探索中，本文暂不作讨论。

【金属的分类】

实际上，对金属很难下确切的定义，因不同的金属不仅生物学活性相差甚远，甚至物理、化学性质也有很大差别，如钾、铷、铯等金属化学活性甚大，遇到空气即可自燃，而金、银、铂等金属则呈惰性，很难氧化，可以单质状态存在于自然界。因此，迄今对金属仍难有一种合理的分类方法，一般多将其分为：

（一）黑色金属（ferrous metals）

因色泽较暗而得名，仅包括铁、铬、锰。

（二）有色金属（nonferrous metals）

其余金属皆归于此类，多为蓝灰到银白色（除外金和铜，前者呈黄色、后者呈红色），又可分为：

1. **重金属（heavy metals）**　指相对密度 > 4.5 者，如铜、锌、铅、锡、镍、钴、锑、汞、镉、铋等。

2. **轻金属（light metals）**　指相对密度 < 4.5 和类金属，如铝、镁等碱金属和钾、钠、钙、钡、锶等碱土金属。

3. **贵金属（noble metals）**　主要指金、银、铂、钌、铑、钯、锇、铱等金属。

4. **稀有金属（rare metals）**　主要指天然资源少的金属，或地壳丰度虽大，但存在状态分散，不易经济地提取的金属，其又可分为 5 类：

（1）稀有轻金属（rare light metals）：活性均较强，如锂、铷、铯、铍等；

（2）稀有难熔金属（rare infusional metals）：其熔点均较高，不易熔化，如钛、锆、铪、钒、铌、钽、钼、钨等；

（3）稀有分散金属（rare dispersal metals）：其多与其他金属共生，很少单独成矿，如镓、铟、铊、锗、铼、硒、碲等；

（4）稀土金属（rare earth metals）：这类金属的化学性质极其相似，多在矿物中共生，主要包括钪、钇及镧系元素；

（5）放射性金属（radioactive metals）：包括天然存在的钫、镭、锕系元素，人工制造的锝、钷，以及元素周期表中 104 ～ 108 号元素。

【金属的代谢特点】

（一）吸收

以蒸气、气溶胶和颗粒状态存在的金属可经呼吸道吸收，吸收程度主要取决于粒子大小及水溶性：较大的粒子被阻滞于上呼吸道，最终排出体外，< 5 μm 的粒子方有机会进入肺泡腔，其中水溶性强的可被呼吸道黏液吸收，水溶性弱的多为肺泡巨噬细胞吞噬后随痰排出，未被吞噬的粒子可通过肺泡孔进入肺间质或被

巨噬细胞吞噬后进入间质，最终沉积于肺间质形成小结节。消化道可吸收水溶性较强的金属及其化合物，但并非主要的职业性侵入途径。金属不易经由完整的皮肤吸收，但其化合物尤其是有机化合物则可经由皮肤吸收。

（二）转运

金属被吸收入血后多与血浆蛋白如白蛋白、球蛋白或特殊的转运蛋白（如运铁蛋白、铜蓝蛋白、运锰蛋白等）形成疏松的结合体；少部分与血浆内低分子物质如氨基酸、肽类等结合，此类物质由于分子量小，可透过细胞膜，故称为"可扩散金属（diffusable metals）"，其与金属-蛋白结合体形成动态平衡，成为运输金属的主要形式；有的金属在血中还可与红细胞结合，如铅、锌、铜、砷等。

（三）分布与蓄积

金属在体内的最初分布与器官组织的血流量、金属对该组织的透过能力有关，但总体差别不会很大。尔后则根据金属对组织的特殊亲和力进行重新分配，而使某些器官聚集较多，此可能与该部存在该种金属的特异结合体［如金属硫蛋白（metallothionein，MT）］、代谢机制或排泄途径有关，因而该部既可能是该种金属的靶部位，也可能是其代谢解毒场所、排泄部位或贮存库。

（四）代谢与排泄

金属本身在体内并不会被破坏，但可通过氧化-还原反应改变其化学价，如汞，无论以何种状态进入体内，最终均被氧化为二价离子发挥毒性；硒、碲、砷等则主要转化为二甲基化合物由呼出气排出。有些金属则与某些特殊蛋白质（如铅包涵体、金属硫蛋白等）结合而使活性被"封闭"；金属的有机化合物则主要通过金属-碳键断裂而去烷基化，使毒性减低。但也有的化合物经上述代谢后，毒性反见增加，如四乙基铅经去甲基化生成三甲基铅后，毒性更强，成为四乙基铅毒性的主要来源。

消化道进入的难溶性金属主要经由粪便排出；呼吸道吸入的较大粒子及部分难溶性小粒子可随痰液排出。吸收入体内的金属主要经由肾排出，其中一部分可为肾小管重吸收而在肾蓄积；有的金属因在血中形成一些分子量较大或不溶性胶体物质，难以从肾排出，则进入肝内为网状内皮系统吞噬后经由胆汁排出，如铬、锰、铁、铜、锌、锶、钒、镍等90%～99%由此途径排出。经胆汁排入肠道的分子量较小的金属络合物仍可为肠道吸收，经"肠-肝循环（enterohepatic circulation）"重返肝。上述情况亦表明，血液、尿液、粪便可作为"窗口"用以观察体内金属大致水平及其变化情况；不少金属还可经由唾液、汗液、呼气、乳汁、毛发、指甲等排出或蓄积，亦可从不同角度反映体内金属蓄积状况。

【金属的毒性特点】

金属的毒性大多符合"中毒"的基本原则——明显的剂量-效应关系和时间-效应关系，即进入体内的金属剂量决定了其毒性的强弱，大剂量短时间摄入金属毒物可引起急性中毒，而小剂量长时间摄入则可引起慢性中毒；也有少数金属具有免疫致病性。

金属的共同毒性主要有：

1. 刺激性　不少金属及其化合物具有较强的刺激性，可引起皮炎、灼伤、溃疡、皮肤角化或肉芽肿，如锑、铍、汞、铬、镍、铂、金、锇、铊、磷、砷、硒等；有的甚至可引起呼吸道急、慢性炎症及肺水肿，如金属氧化物、羰基镍、硒化氢、乙硼烷、汞等。

2. 器官系统特殊毒性　不少金属具有较强的中枢神经毒性，除引起神经衰弱综合征外，尚可引起脑白质病甚至脑水肿（如锰、铊、锂以及汞、锡、铅及其有机化合物等），有的可引起周围神经病（如铅、砷、铊、锰、汞等）；有的金属消化系统毒性较强，可引起口腔炎（汞等）、胃肠炎（砷、锑、铊、钡、镁、铜、镉、锌、铅等），甚至中毒性肝损伤（如砷、硼、磷、锑、锰、铜、铊、钍、铍、铅、等）；个别金属尚可引起心肌损伤（钡、钴、锑、镁、砷）、高血压（铅、镉等）；有的可生成变性血红蛋白（碲化合物）或造成血红蛋白合成障碍（铅等），甚至急性溶血（铜盐、砷化氢、锑化氢、铅等）；钡则可引起肌肉麻痹，造成瘫痪、心律异常乃至心搏骤停、休克等表现；近年又发现不少金属可以影响人类的生殖功能，如铅、镉、汞等，值得注意。肾是金属主要的排泄和蓄积器官，肾毒性是金属最重要的毒性之一，可引起急性肾小管坏死、肾小管功能障碍，甚至慢性间质性肾炎、肾小球肾炎，常见于汞、镉、铅、铬、铋、铀等。

3．致癌性　研究证实，砂金属具有致癌性，且多集中在第四周期，如砷、铬、镍、铍、镉、锑、铍等。近年还发现，铅，镉，砷，镍等金属能影响机体 DNA 甲基化（methylation）水平、抑制甲基转移酶活性，并能使抑癌基因表达沉默，提示它们具有致癌性，且可能与此机制有关。

4．免疫致病性　这是不少金属的突出毒性，如镍、铬、钴、铂、铍、汞、金等可引起过敏性皮炎，锌、铜、铝、镉、锰、锑、银、铁、镍等金属烟尘可引起"金属烟热"（metal fume fever），铬盐、铂盐、镍盐、钨尘、钴尘、五氧化二钒、铍化合物等可引起过敏性哮喘，铍及其化合物可引起肺肉芽肿，汞、镉、金、铋等尚可引起急性间质性肾炎、肾小球肾炎等。

不少因素可以影响金属毒性的发挥：

（1）剂量：金属较其他化合物具有更明显的剂量 - 效应关系，但临床上由于缺乏能够准确反映机体、尤其是靶器官剂量水平的可靠指标，故此关系常难充分显露。

（2）受其影响的活性物质的性质：该活性物质在代谢中的地位越重要，该种金属所显示的毒性也越强。

（3）溶解度：水溶性决定金属的吸收程度，脂溶性则决定金属是否容易透入细胞发挥毒性作用，或透过血脑屏障引起中枢神经系统的损伤。

（4）金属的相互作用：如非必需金属通过干预必需金属的吸收、转运，导致某些必需金属缺乏和相关酶活性障碍，从而产生毒性（如锂可以取代细胞内钾，并干扰体液和细胞的钾 - 钠平衡，导致细胞功能失常）；金属之间也通过拮抗作用干扰毒性作用的发挥，如硒可拮抗汞、铜、砷、镉的毒性等；金属间还可产生毒性相加、相乘作用等。

（5）生物半减期（biological half-life）：金属在体内的氧化还原转化率愈低、排出速率愈慢、储存库愈稳定，其生物半衰期也愈长，对机体的不良作用也愈持久，如肾皮质镉的半减期在 10 年以上，骨骼铅为 20 年等。

（6）机体的解毒机制：机体对金属有多种非特异性解毒手段，如血红蛋白、血浆蛋白、肽类、氨基酸等可与金属结合，使其毒性得以掩蔽；细胞内也存在对某些金属有特别结合作用的物质或机制，如铁蛋白、金属硫化物、包涵体、溶酶体；有些金属如铅等，还可以形成不溶性盐类沉积于骨骼，一旦上述解毒机制发生障碍或达到饱和，金属毒性即得以充分发挥。

【金属中毒的诊断要点】

金属中毒的诊断原则与其他职业中毒相同，如确切的接触史（职业史、服用史）、特异的临床表现、可靠的实验室依据、排除其他引起类似表现的疾病等。但由于金属元素本身不易分解破坏，多能从体液中检出它的原形，则是其他化合物难以具备的特点，也是进行临床毒理学研究最为有利的条件。

检测方法的进步更可对各种组织和体液中的金属含量进行精确的测定，早年的化学比色法已逐渐为阳极溶出伏安法（anodic stripping voltammetry）、原子吸收分光光度法（atomic absorption spectrometry，AAS）、荧光分光光度法（fluorospectrophotometry），甚至高分辨等离子体质谱法（ICP-MS）等较先进的仪器分析代替，不仅使检测方法得到规范，且灵敏度、准确性也大为提高。

一般而论，由于金属在体内转运、再分布及排泄等作用的影响，一次接触后，其在血中浓度仅能维持 1～2 日，尿液排出则常能持续 1～3 周；慢性接触者，除个别金属（如砷可检测头发、指甲，铅可检测骨骼等）外，尿液乃是动态监测其体内含量变化的最佳窗口，需细心把握。还需指出的是，常用生物标本（血、尿）中金属含量的测定，往往只能反映机体有无该种金属过量接触，并不能反映有无中毒发生及中毒程度，由于金属在体内再分布等因素的影响，有时甚至连接触程度也难以真实反映出来；此外，无论血或尿中金属浓度难以准确反映该种金属在靶器官中的蓄积程度。为使血或尿中金属测定能较好地反映机体接触水平，目前多提倡以药物驱排试验代替空白标本测定。

值得注意的是，临床还常见由于使用矿物性中药口服、熏蒸或皮肤涂抹，也可引起金属中毒，如水银、铅丹、砒石、轻粉等，需要认真鉴别。

【金属中毒的治疗】

金属中毒治疗的基本原则与一般职业病治疗相同，可参阅本书第二章相关内容。由于目前临床已有不少螯合剂（chelating agents）可在体内与敏感的配体竞争金属，并与之结合从尿排出，使金属中毒有了针对病因的特殊疗法，并成为许多金属中毒治疗的重要手段。常用的金属螯合剂主要有以下几类：

（一）巯基螯合剂（thio chelating agents）

其结构特点为分子中带有活性巯基。

1. 二巯丙醇（dimercaprol，BAL）　最初用作糜烂性毒剂——路易士气的解毒剂，曾用于治疗砷中毒，对锑、金中毒和肝豆状核变性也有一定疗效。但毒副作用较大，可出现恶心、呕吐、头痛、流泪、喷嚏、心率过速、震颤，甚至惊厥、昏迷，个别人可发生过敏性皮炎或休克，国内已很少使用该药。本品为10% 油剂（2 ml），急性中毒可 2.5 mg/kg 肌内注射，每4小时一次，二日后根据血、尿金属测定含量及病情，改为每 6 ～ 12 小时一次，7 ～ 10 日为一疗程。慢性中毒可 2.5 mg/kg 肌内注射，每日2次，3 日为一疗程，1 周后再开始下一疗程。

2. 二巯丙磺钠（unithiol，DMPS）　结构与BAL 相似，但作用更强，毒副作用则明显降低，仅偶见恶心、头晕、口麻、心悸、皮疹等，对砷、汞中毒有较好效果，也可用于治疗铬、铋、铅、铜、锑等中毒。急性中毒时可 5 mg/kg 肌内注射，2 ～ 3 次 / 日，2 天后改为 1 ～ 2 次 / 日，7 天为一疗程。临床实践显示，由于存在"过络

合反应"，造成体内必需元素大量损失，毒副作用较大，故目前渐倾向"小剂量、长间隔"方案，如慢性中毒可 0.25 g 肌内注射，每日 1 次，3 天为一疗程，至少 1 周以后再开始下一疗程。

3. 二巯丁二钠（sodium dimercaptosuccinate，Na-DMS）　为粉末结晶，水溶后不稳定，故需用前临时配制。最初用以治疗锑中毒，20 世纪60 年代起，我国开始将其引入砷、铅、汞、铜、镍等中毒的治疗，显示良好效果，且毒副作用不大，仅见头晕、恶心、乏力等反应，已渐为国际认可。急性中毒时，可 1 g 静脉注射，1 ～ 2次 / 日，连用 3 ～ 5 天；慢性中毒时，每日静脉注射 0.5 g，3 天为一疗程，至少 1 周以后再开始下一疗程。后来又制成二巯丁二酸（DMSA）胶囊（0.25 g），口服给药，使用更为方便。

4. 青霉胺（penicillamine）　亦称二甲基半胱氨酸，药理作用与 BAL 类似，临床主要用于治疗肝豆状核变性，对铅、汞、金等中毒也有一定效果。常用量为 0.3 g 口服，3 ～ 4 次 / 日，7 天为一疗程，疗程间隔为 1 周，但目前职业病临床已很少使用此药。

（二）氨羧螯合剂（aminocarboxyl chelating agents）

其结构特点是分子中同时存在数目不等的氨基和羧酸，作为结合金属的功能团，主要有：

1. 依地酸二钠钙（calcium disodium edetate，CaNa$_2$-EDTA）　可与多种金属形成牢固的螯合物从尿中排出，毒副作用较小，少数人可有头晕、恶心、乏力、食欲减退等反应。临床上主要用于治疗铅中毒，对铬及钚、钍、铀、钇等放射性金属也有一定效果；一般为每日 1 g，静脉滴注或肌内注射，3 天为一疗程，4 天后再开始下一疗程。

2. 喷替酸钙钠（calcium trisodium pentetate，CaNa$_3$-DTPA）　亦称促排灵，其化学结构与 EDTA 相似，除对铅的作用更强外，对钴、铬、锌、锰、铁的亲和力也增强，更重要的是对放射性金属也有显著促排作用，故临床最大用途是用于驱排放射性核素。常用量为 0.5 ～ 1.0 g，静脉滴注隔日一次，5 g 为一疗程，7 日后再开

始下一疗程；不良反应有头晕、乏力、恶心、皮疹、口腔溃疡、致畸等。

后来又开发出喷替酸锌钠（zinc trisodium pentetate，ZnNa₃DTPA），亦称新促排灵，作用与喷替酸钙钠相似，但毒性只有前者的1/10。

3．去铁胺（deferoxamine）　也称去铁敏，主要用于治疗铁中毒、含铁血黄素沉着症等。急性情况下可 20 mg/kg 肌内注射，每 4 ~ 6 小时一次，1 ~ 2 天或尿色正常时停药；慢性情况可 1 g 每日一次肌内注射，3 日为一疗程，4 日后可开始下一疗程。

（三）其他螯合剂

文献上尚见下列螯合剂可用于金属中毒治疗：

1．乙烯胺基丙烯二膦酸钙钠（calcium sodium acetaminopropylene diphosphonate）　也称 S₁₈₆，属多磷酸络合剂，具有趋骨性，对骨内的钚（Pu）、锶（Sr）有明显驱排作用；建议剂量为每日 0.5g 肌内注射，3 日为一疗程。

2．羟乙基乙二胺三乙酸（N-hydroxyethylethylene -diamine triacetic acid，HEDTA）　主要用于治疗肝豆状核变性及血色素沉着症。

3．金精三羧酸（aurin tricarboxylic acid，ATA）　主要用于治疗铍中毒。

4．喹氨酸（quinamidic acid）　亦称 811，是我国研制的新型螯合剂，对锕系金属（钍、钚、铀等）、铍均有促排作用。

5．H-73-10：也是国内开发的新药，作用与喹氨酸类似。

6．对氨基水杨酸钠（sodium paraaminosalicylate，PAS-Na）　原为结核病治疗药物，近年发现其可与锰结合由尿排出，并能改善锰中毒神经系症状；用法为每日静脉滴注 6g，3 ~ 4 天为一疗程。

7．二硫代氨基甲酸酯类（dithiocar-bamates）络合剂　与镍、铜、镉的结合力都较强，如二乙基二硫代氨基甲酸酯（DTC，DDC，DEDTC）、N-4-甲氧苄基-D-葡萄糖胺-N-二硫代羧酸钠（MeOB-GDTC）等，用于治疗急性羰基镍中毒（肌内注射 1.5g，24 小时总用量不超过 6g）；近年研制成功的 MeOBGDTC 类的衍生物则可驱排肾镉，对慢性镉中毒有防治效果。如 20 世纪 90 年代，我国已制备出 5 种新型二硫代氨基甲酸酯衍生物，是在 MeOBGDTC 结构的基础上引入氨基酸成分，使毒性降低而细胞通透性更高、驱排肾镉效果更好、毒副作用更小，近年又开发出了 3 种，正在准备开展临床试验，是慢性镉中毒很有前途的治疗药物。

【金属中毒的预防】

1．预防金属中毒也和其他职业病一样，应注意改善劳动条件、提高工艺技术水平，尽量做到生产机械化、自动化、密闭化。由于生产和使用金属的工业很多，故可能同时还存在其他有害因素，应注意全面规划、综合治理。

2．金属冶炼工业产生大量废气、废水、废渣，常对环境造成严重污染、甚至引起公害，故"三废"处理应列为该类行业的首要任务。

3．加强个人防护，减少人体接触量。如改善机械通排风及防尘措施，根据工作情况配备工作服、手套、长靴、口罩等个人防护用具及淋浴室；车间应设立专门休息室，工作现场应禁止吸烟、进食、饮水。

4．接触者应有认真健康监护，除有就业前体查、定期体查外，还应进行卫生防护知识教育；血及尿液中金属含量测定和车间空气中金属浓度测定为日常监测之重点，可为有效防治中毒提供基础。

（赵金垣）

思考题

1．简述金属的定义和主要类别。

2．体内金属的代谢有哪些特点？与临床实践有何关系？

3．简述金属螯合剂的主要类别和临床用途。

推荐阅读的参考文献

1. 赵金垣. 我国金属中毒研究的回顾与展望. 中华劳动卫生职业病杂志, 2002, 20 (5): 321-322.

2. 黄金祥. 预防和控制金属中毒应双管齐下. 中华劳动卫生职业病杂志, 2008, 26 (3): 129-130.

3. 傅业全, 何宝霞, 刘晓瑛, 等. DNA甲基化与重金属. 毒理学杂志, 2007, 21 (2): 139-142.

4. Nurchi VM, Alonso MC, Toso L, et al. Chelation therapy for metal intoxication: comments from a thermodynamic viewpoint. Mini Reviews in Medicinal Chemistry, 2013, 13 (11): 1541-1549.

二、铅及其无机化合物

【理化性质】

铅（lead，Pb）为银白色质软的重金属，在空气中失去光泽，变成蓝灰色。原子量207.2，相对密度11.3，熔点327.5℃，沸点1740℃，加热400℃以上时即有大量铅烟气逸出，在空气中迅速氧化为氧化铅。金属铅不溶于水，溶于硝酸、稀盐酸等。常见铅的无机化合物有：

（1）一氧化铅（lead monoxide，PbO），有黄色粉末（黄丹）和橘黄色结晶（密陀僧）两种，难溶于水，可溶于酸和碱；

（2）二氧化铅（lead dioxide，PbO_2），为棕色结晶，不溶于水，可溶于酸和碱；

（3）三氧化二铅（lead trioxide，Pb_2O_3），亦称樟丹，不溶于冷水，可溶于醇；

（4）四氧化三铅（lead tetraoxide，Pb_3O_4），亦称红铅（red lead）、红丹、铅丹，为鲜红色粉末，不溶于水，可溶于盐酸和冰醋酸；

（5）硫酸铅（lead sulfate，$PbSO_4$），为白色单斜或斜方结晶，微溶于水，溶于铵盐；

（6）硝酸铅 [lead nitrate，$Pb(NO_3)_2$]，为白色粉末，易溶于水，微溶于醇；

（7）铬酸铅（lead chromate，$PbCrO_4$），又称铅铬黄，黄色粉末，不溶于水、有机酸和醇类，可在无机强酸或强碱中分解；

（8）砷酸铅 [lead arsenate，$Pb_3(AsO_4)_2$]，为粉红色粉末，不溶于水，可溶于硝酸和碱；

（9）硫化铅（lead sulfide，PbS），为黑色结晶，难溶于水，溶于稀盐酸。

【接触机会】

（一）职业接触

铅具有高密度、良抗蚀性、熔点低、柔软、易加工等特性，因此，广泛应用于冶金、化工、军工、原子能技术、电子、轻工、农药、医药、石油等许多工业领域。职业接触主要发生在：

1. 铅矿的开采、烧结和精炼。

2. 含铅金属和合金的熔炼。铅能与锑、锡、铋等配制成各种合金，如熔断保险丝、印刷合金、耐磨轴承合金、焊料、榴霰弹弹丸、易熔合金及低熔点合金模具等。

3. 蓄电池极板制造，其中以铅酸蓄电池耗铅量最多。

4. 含铅油漆、颜料、釉料、陶瓷、橡胶、塑料、玻璃和汽油防爆剂的制造和使用。

5. 电缆包皮及冶金设备的防腐衬里、建筑工业隔音材料、防震材料处理。

6. 铅能吸收放射线，故处理原子能工业及X线设备防护材料时可有接触。

7. 自来水管道、食品罐头、电工仪表元件的焊接，以及拆修旧船、桥梁、建筑物时的熔割、拷铲等作业。

（二）非职业接触

铅冶炼厂和铅酸蓄电池厂的废气、废渣和废水处理不力，可使周围大气、水源和土壤受到铅的污染，受污染地区的谷类和蔬菜中含铅量平均可达1.4 mg/kg、牛奶中含铅量可达0.2 μmol/L（40 μg/L）、葡萄酒含铅量可达0.5 ～ 1 μmol/L（100 ～ 200 μg/L）。我国某些地区用一氧化铅制备松花蛋、用含铅蒸馏器制备酒、用含铅釉料作内层的泡菜坛制作泡菜、用含铅锡壶盛酒等，均可增加胃肠的摄铅量；使用含铅汽油的汽车废气中释放的铅也是重要接触来源之一；此外，每支卷烟中含铅量为 3 ～ 12 μg，其中约 2% 可释放到卷烟的烟雾中；啃嚼含铅油漆的玩具或家具等则是儿童常见的铅接触方式。

【毒性】

（一）毒代动力学

职业活动中，铅主要经呼吸道进入人体，铅尘和铅烟经呼吸道吸入后，30% ～ 50% 沉积在肺中，其中约半数可吸收入血；呼吸道内的铅尘也可反流咽入胃肠后被吸收。非职业活动中，铅经口食入后在胃肠吸收，其在胃肠道的吸收率为 10% ～ 15%，铅化合物的理化性质、食入成分及年龄等因素可影响其吸收率。溶解度较高的硝酸铅、氯化铅等可迅速在胃肠吸收，缺乏钙、铁、锌和高脂肪食物可增加铅的吸收，婴儿和儿童胃肠铅吸收率要比成人高。铅及其无机化合物一般不经完整皮肤吸收，但四乙基铅等有机铅化合物可透过皮肤吸收。

铅吸收入血后，90% 以上与红细胞结合，约 6% 与血浆中白蛋白或转铁蛋白结合，血浆中少量可自由弥散的铅则随血流进入脑、肾、肝、皮肤、肌肉和骨骼。体内的铅约 90% 贮存在骨内，其中 70% 贮存在骨皮质内；大部分存留在骨中的铅十分稳定，半减期长达 20 多年；一小部分骨铅具有代谢活性，可将铅转移到血液和其他软组织中，故已脱离铅接触的老工人，血铅主要来源于骨铅。据报道，美国非职业途径接触铅的成人，每 100 g 湿重器官中含铅量为：骨 0.67 ～ 3.59 mg、肝 0.04 ～ 0.28 mg、肺 0.03 ～ 0.09 mg、肾 0.02 ～ 0.16 mg、脾 0.01 ～ 0.07 mg、心 0.04 mg、脑 0.01 ～ 0.09 mg。

铅的排出十分缓慢，吸收入体内的铅主要经肾由尿排出；胃肠中未吸收的铅 85% ～ 90% 由粪便排出；极少量铅也可经汗腺、表皮脱落、唾液、乳汁和月经等途径排出。铅还可通过胎盘，妊娠母亲体内的铅可迅速转运到胎儿，影响子代。

（二）毒性

铅化合物的毒性作用与其种类、溶解度、侵入途径及形态等有关，通常可溶性铅化合物毒性高于难溶性铅，颗粒小的铅烟尘易经呼吸道吸入，尤其是直径 < 2 mm 的微粒较易吸收，发生中毒可能性也较大。成人一次口服醋酸铅 2 ～ 3 g 可致急性中毒（致死量约为 50 g），口服铬酸铅的致死量不足 1 g，误服黄丹 15.6 g 可发生急性中毒，20 天内服入樟丹 5 g（每天约 220 mg）左右可发生亚急性中毒。国际癌症研究机构（IARC）已将铅及其无机化合物定为人类可疑致癌物（2A 类），值得密切关注。

（三）毒性机制

氧化应激为铅毒作用的主要机制。铅可诱导产生自由基或活性氧，如氢过氧化物自由基（HO₂·）、单线态氧（¹O₂）、过氧化氢（H₂O₂）等，同时消耗体内抗氧化剂储量。巯基对铅极为敏感，铅可与抗氧化酶中的巯基形成共价结合，最终导致这些酶失活；铅与巯基的结合，还使体内谷胱甘肽水平下降，同时也使 δ- 氨基 - γ- 酮戊酸脱水酶（ALAD）、谷胱甘肽还原酶（GR）、谷胱甘肽过氧化酶（GPx）和谷胱甘肽 -S- 转移酶失活，进一步降低谷胱甘肽水平；铅尚可使超氧歧化酶（SOD）和过氧化氢酶（CAT）失活，SOD 活力下降，降低了对超氧基团的处置能力，CAT 活力下降更损害了超氧基团的清除能力。除此之外，铅可与抗氧化酶重要的协同因子——锌离子竞争，从而使这些酶失活；铅可抑制 ALAD 活力，引起血和尿中 δ- 氨基 - γ- 酮戊酸（δ-ALA）水平增高，导致过多过氧化氢和超氧基团生成；铅还可与氧合血红蛋白相互作用，产生羟自由基。上述产物通过脂质过氧化反应，可引起血红蛋白氧化，并能直接导致红细胞溶血；其他细胞也易受上述氧化应激作用影响，导致损伤甚至死亡。

铅的另一致病机制是它的离子能替代体内其他二价阳离子如 Ca²⁺、Mg²⁺、Fe²⁺ 和单价阳离子如 Na⁺，干扰机体各种基本生物学过程，如细胞内和细胞外信号传导、细胞粘连、蛋白质折叠（protein folding）和成熟、细胞凋亡、离子转运、酶调节、神经递质释放等。铅的这种"离子机制"主要影响神经系统，如替代钙离子后，铅可以以可观的速度竞争性通过血脑屏障，蓄积在星形神经胶质细胞中，由于未成熟的星形神经胶质细胞缺乏可与铅结合的蛋白质，因此，发育中的神经系统更容易受铅的毒性影响；铅损害未成熟的星形神经胶质细胞亦阻碍了髓鞘的形成，均累及血脑屏障的发育。铅甚至在微微摩尔（μμmol/L）浓度也能与钙竞争，从而影响神经递质，如铅可抑制乙酰胆碱的释放和增加多巴胺的释放，并能影响调节神经兴奋和记忆储存的蛋白激酶C，铅还可影响承担众多重要生物学活动的钠离子浓度，使负责细胞之间联系的兴奋性动作电位的产生、神经递质（胆碱、多巴胺、GABA等）的摄取、经突触体的钙摄取和保存调节受到干扰，从而严重损害钠依赖性生理功能。

【临床表现】

（一）急性中毒

职业性急性铅中毒少见。曾报道在拆除旧建筑、旧船、桥梁过程中用氧-乙炔切割涂有含铅油漆的金属结构作业时，发生亚急性铅中毒；还有报道，1名铅冶炼工在作业环境空气铅烟浓度为6000 mg/m³下工作14天，出现典型腹绞痛。临床所见急性铅中毒多因口服樟丹、黑锡丹等含铅中草药偏方治疗癫痫、哮喘所致，大量饮用含铅容器蒸馏的酒或铅壶盛的酒，也可发生亚急性铅中毒。

口服较大量铅化合物后，口内有金属味，恶心、呕吐、食欲减退、腹胀、阵发性腹绞痛、便秘或腹泻，并可有头晕、头痛、血压升高、多汗、尿少、面色苍白等；重者可出现多器官功能损伤，如中毒性脑病、肝病和肾病等。铅中毒性脑病以儿童多见，可见头痛、反应迟钝、烦躁、震颤，进而出现剧烈头痛、持续呕吐、抽搐、昏迷等。中毒性肝病可见黄疸、肝大、血清ALT升高等；中毒性肾病轻者出现低分子蛋白尿、糖尿、氨基酸尿，重者迅速进展为急性肾衰竭；一次大量服入铅化合物，尚可引起溶血性贫血。

（二）慢性中毒

职业性接触铅及其无机化合物主要引起慢性中毒，国内以铅熔炼、蓄电池制造等行业发生慢性铅中毒的人数较多。因接触水平和中毒程度不同，临床表现可有一定差异，通常呈隐匿发展过程，以神经、消化和造血系统损害为主，其中神经系统是对铅毒性作用最敏感、最主要的系统。

1. 神经系统

（1）中枢神经系统：早期症状多不明显，且无特异性，一般为头痛、头晕、乏力、健忘、睡眠障碍等类神经症的表现。接触强度较大者可发生中毒性脑病，表现为反应迟钝、注意力不集中、抑郁、孤僻、易激动、定向力障碍等，严重者可出现剧烈头痛、恶心、呕吐、视物模糊、烦躁、谵妄、昏迷、癫痫样抽搐等。

（2）周围神经系统：铅对周围神经系统的损害以运动功能受累较著，主要表现为伸肌无力，重者出现肌肉麻痹，亦称"铅麻痹"，受累的往往是活动最多的肌肉，如前臂（腿）伸肌和指（趾）肌肉等，出现垂腕、垂足。有些患者尚可出现关节肌肉酸痛、肢端麻木、四肢远端呈手套袜套样浅感觉障碍等表现。

随着劳动条件改善，目前国内铅中毒性脑病、垂腕垂足等表现已经少见，但在某些小型炼铅企业，仍存在重症患者，应引起重视。

2. 消化系统

（1）消化不良：铅易引起消化系统分泌和运动功能异常，出现消化功能障碍、口内有金属味、食欲减退、腹胀、腹部隐痛、便秘等表现。

（2）腹绞痛：为铅中毒特征性表现，发作前常有腹胀或顽固性便秘，后有突然发作的腹绞痛，部位多在脐周，呈持续性伴阵发性加重，每次发作约持续数分钟至数小时；因疼痛剧烈，患者面色苍白、焦虑、急躁不安、出冷汗，常弯腰屈膝，手按腹部以减轻疼痛。体检时，腹部平坦，腹壁稍紧张，但无固定压痛点，无明显反跳痛，肠鸣音多减弱，也可正常或阵发性增强；发作时，可伴呕吐、血压升高和眼底动脉痉挛等。

3. 造血系统　铅可抑制骨髓幼稚红细胞血红素合成过程各参与酶的活力，如可抑制红细胞ALAD，使造成尿中δ-ALA排出增多；抑制血红素合成酶（亚铁螯合酶），使原卟啉Ⅸ不能

与 Fe^{++} 结合，导致游离原卟啉（EP）增加，其与红细胞内锌结合，又引起锌原卟啉（ZPP）增高；抑制粪卟啉原氧化酶，引起尿粪卟啉增高等。在铅中毒早期即可见到因卟啉代谢障碍引起的尿 δ-ALA 排出增加、红细胞 EP 或 ZPP 增高；继续接触较高浓度铅，则出现贫血、面色苍白、乏力、心悸、气短等，铅中毒性贫血多为低色素性正常细胞型，亦有呈小细胞型者；贫血多属轻度，白细胞和血小板一般无明显异常。

4．肾　长期接触较大量铅者尚可出现肾损害，早期主要表现为近端肾小管功能异常，出现低分子量蛋白尿（如尿 $β_2$ 微球蛋白排出量增高等），严重者可引起肾小球滤过率及内生肌酐清除率降低；长期维持高浓度铅接触尚可引起慢性间质性肾病，导致血肌酐持续增高、慢性肾功能不全。

5．其他　铅与高血压的关系目前尚无明确结论，但铅作业女工中不孕、流产、死胎数明显增多，怀孕期间继续接触铅，尚可影响胎儿的发育；男工可见性欲减退、精子数减少、精子活动度降低等表现。

（三）实验室检查

铅中毒常用的检查指标可分为两类：

（1）直接反映机体接触量或铅在体内软组织中的蓄积量，如血铅、尿铅、络合剂驱排后的尿铅量等。

（2）接触铅后引起的生物学效应，如红细胞 ALAD、红细胞 EP 和 ZPP、尿 δ-ALA 等。

1．血铅　血铅为职业性铅接触首选的检测指标，主要反映近期铅接触量和软组织中铅含量，铅引起的生物效应如 EP、ZPP、尿 δ-ALA、周围神经传导速度和神经行为学等改变也与血铅浓度有较密切的关系。血铅浓度在接触铅后很快升高，数周至数月后逐渐达到并保持一定水平；脱离接触后，血铅的清除分为三相：第一相半减期为 35 ~ 40 天，主要是从软组织和红细胞中排出的；第二和第三相半减期分别为 6 ~ 12 个月和 10 ~ 20 年，主要反映骨骼铅的清除速率。无职业性铅接触的成人血铅浓度一般为 0.25 ~ 0.75 μmol/L（50 ~ 150 μg/L），城

市人群通常比农村人群高，吸烟者比不吸烟者高；我国 20 世纪 90 年代对 12 个城市无职业性铅接触成人的调查显示，血铅浓度范围为 0.05 ~ 1.61 μmol/L（10 ~ 322 μg/L），几何均值为 0.405 μmol/L（81 μg/L），95% 容许上限为 0.935 μmol/L（187 μg/L）；儿童体内铅负荷量随年龄而增高，美国 CDC 对儿童血铅的建议限值为 0.5 μmol/L（100 μg/L）。

2．尿铅　尿铅也为反映近期铅吸收量指标。因受液体摄入量和肾功能等因素的影响，尿铅浓度比血铅波动范围要大。我国 1991—1993 年对全国不同地区无职业性铅接触的劳动者 1588 名调查显示，尿铅范围为 12.5 ~ 314 nmol/L（2.5 ~ 62.8 μg/L），几何均数为 45.5 nmol/L（9.1 μg/L），95% 容许上限为 160 nmol/L（32 μg/L）；美国无职业性铅接触者尿铅浓度为 50 ~ 250 nmol/L（10 ~ 50 μg/L）；另有 15 个国家 542 名正常人尿铅值 95% 在 325 nmol/L（65 μg/L）以下。国外报道，无职业性铅接触者尿铅经肌酐（Cr）校正后一般 < 27.5 μmol/molCr（50 μg/gCr）。铅作业工人在工作场所接触尚可耐受的剂量时，铅排泄量并不立刻明显增高，约有 10 天的延迟期，其后尿铅逐渐增高，在接触 1 个月后达到相应水平；当血铅浓度为 2.5 μmol/L（500 μg/L）时，尿铅约为 82.5 μmol/molCr（150 μg/gCr）。

3．驱铅试验　其尿铅结果在一定程度上能较好反映体内可络合铅的负荷量，一般在铅中毒不能确诊时进行。对一些曾在超过国家卫生标准环境下工作，而目前已经脱离铅作业或近期铅接触量减少的工人而言，驱铅试验常较其他检查更有诊断价值；有人比喻依地酸二钠钙（$CaNa_2EDTA$）驱铅试验是软组织铅负荷的"化学性活组织检查"。驱铅试验药物一般用 $CaNa_2EDTA$ 1.0g，加入 25% 葡萄糖液内缓慢静脉注射或 5% 葡萄糖液内静脉滴注，收集 24 小时尿，检测铅含量。

4．血液中 EP 和 ZPP　血液中 EP 和 ZPP 与体内铅负荷量的关系比血铅及尿铅密切，均可反映既往接触铅的水平，在职业和环境医学

中主要用作筛检指标；无职业性铅接触者血 EP 和 ZPP 上限值多在 0.72 ~ 1.42 μmol/L（400 ~ 800 μg/L）和 0.72 ~ 1.60 μmol/L（450 ~ 1000 μg/L）。一般而论，女工血铅 > 0.75 ~ 1.0 μmol/L（150 ~ 200 μg/L）、男工血铅 > 1.25 ~ 1.5 μmol/L（250 ~ 300 μg/L）时，EP 开始增加；随着血铅浓度的增高，女工血 EP 或 ZPP 的增加比男工更显著；在铅的接触水平比较恒定时，血铅浓度 3.0 μmol/L（600 μg/L）男工相应的 EP 浓度约为 5.33 μmol/L（3000 μg/L）、女工为 6.25 ~ 7.12 μmol/L（3500 ~ 4000 μg/L）。轻度缺铁性贫血、遗传性红细胞生成性原卟啉症也可使 EP 和 ZPP 增高，在评价或诊断时，要加以鉴别。

5. 尿 δ-ALA　尿 δ-ALA 排出量增加是铅抑制 ALAD 后，过多 δ-ALA 在组织蓄积的结果，反映了铅对血红素合成的干扰作用，是铅的毒性效应指标之一。铅作业工人血铅 > 2.0 μmol/L 时，尿 δ-ALA 即开始增高，两者密切相关，其特异性较尿粪卟啉高，但敏感性低于 EP 及 ZPP；当尿 δ-ALA 为 63 μmol/mol Cr（10 μg/g Cr）时，相应的血铅均数为 3.0 μmol/L。国内外报道的尿 δ-ALA 参考值上限多在 22.9 ~ 45.8 μmol/L（3 ~ 6 μg/L）。

6. 其他指标　尿粪卟啉的敏感性和特异性均较差，用作早期诊断不够理想；血 ALAD 则太敏感，不适合用作个体诊断指标，仅宜用于环境评价和上岗前检查指标。国外使用 X 荧光法测定活体骨骼中铅含量来估价体内负荷量，国内尚未开展。此外，神经 - 肌电图可用以检查铅对周围神经的损害作用；神经行为学测试也可检查铅对中枢神经的影响，但对个体诊断缺乏特异性。

根据我国诊治铅中毒工作的实践经验，仅凭某一单项指标诊断铅中毒往往存在漏诊或误诊可能，故宜几项指标联合应用，取长补短。如开展铅作业工人普查时，可选用血铅或尿铅与血 ZPP 进行筛检；怀疑铅中毒所致腹绞痛时，可先进行尿粪卟啉半定量测定，并留尿、采血进一步做尿铅和血铅等检查，以协助诊断。需要强调的是，万勿根据某项指标一次检测结果轻易下结论，必须结合接触史、现场调查资料、临床表现和其他实验室检查结果综合分析后，方可做出诊断。

各项实验室指标进行检测时，必须有一套科学、严格的质量保障制度进行控制，以保证检测结果的准确性和可靠性。质量保证应贯穿检测的全过程，从样品选择、采集、运输、保存、预处理、分析测试、实验记录、结果计算和报告等，每个环节都要有质量把关。检测血铅和尿铅时，还应特别注意采样及测试过程的污染问题，应严格按照国家卫生计生委颁布的标准方法和操作规程进行。

【诊断与鉴别诊断】

（一）急性中毒

根据短时间内吸入高浓度铅烟或口服较大剂量铅化合物的接触史，以消化系统损害为主伴有多器官功能障碍的临床表现，以及血铅增高、尿粪卟啉强阳性等实验室检查结果，在排除其他原因引起的类似疾病后，可作出急性或亚急性铅中毒的诊断。对于无职业性铅接触者，尤应仔细询问含铅药物的使用情况，并与急性胃炎、急性胆囊炎、急性肝炎、急性胰腺炎、急性阑尾炎、急性肠梗阻等鉴别。

（二）慢性中毒

慢性铅中毒的诊断应依据职业性铅接触史、现场职业卫生调查情况，以神经、消化、造血系统损害为主的临床表现和实验室检查结果，在排除其他原因引起的类似疾病后做出诊断。国家职业卫生标准《职业性慢性铅中毒的诊断》（GBZ 37）可供参考。

对于有密切铅接触史，血铅 ≥ 1.9 μmol/L（400 μg/L）或尿铅 ≥ 0.34 μmol/L（70 μg/L）或 ≥ 0.48 μmol/24 h（100 μg/24 h）、或诊断性驱铅试验后尿铅 ≥ 1.45 μmol/L 但 < 3.86 μmol/L，尚无铅中毒的临床表现者，在 2002 年颁布的《诊断标准》中曾列为"观察对象"，给予定期（3 ~ 6 月）复查，但 2015 年新修订的国家职业卫生标准已将此级删除，慢性铅中毒只分为如下三级：

1．轻度中毒　血铅 ≥ 2.9 μmol/L（600 μg/L），或尿铅 ≥ 0.58 μmol/L（120 μg/L），且具有下列一项表现者：

（1）红细胞锌原卟啉（ZPP）≥ 2.91 μmol/L（13.0 μg/gHb）；

（2）尿 δ- 氨基 -γ- 酮戊酸 ≥ 61.0 μmol/L（8000 μg/L）；

（3）有腹部隐痛、腹胀、便秘等症状。

或络合剂驱排后尿铅 ≥ 3.86 μmol/L（800 μg/L）或 4.82 μmol/24 h（1000 μg/24 h）者。

2．中度中毒　在轻度中毒的基础上，具有下列一项表现者：

（1）腹绞痛；

（2）贫血；

（3）轻度中毒性周围神经病。

3．重度中毒　在中度中毒基础上具有下列一项表现者：

（1）铅麻痹；

（2）中毒性脑病。

慢性铅中毒虽可出现神经、消化和血液系统的临床表现，但轻度中毒者症状和体征可不明显，且缺乏特异性，仅作为诊断参考。对较长时间从事铅作业且近期接触铅浓度较高的工人，一旦出现腹绞痛，应首先考虑铅中毒性腹绞痛可能，并注意与下列疾病的鉴别，如阑尾炎、胆道蛔虫症、胆石症、胃穿孔、肠梗阻、输尿管结石、血卟啉病等。铅引起的贫血应与缺铁性贫血和溶血性贫血相鉴别；铅引起的周围神经病要除外药物性、其他化学物中毒、糖尿病、感染性多发性神经炎等疾病；铅性脑病应与脑炎、脑肿瘤和其他化学物引起的中毒性脑病相鉴别。详细询问职业史，结合临床表现和血铅、尿铅等生物标志物的测定结果有助于明确诊断。

【治疗】

（一）急性中毒

1．中止毒物进一步吸收，并清除毒物　生活性中毒者立即停用含铅化合物的药物，不再饮用含铅容器蒸馏的酒或铅壶盛的酒；一次大量经口服入中毒者，可用 1% 硫酸钠或硫酸镁溶液洗胃，洗胃后给予 50% 硫酸镁溶液 40ml 导泻；职业中毒者应迅速脱离工作现场。

2．对症支持治疗　铅性腹绞痛可静脉注射 10% 葡萄糖酸钙液 10 ~ 20 ml，也可肌内注射阿托品 0.5 ~ 1 mg。中毒性脑病、中毒性肝病和肾病的治疗可参见本书有关章节。

3．驱铅治疗　可用 CaNa₂EDTA 1.0 g 加 25% 葡萄糖溶液 60 ml 缓慢静脉注射，或加 5% 葡萄糖溶液静脉滴注，每日 1 次，连用 3 ~ 4 天为一疗程；对出现急性肾损害患者，应酌情减量。也可用二巯丁二钠 1 ~ 2 g 加生理盐水或 5% 葡萄糖溶液 20 ~ 40 ml 缓慢静脉注射，每日 1 次，连用数天，至急性症状缓解为止。

（二）慢性中毒

慢性铅中毒一旦确诊，即应脱离接触，并进行驱铅治疗。

1．驱铅治疗　中毒患者应使用金属络合剂进行驱铅治疗，如注射 CaNa₂EDTA、二巯丁二钠，或口服二巯丁二酸等，一般用药 3 天为一疗程。剂量及间隔期应根据患者临床表现、用药后尿铅排出量等具体情况而定；轻度铅中毒治疗一般不超过 3 ~ 5 个疗程。

2．对症治疗　腹绞痛发作时，可静脉注射葡萄糖酸钙、肌内注射阿托品；铅中毒性脑病、周围神经病和贫血的治疗可参见本书有关章节。对症治疗同时可给予驱铅治疗。

慢性轻度、中度铅中毒治愈后可恢复原工作，重度中毒者必须调离铅作业，并根据病情给予治疗和休息。

【预防】

降低工作场所空气中铅浓度，减少劳动者铅接触水平，是预防和控制铅中毒的根本。对工作场所空气中铅浓度暂时达不到国家卫生标准要求的，应加强个体防护，同时采取有效改进措施，将空气中铅浓度尽快降下来。从事铅作业的劳动者要进行上岗前和在岗期间的职业健康检查，定期检测血铅或尿铅。发现职业禁忌证者，应调离铅作业岗位。

（黄金祥）

案例介绍

患者，男，27岁。从事蓄电池制造工作5年，1周前从事熔铅制板工作。主诉：反复发作性腹绞痛10天，意识不清、抽搐半天。患者10天前开始出现腹绞痛，行纤维胃镜等检查诊为十二指肠球部炎症，给予相应治疗未见好转。半天前突发意识不清、四肢强直性抽搐、双眼上翻、牙关紧闭，每次发作持续3～5分钟，约30分钟发作一次。外院按蛛网膜下隙出血处理，未能控制病情，遂在当夜转院。

体检：T37.8℃，P98次/分，R24次/分，Bp14/10 kPa（105/75 mmHg）。贫血面貌，上下牙龈见铅线；心肺（−），腹平软，无固定压痛点和明显腹肌紧张，肝脾肋下未触及；神经系统检查见意识丧失，对强刺激有反应，颈软，脑神经（−），腱反射减弱，Kerning征（−）、Brudzinski征（−）、Babinski征（−）。

实验室及辅助检查：头颅CT无异常；腰穿示脑脊液无色透明，压力2.13 kPa（215 mmH$_2$O），常规和生化检查正常。

考虑患者长期接触铅，发病前1周从事熔铅制板时吸入高浓度铅烟尘，接铅量大，初步诊断：重度铅中毒，铅中毒性脑病。在未取得血铅和尿铅测定结果前，予CaNa$_2$EDTA 2 g静脉滴注，同时给予降颅压、控制抽搐等治疗，患者癫痫发作控制。次日报告血铅5.79 μmol/L（1.20 mg/L），尿铅4.64 μmol/L（0.96 mg/L），Hb 96 g/L，铅中毒性脑病诊断确定，继续原治疗，CaNa$_2$EDTA改为1g静脉滴注，每日2次。患者第3天意识逐渐转清，第4天基本恢复正常，第5天复查血铅4.15 μmol/L（0.86 mg/L），尿铅1.16 μmol/L（0.24 mg/L），改用CaNa$_2$EDTA 1g静脉滴注，每日1次。连用4天后，患者症状消失，复查血铅2.70 μmol/L（0.56 mg/L），住院10天后出院。嘱脱离铅作业，定期复查血铅和尿铅。

点评：本例以癫痫发作为主要表现入院，结合其反复发作性腹绞痛、牙龈铅线以及明确的铅接触职业史，初步考虑为铅中毒性脑病，血铅和尿铅检测结果证实诊断，由于治疗及时，症状迅速改善，短时间内康复。及时给予CaNa$_2$EDTA驱铅和积极降颅压是治疗铅中毒性脑病的关键。目前我国铅中毒性脑病罕见，如不仔细询问病史，特别是职业接触史，极易误诊。

思考题

1．评价铅接触水平和接触铅后引起的早期生物学效应指标主要有哪些？分别说明这些指标的意义。

2．简述慢性铅中毒的临床表现、诊断及鉴别诊断要点。

推荐阅读的参考文献

1．张基美，吴宜群，黄金祥．慢性铅中毒诊断指标与诊断标准的研究．中国工业医学杂志，1996，9（5）：257-262.

2．王世俊．铅中毒的解毒疗法．中国医学，2000，35（7）：18-20.

3．Levin SM，Goldberg M．Clinical evaluation and management of lead-exposed construction workers．Am J Ind Med，2000，37（1）：23-43.

4．Flora G，Gupata D，Tiwari A．Toxicity of lead：a review with recent updates．Inter- discip Toxicol，2012，5（2）：47-58.

5．Kosnett MJ，Wedeen RP，Rothenberg SJ，et al．Recommendations for medical management of adult lead exposure．Environ Health Perspect，2007，115（3）：463- 471.

6．Rao JVB，Vengamma B，Naveen T，et al．Lead encephalopathy in adults．J Neurosci Rural

Pract，2014，5（2）：181-183

三、汞及其无机化合物

汞（mercury，Hg）广泛存在于自然界，一般动植物中都含有微量的汞，食物中也都有微量汞存在，但含量较低；地壳的平均含汞量约 50 μg/kg，普通岩石的含汞量约为 100 μg/kg，土壤中的含汞量为 10～300 μg/kg；通过岩石风化、火山爆发等自然现象可使大量汞进入大气，大气中的汞随风雨霜雪又重返地面，并为土壤、微生物、植物吸收，总循环量可达 6000 吨/年以上。但土壤中的汞化合物须先转化为金属汞或甲基汞后才能被植物吸收；水体中的无机汞在微生物的作用下可转化成甲基汞和二甲基汞，这种转化称为汞的"生物甲基化作用"（biomethyllation），其可通过食物链在生物体内富积，最大富集度可达 1 万倍，这些汞化合物再随时经食物链进入动物体和人体。

人类的生产活动是环境中汞的另一重要来源，如煤的含汞量平均为 1 μg/kg，全世界每年因燃煤而排入大气的汞可达 4000 吨/年；此外，石油炼制和石油制品燃烧也是重要的汞排放源，这种人为的污染量约占全球汞的总循环量一半甚至更多。根据 20 世纪末资料，全世界由于人类活动向水体排放的汞量达 0.16 万吨/年，排入大气的汞量达 1 万吨/年，排入土壤的总汞也有约 1 万吨/年，但由于排放集中，且多在人口稠密处，故危害性远较自然循环汞为大。例如陆地面积较小、工业生产较少的南半球，大气中的汞含量尚不到 2 ng/m³，而陆地面积较大、人口较稠密、工业较发达的北半球，大气中汞含量可达 4 ng/m³ 以上。

综上可见，人类无时不在与汞接触，据 WHO 资料，目前人类从空气中的平均摄汞量已超过 60ng/d，从饮食中摄入的汞量平均达到 3 μg/d（其中 80% 为甲基汞化合物），污染地区人群的摄汞量更比常人高出数百甚至数千倍，例如日本熊本县水俣湾地区，由于工业污水排放，导致海水严重污染，当地居民人均食物摄汞量曾达 5 mg/d，最终导致"水俣病"——甲基汞中毒。目前我国汞产量约占全球总产量的 60%，汞的总消费量大概在 1000 吨（约占世界总量的 50%），汞的污染问题已经十分突出，值得密切关注。

【理化性质】

汞是常温下唯一呈液态的金属，色若白银，故又称"水银（liquid silver）"。汞在常温下即能蒸发，既不溶于水和有机溶剂，也不溶于盐酸、稀硫酸和碱液，但能溶于脂质；还可溶解多种金属形成合金——"汞齐（amalgam）"，加热此种汞合金使汞蒸发，即可得到另一纯净金属，是贵金属重要的提取方法之一。汞的黏度很小，易流动，几乎无孔不入；其蒸气尚可吸附于衣物，成为扩大汞污染不可忽视的途径之一。

金属汞为元素汞，其化合价为 0（Hg^0）。除此之外，汞尚有另外二种化合价：

1. 亚汞（mercurous） 乃汞原子失去一个电子所生成的 Hg^+，由于多以二个原子并存形式出现，故常以二价状态（Hg_2^{2+}）与其他物质化合。最常见的亚汞化合物为氯化亚汞（mercurous chloride，Hg_2Cl_2），也称甘汞（calomel），早年曾广泛用作缓泻剂；其次为氧化亚汞（merurous oxide，Hg_2O），乃金属汞在空气中缓慢氧化生成。

2. 二价汞（mercuric） 乃汞原子失去二个电子所生成（Hg^{2+}），此状态可生成多种稳定化合物，最常见的为氯化汞（mercury perchloride，$HgCl_2$），亦称升汞（sublimate），是重要的消毒剂及化工原料。其他尚有氧化汞（mercuric oxide，HgO，亦称三仙丹）、硫化汞 [mercuric sulfide，HgS，亦称朱砂（cinnabar）]、醋酸汞 [mercuric acetate，$Hg(CH_3COO)_2$]、硝酸汞 [mercuric nitrate，$Hg(NO_3)_2$]、硫酸汞（mercuric sulfate，$HgSO_4$）等，这些化合物在体内可很快解离出 Hg^{2+}。

二价汞还可生成有机化合物，主要用作农药。按其在体内的代谢状况和毒性，可大致分为两类：一类易在体内分解出汞离子，如烷氧基汞（alkoxyl mercuric）、苯基汞

（phenylmercuric）等，其毒性与无机汞相近；另一类汞碳键较为稳定，在体内不易释出汞离子，主要是烷基汞类（alkyl mercurics），如氯化甲基汞（methylmercuric chloride）、磷酸乙基汞（ethylmercuric phosphate）等，有其独特毒性，与无机汞不同。

【接触机会】

除汞矿的开采、冶炼过程有接触汞的机会外，汞的职业性接触主要在于它的应用过程，如：

1. 化学工业　主要见于水银电解法制碱、用汞作为有机合成触酶或定位剂，或用汞作原料生产医药（甘汞、升汞、汞撒利等）、农药、试剂等。

2. 仪表及电器行业　主要用于某些仪表制造、维修、校检等，如温度计、血压计、气压计等，此外，汞还用于制造灯具、开关、电子管等。

3. 其他　如使用汞齐提取金银、补牙、制镜、制造雷汞（起爆剂），以及用汞盐处理毛绒、制革等。

汞和汞的化合物曾经广泛地应用于医药领域，如汞化合物曾被用来治疗梅毒下疳；汞利尿剂也曾被广泛使用，直到20世纪60年代才被呋塞米和依他尼酸取代；某些有机汞化合物还被广泛地用作杀真菌剂等，但二三十年前已被禁止。值得关注的还有利用汞齐补牙过程中的汞接触，涉及牙医、技师及接受补牙的患者；汞齐补牙已经有150多年的历史，按照重量计，汞齐的组成为50%汞、35%银、9%锡、6%铜，以及少量的锌，一次补牙元素汞的使用量在750～1000 mg之间。

【毒性机制】

（一）吸收

汞的吸收及毒性主要取决于汞的化学形式及接触途径。金属汞在室温下为液体，且有较强的挥发性，在生产条件下主要以蒸气形式经呼吸道侵入人体；汞蒸气容易经肺泡吸收，且吸收速度快，吸收量可达75%～100%。金属汞经消化道的吸收量甚微，约小于摄入量的0.01%，有报道即使人口服100～500 g的金属汞，除偶有腹泻外，未见到其他影响；金属汞和汞盐不易为完整皮肤吸收，但无机汞盐则主要经由消化道进入体内，其吸收量主要取决于它的溶解性。

（二）分布及代谢

汞吸收入血后，最初主要分布于RBC中，后被氧化为Hg^{2+}而进入血浆，与蛋白质结合，输送到各组织器官中去；而后则逐渐向肾，主要是近曲小管集中，储存在肾小管细胞中，与金属硫蛋白（MT）结合生成较稳定的汞硫蛋白（mercurothionein）而失去活性，并进而被溶酶体吞噬，得以较安全地储存于细胞中。还有一小部分以元素汞的形式溶解在血脂中，其可通过血脑屏障及胎盘屏障，在脑内可被进一步氧化为Hg^{2+}而长期储存，故金属汞中毒较无机汞盐中毒更多见中枢神经损害的原因。

（三）排泄

血汞以低分子"可扩散汞（diffusible mercury）"形式不断向全身组织输送，Hg^{2+}在血中的半减期为2～4天；4个半减期后，约90%的血汞可得到清除。

汞在体内的排泄规律则较复杂，一次注射$HgCl_2$后60天可排出约85%，其余的15%排出则较缓慢，半减期约为100天，主要经肾排出。长期接触汞时，约有10%是以Hg^0的形式经呼气或皮肤蒸发排出；肠道是早期的主要排出途径之一；至少有50%是经肾排出的；还有少量经汗液、唾液、乳汁等排出。国内学者发现，高强度接触汞时，肾小球亦可排出白蛋白结合汞。

（四）毒性机制

近年的研究成果使汞的毒性机制更向分子层面推进，更接近真正本质，具体如：

（1）具高度亲电子性，对体内含有硫、氧、氮等电子供体的基团如硫基、羰基、羧基、羟基、氨基、磷酰基等具有很强攻击力；上述基团均是体内最重要的活性基团，尤其是酶类、生物膜的主要成分，故对机体的生理生化功能具有重大影响。

（2）其亲电子性还决定了它对DNA明显的攻击性，可造成DNA单链断裂，其效应颇似X

线照射，使之成为人类新的可疑致癌物。

（3）引起细胞内钙超载，导致磷脂酶 A_2 激活、花生四烯酸产物及超氧阴离子生成，引起细胞损伤。

（4）诱发肾的免疫性损伤，导致过敏性间质性肾炎或肾小球肾炎。

【临床表现】

（一）急性中毒

职业中毒多为急性接触高浓度的金属汞蒸气引起，主要影响呼吸系统；临床表现主要包括金属烟雾热、急性气管 - 支气管 - 肺炎、消化系统损伤、肾小管损伤、皮疹。具体如：

（1）全身症状：最初仅有口中金属味，数小时后出现胸痛、咳嗽、寒战、乏力，偶有咯血，并有发热（38 ~ 39℃）、寒战，伴头痛、头晕等。

（2）呼吸系症状：主要为支气管肺炎表现，如剧咳、呼吸困难、咳痰、咯血，甚至出现呼吸衰竭；体检可见呼吸急促、肺内广泛啰音；X 线胸片示有广泛不规则阴影，甚至融合成片；实验室检查可有白细胞升高、低氧血症。

（3）消化系统症状：1 ~ 2 日后出现严重口腔炎表现，如牙龈肿胀、出血、化脓，牙齿松动、脱落及恶心、呕吐、腹痛、腹泻等，严重者可出现肝功能异常、肝大。

（4）泌尿系统症状：2 ~ 3 天后出现，主要为急性肾小管坏死表现，可见蛋白尿、血尿、颗粒管型尿，伴尿钠增高、滤过钠排泄率（FE_{Na}）增加、尿渗透浓度减低，严重者出现急性肾衰竭。

（5）皮疹：多在接触后 1 ~ 3 天出现，常为散在性斑丘疹，四肢及面部较多，可融合成片或溃疡、化脓，严重者可发生剥脱性皮炎。

生活性中毒则多因口服无机汞盐引起。主要表现为化学性坏死性胃肠炎（chemical necrotic gastroenteritis），患者出现明显腹痛、腹泻（水样便及血便）、脱水、休克及急性肾小管坏死，常可迅速进展为少尿型急性肾衰竭；最常见毒物为氯化汞，其致死量约为 1g。

元素汞很少引起变应性接触性皮炎，通常是持续接触有机汞化合物所致，如 20 世纪与补牙相关的汞过敏反应 [例如口腔炎和（或）皮炎] 文献报告总共不超过 50 例，还不能排除补牙的填充物和金属器械含有的其他金属具有的潜在致敏作用，例如铜、金、镍、钴和铬等。

（二）慢性中毒

职业性慢性汞中毒多因长期接触较大量的汞蒸气引起，其典型临床特征有三个：即易兴奋症（erethism）、震颤（tremor）及口腔 - 牙龈炎（stomatogingivitis），随着职业卫生条件改善，工人接触水平已大大降低，上述典型表现已不多见，但上述特点仍不失为慢性汞中毒临床表现的核心所在。具体表现为：

（1）神经精神障碍（neuropsychosema）：早期主要为神经衰弱症状，可伴自主神经功能紊乱、性欲减退，继则出现情绪和性格改变，如急躁、易激动、胆怯、羞涩、孤僻、抑郁、好哭、健忘、注意力不集中，甚至出现幻觉；此种性格改变及精神异常乃慢性汞中毒最具特色的临床表现，具有诊断价值。

（2）震颤：最初仅见腱反射亢进，后表现为手指细微震颤，为意向性（intensive），从事习惯动作时可不明显；而后逐渐波及眼睑、舌及四肢，振幅亦渐增大，严重时生活亦难自理，甚至说话带"外国腔"。

（3）口腔炎：早期多为牙龈肿胀、酸痛、易出血、流涎、口臭，唾液腺肿大；继则发展为牙龈萎缩、牙齿松动甚至脱落，口腔卫生不好者可在龈齿交界处出现蓝黑色"汞线（mercury line）"。

（4）肾损伤：主要表现为近曲小管功能障碍（如低分子蛋白尿、氨基酸尿等）、无症状性蛋白尿，敏感个体可发生肾小球肾炎，导致白蛋白尿。但汞所致肾损伤预后均较好，脱离接触经适当治疗后，多能获得痊愈。

（5）其他：如汞毒性晶状体炎、皮炎、肝肿大等；近年还有报告出现全身肌肉疼痛，因与接触剂量无关，故推测可能由变态反应所致。

（三）实验室检查

最为特异的实验室指标为生物样本中汞含量的测定，如尿汞、血汞、发汞、唾液汞等；

后二者因取材、操作繁琐，目前已很少在临床应用。

1．血汞　汞及其化合物一旦进入体内，可迅速出现于血中，与摄入量（如车间空气中汞浓度等）有良好相关。汞在血中的半减期为 2～4 天，4 个半减期后，约 90% 的汞已从血中清除；一次摄入后 2 周左右，血中已很难检出，故血汞仅宜用作汞的早期接触指标。我国尚无国家标准，国外资料认为，正常人血汞水平不应高于 0.125 µmol/L（25 µg/L）。

2．尿汞　尿汞一般在汞摄入后 3～5 日后才见增高，1～3 个月达到峰值；一次接触后，尿汞增加仍可持续 6～8 个月，与接触水平和血汞水平均有较好相关，为临床检测过量汞接触最常用的指标（一般均测尿总汞）；但其与脑内的汞沉积量无明显关系，故无法用作有无中毒的判断，只能反映近期汞的接触水平。国外推荐的汞生物接触阈限值为 0.25 µmol/gCr（50 µg/gCr），我国新的国家诊断标准将其定为 28 µmol/molCr（50 µg/gCr），与国外基本一致。

【诊断和鉴别诊断】

（一）急性中毒

职业性急性汞中毒根据急性大量吸入较高汞蒸气的病史，以呼吸系统、消化系统、肾及皮肤改变为主的临床表现，不难做出判断；尿汞明显增高有重要诊断价值。但应注意与急性胃肠炎、急性呼吸系感染、急性泌尿系感染及其他急性传染病鉴别。国家已经颁布《职业性汞中毒诊断标准》（GBZ 89），将病情分为三级：

1．轻度中毒，指短期内接触大量汞蒸气，尿汞增高，出现发热、头晕、头痛、震颤等全身症状，并出现口腔-牙龈炎及胃肠炎，或急性支气管炎者。

2．中度中毒，指在轻度中毒基础上，出现间质性肺炎，或肾病综合征者。

3．重度中毒，指具备下列任一表现者：急性肾衰竭，或癫痫样发作，或精神障碍。

（二）慢性中毒

慢性职业性汞中毒的诊断原则与一般职业病相同，主要根据长期职业性汞接触史，以神经精神异常、口腔炎、震颤等症状为主的特征性临床表现，结合作业环境调查和尿汞测定结果，不难做出诊断；但应注意与脑血管疾病、帕金森综合征（震颤麻痹综合征）、精神疾病等相鉴别。根据前述《职业性汞中毒诊断标准》（GBZ 89），其病情也可分为三级：

1．轻度中毒，指汞作业者具备下列表现之三项者：脑衰弱综合征，口腔-牙龈炎，眼睑、舌或手指震颤，尿汞增高。

2．中度中毒，指汞作业者具备下列表现之二项者：精神性格改变，粗大震颤，明显肾损害。

3．重度中毒，指汞作业者具备下列任一表现者：小脑共济失调，精神障碍。

【治疗】

（一）急性中毒

急性吸入高浓度的汞蒸气者，应立即脱离中毒现场，淋浴更衣，静卧保暖，并作如下处理：

（1）驱汞治疗：常用二巯丙磺钠（肌内注射）或二巯丁二钠（静脉注射），具体可参见本章总论。但出现明显肾损伤尤其是发生 ARF 时，则不宜进行药物驱汞，应以防治 ARF 为中心组织全身治疗；必要时可在血液透析配合下进行药物驱汞。

（2）对症治疗：如化学性肺炎可给吸氧、糖皮质激素、抗生素，口腔炎可给 0.1% 雷佛奴尔或 3% 过氧化氢溶液含漱，神经系统症状可用镇静安神药物，严重皮疹可用糖皮质激素；同时投用硒化合物、谷胱甘肽、硫代硫酸钠、维生素 C、ATP 等，以助解毒排泄；口服汞盐者应及早用温盐水及 0.2% 活性炭交替洗胃，并补液利尿，早期实施血液净化治疗，防治肾功能不全。

（二）慢性中毒

慢性中毒一旦确诊，则应给予驱汞治疗，治疗后轻度汞中毒者可继续从事原工作，中度和重度患者则应调离汞作业。驱汞药物与急性汞中毒相同，剂量可参阅本节总论内容；近年使用 DMSA 胶囊小剂量（0.25 g，3 次/日，3 天为一疗程）口服，亦显示一定效果。对神经衰弱症状可使用镇静安眠、健脑补肾、维生素类、硒类微量元素等药物，并适当使用脑代谢促进剂，如脑复康、脑复新、胞二磷胆碱、三磷酸胞苷、肌苷等。

【预防】

汞中毒预防与其他职业病的预防原则相同，在具体实施上，应注意以下几点：

1. 含汞装置应尽量密闭，必要的手工操作应在抽风柜中进行，其出口应有净化装置；碘化活性炭、氯化活性炭、二氧化锰、硫化钠等对汞均有很好的吸附作用，可以回收汞蒸气，防止环境污染。

2. 工作场所避免气温过高；其地面、墙面、工作台、天花板应使用光滑不易吸附的材料；班后应冲洗工作室；地面应设置水银回收阱。

3. 作业场所应严禁吸烟、进食、喝水；班后应淋浴更衣；工作服不得穿回家，并定期清洗。

4. 定期检测作业场所空气中汞浓度，找出超标原因，及时整改；定期开展卫生宣教，普及汞中毒防治知识。

5. 认真开展健康监护工作，定期进行健康检查；孕妇及哺乳期妇女应调离汞作业岗位；严格执行职业禁忌证有关规定。

（赵金垣）

案例介绍

为了保护文物，青海省塔尔寺的古建筑维修队共31人在2001年6月初开始对寺内大金瓦殿殿顶进行镏金工作。2001年8月28日，部分维修队人员出现头晕、头痛、恶心、呕吐、食欲缺乏、睡眠障碍、全身无力、流涎等症状，其中头晕、头痛16例（55%），睡眠障碍、全身无力16例（55%），牙龈肿胀、酸疼16例（55%），恶心、呕吐10例（33%），精神萎靡、食欲缺乏10例（33%），流涎10例（33%），牙龈出血4例（13%），情绪易激动2例（6.5%）。查体可见，双侧瞳孔等大等圆，对光反射存在；眼睑细微震颤16例（55%）；齿龈充血10例（33%）；精神萎靡10例

（33%）；口腔溃烂4例（13%）；舌细微震颤4例（13%）；咽充血3例（9.7%）；双肺呼吸音清；心音有力，律齐；腹软，肝、脾未触及；手指轻微震颤16例（55%）。血、尿常规及心电图检查均正常，既往身体健康，无呼吸系统、心血管系统或神经系统疾病。上述人员平均接触汞时间为88天。

作业环境卫生学调查结果如下：金瓦殿殿顶镏金的主要工艺是将金块用机械砸成金片，在球磨机内以1:4金、汞比例相互混合，最后制成粗汞齐；再放入石臼内手工揉金成全汞齐，而后再加汞稀释为铜板镏金；加热铜板蒸发汞齐中的汞，并将镀金后的铜板抛光，即完成整个镏金过程。整个工艺过程中除抛光工序外都使用金属汞。球磨机置于室内，24小时内不定时使用，其余工序均为院内露天操作。31人中从事抛光作业16人，均为60～70岁的老僧人；其余15人分为4组（3～4人/组），各组包工完成从揉金到烧金的全部工序，平均3～4天烧金1次，1次持续3～4小时，烧金时戴防毒口罩（唐丰3号），其余时间基本无防护措施。现场监测结果表明，球磨机房空气中汞浓度为0.9mg/m³，手工揉金处汞浓度为0.35mg/m³，洗金处为14.6mg/m³，烧金处为15.0mg/m³，均超过国家最高容许浓度（0.02mg/m³），超标达39～1499倍。

点评：急性和亚急性汞中毒以金属烟雾热、呼吸系统炎症、皮疹为突出临床表现，慢性汞中毒则以神经精神症状、震颤、口腔炎为突出表现；本例接触汞的时间虽然不长，但仍表现为慢性汞中毒临床特点，提示接触强度可能较大。但其表现仍不够典型，特异性相对稍差，故需作尿汞检测（尤其是用24小时尿或肌酐校正值），方能作出客观科学判断。尿汞水平较高者可考虑使用络合剂驱汞，由于病情总体偏轻，可考虑口服二巯丁二酸，不良反应会少些。

思考题

1．元素（或金属）汞的主要吸收途径是哪些？

2．评价体内汞负荷的实验室指标主要有哪些？临床意义如何？

3．简述急性和慢性金属汞中毒的主要临床特点及治疗方法。

推荐阅读的参考文献

1．赵金垣，王世俊．汞的慢性肾脏毒性研究进展．国外医学·卫生学分册，1985，12（5）：263-266.

2．赵金垣，王世俊，蒋如珊．职业性汞性蛋白尿的调查报告．中华预防医学杂志，1988，22（3）：140-142.

3．李树强，赵金垣，等．不同接触途径所致急性汞中毒的分析研究．中国工业医学杂志，2003，16（6）：324-377.

4．匡兴亚，冯玉妹，张雪涛，等．现行《职业性汞中毒诊断标准》的应用研究．中华劳动卫生职业病杂志，2011，29（5）：376-377.

5．李美雄，杜灶芹，刘宇．以疼痛为表现的慢性汞中毒临床观察分析．中国冶金工业医学杂志，2011，28（5）：616-617.

6．Jinyuan Zhao, Shijun Wang. The experimental study on proteinuria caused by chronic exposure to mercury. Biomedical and Environmental Sciences, 1988, 1: 235-246.

7．Zahir F, Rizwi SJ, Haq SK, et al. Low dose mercury toxicity and human health. Environmental Toxicology &Pharmacology, 2005, 20 (20): 351-360.

四、锰及其化合物

【理化特性】

锰（manganese，Mn）属黑色金属，原子量 54.94，熔点 1244 ℃，沸点 1962 ℃，密度 7.2，质脆硬，带银灰色光泽。常见价态为 +2、+4、+7，也可为 +1、+3、+6；化学活性与铁相近，在空气中易被氧化，高温时遇氧或空气可以燃烧；遇水可缓慢生成氢氧化锰；加热时可与卤素、硫、氮等作用；可溶于稀酸而释出氢气。锰的化合物超过 60 种，常见的有二氧化锰（manganese dioxide，MnO_2）、四氧化三锰（manganomanganic oxide，Mn_3O_4）、氯化锰（manganese chloride，$MnCl_2$）、硫酸锰 [manganese sulfate，$Mn(SO_4)_3$]、碳化锰（manganese carbonide，Mn_3C）、铬酸锰（manganous chromte，$2MnO \cdot CrO_3 \cdot 2H_2O$）、醋酸锰 [manganese acatate，$Mn(C_2H_3O_2)_2$] 等，其中以 MnO_2 最稳定。

【接触机会】

锰是地壳中含量第二多的重金属（0.1%），仅次于铁，是人体必需微量元素，正常情况下人体组织中都有锰存在。锰在自然界多与铁、钴、镍等金属共生，主要含锰矿石为软锰矿（pyrolusite，MnO_2）、菱锰矿（rhodochrosite，$MnCO_3$）、褐锰矿（Mn_2O_3）、辉锰矿（Mn_3O_4）等，我国的锰矿以前两种居多，其中软锰矿多为露天开采，含锰量高达 60%，菱锰矿多系井下开采，含锰量在 30% 左右；含锰量高于 30% 的矿石才有开采价值。其职业性接触主要为锰矿开采，如矿区中锰尘浓度可达 100 mg/m^3（最高容许浓度为 0.2 mg/m^3，时间加权平均浓度为 0.15 mg/m^3），其他接触机会为：

1．锰的开采冶炼　对锰矿石进行煅烧精炼可以得到 93% ~ 99.9% 的高精度锰，此生产过程可接触到高浓度锰。

2．冶金工业　锰主要是用来生产锰铁（占总吨位的 85% ~ 90%）；锰还可以与许多其他金属制成优质合金，如锰铜合金、铝锰合金等；其他应用还包括用二氧化锰作炼钢还原剂脱除钢氧和硫。这些生产环境空气中锰浓度常可达 0.3 ~ 20 mg/m^3。

3．电焊条制造　金属锰或锰铁可用作电焊条的生产，焊药、焊料中含锰量为 5% ~ 50%，这些作业环境空气中锰浓度常可达 6 mg/m^3 以上。

4．其他用途　用锰做去极剂生产干电池；

硅酸锰及四氧化三锰用作玻璃或陶瓷的色料，二氧化锰则用作玻璃脱色剂；高锰酸钾用作强氧化剂与消毒剂；代森锰用作杀菌剂；粗酸锰用作化肥；锰酸和高锰酸盐作为强氧化剂用于消毒、漂白；氧化锰用作染料；环烷酸锰用作汽油抗爆剂等。

职业性锰接触主要是通过粉尘及烟雾的吸入，皮肤及消化道吸收很少，几可忽略。锰中毒最常见于采矿、运输、研磨及锰矿筛选等接触锰粉尘工人中，有报道认为，粉尘浓度超过 250 mg Mn/m^3，即会发生中毒；其次为生产铁锰合金的冶炼工人、使用锰焊条的电焊工、以及加工铁锰合金的磨工。

【毒性机制】

锰是人体必需微量元素之一，是体内某些酶类的活性基团、辅助因子或激活剂，参与体内不少重要代谢过程（如蛋白质、糖及 B 族维生素、维生素 C、维生素 E 的代谢），并参与神经递质的合成，还能影响其他元素（如钙、磷、镁等）的代谢，故缺锰可导致严重疾病。正常人每日至少需从食物中摄取 3 ~ 9mg 锰才能满足生理需要。

皮肤基本上不吸收锰；锰化合物的溶解度很低，口服吸收量也很少，97% 以上由粪便排出；呼吸道是锰的主要侵入途径。锰烟和粒子较小的锰尘可进入肺泡，被巨噬细胞吞噬或经淋巴管进入血液；红细胞中含有较多二价金属转运体 1（DMT1），故红细胞中锰含量较血浆为高，其中少部分可形成锰卟啉；血浆中的锰多以二价形式与球蛋白结合。细胞内锰主要以三价形式生成磷酸盐蓄积于线粒体；体内各器官中以肝、胰、肾、肠道、心、脑等含量较高；同步 X 线荧光光谱成像技术研究显示，锰在大鼠脑中的分布以苍白球浓度最高，其次为黑质致密部、丘脑、尾状核、轴突束及皮质。除脑外，各软组织锰的生物转化率较高，故接触锰的晚期，脑内锰含量反而远远超过其他软组织，骨骼中的锰排出最慢（平均半减期为 8.6 年），锰在骨骼中的蓄积量可占全身总量的 43% 以上。

体内的锰多在肝内与胆红素或胆酸结合，随胆汁排入粪便中（约占 80%），这是锰的主要排泄途径，小部分可为肠道再吸收；经尿排出的锰尚不到总排出量的 10%，故尿锰测定的临床意义并不大；极少量的锰也可由乳汁、汗液排出。

锰的化合物有 8 种不同化学价，一般而论，其化学价愈低，毒性越大。锰的主要毒性在于它对于中枢神经系统的慢性损伤作用，染毒动物显示基底神经节的纹状体变化最为显著，丘脑、脑干神经节、大脑皮质也可见病理改变（如神经细胞变性），局部血管充血、内膜增厚、血栓形成，血管周围水肿及淋巴细胞浸润等，神经纤维可发生脱髓鞘改变；严重者其他脏器亦可受累，如肾血管扩张、肾小管细胞变性、肝细胞脂肪变性、心肌纤维水肿变性、肾上腺缺血或坏死等。

慢性锰中毒（manganesism）的具体发病机制尚未完全阐明，实验表明，可能与锰在神经细胞的能量供应中心线粒体内蓄积过量，诱发过度氧化应激所致，从而抑制线粒体乃至整个神经细胞的正常代谢功能有关。生化研究亦显示，染毒动物脑内 ATP 及神经递质（多巴胺、5- 羟色胺、去甲肾上腺素等）生成均明显减少，这些变化在脑内锰蓄积量最多的部位——纹状体（尾状核、苍白球、壳核）尤为明显。纹状体对调节肌张力、维持姿势、调节联合运动有重要作用，正常情况下通过抑制性神经介质多巴胺（dopamine，DA）和兴奋性神经介质乙酰胆碱（acetylcholine，Ach）的动态平衡完成生理功能。锰中毒时由于纹状体部位多巴胺生成减少，使乙酰胆碱作用相对增强，导致运动减少（hypokinesia）、静止性震颤（static tremor）、肌强直（myotonia）等表现，与帕金森综合征（震颤麻痹综合征，Parkinsonism）十分相似，但后者的损伤部位在黑质，与锰中毒稍有区别。此外，锰中毒时黑质和纹状体终端的多巴胺神经元并未受损，仅多巴胺生成和传输异常，如多巴胺释放减少、多巴胺转运蛋白（dobamine transporter，DAT）丢失等，此可能与锰可促进细胞表面的 DAT 进入细胞，导致 DA 排泌减少有关。还有研究发现，锰对神经毒性递质钙蛋白酶及与细胞凋亡相关的蛋白 caspase-3 有直接活化作用，从而可诱导脑神经细胞变性坏死。

【临床表现】

（一）急性中毒

急性锰中毒少见，多见于口服高锰酸钾，因其具有强烈的氧化性，故可致腐蚀性口腔炎及胃肠炎，严重程度与口服剂量和浓度有关。口服 1% 高锰酸钾即可引起口腔、食管、胃部烧灼感，口腔黏膜染成褐色，并有恶心、呕吐；2%～3% 浓度除上述症状加重外，发音、吞咽均有困难；3% 以上浓度可使口腔黏膜肿胀、糜烂，呈棕黑色，并有剧烈腹痛、呕吐、血便、休克甚至死亡。其致死量为 5～19 g。工业生产中吸入多量氧化锰烟雾可致"金属烟雾热（metal fume fiver）"，有头痛、头晕、寒战、高热、咽痛、咳嗽、气憋等症状，持续数小时至十数小时，大汗后退热，症状消失。

（二）慢性中毒

由于接触锰的强度、个体的敏感性及矿物的类型（$Mn_2O_3/MnSiO_3$ 混合物的损伤要大于 MnO_2）不同，慢性锰中毒临床表现出现的时间也不同。一般而论，起病十分缓慢，仅接触 1～2 个月一般不会发生锰中毒，绝大多数中毒病例的接触时间都在数年以上。Couper 在 1837 年最早报告了 5 名氧化锰研磨工发生锰中毒病例，早期主要以神经衰弱综合征和自主神经功能紊乱表现为主，如头痛、头晕、乏力、萎靡、嗜睡，继可出现健忘、失眠、易激动、多语、多汗、心悸、下肢沉重无力；查体可见心动过速、皮肤划痕阳性、眼心反射异常、腱反射多亢进（尤其是下肢），眼睑、手、舌可发生震颤，并有潜隐性肌张力增高（Нойк 征阳性：令患者伸直抬高对侧下肢并缓慢复位时，上肢肌张力可有增高）。少数病例可出现短时间的攻击性、性活动增加、幻觉及语无伦次，这些兴奋的临床表现曾被称为"锰性精神病（manganese psychosis）"。

病情进一步发展时，神经精神症状更为明显，患者性欲减退或阳痿，并有食欲缺乏、恶心、腹部胀闷、流涎、四肢麻木疼痛、夜间腓肠肌痉挛。出现锥体外系症状为病

情加重的重要指征，表现为四肢肌张力增高（hypermyotonia），下肢尤为明显；检查可见"齿轮样"肌张力增高，行走时双手摆动不协调，闭目难立试验阳性，轮替和连续动作困难，下蹲时易跌倒，举止缓慢，表情呆板，语音低沉，言语单调，情感淡漠，口吃，完成精细动作困难，眼球聚合不全。

晚期患者出现典型"震颤麻痹综合征"，常伴精神症状，表现为假面具样面容（masklike face），表情呆板，瞬目减少，四肢张力明显增高，屈肌尤甚。此外，尚有前冲步态，步行时身体前冲、双臂外展、抬腿缓慢、足尖着地、步基较宽，转向、后退均甚困难，有分解动作，易跌倒，被称为"公鸡步态（cock gait）"，此在帕金森病患者中则极为罕见；本病静止状态下出现震颤较少，且对帕金森病治疗药物左旋多巴反应较差，亦有助于与帕金森病相鉴别。检查时肌张力可呈"齿轮样"或"铅管样"表现；多有中等节律和幅度的四肢震颤；共济失调（ataxia）十分明显，轮替试验、跟膝试验等均可显示阳性，并有书写微缩现象或称书写过小症（micrographia）。患者可出现智能下降、不自主哭笑等精神症状，可有不恒定的病理反射、单侧中枢性面瘫、腹壁反射或提睾反射减弱或消失等锥体系损害，或有周围神经病。此时，即使停止接触，神经系统症状不会减轻，甚至可进一步发展。

慢性锰中毒的实验室检查尚缺乏特异指标。国内报道的尿锰正常值上限为 0.03 mg/L，但由于尿锰不是体内锰的主要排出途径，且与临床症状间无平行关系，难以用作诊断指标，但驱锰试验显示排锰量明显增加，有助于证实患者有过量锰接触或与其他病因的帕金森综合征（震颤麻痹综合征）鉴别。血锰的波动甚大，锰在血中的半减期仅 2 小时，不能反映体内蓄积状况，临床意义不大。发锰有助于反映体内锰蓄积状况，但头发色泽及部位可影响检测结果，体外污染对结果也有影响，目前尚缺乏正常标准。粪锰虽是体内锰的主要排出途径，但易受食物及饮水中锰含量的影响，不同地区、不同个体，差异很大。正常脑脊液中仅有微量锰

（< 7.0 μg/L），有研究表明，锰中毒时脑脊液含锰量显著增高，超过正常人或锰接触者近 10 倍，但取材不易，资料也不多，均有待进一步探讨。

锰中毒患者脑部 MRI 检查可发现锰在脑组织沉积的特征性信号改变，而帕金森病患者的检查结果通常正常，可供鉴别诊断。

国外还有报告，长期接触锰尘工人可致锰尘肺（manganese pneumoconiosis），国内亦有锰硅肺及电焊工尘肺的报告，值得注意。

近年来，由于对许可浓度下暴露于锰的工人神经精神系统筛查中发现一些亚临床表现或轻微症状，美国政府及工业卫生协会（ACGIH）已经将锰的 8 小时时间加权平均阈值（TLV）从 5.0 mg/m³ 降低为 0.2 mg/m³。

【诊断及鉴别诊断】

（一）急性中毒

急性口服中毒根据病史、明显的消化系统症状，诊断多不困难；呕吐物、排泄物中测出大量锰存在有重要提示意义；应注意与食物中毒或其他原因所致胃肠炎鉴别。金属烟尘热则主要根据患者的锰烟尘职业接触史，结合典型临床表现，诊断多无困难。

（二）慢性中毒

慢性锰中毒应结合职业史、劳动卫生状况、典型的临床表现（神经衰弱综合征及自主神经功能紊乱基础上出现肌张力增高及"震颤麻痹综合征"），综合分析诊断。生物材料中锰含量测定，尤其是驱锰试验后，尿锰和血锰明显升高具有重要提示意义。慢性中毒应注意与帕金森综合征（震颤麻痹综合征）、肝豆状核变性（progressive lenticular disease）、其他原因（CO、汞、二硫化碳、乙醇、铅等）引起的中毒性脑病（toxic encephalopathy）、脑动脉硬化（cerebral arteriosclerosis）、脑炎后遗症（postencephalitit）等相鉴别。

我国新颁布的《职业性慢性锰中毒诊断标准》（GBZ 3）将具有头晕、头痛、易疲乏、睡眠障碍、健忘等类神经症症状和食欲减退、流涎、多汗、心悸、性欲减退等自主神经功能紊乱表现，以及出现肢体疼痛、下肢无力和沉重

感的患者列为"观察对象"，进行医学监护，但此类患者不属职业病范围。该标准将慢性锰中毒分为三级：

1．轻度中毒　在前述症状基础上，出现不恒定肌张力增高，手指明显震颤，并有情绪低落、注意力涣散、对周围事物缺乏兴趣或易激动、多语、欣快感等精神情绪改变着者。

2．中度中毒　在轻度中毒基础上出现恒定的四肢张力增高，常伴静止性震颤。

3．重度中毒　在中度中毒基础上出现下列情况之一者：

（1）明显的锥体外系损害：全身肌张力慢性增高，四肢出现粗大震颤（震颤可累及下颌、头颈部），步态明显异常等。

（2）严重精神障碍：有显著的精神情绪改变（如感情淡漠、反应迟钝、不自主哭笑、强迫观念、冲动行为、智力障碍等），可诊为重度中毒。

慢性锰中毒虽然与特发性帕金森病有许多相似之处，但近来的一些研究发现，在临床和病理方面二者均有着明显的不同：锰中毒患者在疾病早期以精神症状偏多，并出现肌张力异常，而静止性震颤较少，对帕金森病药物例如左旋多巴等反应较差，其特有的"公鸡步态"在帕金森病患者中则没有；锰中毒的病理损伤（包括人和动物模型），都显示更为弥散（例如苍白球、尾状核、豆状核、丘脑，可能还有皮质），而特发性帕金森病则相对较集中，主要是损伤色素区域例如黑质；帕金森病患者经常在黑质中出现 Lewy 氏体，在锰中毒的患者中则罕见；锰中毒患者 MRI 检查可见提示锰在脑组织沉积的特征性信号改变，而特发性帕金森病患者的 MRI 检查通常为正常。

【治疗】

（一）急性中毒

急性口服高锰酸钾者应立即用温水及 0.5% 活性炭交替充分洗胃，并用硫酸镁或硫酸钠导泻，然后注入或口服蛋清、牛乳、氢氧化铝凝胶等黏膜保护剂。胃出血严重者可用云南白药、输血及升压药物；有喉头水肿者可用糖皮质激素，必要时行气管切开术，以保持气管通畅。

金属烟雾热则主要采用对症处理，如阿司

匹林或清热解表中药、大量饮水、注意休息、补充维生素类、预防感染等。

（二）慢性中毒

慢性中毒一经确诊，即应调离锰作业，停止锰接触，严密观察，有条件应进行驱锰治疗；中毒患者治愈后亦不得继续从事锰作业。

1. 驱锰治疗　一般多用 $CaNa_2EDTA$ 常规疗法进行（可参阅本书第二章），轻度中毒者经 2～3 个疗程治疗，症状可以得到改善；二巯丁二钠也有驱锰作用，但驱锰治疗的效果一直难臻人意。还有报告对氨基水杨酸钠（sodium para-amino salicylate，PAS）对驱锰及改善锰中毒症状也有一定疗效，可每日口服 8～12 g（分 3 次），3～4 周为一疗程；也可 PAS 6 g 加入 10% 葡萄糖液中静脉滴注，3 天为一疗程，间隔 7 日后开始下一疗程，一般经 4～5 疗程后症状可得明显改善。

2. 对症治疗　为慢性锰中毒重要治疗之一，其神经衰弱综合征及自主神经功能紊乱可用谷维素、地西泮（安定）、缬草合剂、芬那露、脑复新、脑复康等，但不宜用氯丙嗪，因能增加脑基底神经节内锰含量，有加重中毒症状之虞。肌紧张、震颤、运动障碍等锥体外系损伤症状可参考帕金森综合征（震颤麻痹综合征）治疗方案进行处理，尽管效果亦不够理想，但仍不失为可用的疗法，常用药物如：

（1）抗乙酰胆碱药物减轻震颤：常用安坦（2～4 mg，每日 3 次）、东莨菪碱（0.2～0.4 mg，每日 3 次）、苯甲托品（1～3 mg，每日 1～2 次）、开马君（5～10 mg，每日 3 次）等，但青光眼患者禁用，老人慎用。

（2）多巴胺替代疗法：主要采用可透过血脑屏障的左旋多巴（L-dopa），使在脑中脱羧变成多巴胺，以补充生成的不足。初用量为 0.25～0.5 g，1～3 次/日，每 3～5 日增加 0.25～0.5 g，直至效果显著而不良反应尚轻为止，一般每日需用 3.5～4.5 g，分 4～6 次服用。还可以脑外多巴脱羧酶抑制剂与 L-多巴合用，以增加进入脑内的 L-多巴的量，常用药物为美多巴、信尼麦等。

（3）多巴胺受体激动剂：如溴麦角隐亭等。

（4）多巴胺释放促进剂：如金刚烷胺；同时加用苯丙胺，效果更好。

还有报告认为，L-多巴疗效不佳者可试用 5-羟色氨酸，以补偿脑内 5-羟色胺的减少，改善症状。近年有报告，将胎儿黑质或肾上腺髓质移植于纹状体，治疗帕金森综合征（震颤麻痹综合征）获得成功，但对锰中毒效果尚有待探讨。中医针灸按摩、中药天麻钩藤饮或熄风散加减、神经营养药物（ATP、谷氨酸、磷脂类）均可试用，但 B 族维生素因有增加锰贮留、降低脑内 L-多巴的作用，不宜使用。

【预防】

一般原则可参见本书第二章及本节概述相关内容。但不论如何，改进工艺流程，控制锰接触量仍是预防锰中毒发生最重要的办法。要坚持锰作业工人上岗前及在岗期间的定期体检，要特别注意性格改变和运动功能障碍的检查，以便发现早期的锰中毒病例，因为处于早期阶段的病例如果能及时停止接触，疾病恢复的可能性最大。下列疾患应列为锰作业禁忌证：神经系统器质性疾病、明显神经官能症、各种精神病、明显内分泌疾病等。

（关晓旭　赵金垣）

案例介绍

患者，男，36 岁。高中毕业后，服役 4 年，1990 年退伍后，被安排到某乡镇冶炼厂上班。1999 年 5 月，因"四肢无力、步行不稳、吐词不清"等奇怪病症回家休养。回家后上述病症仍不见好转，经多方医治，症状反而越来越多，说话语音含糊，挂拐杖也不能行走，表情呆滞，情绪极易波动，有时甚至乱骂亲属或拿棍棒打自己的头；另一位同工者也有类似表现。当地职业病医院考虑为"慢性锰中毒"，遂对该厂冶炼车间空气中锰浓度进行检测，结果显示，所测 4 个点共 16 个样本锰的超标率为 81%，其中 1 号点超标率为 100%，2 号点超标率为 75%，3 号点超标率为 50%，4 号点超标率为 100%；浓度最高点超过国家卫生标准 31 倍。

点评：慢性锰中毒起病缓慢，从接触到发病一般需要 20 年左右的时间，临床表现以神经精神系统为主，早期缺乏特异性，常易被误诊、漏诊。由于尿锰及血锰与体内负荷量的相关性均不好，诊断主要依据职业史及典型临床表现。目前尚无特异疗法，因此，早期发现，及时脱离接触就显得尤为重要。

思考题

1. 简述锰的主要职业接触机会。

2. 总结一下慢性锰中毒的主要临床表现及其需要鉴别的主要疾病。

3. 简述慢性锰中毒的诊断原则和需鉴别的主要疾病。

推荐阅读的参考文献

1. 李佐贤，田东，郑贵新，等．中西医结合治疗职业性慢性锰中毒的临床研究．中国工业医学杂志，2009，22（1）：20-22.

2. 张瑞丹，檀国军，郭力，等．慢性锰中毒致神经系统受损 4 例临床分析．中国神经精神疾病杂志，2014，39（11）：662-665.

3. 陈滨海，王芳，姜岳明，等．锰中毒性帕金森氏综合征的研究进展．环境与职业医学，2008，25（6）：598-601.

4. O'Neal SL，Zheng W. Manganese Toxicity Upon Overexposure：a Decade in Review．Curr Environ Health Rep，2015，2（3）：315-328.

5. Kwakye GF，Paoliello MM，Mukhopadhyay S，et al．Manganese-Induced Parkinsonism and Parkinson's Disease：Shared and Distinguishable Features．Int J Environ Res Public Health，2015,12（7）：7519-7540.

五、镉及其化合物

【理化性质】

镉（cadmium，Cd）为银白色金属，富有延展性，原子量 112.4，相对密度 8.65（200℃），熔点 320.9℃，沸点 765℃，蒸气压 0.19 kPa（400℃）。不溶于水，溶于氢氧化铵、硝酸和热硫酸。在加热处理镉的过程中，可产生高分散度的氧化镉烟雾。工业上常用的镉化合物中，氧化镉（cadmium oxide，CdO）为深棕色粉末，不溶于水；硫化镉（cadmium sulfide，CdS），亦称镉黄，为黄色结晶粉末，几乎不溶于水；氯化镉（cadmium chloride，$CdCl_2$）、硝酸镉［cadmium nitrate，$Cd（NO_3）$］、硫酸镉（cadmium sulfate，$CdSO_4$）和醋酸镉［cadmium acetate，$Cd（C_2H_3O_2）_2$］易溶于水。

【接触机会】

镉为德国化学家 Fredrich Strohmeyer 于 1817 年首先发现。地壳中的镉含量为 0.1 ~ 0.2 mg/kg，一般以硫化物形式贮存在锌矿、铅矿和铜铅锌矿中。除生产和应用镉及其化合物的过程有职业接触外，镉对环境的污染可造成非职业接触。

（一）职业接触

1. 生产冶炼　镉为有色金属锌、铅、铜等冶炼的副产品，主要从湿法炼锌的锌浸液置换渣或锌精矿焙烧的含镉烟尘中提取，进一步提纯可用电解精炼和真空蒸馏。

2. 制造合金　镉合金有较高的抗拉强度和耐磨性，铜镉合金主要用于汽车冷却器材料，镉镍合金是飞机发动机的轴承材料，银铟镉合金则用于制造原子反应堆的控制棒。

3. 电池制造　镉曾大量用于制备镍 - 镉或银 - 镉电池，具有体积小、容量大等优点，近年来由于用量最大的镉 - 镍电池市场逐渐萎缩，手机、数码相机、掌上电脑（personal digital assistant，PDA）等移动电子产品和便携摄像机等持续走强，锂离子动力电池呈现的巨大应用潜力，全世界每年镉的生产和消耗量已降至 1.5 万吨以下。

4. 电镀工业　镉具有保护金属免受锈蚀作用，故也用于铁、钢、铜和其他金属的电镀。

5. 颜料和塑料工业　镉的硫化物可制作镉黄颜料；硬脂酸镉常用作塑料稳定剂；镉黄广泛用于搪瓷、玻璃、陶瓷和树脂的着色，也用于涂料、塑料行业，还用作电子荧光材料。

6. 焊接工业 镉也是某些焊条的成分之一，用于焊接。

（二）非职业接触

锌、铅、铜等冶炼厂的废渣和废水如处理不当，可使含镉废渣和废水污染水源和土壤，食用镉污染土壤种植的农作物、摄入用镀镉器皿调制或贮存的酸性食物或饮料，以及吸烟（每支卷烟含镉 1 ～ 2 mg，其中 10% 可经吸烟者的肺吸收）为非职业接触的主要来源。

【毒性】

（一）毒代动力学

镉及其化合物可经呼吸道和胃肠进入人体，经皮吸收极微。根据镉化合物烟尘粒子的大小，吸入的镉有 10% ～ 50% 滞留在肺泡，一部分经肺的清除机制排出体外；滞留在肺部镉的吸收与其化学形式有关（如氧化镉的吸收率约为 60%）。镉在胃肠的吸收率与其溶解度有关，在人体通常低于 10%，当铁、钙和蛋白质等营养成分缺乏时，镉在胃肠的吸收增加，可高达 20%。

吸收入血的镉 90% 以上在红细胞内与含硫的低分子蛋白质及肽类、氨基酸结合；少量血浆中的镉可与血浆蛋白结合，经血液循环分布到全身组织器官。体内的镉主要蓄积在肝和肾中，人体长期接触低浓度镉后，肝和肾镉的潴留量可占体内总镉量的 50% ～ 60%，其中肾镉约占 30%。镉在肝、肾及其他组织中主要与低分子量的金属硫蛋白结合，镉能诱导其合成，是机体对抗镉离子毒性的重要防御机制。胰腺、唾液腺、甲状腺、脾、肌肉和骨骼中也有少量镉蓄积，但脑中含镉量很低。体内镉负荷量随年龄增加，非职业接触者体内镉负荷量为 9 ～ 40 mg，肾皮质镉含量为 10 ～ 50 mg / kg 湿重。

镉的排出缓慢，其在体内的生物半减期长达 15 年以上。从呼吸道吸收的镉主要经肾由尿排出，经胆汁、胃肠分泌物、汗液、唾液、毛发及指（趾）甲排出很少；从胃肠吸收的镉 70% ～ 80% 经粪便排出，20% 经尿排出。镉经胎盘转运和乳汁分泌的量甚微。

（二）毒性

镉及其化合物的毒性因品种而异：金属镉属微毒类；镉化合物中硫化镉、硒磺酸镉属低毒类，氧化镉、硫酸镉、氯化镉和硝酸镉等属中等毒类。

急性吸入时主要损害呼吸系统，可引起化学性支气管炎、肺炎、肺水肿；急性经口摄入时主要表现为急性胃肠炎，可引起胃肠黏膜脱落和坏死。慢性毒性主要表现为近端肾小管功能障碍，亦可累及肾小球，严重时可出现骨质脱钙软化、骨质疏松。动物经口染毒尚可见肝小叶中央淋巴细胞浸润和坏死，其他慢性损害还有贫血等；慢性低剂量染毒可引起血压升高，高剂量染毒则见血压下降、睾丸损害以及致畸性。近年还发现镉具有致癌作用，可能诱发肺癌。

（三）毒性机制

镉中毒机制可能与镉干扰各种必需元素的代谢、功能，与酶的活性基团（如巯基、氨基、羧基、羟基等）结合而使酶失活等因素有关。近年随着细胞和分子生物学研究的深入，认为镉的肾毒性还涉及细胞自噬（autophagy）、凋亡、坏死，破坏钙黏连蛋白介导的细胞 - 细胞黏连（cadherin- mediated cell-cell adhesion），干扰细胞内信号转导通路（intracellular signaling cascades）及诱导氧化应激等。主要涉及以下几个方面：

1. 镉进入人体后诱导生成金属硫蛋白，并与之结合生成镉 - 硫蛋白。当体内吸收镉过多而肾小管细胞内诱导生成的金属硫蛋白不足时，则使肾小管细胞内未与金属硫蛋白结合的镉离子增多，导致细胞膜脂质过氧化；一些含锌酶中的锌离子也可被镉替代，使酶的活力受到抑制，从而干扰肾对蛋白质的分解代谢和重吸收功能，导致肾小管功能异常。

2. 镉引起肾小球功能障碍多见于中毒后期，多在肾小管损害所致间质性肾炎基础上造成肾小球滤过率下降，但也有学者认为，镉对肾小球可能也有直接毒性作用，故白蛋白尿亦可在早期单独出现。

3. 慢性镉中毒出现的骨骼病变主要继发于肾小管损害引起的钙、磷和维生素 D 代谢障碍。蓄积在肾近曲小管细胞内的镉可阻碍 25- 羟维生素 D_3 进一步羟化为活性最强的 1,25- 二羟维生

素 D_3，导致肠黏膜和肾近曲小管对钙、磷吸收减少（肾小管损害也会影响此种吸收功能）及骨的矿化作用减弱，引起骨质疏松、骨质软化。也有学者提出镉对骨代谢有直接作用。

4. 镉可干扰肠道对铁的吸收，并使红细胞脆性增加而出现贫血。

【临床表现】

（一）急性中毒

1. 吸入中毒　多见于在通风不良环境中从事高温切割、焊接或冶炼含镉金属等加热处理镉的工艺过程。短期内（＜1 小时）吸入此种新产生的含镉烟雾，经数小时潜伏期后，可出现头晕、头痛、乏力、鼻咽干燥、咳嗽、胸闷、四肢酸痛、寒战、发热等类似金属烟热的症状，并可伴肺功能明显改变，一般数日可愈。如吸入浓度更高或接触时间更长，则经数小时至 1 天后，可发生化学性支气管炎、肺炎甚或肺水肿，患者咳嗽加剧、胸痛，常咳大量黏痰或粉红色泡沫痰、发绀、呼吸困难，并可伴有恶心和呕吐；听诊可闻及两肺有干、湿性啰音；X 线胸片示两肺广泛分布的斑片状阴影，符合化学性肺炎或肺水肿的改变，重者可进展为急性呼吸窘迫综合征，可因呼吸及循环衰竭死亡。少数在渡过急性期后，经数周至数月肺功能才渐恢复；个别患者尚可合并肝功能异常、急性肾损害。

2. 口服中毒　食入镀镉容器内调制或贮存的酸性食物或饮料后，经数分钟至数小时，可出现恶心、呕吐、腹痛、腹泻等胃肠刺激症状，重者可有大汗、虚脱、眩晕、抽搐，并可因脱水而致休克甚至急性肾衰竭、死亡。成人口服镉盐的致死剂量多在 300 mg 以上。

（二）慢性中毒

长期从事镉冶炼和应用镉及其化合物的劳动者，食用镉污染土壤种植的农作物者可发生慢性中毒。无论经呼吸道吸入或胃肠吸收，长期过量接触镉主要引起肾损害，少数严重病例晚期可出现骨骼病变，吸入中毒者尚可出现肺损害。

1. 职业中毒　主要表现为：

（1）肾损害：早期主要表现为近端肾小管重吸收功能障碍，可见 β_2- 微球蛋白

（β_2-microglobulin）、视黄醇结合蛋白（retinol-binding protein，RBP）、α_1- 微 球 蛋 白（α_1-microglobulin）、溶菌酶（lysozyme）、核糖核酸酶等低分子量蛋白质在尿中排出增加，形成所谓"肾小管性蛋白尿"；继之，高分子量蛋白质（如白蛋白质和转铁蛋白等）亦可因肾小球损害而排泄增加，肾小球功能障碍有时可在早期单独出现，也可与肾小管功能障碍同时出现。在发生蛋白尿的同时，尚可出现氨基酸尿、糖尿、磷酸盐尿，尿钙排出也增加，血清 β_2- 微球蛋白和肌酐增高。随着病情发展，内生肌酐清除率、肾小管钙磷重吸收率以及尿浓缩试验等肾功能试验，亦可发生异常；少数患者晚期由于肾结构的损害，可引起慢性间质性肾炎。通常镉引起肾功能损害进展缓慢，严重肾衰竭罕见，但即便脱离接触，此种肾功能障碍仍可持续存在，并加速与年龄有关的肾小球滤过率的下降。长期接触镉的工人中，还可见肾结石患病率增高，推测可能与尿钙排泄增加有关。

（2）肺损害：早年调查因未排除吸烟的影响，文献曾报告镉作业工人多发生肺气肿、慢性阻塞性肺疾病和肺纤维化等；近年的调查表明，在没有发生因吸入较高浓度镉烟引起急性或亚急性中毒时，镉引起的肺部改变通常很轻微。

（3）骨骼损害：严重慢性镉中毒患者晚期可出现骨骼损害，表现为骨质疏松、骨软化和自发性骨折。患者自觉背部和四肢疼痛、行走困难、用力压迫骨骼后有疼痛感，X 线检查可见假性骨折。

（4）其他：可有嗅觉丧失、鼻黏膜溃疡、切牙（门齿）及尖牙（犬齿）颈部黄色环、轻度贫血，偶有轻度肝功能异常。国际癌症研究机构（IARC）已确认镉及其化合物为人类致癌物质（1 类），可致肺癌，前列腺癌。

2. 环境污染中毒　第二次世界大战结束后，日本曾发生长期食用被镉污染的水和稻米而引起严重慢性镉中毒的事件，因患者全身疼痛难忍，故称为"痛痛病"（itai-itai disease），主要症状为腰痛、下肢肌肉疼痛、骨质疏松和骨软化所致自发性骨折；此外，尚有肾小管功

能异常，主要发在多生育的妇女。WHO 专家组认定"痛痛病"除与长期摄入高剂量镉有关外，也因长期缺乏一些必需营养成分（钙、铁和蛋白质）所致。

（三）实验室检查

1. 生物材料中镉浓度测定

（1）尿镉：主要反映体内（包括肾）镉的负荷量，当肾小管功能异常时，尿镉也常显著增高，因此，尿镉排出量既与肾皮质镉含量有关，又可提示肾功能异常的可能性，它不仅可用作长期接触镉的生物监测，临床上也是慢性镉中毒的重要诊断指标。无职业性镉接触者，通过大气、食物、饮水和吸烟等途径也可接触少量镉，尿镉随年龄而增加，但 60 岁以下者罕有超过 2 μmol/molCr（2 μg/gCr）的，大多数国家报告的未经肌酐校正的尿镉均数为 4.5 ～ 9.0 nmol/L（0.5 ～ 1.0 μg/L），范围为 0.18 ～ 40.5 nmol/L（0.02 ～ 4.5 μg/L）；职业接触镉的工人，尿镉达 5 ～ 10 μmol/mol Cr（5 ～ 10 μg/g 肌酐）时，肾小管功能异常的罹患率可达 5% ～ 20%。

（2）血镉：主要反映近几个月的接触情况，接触镉后血镉上升较快，接触 1 ～ 2 个月后，血镉浓度可大致反映接触水平；停止接触后血镉下降也较快，但由于镉在体内有蓄积作用，血镉并不会很快降至接触前水平，其半减期为 2 ～ 3 个月；血镉在慢性镉中毒诊断中的价值虽不如尿镉，但仍不失为接触镉的佐证。无职性镉接触的不吸烟者血镉一般在 1.8 ～ 7.2 nmol/L（0.2 ～ 0.8 μg/L），吸烟者可达 12.6 ～ 40.5 nmol/L（1.4 ～ 4.5 μg/L）。

2. 早期肾小管功能障碍检测指标

（1）尿 β_2- 微球蛋白：其分子量 11 800，正常情况下可自由通过肾小球滤膜，在近曲小管几乎全部被重吸收和分解。健康成年人尿中 β_2- 微球蛋白的均数多在 0.48 ～ 0.96 μmol/molCr（50 ～ 100 μg/gCr），老年人有所增加，但上限一般在 2.88 μmol/molCr（300 μg/gCr）；当职业接触镉工人尿 β_2- 微球蛋白增高达 9.6 μmol/molCr（1000 μg/gCr）以上时，可考虑有慢性镉中毒所致肾小管重吸收功能障碍。尿 β_2- 微球蛋白测定具有简便、迅速、准确、灵敏、特异

的优点，其不足之处是当膀胱中尿 pH < 5.5 时会发生降解，产生假阴性。

（2）尿视黄醇结合蛋白：其分子量 21 400，慢性镉中毒时，尿视黄醇结合蛋白明显增高，且与尿 β_2- 微球蛋白测定值有很好的一致性。其测定结果不受尿 pH 的干扰，作为肾小管功能的检测指标比尿 β_2- 微球蛋白更为实用、方便、可靠。

虽然上述两项检测已被公认为早期镉中毒性肾小管损害的灵敏指标，但不能反映肾损害的全貌，要准确评价肾受损害的状况，最好还要同时测定尿总蛋白和白蛋白（或转铁蛋白）。

【诊断与鉴别诊断】

（一）急性中毒

1. 急性职业性中毒 其诊断原则与其他金属中毒一致，国家职业卫生标准《职业性镉中毒的诊断》（GBZ 17），可作为实际操作之依据。一般将急性吸入中毒分为三级：

（1）轻度中毒：指短期内吸入高浓度氧化镉烟尘，在数小时后出现急性气管、支气管炎表现，如咳嗽、咳痰、胸闷、乏力等，两肺呼吸音粗糙，伴散在干、湿性啰音，胸部 X 线检查见肺纹理增多、增粗、延伸、边缘模糊等。

（2）中度中毒：指轻度中毒基础上，出现急性肺炎，或急性间质性肺水肿表现者。

（3）重度中毒：指吸入高浓度氧化镉烟尘后，出现急性肺泡性肺水肿，或急性呼吸窘迫综合征者。

2. 口服中毒 根据口服大量镉化合物的接触史，以胃肠损害为主的临床表现不难做出诊断。但应注意与其他金属和刺激性气体所致的化学性气管炎、肺炎和肺水肿，以及上呼吸道感染、心源性肺水肿等相鉴别；急性口服中毒还应注意与食物中毒、急性胃肠炎等鉴别。

（二）慢性中毒

主要依靠长期密切的接触史，以肾损害为主的临床表现和尿镉测定，做出诊断，实际操作时可以最新（2015 年）颁布的《职业性镉中毒的诊断》（GBZ 17）为依据。以往曾将尿镉检测结果连续两次高于 5 μmol/mol Cr（5 μg/gCr），但尚未出现其他肾损害指标异常者列为"观察对象"，

进行定期检查。但国家卫生计生委 2015 年修订的诊断标准（GBZ 17）中慢性镉中毒已不再设立"观察对象"一级，可诊断的病情分为二级：

（1）轻度中毒：指具有 1 年以上镉及其化合物的密切职业接触史、尿镉连续两次高于 5 μmol/molCr（5 g/gCr），且尿 β_2- 微球蛋白含量在 9.6 μmol/molCr（1000 μg/gCr）以上，或尿视黄醇结合蛋白含量在 5.1 μmol/molCr（1000 μg/gCr）以上者。

（2）重度中毒：指慢性轻度中毒基础上，出现慢性肾功能不全者。

在临床上慢性镉中毒须注意与其他慢性肾、骨骼和关节疾病进行鉴别诊断，主要应排除汞、铅和铀等其他工业毒物和药物（如庆大霉素等氨基糖苷类抗生素）所致肾小管功能障碍，高血压和糖尿病肾病，各种原因所致肾小管酸中毒、间质性肾炎和慢性肾衰竭，以及 Wilson 病、特发性 Fanconi 综合征、营养不良性骨质疏松、骨软化、多发性骨髓瘤等。

【治疗】

急性和慢性镉中毒均以对症支持治疗为主。

（一）急性中毒

吸入中毒者应迅速脱离现场，保持安静及卧床休息，吸氧，止咳，并维持呼吸道通畅。重点在于防治化学性肺炎和肺水肿，宜早期给予短程大剂量糖皮质激素，必要时可用 10% 二甲基硅酮雾化吸入；严重患者要注意保护肝、肾功能。口服中毒者及早洗胃和导泻（已有腹泻者不用），并适量补液，既要注意防止脱水，又要避免输液过多而诱发肺水肿。目前多不主张用依地酸二钠钙和巯基类络合物驱排药物。

（二）慢性中毒

应调离接触镉及其他有害作业，增加营养，补充蛋白质和含锌制剂，并服用维生素 D 和钙剂。氨羧类和巯基类络合物或促排作用不显著，甚或引起镉在体内重新分布，使肾镉蓄积量增加、肾病变加重，因而以不用为宜。

【预防】

预防原则见本节"概述"。做好第一级预防，控制镉接触水平是预防和控制镉中毒的关键。冶炼和应用镉的生产过程中，应有排除镉烟尘的装置，并予以密闭化；镀镉金属板切割或用含镉焊条焊接时，必须在通风良好的环境中进行，操作者戴防毒面具。认真做好上岗前和在岗期间及离岗时的健康检查，连续两次尿镉＞ 5 μmol/molCr 的劳动者应调离镉作业岗位，患有肾病和骨骼疏松症者不适宜从事接触镉作业。

（黄金祥）

案例介绍

患者，男，46 岁。某镍 - 镉电池厂生产工人，1978 年起从事氧化镉和镉粉混料工 3 年，负电极片（含氧化镉原料）压模工 12 年；混料时戴防尘口罩，压模时戴纱布口罩，口罩上常沾染棕色氧化镉粉尘。平时除略觉疲乏外，无其他明显不适；1979 年、1982 年体检时尿镉分别为 2.02 μmol/molCr（2 μg/gCr）和 3.42 μmol/molCr（3.38 μg/gCr）；1993 年 5 月，尿镉达 11.06 μmol/molCr（10.95 μg/gCr），尿 β_2- 微球蛋白为 12.6 μmol/molCr（1312 μg/gCr）；1993 年 6 月，复查尿镉为 11.15 μmol/molCr（11.03 μg/gCr），尿 β_2- 微球蛋白为 13.6 μmol/molCr（1417 μg/gCr）。患者无肾病和其他疾病史，血压正常（112 ～ 120/70 ～ 76 mmHg），体检未见阳性体征，尿常规正常，尿白蛋白 12.6 μmol/molCr（7.6 μg/gCr）。同工种 12 名工人中，5 人尿镉＞ 5.05 μmol/molCr（5 μg/gCr），其中 2 人尿 β_2- 微球蛋白＞ 9.6 μmol/molCr（1000 μg/g 肌酐）。该患者诊断为慢性轻度镉中毒，调离镉作业岗位。

点评：该例患者职业接触镉化合物达 15 年，定期体检，未见明显症状和阳性体征，但可见尿镉逐渐升高，尿 β_2- 微球蛋白也逐渐增高，表明长期接触镉后已导致肾小管重吸收功能障碍。慢性镉中毒的诊断主要依据长期密切接触镉化合物的职业史，肾小管重吸收功能障碍的实验室检查和尿镉测定结果，因此，有质量保证的实验室检查在慢性镉中毒的诊断中将起决定性作用。

思考题

1. 请总结职业性急性和慢性镉中毒的临床特征。

2. 简述职业性慢性镉中毒的诊断要点和分级要点。

推荐阅读的参考文献

1. 黄金祥. 慢性镉中毒临床研究进展. 职业卫生与应急救援, 2001, 19 (4): 191-193.

2. 张晓华, 肖雄斌, 赖燕, 等. 不同原因所致慢性轻度镉中毒临床特征分析. 中华劳动 卫生职业病杂志, 2013, 31 (10): 763-764.

3. Jarup L, Bergland M, Elinder CG, et al. Health effects of cadmium exposure - a review of the literature and a risk estimate. Scand J Work Environ Health, 1998, 24 (Suppl 1): 47-51.

4. Nordberg G. Historical perspectives on cadmium toxicity. Toxicol Appl Pharmacol, 2009, 238: 192-200.

5. Prozialeck WC, Edwards JR. Mechanisms of cadmium-induced proximal tubule injury: New insights with implications for biomonitoring and therapeutic interventions. J Pharmacol Experiment Ther, 2012, 343 (1): 2-12.

6. WHO. Environmental Health Criteria 134. Cadmium. Geneva: WHO, 1992.

六、镍及其化合物

【理化性质】

镍（nickel，Ni）是银白色金属，原子量 58.71，密度 $8.9g/cm^3$，熔点 1453℃，沸点 2800℃。镍具有耐高温、抗腐蚀性能，加热到 700～800℃时，仍不被氧化，并能保持一定强度，但在潮湿环境中，表面可形成氧化膜阻止继续氧化；在酸、碱、盐的环境下也具抗腐蚀性；镍还有良好的机械强度和可塑性，加工性能好，在低温情况下也具有这种特性，因此是制备高温合金、不锈钢合金的重要原料。

常见的镍化合物有一氧化镍（nickelous oxide，NiO）、氧化镍（nickel oxide，Ni_2O_3）、氢氧化镍 [nickel hydroxide，Ni (OH)$_2$]、氢氧化高镍 [nickelic hydroxide，Ni (OH)$_3$]、硫酸镍（nickelous sulfate，$NiSO_4$）、硫化镍（nickel sulfide，Ni_2S_3）、氯化镍（nickelous chloride，$NiCl_2$）、硝酸镍 [nickel nitrate，Ni (NO$_3$)$_2$]、羰基镍 [nickel carbonyl，Ni (CO)$_4$] 等。

【接触机会】

职业性镍接触主要见于以下作业：

1. 镍冶炼　镍主要存在于硫化矿或氧化矿，如镍黄铁矿 [(Ni・Fe)$_9$S$_8$]、镍磁硫铁矿 [(Ni・Fe)$_x$S$_y$]、镍镁硅酸盐矿 [(Ni・Mg) SiO$_3$・nH$_2$O] 等，经焙烧、熔炼成硫化镍，再经电解获金属镍。在此过程中可接触镍及其化合物的粉尘烟雾。

2. 制备合金　如不锈钢、软磁合金，以及镍铬、镍铜、镍铝、镍钴等非铁基合金。

3. 机械制造　如制造坩埚、器皿、精密工具、医疗器械、仪器仪表等。

4. 原子能工业　用于制作热中子的机械断续器等。

5. 其他　如镀镍、制造镍粉（化学催化剂）、生产镍镉电池。

【毒性机制】

（一）吸收

镍是人体必需微量元素，广泛参与体内生理生化各个环节，在激素作用机制、维持生物大分子结构稳定性及机体新陈代谢过程中都有镍的参与，镍的缺乏可引起糖尿病、贫血、肝硬化、尿毒症、肾衰竭、肝脂质和磷脂代谢异常等。成人每天的需求量为 20～30 μg，每日从饮食中可摄入镍约 200 μg，主要由食物通过胃肠道吸收，植物性食物含镍量较多，如蔬菜中的镍含量可达 1.5～3.0 mg/kg，多以可溶性镍盐的形式存在，故易被人体吸收。工业中的镍盐也可由消化道吸收，但金属镍粉则基本上不被吸收；镍及其化合物也可由呼吸道吸收，但甚为缓慢，金属镍粉甚至可长期沉积于肺内淋巴结数年之久。每天摄入的可溶性镍超过 250 mg 即会引起中毒，敏感者甚至摄入 600 μg 也可引起中毒。

（二）分布

镍进入血液后，主要与白蛋白结合，运输并分布于各个组织脏器，以肺、脑蓄积最高，其次为肝和肾，如给小鼠一次静脉注入氯化镍 72 小时后，肺内沉积镍约占给予量的 38%，脑占 16.7%，肝占 8.4%，肾占 7.1%；但随时间推移，各器官含量则重新分布，最终主要蓄积在皮肤和毛发中，其次为肾、脾、肝。

（三）排出

经口食入的镍，主要经粪便排出，约占摄入量的 90%，其余 10% 则由尿中排出；而经静脉、皮下、腹腔注射以及吸入的镍，则主要由尿中排出。如给家兔静脉注入氯化镍后，85% 经尿中排出，尤以最初 4 小时排出量最高；给予吸入可溶性镍化合物，也约有 60% 从尿中排出。镍尚可从汗液及唾液中排出，有人观察，汗液中镍的浓度可达尿中镍浓度的 20 倍。

（四）毒性

镍的毒性取决于镍化合物的溶解度、剂量，以及侵入途径等因素。可溶性镍盐由于吸收完全，其毒性明显大于金属镍；静脉、皮下注入镍盐的毒性明显大于口服及吸入，如金属镍粉，狗经口的耐受量为 1 ~ 3g/kg；镍盐（硝酸盐、硫酸盐、氯化物）的大鼠经口的 LD_{50} 为 2000mg/kg，狗经静脉注射的 MLD 为 10 ~ 20mg/kg，兔经皮下注射的 MLD 为 7 ~ 8mg/kg。总体而论，镍及其盐类的毒性不强，但由于它本身的生物化学活性能激活或抑制一系列酶类，如精氨酸酶、羧化酶、酸性磷酸酶、脱羧酶、脱氢酶等而发挥毒性，具体如：

1. 经口损伤作用　动物经口给予大量镍类化合物后可引起化学性口腔炎、胃肠炎，并可产生心肌、脑、肺、肾的实质性损害，出现水肿、出血和变性等病理改变，临床可见急性脑水肿（头痛、头晕、意识障碍、抽搐甚至昏迷等）、急性肺、心、肝、肾损伤。镍对胰岛素有拮抗作用，可引起血糖增高、血脂增加；它能够干扰垂体功能，使 ACTH 分泌增加、催乳素分泌减少、肾上腺皮质功能减退等；镍还可影响电解质代谢，使血中钾、钙、镁、钙下降，钠、氯增高。

2. 呼吸道吸入作用　吸入金属镍粉或镍盐后，可产生呼吸道急性化学性呼吸道炎、肺炎、肺水肿，可见肺血管通透性增加、巨噬细胞及淋巴细胞浸润；数月后，常可导致弥漫性肺纤维化，气管旁淋巴结增大，淋巴细胞增生，淋巴窦扩张以及镍尘积聚。

3. 致癌作用　国际癌症研究机构（IARC）已将镍化合物归入 1 类，人类致癌物，长期接触低浓度羰基镍可导致肺癌、胃癌、副鼻窦癌的发病率和死亡率均增高。如给豚鼠和大鼠连续吸入直径 < 4 μm、浓度为 15 mg/m^3 的镍尘 21 个月，其肺部、腹部、纵隔均可发生良性或恶性肿瘤。镍的致癌性还与化合物种类有关，分别给大鼠吸入硫酸镍（$NiSO_4 \cdot 6H_2O$）、硫化镍（Ni_2S_3）和一氧化镍（NiO），每天 6 小时，每周 5 天，为期 2 年，发现注射硫化镍及一氧化镍的大鼠肺泡细支气管及肾上腺癌肿的发病率明显高于硫酸镍，提示不溶性镍颗粒似具更强的致癌性。镍对 DNA 的损害是其致癌性的生化基础，由于镍离子能与核酸分子和 DNA 发生紧密结合，组成镍 - 核酸 - 组蛋白复合物，影响 RNA 聚合酶功能或干扰 DNA 的正常转录，使信息 RNA 的代谢阻滞，导致基因突变而致癌；镍还可使 RNA 化学模板或调节 DNA 的核蛋白活力下降，引起正常基因分化抑制；镍尚可抑制体内苯并芘羟化酶的活性，使苯并（a）芘在体内蓄积，通过阻断细胞到细胞信息传递或通过激发脂质过氧化，促进致癌作用。此外，镍尚可干扰机体细胞免疫功能，导致宿主免疫监视机制障碍，导致肿瘤易发。

4. 致敏作用　镍的致敏作用主要表现在皮肤的接触过敏，属于迟发型变态反应，其可作为半抗原，使 T 淋巴细胞、肥大细胞等激活，释放 5- 羟色胺等介质以及细胞因子，如干扰素、白介素 -1（IL-1）、IL-12 等，它还能增加黏附分子表达，促进炎症细胞的局部积聚；镍还可诱导速发型变态反应，引起过敏性哮喘。

【临床表现】

临床最常见镍的危害主要因职业接触金属镍粉或镍盐所产生，主要表现为：

（一）过敏反应

1. 过敏性皮炎（allergic dermatitis）　常见于电解镍、镀镍等工作岗位，多由接触金属镍粉及硫酸镍所致，约有 20% 接触者对镍过敏，可在接触 1～2 个月左右发生此种"过敏性皮炎"，镍类化合物接触皮肤后，可与汗液中的氯化钠反应生成氯化镍，使之更易透过角质层水分被吸收，因此夏季多汗常使皮炎加重。病损多见于裸露和接触部位，如手、腕、前臂等，重者可波及全身，常见为红斑、丘疹、丘疱疹，伴有剧痒，有人称之为"镍痒疹（nickel prurigo）"；少数人也可出现荨麻疹（urticaria）样改变。一旦出现上述致敏症状，常能无限期持续。患者在脱离镍接触后虽可缓解，但仍时好时坏，使皮炎呈慢性过程，临床表现为慢性湿疹或苔藓样变（lichenification）。

2. 过敏性哮喘　呼吸道对镍过敏者，尚可出现支气管哮喘或肺的嗜酸性粒细胞增多症（eosino philia），后者在 X 线上常表现为肺的不规则浸润阴影，血中嗜酸性粒细胞增多。

（二）急性中毒

吸入高浓度金属镍粉及镍化合物后，可引起急性化学性呼吸道炎，表现为急性支气管炎或肺炎症状，羰基镍尚可引起肺水肿（另文介绍）；患者还可出现心肌损伤、肝功异常、肾小管损伤，甚至肾功能不全表现。口服大量镍化合物后（尤其是胶体镍、氯化镍、硫化镍、羰基镍），可引起急性口腔炎和化学性胃肠炎，引起腹痛、呕吐、腹泻等。

（三）慢性中毒

长期接触镍主要引起呼吸道慢性炎症，出现慢性咳嗽、咳痰、胸闷、气短、胸痛等症状，X 线胸片可见肺门增大，肺纹理增多、紊乱等，提示有肺间质纤维化可能；此外，尚可引起肾小管功能障碍、肝功异常等。长期从事镍电解精炼及镍电镀，由于硫酸镍及镍蒸气的刺激，可发生化学性鼻咽炎（nasopharyngitis）、鼻窦炎（nasosinusitis）等，表现为咽痛、咽异物感、鼻堵、流涕、嗅觉减退或消失，长期化学性炎症还会导致鼻中隔穿孔（nasal septal perforation）及鼻黏膜非典型上皮化生（atypical epithelial metaplasia），后者可能属癌前期病变。

（四）呼吸道癌

20 世纪 30 年代，即发现镍生产地区鼻癌及肺癌的发病人数远高于其他地区，如世界镍都加拿大安大略镍矿，开采冶炼后之粗镍多运至英、美、挪威等国进行精炼，上述国家的冶炼工人中，肺癌及鼻咽癌患病人数即明显增多：如英国威尔士镍精炼厂，1920 年入厂的工人中死于呼吸道癌的人数，比全国平均数高出 300～700 倍；1923—1956 年间，英国镍作业工人中至少有 126 人死于肺癌，62 人死于鼻癌，癌的发病率比当地居民高出 150 倍；挪威某镍精炼厂统计，20 世纪 70 年代死于鼻癌、鼻窦癌及肺癌者，较正常人群高出 20 多倍；其他国家如美国、苏联、德国、日本等，也均有类似报道。我国生产镍始于 20 世纪 50 年代，在 80 年代，也曾对镍生产的致癌性进行过调查，结果证实在镍矿及镍精炼厂肺癌发病率、肺癌死亡危险度均升高，且与职业性镍接触有密切关系；在肺癌死亡病例中，接镍工龄平均为 18.5 年，平均死亡年龄 53.2 岁，较全国肺癌平均死亡年龄提前 6.3 岁；镍工呼吸道癌的危险度超量主要归因于长期接触过量的硫化镍、氧化镍及可溶性镍（可溶性镍浓度 > 1 mg/m³，不溶性镍浓度 > 10 mg/m³），尚无证据提示金属镍与肺癌、鼻癌危险度有关。

【诊断及鉴别诊断】

（一）急性中毒的诊断

目前我国尚无镍中毒国家诊断标准，其诊断可参考本书第二章和本章"概述"有关内容。其原则是：具有确切的镍或其化合物接触史、明显的呼吸道刺激症状，胸部 X 线检查证实有炎症性阴影，实验室检查提示有镍的过量接触，在除外其他原因的疾病后，可考虑为镍所致急性中毒。

人体生物材料中镍含量测定，可作为镍摄入的生物学监测指标，可以反映职业和环境污染状况及体内镍的摄入水平。镍作业工人血及尿中镍含量往往增高，国内调查显示，健康人尿镍 95% 正常范围为 0.187 μmol/L（11 μg/L）以下，平均 0.075 μmol/L（4.4 μg/L）；全血镍含量均值约为 0.082 μmol/L（4.8 μg/L），范围为 2.9 ~ 7.0 μg/L（原子吸收法）；有人建议尿镍的生物阈限值为 25 μg/L，血镍的生物阈限值可定为 10 μg/L，超过此值，应结合临床表现考虑急性中毒的可能。

（二）镍性皮炎的诊断

可参照国家职业卫生标准《职业性皮肤病的诊断》（GBZ 18）、《职业性接触性皮炎诊断标准》（GBZ 20）等进行诊断。皮肤抗原斑贴试验有助于本病的确诊，即用 1% 硫酸镍贴敷于皮肤上，72 小时后如皮肤产生水疱、湿疹等改变，即为阳性。细胞免疫的体外检查，如以镍为抗原的淋巴细胞转化试验、白细胞移动抑制试验等若呈现阳性，也可作为机体对镍过敏的佐证。

（三）慢性中毒

慢性镍中毒缺乏特征性表现，确诊较为困难，尚需进一步积累经验。尽管 IARC 认为长期接触金属镍和镍盐者，肺癌、鼻癌和鼻咽癌发病率均明显增高，但目前国内尚无确切证据证实上述癌症与镍的关系，故我国职业性肿瘤尚未将镍作为病因列入。

【治疗】

急性镍中毒时，如体内镍含量较高，可考虑驱镍治疗。镍的有效络合剂有依地酸钙钠（CaNa$_2$-EDTA）、二乙烯三胺五乙酸三钠钙（CaNa$_3$-DTPA）以及二乙基二硫代氨基甲酸钠（diethyl dithiocarbamate）等，可与体内的镍络合，形成无毒的络合物排出体外，后者效果似较好（参见总论解毒药物）。

镍皮炎可按一般接触性皮炎处理（参见职业性皮肤病）。局部使用 10% 二乙基二硫代氨基甲酸钠软膏或 10% 依地酸（edetic acid）软膏，涂敷患处，有较好效果。近年有人报道使用含有 10% CaNa$_2$-EDTA 的乳胶，涂敷于经常接触镍的皮肤，可有效地保护皮肤不受镍的损害及致敏。

【预防】

总的原则可参阅本书第二章和本节"总论"相关内容，具体还有如下几点：

1. 做好上岗前职业培训和职业卫生知识教育。

3. 加强个人防护，镍作业工人工作时须戴口罩、手套，班后淋浴更衣；工作前应检查手部皮肤有无破损。

4. 加强健康监护，每年体检一次，内容包括血常规、尿常规、肝功能、肺功能、X 线胸片检查等，尤其注意上呼吸道炎、鼻腔损害、皮肤溃疡、肺癌等。

5. 就业禁忌证为慢性鼻炎、慢性呼吸系疾病、慢性皮肤病等。

（赵金垣）

思考题

1. 简述镍的职业接触机会和主要毒性机制。

2. 试述镍毒性的主要临床表现及其治疗办法。

推荐阅读的参考文献

1. 汤晓辉，李朝林，吴维皑. 镍及其化合物致癌作用研究进展. 中国工业医学杂志，2010（4）：276-278.

2. Fullerton A，Menner T. In vitro and in vivo evaluation of effect of barrier gels in nickel contact allergy. Contact Dermatitis,1995,2(2)：100-105.

3. Dunnick JK，Elwell MR，Radovsky AE. et al. Comparative carcinogenic effects of nickel subsulfide，nickel oxide，or nickel sulfate hexahydrate chronic exposure in the lung. Cancer Research，1995，55（22）：5251-5256.

七、铍及其无机化合物

【理化特性】

铍（beryllium，Be），原子序数4，原子量9.01，熔点1278℃，沸点2970℃，相对密度1.85，为银灰色稀有金属。难溶于水，可溶于酸，与碱可生成盐类，化学性质与铝相近，其氧化物也是两性的。铍容易为X线穿透，铍核被中子、α粒子、γ射线撞击时，可产生中子。铍具有重量轻、强度高，导热导电性好、无磁性、加工时不产生火花等特点，制成合金可明显提高金属的抗震性、防腐性及抗疲劳性，在航天、卫星、原子能、军事等特殊领域有重要用途。

常用的铍化合物为氢氧化铍 [beryllium hydroxide，Be（OH）$_2$]、氧化铍（beryllium oxide，BeO）、氟化铍（beryllium fluoride，BeF$_2$）、氯化铍（beryllium chloride，BeCl$_2$）、硫酸铍（beryllium sulfate，BeSO$_4$）、碳酸铍（beryllium carbonate，BeCO$_3$）、硝酸铍 [beryllium nitrate，Be（NO$_3$）$_2$] 等。

【接触机会】

1. 铍的提炼过程　铍主要以氧化铍（BeO）形式存在于某些宝石中，其中仅绿柱石（3BeO · Al$_2$O$_3$ · 6SiO$_2$）具有工业开采价值，含铍量为9% ~ 13%。矿石开采引起中毒的报告不多，但矿石粉碎过程则有机会接触含铍粉尘；矿粉经煅烧、浸出、沉淀，制得Be（OH）$_2$后，再锻烧成BeO，并将其转化为卤化物，然后用镁还原法或熔盐电解法制得金属铍，这些过程均有较多机会接触铍或其化合物粉尘。

2. 制造合金　这是铍的主要用途，如铍铜合金可制备耐腐、抗震、抗冲击部件；铍镍合金可大幅度增加金属硬度及延展强度，可用以制作钻石钻头；还可与铝、锌、钴、镁、铁等制成合金而极大改进其机械性能，因而在电子电讯器材、航空航天、军事等领域具有重要用途。

3. 用于核工业、航天工业　如铍可用作原子反应堆中子减速剂、反射体材料、中子源、核研究用核靶、X线管和闪烁计数器探头、高级仪表部件（如导航系统陀螺仪等）；铍单品还用于制造中子单色器等。

4. 其他　如氧化铍可用于制造耐高温陶瓷制品，在电子、航天、军事等领域有特殊用途。

【毒性机制】

完整的皮肤不吸收铍或其化合物，仅损伤部位可有铍侵入，但以局部作用为主，进入体内的量不多。胃肠道的摄取率也很低，因铍和难溶性铍化合物很难吸收，可溶性铍化合物也会在胃肠内生成不溶性磷酸盐沉淀，随粪便排出，故胃肠道对铍类的摄取率一般不会超过0.2%。相对之下，呼吸道是铍的主要侵入途径，因粒子较小（直径 < 5 μm）的金属铍或其化合物可进入呼吸道深部并滞留在肺泡或小气道，水溶性较强的可被间质血管或淋巴管吸收，难溶的化合物则可为巨噬细胞吞噬，部分随痰排出，部分进入肺间质。

进入血液的铍多与血浆中α球蛋白结合，小部分形成磷酸铍或氢氧化铍成为向组织转运的主要形式，两者构成动态平衡；游离状态存在于血中的铍含量极微。进入体内的铍最初可分布于各个组织，以肺、肺淋巴结、肝、骨骼、肾为多；尔后由于各组织的清除能力的差异，肺淋巴结和骨骼成为铍在体内的主要蓄积地。有实验表明，铍可通过胎盘屏障，但难透过血脑屏障。体内的铍主要经尿排出，速率甚慢，半减期可达数年。

铍及其化合物都具有较大的毒性，毒性强弱与铍化合物的种类、理化性质、剂量、接触时间、侵入途径，以及个体敏感性等因素有密切关系。皮肤接触金属铍或可溶性铍盐可致过敏性皮炎；可溶性铍盐侵入皮肤创口，尚可致皮肤溃疡；金属铍或不溶性铍盐进入皮肤，则可引起皮肤肉芽肿。短期内吸入较大量可溶性铍盐可致急性化学性肺炎，长期吸入小量金属铍或不溶性铍盐可致肺内肉芽肿（granuloma）。近年发现铍也有致癌性，可使肺癌发病率增高。

急性铍中毒和慢性铍中毒的发病机制并不相同。前者主要由可溶性铍化合物引起，属于化学刺激和损伤机制，具有明显的剂量 - 反应关系；可溶性铍化合物对肺的直接刺激，可使溶酶体酶大量释出，引起细胞损伤。后者则为金属铍及其不溶性化合物引起，属于变态反应，因铍在体内可作为半抗原与蛋白质结合形成特异抗原，激活细胞免疫和体液免疫反应，临床可见患者血清中 γ 球蛋白、IgG、IgA 均明显升高，将实验动物的淋巴细胞转移给健康动物，也可引起铍病（berylliosis）。病理研究亦显示，急性中毒时，肺内主要呈现炎症及水肿改变，肺泡表面有透明膜形成，肺泡壁有轻度增厚及浆细胞、淋巴细胞浸润，肺泡腔内充满成纤维细胞和单核细胞、浆细胞、脱落上皮细胞；而慢性铍中毒时，肺内主要病变为广泛而散在的非干酪性结节性肉芽肿，早期多由单核细胞及少量淋巴细胞、浆细胞构成，后期肉芽肿内出现巨细胞，其中心区可发生玻璃样变性，最后形成胶原组织。

铍也是 DNA 复制或修复的抑制剂，可能增加核苷的错误掺入，此种作用是否与其致癌性有关，尚待证实。

【临床表现】

铍中毒（beryllium poisoning）亦称铍病，因其致病机制并非完全是直接毒性作用之故。

（一）急性铍病

主要因吸入大量可溶性铍化合物如氟化铍、氧氟化铍、硫酸铍等所致。吸入后经 3 ～ 6 小时潜伏期，可有咽痛、咳嗽、气短、胸闷、胸痛等呼吸道刺激症状，两肺可闻及啰音，X 线胸片显示肺纹理增多。重者可有"金属烟雾热"样表现，如头痛、头晕、全身酸痛、乏力、畏寒、发热、胸闷、气憋、咳嗽、咳痰等，且逐渐加重，并出现血痰、胸痛、呼吸急促、心悸、发绀等化学性肺炎表现，肝亦可肿大、压痛，甚至出现黄疸；此时可查见肺内散在湿性啰音，X 线胸片显示肺内有絮状或点片状散在阴影，肺门增大，实验室检查可见白细胞总数及嗜酸性粒细胞增多，血清谷丙氨酸转氨酶（ALT）及胆红素增高，尿铍显著增高（＞ 5 μg/L）。

急性铍病经积极治疗，症状可在 2 ～ 4 周内消失，但肺部病变需 3 ～ 4 个月才能完全吸收；少数患者肺内可残留纤维化病变，甚至转化为慢性肉芽肿。

（二）慢性铍病

多因接触低剂量难溶性铍化合物，主要是金属铍、氧化铍等引起。其潜伏期多较长，可为数年至十数年，妊娠、分娩、手术、呼吸道感染、吸入刺激性气体等可成为发病诱因，而使潜伏期缩短。主要临床表现为乏力、食欲缺乏、消瘦、胸闷、胸痛、气短、咳嗽，还可有头晕、头痛、失眠、低热、肝区胀痛、腹胀、腹泻等症状；早期体征不明显，尔后肺部可出现啰音，并有桶状胸、发绀及端坐呼吸等右心心力衰竭表现；部分患者可并发肾结石。胸部 X 线检查是慢性铍病的主要诊断依据，其主要特点为在网状阴影改变的背景上出现颗粒或结节样阴影，肺透明度降低，肺门上提；其肺内改变一般无增大、加重趋势，相对较为静止。肺功能检查，早期仅见通气功能略有降低，晚期除有通气功能明显降低外，换气功能也明显障碍，动脉血氧张力下降。尿铍可检出，但多 ＜ 5 μg/L，因尿铍仅是近期接触水平的反映，且与慢性铍病的有无及程度无平行关系，故尿铍阴性（正常人尿铍亦为阴性）并不能完全否定慢性铍病的存在，尿铍阳性亦仅能表明近期有铍接触，而不能依此诊断铍病。

特异性免疫指标检查是慢性铍病的重要诊断依据之一，常用指标有：

（1）铍皮肤斑贴试验：有资料表明，慢性铍病患者阳性率可在 99% 以上，铍病观察对象阳性率约 22%，铍接触者为 4.3%，非接铍者及硅沉着病患者阳性率仅为 2.2%。

（2）以铍为抗原的淋巴细胞转化试验：慢性铍病患者阳性率可达 77% ～ 80%，铍接触者阳性率仅为 6%，无铍接触者为阴性。

（3）以铍为抗原的白细胞移动抑制试验：可随胸部病变的进展而阳性率增高，慢性铍病患者阳性率可达 97% 以上。

上述这些指标对鉴别铍病及肺内其他性质的纤维化及肉芽肿病变具有重要价值。

国际癌症研究机构（IARC，2012）将铍及其化合物归入 1 类，人类致癌物，可致肺癌。应给予密切关注。

（三）铍的皮肤损伤

金属铍或可溶性铍盐可致接触性皮炎（contact dermatitis）或过敏性皮炎（allergic dermatitis），夏季尤易发病，皮损多在暴露部或易搔抓的部位，常为斑疹、丘疹、疱疹，严重时可发生水泡，脱离接触后 3 ~ 7 天可愈，不留痕迹。可溶性铍化合物污染创口可引起皮肤溃疡并向深部发展，溃疡边缘隆起成堤，状如鸟眼，数月方能愈合并遗留瘢痕。金属铍及不溶性铍化合物刺入皮肤，可形成皮肤深部肉芽肿，并反复溃破，长期不愈。

【诊断及鉴别诊断】

诊断原则可参阅本书第二章和本章"总论"有关内容，重点主要是：

（一）急性铍病

诊断多不困难，根据短期内确切的可溶性铍化合物接触史、以急性呼吸系炎症为主的临床表现，X 线检查证实肺内有点片状阴影、且对抗炎治疗反应不佳，结合现场和实验室检查结果，在排除其他原因所致类似疾病后，可考虑急性铍病的诊断。我国已颁布职业卫生标准《职业性铍病的诊断》（GBZ 67），尿铍明显增高对确诊有提示作用，但未被国家标准列入诊断依据；新颁标准将急性铍病分为二级：

1. 轻度铍病　急性铍接触者出现鼻咽部干痛、剧咳、胸部不适等呼吸道刺激症状，胸部 X 线出现肺纹理增强，扭曲、紊乱等类似急性支气管炎表现。

2. 重度铍病　短期内吸入较大量铍化合物后出现支气管肺炎表现（如咳嗽、咳痰、咯血、发热、气短，肺部出现干、湿啰音，胸部 X 线检查示肺野出现云絮状或斑片状阴影等），或出现肺水肿表现者。

急性铍病应注意与肺内感染、急性左心心力衰竭、刺激性气体中毒等相鉴别。

（二）慢性铍病

确切的铍接触史，明显渐进的呼吸系症状及全身衰弱表现，X 线检查显示肺部有网状及结节阴影；肺功能明显障碍（尤其是弥散功能下降）为本病重要临床特点；特异性免疫指标阳性、对激素治疗反应良好等对诊断慢性铍病有重要提示意义。

以往曾将铍的长期接触者出现胸闷、咳嗽等症状，胸部 X 线检查发现胸部出现少量散在不规则小阴影者（2 cm 范围内少于 10 个，并占肺区面积 2/3 以下），列为"观察对象"。但国家卫生计生委在 2015 年修订的 GBZ 67 中取消了此级诊断，故而该级患者不再被列入法定职业病范围。新颁布的职业性铍病的国家诊断标准（GBZ 67）将慢性铍病的病情分为二级：

1. 轻度铍病　有较长铍及其化合物接触史者出现胸闷、咳嗽、气短等症状，胸部 X 线检查显示，肺内出现较多散在圆形和不规则形小阴影者（提示有肺肉芽肿及轻度肺间质纤维化改变），可诊为慢性轻度铍病。

2. 重度铍病　在上述基础上，胸闷、胸痛加重，安静时有气短或出现呼吸困难，有发绀现象，胸部 X 线检查见上述阴影分布更为广泛，并出现弥漫性肺纤维化表现者，可诊为慢性重度铍病；患者可伴明显通气和换气功能障碍。

慢性铍病应注意与粟粒性肺结核、硅沉着病或其他尘肺、结节病、肺癌、肺结核、肺血吸虫病、含铁血黄素沉着症、肺微石症及非特异性肺间质纤维化等鉴别。

（三）铍性皮炎

铍引起的皮肤损害可参照国家职业卫生标准《职业性皮肤病的诊断总则》（GBZ 18）、《职业性接触性皮炎诊断标准》（GBZ 20）等进行诊断处理。

【治疗】

（一）急性铍病

患者应立即脱离铍接触，清洗污染皮肤，淋浴换衣，卧床休息，避免体力活动；可给止咳、祛痰、解痉、镇静、吸氧等对症处理及抗感染治疗。重症患者可早期足量给予糖皮质激素治疗，如地塞米松每日 20 ~ 40 mg，肌内注射（分次），3 ~ 5 天后改为泼尼松口服治疗，症状改善后可逐渐减量。

治愈后，急性铍病患者原则上不再从事铍作业，并予每半年一次胸部 X 线检查，如连续两年无变化，可按铍作业人员继续进行动态观察。

（二）慢性铍病

以对症支持治疗为主，尚无特殊驱排药物可用；糖皮质激素为唯一有效疗法，一般用泼尼松 15 ~ 30 mg/d，3 个月为一疗程，见效后视病情逐渐减量，并长期小剂量维持（每日 5 mg）。

慢性铍病一经诊断，即应调离铍作业及粉尘作业，安排适当工作，病情较重者可住院治疗或疗养。

（三）铍性皮炎

皮炎患者应脱离铍接触，洗净皮肤，局部用 2% 硼酸及 0.1% 依沙吖啶湿敷；急性期后可用激素软膏，也可全身投用抗过敏药及钙剂；溃疡应注意清创，外用激素软膏、10% 鱼肝油软膏或中药生肌消炎膏；皮下肉芽肿可行外科手术切除，以助早期愈合。

【预防】

除所述原则外，铍作业工人每年应至少体检一次（包括 X 线胸片、至少一项特异性免疫指标检查），并坚持做好就业前体检。下列疾患应视为职业禁忌证：各种过敏性疾病，如哮喘、花粉症、药物或化学物质过敏等，各种心脏、肺、肝、肾疾病，严重皮肤病等。

（赵金垣）

思考题

1. 铍有哪些特殊理化特点？主要职业接触机会有哪些？

2. 简述铍的毒性机制及主要临床表现。

3. 总结铍病及铍性皮肤损伤的治疗要点。

推荐阅读的参考文献

1. 刘海滨，姚剑君. 我国急性铍病 130 例的回顾.
工业卫生与职业病，1998，（3）：148-151.

2. 李学军，刘镜愉. 慢性铍病发生的免疫病理机制. 职业卫生与病伤，1995，10（2）：110-112.

3. 崔家甿，张耀龙，李俊君，等. 低剂量螺旋 CT 在慢性铍病诊断中的应用价值. 宁夏医学杂志，2015，37（10）：877-879.

4. Ferguson J，Mroz MM，Mazier LA. Beyllium disease. Humana Press，2012，64（3）：231-249.

八、铬及其化合物

【理化特性】

铬（chromium，Cr）为银灰色金属。原子量 52，密度 7.14 g/cm^3，熔点 1860℃，沸点 2672℃。铬是多价化合物，其价态有 +2、+3、+4 和 +6 价，在自然界常以 2 价和 6 价铬存在，生物组织中则多以 3 价铬存在。Cr^{2+} 在液体中是强还原剂，不稳定，能迅速氧化为 Cr^{3+}，后者的化学性质较稳定；Cr^{4+} 和 Cr^{5+} 是 Cr^{6+} 还原为 Cr^{3+} 过程中不稳定的中间产物。Cr^{6+} 化合物是强氧化剂，在工业上有重要用途，常见的 Cr^{6+} 化合物有铬酸酐（chromic anhydride，CrO_3）、铬酸（chromic acid，H_2CrO_4）和铬酸盐（chromate，CrO_4^{2-}）；后者如铬酸钠（sodium chromate，Na_2CrO_4）、铬酸钾（potassium chromate，K_2CrO_4）等和重铬酸钠（sodium bichromate，Na_2CrO_7）、重铬酸钾（potassium bichromate，K_2CrO_7）、重铬酸铵 [ammonium bichromate，$(NH_4)_2 CrO_7$] 等。

【接触机会】

铬在自然界中分布很广，在冶金和电镀工业中有着重要用途。其主要职业接触机会为：

1. 铬铁矿生产 主要用于冶炼金属铬，矿渣可用于制造砌筑工业炉用的耐火材料，铬铁矿石加碱还可用以生产铬酸钠和重铬酸钠。

2. 冶炼工业 金属铬主要用于生产合金，约占铬总消耗量的 80%，其中不锈钢含铬约 13%、铬铁含铬 60%；铬与铁、镍、钼、钨等还可制成各种特殊钢。

3. 电镀工业　主要使用铬酸镀铬，电镀时有大量铬酸雾逸出。

4. 颜料和感光工业　铬酸盐（铁、铅、锌、钙、钡）多用以制作颜料、油漆；铬酸铵用作照相感光剂。

5. 其他　重铬酸盐常作为强氧化剂用于鞣皮；重铬酸钾用于配制试验室、药厂清洗玻璃器皿的"洗液"被广泛使用；铬矾用作皮毛的媒染剂、固色剂等。

以上生产和使用铬化合物的工业可接触到铬的烟尘、铬酸雾等，其接触水平为 $0.005 \sim 1$ mg Cr^{6+}/m^3。

【毒性机制】

（一）吸收

铬是人体必需微量元素，每日需要铬 $50 \sim 200$ μg，成人体内铬总量约为 6 mg；葡萄糖耐受因子（GTF）含有机铬成分，能加强胰岛素维持体内葡萄糖稳定的作用，故缺乏铬可降低人对葡萄糖的耐量。

人体对无机铬的利用率极低（不到 1%），对有机铬的利用率可达 10% ~ 25%；金属铬和 2 价铬化合物的吸收率和毒性都极低。天然食品中的铬多以 3 价的形式存在，其不易透过细胞膜，不易为呼吸道、消化道吸收（吸收率约为 1%），毒性也较小；6 价铬则较易透过细胞膜，故也较易吸收（在 pH 较高的环境中尤其容易吸收，如铬酸盐和重铬酸盐的溶解性较强，较易经呼吸道、消化道甚至皮肤吸收入血，其在胃肠道的吸收率可达 3% ~ 6%），毒性则最强。

（二）分布和排泄

被机体吸收的 Cr^{3+} 主要与血清转铁蛋白结合，Cr^{6+} 可迅速透过红细胞膜与血红蛋白结合，并将其中之 Fe^{2+} 氧化成 Fe^{3+}，导致高铁血红蛋白血症；剩余的 Cr^{6+} 则被谷胱甘肽、维生素 C 等还原为 Cr^{3+}。体内组织以肝、肾、肺内含铬浓度较高，是其毒性的靶器官，如肺内铬浓度为其他组织 2 ~ 3 倍。

口服 Cr^{6+} 化合物后，头 4 天可由尿排出摄入量的 80%，尿铬一般来自血清中可透析部分，

通过肾小球滤过后，还可由肾小管重吸收，成为急性铬中毒时重要的肾内循环通路。还有些可经胆汁由粪便排出，少量也可经由乳汁、汗、头发和指甲排出。

（三）毒性

铬的毒性与其存在的价态有关，金属铬对人体几乎没有毒害作用，也未见发生工业中毒的报道，3 价铬更是人体必需微量元素，而 6 价铬则是有毒的，其毒性要比 3 价铬毒性高 100 倍，且易被人体吸收、在体内蓄积，两者可以相互转化，铬对健康的危害和铬的急、慢性毒作用都是由 Cr^{6+} 引起的，主要毒性有：

1. 刺激腐蚀作用　Cr^{6+} 化合物如铬酸雾、铬酸盐、重铬酸盐都是强氧化剂，可使蛋白质变性，沉淀核酸、核蛋白，还会干扰酶系统的活性。6 价铬化合物接触皮肤黏膜后，由于具有强烈的氧化性，故可直接发挥刺激和腐蚀作用，长期吸入可引起鼻炎（rhinitis）、鼻中隔穿孔（perforation of nasal septum）、慢性支气管炎（chronic bronchitis）；3 价铬化合物活性较低，在皮肤表层即与蛋白质结合形成稳定的络合物，故不易引起皮炎和铬疮（chrome sore）。

2. 肝、肾损害作用　重铬酸盐和铬酸可引起肝、肾损害的原因在于，Cr^{6+} 在体内快速还原为 Cr^{3+} 的过程中，大量消耗肝、肾内还原型谷胱甘肽，并产生大量活性氧，损伤了肝、肾细胞结构。严重时除引起肝功能障碍、肾小管重吸收功能降低外，尚可引起肾小管坏死，这可能由于肾小管对铬的重吸收而使肾小管细胞接触 Cr^{6+} 的剂量和时间大为增加之故。

3. 致敏作用　Cr^{6+} 一旦进入体内则被还原成 Cr^{3+}，该类化合物易与蛋白质结合形成抗原，从而引起变应性接触性皮炎（allergic contact dermatitis），也可引起支气管哮喘（bronchial asthma）。

4. 致癌作用　实验证明 Cr^{6+} 无遗传毒性，但实验显示 Cr^{3+} 虽然可与 DNA 结合，但也不引起 DNA 损伤，因而推测在 Cr^{6+} 在还原为 Cr^{3+} 过程产生的中间产物如 Cr^{5+}、Cr^{4+}、环氧化物、活性氧等，可能造成 DNA 损伤，诱发致癌作

用，目前已被国际癌症研究机构（IARC）定为人类致癌物（1 类）。接触某些 Cr^{6+} 化合物并达到一定量，可使发生肺癌的危险性明显增加，且以低或中等溶解度的 Cr^{6+} 化合物如铬酸锌、铬酸钙、铬酸锶、铬酸铅等致癌的危险性最大，推测可能溶解较慢的化合物可以较长时间与肺细胞接触，从而使 Cr^{6+} 得以充分进入细胞，还原为有致癌性的 Cr^{3+}；此过程如果发生在 DNA 附近，可使 DNA 突变明显增加，故产生 Cr^{3+} 的过程发生在细胞核才是最佳致癌部位；实验研究也证实，细胞内的 Cr^{6+} 仅有 10% 在核内，而 Cr^{3+} 则有 50% 是在核内。

【临床表现】

（一）急性中毒

职业性急性铬中毒多因吸入或皮肤灼伤引起，生活性中毒则多见于口服。

1. **吸入中毒** 主要表现为呼吸道炎症。吸入 $0.1 mg/m^3$ 重铬酸盐烟尘或 $20 \sim 30 mg/m^3$ 铬酸雾即可发生急性中毒，主要表现为眼结膜炎、鼻炎、咽炎、支气管炎，患者有头痛、流泪、流涕、咽干、咳嗽、发热、呼吸困难、发绀（高铁血红蛋白血症），肺内出现啰音。过敏者吸入铬酸盐尘或铬酸雾后 $4 \sim 8$ 小时可引起哮喘发作，而一旦有哮喘发作后，再次接触含铬酸盐气溶胶即会诱发；生产铬铁的工人接触含铬酸盐粉尘，也可诱发哮喘。

2. **皮肤接触** Cr^{6+} 化合物具有强烈的刺激和致敏作用，皮肤接触后可出现针头大小的丘疹或湿疹样改变，并有瘙痒感，搔抓后极易发生感染、溃疡，溃疡直径 $2 \sim 8 mm$，圆形、边缘隆起，底部有渗出物，称为铬溃疡（chrome ulcer）或铬疮。铬溃疡多见于电镀工、鞣皮工，以及生产铬酸、铬酸盐、重铬酸盐的化工厂工人。此种溃疡常只有 $1 \sim 2$ 个，也可 $2 \sim 4$ 个，往往无疼痛，愈合缓慢，常需数月，甚至逾年。铬酸、铬酸盐、重铬酸盐等 Cr^{6+} 化合物灼伤皮肤后，尚可透过灼伤的皮肤吸收，引起全身中毒，主要表现为肝、肾损害。

3. **口服中毒** 口服铬酸盐和重铬酸盐 $1 \sim 2 g$，多在 $1 \sim 4$ 天后发生症状；口服 5g 以上 12 小时内即可发病。患者表现为恶心、呕吐、咽下困难、腹痛、腹泻、便血，严重者出现发绀、呼吸困难、脉搏频速、头痛、头晕、烦躁不安，甚至因脱水引起血压下降、休克；$2 \sim 3$ 天后出现痉挛、惊厥、癫痫样发作等神经系统症状，并出现明显肝、肾损害表现，如肝大、压痛，肝功能异常、蛋白尿、尿白细胞和颗粒管型，严重者可发生急性肾衰竭。

（二）慢性中毒

长期接触 Cr^{6+} 化合物，可引起如下损伤：

1. **慢性上呼吸道炎**（chronic upper respiratory inflammation） 反复或长期接触低浓度 Cr^{6+} 化合物，如镀铬工人，可发生慢性眼结膜炎、咽炎、支气管炎，常有咽痛、咳嗽，有时出现哮喘样症状。

2. **接触性皮炎**（contact dermatitis） 皮肤长期或反复接触铬酸盐、铬酸雾以及含铬水泥，可诱发接触性皮炎，多见于面、颈、手、前臂等裸露、接触部位，表现为红斑、水肿、丘疹，重症可发生水疱、大疱、糜烂；若为变应性接触性皮炎，则呈湿疹样表现，瘙痒，常有继发感染，病程迁延不愈，而呈亚急性或慢性改变。

3. **铬鼻病**（chrome ulceration of nose）和鼻中隔穿孔 这是最常见的职业性铬损伤。长期吸入铬酸雾或铬酸盐尘，浓度稍高（$> 0.1 mg/m^3$）即可引起鼻部损害，多位于血管较少的鼻中隔前部；表现为局部黏膜充血、肿胀、干燥、萎缩、糜烂、软骨穿孔，少数情况下鼻甲黏膜也可糜烂、溃疡，孔径由米粒大小到 $1 \sim 2 cm$；早期症状为流涕、鼻塞、鼻出血、鼻干燥、鼻灼痛、嗅觉减退等，病情进展缓慢，可长达数月至数年，由于疼痛不明显，患者多未发觉，多见于镀铬工人。

4. **消化系统损害** 铬作业工人常出现胃痛、胃肠道溃疡、味觉和嗅觉减退等，并可有肝肿大、黄疸、肝功能异常，常迁延较久；脱离接触后可渐痊愈。

5. **肾损害** 长期接触低浓度铬，可出现低分子蛋白尿、甚至白蛋白尿，及时脱离铬接触，多可逐渐痊愈；若长期接触高浓度 6 价铬化合物,可进一步进展为慢性间质性肾炎、肾功能不全。

6. 血液系统损害 Cr^{6+} 化合物可引起高铁血红蛋白血症;长期接触铬酸盐还可引起红细胞增多、白细胞减少、单核细胞增多、嗜酸性粒细胞增多等。

7. 肺癌 我国20世纪80年代对铬酸盐生产工人进行的回顾性和前瞻性流行病学调查研究发现,其肺癌发病率高达82.08/10万,而对照组仅为22.79/10万;我国已将6价铬所致肺癌列入法定职业性癌瘤范畴。

(三)实验室检查

1. 尿铬 由于饮食中含铬量不同,尿铬水平波动甚大,其正常值多在1.9 μmol/L(100 μg/L)以下。尿铬增高仅反映机体有过多的铬摄入,并不能依此判断有无铬中毒发生。

2. 血铬 正常人多小于30 μg/L;由于 Cr^{3+} 不能跨越红细胞膜,故检测红细胞铬即可了解近期 Cr^{6+} 的接触情况。该指标升高也仅反映近日有过量铬摄入,无法判断会否发生铬中毒。

3. 皮肤斑贴试验(skin patch test) 使用0.5%重铬酸铵作皮肤斑贴,铬变应性接触性皮炎患者可呈阳性反应。

【诊断及鉴别诊断】

职业性铬中毒尚无国家诊断标准,诊断可参考本书第二章和本章"总论"相关内容。具有 Cr^{6+} 化合物确切的职业接触史,以呼吸道炎症、发绀、哮喘、肝肾损伤为主的临床表现,尿铬增高均对诊断有提示作用。

由于饮食中铬含量个人差异较大,故班前、班后尿铬比较似更有助于评估铬的接触水平;其呼吸道刺激症状应注意与刺激性气体中毒、五氧化二钒中毒相鉴别;出现肝肾功能损害、血液变化应与砷中毒相鉴别。

铬引起的哮喘可依照《职业性哮喘诊断标准》(GBZ 57)进行诊断;铬性皮肤损害则可依照《职业性皮肤病的诊断总则》(GBZ 18)、《职业性接触性皮炎诊断标准》(GBZ 20)等诊处;铬鼻病已有国家职业卫生标准《职业性铬鼻病的诊断》(GBZ 12)可作为诊处依据,仍应注意排除其他原因所致鼻部损害,如五氧化二钒、砷中毒,以及梅毒、结核、外伤等。

【治疗】

(一)中毒

1. 吸入大量铬酸或铬酸盐时,患者应迅速转移到空气新鲜处,保持呼吸道通畅,给氧;出现呼吸道症状可使用5%碳酸氢钠溶液雾化吸入、镇咳药;哮喘可用支气管扩张剂和肾上腺皮质激素类。

2. 口服中毒应尽快洗胃,并用50%硫酸镁60 ml导泻,服用牛奶和蛋清保护胃黏膜,并投用硫代硫酸钠、二巯丙磺钠或二巯丁二钠等(参阅本章"总论"),以促进铬的排出。呕吐严重者应输液,保持水和电解质平衡,防治休克;此外,还应注意保护肝、肾功能,早期补液利尿疗法,必要时应用血液净化疗法;出现高铁血红蛋白血症时,可使用小剂量亚甲蓝(1~2 mg/kg)治疗。

3. 慢性中毒则以对症支持治疗为主。

(二)皮肤损害

皮肤接触铬酸或铬酸盐,应立即用清水清洗创面,局部涂抹维生素E霜、芦荟霜等抗氧化制剂。皮炎患者应避免接触铬化合物,急性期用炉甘石洗剂或单纯粉剂止痒,渗液多时用生理盐水或3%硼酸溶液作冷湿敷;亚急性期用40%氧化锌油或氧化锌糊膏;变应性皮炎可用氢化可的松或地塞米松霜,内服抗组胺药;铬溃疡可用5%硫代硫酸钠溶液洗涤或10%维生素C溶液湿敷,使 Cr^{6+} 还原为 Cr^{3+} ,局部涂抹10%依地酸软膏或5%硫代硫酸钠软膏,铬溃疡较深久治不愈时,可考虑手术治疗。

(三)铬鼻病

局部可用10%维生素C溶液擦洗或涂抹5%硫代硫酸钠软膏,以促进溃疡愈合;已形成鼻中隔穿孔时可进行鼻中隔修补术。

【预防】

可参阅总论预防原则及本章"总论"相关内容,具体尚有:

1. 电镀车间电镀槽边应装置抽风设备,以加强铬酸雾排出,槽内还可使用酸雾抑制剂。

2．车间装设专门水龙头，以便及时冲洗皮肤和眼睛，并加强个人防护。从事铬酸和铬酸盐工人工作时须戴手套，班后充分洗手；工作前检查手皮肤有无破损；鼻腔涂油膏保护；工作后冲洗鼻腔。

3．加强健康监护。每年体检一次，内容包括血常规、尿常规、肝功能、肺功能、X 线胸片检查，尤其注意上呼吸道炎、鼻腔损害、皮肤溃疡、肺癌等；严格筛检就业禁忌证，慢性支气管炎、哮喘、皮炎患者应禁止从事本岗位工作。

（王涤新　赵金垣）

思考题

1．简述铬的主要职业接触机会和主要毒性机制。

2．总结铬对人体损伤的主要临床表现及诊断办法。

推荐阅读的参考文献

1．李桂影，李洞．铬中毒的临床反应和实验研究．国外医学·医学地理分册，2002，23（1）：33-35．

2．张广生，金银龙．铬化合物的肾脏毒性研究进展．卫生研究，2006，35（5）：659-662．

3．吴刚．六价铬的致癌分子机制研究进展．中华劳动卫生职业病杂志，2012，30（11）：878-880．

4．Gibb HJ，Lees PS，Pinsky PF，et al．Lung cancer among workers in chromium chemical production．American Journal of Industrial Medicine，2000，38（2）：115-126．

九、钡及其化合物

【理化性质】

钡（barium，Ba），银白色或浅黄色固体，原子量 137.34，化合价为 2 价；密度 3.5，熔点 725℃，沸点 1640℃；化学性质十分活泼，容易氧化，粉末与空气接触易自燃，燃烧会生成有毒烟雾，故需浸于矿物油中保存。钡化合物种类繁多，工业上常见的有氯化钡（barium chloride，$BaCl_2$）、氢氧化钡 [barium hydroxide，Ba（OH）$_2$]、硝酸钡 [barium nitrate，Ba（NO_3）$_2$]、硫化钡（barium sulfide，BaS）、硫酸钡（barium sulfate，$BaSO_4$，亦称重晶石）、碳酸钡（barium carbonate，$BaCO_3$，亦称毒重石）等，后两者是钡在自然界存在的主要形式。除硫酸钡和碳酸钡外，其余钡化合物多溶于水。

【接触机会】

职业接触钡化合物主要见于钡矿开采、钡矿石冶炼，以及制备和使用钡化合物的过程。金属钡主要用作消气剂和制造合金，钡化合物则用途甚广，如氯化钡用于钢材淬火和制造其他钡化合物；硫酸钡用作白色颜料、胃肠造影剂，以及纺织品、橡胶、肥皂、水泥、塑料等填充剂；碳酸钡用作陶瓷、搪瓷、玻璃工业原料；氯酸钡、硝酸钡用于制造焰火和信号弹，各种钡盐还用作化学分析试剂等。

国家规定的工作场所空气中钡及其可溶性化合物（按 Ba 计）时间加权平均容许浓度（PC-TWA）为 0.5 mg/m^3，短时间接触容许浓度（PC-STEL）为 1.5 mg/m^3。

职业性急性钡中毒主要见于生产或使用过程中的意外事故，如维修碳酸钡烘干炉吸入大量钡化物，钢材淬火液爆溅灼伤皮肤，不慎掉进硫化钡或氯化钡溶液池内等。生活性中毒多由误食引起，如误将钡盐作为发酵粉、碱面、粉面、食盐、明矾使用等。

【毒性机制】

金属钡不溶于水，几乎无毒。钡化合物的毒性则与其溶解度有关，溶解度越高，毒性越大；碳酸钡虽难溶于水，但一旦进入胃内，因可与胃酸生成氯化钡而被吸收，也可产生毒性。

可溶性钡化合物可经呼吸道、消化道和损伤的皮肤吸收，吸收入血的钡离子可迅速（24 小时内）转移到肌肉和骨骼，小部分在血浆内形成不溶性磷酸钡；此后，肌肉中的钡含量逐渐减少，逐渐集中在骨骼内蓄积，其含量可占总吸收量的 65% 左右；呼吸道吸入时，肺亦为重要的贮存库。钡主要经粪便排出，部分经尿和唾液排出；母体中的钡尚可通过胎盘和乳汁进入婴儿体内。

钡具有肌肉毒性，先对各种肌肉组织（包括骨骼肌、平滑肌、心肌）产生强烈的刺激和兴奋作用，最后转为抑制甚至麻痹，从而导致钡中毒的特征性表现——全身性肌无力、异位心律、心室颤动或心脏停搏、肠麻痹等；钡还可刺激肾上腺髓质分泌儿茶酚胺。其产生兴奋作用时并无钙丢失，主要借助于钙的转移或转换，使钾得以大量进入细胞，导致血清钾降低，从而产生钡中毒的另一特征性表现——低钾血症。

成人氯化钡经口中毒量为 0.2 ~ 0.5 g，致死量为 0.8 ~ 0.9 g。

【临床表现】

（一）急性中毒

急性钡中毒的潜伏期为十余分钟至两天，多数在数小时之内。早期表现为头晕、头痛、咽干、恶心、呕吐、腹痛、腹泻、唇、舌、颜面及肢体麻木，全身无力，心慌、胸闷；而后症状不断加重，可出现耳鸣、复视及进行性肌肉麻痹。肌肉麻痹初从下肢开始，逐渐向上肢、躯干、颈部、面部肌肉及舌肌、膈肌、心肌发展，肌力和肌张力均明显减退，不能站立、无法持物。严重者进展为完全性弛缓性四肢瘫痪，头部和四肢都不能活动，语言障碍；呼吸肌麻痹时可出现发绀、呼吸困难、心律失常，血压先升高而后下降，最终可因呼吸肌麻痹和心律失常导致死亡。如抢救及时，可以痊愈，一般不留后遗症。

实验室检查可见血清钾降低，严重者呈进行性下降达 2mmol/L 以下。心电图明显异常，可见 ST 段下移、T 波低平或双相或倒置、QT 间期延长、T-U 融合或明显 U 波等低钾的表现，同时可见多种心律失常表现，如心率增快或减慢，频发室性、结性或多源性期前收缩，房颤或室颤，心房或心室扑动等，亦可见各种传导阻滞（房室、束支、室内等）。重症患者体温可升至 38 ~ 39℃，尿中出现蛋白、红细胞和管型，血白细胞增高，并可发生多器官功能衰竭。

（二）慢性中毒

多因长期接触钡及可溶性钡化合物的粉尘所致。主要表现为结膜及上呼吸道刺激症状，如口腔黏膜肿胀、糜烂、鼻炎、咽炎、结膜炎、气管及支气管炎症，还可出现全身乏力、钙磷代谢异常、副交感神经功能障碍等，部分工人尚可出现心脏传导功能障碍、高血压、脱发等。

长期服食含氯化钡的井盐可引起血钾降低、口周麻木、四肢无力；长期吸入不溶性钡粉尘者，则可引起钡粉尘肺沉着病（钡尘肺，barytosis），一般无自觉症状和明显呼吸功能损害，X 线胸片仅见两肺细小致密结节状阴影，中、下肺野多见，脱离接触后结节阴影可缩小变淡消退，但易并发慢性肺炎和支气管炎。

【诊断与鉴别诊断】

我国已颁布《职业性急性钡中毒诊断标准》（GBZ 63），急性钡中毒主要根据短期内接触大量可溶性钡盐的病史，以肌肉麻痹、血钾降低、心电图异常等典型临床表现进行诊断，血钡、尿钡明显升高有重要病因提示意义。应注意与进行性肌营养不良、重症肌无力、吉兰 - 巴雷综合征（Guillian-Barre syndrome）、周期性瘫痪等疾病相鉴别；心肌损害表现则应与心肌炎、冠心病、克山病等疾病鉴别。职业性急性钡中毒主要分为如下三级：

1. 轻度中毒　特征性症状是胸闷、心悸、全身无力、麻木，肌力减弱（Ⅳ级以下），心电图有早期低钾表现或血清钾稍低。

2. 中度中毒　肌力明显减弱（Ⅲ级以下），肌张力降低，心电图出现低钾表现伴血钾降低。

3. 重度中毒　四肢弛张性瘫痪，几无肌力（Ⅰ级以下），甚至出现呼吸肌麻痹，心电图及血清钾均显示明显低钾现象，多伴有严重心律失常、传导阻滞。

慢性钡中毒因缺乏特异性指标，诊断相对较为困难，职业性现场调查和尿钡测定可以提供较可靠的诊断线索。钡粉尘肺沉着病需注意与其他尘肺、粟粒性肺结核等疾病鉴别。

【治疗】

（一）急性中毒

1. 脱离污染现场，脱去污染衣物，用 5% 硫酸钠漱口；皮肤污染者，应用清水和 5% 硫酸钠交替冲洗污染部皮肤，然后用 10% 葡萄糖酸钙湿敷；高温钡化合物灼伤者应脱去污染衣物，用 5% 硫酸钠和清水交替冲洗，而后按烧伤治疗常规处理；口服中毒者用温水和 5% 硫酸钠交替洗胃，然后灌服硫酸钠 20 ～ 30 g，以使可溶性钡盐生成不溶性硫酸盐，减轻其毒性。

2. 解毒治疗　可用 10% 硫酸钠 20 ～ 40 ml 静脉注射，或 1% ～ 5% 硫酸钠 10 ～ 20 g 静脉缓慢滴注，每日 1 次，连续 2 ～ 3 天；使用 5% 硫代硫酸钠 100 ～ 200 ml 静脉滴注也可获得同样效果，往往滴注 2 g 左右患者已可轻微活动头部及四肢，滴注完毕则可自如活动。

3. 补充钾盐　此为最重要的对症治疗措施。轻者可给予口服氯化钾 1 ～ 2 g，每日 3 次；当血钾低于 2.5 mmol/L 时，应给予静脉补钾，并根据血钾检测和心电监护结果决定补钾剂量，首日给足剂量尤为重要；严重者静脉补钾同时也给口服补钾，临床实践显示，有的患者第 1 日用量可多达 9 g，甚至达 30 g。

4. 其他治疗　以对症支持治疗为主，如呼吸肌麻痹者使用呼吸机机械通气，心搏骤停者立即进行心肺复苏，心律失常者给予药物治疗，严重者给予肾上腺糖皮质激素、能量合剂、维生素类，注意保护心、肾功能，维持水、电解质平衡等。

（二）慢性中毒

慢性中毒及钡尘肺沉着症无特殊治疗，主要给予对症支持；车间须加强预防措施，以减少新患者的发生。

【预防】

预防原则可参阅本书第一章总论和本章相关内容，具体尚有如下几点：

1. 作业场所应装设专门的喷淋装置，以便及时冲洗皮肤和眼睛。

2. 加强个人防护，直接接触钡化合物时须戴手套，班后淋浴更衣。

3. 加强职业卫生宣教，严格执行健康监护。

（穆进军）

思考题

1. 简述钡的主要职业接触机会。

2. 简述钡的主要毒性及急性中毒的治疗要点。

推荐阅读的参考文献

1. 冯英梅，贾淑敬，刘文考，等. 急性碳酸钡中毒 12 例临床分析. 临床荟萃，2013，28（8）：894-895.

2. 严蓉，万伟国，黄简抒. 急性钡中毒的临床进展. 中国工业医学杂志，2015，28（5）：347-349.

十、铊

【理化性质】

铊（thallium，Tl）为蓝灰色软性金属，原子量 204.39，密度 11.58 g/cm³，熔点 303.5℃，沸点 1457℃。铊不溶于水，易溶于硝酸和浓硫酸；其化合物的水溶液无色、无味、无臭。铊可与卤族元素在常温下起化学反应，暴露在空气中易氧化。无机铊有 1 价和 3 价两种化合物，在中性水溶液中，铊的 1 价化合物比同类的 3 价化合物更稳定，与此相反，有机铊化合物仅在 3 价时稳定。常见的无机铊化合物有醋酸铊（CH_3COOTl）、硫酸铊（Tl_2SO_4）、氯化铊（$TlCl$）、溴化铊（$TlBr$）和碘化铊（TlI）；有机铊化合物为丙二酸铊（$C_3H_2O_4Tl_2$）。

【接触机会】

（一）职业性接触

在下列生产和使用过程中，有机会接触到铊：

1. 铊矿石焙烧　飞灰中有含量较高的铊。

2. 铊金属冶炼、制造合金　因其熔点较低，物料中的铊易转变成挥发性氧化物以烟气、粉尘散发。

3．电子、光学和超导领域　用铊制备高压硒整流片；铊的硫化物用于制作光敏光电管、红外线监测仪；卤化铊晶体壳制作各种高精密度光学棱镜和特殊光学零件；碘化铊填充的高压汞铊灯为绿色光源；溴化铊和硫化铊制成的光纤可用于远距离、无中断、多路通信。

4．特种玻璃生产　用铊制作彩色玻璃，因添加少量的硫酸铊或碳酸铊，其折光率会大幅度的提高，可与宝石相媲美。

5．医学、药学方面　早期曾用铊化合物治疗头癣、疟疾、性病、结核等疾病；硫酸铊和碳酸铊是有效的杀鼠剂和杀真菌剂。由于含铊农药在使用过程中造成二次环境污染，在许多国家被限制或禁止使用，但在一些发展中国家仍然沿用；现主要用铊作为闪烁显像药物用于放射核素扫描，进行疾病的诊断。

6．其他　铊还用作催化剂、电阻温度计、无线电传真、原子钟表等仪器的脉冲传送器重要材料；铊离子有极好的核磁反应特性，可用于模仿碱金属离子，作为钾、钠生物学功能研究的探针等。

（二）非职业性接触

土壤、地面水、海水及动、植物体内仅含极微量的铊，正常人血铊多 < 2 μg/L（< 9.78 nmol/L），尿铊多 < 5 μg/L（< 24.5 nmol/L）。环境污染可能是非职业性铊接触的主要来源，如铊矿的开采、铊矿石的加工和冶炼等，这些生产过程中的粉尘、废气、废水和废渣，可造成环境水源、土壤污染，引起非职业性铊中毒。

铊是 WHO 重点限制清单中主要危险废物之一，已被我国列入优先控制的污染物名单。

【毒性机制】

铊及其化合物属于高毒类，具有蓄积性，为强烈的神经毒物，并可引起肝、肾损害，其急性毒性在哺乳类动物中大于铅、镉、汞。铊的 1 价化合物，如硫酸铊、醋酸铊、碳酸铊等毒性较高；铊的氯化物毒性高于其他化合物，而硫化铊（Tl_2S）、碘化铊（TlI）水溶性较差，毒性较低；铊的各种化合物对不同动物经不同途径给予的毒性亦不同。铊对人体的急性毒性见表 5-2-1。

表 5-2-1　铊对人体的急性毒性

毒　性　剂　量		成人 / 儿童	参考资料
毒性阈剂量	> 1.5 mg/kg	成人 / 儿童	Schoer (1984)
最小致死量	10 ～ 12 mg/kg 2 ～ 10 mg/kg	成人 儿童	Kazanzis (1994)
致死量	20 ～ 100 mg 2 ～ 10 mg	成人 儿童	Sharma et al. (1986)

摘自 IPCS（International Program on Chemical Safety），WHO Report："Environmental Health Criteria"，World Heath Organisation，Geneva，1996，182：156-162.

动物急性中毒时有躁动不安、共济失调、惊厥、震颤、呼吸困难、呕吐、出血性腹泻、少尿或无尿等，最后可死于呼吸、循环或肾衰竭；慢性中毒时表现为不同程度的周围神经损害、球后视神经炎、视神经萎缩、性欲丧失、睾丸萎缩等。

可溶性铊盐、铊蒸汽和烟尘可通过消化道、呼吸道、皮肤等途径吸收入体内，但不论何种途径，铊在体内各组织的含量均大致相近，并与剂量成正比。值得注意的是，铊吸收入血后不与血清蛋白结合，而是以离子状态转运至全身，仅少部分被红细胞吸收。早期以肾中铊浓度最高，其次为肌肉、骨骼、肝、肺、脾、心脏、唾液腺、睾丸等组织，淋巴结、胃肠、毛发、眼晶状体中也含有一定量的铊；由于血脑屏障的作用，铊离子进入脑组织较慢，脑中铊含量的下降也缓慢，故在后期，与其他器官相比，脑内铊蓄积量反居前位；头发和指甲则是铊在体内另一蓄积部位。由于神经系统的某些酶、递质及脑细胞对铊的毒性更为敏感，微量的铊即可引起损害，所以铊对神经系统的损害常较突出、长久，甚至是不可逆的。铊还可透过胎盘屏障影响胎儿。

铊及其无机化合物主要经尿和粪便排出，少量可经汗液、乳汁和泪液排出。铊吸收后，在血中的半减期很短，仅为 1.9 天，在体内半减期则为 10 天左右（7.4 ～ 12.4 天）。急性中毒时由于铊大量进入血液，并快速分布至各个器官组织，同时通过肝经由胆汁外排，其数量常超过尿液排出量，成为急性中毒时体内铊的主要排泄途径。但此途径排出的铊很易经消化道重吸收而再次进入血循、肝，形成所谓"肠–肝循环"，成为"无效排泄"。

有机铊化合物如丙二酸铊在体内的分布速度更快，其体内分布和毒性与无机铊化合物类似，主要排泄途径也为尿及粪便，两条途径的排泄量基本相同。

铊中毒（thallium poisoning）的机制可能与其以下几种生化特性有关：

（1）铊能够竞争性抑制钾的生理生化作用，尤其是影响体内钾离子依赖性酶系，如三羧酸循环重要限速酶——丙酮酸激酶，以及维持细胞静息电位的 Na^+-K^+-ATP 酶等，铊与丙酮酸激酶的亲和力是钾离子的 50 倍，与 Na^+-K-ATP 酶的亲和力大约是钾离子的 10 倍，故可很快造成上述酶类失活。此外，铊离子与钾离子在电荷量、离子半径等方面都很相似，因而大多数生物膜都不能区别铊离子和钾离子，二者有类似的转运方式；而进入细胞后，铊的排出则远较钾为缓慢，故其对酶的干扰作用亦可持续较久。

（2）铊可与巯基结合造成巯基酶的失活，如铊可与线粒体膜的巯基结合导致氧化磷酸化脱耦联，干扰能量的产生；可干扰含硫氨基酸的合成，抑制细胞有丝分裂；可与半胱氨酸的巯基结合，干扰毛囊角蛋白的合成，导致脱发、指甲生长障碍等；它的此种活性还造成肝、脑等组织还原型谷胱甘肽减少，引起过氧化损伤。

（3）铊可以干扰神经细胞突触前递质释放，产生外周神经的毒性；蓄积在脑内的铊还可抑制琥珀酸脱氢酶、鸟嘌呤脱氢酶等酶类的活性，并可干扰儿茶酚胺代谢，产生中枢神经毒性。

（4）铊可与维生素 B_2 结合形成不溶性复合物，引起细胞内维生素 B_2 摄取减少，导致丙酮酸代谢和其他有关能量代谢障碍；铊还可与多核糖体结合，干扰蛋白质合成；它还会拮抗钙对肌肉的激活效应，最终引发神经 - 肌肉功能及结构损伤。

【临床表现】

（一）急性中毒

急性铊中毒最常见的原因为投毒，外用含铊软膏治疗发癣，或误服含铊的杀鼠剂、杀虫剂、灭蚊药等所致；急性职业中毒并不多见，其主要原因多为吸入大量含铊烟尘、蒸气，或可溶性铊盐沾染皮肤引起。铊盐的成人口服致死剂量为 0.2 ~ 1.0 g，最小致死量为 12 mg/kg，但 5 ~ 7.5 mg/kg 即可引起儿童死亡。急性铊中毒有一定潜伏期，其长短与接触量有关，口服铊化合物的中毒潜伏期一般为 12 ~ 24 小时，口服量较大时，发病也相对较快。现以临床最为常见的口服途径为例，简介急性铊中毒的主要症状：

1．消化道症状 经口摄入铊盐数小时后即可见口腔刺激症状，并有口周、舌部麻木，味觉丧失及食欲缺乏、恶心等表现；剂量较大时可出现口腔炎，并有较明显的胃肠道刺激症状，如阵发性腹绞痛、呕吐、腹泻，严重时可有胃肠道出血、麻痹性肠梗阻、便秘，部分病例可在数日后发生急性中毒性肝损害。

2．神经系统症状 中毒后 3 ~ 5 天出现明显神经系统症状，常在发病第 2 ~ 3 周达到极点，之后逐渐恢复，但重者症状常迁延较久。周围神经病是急性铊中毒最突出的表现，患者常诉双下肢酸胀麻木、蚁走感，足趾和足跟烧灼样痛，轻触皮肤即感疼痛难忍，严重时甚至被单触及皮肤亦会引起剧烈疼痛，双足踏地时疼痛更为剧烈，以致不能站立、行走，此症状称为"烧灼足综合征（burning foot syndrome）"；疼痛可逐渐向上延伸，累及躯干，当肋间肌和膈肌受累时可引起胸闷、呼吸困难，甚至可因呼吸肌麻痹而致死亡。运动障碍出现较晚，初为双下肢发沉、无力，严重时出现肢体瘫痪、肌肉萎缩；踝反射早期可减弱或消失。

脑神经也常受累，表现为睑下垂、眼肌麻痹、视力减退、视神经萎缩、构音障碍、吞咽困难、周围性面瘫等，双侧迷走神经麻痹时尚可引起心动过速和循环紊乱，可因心功能不全导致死亡。

铊还可以引起大脑损伤，轻者表现为头痛、睡眠障碍、焦虑不安、心律失常、血压升高、发热、多汗、流涎、尿潴留等，重者可出现惊厥、昏迷、呼吸麻痹、精神失常、幻觉、痴呆等，并可因严重脑水肿导致死亡。

3. 其他器官损伤　部分病例可发生心、肺、肝、肾等脏器损害，如铊可直接损伤心肌和窦房结，引起心动过缓、血压下降；可造成肺泡损伤引起肺水肿甚至急性呼吸窘迫综合征；还可引起肝大、血清转氨酶升高、蛋白尿、血尿等。肝、肾损伤大多程度较轻，但严重中毒仍可造成急性肾小管坏死甚至急性肾衰竭。

4. 皮肤毛发　一般于中毒后 1～3 周出现脱发，此为本病特征性表现之一：先为头发成片脱落，轻抹即随之而下，2～3 周可脱光，且伴胡须、眉毛、腋毛、阴毛脱落；脱毛后 1 周左右又可再生，2～3 个月可完全恢复。

中毒后 3～4 周，亦见指（趾）甲变脆，根部出现宽度 2～3 mm 的白色横纹，颇似急性砷中毒时出现的米氏纹（Mees line），亦为急性铊中毒的特征性表现。皮肤干燥、脱屑，并可出现皮疹、痤疮、色素沉着，手掌、足底角化过度。

5. 眼　可出现视野缩小、视力降低、球后神经炎、中心或旁中心暗点等；有报告指出，急性铊中毒约 25% 患者有视神经受损，反复多次中毒者几乎全有视神经受累。

急性重度铊中毒若未得及时救治，常遗留神经或精神方面后遗症，如失眠、记忆力下降、视觉障碍、下肢轻瘫、震颤、共济失调、精神异常等；儿童尚可有精神发育迟钝、智力障碍、精神病等。

（二）慢性中毒

职业性慢性铊中毒多数程度较轻。环境性铊中毒见于长期食用受铊污染的食盐、粮食、蔬菜、禽类或饮水的人群，起病隐袭，病情轻缓、进展缓慢，不易引起重视，但容易致残。最初主要为类神经症表现，如头痛、头晕、耳鸣、嗜睡、失眠、多梦、记忆力减退、易激动，以及食欲缺乏、恶心、腹痛、腹泻、头皮灼热发痒、毛发脱落、心悸等，缺乏特异性，而后可逐渐出现肢体麻木、疼痛、肌力减退、感觉和运动障碍，重者出现远端肌肉萎缩，影响运动功能。

视神经病及视网膜病也是铊中毒的临床特征之一，早期主要表现为双眼难以矫正的视力下降、周边视野缺损、有中心暗点或旁中心暗点、视网膜水肿、渗出等，严重者可出现视神经萎缩。由于起病隐匿，最初仅为视力下降而不为患者所注意，故应严密观察，对铊作业工人尤应定期进行视力及视野检查。

有人对 1960—1962 年间发生于贵州滥木厂汞铊矿区附近，病程长达 4～27 年的 30 例慢性铊中毒病例进行了随访，结果见所有患者早期都有短期、大面积的脱发史，以及不同程度的视力损害；40% 患者有周围神经病症状，完全丧失劳动力者占 26.7%；其他还有性格改变、言语迟钝，以及消瘦、乏力、多梦等症状。由上可见，脱发、眼底 - 视神经损害、周围神经病表现是慢性铊中毒的特征性临床表现，具有重要的诊断提示意义。

【实验室检查】

（一）血铊

由于铊在血中的半减期甚短，一次接触后 4 小时即达到峰值，4～5 天后明显下降，5～7 天后摄入量的 99% 已从血中消失，故血铊仅在急性接触后短期内进行检测方有参考价值，对慢性接触的应用价值相对更差。

正常人血铊多低于 2 μg/L（< 9.78 nmol/L）；> 40 μg/L（0.20 μmol/L）多提示有急性铊中毒可能，症状明显者血铊水平多在 100 μg/L（0.49 μmol/L）以上。

（二）尿铊

正常人尿铊多在 5 μg/L（0.0245 μmol/L，原子吸收光谱法）以下。有研究认为，当尿铊超过 100 μg/24h（0.49 μmol/24h）提示有过量急性铊接触，但临床症状明显者尿铊多在 200 μg/24 h（0.98 μmol/24 h）以上，故多数学者认为，急性铊中毒的尿铊诊断值下限定为 200 μg/24 h（0.98 μmol/24 h）较为合适；严重中毒者尿铊可达 10 mg/24 h。

对职业与环境性铊接触人群而言，尿铊在 20 μg/L 以下者多无中毒的临床表现，故认为其生物接触限值以 20 μg/L 较为合适。有关慢性铊中毒尿铊的诊断下限值，目前仍有争论，且资料甚少，故目前多主张以其生物接触限值为诊断起点，以其临床表现作为诊断分级依据似有较好可操作性。

【诊断及分级诊断】

（一）急性中毒

我国已颁布《职业性铊中毒诊断标准》（GBZ 226），诊断原则是，具有较大量铊的急性职业接触史，出现相应的临床表现、且血铊或尿铊水平升高，结合职业卫生调查资料，排除其他原因所致类似疾病后，再做出诊断。临床常将短时间内接触较大量铊后出现神经系统和消化系统症状及尿铊增高者称为"接触反应"，以做系统医学观察，但"接触反应"尚未纳入国家法定职业病范畴。在新修订的标准中将急性铊中毒分为如下三级：

1．轻度中毒　要点是在前述"观察对象"表现基础上，若再有如下任一症状或体征者：

（1）四肢（尤其是下肢）痛觉过敏、麻木、疼痛；

（2）袜（手）套样痛 / 触觉减退；

（3）明显脱发、指（趾）甲出现米氏纹；

（4）神经肌电图显示有神经源性损害。

2．中度中毒　若在轻度中毒基础上，出现以下任一表现者可诊为中度中毒：

四肢远端痛觉、触觉明显障碍（达肘、膝以上）伴跟腱反射消失；或深感觉明显障碍伴感觉性共济失调；或四肢受累肌肉肌力减退（4级以下）；或有脑神经损害；或发生心、肺、肝、肾、脑等任一器官轻度损害。

3．重度中毒　在中度中毒基础上，同时具有以下一项者可诊为重度中毒：

（1）四肢受累肌肉肌力减退至 3 级，或四肢远端肌肉明显萎缩；

（2）出现明显心、肺、肝、肾、脑等任一器官明显损害者。

（二）慢性中毒

1．轻度　长期接触铊后出现下肢无力，尿铊持续增高，且同时出现以下任一表现者，如双下肢疼痛麻木，对称性袜套样痛、触觉或振动觉障碍，伴跟腱反射减弱；或明显脱发；或轻度视神经病或视网膜病；或神经肌电图显示神经源性损害，可诊为慢性轻度中毒。

2．重度　在轻度中毒基础上，尚出现以下任一表现者：四肢远端感觉障碍、跟腱反射消失，伴四肢肌力减退至 3 级或四肢远端肌肉萎缩；或视神经萎缩。

【治疗】

（一）急性中毒

1．脱离铊接触　吸入中毒者应立即移至空气新鲜处吸氧；皮肤污染者应用肥皂水清洗，眼部接触应立即用清水彻底冲洗；口服者尽快用清水，或 2% 硫代硫酸钠或 1% 碘化钠洗胃，再灌入甘露醇配制的活性炭 30 g，以吸附并排出残余铊化合物（最好间断多次洗胃，重者活性炭首次剂量可 50 ～ 100 g，之后可 20 克 / 次，3 次 / 日）；还可给予 50% 硫酸镁 40 ～ 60 ml 口服导泻。

2．排铊治疗　目前尚无特效驱排药物，传统金属络合剂 EDTA、二巯丙醇和 D- 青霉胺有害无益；二巯丙磺酸、二巯丁二酸不能降低脑中铊浓度，但与普鲁士蓝联用似可降低全血铊浓度。目前常用排铊治疗主要有如下几种：

（1）补钾：适当补钾使之维持在正常高限范围（4.5 ～ 5.0 mmol/L）有利于尿铊排出；但因钾能从细胞内动员出铊，引起铊的再分布，可能引起神经症状恶化，故不建议使用，至少在最初 48 小时内不主张补钾。

（2）口服普鲁士蓝（Prussian blue，PB）：急性铊中毒时，胃肠道常为铊的主要排泄途径，但由于"肠 - 肝循环"存在而大大影响此途径的效率；实践证实，口服 PB 即钾铁六氰高铁酸盐，可阻断此循环途径，有助于降低体内铊负荷。该物分子式为 $KFe_4[Fe(CN)_6]_3$，是一种水溶性无毒色素，可通过物理吸附和离子捕获作用与铊结合，更主要的是作为阳离子交换剂，其结构中的钾离子可与肠道中的铊置换，形成不溶性物质，随粪便排出。常用量为每日 250 mg/kg，溶于 15% 甘露醇 200 ml 中，分 4 次口服，直至尿铊含量小于 0.5 mg/24 h。普鲁士蓝的另一形式是非水溶性的，即亚铁氰化铁，化学分子式为 $Fe_4[Fe(CN)_6]_3$，两种形式的普鲁士蓝对铊中毒都有治疗作用，在铊浓度低时两者作用类似，当铊浓度较高时水溶性 PB 的治疗作用似更强。2003 年，美国 FDA 已批准普鲁士蓝用作铊中毒的治疗。但慢性铊接触时，胃肠道并非铊的主要排出途径，故该药的价值并不明显。

（3）青霉胺：研究表明，D- 青霉胺的异构体 DL- 青霉胺对 1 价铊显示高度的亲和力，能降低组织中的铊而不引起铊向脑组织再分布。但单独使用时并不能降低组织器官中的铊浓度、提高存活率，与普鲁士蓝联用时可增加肠道铊排泄，减少铊的再分布。还有研究报道，去铁斯诺、喷替酸锌三钠也有一定排铊效果。

（4）活性炭：其吸附作用有助于增加粪铊排泄，但在铊浓度较高时作用并不明显，在无普鲁士蓝的情况下仍是可选择的药物。

3．血液净化疗法　也是有效的排铊方法，在铊中毒早期尤为适用，可使体内铊的半减期由 8 天缩短为 1.4 天。血液净化疗法包括血液灌流、血液透析、血液置换等，血液灌流似较血液透析效果更好，也可两种方法联合使用。

4．糖皮质激素治疗　重症患者首日可给予甲泼尼龙 600～1000 mg，分次给予，逐日减半，4～5 日后停用；但应用宜早，后期使用常弊大于利。

5．支持对症治疗　如补液、利尿、神经营养剂（B 族维生素、神经生长因子等）、止痛剂及保护心、脑、肝、肾、微循环等药物；必要时使用呼吸机；病程中应注意眼科检查。

既往曾将一些含巯基化合物，如蛋氨酸、半胱氨酸等常作为辅助解毒剂使用，但有研究表明，这些药物既不能降低组织中的铊含量，也不能降低动物死亡率，故认为对铊中毒无效。

（二）慢性中毒

无特殊解毒剂，主要措施是调离铊作业岗位或离开铊污染区；尿铊过高时可适当使用二巯丁二钠（0.25 g，2 次 / 日，口服），3 天为一疗程，两疗程间隔不应少于 1 周。此外可投用硒化合物、B 族维生素等药物；配合体育锻炼和营养疗法。

【预防】

1．铊作业者应加强就业前职业卫生知识培训，严格操作规程，加强个人防护，禁止在工作场所吸烟、进食。

2．改进含铊金属冶炼工艺，对有色冶炼过程中含铊高的物料，应通过采用提取工艺进行回收。

3．对铊化合物的使用、销售要进行严格管理。

4．控制污染源，严格限制含铊三废的排放，减小铊对环境的污染。

（徐希娴　赵金垣）

案例介绍

患者，男，20 岁。于 1997 年 5 月 7 日出现双下肢疼痛、无力，双足底麻木疼痛，症状持续加重，轻触被单也能引起剧烈疼痛，并有腹泻；5 月 15 日出现持续性上腹部疼痛，交替出现绞痛，伴频繁呕吐，遂入院治疗。次日出现大把头发、体毛脱落，同班另一同学也发生类似症状。因罪犯主动提供投毒经过，明确患者 5 月 3 日至 4 日间曾多次服用掺有硫酸亚铊的奶粉（总量达 600 mg），被确诊为"急性铊中毒"转来我院。体检：一般状态可；头发全部脱落，头皮松弛，眉毛尚存，小腿体毛脱落；心、肺、腹无特殊异常；双下肢痛觉过敏，尤以足趾为重，肌力、肌张力正常，跟膝腱反射存在。实验室检查：血、尿常规正常；ALT 112 IU/L，BUN 7.8 mmol/L；5 月 20 日查血清铊 346 μg/L，尿铊 71μg/L，发铊 7034 μg/kg，指甲铊 293 μg/L；神经肌电图检查示双下肢腓总神经轴索损害。因渐感视物不清，经眼科检查见视盘边界不清，外观呈粗糙乳白色，不均匀；视觉诱发电位（VEP）示P100潜伏期延长，波形差，波幅降低，诊断为中毒性视神经炎。临床诊断：（1）急性铊中毒；（2）中毒性视神经炎。经血液灌流联合血液透析、口服普鲁士蓝、保肝、营养神经及对症支持治疗，1个月后好转出院。

点评：下肢为主的麻木、疼痛、痛觉极度过敏、脱发等为急性铊中毒的特征性临床表现，结合实验室检查示有血铊、尿铊明显升高，作出"铊中毒"的诊断并不困难。患者早期视觉方面的主诉不多，但不应忽略对视神经的检查，以便及早发现，及时治疗。

思考题

1. 急性铊中毒的主要临床特点有哪些？试述血铊和尿铊检测的临床意义。
2. 如何诊断和治疗急性铊中毒？
3. 试述慢性铊中毒的诊断和治疗原则。

推荐阅读的参考文献

1. IPCS（International Program on Chemical Safety），WHO Report "Environmental Health Criteria". World Heath Organisation, Geneva, 1996, 182：156-162.
2. 徐希娴，张雁林，赵赞梅，等. 国外近40年急性铊中毒病例评析. 中华劳动卫生职业病杂志, 2010, 28（3）：233-235.
3. 徐希娴. 铊中毒的解毒药物治疗. 中华劳动卫生职业病杂志, 2014, 32（11）：874-876.
4. Rusyniak DE, Kao LW, Nanagas KA, et al. Dimercaptosuccinic acid and Prussian Blue in the treatment of acute thallium poisoning in rats. J Toxicol Clin Toxicol, 2003, 41（2）：137-142.
5. Montes S, Pérez-Barrón G, Rubio-Osornio M, et al. Additive effect of DL-penicilla- mine plus Prussian blue for the antidotal treatment of thallotoxicosis in rats. Environ Toxicol Pharmacol, 2011, 32（3）：349-355.
6. Saljooghi ASh, Fatemi SJ. Removal of thallium by deferasirox in rats as biological model. J Appl Toxicol, 2011, 31（2）：139-143.

十一、铀及其化合物

【理化性质】

铀（uranium，U）属元素周期表中锕系化学元素，原子序数92，是自然界迄今发现最重的元素。铀系始于^{238}U，终于^{206}U，共13种同位素，可放出α或β射线，有些还伴有γ射线，但其半衰期极长（数亿年~数十亿年），衰变及其缓慢，故几可视其为稳定性元素。其中^{234}U、^{235}U、^{238}U是天然放射性同位素，天然铀是这三种同位素的混合物；^{234}U的放射性比活度（specific activity）远远高于^{235}U和^{238}U，所以尽管^{234}U含量极低，却是天然铀α辐射的主要来源。铀在地壳中分布广泛，含量约为3mg/kg，比汞、铋、银要高得多，但由于提取难度极大，一般很难获得。由于铀的化学性质十分活泼，所以自然界不存在游离态的金属铀，它总是以化合状态存在着。已知的含铀矿物有一百七十多种，但具有工业开采价值的只有二三十种，其中最重要的为沥青铀矿（主要成分为八氧化三铀）、品质铀矿（主要成分为二氧化铀）、铀石和铀黑等。

贫铀（depleted uranium，DU）是生产核反应堆和核武器用浓缩铀的副产品，属高密度、低放射性重金属，呈暗黑色，密度为铅的116倍，硬度大，有很强的穿透力。DU中以^{238}U为主要成分，所含^{235}U尚不及天然铀的1/3，其放射性比活度远低于天然铀，但化学毒性不容忽视。

【接触机会】

铀具备很多用途，军事上可用于核武器的制造和核动力燃料，民事上可用作核电反应堆的燃料、电子显微镜制造、玻璃与陶瓷的上釉等。相关应用，如核武器试验、核电站泄漏、铀矿开采与加工、矿冶等，都会产生大量气态、液态、固态的含铀污染物。

贫铀常用于穿甲弹、破甲弹、狙击弹，以及 X 线和 γ 射线的屏蔽材料、放射源的运输容器，还可作为航空器平衡用的压载材料。

【毒性机制】

天然铀对机体的损伤效应，近期以化学损伤为主，远期则以辐射损伤为主，本节主要介绍前者。铀的粉尘、气溶胶形式主要经呼吸道吸收，可溶性铀尘的吸收率约25%，难溶性铀尘的吸收率 < 10%；胃肠道吸收较少，可溶性铀化合物吸收率为 1% ~ 5%，难溶性铀化合物吸收率 < 0.3%。铀进入人体后，早期呈离子态，之后与体内有机酸、无机酸或血浆蛋白结合，迅速分布到各组织器官，特别是肾、骨骼、肝和脾，主要经肾排出，6 价铀 24 小时已排出大部，4 价铀排出则较缓慢，40 天约可排出 80%；摄入量的 25% 左右蓄积于骨组织，最终骨骼中的铀可占总体负荷量 90% 以上。

长期接触铀，其释放的高能 α 辐射线可使大分子的 DNA 链断裂、限制性内切酶活化，后者引起 DNA 在核小体间的断裂。可引起持续的基因紊乱，影响癌基因与抑癌基因的平衡，诱发肺、骨和肾的恶性肿瘤，其他常见的肿瘤还有白血病、睾丸肿瘤、肾上腺髓质肿瘤和垂体瘤。

DU 在体外对人体的危害有限，基本不会损害武器操作人员的健康。但 DU 武器燃烧和氧化后会产生一系列复杂的氧化物（主要是 U_3O_8，也有 UO_2 和 UO_3），形成细小颗粒（即 DU 气溶胶）经呼吸道进入人体。进入体内后可溶性铀很快进入血液循环，难溶性铀长期滞留于支气管、肺和附近淋巴结内，构成潜在的内照射危害。另外，DU 弹碎片污染土壤，可进入消化道造成内污染；DU 经伤口进入体内的危害更为严重。

铀及其化合物均有较大的毒性，空气中可溶性铀化合物的允许浓度为 0.05 mg/m³，不溶性铀化合物允许浓度为 0.25 mg/m³，人体对天然铀的放射性允许剂量，可溶性铀化合物为 7400 Bq（Beequerel，贝克勒尔），不溶性铀化合物为

333 Bq。

【临床表现】

（一）急性铀中毒（acute uranium intoxication）

急性铀中毒是短时间内经不同途径摄入过量天然铀化合物，引起因化学损伤导致的急性中毒性肾病为主的全身性疾病。

1. 肾是铀暴露初期体内铀浓度最高的器官，毒性反应剧烈而典型。应尽早开始收集每日尿样，测定尿内铀含量，可见尿铀升高（正常人 < 1 μg/L，急性铀接触时尿铀水平多在此值 10 倍以上）；2 周后尿液检测的意义则大为降低。如合并体表污染，应测定体表面污染的水平与面积，或根据所暴露铀化合物的种类、摄入途径、气溶胶粒子的粒径、暴露不同时间后的尿铀值估算铀的摄入量、吸收量和肾内最大铀含量。铀中毒性肾损伤临床可分为 3 期：

（1）早期：暴露后 1 ~ 2 日，出现无力、厌食症状，肾早期损害指标阳性（尿常规检查异常，尿蛋白含量增加特别是低分子量蛋白质、尿氨基酸氮肌酐比值、尿过氧化氢酶、尿碱性磷酸酶、乳酸脱氢酶或其他反映肾损伤的尿酶均见增高）并逐渐加重，尿量可一度增加，以后减少。

（2）极期：暴露后 3 ~ 7 日，全身状态逐渐恶化，肾功能障碍指标阳性（包括血液尿素氮和肌酐增加，血液二氧化碳结合力下降，低血钠与高血钾，肾小球滤过率下降，少尿或无尿等），逐渐加重并出现肝损害；如合并大面积皮肤烧伤，将使病情更加严重。中毒严重或抢救不力可进展为急性肾衰竭，甚至导致死亡。

（3）恢复期：暴露后 7 ~ 30 日，病情好转，各项检验指标逐渐恢复正常，通常不会在远期遗留肾的持续性损害。

2. 六氟化铀可以水解产生氟化氢（hydrogen fluoride，HF），因此吸入后患者会很快出现胸痛、气紧、咳嗽、发绀等呼吸道刺激症状，严重者发生肺水肿，患者可出现烦躁、呼吸困难、咳白色稀薄痰或粉红色痰、发绀、双中、下肺野闻及大量的湿啰音；X 线胸片显

示肺门呈蝶状扩大，双中、下肺出现大量片状或云絮状阴影。酸性铀化合物溶液严重污染体表可合并皮肤化学性烧伤。

（二）慢性中毒

相关病例较少，国外对职业性浓缩铀接触者的调查表明，长期接触浓缩铀可以导致健忘等认知功能障碍和心血管系统疾病，同时会使肿瘤，特别是胃肠道和呼吸系统肿瘤的发病率增高。

【诊断与鉴别诊断】

我国已颁布的职业卫生标准《急性铀中毒诊断标准》（GBZ 108）可供参考。其诊断原则是：根据铀化合物急性暴露史，铀化合物种类、摄入途径、估算的肾内最大铀含量，以及临床表现与实验室检查结果进行诊断。该标准将急性铀中毒病情分为 2 级：

1．轻度急性铀中毒　有铀化合物急性暴露史；暴露后数日内肾早期损害检验指标 3 项以上每次检查均为阳性；血液非蛋白氮增加；估算的肾内最大铀含量大于 3 mg；病情无转入极期或出现急性肾衰竭的迹象，并较早转入恢复期。

2．重度急性铀中毒　有铀化合物严重急性暴露史，估算的肾内最大铀含量大于 10 mg，病情很快进入极期，肾功能障碍的全部指标阳性并急剧加重，尿量极度减少或无尿，出现急性肾衰竭。

诊断时应考虑有无合并症，六氟化铀气体急性暴露时可合并呼吸道、皮肤和眼结膜急性损伤，严重时可出现急性肺水肿。

国内外均无慢性铀中毒的诊断标准。

【治疗】

（一）急性铀中毒

1．治疗原则

（1）事故后尽快撤离现场，尽早收集 24 小时尿样以便估算肾内铀含量。

（2）尽早开始药物促排治疗，根据尿内含铀量及其变化决定治疗持续时间。重度中毒进入极期时（中毒 2 日后），应慎用或不用能增加肾损害的促排药物。促排药物的选用原则是：毒性低，特别是对肾的毒性低；能在体内与铀形成易溶、易扩散、可迅速排出体外的高稳定性络合物；不参与体内物质代谢或其他化学变化；在体内的有效浓度维持时间长。临床上常选用碳酸氢钠、邻苯二酚类化合物（例如 Tiron 和喹胺酸）、氨羧型络合剂［如二乙烯三胺五乙酸三钠钙 CaNa$_3$-DTPA 和乙烯二胺四乙酸钙钠（EDTA-CaNa$_2$）等］促进铀的排出。

2．合并铀或其他放射性核素体表污染时应尽早清洗去污，监测体表污染水平，必要时局部清创、切痂、植皮。

3．重度铀中毒时应采取有效手段阻断急性肾衰竭的发展，如补液、利尿、改善肾血流灌注、碱性药物等，必要时早期开始透析治疗。

4．对症支持治疗，防止发生合并症。

5．合并严重皮肤烧伤或肺水肿时应及早进行必要处理，如治疗措施与急性铀中毒的治疗原则矛盾，应将抢救可能危及生命的损害放在主要位置。

（二）慢性铀中毒

暂以对症支持治疗为主。

【预防】

1．原则与刺激性气体相同，在生产、使用、运输含铀矿石、浓缩铀、贫铀的过程中，应加强设备检修及经常性的检查，防止跑、冒、滴、漏现象，严格遵守安全操作规程。

2．对作业人员进行安全生产教育，坚持上岗前职业安全培训制度。

3．加强接触铀工作人员的个人防护，必须配备专用工作服、手套、鞋、帽；在放射源意外事故或设备检修时，工作人员必须穿戴专业防护服。

4．坚持定期职业健康检查，患有慢性呼吸系统疾病、肾病、神经系统疾病及明显的皮肤、眼部及心血管疾患者不宜从事铀作业。

（赵赞梅）

思考题

1. 简述急性铀中毒的临床特点。
2. 总结急性铀中毒的诊断和救治要点。

推荐阅读的参考文献

1. Kathren RL (1), Burklin RK. Acute chemical toxicity of uranium. Health Phys, 2008 Feb, 94 (2): 170-179.

2. Abu-Qare AW (1), Abou-Donia MB. Depleted uranium-the growing concern. J Appl Toxicol, 2002, 22 (3): 149-152.

十二、磷及其化合物

【理化性质】

磷（phosphorus，P）是半金属，有四种同素异形体：黄（白）磷为白黄色蜡状固体，有剧毒；红（赤）磷毒性较小；紫磷和黑磷均十分少见，毒性很低。CAS登记号7723-14-0。黄磷分子量123.88，密度1.82 g/cm^3（20℃），熔点44.1℃，沸点280℃，燃点34℃，蒸气密度4.4 mg/cm^3，化学性质活泼，易与金属、卤素、氢气等化合成磷化物（phosphide）；常温下可蒸发、自燃或摩擦起火；遇湿空气可氧化为次磷酸（hypophosphorous acid）和磷酸（phosphoric acid）。自然界中，磷不以游离状态存在，在空气中易氧化为三氧化二磷（Phosphorus trioxide，P_2O_3）和五氧化二磷（Phosphorus pentoxide，P_2O_5），呈白色烟雾，黑暗中发出淡绿色荧光。不溶于水，难溶于乙醇、乙醚，易溶于二硫化碳、氯仿和苯。

【接触机会】

在自然界中，磷原子通过氧原子和别的原子或基团相联结，形成磷化物，如以磷酸钙的形式存在。磷是人体的重要元素，肝、脾、骨骼和牙齿都含有丰富的磷。磷是一种古老的工业原料，单质磷是由磷酸钙、石英砂和碳粉的混合物在电弧炉中熔烧或蒸馏尿液而制得。黄磷早期用于火柴制作，以后被广泛应用于制造红磷、磷化合物、磷酸、燃烧弹、烟雾弹、信号弹、火焰喷射器、烟花、爆竹等的原料，以及用作石油化工行业的缩合催化剂、表面活性剂、稳定剂和特殊干燥剂，还可用于制造药物、电子工业、染料、有机磷农药、化肥、杀鼠剂。红磷是由黄磷转化生成，多用于制造农药、安全火柴、磁青铜、半导体合成材料。在生产、使用黄磷及制品的过程中，均有接触其蒸气、粉尘、液体及固体的机会。

【毒性机制】

黄磷能够从呼吸道、皮肤及消化道进入机体，大部分以元素状态出现，少部分氧化成磷的低价氧化物循环于血液中；磷的靶器官主要是肝、肾及骨组织。黄磷是高度亲肝毒物，可导致肝细胞中线粒体脂质过氧化、钙离子稳态失衡、自由基大量释放，代谢发生障碍；近年报道黄磷还可引起胆汁淤积，使胆汁酸排泄受阻、胆红素升高。磷对肾主要是损伤肾小管，引起其上皮细胞变性坏死，并可引起肾小球毛细血管扩张充血。磷酸可与细胞内的游离钙结合，减低血小板内游离钙水平，抑制血小板聚集，导致出血倾向。此外，溶于唾液中的磷对牙齿有溶解作用，并可经病牙侵入下颌骨引起骨质吸收和钙化，导致磷性下颌骨坏死（phosphorus necrosis of jaw）；磷的长期慢性作用还可引起其他部位骨骼损害，导致骨小梁坏死、破坏、畸形，以及骨膜增厚、骨质疏松等，使病骨极易发生骨折。

【临床表现】

1. 急性中毒 职业性急性中毒多见于黄磷引起的皮肤灼伤，经皮肤吸收导致全身性磷中毒；非职业性中毒多见于误服。患者出现以急性肝、肾损伤及内脏出血为主的临床表现：

（1）肝损伤：磷是典型的肝毒物，急性吸入或被黄磷灼伤时，一般在24小时后逐渐出现恶心、呕吐、乏力、食欲缺乏、肝区压痛症状，可伴心率过速或过缓、血压偏低，肝功能检查可见血清AST、ALT、LDH、GTT升高；个别患者可表现为胆汁淤积型为主的损害，以总胆红素、直接胆红素升高为主；2～3 日后出现上腹疼痛、肝脾肿大、黄疸、血清转氨酶明显升高，严重者可出现急性重型肝炎、肝功能衰竭、肝性脑病。

（2）肾损害：随着肝损害进展，肾也出现病变，可查见红细胞尿、蛋白尿、管型尿，早期即可见尿渗透压、尿比重或渗透压、肾小球滤过率降低，血浆尿素氮和肌酐、尿钠明显升高；严重者出现少尿、无尿，呈现典型急性肾衰竭表现。

（3）内脏出血：急性黄磷中毒还可导致内脏出血，特别是在神经系统。

（4）皮肤灼伤：黄磷溅于皮肤可引起局部灼伤，创面可深达骨骼，表面呈棕褐色或黑色，若创面处理不及时，可因皮肤吸收引起全身中毒，导致前述肝损害、内脏出血，甚至死亡，故黄磷灼伤时早期清创是降低死亡率的关键。

（5）误食黄磷或其他无机磷制剂后 10 分钟至数小时内，患者口腔、食管和胃内可出现烧灼样疼痛，并有恶心、呕吐、腹痛、腹泻，甚至呕血、便血，呕吐物及粪便有大蒜臭味，在黑暗处可见荧光。严重者可迅速发生休克，1～3 日后出现肝肿大、黄疸、肝肾衰竭、皮下和鼻出血、谵妄、昏迷甚至死亡；少数患者食管或胃肠可腐蚀穿孔。

2．慢性中毒　长期接触黄磷粉尘或气体，可引起牙周、牙体及下颌骨病变为主，多为双侧对称，多见于后牙，主要为齿槽骨吸收，骨硬板增厚，下颌骨纹理紊乱、坏死或有瘘管形成；尚可出现肝酶异常。

【诊断与鉴别诊断】

国家已颁布《职业性磷中毒诊断标准》（GBZ 81）。急性中毒诊断要点：根据短时期内吸入大量黄磷蒸气或黄磷灼伤的职业史，有以急性肝、肾损害为主的临床表现，综合分析并排除其他病因所致的类似疾病，方可诊断为急性磷中毒。慢性中毒诊断要点：根据长期密切接触黄磷蒸气或含黄磷粉尘的职业史，有以进行性牙周组织、牙体及下颌骨损害为主的临床表现，可有肝、肾损害，应结合现场劳动卫生学资料综合分析，并排除其他病因所引起的类似疾病后，方可诊断为慢性磷中毒。国家诊断标准的分级如下：

（一）急性磷中毒

1．轻度中毒　吸入高浓度黄磷蒸气数小时后或黄磷灼伤后数天左右，出现全身不适及食欲缺乏、恶心、肝区疼痛、肝肿大压痛、肝功能试验异常等表现，可伴有血尿、蛋白尿、管型尿等表现者。

2．中度中毒　上述症状加重，出现肝明显肿大压痛，肝功能明显异常，或有肾功能不全，如出现尿素氮及血浆肌酐升高者。

3．重度中毒　在上述临床表现的基础上，出现急性肝功能衰竭，或急性肾衰竭者。

（二）慢性磷中毒

长期密切接触磷蒸气或含黄磷粉尘后出现牙周萎缩、牙周袋加深、牙松动等，下颌骨 X 线见两侧齿槽嵴轻度水平状吸收；尚不够轻度慢性磷中毒诊断标准者，应给予密切观察，不使病情延误。

1．轻度中毒　临床动态观察 1 年以上，上述症状仍呈进行性加重，齿槽骨吸收超过根长 1/3，牙周膜间隙增宽、变窄或消失，骨硬板增厚，下颌骨出现骨纹理增粗或稀疏、排列紊乱为诊断之要点。

2．中度中毒　上述表现基础上下颌骨后牙区出现对称性骨质致密影，周界不清为中度诊断之起点。

3．重度中毒　在上述表现基础上，下颌骨出现坏死或有瘘管形成。

【治疗】

磷中毒无特殊解毒剂。

急性中毒处理应及时，首先要尽快将患者救离现场，避免磷进一步吸收；发生眼睛、皮肤灼伤时，应按化学性皮肤灼伤治疗原则立即用清水冲洗，灭除磷火，清除嵌入组织中的黄磷颗粒，阻止黄磷吸收（常用 2%～3% 硝酸银溶液清洗至无磷火为止）。出现肝、肾损害时，可按照中毒性肝病和肾病治疗原则进行处理，如肾上腺皮质激素、氧自由基清除剂及钙通道阻滞剂；由于急性磷中毒可出现内脏出血、钙离子下降，还可酌情给予钙剂治疗。

慢性中毒无特殊治疗，主要是对症支持处理。

（朱 钧）

思考题

1．简述磷的理化特点及用途。

2．急性磷中毒的主要临床表现有哪些？简述其处理要点。

3．简述职业性慢性磷中毒的诊断要点。

推荐阅读的参考文献

1．Lakshmi CP，Goel A，Basu D．Cholestatic presentation of yellow phosphorus poisoning．J Pharmacol Pharmacother，2014，5（1）：67-69．

2．Xie WG，Huang WW，Yao SG，et al．Rescue and treatment for the mass burn casualties of yellow phosphorus explosion．Zhonghua Shao Shang Za Zhi，2008，24（1）：36-38．

3．Gonzalez-Andrade F，Lopez-Pulles R．White phosphorus poisoning by oral ingestion of firecrackers or little devils：current experience in Ecuador．ClinToxicol（Phila），2011，49（1）：29-33．

十三、砷

【理化特性】

砷（arsenic，As）原子序数33，原子量74.9，俗称砒。熔点818℃，沸点615℃，615℃升华，相对密度5.73。为银灰色晶体，具有两性元素性质，质脆而硬；除灰砷外，尚有黑砷和黄砷，为三种同素异构体。砷不溶于水，可溶于硝酸和王水生成砷酸（H_3AsO_4），与苛性碱熔融时生成砷酸盐。化学性质与磷、锑等相似，常温下可缓慢氧化，加热时迅速燃烧成三氧化二砷，高温下可与硫结合，还能直接与卤素、强氧化剂等剧烈反应，有着火和爆炸危险。

常见的化合物为三氧化二砷（As_2O_3），又名亚砷酐，俗称砒霜、砒石、信石、白砒；还有三氯化砷（$AsCl_3$）、五氧化二砷（As_2O_5）、砷酸（H_3AsO_4）、砷酸钙［$Ca_3(AsO_4)_2$］、砷酸铅［$Pb_3(AsO_4)_2$］、亚砷酸钠（$NaAsO_2$）及一些有机砷化合物如甲基胂酸锌、甲基胂酸钙、甲基胂酸铁胺等。

【接触机会】

砷在自然界广泛存在，主要接触机会如下：

1．砷矿冶炼　砷在自然界主要以硫化物形式存在，如雄黄（As_2S_2），雌黄（As_2S_3），且与其他金属矿共生。砷主要从焙烧、冶炼某些有色金属矿（如铅、锌、铜等）的烟道灰或矿渣中提取，因上述过程可生成砒霜（As_2O_3），经过升华提取高纯度成品后，加热还原或通入氯气生成三氯化砷，再用氢气还原制得砷。在生产过程中如防护不善，易引起中毒。

2．制造农药　砷常被用以生产砷酸铅、砷酸钙、亚砷酸钠、亚砷酸钙、五氧化二砷、巴黎绿（醋酸铜和偏砷酸的复合盐）等杀虫剂，以及甲基胂酸（稻脚青）、甲基胂酸钙（稻宁）、甲基胂酸铁胺（田安）等有机砷化合物杀菌剂；砷酸钠还被用作木材防腐剂、除锈剂，除草剂等。

3．冶金工业　砷与铅、铜制造合金可增强其抗腐蚀性和耐磨性，用于制造火车的火箱板、汽车散热器和轴承等。

4．其他工业　如用以制造砷化镓、砷化铟等半导体；用以制造抗梅毒药、抗癌药、枯痔散；还用作纺织，颜料工业染色原料（雄黄、雌黄、砷绿等）、玻璃脱色剂（三氧化二砷等）等。

5．环境污染　工业造成的环境污染或环境地质结构所致饮水、燃煤等含砷量过高，亦可引起砷中毒。

【毒性机制】

砷及其化合物可经消化道、呼吸道及皮肤吸收，职业中毒则以后两种途径为主。三价砷化合物（亚砷酸及亚砷酸盐）、五价砷化合物（砷酸、砷酸盐）及一些有机砷化合物在肠道的吸收率可达80%，其中尤以三氧化二砷的吸收率最高。经呼吸道吸入的砷化合物除与溶解性有关外，还与其粒子大小有关，直径 > 5 μm 的颗粒多随痰排出或吞入消化道被吸收。砷酸、三氯化砷等还可经皮肤吸收而引起全身中毒。

进入体内的砷先在血中转化为三价砷，并与蛋白质或氨基酸中的巯基结合，随血液分布至全身组织，主要为肝、肾、胃肠道、脾、肌肉、肺等，故从血中清除速率甚快，一次摄入后数小时血清砷即可恢复到正常水平。其主要蓄积部位是毛发、指甲、皮肤、骨骼。砷对血脑屏障的透过力不强，但可透过胎盘进入胎儿体内。

无机砷被人体吸收后主要的代谢途径是甲基化，即体内的甲基供体在甲基化转移酶作用下将甲基转移给无机砷，生成一甲基胂酸（MMA），再进一步甲基化为二甲基胂酸（DMA）。这些代谢产物主要经尿排泄，每日可排出日摄入量的 70%，一次摄入时尿砷浓度 2 ~ 3 天即可恢复正常，有机砷的排出稍慢些；粪便、汗液、乳汁、呼气、毛发、皮肤脱屑也能排出少量砷。

尿中的砷以无机砷、MMA 和 DMA 为主要存在形态。高剂量砷接触时，尿中首先排出的是无机砷化合物，各种有机砷化合物的排出则较缓慢。砷的甲基化代谢转化过程曾被认为是解毒途径，但近年越来越多的研究显示，砷甲基化途径的中间代谢产物如 MMA 具有比三价砷更强的细胞毒性和遗传毒性，而且能在体内缓慢持续地产生作用，很可能是砷的远期损害即致癌效应的关键物质，与多种肿瘤的发生关系密切，提示无机砷的生物转化分子路径研究可能是毒理学研究的又一热点。

砷的化合物和盐类大部分属于高毒，其中以三氧化二砷毒性最强（0.8 ~ 2.0 mg/kg 可致死），其次为五氧化二砷、二氯化砷等；雄黄和雌黄水溶性较低，毒性较小；元素砷基本无毒；有机砷毒性也较低。砷主要通过代谢酶抑制、脂质过氧化、基因损伤、基因表达等方面的作用而发挥其毒性。

1．抑制含巯基酶类功能　砷对体内巯基的强大结合力，可使体内大量含巯基酶类失活，如 6-磷酸葡糖脱氢酶、细胞色素氧化酶、磷酸氧化酶、6-氨基酸氧化酶、胆碱氧化酶、单胺氧化酶、氨基转移酶、丙酮酸氧化酶、丙酮酸脱氢酶等，从而能明显阻碍细胞的生化代谢，特别是氧化还原及能量生成过程，导致体内重要器官如脑、心、肝、肾等功能受损。

2．导致氧化性损伤　如砷可降低谷胱甘肽（GSH）水平，以及过氧化物歧化酶（SOD）、谷胱甘肽过氧化物酶（GSH-Px）活力，从而引起机体氧化/抗氧化机制失调；谷胱甘肽消耗后，机体抗氧化能力降低，使含巯基的蛋白质或酶更易招致过氧化性损伤。实验研究发现，砷可引起鼠血浆及大脑皮质中脂质过氧化物增加，通过氧化应激信号通路引起大脑皮质脑细胞凋亡。砷在甲基化过程中，或砷离子直接攻击氧均有可能产生大量自由基，导致肝、肾及心等组织脏器脂质发生过氧化损伤。

3．血管和神经损伤　砷通过血管舒缩中枢或直接作用，可诱发血管平滑肌麻痹，毛细血管扩张，血管通透性增加，引起脏器充血及出血；在砷的长期作用下可导致动脉粥样硬化，主要表现为四肢小动脉硬化，严重者可发生肢端坏死，形成所谓"乌脚病"，血管损伤是其重要机制。此外，砷通过影响中枢神经递质的浓度发挥其神经毒作用，如其可使大脑皮质乙酰胆碱酯酶（AChE）活力降低。

4．干扰体内大分子物质功能　如砷可与 DNA 聚合酶结合，干扰 DNA 的合成与修复，五价砷还可以在 DNA 合成过程中取代磷掺入 DNA 结构，造成 DNA 复制和转录错误。其致突变的作用虽较弱，但仍可改变染色体的完整性，低浓度的三价或五价砷即能引起姊妹染色体交换，三价砷浓度较高时还能诱导染色体畸变和核内复制。国内外研究表明，砷的甲基化产物，尤其是中间产物如一甲基砷酸与多种肿瘤发生关系密切，砷可通过改变 DNA 甲基化模式干扰 DNA 的甲基化。还有一些假说认为，DNA 的高度甲基化可能抑制维持细胞正常表象所必需的抑癌基因的表达，而 DNA 低度甲基化则可使相应癌基因表达，因而具有致癌性。体外实验发现，二甲胂酸可引起单链、双链 DNA 断裂和 DNA 交联形成；二甲胂酸单独或联合使用可导致多种实验动物发生皮肤癌、肺癌和膀胱癌等；砷代谢中间产物导致的 p53 基因损伤及其后的突变可能在砷的致癌过程中起着关键作用。

【临床表现】

职业性接触引起的急性砷中毒较少见，仅见于生产事故、设备检修，或进入收砒系统进行清扫时；临床所见急性砷中毒多系生活性中毒，主要因误服或自杀引起。慢性中毒除见于职业接触外，长期服用含砷药物或从环境中摄入过量砷为常见原因。

（一）急性中毒

1．职业性急性中毒　主要因砷化物烟雾、粉尘经皮肤、黏膜、呼吸道吸收引起。首先出现皮肤、黏膜刺激症状，如咽痛、流涕、咳嗽、胸痛及呼吸困难等；可有呕吐、腹痛及腹泻，多发性神经炎、中毒性肝炎和心肌炎也较常见。接触或暴露部位皮肤常出现红斑、丘疹，多密集成片，伴灼热、瘙痒或刺痛，重者可有疱疹、脓疱和溃疡。

2．生活性中毒　临床上因口服砷化合物引起的急性中毒较为常见，主要病因有亚砷酸、砷酸铅、砷酸钙、巴黎绿等，尤以三氧化二砷更为常见。临床表现主要有：

（1）急性胃肠炎：是急性砷中毒最突出的早期表现（其他途径也可引起，以口服最为严重），一般在食后数分钟即可出现恶心、呕吐、腹痛、腹泻，大便呈米汤样，可带血，吐泻十分频繁剧烈，严重时可持续数日至十数日，常引起不同程度脱水、休克、急性肾衰竭。此外，还可见头晕、口渴、乏力、腓肠肌痉挛、体温下降等表现。

（2）中毒性心肌炎及休克：心肌损伤多在中毒后数小时内出现，患者有心悸、胸闷、心音低钝、心律不齐，血清心肌酶增高，心电图检查可见 ST-T 波改变、传导阻滞及各种心律失常。心肌损伤、脱水、电解质紊乱，以及中毒所致毛细血管扩张、血管舒缩功能障碍常可引起休克，多发生在中毒 24 小时以后，可持续 2～3 天。

（3）神经系统损害：早期可出现中毒性脑病，表现为剧烈头痛、烦躁不安、谵妄、抽搐甚至昏迷，但周围神经病更为常见。多表现为急性中毒后 1～3 周左右出现周围神经病（主要为四肢感觉型或感觉运动型周围神经病，由远端向近段发展）和神经根炎，患者感四肢麻木、痛觉过敏、趾（指）端烧灼样疼痛，以下肢为重，以后呈手套、袜套样感觉减退或消失，重者可出现垂足、垂腕，肌腱反射减弱或消失，常有肌肉萎缩；肌电图显示为失神经电位、感觉及运动神经传导速度（SCV、MCV）减慢。轻者可以治愈，重者常遗留肢体麻痹萎缩。

（4）中毒性肝、肾损伤：多发生于中毒后 1 周左右，患者食欲减退、肝大、黄疸、肝功异常；由于严重脱水和砷的毒性作用可引起急性肾小管坏死，严重者可导致急性肾衰竭。

（5）其他：可有中等度体温升高；2～3 周后可出现贫血、粒细胞减少、血小板减少等；6～7 周时可于指（趾）甲底出现 1～2 mm 宽的白色横纹（Mees 纹），随指（趾）甲生长逐渐移向指（趾）尖。

（二）慢性中毒

砷矿冶炼或三氧化二砷、砷酸盐等生产过程因长期吸入砷化物烟雾、蒸气和粉尘，或长期饮用含砷酒类或药物、饮水中含砷量较高等原因，均易发生慢性砷中毒。其主要表现为：

1．皮肤损害　为最突出的临床表现，主要表现为皮肤色素沉着（pigmentation）、角化过度（hyperkeratesis）及疣状增生（errucous hyperplasia），三者常并存，多于接触砷后数年后出现，逐渐加剧，停止接触后也不消失。色素沉着可遍及全身，尤以非暴露部位为多，呈弥漫性黑色或棕褐色色素沉着（俗称砷斑），由于其多与色素脱失同时存在，故使皮肤呈花斑状，以胸背部和大腿多见；角化过度多发生于手掌、足底，典型表现为手足掌面出现皮肤弥漫性增厚，如同胼胝；疣状增生多见于手足尺侧，表现为谷粒状或角状隆起，俗称"砷疔"，底部直径 0.2 ~ 1.0 cm 不等，逐渐增高可达 0.5 ~ 1.0 cm 或更高，可折断或坏死，继发感染，形成经久不愈的溃疡。砷性溃疡呈锅底状，边缘整齐，溃疡面常有坏死组织及分泌物，剧痛，不易愈合。疣状增生也可转化为皮肤癌，表现为非暴露部位皮肤丘疹样隆起的角化过度、鳞状角化或菜花样溃疡灶。

2．周围神经损害　临床表现常不典型，起病隐袭，呈渐进性发展，以末梢感觉障碍为主，如乏力、四肢麻木、痛觉减退及跟腱反射减退等，也可无明显体征；肌电图显示为失神经电位改变、多相波比例增多，伴有神经传导速度减慢、潜伏期延长等表现。职业性慢性砷中毒对视觉、听觉、嗅觉等颅神经的损害也有报道。

3．其他　长期接触砷会引起头痛、头晕、烦躁、记忆力减退，以及消化不良、腹泻、消瘦、肝脾肿大等症状。

（三）致癌

长期慢性砷暴露与皮肤、肺、膀胱、肝、乳腺等肿瘤有密切关系，砷引起的肺癌和皮肤癌在我国已列为法定职业病，世界卫生组织及国际癌症研究机构（IARC）已将砷列为 1 类人类致癌物。详见"职业性肿瘤"章节。

（四）实验室特殊指标

1．尿砷　急性接触后 4 ~ 12 小时尿砷即见增加，人体内尿砷的半减期约 4 天；也有研究发现，停止接触 2 周还可测出峰值的 35%，故尿砷为较好的近期接触指标。砷接触人群尿中无机砷主要反映近期的砷接触水平，而有机砷主要反映机体近一段时间和正在接触的砷剂量。

由于砷在自然界中分布广泛，每人每日均可能有微量砷摄入，且因地域不同而有差异，到目前为止，国家尚未制订统一的砷职业接触生物限值。部分省市仅调查了本地区的正常值，如北京为 0.088 mg/L（1.17 μmol/kg），上海为 0.22 mg /L，山东为 0.87 mg/L，云南为 0.5 mg /L，南宁为 0.24 mg /L（3.20 μmol /L），供临床工作参考。

2．血砷　急性砷接触后血砷立即升高，但半减期极短，大部分砷在数小时内即可从血液中消除，故临床应用范围受到限制。其正常参考值为 0.133 ~ 8.542 μmol/kg（0.01 ~ 0.6 mg/L）。

3．发砷　正常范围为 0.025 ~ 0.1 mg/100g，超过 0.1 mg/100g 可视为过量砷接触；停止砷接触后，发砷仍可长期保持较高水平，可作为慢性砷接触水平的判断指标。

【诊断及鉴别诊断】

国家已颁布《职业性砷中毒的诊断》（GBZ 83）作为诊断依据。

（一）急性砷中毒

诊断原则是：具有明确的短时间内砷及其化合物的职业接触史，出现以呼吸、消化和神经系统损伤为主的临床表现，血砷或尿砷等指标升高，职业卫生学调查证实职业性过量砷接触，排除其他类似疾病后方可做出诊断。

对于短时间接触大量砷及其化合物后出现一过性头晕、头痛、乏力，可伴咳嗽、胸闷、眼结膜充血等黏膜刺激症状者，应密切进行医学观察 24 ~ 72 小时，如症状消失或明显减轻可排除中毒诊断，此类患者可视为"急性接触反应"，但不属职业病范畴。职业性急性砷中毒不再分级，如急性接触反应持续不愈，且出现下列表现者即可诊断：

（1）急性气管、支气管炎、支气管肺炎；

（2）出现恶心、呕吐、腹痛、腹泻等急性胃肠炎表现；

（3）出现头晕、头痛、乏力、失眠、烦躁不安等症状。

尿砷明显增高，同工作者一同发病有重要提示意义。

急性砷中毒的胃肠道症状应与急性胃肠炎、食物中毒相鉴别；出现的呼吸道症状应与呼吸道病毒性感染等相鉴别。

（二）慢性砷中毒

诊断原则是：具有明确的砷及其化合物的长期职业接触史，出现皮肤、周围神经系统及肝损伤为主的临床表现，尿砷、发砷等指标升高，现场职业卫生学调查符合职业接触情况，在排除其他类似疾病后方可做出诊断。职业性慢性砷中毒可分为三级：

1．轻度中毒　长期密切接触砷及其化合物后出现头晕、头痛、失眠、多梦、乏力、消化不良、消瘦、肝区不适等症状，尿砷或发砷超过当地正常值，并具有以下情况之一者：

（1）手、脚掌跖部位皮肤过度角化、疣状增生，或躯干部及四肢皮肤出现弥漫的黑色或棕褐色的色素沉着，可同时伴有色素脱失斑；

（2）慢性轻度中毒性肝病；

（3）慢性轻度中毒性周围神经病。

2．中度中毒　轻度中毒症状加重，并具有下列情况之一者：

（1）全身泛发性皮肤过度角化、疣状增生；或皮肤角化物脱落形成溃疡，长期不愈合；

（2）慢性中度中毒性肝病；

（3）慢性轻度中毒性周围神经病。

3．重度中毒　中度中毒症状加重，并具有下列情况之一者：

（1）肝硬化；

（2）慢性重度中毒性周围神经病；

（3）皮肤癌。

砷引起的中毒性肝病应注意与病毒性肝炎或其他原因引起的肝疾病进行鉴别，注意病毒性及砷两种病因共同作用的可能；中毒性周围神经病应注意与糖尿病、药物等原因所致周围神经病进行鉴别，确切的砷接触职业史、典型的临床表现以及尿砷、发砷增高以助诊断。砷引起的职业性肿瘤的诊断可参照国家职业卫生标准《职业性肿瘤的诊断》（GBZ 94）。

【治疗】

（一）急性砷中毒

1．阻止毒物吸收　中毒者应立即脱离现场，皮肤或眼受污染者应立即用水彻底冲洗；如由口服砷化合物引起，则应尽速洗胃，尔后灌服牛奶、蛋清或 30 g 活性炭吸附残余砷化合物，再服用 20 g 硫酸钠导泻。口服新配制的氢氧化铁（20% 硫酸亚铁与 17% 氧化镁等量混合，用前配制）以形成不溶性砷酸铁减轻其毒性，每次 30 ml，每 5 ～ 10 分钟一次，直至呕吐停止，再行导泻。有条件可及早投用血液透析疗法。

2．特效解毒剂　二巯丙磺钠（DMPS）0.25 g 肌内注射或二巯丁二钠（DMS）0.5 g 加生理盐水或葡萄糖液稀释后静脉缓注，2 ～ 3 次 / 日，2 天后改为 1 次 / 日，直至尿砷恢复正常。现国外已有 DMPS 口服制剂，服用后可以增加各类型砷的排泄量，尤以无机砷、MMA 的排出增加显著，而 DMA 在服药后排出比例却较服药前明显下降，表明 DMPS 在体内与无机砷和 MMA 的螯合能力较强，MMA 排出增加后减少了体内甲基需求，并使 DMA 合成减少，有助于降低砷对人体的长期损害。二巯丁二酸（DMSA）胶囊为国内使用较多的口服制剂，可 0.5 g 口服，2 ～ 3 次 / 日。近年的研究认为，纳米剂型的二巯丁二酸（monoisoamyl 2,3-dimercaptosuccinic acid，MiADMSA）较胶囊型对砷有更好的螯合作用，可有效降低血液、脑、肝等组织中的砷。但如出现急性肾衰竭则不宜作常规驱砷治疗，可在血液透析的同时，给予小剂量驱砷治疗。

3．对症支持治疗　重点在于保护心、脑、肝、肾等重要器官功能，如较重患者可酌情使用糖皮质激素治疗；中毒性心肌病还可给予能量合剂、1,6 二磷酸果糖（5 ～ 10 g，稀释后静脉滴注），中毒性肝损害可给予还原性谷胱甘肽、葡醛内酯；周围神经病可给予 B 族维生素、神经生长因子以及改善微循环药物，并辅以按摩、理疗等措施促进恢复；胃肠炎应及时补充血容量、利尿，维持水、电解质平衡等。

（二）慢性砷中毒

1．一经诊断，即应脱离砷接触，并行驱砷治疗，如 5% 二巯丙磺钠 5 ml 肌内注射或二巯丁二酸胶囊 0.25 g 口服，每日一次，3 日为一疗程，4 日后根据情况开始下一疗程。硒是砷的拮抗剂，硒能与砷竞争功能基团（-SH 和二硫健 -S-S-），促进砷从机体排出，减少砷在体内蓄积；维生素 C 和维生素 E 为抗氧化剂，能减少砷诱导的氧化应激作用，也可作为辅助用药。

2．对症治疗　如皮炎可交替使用 5% 二巯丙醇油膏和可的松类软膏；三氯化砷灼伤可于冲洗后用 2.5% 氯化铵湿敷，尔后再使用上述软膏；多发性神经病可投用复合维生素 B（维生素 B_1、维生素 B_6、维生素 B_{12}）注射液、甲钴胺、山莨菪碱（654-2）、烟酸、地巴唑等，并辅用针灸、按摩、理疗等措施。砷性皮肤癌由于多发，手术并不能获得根治。

【预防】

一般原则可参见总论和本章概述。砷作业工人应坚持定期体检，包括尿砷或发砷。就业前应进行体检，下列疾患应作为职业禁忌证：严重慢性皮肤病、多发性周围神经病、慢性肝病。

（徐希娴　赵金垣）

案例介绍

患者，男，43 岁。1951—1952 年从事砷冶炼工作，每天生产三氧化二砷 1800 ~ 2100kg。操作时戴一般纱布口罩、手套，穿工作服，冶炼时炉门密闭不严，有多量砷蒸气和粉尘逸散。工作不久，在鼻唇沟、腋窝、阴囊等部位出现皮肤发红、水疱、破溃；半年后双手掌、足跟出现皮肤角化性结节，背部出现黑白斑点；1958 年后角化延及胸背部，并在原基础上出现丘疹、浅溃疡；继有头晕、多梦、乏力、四肢酸痛、皮肤蚁走感等症状，遂调离砷作业。1972 年、1973 年分别在外院做皮肤病理检查，结果为"疣状表皮发育不良""结节性皮炎"，查尿砷 0.1 ~ 0.16 mg/L，发砷 1.4 ~ 1.0 mg/100g，角化皮肤组织含砷量 0.02 mg/g，遂行驱砷治疗，后因皮肤未见好转来我院。体格检查：发育营养正常，浅表淋巴结不大；巩膜无黄染；心肺正常；腹平软，肝肋下 1 cm，脾未及；双手背、手指、大小鱼际肌及足跟、足趾、足背皮肤痛觉减退；肌力正常；跟腱、膝腱反射正常。皮肤所见：双手、双足掌满布粟粒大小角化性丘疹，部分角化稍大如黄豆；右足拇指部出现铜钱大的浅溃疡，周边角化明显；全身皮肤有散在的点状色素脱失；足部及背部角化性丘疹病理检查为原位癌。住院期间对角化性病变进行手术切除

治疗。出院后 X 线胸片见左肺片状阴影，经追踪观察左肺阴影逐步增大，呈团块状；继而出现走路不稳，左下肢轻瘫，阵发性晕厥；脑血管造影显示，额顶叶占位性病变，脑室造影示右脑室不显影，考虑为继发性肺、脑转移。患者于出院后二年余死亡。

点评：本例在脱离原岗位多年后，尿砷、发砷仍超过正常范围，特别是角化皮肤组织中砷含量高达 0.02 mg/g，提示砷中毒可能性极大。砷具有明显致癌性，由于对砷性癌前皮肤病变未能给予足够重视，延误治疗时机，导致癌瘤转移。

思考题

1. 简述砷的吸收、代谢特点及其中毒机制。

2. 急性、慢性砷中毒的临床表现有何不同？主要诊断原则及治疗要点有哪些？

推荐阅读的参考文献

1. 成会荣，李刚，文卫华. 无机砷生物转化与毒理学研究. 职业与健康，2010，26（5）：565-567.

2. Cheng CY, Ho TJ, Wu CC, et al. Inorganic arsenic causes cell apoptosis in mouse cerebrum through an oxidative stress-regulated signaling pathway. Arch Toxicol. 2011, 85（6）：565-575.

3. 翟城，李社红，邓国栋，等. DMPS 对砷中毒患者尿砷排泄量及其种类影响的研究. 中国医科大学学报，2012，41（8）：726-729.

4. 陈建忠，郑倩玲，杨爱初，等. 急性砷中毒心律失常发生与控制. 中国职业医学，2013，40（1）：23-24.

5. 赖燕，肖雄斌，李海霞，等. 职业性慢性砷中毒周围神经病临床特征分析. 实用预防医学，2011，18（6）：992-994.

6. Yadav A, Mathur R, Samim M, et al. Nanoencapsulation of DMSA monoester for better therapeutic efficacy of the chelating agent against arsenic toxicity. Nanomedicine (Lond), 2014, 9 (4): 465-481.

十四、砷化氢

【理化特性】

砷化氢（arsine，arsinic trihydride，AsH_3），也称胂，分子量 77.95，熔点 $-116.3\,^{\circ}C$，沸点 $-55\,^{\circ}C$，常温常压下为无色带大蒜气味、但无明显刺激性的气体。相对密度 2.2695；可着火燃烧，生成 As_2O_3；加热至 $230\,^{\circ}C$ 则可分解为元素砷及氢气。

【接触机会】

AsH_3 与其他砷化合物不同，它既不是工业原料，也不是工业产品，而是某些生产过程生成的废气，如含砷的矿石或金属遇酸，或含砷金属矿渣遇潮水解时，均可有 AsH_3 生成。砷多以硫化砷形式广泛夹杂于各种金属矿，特别是锌、铝、铜、铅、锡、锑、镍、钴、金、银等矿，故有色金属冶炼、后处理、深加工过程最易有 AsH_3 中毒发生。例如，酸类处理金属矿渣以提取镉等金属时，含有砷杂质的酸类处理金属时、水浇炽热的金属矿渣或金属矿渣遇潮湿时等，都可发生 AsH_3 中毒。此外，电解法生产硅铁、氰化法提取金银、蓄电池充电、生产和使用乙炔、生产合成染料、砷无机或有机化合物水解等过程，也可生成大量 AsH_3。

【毒性机制】

AsH_3 为气态毒物，主要经由呼吸道侵入体内，可迅速吸收入血，绝大部分（95% ~ 99%）很快进入红细胞中与血红蛋白结合；少部分则以原形呼出。与血红蛋白结合的 AsH_3 迅速引起溶血，并使 AsH_3 进入血浆，随血红蛋白经肾排出，部分可还原为元素砷蓄积于肝、肾、脾、毛发、指甲、骨骼中，再经肾逐渐排出。

AsH_3 的主要毒性机制与红细胞还原型谷胱甘肽（GSH）被大量消耗有关。GSH 是红细胞膜结构和血红蛋白正常性状的稳定剂，GSH 大量减少可使血红蛋白变性、溶解性明显降低，形成变性珠蛋白小体析出，使红细胞僵硬不易变形，容易破裂，红细胞膜亦因结构失常而更易发生溶血。GSH 大量消耗的原因：一是 AsH_3 与巯基有强大亲和力，可直接与 GSH 形成不可逆性复合物；二是 AsH_3 在红细胞中与 HbO_2 结合时本身被氧化，并产生 H_2O_2 等氧自由基、血红蛋白过氧化物等，这些均需消耗 GSH 进行清除或修复。溶血所产生的游离血红蛋白可经由肾小球滤出，并在肾小管中形成管型，引起急性肾小管坏死，严重者导致急性肾衰竭。

【临床表现】

AsH_3 毒性极强，空气中浓度仅为 0.5 mg/m^3 时即可引起急性中毒。中毒严重程度与吸入量有明显关系，潜伏期为数十分钟至 24 小时，潜伏期愈短，病情愈严重。

吸入 AsH_3 浓度不高或时间较短时，十余小时后可出现头痛、头晕、食欲缺乏、全身乏力、活动后心慌、气短等表现；继可出现低热，恶心、呕吐、腰部酸痛，尿色深黄甚至褐色；再经 12 小时左右可见明显黄疸。此时化验检查，可见尿蛋白阳性、尿胆原阳性，尿中红细胞少量，但尿潜血强阳性；尿砷可正常或稍高；尿液其他检查、肾小球滤过率（GFR）及其他肾功检查可正常。此期患者脱离接触，经适当治疗，2 ~ 3 天后症状即可消退，并能完全康复。

如吸入浓度较高，可在数小时内出现明显症状，除前述情况加重外，可见畏寒、寒战、发热、明显腰痛，甚至肾绞痛，尿呈酱油色甚至黑色，12 小时内可见黄疸。此时，见尿砷明显增加；尿胆原、尿蛋白、尿潜血均为强阳性；尿中出现多量红细胞、白细胞、血红蛋白管型；血中间接胆红素明显增加；血中 BUN、肌酐、GFR 及尿钠、尿渗透压均出现异常；并可见网织红细胞增加（> 5%、甚至 > 10%），Hb 下降（2 天内可下降 30 ~ 60 g/L 以上）。严重者可无尿，甚至导致高血压、肺水肿、高血钾、急性心力衰竭而猝死。肝大及肝功异常十分常见。

慢性 AsH_3 中毒病例少见报告，但长期接触者易发生贫血、头痛、头晕、乏力、恶心、腹痛及周围神经病；化验可见 Hb 降低，网织红细胞增加，血清间接胆红素增加，尿砷增加。

【诊断及鉴别诊断】

AsH_3 由于属生产性废气，中毒常猝不及防，有时患者亦难想到，故易造成漏诊、误诊，需加警惕。

典型急性 AsH_3 中毒的诊断并不困难，AsH_3 急性吸入史，呼吸带蒜臭味、腰痛伴酱油色尿，尿潜血试验强阳性，溶血性贫血表现、尿砷升高，继而出现急性肾衰竭等，均具重要提示作用。但应注意与感染、急性传染病及烧伤、药物、深度昏迷引起的溶血或肌红蛋白尿鉴别。2016 年，国家又颁布了《职业性急性砷化氢中毒的诊断》新标准（GBZ 44），将接触砷化氢后出现乏力、头晕，头痛、恶心等症状者密切观察，若症状很快消失，则视为"接触对象"，但不属职业病范畴；将确诊的中毒按严重程度分为两级：

1．轻度中毒　为接触反应表现基础上出现急性血管内溶血表现，外周血血红蛋白、尿潜血试验等检查结果异常，尿量基本正常者（符合轻度溶血性贫血）；可继发轻度中毒性肾病。

2．重度中毒　为发病急剧，有发绀、意识障碍，外周血血红蛋白显著降低、尿潜血试验强阳性，血浆或尿游离血红蛋白明显增高，血清肌酐进行性增高者（符合重度溶血性贫血）；可继发中度至重度中毒性肾病。

【治疗】

急性 AsH_3 中毒患者应立即脱离 AsH_3 接触，无论症状有无，皆应留院观察 24 ～ 48 小时，安静休息，并监测尿潜血、血色素。具体治疗为：

1．早期保护肾功能　如鼓励饮水，补足血容量，适当使用利尿剂（如呋塞米），给予碳酸氢钠（8 ～ 12 克 / 日）口服，以碱化尿液，减轻血红蛋白在肾小管内的沉积堵塞。避免使用具有肾毒性的药物，出现少尿需及早使用高渗脱水剂和快速利尿剂，以防止发生肾衰竭。

2．早期、足量、短程使用糖皮质激素　如根据病情严重程度不同，地塞米松首日量可为

30 ～ 60 mg。也可用甲泼尼龙。

3．尽早使用自由基清除剂　如谷胱甘肽（0.6 ～ 1.2 g 静脉滴注，2 次 / 日）、维生素 C、维生素 E、硒化合物、丹参注射液等。

4．金属络合剂　并不能阻止病情进展，必要时可在血液透析治疗的同时，做小剂量的驱砷治疗。

5．对症支持治疗　如吸氧，血红蛋白低于 60 g/L 时输注新鲜血，有条件可输注新鲜洗涤红细胞 400 ml，隔日 1 次，至血红蛋白达 70 g/L 以上，维持水和电解质平衡、保肝药物、营养支持等。

6．严重患者可尽早给予血液透析治疗，或血浆置换疗法。

【预防】

原则可参见本章概述。涉及前述可产生 AsH_3 的生产流程应加强工业卫生管理、安全教育及中毒防治知识教育。含砷矿渣、矿石不宜露天存放，注意防潮，避免水浸或与酸类接触。遇有上述情况或生产过程应加强机械通、排风措施，并佩戴防毒面具。作好每年一次定期体检及就业前体检工作。下列疾患应列为职业禁忌证：贫血、先天性葡萄糖 -6- 磷酸脱氢酶缺乏症、神经或精神疾患及肾、肝、心疾患。

（徐希娴　赵金垣）

思考题

1．简述急性砷化氢中毒的临床特点。

2．总结急性砷化氢中毒的诊治要点。

推荐阅读的参考文献

1．覃政活，覃卫平，农康．急性砷化氢中毒 24 例．中华劳动卫生职业病杂志，2014，32（6）：450．

2．孙德兴，李晓凤，谭河清，等．10 例急性中毒砷化氢中毒心肌损害临床分析．工业卫生与职业病，2009，37（5）：302-303．

3. 刘子梦，袁睿，谢瑞，等. 急性砷化氢中毒合并多器官功能障碍综合征 24 例早期血液生化分析. 中华灾害救援医学，2016，4（3）：156-158.

十五、有机铅

有机铅化合物（organolead compounds）是指分子中带有碳 - 铅键的化合物，最常见的是四乙基铅（tetraethyl lead），其他有机铅还有环烷酸铅（lead naphthenate）、四乙酸铅（lead tetracetate）、乙酸铅（lead acetate）、双乙酸四羟三铅（tetrahydroxyl trilead diacetate）、四甲基铅（tetramethyl lead）。本节主要介绍四乙基铅的毒性。

【理化性质】

四乙基铅为无色油状、具有特殊苹果样气味的液体。化学结构式为 $Pb(C_2H_5)_4$，分子量 323.44，密度 1.64 g/cm^3（18℃），沸点 195℃；易挥发，0℃时即可产生大量蒸气，蒸气密度为 11.2 g/L；135℃时铅与乙基开始分解，400℃时完全分解；不溶于水，可溶于有机溶剂。

【接触机会】

生产四乙基铅、配制动力汽油的抗爆剂乙基液，以及根据汽油辛烷值的高低将不同量的乙基液加入汽油配制成乙基汽油时，皆有可能接触四乙基铅；在通风不良的情况下清洗乙基汽油储油罐也可能通过呼吸道或皮肤吸收发生急性中毒。

生产、保管、运输四乙基铅及乙基液的人员由于长期接触四乙基铅可能引起慢性中毒。

【毒性机制】

四乙基铅主要通过呼吸道进入人体，也可经皮肤及消化道吸收。由于四乙基铅有良好的脂溶性，故吸收后的分布与无机铅不同，以含脂量较高的脑及肝中分布最多。经 3 ~ 4 天，四乙基铅可在体内肝细胞微粒体转化为三乙基铅、二乙基铅及无机铅，而后由尿中排出。

四乙基铅是强烈的神经毒物，可致弥漫性脑损伤，如脑内小血管扩张，神经细胞肿胀、萎缩，最终导致脑水肿，主要损害大脑皮质额区和海马、丘脑及丘脑下区。它还能引起脑组织 5- 羟色胺增高、葡萄糖代谢障碍、ATP 生成减少，研究表明，上述毒性是其代谢产物三乙基铅所致，其毒性约比四乙基铅强 100 倍。

【临床表现】

（一）急性中毒

主要因短期内接触大量四乙基铅引起，潜伏期多为数小时至数天后，其长短与接触强度密切关系。接触量不大时，潜伏期可长达 2 ~ 3 周，症状也相对较轻，主要为头痛、头晕、失眠、噩梦、恐惧、健忘等，多数患者食欲缺乏、恶心、口中有金属味，并有手指震颤等自主神经功能障碍表现；停止接触并适当治疗后短期即可恢复。

接触量较大时，可在数日至数周后在上述基础上出现精神症状，如感觉异常、言语迟钝、躁动、谵妄，不能分辨时间、地点，甚至出现幻听、被害妄想、抽搐或昏迷等；也可突然发生精神异常。除上述神经异常表现外，尚可出现体温、脉搏、血压偏低的"三低"征，此属四乙基铅中毒的典型体征，多在中毒后 4 ~ 7 天内发生；还可出现多汗、两侧肢体皮温不对称等自主神经功能紊乱表现。治疗后病情可以控制，严重病例易遗留某些后遗症。

（二）慢性中毒

多因长期接触一定量四乙基铅所致，主要表现为类神经症及自主神经功能紊乱。患者常有严重的失眠和顽固性头痛，常因噩梦而惊醒，并有健忘、头晕、乏力、心悸、多汗、肢体酸痛、焦虑、抑郁，部分患者尚有晕厥发作、性功能减退及不恒定的"三低征"，伴基础代谢率降低，体重降低及三颤征、腱反射亢进。

严重慢性中毒患者可于上述症状基础上出现慢性中毒性脑病，表现为反应迟钝、动作缓慢、记忆力减退、智能降低、情绪淡漠或激动、好哭、易怒、口中毛发感，甚至出现精神分裂症表现，提示可能有脑白质损害。

（三）实验室检查

急性中毒患者中，部分可有血铅及尿铅增

高，血中 δ- 氨基乙酰丙酸脱水酶（δ-ALA-D）降低，但与临床表现并无平行关系，停止接触后，迅即恢复正常；慢性中毒患者尿铅大多正常，故尿铅检测阳性仅提示患者有一定程度的铅化学物接触，检测阴性亦不能否定本病的诊断。

【诊断及鉴别诊断】

（一）急性中毒

国家职业卫生标准《职业性急性四乙基铅中毒的诊断》（GBZ 36），可供做诊断依据。诊断原则是：具有确切的急性职业接触史，并得到劳动卫生学调查结果支持，临床出现典型的精神症状和自主神经功能失调表现，结合实验室检查结果，排除其他病因所致类似疾病后，方可做出诊断，应注意与一般精神疾病、中枢神经系统感染、汽油中毒等相鉴别。其病情可分为轻度和重度二级：

1. 轻度中毒　在头痛、头晕、食欲缺乏、恶心等类神经症基础上，出现严重失眠、噩梦、剧烈头痛等症状，且具有易兴奋、急躁、易怒、焦虑不安等轻度精神障碍；或癔症型类神经症表现；或基础体温、血压或脉搏降低任一表现者。

2. 重度中毒　为出现下列表现之一者：精神运动性兴奋，或意识障碍呈谵妄状态或昏迷，或癫痫样发作或癫痫持续状态。

（二）慢性中毒

慢性中毒尚无统一的诊断标准，主要根据职业史、劳动卫生调查、结合典型的精神症状和自主神经功能失调的临床表现，实验室检查结果，经综合分析，排除其他病因引起的类似疾病后方能做出诊断，但难度较大，因不易与一般神经衰弱综合征、焦虑症、抑郁症等鉴别。

【治疗】

（一）急性中毒

1. 迅速脱离四乙基铅接触，去除污染衣物，污染皮肤用肥皂水及清水清洗。

2. 目前尚无特殊解毒药物。以往曾投用金属络合剂进行驱排，如巯乙胺（mercaptoethylamine），其属巯基化合物，可与四乙基铅络合，阻止四乙基铅穿透血脑屏障。可

每次以 200 ~ 400 mg 加入 10% 葡萄糖液 250 ml 中缓慢静脉滴注，每日 1 次，5 ~ 7 日为一疗程，但肝、肾功能不全者不宜使用；也可试用依地酸钙钠（CaNa$_2$- EDTA）、二巯丁二钠（DMS）等，但由于有机铅的毒性为其有机分子的整体作用，是否必须进行金属驱排，仍需进一步研究。

3. 对症治疗　如积极防治脑水肿；出现精神症状或躁动患者，可给足量的镇静剂及安定剂等。

（二）慢性中毒

患者应脱离四乙基铅作业，尚无特殊治疗方法，以对症支持治疗为主。

【预防】

改善作业环境，减少接触。做到密闭化、自动化、管道化操作至关重要；作业场所应合理设置机械抽风装置；作业人员配备个人防护用品，避免经皮肤接触和直接吸入；工作服严禁穿回家中，班后必须淋浴更衣；污染的衣物、器皿、地面等可用 20% 漂白粉液或 2% 高锰酸钾溶液清洗。

下列疾病应列为职业禁忌：明显的神经症、精神疾病、神经系统器质性疾病、严重肝或肾疾病、内分泌疾病。

（白　岩）

案例介绍

患者，男，42 岁，运输工，于 2012 年 2 月 9 日运输四乙基铅溶液时意外撒漏，随即用水盆将撒漏在外的四乙基铅溶液舀回运输罐内，无任何防护措施，整个过程持续约 20 分钟，10 小时后才用清水清洗双手。接触四乙基铅 15 天后出现失眠、多梦，未诊治；1 个月后出现严重失眠、噩梦频繁，常因噩梦惊醒，且伴明显头晕、头痛（枕部尤甚，为持续性钝痛），全身瘙痒，并逐渐迫

出现全身蚁走感，曾在当地诊所按皮肤病治疗，疗效差。上述症状逐渐加重，并出现胡言乱语、哭闹喊叫、狂躁不安；有迫害、被迫害感及攻击性行为；有幻听、幻视，经常看到蚊子乱飞、毒蛇、鬼怪。到市精神病医院诊疗，诊断为"精神障碍（原因待查）"，治疗效果不佳，症状逐渐加重，因有攻击性行为，转入某省级医院 ICU 病房，给予氯丙嗪、异丙嗪、奥氮平及保肝治疗。2012 年 3 月 30 日，经详细询问发病经过及职业史，疑与接触四乙基铅溶液有关，查尿铅为 338 μg/L，遂以"铅中毒"转入职业病院。入院查体：生命体征正常，神经系统检查示意识模糊、胡言乱语、幻听、幻视、全身蚁走感、四肢肌张力稍高，三颤（+），指鼻试验（+），闭目难立征（+），腱反射（++），病理反射（-）。头颅 MRI 示双侧颞部硬膜下积液；心电图示频发室性期前收缩。诊断：急性四乙基铅中毒，中毒性脑病。

点评：本病例患者有明显的大量四乙基铅溶液接触史，经 15 天潜伏期后出现失眠、多梦等症状，1 个月后明显加重并逐渐出现精神症状，十分典型。就诊时如能详细询问职业状况及发病特点，不难做出正确判断，给予及时治疗。

思考题

1. 试述四乙基铅的主要用途、接触机会和吸收途径。

2. 简述急性四乙基铅中毒的主要临床表现和诊断治疗要点。

推荐阅读的参考文献

1. 田质光，赵义，高夫海，等. 一起急性四乙基铅诊断事故的临床救治分析. 职业卫生与应急救援. 2013，31（6）：316-318.

2. 白伟，刘重阳，舒平，等. 11 例职业性急性重度四乙基铅中毒患者临床治疗效果评估. 工业卫生与职业病，2011，37（5）：304-306.

3. Wills BK，Christensen J，Mazzoncini J，et al. Severe neurotoxicity following ingestion of tetraethyl lead. J Med Toxicol，2010，6（1）：31-34.

十六、有机汞

有机汞（corgano mercury compounds）是有机化合物中的氢原子为汞取代后形成的化合物，种类繁多，其主要用途是制作农药，有机汞类农药按其毒性可分为两个亚类：

（1）在体内易分解为无机汞的化合物，如烷氧基汞（甲氧基硅酸乙基汞）、苯基汞（硝酸苯汞、醋酸苯汞、氯化甲酸苯汞等）等；

（2）碳汞键较为稳定，不易分解，且易透过血脑屏障和胎盘屏障，可在脑内长期蓄积而造成中枢神经明显损伤，并可导致胎儿中毒，后果远较金属汞和无机汞严重，如烷基汞，包括氯化甲基汞、氯化乙基汞、磷酸乙基汞等，本节拟重点介绍烷基汞的毒性。

【理化性质】

1. 氯化甲基汞　分子式为 CH_3ClHg，分子量 251.07，熔点 170℃，为红色结晶，相对密度 4.06，具有特殊臭味。遇明火、高热可燃，受高热分解产生有毒的腐蚀性烟气（一氧化碳、二氧化碳、氯化氢、氧化汞）；小鼠腹腔注射 LD_{50} 16 mg/kg，主要用于种子消毒。

2. 氯化乙基汞　分子式为 C_2H_5ClHg，分子量 265.13，为黄灰、棕色粉末或结晶，熔点 192.5℃，微溶于水（不溶于冷水），溶于乙醇、乙醚。遇热有挥发性，遇光易分解，不易燃烧。大鼠口服 LD_{50} 为 40 mg/kg，小鼠口服 LD_{50} 为 56 mg/kg。主要用作农用杀菌剂（西利生）。

3. 磷酸乙基汞　分子式 $C_2H_5HgO_4P$，分子量 326.65，熔点 176℃，为无色晶体或白色粉末，易挥发，易溶于水和多数有机溶剂，渗透性强，可燃，其粉体与空气混合能形成爆炸性混合物；小鼠经口 LD$_{50}$ 50.8 mg/kg。主要用作农用杀菌剂（谷乐生）。

【接触机会】

生产、运输、储存和使用上述有机汞类农药均有接触机会，由于其均可经呼吸道、消化道和皮肤吸收，如防护不当，容易引起职业性中毒。

非职业性有机汞接触的主要侵入途径是消化道，临床多见食用有机汞农药杀虫剂拌过的种子粮食而引起的急性中毒，如 1972 年在伊拉克，因食用甲基汞消毒过的麦种制成的面包，导致 6000 人中毒，500 人死亡。此外，环境性汞污染也可引起有机汞中毒，如 20 世纪 50 年代，日本熊本县水俣湾的水俣病（Minamata disease），即是因含有无机汞的工业污染物排到海里，被微生物转化为甲基汞，经过食物链富集到鱼类（如金枪鱼、箭鱼），使鱼体内汞浓度比周围水中的汞浓度高出 3000 倍，人长期食用了这些鱼后，即发生甲基汞中毒，此事件造成 283 人中毒，60 人死亡，数十万人食用了水俣湾中被甲基汞污染的鱼虾。

【毒性机制】

有机汞也像无机汞一样，对酶类具有明显抑制作用，其机制可能与有机汞在细胞内能够明显抑制巯基，故使细胞色素氧化酶、琥珀酸氧化酶、琥珀酸、乳酸和葡萄糖脱氢酶以及过氧化酶皆失去活力，但由于更易透过血脑屏障，故对中枢神经系统的毒性更强，对脑白质的损伤尤为突出，对心、肝、肾等器官也有一定毒性。有机汞化合物的毒性远较无机汞为大，如氯化汞口服中毒量为 0.5 g，致死量为 1 ～ 2 g，而误服氯化乙基汞在 3 mg/kg 左右即可引起重度中毒。由于烷基汞类不容易分解，在体内可以存留较长时间，故其毒性作用可能是其整个分子所为，并非离解出来的汞离子的作用。

【临床表现】

（一）急性中毒

烷氧基汞、苯基汞的体内代谢与无机汞大致类似，故其毒性与无机汞相近，但因汞离子的解离稍慢，临床表现似更轻些。

烷基汞类则毒性较大，尤其是中枢神经毒性突出，其他毒性与无机汞基本类似。临床常见此类中毒多由口服引起，潜伏期为数十分钟至数小时，主要表现为口腔炎以及胃肠道和全身症状，与误服无机汞症状类似，可持续数日至十几日，而后进入"神经症状诱导期"；诱导期短者 1 周余，长者可达 8 ～ 9 周，平均约 2 周，诱导期愈短，病情愈重。此后则进入神经系统症状发作期，主要为头痛、头晕、失眠、记忆力减退、急躁易怒，继则出现四肢麻木，下肢无力且逐渐波及上肢，尿潴留或尿失禁；检查可见四肢出现上、下运动神经元损害（upper and lower motoneuron damage），表现为不同程度的意识障碍、精神症状、共济失调、震颤、昏迷及颅神经损害，其中向心性视野缩小（concentric contraction）是此类中毒的特征性表现，听力下降也较常见，提示患者同时存在中毒性脑病（encephalopathy）、脑白质病（leukoencephalopathy）和脊髓病（myelopathy）。此外，患者均有皮疹，严重者甚至出现剥脱性皮炎；尚可见较明显的肝损伤及急性肾功能不全。

（二）慢性中毒

烷氧基汞、苯基汞的体内代谢与无机汞大致类似，临床表现似更轻些，常于接触数月或数年后发病，出现类似金属汞中毒的临床表现；严重时可出现精神异常、中毒性脑病及肝、肾损伤表现。

烷基汞类的神经毒性较突出，如日本水俣湾附近居民长期食用被氯化甲基汞污染的鱼类和贝类引起的慢性甲基汞中毒——"水俣病"，最初主要为肢体麻木、感觉障碍、四肢无力、肢体震颤、运动失调、肌肉萎缩、肢体挛缩变形、全身麻痹，丧失工作和生活自理能力；继则出现智力障碍、精神迟钝、性格异常、视野缩小、听力减退、语言障碍、吞咽困难、痴笑等，可发生惊厥、昏迷、死亡；其中运动失调、视野缩小、语言障碍被视为有机汞中毒的三大特征，亦称 Hunter- Russell 综合征。此病不易治愈，常有不同程度的中枢神经损伤后遗症。

有机汞还易透过胎盘屏障，引起先天性有机汞中毒，如先天性水俣病即是：慢性接触烷基汞类，即使母亲尚无中毒迹象，然因有机汞可透过胎盘进入婴儿体内，仍可使婴儿出现不同程度中毒性脑病征象，如智力低下、失语、多涎、生长停滞、肢体畸形、病理反射，甚或出现小脑症状或脑性瘫痪。

【诊断及鉴别诊断】

目前尚未制订有机汞中毒统一的诊断标准。

（一）急性中毒

根据明确或可疑的有机汞化合物摄入史，以胃肠道症状起病，经一段诱导期后出现以神经精神疾病为主的临床表现，不难做出诊断。患者生物标本汞检测（血汞、尿汞或发汞）对诊断有一定提示价值，但检测阴性并不能排除中毒可能，可结合可疑食物、药物中汞含量检测结果综合分析，做出诊断和鉴别诊断；尤其注意与脑炎、脑膜炎、药物中毒、其他神经精神疾病等相鉴别。目前虽无统一的诊断标准，但可参考《职业性汞中毒诊断标准》（GBZ 89）进行病情分级。

（二）慢性中毒

其诊断原则可参见本书第二章有关内容，除核实职业接触史外，其特征性的临床表现（如自主神经功能失调、突出的神经精神症状，尤其是运动失调、视野缩小、语言障碍三大特征），及肝、肾等全身受累情况，常具重要诊断提示价值；血汞、尿汞及可疑食物、药物中汞含量检测对诊断也有一定参考价值。应注意与感染性脑炎或脑膜炎、肌萎缩侧索硬化、脊髓灰质炎、脑血管疾病、脑肿瘤等相鉴别。目前尚无统一的诊断标准，可以参考《职业性汞中毒诊断标准》（GBZ 89）进行病情分级。

【治疗】

治疗原则为对症支持为主，驱汞治疗为辅。

驱汞治疗与无机汞的治疗相同，但宜以小剂量、多批次为好；实践发现，在驱排有机汞方面，二巯丙磺钠效果似好于二巯丁二钠，值得进一步观察。

【预防】

总的预防原则可参阅本书第一章和本章汞中毒节相关内容，具体还应注意如下几点：

1．严格保管好有机汞化合物，要有明显的标记，不得与食品、调料、粮食等混放在一起。

2．严禁食用有机汞农药拌过的种子；严禁用盛装有机汞农药的容器存放粮食或食品；严禁食用喷洒有机汞农药不久的蔬菜；严禁食用因误食有机汞农药死亡的家禽或家畜。

3．认真监测监管涉汞生产企业的废水排放；严禁向江河湖海直接排放含汞污水；严禁水源污染区的鱼虾等水产品上市销售。

（赵金垣）

思考题

1．什么是有机汞化合物？主要有哪几类？举出几个烷基汞化合物。

2．简述急性和慢性有机汞中毒的临床特点及诊断要点。

推荐阅读的参考文献

1．岳良臣．亚急性有机汞农药西力生中毒六例报告．职业医学，1987，14（6）：37-38.

2．李海春，王敬钦，王树香，等．有机汞农药中毒——附四例报告．劳动医学，1988，15（2）：23-24.

十七、有机锡

【理化特性】

有机锡类（organic tins）是锡和碳元素直接结合所形成的金属有机化合物，多数为挥发性固体或油状液体，具有腐败青草气味，常见为二烃基锡（dialkyltin）、三烃基锡（trialkyltin）、四烃基锡（tetraalkyltin）等化合物，可通过呼吸道、消化道、皮肤、黏膜吸收入人体。其所含烃基不同，毒性也有差异，以三烃基锡毒性最大。自 1978 年 Fortemps 报道 2 例三甲基氯化锡（trimethyltin chloride，TMT）中毒以来，至 2008 年 12 月，全球共发生 TMT 中毒已有 67 起，中毒 1849 人，死亡 23 人，其中 59 起发生在我国，共中毒 1814 人，死亡 21 人。故本节拟以三烃基锡的代表化合物三甲基氯化锡为例，对有机锡中毒作一概要介绍。

TMT 常温下是一种无色有腐草气味的结晶，CAS 号为 1066-45-1，分子式为 $(CH_3)_3SnCl$，相对分子质量为 199.27；熔点 38.5℃，沸点 148.0℃，蒸气压 0.0115 mmHg；遇热易挥发，溶于水亦溶于脂。

【接触机会】

TMT 曾用作杀虫剂、消毒剂等，目前多用作热稳定剂、防腐剂；制造和使用以其他有机锡化合物做原料的塑料稳定剂（plastic stabilizer）时，合成和分解过程中也会产生少量 TMT。因此，从事有机锡塑料稳定剂研究、生产、使用（特别是塑料或回收塑料的加热成型）等工作应警惕 TMT 中毒的发生。国内还曾发生多起误食有机锡塑料稳定剂污染食品（如猪油）导致的 TMT 群体中毒事件；也有因饮用 TMT 污染的地下水、接触含 TMT 的蒸气或液体而发生中毒的报道。

【毒性机制】

TMT 可通过呼吸道、消化道和皮肤黏膜迅速进入机体，主要分布在红细胞、血浆、脾、肝、肾、心等处并长期蓄积，可通过血脑屏障进入脑内。TMT 在体内化学性质稳定，主要以原形缓慢经尿排出。TMT 属剧毒化学物质，其经口和腹腔注射的急性毒性差别很小，但种属差异较大，如小鼠和兔的经口和经腹腔注射 LD_{50} 均为 3.2 mg/kg，大鼠经口和经腹腔注射 LD_{50} 则为 14.7 mg/kg。

一般认为，TMT 的毒性为其整体分子的作用，靶器官主要为大脑边缘系统和小脑，也可累及脑干、脊髓和背根神经节等，引起神经元变性、坏死；其机制一般认为与抑制细胞线粒体氧化磷酸化（oxidative phosphorylation）有关，很可能是作用于三磷腺苷形成的前一步骤，而非干扰电子传递系统，因此过程并不能被含巯基药物（如二巯丙醇）所阻止。另有研究发现，TMT 可抑制脑室脉络丛腔膜面 Na^+-K^+-ATP 酶活性，导致脑脊液电解质失衡，诱发神经精神症状。

近年还发现，不少 TMT 中毒患者出现低钾血症（hypokalemia），其机制可能与 TMT 抑制肾小管与集合管细胞 H^+-K^+-ATP 酶活性，使 K^+ 重吸收及 H^+ 分泌受阻，从而引起 K^+ 大量排出，血液中 H^+ 潴留（尿液碱化），最终导致低钾血症和代谢性酸中毒；由于尿液长期碱化，故易导致肾集合管和输尿管结石。

【临床表现】

（一）急性中毒

潜伏期为数小时至数日，以神经系统和消化系统症状出现最早。

1. 神经系统 早期可有头晕、头痛、乏力、手脚麻木、精神萎靡、睡眠障碍、腓肠肌疼痛、痛觉过敏等；病情进一步进展，可出现意识模糊、嗜睡、表情淡漠、记忆力减退、肢体震颤、构音不清、耳鸣、听力下降、情绪障碍、攻击性行为、幻听、幻视、定向障碍，甚至出现大小便失禁、抽搐和昏迷。乏力常最早出现，患者感觉全身十分软弱；头痛亦为突出症状，为阵发性胀痛或撕裂样，十分剧烈。体格检查可见腹壁反射、提睾反射、腱反射减弱或消失，四肢肌张力减退，病理反射可呈阳性。脑电图检查可出现弥漫性异常，主要为 α 波减弱或消失，出现大量 θ 波及 δ 波及部分散在尖波、棘波或棘 - 慢综合波。

2. 低钾血症 多数患者出现低钾血症（严重者血钾可降至 2.0 mmol/L 以下），可持续 1 周以上，即便补钾，仍可能发生低钾血症；当血钾恢复正常水平，补钾量减少或停止时，部分患者血钾又可再次降低；低钾程度与病情可不完全平行。

3. 心血管系统 可出现胸闷、心悸、心律失常（以窦性心律不齐及窦性心动过缓为主）；心电图可见 U 波、非特异性 ST-T 段改变、QT 间期延长等表现；少数患者出现血清心肌酶含量增高。

4．消化系统　主要为食欲缺乏、恶心、呕吐、口干、腹胀、便秘、阵发性腹痛、腹泻等；少数患者可出现一过性血清丙氨酸氨基转移酶活性和胆红素含量增高；肝、脾一般无肿大。

5．其他　部分患者可出现一过性血清钙、镁降低，血气分析提示有代谢性酸中毒，血氨可增高；少数患者可有尿频、多尿、排尿困难，甚至有血清游离 T3、T4 降低。

（二）慢性中毒

长期接触此类化合物，可出现神经衰弱综合征，接触性皮炎、眼和上呼吸道刺激症状；部分接触者可出现肾、输尿管和膀胱结石，也可见肝胆结石。

【诊断及鉴别诊断】

（一）急性中毒

国家已颁布《职业性急性三烷基锡中毒诊断标准》（GBZ 26），可作为临床诊断处理此类疾病的依据。诊断原则是：具有明确的短时期内接触较大量三烷基锡化合物的职业史，出现以中枢神经系统损害为主的临床表现，现场职业卫生调查结果符合前述情况，结合有关实验室检查结果，进行综合分析，在排除其他病因所致类似疾病后，方可诊断。

该《诊断标准》将接触三烷基锡后出现一过性乏力、头晕、恶心等症状，或血清钾低于正常值、但无全身中毒表现者列为"接触反应"，进行密切医学观察，但并未确诊为职业病。为方便实际工作，《诊断标准》又将此类中毒细分为三甲基锡和三乙基锡中毒：

1．急性三甲基锡中毒

（1）轻度中毒：接触后数小时至数日后出现较明显的全身乏力、头痛、头晕、睡眠障碍、精神萎靡、食欲缺乏等症状，且具低钾血症，或轻度情感障碍（如近事记忆障碍、焦虑、注意力不集中等），或单纯部分性癫痫发作。

（2）中度中毒：上述症状加重，且出现明显情感障碍（如思维迟缓、淡漠、抑郁、烦躁、易激惹等），或复杂部分性或全身强直–阵挛性癫痫发作。

（3）重度中毒：出现精神病样症状（如幻觉、妄想、暴怒、错构、虚构、行为异常等），或有重度意识障碍，或出现癫痫持续状态，或有小脑性共济失调。

2．急性三乙基锡中毒

（1）轻度中毒：接触后经数小时至数日，出现轻度意识障碍，或轻度颅内压增高表现（如头痛、恶心、呕吐，可伴 Cushing 反应）。

（2）中度中毒：上述症状加重，且出现中度意识障碍，或有中度颅内压增高表现（如剧烈头痛、频繁呕吐、视盘水肿，可伴有锥体束征阳性、浅反射减弱或消失等），或出现明显情感障碍（如烦躁、易激惹、欣快感，可伴有一过性幻觉），或全身强直 - 阵挛性癫痫发作。

（3）重度中毒：出现重度意识障碍，或重度颅内压增高表现（如视盘水肿或出血、去大脑强直状态、脑疝等。

3．鉴别诊断　接触者生物样品如血液、尿液中检出 TMT 是中毒诊断的重要依据；尿总锡检查仅可作为有机锡接触指标，尿锡含量正常并不能排除 TMT 中毒的可能。此外，由于 TMT 中毒的早期症状无特异性，故常被误诊为"感冒"或"急性胃肠炎"，应注意鉴别；当出现过度兴奋或行为失常时应注意与"精神病""癔症"或"神经官能症"鉴别；出现低钾血症时，则应注意与周期性瘫痪、棉籽油中毒、氯化钡中毒等相鉴别。

（二）慢性中毒

慢性中毒尚无国家统一诊断标准，且其表现无特异性，不易与一般性神经衰弱综合征、焦虑症等相鉴别，诊断难度较大。职业流行病学调查发现，慢性接触者可引起低钾血症、心肌酶和肝功能酶升高等，其中肾结石发生率高达 18.08%（当地工人结石发病率为 5.88%）。一旦发现可疑患者，可按职业禁忌证调离，并给予适当治疗，以利康复。

【治疗】

（一）治疗要点

1．急性中毒者应立即救离事故现场，卧床休息；皮肤或眼受污染者，应立即用清水彻底冲洗。接触反应者需进行医学监护 5 ～ 7 天，密切观察血清钾测定值，给予必要的检查及处理。

2．尚无特效解毒剂，仍以对症支持治疗为主，积极改善脑组织代谢。三甲基锡中毒时应注意控制精神症状及抽搐，对低血钾患者，应早期足量补钾，以静脉补钾为主，配合口服；三乙基锡中毒应注意防治脑水肿，控制液体入量，并给予糖皮质激素、高渗脱水剂、利尿剂等。中、重度中毒患者可使用高压氧治疗。

（二）其他处理

1．接触反应者经医学监护，未发现中毒者，可恢复工作。

2．轻度中毒者治愈后可从事正常工作，但宜调离有机锡作业。

3．中、重度中毒者根据病情，可适当延长休息时间，酌情安排工作，不宜再从事有毒作业。如需劳动能力鉴定，按国家标准《劳动能力鉴定　职工工伤与职业病致残等级》（GB/T 16180）处理。

【预防】

总的预防原则可参阅本书第二章和本节"总论"相关内容，具体如下：

1．加强上岗前培训和职业卫生知识教育。

2．尽量使用不含 TMT 的稳定剂替代有机锡塑料稳定剂。

3．有机锡塑料稳定剂生产、使用作业场所，尤其是回收塑料的破碎、成形、加热工艺应加强通风排毒，做好工人卫生防护，防止毒物经呼吸道和皮肤吸收。

4．做好职业健康监护工作，健康检查应包括血清钾测定、肾 B 超检查。

（唐小江　丘创逸）

思考题

1．TMT 的主要接触机会包括哪些？

2．请简述 TMT 中毒的诊断、鉴别和治疗要点。

推荐阅读的参考文献

1．唐小江，夏丽华，陈嘉斌，等．13 起三甲基氯化锡中毒事故 76 例临床研究．中国职业医学，2008，35（2）：91-94．

2．唐小江，黄明，李斌，等．国内外三甲基氯化锡中毒事故分析．中国工业医学杂志，2010，23（5）：352-356．

3．Tang X，Yang X，Lai G，et al. Mechanism underlying hypokalemia induced by trimethyltin chloride：inhibition of H^+/K^+-ATPase in renal intercalated cells. Toxicology，2010，271（1-2）：45-50．

4．Tang X，Li N，Kang L，et al. Chronic low level trimethyltin exposure and the risk of developing nephrolithiasis. Occup Environ Med，2013，70（8）：561-567．

5．Ren X，Wu X，Sui G，et al. Chronic trimethyltin chloride exposure and the development of kidney stones in rats. J Appl Toxicol，2015，35（5）：500-507．

十八、羰基镍

【理化特性】

羰基镍 [nickel carbonyl，Ni（CO)$_4$]，是一种剧毒金属有机化合物，是由镍和一氧化碳（CO）在一定温度和压力下反应生成；常温下为无色透明状液体，受日光照射后可变成棕黄或草灰色，具有潮湿尘土味；分子量 170.75，密度 1.29 g/cm^3（25℃），熔点 - 25℃，沸点 43℃。羰基镍极易挥发，在室温下即可分解为氧化镍和 CO，可爆易燃，60℃时即爆炸，蒸气能沿地面扩散，引起远处火种着火。它难溶于水（10℃时不超过 0.018 g/100g），易溶于苯、乙醇、氯仿等有机溶剂。

【接触机会】

自 Mond 等人 1890 年发现羰基镍以来，羰基镍主要用于提炼高纯度的镍；由于羰基法工艺简单、能耗低、提取率高，目前已用于多种贵金属的富集。此外，羰基金属的极化双键具有氧化、还原和加成活性，可制备出形态各异、性能不同的多种产品，故被广泛应用于镍氢（镉）电池、粉末冶金、航空航天、电子对抗等高技术领域。各种羰基金属中以羰基镍的毒性最大，其生产系统压力容器多，管道长，阀门多，极易发生气体泄漏。自投入工业生产以来，世界上已发生了数百起中毒事故。目前我国规定的车间空气中羰基镍最高容许浓度为 0.001 mg/m^3。

值得注意的是，当 CO 和金属镍同时存在时，适当条件亦可有羰基镍的生成，这使得羰基镍潜在危险性更加扩大。如石化工业生产中，镍系催化剂的应用非常广泛，如制氢、加氢和甲烷化的催化剂等均以金属镍作为活性组分；而生产过程中由于工艺气中存在着一定量的 CO，尤其是以焦炉气或煤制备合成气的甲烷化过程，气中 CO 质量分数高达 7% 以上，因此，在一定温度、压力条件下，催化剂中的镍可能与原料气中的 CO 发生反应生成羰基镍。

有研究发现，烟草中含 Ni $1.3 \sim 4.0 \text{ mg/kg}$，吸 1 支烟有 $0.04 \sim 0.58 \text{ μg}$ Ni 随烟雾排出；进一步研究显示，香烟烟雾中的镍多以 Ni $(CO)_4$ 形式存在。随着高压煤气制造工艺和地下贮气技术的发展，羰基镍对环境造成的污染更为突出，如煤气中羰基镍含量常超过 0.07 mg/m^3，汽车尾气、工业废水和废气中也含有羰基镍，甚至地下天然气中亦含 Ni $(CO)_4$ 和 Fe $(CO)_5$。

【毒性机制】

（一）吸收

羰基镍是在动物及人体内吸收最快、最完全的镍化合物，急性中毒主要是经呼吸道吸收引起，经皮吸收在急性中毒中的作用也不容忽视。羰基镍蒸气具有脂溶性，经呼吸道吸入可迅速穿过肺泡膜的磷脂层，通过肺毛细血管进入血液循环。动物体内的代谢研究显示：大鼠吸入 ^{63}Ni $(CO)_4$ 24 小时后，内脏和血液中的 ^{63}Ni 约占体内总负荷的 50%，肌肉和脂肪中约为 30%，在骨骼和结缔组织中约占 15%；注射 ^{63}Ni $(CO)_4$ 后，上述器官相应数值分别为 25%、

40%、30%。将大鼠置于浓度为 200 mg/L 的 Ni $(CO)_4$ 中吸入染毒 15 分钟，4 天后经尿排泄量为吸入总量的 26%，呼吸道的排出量约为吸入量的 50%。羰基镍进入体内后可广泛分布，其中肺中浓度最高，肝、脑、肾、肾上腺浓度次之。

在职业暴露人群中因吸入引起的羰基镍急性中毒最为常见，值得关注；其他途径因吸收速度较慢，实际意义不大；但一旦发生意外吞服，经胃肠途径的吸收就显得至关重要；注射途径的吸收仅见于羰基镍代谢研究。

（二）转运

早期认为，羰基镍吸入后可在肺内很快分解，然后再运输到其他器官组织，但通过气相色谱检测证实，在停止吸入后数小时，血液和呼出气中仍可发现羰基镍原形，提示羰基镍未经分解亦可穿过肺泡。Kasprzak（1969 年）认为，未被呼出的 Ni $(CO)_4$ 可在细胞内缓慢分解为 NiO 和 CO，此种 Ni^{2+} 与核酸、蛋白质结合后经尿排出；分解出的 CO 则与血红蛋白结合后经肺呼出。应用放射自显影技术和液体闪烁发光计数法分别研究大鼠静脉注入 ^{63}Ni 和 ^{14}C 标记的 Ni $(CO)_4$ 在体内的分布状况，给予 ^{14}C 标记 Ni $(CO)_4$ 的动物体内放射性主要局限在血液，表明可能存在 ^{14}C-Hb 形式，与 Kasprzak 的发现一致；而给予 ^{63}Ni 标记的 Ni $(CO)_4$ 1 小时后，肺中 ^{63}Ni 水平最高，脑、脊髓、心、横膈膜、棕色脂肪、肾上腺、卵泡中也发现一定浓度的镍，进一步研究亦证实，血液和脏器中的镍是以阳离子（Ni^{2+}）形式存在的。由于 Ni $(CO)_4$ 具有脂溶性，可穿透血 - 脑屏障和胎盘屏障，故可进入大脑和胎儿体内，造成损伤。

（三）排泄

动物实验发现，吸入 Ni $(CO)_4$ $2 \sim 4$ 小时后，除经尿排泄外，肺也是主要的排泄器官，$30\% \sim 40\%$ 的羰基镍以原形经肺呼出。大鼠静脉注射 Ni $(CO)_4$ 后第 1 小时，肺呼出是羰基镍的主要排泄途径，一旦 Ni $(CO)_4$ 经生物降解后，尿即为其排出的主要途径；染毒 $3 \sim 4$ 天可从呼出气中检出注射剂量的 40%，而从尿液中亦

能获得相同数量。

$Ni（CO）_4$ 在体内无明显蓄积，一次急性吸入后 24 小时，体内仅存吸入量的 17%，第六天已检测不到镍的残留。一次急性染毒后 4 小时，血清镍已显著高于对照组（$P < 0.01$），至 24 小时最高，随后趋于下降；组织中潴留的镍在 24 小时内清除最为迅速，24 ～ 72 小时，各组织含镍量下降则不明显（$P > 0.05$）。

（四）毒性

1. 直接毒性　羰基镍的直接毒性在中毒早期起主要作用。羰基镍由羰基和镍两部分组成，两者结合很不稳定，易于分解，以往曾推测急性中毒可能与分解产生的镍和 CO 的毒作用有关，但不少研究结果支持羰基镍急性中毒是由于整个分子的毒作用所致。这是因为：

（1）动物吸入致死剂量的羰基镍时，血中碳氧血红蛋白（HbCO）仅达 5% 左右，此种水平一般不会对机体产生毒性作用；羰基镍急性中毒患者中毒后血中一氧化碳的即时定性检测结果为阴性，提示血中 CO 浓度并未明显升高；

（2）家兔先吸入 CO 再吸入 $Ni（CO）_4$，血中 HbCO 浓度反而降低；

（3）$Fe（CO）_5$ 较 $Ni（CO）_4$ 含有更多羰基，但其毒性明显低于 $Ni（CO）_4$；

（4）急性 $Ni（CO）_4$ 中毒是以呼吸系为主的全身各器官损伤，与急性 CO 中毒和镍中毒表现明显不符。

急性肺损伤是急性羰基镍中毒最突出的表现，故以往多将羰基镍视为"刺激性气体"。但羰基镍并无明显刺激性，其分解产物 CO 和 Ni^{2+} 也无明显刺激性，且出现肺水肿的潜伏期较长，提示肺损伤并非羰基镍的刺激作用引起，亦非其分解产物所致。不少研究认为，脂溶性的羰基镍容易穿透细胞壁，以整个分子作用于肺毛细血管内皮细胞，抑制含巯基的酶，使肺毛细血管通透性增加，引起间质水肿；同时，Ⅰ 和 Ⅱ 型肺泡上皮细胞也受到损害，发生变性、坏死、脱落，基底膜裸露，肺泡表面活性物质遭到破坏，导致大量液体渗出和炎性细胞浸润，形成化学性肺炎和肺水肿。另有研究认为，血

中 $Ni（CO）_4$ 经肺泡外排时可在富含氧气的肺泡上皮进行氧化分解，其羰酰基解离过程可引起肺泡上皮脂质过氧化损伤，导致化学性肺炎和肺水肿；由于此过程产生的 CO 可直接经由呼气排出，故血中 HbCO 并无明显变化升高；体内其他重要器官也可经此机制造成损伤，但氧化过程远不如肺泡剧烈，生成的 CO 亦少，故也不会引起血中 HbCO 明显升高。

2. 致 癌 性（carcinogenicity）、致 畸 性（teratogenicity）和致突变性（mutagenicity）　1937 年，Baader 首次发现并报道了镍作业工人肺癌的高发性；1958 年，Doll 对威尔士镍作业工人的死因调查发现，有 35.5% 的镍工死于肺癌和上呼吸道癌，而煤矿工人仅为 1.5%。国际癌症研究机构（IARC）1990 年时曾认为，羰基镍对实验动物的致癌性证据有限，尚不能认为它是确切的人类致癌物，因此有必要对职业工人进行连续的健康监测和长期的追踪，以进一步明确羰基镍与人类健康的关系。但根据 IARC 截至 2014 年 1 月的致癌因素分类，已将镍化合物列入 1 类，即人类致癌物。

对羰基镍所致细胞毒性进行研究发现，作业工人合并吸烟组姊妹染色单体互换（SCE）水平明显高于对照组和不吸烟组，这可能由于非吸烟组羰基镍暴露水平不高，未能诱出 SCE 和染色体畸变频率增高，同时也提示吸烟和羰基镍暴露可能具有联合致突变作用。动物实验显示，羰基镍具有致畸性和胚胎毒性，能干扰器官的形成和胎儿发育。分别给妊娠 4、5、6、7、8 天的地鼠吸入羰基镍（0.06 mg/L，15 分钟），可导致死胎，存活后代体重下降，畸胎率升高；通过静脉注射和灌胃方式重复实验也可观察到相似结果。

【临床表现】

（一）急性中毒

急性羰基镍中毒患者具有早发症状和晚发症状的特征表现：根据吸入浓度和量的不同，多数病例可在 5 ～ 30 分钟内出现早发症状，主要为神经系统症状和呼吸道黏膜刺激症状；较重患者早发症状可不断加重，经 8 ～ 36

小时的潜伏期后出现晚发症状，即出现急性肺水肿（pulmonary edema）和脑水肿（cerebral edema），并伴有多器官损伤表现，心电图和肝、肾功能均可出现异常，白细胞总数升高，且有核左移，并可有血浆 Na^+、Cl^- 浓度下降，K^+ 浓度增加等。

急性中毒患者恢复期为 7～40 天，其长短由暴露强度决定；肝、肾、脾损害恢复较呼吸道损害为慢；死亡多发生于中毒后 3～13 天之间；愈后可能会遗留肺纤维化（pulmonary fibrosis），但肺功能检测大多正常；还有报道认为，急性中毒可能诱发支气管哮喘（bronchial asthma）。

（二）慢性毒性

长期接触低浓度羰基镍的作业者多有明显的神经衰弱综合征与呼吸系统损害，随工龄增加其通气功能逐步下降，其中最大呼气中期流速（MMF）和 50% 肺活量最大呼吸流速（V50/H），在各项指标中最敏感，且常同时出现，可作为羰基镍对小气道损伤的敏感指标。长期接触羰基镍者植物血凝素－淋巴细胞转化率（PHA-LTR）均较低工龄组有减低趋势。但目前对羰基镍的慢性毒性及长期危害尚缺乏充分认识，密切接触人群尚无早期医学监护指标，在实际工作中应引起重视。

【诊断及鉴别诊断】

我国已颁布《职业性急性羰基镍中毒诊断标准》（GBZ 28），其诊断原则是：根据短期内接触较大量的羰基镍职业史、呼吸系统损害的临床表现及胸部 X 线表现，结合血气分析，参考现场劳动卫生学调查，进行综合分析，在排除其他病因所致类似疾病，方可诊断。该标准将接触羰基镍后出现一过性头晕、头痛、乏力、胸闷、咽干、恶心等症状，或发生一过性上呼吸道刺激症状，肺部无阳性体征，胸部 X 线片无异常表现者列为"接触反应"，进行密切观察，但此期患者尚不属职业病范围。确诊的病情可分为三级：

1. 轻度中毒 指在接触反应基础上，出现咳嗽、咳痰、胸痛等症状，眼结膜和咽部充血，两肺出现散在干、湿性啰音，胸部 X 线检查示两肺纹理增多者。

2. 中度中毒 上述症状加重，并出现发热、烦躁、咳嗽、多痰、呼吸增快，两肺出现广泛干性或湿性啰音，胸部 X 线检查显示两肺纹理粗乱并出现点片状阴影，血气分析呈轻度至中度低氧血症者。

3. 重度中毒 指在中度中毒病情基础上，出现大量白色或粉红色泡沫痰、呼吸困难、发绀，两肺弥漫性湿性啰音，胸部 X 线检查示两肺野弥散片状或云絮状阴影，血气分析呈重度低氧血症，或急性呼吸窘迫综合征，或出现昏迷者。

本病应注意与支气管或肺内感染、其他刺激性气体中毒、左心心力衰竭等疾病相鉴别。因缺乏特异性指标，目前尚未解决羰基镍的直接检测问题，而尿镍检测并无助于确定是否有羰基镍吸入，此问题值得今后认真探索。

【治疗】

（一）急性中毒

1. 患者应清除体表污染物，静卧休息，避免体力活动，尽早至医院专科就诊，早发症状出现后即开始给予治疗是阻断病情进展的关键；凡吸入羰基镍者均应观察至少 72 小时，密切注意脉搏、呼吸、肺部听诊和肺部 X 线胸片的变化。

2. 实施早期干预，及时清除过量自由基，如尽早投用还原型谷胱甘肽、乙酰半胱氨酸、维生素 E 和 C、硒类化合物等。

3. 防治肺水肿 保持呼吸道畅通，给予合理氧疗，避免使用高张或高压氧治疗，并早期、足量应用糖皮质激素。注意控制液体输入量，维持电解质平衡，还可以应用消泡剂（二甲硅油气雾剂），并注意预防感染、防治并发症。

4. 对症支持治疗 如保护重要器官功能（尤其是心、肝、肾等）；严密监测动脉血气和肺部影像学变化，预防肺部感染、改善微循环、控制液体入量、营养支持等。

5. 以往曾主张使用驱镍药物，如二乙基二硫代氨基甲酸钠（dithiocarb，DDC）戒酒硫（Disulfiram），以及新型螯合剂 N- 苯基 -D- 葡萄糖胺二硫代氨基甲酸钠（BGD）、内消旋 -2,3- 二硫基琥珀酸（DMSA）等，但由于羰基镍的毒性与金属镍的含量似无明显相关，以往的临床成功病例也多未使用镍络合剂，其他一些有机金属中毒如有机铅、有机锡、有机汞等也多不强调金属驱排治疗，因此，上述药物的必要性尚有待进一步探讨和研究。

轻度、中度中毒患者治愈后可恢复原工作，重度中毒患者并发有肺间质纤维化的可酌情安排休养。

（二）慢性中毒

主要是对症治疗，症状持久不愈者可调离羰基镍作业。

【预防】

关键是切实防止羰基镍的直接吸入，故做好生产流程密闭化、管道化、自动十分重要，同时应加强个人防护、卫生宣教和医学监护。其他可参阅本书第二章和本节"总论"相关内容。

（尚 慧 赵金垣）

思考题

1. 试述羰基镍的主要职业接触机会及主要毒性。
2. 试述急性羰基镍中毒的治疗原则。

推荐阅读的参考文献

1. 史志澄，孙仪，王世俊，等. 急性羰基镍中毒——附 179 例临床分析. 中华劳动卫生职业病杂志，1986，4（5）：284-286.
2. 赵业婷，赵金垣. 羰基镍毒性的研究现状与展望. 中华劳动卫生职业病杂志，2006，24（5）：314-317.
3. Valeeva ET，Galimova RR，Karimova LK，et al. Cases of nickel carbonyl acute poisoning at major petrochemical enterprises. Med Tr Prom Ekol，2009，11：17-19.
4. 王秋英，马国煜. 羰基镍的毒理及临床研究现状. 中华劳动卫生职业病杂志，2010，28（2）：149-151.

第三节 刺激性气体

一、概述

刺激性气体（irritant gases）主要是指那些由于本身的理化特性，而对呼吸道及肺泡上皮有直接刺激作用的气态化合物，是工业生产中最常遇到的一类有害气体，不慎吸入后对人体，特别是对呼吸道有明显的损伤作用，轻者可引起上呼吸道刺激，重者则致喉头水肿、支气管炎及急性肺损伤（acute lung injury，ALI）——肺炎、肺水肿，甚至导致急性呼吸窘迫综合征（acute respiratory distress syndrome，ARDS）；以上这些因吸入刺激性气体而引起的以呼吸系统损伤为主的临床表现，被统称为"刺激性气体中毒（irritant gas poisoning）"。刺激性气体大多是化学工业的重要原料和副产品，医药、冶金等行业也常可接触；由于其多富腐蚀性，故常易造成生产设备或阀门、管道泄漏，或因管道、容器内压力增高而发生爆裂，造成严重中毒事故；其危害也不仅限于车间、工厂，常可因周围环境污染，引起突发性中毒事故。

（一）刺激性气体的种类

刺激性气体的种类繁多，见表5-3-1，其中某些物质在常态下虽非气体，但可通过蒸发、挥发等过程最终以蒸气和气体形式作用于机体。

表 5-3-1　刺激性气体分类

1. 酸类　无机酸如硫酸、硝酸、盐酸、氢氟酸等
有机酸如甲酸、乙酸、丙酸、丁酸、乙二酸、丙二酸、丙烯酸等
2. 成酸氧化物（酸酐）　如二氧化硫、三氧化硫、二氧化氮、五氧化二磷等
3. 成酸氢化物　如氯化氢、氟化氢、溴化氢等
4. 卤族元素　氟、氯、溴、碘
5. 卤化物　如氟化物、光气、二氯亚砜、三氯化磷、三氯化锑、三氯化砷、三氯氧磷、四氯化钛、四氯化硅、氯化锌、硫酰氯、亚硫酰氯等
6. 氨和胺类　如氨、甲胺、乙胺、丙胺、乙烯胺、丙烯胺、环己胺、乙二胺等
7. 酯类　如硫酸二甲酯、二异氰酸甲苯酯、氯甲酸甲酯、醋酸甲酯等
8. 醛类　如甲醛、乙醛、丙烯醛、糠醛等
9. 醚类　如氯甲基甲醚等
10. 强氧化剂　如臭氧、漂白剂等
11. 金属化合物　如氧化镉、羰基镍、硒化氢、五氧化二钒、三氧化二锰、四氧化锇等
12. 失火烟雾　现代建筑失火烟雾至少含 60 种以上化合物，其中不少具有呼吸道毒性，如氮氧化物、光气、其他卤化物等

（二）刺激性气体的损伤机制

1. 直接刺激腐蚀作用　主要见于酸、酸酐、氨、胺等，具有强烈刺激腐蚀作用的物质，可直接引起组织细胞结构溶解坏死。如酸可迅速由组织中吸收水分、凝固其蛋白质，使细胞坏死；碱则不仅吸收水分并可皂化脂肪，使细胞发生溶解性坏死。此种机制引起的刺激作用与刺激性气体的水溶性有密切关系：水溶性大的刺激性气体，如氨、氯化氢、二氧化硫、三氧化氯等，会立即溶入覆盖于眼和上呼吸道黏膜表面的黏液中，产生刺激作用，引起流泪、流涕、咽痒、呛咳等症状，由于其刺激作用明显，反可能较少造成严重中毒；氮氧化物、光气、氯气等水溶性较小的刺激性气体，因通过上呼吸道黏膜时溶解较少，刺激作用较轻，且可大量深入肺泡，故易引起化学性肺炎（chemical pneumonia）或肺水肿（pulmonary edema）。

2. 引起呼吸道炎症反应　刺激性气体特有的气道刺激性会不同程度地造成呼吸道细胞损伤，使之释出细胞因子（cytokines），后者具有明显的趋炎性，可吸引大量炎性细胞向损伤处集聚、激活，产生炎症介质及氧自由基，并通过"瀑布效应"不断扩大炎症损伤效应。

3. 自由基损伤作用　不少刺激性气体本身即是自由基（free radical），或可迅速产生自由基，如氧气、臭氧、各种氧化物（氮氧化物、二氧化硫、三氧化硫、五氧化二磷、氧化镉、五氧化二钒、三氧化二锰、四氧化锇等）、具有氧化性的化合物（如卤素及其化合物）等；即便不能直接产生自由基，也可通过损伤肺泡上皮和血管内皮，引起炎性细胞在肺内集聚、激活，并释放大量活性氧（reactive oxygen species，ROS）自由基，引起脂质过氧化反应（lipid peroxidation），造成细胞结构严重破坏，并进而导致低氧血症（图 5-3-1、图 5-3-2）。

上述损伤的直接后果是：

（1）呼吸道发生炎性细胞浸润、上皮水肿、变性、坏死、凋亡；大量黏液、炎性细胞、坏死组织堵塞气道引起肺通气障碍，构成支气管/肺泡化学性炎症的病理学基础。

（2）血管内皮和肺泡上皮受损，引起细胞间隙增宽、通透性增加、血浆渗出增多，导致肺水肿，构成气体弥散屏障（diffusion barrier）；损伤细胞还会释放大量血管活性物质，如组胺、5-羟色胺、缓激肽、前列腺素等，进一步增加血管的通透性。

（3）肺泡 II 型细胞受损，表面活性物质生成减少，间质水分大量透过肺泡上皮，并使肺泡表面活性物质（alveolar surfactant）进一步减少，形成恶性循环。

（4）刺激作用使交感神经兴奋性增高，淋巴总管痉挛，引起淋巴回流障碍，直接导致肺水肿发生；水肿液对血管的压迫以及肺水肿引起的缺氧，均可通过神经-体液反射引起肺内毛细血管痉挛，造成肺内静水压增加，渗出增加，进一步加重肺水肿。

（5）充满液体的肺泡逐渐成为气体难以进入的"无效腔"，从而导致肺内严重"分流

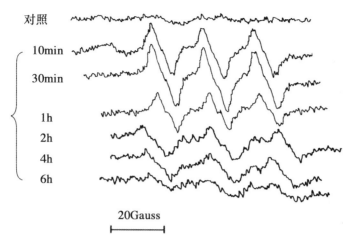

图 5-3-1　ESR 检测油酸性 ARDS 大鼠肺组织 ROS 生成状况
注：时间为大鼠静脉注射油酸后的时间；峰高代表氧自由基之相对含量。
本图提示，注射油酸后 30 分钟，肺内自由基生成已达峰值。

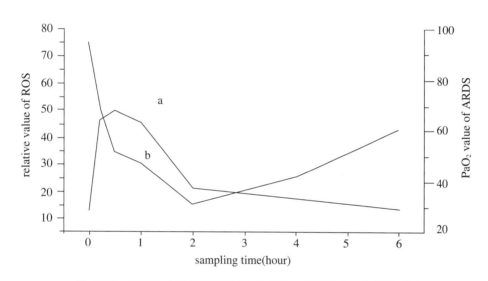

图 5-3-2　ARDS 大鼠肺组织 ROS 生成量与其动脉血氧含量关系图
注：曲线 a 为 ROS 生成趋势，曲线 b 为 PaO_2 变化趋势。由图可见，ROS 生成增加
（注射油酸后 30 分钟）明显早于 PaO_2 的下降（其最低值为油酸注射后 2 小时），提示 ROS 生成增加乃 PaO_2 的下降的上游事件。

（shunt）"和血/气比例失调，构成低氧血症的最重要病理生理学基础。

上述机制提示，刺激性气体的损伤作用主要来自其对组织细胞的刺激性，并非真正的"中毒"，但基于"约定俗成"的习惯，本文仍将此类损伤称为"中毒"。

（三）临床表现

1．急性中毒　主要表现为：

（1）眼、上呼吸道的刺激症状：主要表现为眼结膜充血、流泪、畏光、流涕及喷嚏、咽痛、咽充血、发音嘶哑、呛咳等。

（2）喉痉挛（laryngospasm）或喉水肿（laryngeal edema）：主要因吸入高浓度刺激性气体引起，喉痉挛常突然发生，表现为呼吸急促和喉鸣，可因缺氧、窒息而导致发绀甚至猝死；喉水肿发生较缓慢，持续时间亦较长，不容忽视。

（3）化学性气管炎（chemical tracheitis）、支气管炎（bronchitis）及肺炎：表现为剧烈咳嗽、胸闷、胸痛、气促，前二者肺部听诊为呼吸音粗糙、痰鸣音，后者则可闻及肺内散在湿性啰音；体温、白细胞均可增高。支气管黏膜损伤严重时，恢复期可因黏膜破溃、脱落而咳出坏死组织，甚至造成突然性呼吸道阻塞、窒息。

（4）化学性肺水肿：临床上分为四期：

1）刺激期（stimulation period）：吸入刺激性气体后很快发生，主要表现为呛咳、胸闷、气促、头晕、恶心等症状。

2）潜伏期（latent period）：刺激期症状逐渐减轻或消失，病情似开始康复，实际上肺部病理变化仍在进行，经过一段时间后进展为肺水肿。此期长短主要取决于毒物的溶解度和浓度，水溶性大、浓度高的刺激性气体潜伏期则较短。化学性肺水肿的潜伏期一般为 4 ～ 24 小时，个别可超过 36 小时，也有短至数十分钟者。需要注意的是，患者的心肺负担状况（如感染、体力负荷、精神亢奋等）对潜伏期长短有很大影响，即便轻度中毒患者，如心肺负荷过重，甚至在 48 小时后仍可引发肺水肿。潜伏期患者的临床表现虽不突出，却是防治肺水肿极为珍贵的"先机"，是及时阻断病程进展、有效改善肺水肿预后的关键。

3）肺水肿期（pneumonedema period）：经一定潜伏期后，症状突然加重，表现为剧咳、气促、烦躁、呼吸困难、大量泡沫痰；检查可见发绀，两肺弥漫性湿性啰音，血压下降，血液浓缩，白细胞可达（20 ～ 30）×10⁹/L。胸部 X 线检查早期可见肺纹理增粗、边缘模糊不清，肺野透亮度降低，肺门增大；随肺水肿进展，X 线胸片可见散在分布、大小不等的点片状模糊阴影，境界不清，有时可呈从肺门向两侧肺野放射的大片阴影。

4）恢复期（recovery period）：如无并发症，肺水肿多在 2 ～ 3 天内控制，胸部 X 线异常多在 1 ～ 2 周后逐渐消失。

刺激性气体中毒引起的肺水肿，其严重程度及预后等往往随毒物种类、吸入剂量、个体差异、潜伏期处置、肺水肿防治等不同而异。如吸入剂量较小，处理及时合理，可不发生或仅发生轻度肺水肿；反之，严重肺水肿甚至可导致 ARDS。

内科对 ARDS 的诊断条件是：既往无心肺病史而突然出现进行性呼吸急促（＞ 28 次/分）、X 线胸片显示有肺水肿存在、严重低氧血症（PaO_2 ＜ 40 mmHg，或 PaO_2/FIO_2 ＜ 200 mmHg）、无通气障碍存在（$PaCO_2$ ＜ 35 mmHg）；由于病情重笃，病死率甚高，迄今仍波动于 40% 上下。需要注意的是，刺激性气体引起急性肺水肿多能符合上述条件，故常被误诊为 ARDS，但其治疗效果明显，病死率多在 10% 以下，提示此"ARDS"并非彼"ARDS"。根据 1992 年欧美联席会议的讨论结果，ARDS 实质上是全身性炎症反应的一部分，原发病灶常不在肺，而从原发病发展到 ARDS，需要炎症积累过程，此诱导期至少为 24 ～ 48 小时；刺激性气体引起的肺水肿潜伏期仅数十分钟或数小时，如此短暂时间很难促成全身炎症反应并诱发 ARDS，此潜伏期实际上只是化学性肺水肿的发生、发展过程，需予注意。

急性中毒常见的并发症包括：

（1）气道黏膜坏死脱落：多见于重症氨气、氯气、硫酸二甲酯中毒，有时可因堵塞气道，导致突然发生的呼吸困难、窒息。

（2）肺不张：主要因气道内水肿液、脓痰或脱落的坏死黏膜可堵塞小气道而致。多见于右肺下叶；面积较大时，患者感觉呼吸困难。

（3）纵隔气肿及自发性气胸：多见于重度氨、二氧化氮、氯、硫酸二甲酯、有机氟热裂解物（pyrolytic substances）等中毒，常于中毒第 2 ～ 4 天，因细支气管或肺泡腐蚀破裂引起。

（4）肺部感染：刺激性气体吸入可引起组织坏死、局部肺泡引流不畅，故易引起细菌性支气管 - 肺炎；大量使用糖皮质激素、气管切开术，也是引起继发肺部感染的常见因素。

（5）肺纤维化：多见于二氧化氮、有机氟聚合物（organofluoropolymers）或热解物、失火烟雾（fire smoking）等中毒；患者有进行性呼吸困难，X 线胸片可见弥漫性网状条索状和点状阴影，重症患者可有动脉血氧降低。

（6）阻塞性细支气管炎：最常见于氮氧化物、氯气等吸入，因其容易抵达呼吸道深部，故易引起细支气管黏膜损伤、脱落，造成局部堵塞。

（7）中毒性心肌损害、休克：有机氟热裂解气等中毒可直接损伤心肌；重度中毒性肺水肿引起的严重缺氧，也可间接损伤心肌；心肌损伤、肺水肿造成的血容量降低，则易引起休克。

（8）ARDS：严重刺激性气体引起的 ALI 如未得控制，亦可进展为 ARDS。

2．慢性中毒 长期接触低浓度刺激性气体，可致慢性支气管炎、结膜炎、鼻炎、咽炎，甚至导致慢性阻塞性肺疾病（chronic obstructive pulmonary disease，COPD）；有时尚可伴有神经衰弱综合征和消化不良症状。

（四）诊断原则

1．急性刺激性气体中毒 可参考相关国家职业病诊断标准，如《职业性急性化学物中毒的诊断总则》（GBZ 71）及具体刺激性气体的诊断标准等，其要点是：明确刺激性气体吸入史、典型的呼吸道刺激症状及肺部炎症症体征，X 线胸片显示肺纹理增粗、紊乱，肺门扩大，甚至出现散在点片状阴影，此为诊断刺激性气体中毒之基本条件；但需注意排除其他病因引起的支气管炎、肺炎、肺水肿。

中毒早期拍摄 X 线胸片并作动态观察，有助于早期发现肺水肿；当 X 线检查与临床表现不尽一致时，可依据临床表现的严重度进行治疗，而后再根据病情演变情况随时调整诊断。

2．慢性刺激性气体中毒 多缺乏特异性临床表现，诊断相对较为困难，有待进一步积累临床资料。

（五）治疗

1．治疗原则 可参阅第二章有关职业病的治疗内容。

2．刺激性气体中毒的一般处理

（1）紧急对症处理：如将患者尽速救离中毒现场；眼部或皮肤污染应立即用清水或生理盐水彻底冲洗，给予 0.5% 可的松眼药水及抗生素眼药水或眼膏滴眼；皮肤酸灼伤时用 2% ～ 3% 碳酸氢钠溶液湿敷，碱灼伤时用 3% 硼酸水湿敷等。

（2）及时进行医学监护：凡有刺激性气体明确接触者均需进行医学监护，并尽早作胸部 X 线检查；观察期依具体气体而定，至少不小于 24 小时，观察期间应卧床休息，消除紧张烦躁情绪，必要时给可予镇静剂，并避免体力负荷、情绪激动等，适当限制静脉补液。

（3）预防肺水肿发生：具体措施为：

1）雾化吸入中和剂：如吸入氯气、氮氧化物、硫酸二甲酯、光气等酸性化合物可雾化吸入 5% 碳酸氢钠，吸入氨、胺等碱性化合物可用 3% ～ 5% 硼酸溶液雾化吸入。吸入液的基本配方为：庆大霉素 8 万 ～ 16 万单位、地塞米松 5 mg、氨茶碱 0.25 g，再依需要分别加入 5% 碳酸氢钠 20 ml 或 3% ～ 5% 硼酸 20 ml，最后用生理盐水加至 50 ml；可每 4 小时雾化吸入一次，每次 10 ～ 15 ml。

2）早期给予抗氧化：如糖皮质激素、其他自由基清除剂等。

3）适当利尿：根据患者 24 小时出入量，可适当使用利尿剂，如依他尼酸钠、呋塞米等。

3．肺水肿的治疗 主要措施有：

（1）给氧：给氧是治疗肺水肿、改善缺氧状态的重要措施之一，但应避免给予高压氧或长期吸入高张氧，以防引起过氧化损伤，加重肺水肿；气管切开也需慎用，因易诱发感染，致"弊大于利"。刺激性气体中毒时由于肺通气和换气功能均有损伤，一时很难将血氧恢复至正常水平，但血氧分压维持在 80 mmHg 左右，即已可基本满足机体需求。常用的给氧办法为鼻导管法，氧流量可自 2 ～ 3 升 / 分逐渐升至 5 升 / 分，过高的氧流量对局部有明显刺激，患者多难忍受。也可面罩给氧，用简便面罩时氧流量不宜低于 4 升 / 分。也可用带有活瓣和气囊的面罩给氧。有报道采用高频通气治疗中毒性肺水肿获良好治疗效果，高频正压通气为开放性正压高频送气，具有低潮气量、低气道内压、吸入氧浓度不很高、对循环呼吸系统影响小、操作简便、患者易接受等优点，可以试用。有条件时还可采用氧帐给氧，其可调节氧浓度、湿度，在氧帐内自然呼吸，且对预防感染有利，国内有人用于抢救严重有机氟热裂解气中毒肺水肿获得较好疗效，为抢救提供了另一种氧疗方法。也可用呼吸机实施正压呼吸配合氧疗，正压呼吸包括间歇正压呼吸（IPPB）和持续正压呼吸，即呼气末正压呼吸（PEEP）。由于 PEEP 可使整个呼吸周期内肺泡保持正压状态而保持一定的扩张状态，并可增加功能残气量、改善肺泡通气、提高动脉血氧含量，阻止血管内液体渗出、促进水肿液回吸收，而有助于提高肺顺应性，改善缺氧。但正压呼吸可增高肺内静脉压，减少肺的回流量，使左心室排出量减少，因此血容量偏低时应慎用。刺激性气体中毒肺水肿是否适用高压氧治疗尚有争议，因高浓度氧可能诱发肺内过氧化损伤，减少肺表面活性物质生成，导致肺通气和弥散功能进一步减退；高张力氧还可能加剧细支气管和肺泡损伤，导致肺泡破裂、气胸、纵隔气肿等。

（2）糖皮质激素：可降低肺毛细血管通透性，具有解毒、抗过敏和抗炎作用，能减少渗出，缓解支气管痉挛，改善通气，稳定细胞溶酶体膜，减轻肺组织损害，促进肺泡Ⅱ型上皮细胞分泌表面活性物质，保持肺泡稳定性，并具有抑制脂质过氧化作用，故为治疗本病的重要药物。早期、足量、短程应用肾上腺糖皮质激素是治疗肺水肿的关键，如轻度肺水肿可给地塞米松 40 ～ 80 mg/d，中度时可给地塞米松 80 ～ 120 mg/d，重度肺水肿地塞米松可用 120 ～ 200 mg/d，分 4 ～ 6 次静脉滴注，逐日减量，总疗程不超过 5 天；首次用药应有较大的冲击剂量。对某些易发生呼吸道并发症的刺激性气体中毒，如氮氧化物、有机氟热裂解物、氯气等，可以小剂量维持一段时间，再规范停药。

（3）解痉消泡、保持呼吸道通畅：水溶性强的刺激性气体易引起支气管痉挛，可用氨茶碱 0.25 g 加于 10% ～ 25% 葡萄糖液 20 ml 内静脉注射，或二羟丙茶碱注射液（喘定）0.25 ～ 0.5 g 肌内注射；局部雾化吸入也有解除痉挛、减轻黏膜水肿、湿化气道、稀释和促使痰液排出作用。肺水肿大量泡沫阻塞气道时可喷雾吸入二甲硅油气雾剂（消泡净），其作用是不均匀地降低肺泡表面张力，使泡沫迅速破灭而成液体，疗效迅速、可靠，较吸入乙醇湿化气好，但作用时间短暂，可反复使用。对于有喉头水肿、声门痉挛或气道内有大量水肿液或大片气道黏膜脱落出现窒息现象或严重肺部感染、脓痰不易咳出，或有难以改善的缺氧、高碳酸血症与肺性脑病者，可作气管切开。但由于大多数刺激性气体损伤气道，气管插管可加重损伤并有促使黏膜脱落阻塞气道的危险，故应慎重。

（4）谨慎脱水：近年的研究表明，发生急性肺损伤时，肺循环血液浓缩，血液黏度增加，血流淤滞，右心负荷加重；此时之脱水治疗并不能脱除肺泡内水分，却使循环血更为浓缩，对原已黏滞不堪的肺循环无异"雪上加霜"。故此时不仅不宜"控水利尿"，反需"缓慢补液，适当利尿"，以出入大致平衡或 PAWP 不超过 18 cmH$_2$O 为度，以降低血液黏滞度，减轻心脏负担，促进肺内循环，从根本上改善全身缺氧状态。

（5）其他治疗：如作好呼吸道湿化、体位引流，如有坏死黏膜脱落，应鼓励患者咳出，必要时气管切开吸出脱落黏膜，防治窒息；发生气胸者，停止正压呼吸、镇咳、常规抽气或封闭式引流。此外，还应辅以能量合剂等药物保护心肌，合理营养，促进患者早日康复等。

4．ARDS 的治疗　ARDS 的传统治疗重点多放在损伤终点，亦即出现严重肺水肿、通气换气功能障碍、低氧血症时之处理，主要策略为给氧、抗炎、抗肺水肿，但收效甚微。近年的研究表明，ARDS 的治疗关键在于早期干预，具体环节为：

（1）早期清除自由基：研究显示，肺内迅速聚集、激活的炎性细胞所产生大量活性氧自由基是诱发 ARDS 的启动环节，因活性氧大量生成后可迅速造成血管内皮损伤，引起水分外渗、血液浓缩、血液黏度增大、血流淤滞、微血栓形成、肺血循障碍，最终形成严重而难以纠正的低氧血症。早期给予抗氧化剂，及时清除氧自由基，可以有效防止或减轻肺组织损伤、改善低氧血症，起到防治 ARDS 的作用（图

5-3-3，图 5-3-4，也见彩图 5-3-4）。常用药物有糖皮质激素、山莨菪碱类、维生素 E、维生素 C、还原型谷胱甘肽、SOD（超氧化物歧化酶）、氯丙嗪、异丙嗪、CoQ_{10} 等，此外尚有使用乌司他丁的临床报告。

临床上应用最广的清除自由基药物仍为糖皮质激素，但应用宜早，用量应大于化学性肺水肿，4～5 天即可停药。

（2）抗凝溶栓，改善循环：研究表明，肺内血流淤滞、微血栓形成引起的循环功能障碍是导致 ARDS 发生低氧血症的关键环节，亦即急性肺损伤或急性呼吸窘迫综合征的关键问题不在"肺"，而在"血"；抗凝溶栓治疗则可改善肺循环，减轻 ALI/ARDS 引起的低氧血症。

常用药物如硝普钠、异山梨酯、酚妥拉明、山莨菪碱、肝素、蝮蛇抗栓酶、链激酶等。

上述措施结合前述之抗肺水肿治疗，当可有效改善 ARDS 病情。

（六）预防措施

1. 组织管理措施 应加强领导，健全机构，各级主管部门和企业单位都要设立安全卫生机构，配备专人，并建立健全各项安全卫生管理制度，加强宣传教育，普及防毒知识。

2. 安全防毒技术措施 应尽力做到生产自动化、密闭化，避免与有毒物质直接接触，并加强设备维修和管理工作，做到"两勤一化"（眼勤、手勤、经常化），杜绝设备的跑、冒、滴、漏，防止中毒；储存和运输过程要防爆、

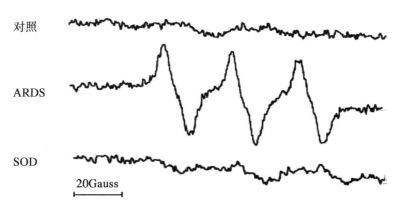

图 5-3-3 采用 ESR 技术检测注射油酸 30 分钟后大鼠血清 ROS 水平及 SOD 之清除效果

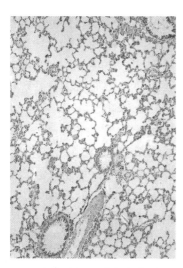 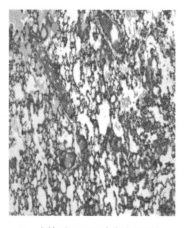 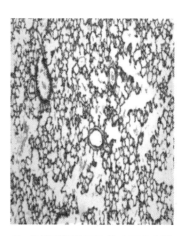

A．光镜下对照组大鼠之肺组织（H．E 染色，×100）结构基本正常

B．光镜下 ARDS 大鼠之肺组织（H．E 染色，×100）可见明显渗出、细胞浸润、出血、微血栓形成等各种病理表现

C．光镜下使用 SOD 的 ARDS 大鼠之肺组织（H．E 染色，×100）几乎 ARDS 所有病理改变，均有较明显改善

图 5-3-4 ARDS 大鼠肺病理变化及 SOD 治疗后病理改善情况

防火、防泄漏，加强"三废"综合治理，避免毒物扩散，污染环境。

3. 个人防护措施　从事酸、碱及其他腐蚀性液体毒物时，应穿戴工作服（聚氯乙烯、橡胶等材质制成）、橡胶手套、防护靴、防护眼镜等，使用以碱性或酸性物质作吸收剂的防酸或防碱口罩，或以能迅速有效与毒物反应的其他物质作吸附剂的防毒口罩。进入有毒气体浓度较高或供氧不足的场所时，需戴过滤式或供氧式防毒面罩。生产和检修中一旦发生意外事故，应立即做好个人防护，安全撤离污染现场。进入污染区处理事故或进行急救时，应组织通风，做好个人防护，并在有人监护下进行工作，以防万一。

4. 医疗预防措施　主要有：

（1）进行就业前体检和定期体检，发现有肺结核、慢性支气管炎、支气管扩张及过敏性哮喘和过敏性皮肤病者，应调离接触刺激性气体的工作。

（2）容易发生事故的场所或车间应设急救站，备有抢救器材和药品，车间附近应备有紧急淋浴和眼冲洗装置，以便发生急性中毒事故时能及时进行抢救。

（赵金垣）

思考题

1. 什么是刺激性气体？常见刺激性气体主要有哪些？

2. 简述刺激性气体对人体的主要损害机制。

3. 如何看待刺激性气体中毒的潜伏期？

4. 简述急性刺激性气体中毒尤其是ARDS的治疗要点。

推荐阅读的参考文献

1. Jinyuan Zhao, Hong Liu. Therapeutic effect of anticoagulants on the acute respiratory distress syndrome rats. In Keizo Chiyotani, Yutaka Hosoda, Yoshiharu Aizawa et al. Advances in the Prevention of Occupational Respiratory Diseases. Amsterdam：Elsevier，1998：873-877.

2. Heliang Liu, Deliang Zhang, Baolu Zhao, et al. The Role of Reactive Oxygen Species in Oleic Acid-induced Acute Respiratory Distress Syndrome. Free Radical Research, 2004, 38(12)：1281-1287.

3. 邢俊杰，赵金垣. 血液流变学与急性肺损伤. 中国工业医学杂志，2006，19（1）：33-38.

4. 刘玉法，苏立军，周翠兰，等. 乌司他丁联合长托宁治疗重度刺激性气体中毒的临床研究. 中华劳动卫生职业病杂志，2013，31（6）：461-462.

二、无机氟化物

氟是人体必需元素，各种组织和体液均含氟，人体每日摄入 $1 \sim 1.5$ mg，最多不超过 4 mg。自然界的氟多以无机化合物形式存在，主要来源于萤石（CaF_2）、冰晶石（Na_3AlF_3）和磷灰石 [（$3Ca_3CPO_4$）$_2CaF_2$]，无机氟化物中能导致急性中毒的主要是氟化氢及其水溶液氢氟酸（HF），此外，还有二氟化氧（OF_2）、三氟化氯（ClF_3）、三氟化氮（NF_3）、四氟化二氮（N_2F_4）、五氟化硫（SF_5）、六氟化硫（SF_6）、十氟化硫（SF_{10}）、氟化钠（NaF）、三氟化硼（BF_3）、四氟化硅（SiF_4）、氟硅酸（H_2SiF_6）、六氟化铀（UF_6）、氟化铝（AlF_3）等。

【理化性质】

氟（fluorine，F），单质以 F_2 形式存在，分子量38，密度1.318 g/L，熔点 $-219℃$，沸点 $-188.14℃$，为淡黄色气体，多由电解氟化氢或电解氟化钾溶液制得。其化学性质极为活泼，是氧化性最强的物质之一，具有极强刺激性，能与许多物质发生强烈反应；遇水产生臭氧和氢氟酸，与氢接触发生爆炸，能与氯、溴、碘发生反应形成含有这些卤素的氟化物，并能使溴、碘、硫、晶体硅、碱金属和大量有机物质（如苯和乙醇）着火燃烧。

【接触机会】

氟及氟化合物在工业上被广泛运用。如利用其强氧化性制备 UF_6 来分离铀的同位素，化学工业中常用于制造药物、农药、灭火剂、杀虫剂、冷冻剂及有机化学反应的催化剂、木材防腐剂、氟塑料及氟橡胶等；轻工业中常用于制造玻璃、釉料、建筑材料及蚀刻玻璃；冶金工业中用于有色金属提炼、钢铁冶炼、生产特殊焊药及焊条外层等；国防工业中用于制造火箭系统的高能燃料；提取磷和硅酸盐，燃烧煤炭，焙烧水泥及砖瓦等生产过程，因材料中含氟，也可接触到无机氟化物；此外，制铝工业和氢氟酸制造业也常接触氟和氟化物。

【发病机制】

氟是一种原生质毒物，易透过各种组织的细胞膜与原生质结合，具有破坏原生质的作用，低剂量对机体有刺激作用，过量的氟则是一种全身性毒物，可累及机体各组织器官。

（一）急性毒性机制

1. 刺激性　大多数无机氟具有刺激性和腐蚀性，极易透过皮肤和脂质屏障，进入皮下深部组织，引起黏膜、皮肤灼伤、坏死，产生剧烈疼痛；吸入高含量氟化物则可引起呼吸道和肺泡炎症、水肿、坏死，导致呼吸衰竭、死亡。

2. 抑制酶活性　氟能妨碍许多酶的合成、抑制酶的活性。摄入大量氟后，其能与一些阳离子如 Ca、Mg、Mn 等形成不易溶解的氟化物，减少这些物质的吸收，引起低钙、低镁等，并进而干扰 Ca、Mg、Mn 依赖性酶系统活性，如抑制骨磷酶化酶，可使钙盐吸收和储存减少，引起钙磷代谢紊乱；抑制脱氢辅酶 I、II 系统，使三羧酸循环中断，妨碍正常的氧化磷酸化过程，阻碍能量生成。

3. 全身毒性　氟离子本身及其引起的低钙、低镁血症，均可干扰中枢神经、心、肝、肾等重要脏器功能，甚至危及生命；氟还可与血红蛋白结合成氟血红素，干扰红细胞氧合功能，影响呼吸功能。

（二）慢性毒性机制

慢性氟接触对人体的主要损害是氟骨症，主要致病机制为：

1. 增加骨中钙沉积和骨质疏松　人体内的矿物质以钙、磷最多，钙总量的 99.7% 和磷总量的 87.6% 以骨盐形式存在于骨组织中；氟离子的大小和电荷与羟基相当，易与骨盐中的羟基发生置换反应，形成氟磷灰石，沉积在骨质中，使骨质硬化，密度增加，少量沉积在软组织内使骨膜、肌腱和韧带等硬化。氟还能抑制磷酸酪氨酸蛋白磷酸激酶的活性，促进成骨细胞增殖；还能刺激间充质干细胞向成骨细胞转化，增强造骨功能，加速钙盐沉积。小量的氟对破骨细胞有刺激作用，可造成骨质疏松。

2. 其他　氟还可通过血脑屏障进入脑组织，在脑组织中蓄积，引起大脑皮质和皮质下区脱髓鞘变化，诱发氟的中枢神经损害作用。

【临床表现】

（一）急性中毒

急性无机氟化物中毒的临床表现可因其侵入机体途径不同而有差别：

1. 呼吸道吸入性损伤　常见病因为氟化氢和氢氟酸酸雾。损伤表现以呼吸系统急性损伤为主，病情程度、潜伏期长短，与接触浓度、时间、现场处理等密切相关。其中毒潜伏期多不超过 24 小时，早期症状有视物模糊、流泪、流涕、喷嚏等，继之出现胸骨后烧灼感、呛咳、咳痰、声音嘶哑，较重者有烦躁不安、气急、胸闷、发绀、呼吸困难等。检查可见眼结膜充血、水肿，角膜上皮脱落、混浊，咽部黏膜充血、水肿、出血或溃烂；重者出现泡沫痰，心率加快或出现舒张期奔马律，双肺可闻大量湿性啰音，可伴哮鸣音，甚至导致急性呼吸窘迫综合征（ARDS）。胸部 X 线检查显示为气管 - 支气管炎、化学性肺炎、肺水肿征象；动脉血气分析可见低氧血症、代谢性酸中毒，最终可因呼吸循环衰竭致死。少数可出现恶心、呕吐、腹胀、腹痛、腹泻等消化道症状，以及头昏、头痛、无力、烦躁、昏迷等神经系统症状，也可发生低钙血症、心肌损害、喉水肿，甚至发生窒息致猝死。

2. 皮肤吸收中毒 单纯性皮肤吸收引起的氟中毒的主要危害是低钙血症，往往中毒后早期就会出现，最早中毒后2小时即可出现血钙迅速下降，临床以神经兴奋性升高及心血管系统急性损害为主，表现为四肢麻木、肌肉痉挛、抽搐，甚至癫痫样发作，以及心律失常、心室颤动等，心源性猝死是中毒者死亡的主要原因。氢氟酸皮肤灼伤不同于一般酸灼伤，可因氟离子吸收导致全身中毒，下列几种情况尤应高度警惕全身中毒的可能：

（1）皮肤吸收伴吸入性损伤；

（2）头面部灼伤；

（3）吸入氢氟酸酸雾浓度＞10%，或皮肤接触浓度＞60%；

（4）灼伤面积＞10%；

（5）面积＜10%的Ⅲ度灼伤。

3. 皮肤吸收合并吸入中毒 皮肤吸收合并吸入中毒者病情大多严重，猝死率高，预后差。多见于无水氟化氢及高浓度氢氟酸酸雾吸入，尤其是头面部及口鼻周围灼伤，此类病情即使小面积轻度灼伤也可导致死亡。当皮肤灼伤后出现刺激性咳嗽、声嘶、呼吸困难等症状，或双肺出现干、湿性啰音时，即应考虑伴有吸入性损伤，需引起高度重视，积极采取干预措施；有研究者对100例皮肤吸收合并吸入损伤的氟中毒病例进行分析，结果显示，头面部灼伤57例中死亡23例。死亡时间均不超过伤后24小时，主要死因为心源性猝死或喉水肿窒息。临床表现为意识障碍、烦躁不安、神志恍惚、鼻翼翕动、双唇发绀、流涎、大汗淋漓、四肢湿冷、抽搐、肌张力增强、双肺呼吸音低、可闻干、湿性啰音，血压下降等。

（二）慢性中毒

慢性中毒的临床表现可概括为四个方面：

1. 骨骼系统 骨骼是氟毒性作用的靶器官，轻者早期可无明显症状，中、重症者主诉有腰、腿、脊椎关节和膝关节疼痛，疼痛呈固定性，一般不受天气变化影响。随着病情进展，疼痛加剧，各关节活动均受限或强直，尤

其下蹲、前俯、后仰、左右转动等均受限，是氟骨症的突出体征。

2. 骨外系统 主要有神经衰弱综合征、呼吸道感染、慢性胃炎和十二指肠球炎，以及牙和牙周病变。

上述四个系统损伤与作业环境氟浓度过高有直接关系，患者作业工龄大多10～20年，且工业氟暴露引起的骨骼改变较慢，一旦出现骨骼改变，疾病往往已属晚期。

（三）实验室检查

1. 尿氟检测 尿氟高低是反映机体近期摄入氟含量的客观指标，尤其是班前尿氟含量增高可视作慢性氟中毒的佐证，但尿氟值与急性中毒间尚未发现明显相关关系，故不能作为诊断指标，但有助于鉴别诊断，也是重要的诊断参考指标。

2. 血氟检测 早期检测血氟对防治氟中毒具有重要临床价值。研究结果表明，氢氟酸灼伤后0.5小时血氟浓度即可升高，1小时后可达伤前107倍，然而血钙降低速度比较缓慢，在伤后8小时或12小时才降至最低值，提示血氟值比血钙值的变化更灵敏。因此，在尚未出现低钙血症的高氟期进行补钙更有助于避免或减轻致命性低钙血症的发生。

3. 骨氟检测 骨氟含量作为诊断指标的价值国外报道较多，虽变化趋势肯定，但因取材困难，不易推广。

4. 血钙检测 低钙血症是导致急性氟中毒病情加重的重要原因，是急性氟中毒救治的特异性指标，动态监测血钙有助于判断急性氟中毒的病情和治疗效果，但血钙值与病情严重程度无相关性，因此血钙值不能作为急性氟中毒的诊断指标。临床常见实验室检查虽有明显低钙，却无中毒症状的现象，称为"无症状性低钙血症"。

5. 其他检查 氟离子进入机体后能争夺体内的功能钙影响心脏功能而危及生命，此时各项心肌酶含量均有明显增高，多于伤后1小时发生，48小时内达高峰，以磷酸肌酸激酶（CPK）增幅最大；此时，光镜、电镜观察均证

实心肌纤维及心肌细胞呈现变性、坏死、出血、细胞水肿、线粒体肿胀等严重病理变化。表明急性氟中毒早期，心肌就可受到损伤，心肌酶含量可反映心肌损害程度。此时心电图也有改变，主要表现为 QT 间期延长、ST-T 波改变，严重者可出现心律失常，如室性心动过速、频发室性期前收缩，甚至室性纤颤，可突发心源性猝死。

短期内吸入高浓度无机氟化物时，胸部 X 线摄片可见两侧肺纹理增粗、增多、紊乱或边缘模糊呈网状阴影，或散在大片状、云雾状或相互融合成斑片状阴影，提示存在气管 - 支气管炎、急性支气管肺炎、间质性肺水肿、肺泡性肺水肿等表现。

【诊断及鉴别诊断】

我国已颁布职业卫生诊断标准《职业性氟及其无机化合物中毒的诊断》(GBZ 5) 作为诊断依据。对短期内接触较大量无机氟化合物后，出现眼痛、流泪、畏光、咳嗽、咽痛、胸闷及头晕、乏力、心悸等症状，或血钙降低但无临床表现者可列为"接触反应"，此类患者虽不属职业病，但应进行密切医学观察 72 小时，以早期防治可能发生的急性氟中毒。

标准中将氟及其化合物中毒分为急性中毒和慢性中毒。

（一）急性中毒

诊断原则是：具有确切的较高浓度无机氟化物职业接触史，出现以呼吸系统急性损害及低钙血症为主的临床表现，结合实验室检查结果及作业现场职业卫生调查资料，在排除其他病因所致类似疾病后（如上呼吸道感染、细菌性支气管炎、支气管哮喘、心源性肺水肿、维生素 D 缺乏、急性心肌炎致心律失常的药物等），方可诊断。其病情可分为三级：

1. 轻度中毒　短期接触较高浓度无机氟化物后，出现头晕、乏力、咳嗽、咽痛、心悸、胸闷、恶心、呕吐等症状，血（尿）氟值增高，并发生急性气管 - 支气管炎，或 1～2 度喉水肿，或心电图显示 QT 间期延长或 ST-T 异常改变，或出现阵发性室上性心动过速或频发单源

性室性期前收缩者。

2. 中度中毒　接触者出现急性支气管肺炎或间质性肺水肿，或 3 度喉水肿，或阵发性室性心动过速或频发多源性室性期前收缩，或反复抽搐者。

3. 重度中毒　接触氟后出现肺泡性肺水肿，或急性呼吸窘迫综合征，或 4 度喉水肿或窒息，或低钙血症危象（室性心动过速、室性纤颤及癫痫样抽搐），或猝死。

（二）慢性中毒

根据 5 年以上（含 5 年）密切接触无机氟化物的职业史、出现以骨骼系统损害为主的临床表现，结合实验室血（尿）氟检查结果及骨骼 X 线改变，参考作业现场职业卫生学资料，并排除其他原因所致类似疾病（如地方性氟病、类风湿关节炎、强直性骨髓炎、石骨病、肾性骨病），经综合分析，方可诊断。其病情也可大致分为三级：

1. 轻度中毒　长期密切接触氟及其无机化合物，出现躯干骨（骨盆和腰椎）骨质密度增高，骨小梁增粗、增浓，呈"纱布样"；或桡、尺骨或胫、腓骨骨周（骨膜、骨间膜）有明确的钙化或骨化者。

2. 中度中毒　躯干骨质密度明显增高，骨小梁明显增粗，呈"麻袋纹样"，伴有确定的长骨骨周、骨膜的改变。

3. 重度中毒　全身大部分骨骼受累，骨质密度显著增高，骨小梁模糊不清呈"大理石样"；长骨皮质增厚，髓腔变狭，椎体间可有骨桥形成；骨周改变明显。

【治疗】

（一）急性中毒

1. 吸入中毒的治疗

(1) 尽快脱离中毒现场，凡明确有高浓度吸入者，无论有无临床症状，均应静卧医学监护 1～3 天，尽量减少氧耗，必要时给予镇静剂。医学监护期应作胸部 X 线片、心电图及血钙、血镁、血（尿）氟及动脉血气等检查。

(2) 保持呼吸道通畅：如清除和吸出口、鼻、咽喉中的分泌物；雾化吸入 β₂ 激动剂、胆

碱受体阻断剂、祛痰剂，中、重度者则应尽早作气管切开，同时可在纤维支气管镜下予以3%葡萄糖酸钙溶液气道冲洗或药物治疗；

（3）早期、足量予以糖皮质激素，以改善肺泡毛细血管通透性，减少渗出。

（4）合理氧疗：使动脉血氧分压（PaO_2）达到 > 8 kPa，SaO_2 > 90%，但应控制吸氧浓度以防止氧中毒。

（5）防治肺部感染，合理应用抗生素：凡对呼吸道症状明显，肺部病变严重，咽喉部发生溃疡者应及早有针对性地应用抗生素。

2．皮肤吸收的治疗　创面处理应立即用流动清水或1% ~ 2%碳酸氢钠反复冲洗（至少20 ~ 30分钟以上），再用钙镁混悬液局部浸泡或湿敷（伤后2小时内进行）；深度灼伤创面早期（伤后2 ~ 72小时内）施行切（削）痂术，需将已坏死、含HF的焦痂连同皮下脂肪一并清除，以阻断氟离子向深部组织渗透，可防止发生致命性低钙血症，但不宜早期植皮。

3．低钙血症的治疗　早期足量补钙，补钙量先依病情决定，危重患者应建立专用补钙静脉通路，而后在心电监护及血钙动态监测下，随时确定补钙量；有文献报道，在尚未引起剧痛的高氟期及时补钙效果最佳。常用药物为10%葡萄糖酸钙，静脉途径对皮肤黏膜剧痛的抑制作用不明显，葡萄糖酸钙凝胶外敷或电极导入常有较好效果。

4．其他治疗　中毒性心肌损伤、抽搐、休克等，除在心电监护下及时、足量补钙外，其余主要为对症支持治疗。

（二）慢性中毒

目前无特效解毒药。中度中毒以上患者应脱离氟作业环境，给予补钙、补镁、补铝；腰、背等骨骼疼痛可用解热止痛药，也可用0.25%普鲁卡因200 ml（用等渗葡萄糖液配制）静脉或肌肉局部封闭治疗（用前须做皮试）；开展康复锻炼，加强营养，给予多种维生素等。

【预防】

1．生产设备尽可能密闭，保持作业场所良好自然通风；防止着火和爆炸；凡与氟化物接触的材料，均应采用耐腐蚀金属和非活性材料制造，或用非活性材料涂层。

2．加强劳动防护，作业工人应使用有效的防护用品，接触高毒性氟化物应穿戴防毒面罩，绝对禁止在工作场所进食。作业场所安装冲洗设备，以便皮肤及眼污染后能得到及时冲洗。

3．加强健康监护，进行定期体检，包括尿氟检测及骨骼X线摄片检查。凡有明显的呼吸系统、心、肝、肾及骨关节疾病和地方性氟病者不宜从事接触无机氟作业。

（李思惠　刘　文）

案例介绍

患者，男性，38岁。工作中检修、拆卸化工生产管道时，被管内大量HF喷至躯干及四肢，同时吸入HF酸雾和氟化氢气体约1小时，急诊入院。

查体：意识模糊，R36次/分，心率100次/分，BP 90/60 mmHg，泡沫痰，双肺干性啰音；皮肤灼伤总面积12%Ⅲ度，创面呈皮革状。动脉血气示pH 7.095，氧合指数308 mmHg，代谢性酸中毒，O_2Sat 98%；心电图示ST段压低，QT间期延长；化验示尿蛋白（++）、尿糖（+++），尿隐血（+++），血肌酐148 μmol/L，尿素7.1 mmol/L，血K^+、Na^+、Cl^-正常，静脉注射6g葡萄糖酸钙后查血钙0.83 mmol/L（正常值2.2 ~ 2.58 mmol/L）。

立即鼻导管给氧，自来水冲洗创面，外敷HF灼伤霜；静脉注射地塞米松20 mg，入院20分钟时血压下降至80/60 mmHg。补充血容量，补钙4g，入院1小时40分后病情恶化，点头呼吸，泡沫痰剧增，血压降至60/40 mmHg，两肺满布湿性啰音，牙关紧闭、呼之不应，四肢肌张力增强，对光反应消失，氧合指数降至100 mmHg，代谢性酸中毒合并呼吸性酸中毒。遂行气管切开，给呼吸兴奋剂，症状有所缓解。入院 8 小时再度出现呼吸困难，尿氟 399442 μmol/L（正常值 168 μmol/L）；入院 19 小时采用人工气囊加压给氧，呼吸改善；入院 20 小时心电图出现频繁室性期前收缩，已补钙 6.0 g，地塞米松 30 mg。入院 21.5 小时突然呼吸、心搏停止，复苏无效死亡，至此共补钙 22.0 g，最后诊断：HF 重度皮肤灼伤，急性重度氟中毒。

点评：本例处理有几点可改进之处：

（1）发病初期未注意保持呼吸道的通畅；

（2）发病初期应采用机械呼气末正压通气（PEEP）改善供氧；

（3）本例皮肤具有大面积深度 HF 灼伤，应实施早期切（削）痂术；

（4）未能动态监测血钙，早期补钙不足，是导致最终心搏、呼吸骤停的主要原因。

思考题

1．总结急性和慢性氟化物中毒的临床特点。

2．简述急性无机氟化物中毒的治疗要点。

推荐阅读的参考文献

1．梅起化. 230 例氢氟酸中毒抢救分析. 浙江预防医学，2008，20（10）：35.

2．赵锦丽，陈寿江，石晓波. 某化工厂氟化氢泄漏事件调查报告. 海峡预防医学杂志，2009，15（5）：60-61.

3．涂俊，刘克俭，李明峰，等. 职业性氟接触人群血氟、尿氟水平及相关因素研究. 中国工业医学杂志，2010，23（3）：163-165.

4．宋长平，李岳，王青兰，等. 某电解铝厂工业性氟病发病分析及诊断思考. 中国工业医学杂志，2010，23（4）：294-296.

三、氯气

【理化性质】

氯（chlorine，Cl_2）在常温常压下为黄绿色具有异臭和强烈刺激性的气体，原子量为 35.45，凝点 –100.98℃，沸点 –34.6℃，密度为 3.214 g/L（0℃）；高压下可液化为琥珀色的液体。氯易溶于水和碱液，也溶于二硫化碳、四氯化碳等有机溶剂。低温下，氯并不活泼，但若有痕量水分存在，其反应活性即大幅增加，可迅速生成盐酸（hydrochloric acid）和次氯酸（hypochloric acid）；后者是强氧化剂（oxidant）和漂白剂（decolorant），可再分解为氯化氢（hydrogen chloride）和新生态氯（nascent chlorine）；在高热条件下，氯尚可与一氧化碳作用，生成光气（phosgene）。

【接触机会】

氯主要由食盐电解制取，同时生成烧碱（caustic soda，NaOH），此种生产被称为"氯碱行业（chloro-alkali trade）"，成为早期化学工业的重要支柱之一。

氯是重要的工业原料，主要用于农药、漂白剂、消毒剂、塑料、合成纤维及各种含氯化合物（盐酸、光气、氯代烃、氯乙醇等）的制造，被广泛用于制（农）药业、造纸业、印染业、皮革业、农业及各种消毒用途。氯气还曾被用作化学战剂，在战争中使用。

氯气的制造、装罐、运输、储藏及使用过程，如密闭不良、储罐泄漏、管道阀门破裂或意外爆炸等，均可造成氯气外逸，引起中毒。

【毒性机制】

氯气主要由呼吸道侵入体内，在呼吸道黏膜表面与水分反应生成盐酸和次氯酸，但很少有机会再进一步生成氯化氢和新生态氯；生成的盐酸和次氯酸可迅速损伤局部上皮细胞，破坏其完整性，引起充血、分泌物增加、水肿甚至出血、坏死；进入深部呼吸道的氯气尚可损伤肺泡上皮，破坏其表面活性物质，引起肺水肿。氯气的强氧化性可使其在肺内产生脂质过氧化损伤；次氯酸尚可与含巯基的化合物反应，抑制多种酶类活性。

氯气对心肌细胞也有直接毒性，还可通过兴奋迷走神经引起心脏骤停，导致"闪电式死亡（lightning-like death）"。

【临床表现】

（一）急性中毒

氯气有较强的刺激性气味，但人对氯气的嗅觉阈个体差异较大，其范围为 $0.06 \sim 5.8$ mg/m^3；一般在 $1 \sim 3$ mg/m^3 时就会有轻微的刺激感觉，在 $3 \sim 6$ mg/m^3 时即使短暂的接触也会很容易感觉到刺激；较高浓度可引起眼痛、畏光、流泪、结膜充血及水肿，甚至可造成角膜损伤。

氯气吸入可以很快出现呼吸系统刺激性表现，轻时为鼻、喉及上呼吸道黏膜刺激反应，如呛咳、咽痛、恶心、呕吐等；重时可有急性化学性气管 - 支气管炎（tracheo- bronchitis）、支气管痉挛（bronchospasm）表现，如胸闷、气促、咳嗽、咳痰、胸骨后疼痛，以及头痛、烦躁、腹痛、嗜睡等全身症状。此阶段称为刺激期（stimulation period）。

经 $1 \sim 2$ 小时潜伏期（latent period）即进入肺水肿期（lung edema period），此为非心源性肺水肿（non-cardiogenic pulmonary edema），表现为呼吸急促困难、发绀、白色泡沫痰甚至血痰，满肺可闻干、湿啰音。X 线胸片早期可见双肺门增大，双肺纹理增重模糊，肺野可出现网状或点片状模糊阴影，有的甚至融合成片。血气分析呈现不同程度低氧血症，早期尚可有低碳酸血症，晚期则转为呼吸性酸中毒合并代谢性酸中毒。心电图显示缺血 - 缺氧性改变，可有各种传导阻滞发生。还有报告指出，急性氯气中毒可引起一过性肝、肾功能损伤。如治疗及时合理，病情即进入恢复期（recovery period）。

急性氯气中毒主要合并症为肺内感染、上消化道出血、气胸、纵隔气肿等；病程后期易发生反应性气道功能不全综合征（reactive airway dysfuntion syndrome，RADS）、阻塞性毛细支气管炎（obstructive bronchiolitis）、喘息性支气管炎（asthmatic bronchitis）或哮喘等。

（二）慢性中毒

长期接触一定浓度的氯气易发生慢性结膜炎、上呼吸道炎、口腔炎、鼻黏膜溃疡、嗅觉减退、牙齿酸蚀、支气管炎、哮喘（asthma）、肺气肿（emphysema）及慢性阻塞性肺疾病（chronic obstructive pulmonary diseases，COPD）；皮肤容易发生痤疮样皮疹甚至疱疹，被称为"氯痤疮（chloracne）"。

【诊断与鉴别诊断】

（一）急性中毒

我国已颁布《职业性急性氯气中毒诊断标准》（GBZ 65）可作为诊断依据。其诊断原则是：短期内吸入较大量氯气后迅速发病；临床症状、体征、胸部 X 线表现符合急性氯气中毒临床特点；在参考现场劳动卫生学调查结果，综合分析，并排除其他原因引起的呼吸系统疾病后，方可做出诊断。但应注意与其他刺激性气体急性中毒、呼吸道感染、细菌性或病毒性肺炎、心源性肺水肿等相鉴别。

临床多将指接触氯气后出现的一过性眼和上呼吸道黏膜刺激症状，但肺部无明显体征，胸部 X 线无异常表现者列为"接触反应"，进行密切观察，但该期患者并未被列入我国法定职业病范畴。国家诊断标准将急性氯气中毒分为三级：

1. 轻度中毒　临床表现符合急性气管 - 支气管炎或支气管周围炎，如呛咳、少量痰、胸闷，两肺有散在干、湿性啰音或哮鸣音，胸部 X 线检查可无明显改变。

2. 中度中毒　一旦患者出现急性化学性支气管肺炎（如呛咳、咳痰、气急、胸闷，两肺有干、湿性啰音，胸部 X 线检查示两下肺沿肺纹理分布不规则点片状模糊阴影），或有局限性肺泡性肺水肿（即除上述表现外，胸部 X 线显示单个或多个局限性轮廓清楚、密度较高的片状阴影，肺野透亮度减低，或有水平裂增厚、支气管袖口征、克氏 B 线等），或哮喘样发作（症状似哮喘，呼气尤为困难，有发绀、胸闷，两肺出现弥漫性哮鸣音，但胸部 X 线可无异常发现），可诊为中度中毒。

3. 重度中毒 具有弥漫性肺泡性肺水肿或中央性肺水肿，或出现急性呼吸窘迫综合征（ARDS），或有严重窒息，或出现气胸、纵隔气肿等严重并发症者，可诊为重度中毒。

（二）慢性中毒

目前尚无国家统一诊断标准，临床表现亦缺乏特异性，诊断较为困难，仅宜对临床病症做出判断，但无法准确确定该病与氯气接触的直接关系。

【治疗】

（一）急性中毒

治疗原则可参阅本书第二章及本节"概述"有关内容，目前尚无氯气的特殊解毒剂。主要治疗环节为：

1. 立即脱离接触，静卧、休息、保暖；出现刺激反应者，至少严密观察12小时，并予对症处理，如给氧、止咳、镇静；必要时可喷雾吸入或静脉注射糖皮质激素。

2. 合理氧疗 吸入氧浓度不应超过60%，动脉血氧分压维持在 8 ~ 10 kPa（60 ~ 75 mmHg）即可；如发生严重肺水肿或 ARDS，给予面罩持续正压通气或呼气末正压通气疗法，呼气末压力宜在 0.5 kPa（5 cm H_2O）左右。

3. 糖皮质激素 该疗法对化学性肺水肿具有特殊效果，不可忽视；应贯彻早期、足量、短程原则，防止发生不良反应（参见本章概论）。

4. 维持呼吸道通畅 可给予雾化吸入支气管解痉剂、去泡沫剂［如二甲硅油气雾剂（消泡净）］；如有指征应及时施行气管切开术。

5. 对症支持治疗 如维持血压稳定，合理控制液体出入量及利尿剂的使用，纠正酸、碱和电解质紊乱，抗感染药物，良好的护理及合理的营养支持等。

6. 其他治疗 N-乙酰半胱氨酸（N-broncholysin）、还原型谷胱甘肽（reduced glutathione，GSH）等具有抗氧化作用，可减轻氯气产生的氧化性损伤。ARDS 的治疗见本章"概述"。眼和皮肤损害参阅本书有关章节。

中毒患者治愈后，可恢复原工作；但治疗后如仍常有哮喘样发作或慢性支气管炎表现，则应调离刺激性气体作业工作。

（二）慢性中毒

尚无特殊疗法，主要是对症支持治疗。

【预防】

1. 氯作业工人应进行岗前职业卫生及防护知识培训，使之具有一定的自身防护能力。

2. 氯气的生产、装卸、运输、储存、使用过程，尽量做到密闭化、管道化、自动化；设备、管道应定期检查、维修、更新。

3. 氯气作业人员应配备个人防护用品；作业现场应设置防毒面具，并有标志清楚的安全通道。

4. 严格施行职业禁忌制度，禁止哮喘、慢性呼吸系统疾病、明显心血管系统疾病患者从事本项作业。

（赵金垣）

思考题

1. 简述急性氯气中毒的主要临床特点及诊断要点。

2. 处理急性氯气中毒时应注意哪些问题？

推荐阅读的参考文献

1. Sexton JD, Pronchik DJ. Chlorine inhalation：the big picture. J Toxicol Clin Toxicol, 1998, 36：87-93.

2. Salisbury DA, Enarson DA, Chan-Yeung M, et al. First-aid reports of acute chlorine gassing among pulpmill workers as predictors of lung health consequences. Am J Ind Med, 1991, 20：71-81.

3. 郑玉龙，刘淑. 急性氯气中毒的临床特征（附 60 例临床分析）. 临床急诊杂志, 2006, 7 (6)：293-294.

4. 黎燕，王祖兵，吴炜. 长期低浓度接触氯气工人疾病谱研究. 中国工业医学杂志, 2014, 27

（1）：27-29.

四、光气

【理化性质】

光气（phosgene，$COCl_2$）也被称为二氯碳酸（dichlorocarbonic acid）、碳酰氯（carbonyl chloride）、氯化氯甲酰（chloroformyl chloride）或氧氯化碳（carbon oxochloride），是一种无色且具有氧化性的气体，刺激性不强，带有新收割的干草或腐烂水果样气味，高浓度时则带有辛辣味。分子量98.92，熔点 −118℃，沸点8.3℃，密度1.08 g/L，与空气相近。微溶于水，并水解为CO_2和HCl，则具刺激性和腐蚀性；易溶于苯、甲苯、氯仿、醋酸等有机溶剂。

光气是工业使用中最具急性毒性的气体之一，由于毒力强且缺乏警示性，使得该气体具有很大的危险性，故自第一次世界大战起，即被用作化学武器。

【接触机会】

光气系由一氧化碳和氯气通过活性炭化合而得，是化学工业生产的重要原料，用以制造塑料、化肥（如尿素）、染料及其中间体（如腥红酸）、异氰酸酯（如TDI）、农药（如西维因、统扑净等）、医药（如先锋霉素类、枸橼酸乙胺嗪等）等。上述生产过程中容器、管道、阀门等发生泄漏，或生产设备检修时，均有机会接触较大量光气，容易引起急性中毒。

此外，当含氯的碳氢化合物遇火、加热、燃烧或与热金属接触时，都有可能产生光气，如在工业中焊接用三氯乙烯、三氯乙烷、四氯化碳等有机溶剂去油脂的金属，在通风很差的场所使用四氯化碳灭火剂等，甚至现代建筑失火烟雾中也含有光气。

【毒性机制】

光气的主要毒性是对呼吸系统的损伤作用，由于水溶性较小，易以较大剂量进入呼吸道深部，更易诱发肺水肿，故其危害性约比氯气大10倍，属"高毒类"化合物。

光气的毒作用机制大致为：

（1）其分子中的羰基（carbonyl，=CO）可与呼吸道和肺上皮细胞中的蛋白质、酶类发生酰化反应（acylation），干扰细胞正常代谢，并可损伤细胞结构，使肺泡表面活性物质（alveolar surfactant）破坏增加、生成减少，导致肺泡萎陷、顺应性降低；肺间质血管内皮细胞也可受到同样损伤，导致血浆外渗，引起肺水肿，由此引起血液容量降低、逐渐黏稠、心脏负荷加重，最终可导致心力衰竭、休克。

（2）光气水解后具有强烈刺激腐蚀性，可直接造成呼吸道上皮和小血管内皮损伤，并引起交感神经麻痹和肺血管收缩，加重上述病理过程。

（3）其强氧化性导致肺组织脂质过氧化损伤（lipid peroxidative damage），并进而引起肺内各种生物活性物质如血管紧张素转化酶（angiotensin-converting enzyme，ACE）、白三烯（leukotriene）、血栓素（thromboxane）等生成增加。

光气在较低浓度短时吸入时，如20 mg/m³吸入1分钟，损伤仅限于终末细支气管至肺泡管的移行区，数小时后，才会损伤肺组织，导致肺水肿；当浓度 > 40mg/m³时吸入1分钟，可对支气管黏膜和肌肉产生刺激作用，可在肺水肿发生前因支气管痉挛而引起窒息；吸入浓度达88 mg/m³（20/100万）时，2分钟即可引起肺损伤；浓度为110 mg/m³（25/100万）时，30分钟可致死亡；浓度达397 mg/m³（90/100万）时，数分钟即可致死。

光气主要经由呼吸道排出，且排泄迅速，反复接触亦无蓄积作用，故不会引起慢性中毒。

【临床表现】

急性接触光气后，初始时由于其刺激性不强，故症状常不明显，主要为胸闷、气短、头昏、乏力，而非呼吸系统症状，其程度因人而异，且不能预示中毒的严重度。此期多无阳性体征，X线检查也多无明显异常，被称为即刻反应期（immediate reaction period）。但若吸入高浓度光气（如150 mg/m³以上）时，刺激症状仍十分明显，如眼部灼痛、咽喉干热，并出现咳嗽、咳痰、痰中带血、喘息、发绀，血压逐渐下降，脉搏细弱无力，数十分钟即可因呼吸、循环衰竭而致死亡。

此后，即进入症状缓解期（relief period）或潜伏期（latent period），一般为 6 ～ 24 小时，远较氯气为长。此期之症状虽较前有所缓解，但病情仍在进展；潜伏期的长短常与病情呈负相关，潜伏期越短，病情愈重。此期若能及时采取有效防治肺水肿治疗措施，常有"事半功倍"之效。

一旦进入肺水肿期（lung edema period），症状则显著加重，患者出现明显咳嗽、胸闷、呼吸困难、咳白色或粉红色泡沫痰、发绀；双肺满布干、湿啰音或哮鸣音，严重者可进展为 ARDS，或并发气胸、纵隔及皮下气肿、休克、昏迷、实质器官急性功能衰竭等，甚至死亡。此时肺部 X 线检查，可见两肺纹理明显增多增粗，边缘模糊紊乱，肺野出现网织状或云絮状阴影，肺门明显增大；血气分析显示明显低氧血症、混合性酸中毒；心电图显示缺血 - 缺氧性改变。此期一般持续 1 ～ 3 天，而后进入恢复期（recovery period）。

多数患者肺水肿在 3 ～ 7 天基本消退，但 X 线改变常可持续数周，少数患者治愈后仍可遗留慢性支气管炎症状，甚至发生支气管扩张、肺纤维化等后遗症，此可能与患者吸烟习惯、肺内原有疾病及病情严重程度等有一定关系。

液态光气溅入眼内若未得及时有效处理，可引起结膜和角膜损伤。但迄今尚未见慢性中毒报告，亦未见光气有"三致"作用的研究报告。

【诊断与鉴别诊断】

国家职业卫生标准《职业性急性光气中毒的诊断》（GBZ 29）可作为诊断依据。其诊断原则是：根据明确短期内接触光气职业史，急性呼吸系统损害的临床症状、体征、胸部 X 线表现，结合血气分析等其他检查，参考现场劳动卫生学调查资料，进行综合分析并排除其他病因所致类似疾病后，方可做出诊断。应注意与其他刺激性气体急性中毒、呼吸道感染、细菌性或病毒性肺炎、心源性肺水肿等相鉴别。

临床一般将吸入光气后出现一过性的眼和上呼吸道刺激症状，但肺部无异常发现者列为"接触反应"进行密切观察，但此类患者尚未列入法定职业病范畴。诊断标准将急性光气中毒分为三级：

1. 轻度中毒　表现为急性支气管炎或支气管周围炎，可有咳嗽、气短、胸闷，肺部偶有散在干、湿性啰音，X 线检查可见肺纹理增强紊乱。

2. 中度中毒　在上述表现基础上进展为急性支气管炎甚或间质性肺水肿如出现胸闷、气急、咳嗽、咳痰等，两肺出现明显干、湿性啰音，胸部 X 线检查示两中、下肺野点片状阴影等，甚至肺门阴影增宽，肺野透明度减低，水平裂增厚，支气管袖口征或克氏 B 线；血气分析常为轻度或中度低氧血症。

3. 重度中毒　具有下列情况之一者：

（1）肺泡性肺水肿：临床见明显呼吸困难、发绀，频咳，白色或粉红色泡沫痰，两肺广泛湿性啰音，胸部 X 线检查示双肺野出现大小不一的云絮状阴影，血气分析显示氧合指数（PaO_2/FiO_2）≤ 40 kPa（300 mmHg）。

（2）急性呼吸窘迫综合征：临床见上述情况在好转或稳定至少 1 天后突然加重，呼吸频数（> 28 次 / 分），血气分析显示 PaO_2/FiO_2 ≤ 26.7 kPa（200 mmHg）。

（3）窒息。

（4）并发气胸、纵隔气肿。

（5）严重心肌损害。

（6）休克。

（7）昏迷。

【治疗】

治疗原则可参阅本书第二章及本节"概述"有关内容，目前尚无光气的特殊解毒剂。主要治疗环节为：

1. 凡吸入光气者应迅速脱离现场到空气新鲜处，立即脱去污染的衣物；体表沾有液态光气的部位用水彻底冲洗干净；保持安静，绝对卧床休息，注意保暖；早期给氧，糖皮质激素雾化吸入，并可给予支气管解痉剂及镇咳、镇静等对症处理。至少密切观察48小时，注意病情变化。

2．N- 乙酰半胱氨酸（N-broncholysin）、还原型谷胱甘肽（reduced glutathione）、糖皮质激素等药物具有抗氧化作用，有助于减轻光气产生的损伤，可早期使用。

3．防治肺水肿　应早期、足量、短程应用糖皮质激素；适当控制液体入量，大致保持出入量平衡；还可应用消泡剂如二甲硅油气雾剂吸入，注意保持呼吸道通畅；合理给氧，吸入氧浓度（FiO_2）不宜超过60%。

4．其他　可参照氯气中毒的治疗处理；ARDS 治疗可参考本节"概述"相关内容。

急性光气中毒患者治愈后，可恢复原工作；重度中毒患者如 X 线胸片、血气分析或肺功能测定等仍有遗留异常者，应调离刺激性气体作业岗位。

【预防】

基本原则与氯气同，另需注下几点：

1．微量光气可用水蒸气喷冲；含有光气的废液可用碱液（氢氧化钠、碳酸钠等）处理；避免四氯化碳与火焰、热金属接触。

2．光气生产或使用岗位应配置供氧式防毒面具，并定期检查，保证其有效性；作业区应安装自动连续检测报警装置；作业区空气中光气浓度应控制在 0.5 mg/m³ 以下。

（赵金垣）

案例介绍

患者，男性，47 岁，某农药厂检修工。1986 年 2 月 8 日上午 9 点 30 分因吸入光气 10 余分钟，6 小时后经急诊入院。患者于 6 小时前因速灭威酯化岗位发生光气泄漏而进行现场检查，发现输送 40% ～ 50% 光气的管道有 3 处出现腐蚀性小孔（直径 5 mm 左右）患者在未带防毒面罩情况下，用四氟薄膜及橡皮包扎泄漏处，用铅丝固定，历时 10 余

分钟。3 小时后出现胸闷、咳嗽、乏力、气促，遂至厂医务室就诊，给予静脉推注地塞米松 10 mg、10% 葡萄糖酸钙 10 ml。因症状未能缓解，由工厂转来医院急诊。体检时体温 36.8℃，呼吸 36 次 / 分，心率 100 次 / 分，血压 130/70 mmHg，神情萎靡，急性病容，呼吸急促，咳嗽，未见泡沫痰；口唇及指甲发绀，四肢尚温，下肢无水肿，咽部正常；胸廓对称，两肺呼吸增强，左中下肺闻及干、湿性啰音；心率 100 次 / 分，心律齐，无杂音；腹部柔软，肝脾未触及，其余检查未见异常。初步诊断：急性光气中毒。

点评：与氯气不同，光气的水溶性较低，刺激性相对较小，中毒者往往在不经意间可吸入较大量光气，且易进入呼吸道深部；此外，其肺水肿的潜伏期亦较长，很易忽视，故危险性较高。对于这类气体中毒的患者要做好密切监测，及早防治肺水肿是治疗成功的关键。

思考题

1．试述光气接触的主要机会及其毒性机制。

2．简述急性光气中毒的临床特点及救治要点。

推荐阅读的参考文献

1．Guo YL．Mechanism of phosgene induced lung toxicity，role of arachidonate mediators．J Appl Physiol，1990，69（5）：1615．

2．张沛然，赵百川，赵文华，等．96 例急性光气中毒临床分析．工业卫生与职业病，1991，17（4）：224．

3．王志红，李思惠．急性光气中毒 92 例临床分析．工业卫生与职业病，2016，42（4）：306-309．

五、氮氧化物

在高温的燃烧过程中，氧气与氮气反应会产生氮的氧化物；二氧化氮则是工作场所可引起呼吸系统损伤的主要氮氧化物，其毒性则主要来自于其氧化能力。

【理化性质】

氮氧化物（nitrogen oxides，NOx）是氮和氧化合物的总称，俗称"硝烟（smoke of gunpowder）"，包括氧化亚氮 [nitric oxide，N_2O，笑气（laughing gas）]、一氧化氮（nitrogen monoxide，NO）、二氧化氮（nitrogen dioxide，NO_2）、三氧化二氮（nitrogen trioxide，N_2O_3）、四氧化二氮（nitrogen tetroxide，N_2O_4）、五氧化二氮（nitrogen pentoxide，N_2O_5）等，其中除 NO_2 外，其他化合物均不稳定，遇空气、水分或光、热，即易转变为 NO 和 NO_2，前者又进而转变为 NO_2，故职业环境中接触的氮氧化物主要为 NO_2 和少量 NO。

NO_2 为棕红色气体，有刺鼻气味，几乎不溶于水；分子量 46.01，熔点 −11.2 ℃，沸点 21.2 ℃；溶于碱、二硫化碳、氯仿。

NO 为无色气体，无明显刺激性，分子量 30.01，熔点 − 163.6 ℃，沸点 −151.5 ℃；溶于乙醇、二硫化碳，微溶于硫酸，水中溶解度为 4.7%（20 ℃）；其性质不稳定，在空气中易氧化成 NO_2。

天然排放的 NOx 主要来自土壤和海洋中有机物的分解，属于自然界的氮循环；人为活动排放的 NOx 大部来自化石燃料（fossil fuels）的燃烧（如汽车、飞机、内燃机及工业窑炉、有色及黑色金属冶炼厂的生产过程）、生产和使用硝酸过程（如氮肥厂、有机中间体厂）等；近年我国各大城市汽车数量成数十倍的增长，使呼吸带附近的 NOx 和碳氢化合物大幅增加，构成了目前雾霾泛滥的重要来源。据 20 世纪末调研资料，全世界每年由于人类活动向大气排放的 NOx 约 5500 万吨，其对环境的危害极大，是形成酸雨的主要物质，是大气中光化学烟雾的重要成分，也是消耗 O_3 的重要因子。在高温

燃烧条件下，NOx 主要以 NO 的形式存在，最初排放的 NOx 中 NO 约占 95%，但是 NO 在大气中极不稳定，易与空气中的氧发生反应，生成 NO_2，故大气中 NOx 普遍以 NO_2 的形式存在，两者在空气中通过光化学反应相互转化，达到平衡。在温度较高或有云雾存在时，NO_2 则与水分子作用，形成酸雨中的另一重要酸性成分——硝酸（HNO_3）；有催化剂存在或合适的气象条件下，NO_2 转变成硝酸的速度加快，特别是 NO_2 与 SO_2 同时存在时，可以相互催化，加快形成硝酸的速度。

NOx 还可以因飞行器在平流层中排放废气而进一步积累，其可与平流层内的臭氧（O_3）发生反应生成 NO 与 O_2，NO 再与 O_3 进一步反应生成 NO_2 和 O_2，从而降低 O_3 浓度，导致臭氧层的损耗。

【接触机会】

主要职业接触机会为：制造硝酸、炸药、硝化纤维、苦味酸等硝基化合物；苯胺染料的重氮化过程；用硝酸浸洗金属或电镀；含氮物质（如亚硝酸盐、硝基纤维或胶片等）燃烧；硝基炸药爆炸或有机物质接触浓硝酸时；火箭推进剂燃烧气体或汽车尾气；于通风不良处进行焊接作业等均可有大量氮氧化物生成。

存放在谷仓中的青饲料或谷物因含硝酸盐或亚硝酸盐，经缺氧发酵也可产生氮氧化物和水，造成"谷仓气体中毒（silogas poisoning）"。

目前在全国各地泛滥成灾的"雾霾"，其主要成分之一即是 NOx，鉴于此类物质强烈的氧化性，其对健康的影响绝不容忽视。

【毒性机制】

氮氧化物主要经由呼吸道侵入体内。NO 进入呼吸道后，可逐渐溶于黏膜表面水中，直接进入血液，使一定数量血红蛋白转化为高铁血红蛋白（methemoglobin），影响血红蛋白携氧功能，并可引起发绀。NO_2 的水溶性较小，大部分得以到达呼吸道深部，再逐渐溶入水中形成硝酸和亚硝酸，对局部组织产生刺激、腐蚀作用，引起炎性细胞肺内聚集，肺和毛细血管通透性增加，肺泡表面活性物质（alveolar surfactant）生成减少，最终导致化学性支气管炎-肺炎（chemical bronchitis-pneumonia）、肺水肿（lung edema）；吸收入血则可引起小血管扩张，并产生不同程度高铁血红蛋白症（methemoglobinemia）。

更重要的是氮氧化物具有很强氧化性，本身具有不配对电子，故可直接启动脂质过氧化反应（lipid peroxidation），损伤局部组织细胞，并可对体内大分子物质如蛋白质、酶、核酸成分进行攻击。

【临床表现】

（一）急性中毒

氮氧化物水溶性较差，接触初期仅有咽部不适、干咳等轻度上呼吸道刺激症状，脱离现场后症状可缓解或消失。吸入量较大时，经 3 ~ 24 小时潜伏期，可出现咳嗽、胸闷、咳痰、气促等，常伴有头晕、头痛、乏力、心悸、恶心等全身症状。早期体查可见呼吸音粗糙，肺内有局限性啰音，心率加速，轻度发绀。出现肺水肿时可见呼吸窘迫、咳嗽加剧，咳大量白色或粉红色泡沫痰，发绀明显，两肺可闻广泛干、湿性啰音。实验室检查可见外周血白细胞增多，动脉血氧分压下降；X 线胸片呈现支气管炎、肺炎、肺水肿征象。

部分病例在肺水肿基本消退后 2 周左右，或早期肺部症状不明显情况下经 2 ~ 4 周过程，突然发生咳嗽、进行性呼吸困难、发绀、发热，两肺出现干性啰音或细小湿性啰音；X 线检查可见两肺满布粟粒状阴影，大小不一，或融合成片，此即为"闭塞性细支气管炎（obliterative bronchiolitis）"。此种迟发现象是急性氮氧化物中毒较为特殊的临床表现，其他刺激性气体引起此种病变的尚不多。

（二）慢性中毒

长期接触低浓度氮氧化物对人体的影响目前还没有一致的结论。但此部分人的呼吸系统感染率似较一般人群稍高，其致突变和致癌性也值得进一步研究。

【诊断和鉴别诊断】

（一）急性中毒

我国已颁布《职业性急性氮氧化物中毒诊断标准》（GBZ 15）可作为诊断依据。其诊断原则是：根据明确短期内接触氮氧化物职业史，急性呼吸系统损害的临床表现，胸部 X 线表现，结合血气分析等其他检查，参考现场劳动卫生学调查资料，综合分析并排除其他病因所致类似疾病后，方可做出诊断。但应注意与其他刺激性气体急性中毒、呼吸道感染、细菌性或病毒性肺炎、心源性肺水肿等相鉴别；闭塞性细支气管炎则应注意与粟粒性肺结核、硅沉着病（矽肺）、含铁血黄素沉着症及其他原因引起的闭塞性细支气管炎相鉴别。

临床多将接触 NOx 后出现一过性胸闷、咳嗽等症状，但肺部无明显异常者列为"接触反应"进行医学观察，但此期患者尚未列入法定职业病范畴。诊断标准将急性氮氧化物中毒分为三级：

1. **轻度中毒** 为出现急性气管-支气管炎或支气管周围炎表现者，如胸闷、咳嗽，肺部散在干性啰音，胸部 X 线检查显示肺纹理增多等。

2. **中度中毒** 为出现支气管肺炎甚至间质性肺水肿表现者，如明显胸闷、咳嗽，呼吸困难，痰多或咳血丝痰，轻度发绀，两肺闻及干、湿性啰音，胸部 X 线检查显示肺野透亮度减低、肺纹理增多紊乱，或有斑片状阴影；血气分析呈轻度甚至中度低氧血症。

3. **重度中毒** 指具有下列表现之一者：

（1）肺泡性肺水肿，如明显呼吸困难，剧烈咳嗽，发绀，咳大量白色或粉红色泡沫痰，两肺满布湿性啰音；胸部 X 线检查显示两肺野有大小不等的云絮状阴影；血气分析多呈重度低氧血症。

（2）急性呼吸窘迫综合征。

（3）并发较重的气胸或纵隔气肿。

（4）窒息。

（二）慢性中毒

目前尚无慢性氮氧化物中毒病例报告，国

家亦无统一诊断标准，且临床表现亦缺乏特异性，诊断较为困难，仅宜对临床病症做出判断，但无法准确确定该病与氯气接触的直接关系。

【治疗】

（一）急性中毒

治疗原则可参阅本书第二章及本节"概述"有关内容，目前尚无氮氧化物的特殊解毒剂。具体治疗环节为：

1. 现场处理　迅速救离中毒现场，静卧、保暖；常压吸氧，进行医学监护至少48小时；观察期内应严格限制体力活动，保持安静，避免情绪激动，并给予止咳、镇静等对症处理。

2. 保持呼吸道通畅　可给予雾化吸入支气管解痉剂、去泡沫剂（如二甲硅油）等，必要时可作气管切开。

3. 早期、足量、短程应用糖皮质激素。

4. 早期给予自由基清除剂　如N-乙酰半胱氨酸（N-broncholysin）、还原型谷胱甘肽（reduced glutathione，GSH）、糖皮质激素等，有助于减轻氮氧化物产生的脂质过氧化损伤。

5. 其他　可参阅光气中毒治疗。

急性轻、中度氮氧化物中毒治愈后可恢复原工作；重度中毒患者视疾病恢复情况而定，遗有肺内纤维化病变者可调离刺激性气体作业岗位。

（二）慢性中毒

以对症治疗为主，无特殊处理。

【预防】

原则与光气相同，具体环节如：

1. 改革工艺过程，尽量采用密闭化、管道化、自动化操作，并加强作业场所通排风，有效降低工作场所空气中氮氧化物浓度；在局部通风不良处操作时，需要佩带合适的防毒面具。

2. 提升涉及氮氧化物生产、使用环节设备、器材的材质标准，使之更耐酸、耐腐蚀、不易发生泄漏；并检修更换有关设备、阀门，严格执行生产操作规程，防止意外事故发生。

3. 加强工人防护知识和自救、互救知识培训；存在氮氧化物泄漏隐患的岗位应配置供氧式防毒面具，并定期检查，保证其有效性。

4. 进入装有干草和谷物的地窖前，应该以新鲜空气进行充分的通风，佩带供氧式防毒面具，并在同伴的直接监护下进入地窖。

（赵金垣）

案例介绍

患者，男性，35岁。因矿井使用TNT进行爆破作业，在烟尘尚未消散时即进入坑道工作，吸入多量烟尘，当时有咽干、呛咳、轻度憋气，仍继续清理爆破现场约3小时；22小时后突发胸闷、胸骨后疼痛、气急、频繁咳嗽、咳血色泡沫状痰，并伴头晕、恶心、嗜睡，遂至医院急诊。当时查见，T36.8℃，P102次/分，R36次/分，神情烦躁，全身发绀，耳唇尤显；呼吸困难，双肺呼吸音粗糙，满布干性啰音及水泡音；心率过速，心率125次/分，无明显杂音；全身湿冷，余无明显异常。初步诊断：急性混合气体中毒，急性中毒性肺水肿（氮氧化物为主）。

点评：使用TNT进行炕道爆破作业，常会产生大量氮氧化物，若未进行及时充分通风，可造成作业人员急性氮氧化物中毒；爆破瞬间由于氧气相对不足，还会造成局部区域缺氧，同时还产生大量CO、CO_2，故此患者除有急性氮氧化物中毒外，也不排除缺氧、CO中毒、CO_2中毒的复合影响，治疗中需充分考虑。

思考题

1. 简述氮氧化物的主要来源及主要毒性机制。

2. 总结急性氮氧化物中毒的临床特点，包括急性期及迟发表现？

推荐阅读的参考文献

1. 翁雪梅，李思惠. 167 例急性氮氧化物中毒临床特征及救治要点. 中国职业医学，2012，39（2）：127-129.

2. 赵凤玲，王小丽，许雪春. 急性氮氧化物中毒致肺部损害的临床观察. 中国工业医学杂志，2008，21（4）：233-234.

六、氨和胺

【理化性质】

氨（ammonia，NH_3）在常温下为无色有强烈辛辣臭味的气体，具有强烈的刺激性和腐蚀性；分子量 17.03，密度 0.597 g/L，凝点 –77.7℃，沸点 –33.5℃，在常温下加压即可液化，成为无色液体。其易溶于水，水溶液称为氨水（ammonia water），又称氢氧化铵（ammonium hydroxide）呈弱碱性，1% 水溶液 pH 11.7 左右，浓氨水含氨约 28%，称为强氨水，具有很强碱性。氨气比空气轻，与空气混合时能够形成爆炸性气体，爆炸极限为 15.5% ～ 27%（容积）。

胺（amine）是氨分子中的氢原子被烃基取代后的产物，根据胺分子中氢原子被取代的数目，可将其分成伯胺、仲胺、叔胺；又可根据胺分子中氨基（-NH_2）数目的多少，分为一元胺、二元胺、三元胺；根据取代氢的烃基碳原子数及其结构，又可分为脂肪胺、芳香胺、低级胺、高级胺；在常温下，低级脂肪胺是气体，丙胺以上是液体，高级脂肪胺是固体。低级胺有令人不愉快的，或是难闻气味，如三甲胺有鱼腥味，丁二胺（腐胺）和戊二胺（尸胺）有动物尸体腐烂后恶臭味；高级胺不易挥发，气味很小；芳香胺为高沸点液体或低熔点固体，气味虽比脂肪胺小，但毒性较大，有些芳香胺如 β-萘胺、联苯胺还有致癌作用。胺与氨相似，其分子中的氮原子含有未共用的电子对，能与 H^+ 结合而显碱性溶液，伯胺（primary amine）的碱性强于氨，仲胺（secondary amine）的碱性强于叔胺（tertiary amine），当碳链增至 C_{4-5} 时，碱性减弱，但二胺类的碱性依然很强，如乙二胺（ethanediamine）。

【接触机会】

氨主要（近 80%）用于生产化肥，如硫铵、硝铵、碳酸氢铵、尿素等，氨水尚可直接用作农业肥料；氨还可以用于制碱、制药、鞣皮、塑料、树脂、染料、炸药、合成纤维等生产原料，也可以用在制冷、石油精炼和炼钢等领域。氨有较强腐蚀性，工业生产多采取密闭化措施；而一旦发生泄漏，它的强烈刺激性可迫使人们及时逃离，故不易发生急性中毒。中毒多由容器爆炸、管道断裂、阀门失灵、运输事故等各种意外原因引起。氨还用作建筑行业混凝土防冻剂、家具涂料的增白剂、染发剂中和剂，扩大了人群接触的机会。

胺包括脂肪胺和脂环胺，是重要的染料工业原料，此外，还用于生产农药、医药、塑料、离子交换树脂、橡胶硫化促进剂和乳化剂、炸药、火箭喷气燃料、固化剂等。

【毒性机制】

氨为刺激性气体，具有良好的水溶性，吸入后可迅速与湿润黏膜表面的水分结合形成碱性化合物，使局部组织蛋白质变性、脂肪皂化，导致细胞膜结构破坏，故对皮肤、眼、呼吸道黏膜具有很强刺激作用，可造成皮肤灼伤、角膜溃疡（corneal ulcer）、喉水肿（laryngeal edema）、化学性肺水肿（chemical pulmonary edema），甚至继发 ARDS；极高浓度吸入时还可引起反射性呼吸、心搏停止。氨中毒性肺水肿为化学性肺水肿，机制是氨的直接刺激作用可使呼吸道黏膜充血、水肿、损伤，产生大量分泌物；它还可引起血管通透性增加，影响氧气吸入和弥散，造成呼吸功能障碍；氨还会损伤肺泡表面活性物质。此外，氨中毒后交感神经兴奋，造成淋巴管痉挛，使淋巴回流障碍，加剧肺水肿。氨还会影响机体糖代谢和三羧酸循环（TAC cycle），使血糖、血丙酮酸浓度增高，这可能是氨可抑制异柠檬酸氧化成 α 酮戊二酸，并使还原型辅酶 I 和还原型辅酶 II 转化成烟酰胺，最终导致 ATP 生成减少。

液态胺对皮肤、黏膜也有强烈刺激性，皮肤污染可能导致深部坏死；由于碱性很强，1 滴液态胺即能使实验动物角膜严重毁损，口服液态胺可对胃肠道造成腐蚀，吸入其蒸气则可引起支气管炎、肺炎及肺水肿。

动物摄入致死剂量胺，可以引起惊厥、抽搐，中枢神经系统先兴奋而后转入抑制，最终因呼吸衰竭而死亡。胺还有拟交感神经作用（sympatheticomimetic action），可使血压升高、平滑肌收缩、流涎、瞳孔扩大；还可激活效应器上的 α 或 β 型肾上腺素受体，直接模拟肾上腺素作用（adrenomimetic action），也可通过刺激体内儿茶酚胺释放起到间接模拟肾上腺素作用。

不少脂肪胺对皮肤和呼吸道有致敏作用，如环己胺、乙二胺，可引起皮肤过敏性疾患和哮喘发作。严重胺中毒，可以发生多脏器损害。芳香胺、亚硝胺则有致癌作用，尤其值得高度关注。

【临床表现】

（一）急性中毒

接触氨气，可迅速引起流泪、咽痛、声音嘶哑、咳嗽、咳血丝痰、胸闷、呼吸困难，并伴有头晕、头痛、恶心、呕吐、乏力等全身症状。检查可见眼结膜及咽部充血、水肿，呼吸加快、发绀等；严重者可发生喉头水肿、肺水肿、ARDS，由于病情进展较快，潜伏期极不明显。重度中毒患者还可因喉头痉挛（laryngospasm）或水肿（laryngeal edema）、声门水肿狭窄（glottic edema or narrow-ness）、支气管黏膜坏死脱落，造成窒息，一般多发生于中毒后 3～10 天；还可合并气胸、纵隔气肿等；治疗后部分患者仍可遗有喘息性支气管炎（asthmatic bronchitis）。

误服氨水可致口腔、食管灼伤，引起胸痛、腹痛、咳嗽、呕吐、虚脱，甚至造成食管、胃穿孔。高浓度氨水可致皮肤灼伤，常伤及深部组织，不易愈合。溅入眼内则可引起结膜水肿、角膜溃疡、甚至穿孔、晶体混浊。胺的作用与之相似。

（二）慢性中毒

长期接触氨和胺类可出现慢性眼和上呼吸道炎症表现；芳香胺和亚硝胺则具有肯定致癌作用（另节介绍）。

【诊断与鉴别诊断】

（一）急性中毒

我国已颁布《职业性急性氨中毒的诊断》（GBZ 14）可供参考。其诊断原则是：根据明确短期内接触高浓度氨气职业史，急性呼吸系统损害的临床及胸部 X 线表现，结合血气分析等其他检查，参考现场劳动卫生学调查资料，进行综合分析，并排除其他病因所致类似疾病后，方可做出诊断。尤其注意与其他刺激性气体急性中毒、呼吸道感染、细菌性或病毒性肺炎、心源性肺水肿等相鉴别。临床多将接触氨气后仅有一过性眼和上呼吸道刺激症状，肺部无阳性体征，胸部 X 线影像检查无异常发现者列为"刺激反应"，进行密切医学观察，但此期患者尚未列入法定职业病范畴。诊断标准将急性氨中毒病情分为三级：

1. 轻度中毒　指具急性气管-支气管炎表现，如流泪、咽痛、声音嘶哑、咳嗽、咳痰，肺部出现干性啰音，胸部 X 线影像检查显示肺纹理增强等，或出现一至二度喉水肿者。

2. 中度中毒　指具急性支气管肺炎表现（如剧烈咳嗽、呼吸频速、轻度发绀，肺部出现干、湿性啰音，胸部 X 线检查显示肺野出现边缘模糊伴散在斑片状阴影），或有间质肺水肿表现（如呼吸困难加重，两肺呼吸音减低，胸部 X 线检查显示肺门阴影增宽，两肺散在小点状和网状阴影，肺野透明度减低，可见水平裂增厚、支气管袖口征或克氏 B 线，血气分析常呈轻度以上低氧血症），或有坏死脱落的支气管黏膜咳出，伴呼吸困难、三凹症，或出现三度喉阻塞者。

3. 重度中毒　指出现肺泡性肺水肿（如剧烈咳嗽、咳大量粉红色泡沫痰、胸闷、气急、心悸、呼吸困难、明显发绀，双肺满布干、湿性啰音，胸部 X 线检查显示两肺野有大小不等边缘模糊的斑片状阴影，血气分析呈现重度低氧血症等），或急性呼吸窘迫综合征（ARDS），或有四度喉水肿，或并发较重气胸或纵隔气肿，或发生窒息者。

我国已颁布了《职业性急性一甲胺中毒诊断标准》（GBZ 80），基本分级及处理原则与氨中毒相近，可供急性胺中毒参考。

轻、中、重度急性中毒均可伴有皮肤或眼灼伤，其诊断分级和处理可参照《职业性化学性皮肤灼伤诊断标准》（GBZ 51）、《职业性化学性眼灼伤诊断标准》（GBZ 54）执行。

（二）慢性中毒

目前国内尚无慢性氨或胺中毒病例报告，国家亦无统一诊断标准，且临床表现亦缺乏特异性，诊断较为困难，仅宜对临床病症做出判断，但无法准确确定该病与氨、胺接触的直接关系。芳香胺、亚硝胺的致癌问题可参照《职业性肿瘤的诊断》（GBZ 94）执行。

【治疗】

急性中毒治疗原则可参阅本书第二章及本节"概述"有关内容，目前尚无氨和胺的特殊解毒剂。具体治疗环节为：

1. 尽快终止毒物侵害　如迅速将患者移至空气新鲜处，维持呼吸、循环功能；彻底冲洗被污染的体表部位等。

2. 保持呼吸道通畅　可给予雾化吸入支气管解痉剂、去泡沫剂（如10%二甲硅油）等；必要时给予气管切开，清除气道堵塞物，以防止窒息，并使用呼吸机辅助呼吸。

3. 防治肺水肿　患者应严格卧床休息，密切医学监护至少24小时；早期、足量、短程应用糖皮质激素、莨菪碱类药物等；注意避免过度补液，限制补液速度，维持水、电解质及酸碱平衡。

3. 合理氧疗　一般采用低流量吸氧鼻导管低流量或面罩给氧，不宜进行高压氧治疗；慎用间歇正压呼吸和呼气末正压呼吸模式，以减少气胸等合并症发生。

4. 积极预防控制感染　应及时、合理应用抗生素，防治继发感染；在可能情况下，尽量根据细菌培养和药敏试验用药，以提高抗感染

治疗的针对性。

5. 皮肤、眼灼伤治疗　皮肤灼伤者给予充分清洗，3%硼酸溶液湿敷；眼灼伤者用清水、维生素C溶液充分洗眼，维生素C球结膜下注射，阿托品扩瞳，抗生素眼药水滴眼等治疗。

轻度中毒患者，治愈后可回原岗位工作；中、重度中毒患者，如有慢性呼吸道炎症等后遗疾病，可调离刺激性气体作业。

【预防】

原则与光气相同，具体环节如：

1. 营造安全的生产环境　如生产过程中使用氨或胺时，应当注意密闭，定期维护检修设备，防止跑、冒、滴、漏。

2. 降低工作场所空气中氨和胺的浓度　如在生产使用氨或胺的工作场所，加强通风设施，将工作场所空气中氨和胺的浓度控制在国家职业卫生标准之内。

3. 增强自我保护意识　从事生产、运输、使用氨或胺的作业人员，需要经过职业卫生防护知识培训，并遵守安全生产操作规程；工作场所应清楚标识危害因素，配备必要的急救物品和洗消设施。

4. 定期进行职业健康检查　患有慢性阻塞性肺疾病、哮喘、活动性肺结核、急慢性角膜炎及器质性肝、肾疾病者，不应从事氨或胺作业。

（赵金垣）

案例介绍

2000年5月24日，某食品厂污水调节池发生堵塞，污水外溢；25日晨7时30分左右，1名工人下池疏通，下到一半即从梯子上跌落池底；随后相继又有2名工人在无任何防护措施情况下进行救援，也跌落池底；其他人员见状，立即报警求救。1小时后，消防人员佩戴防毒面具，下池将3人救上地面，但呼吸、心搏均已停止，嘴角流出粉红色泡沫液体，鼻孔渗血，经检查，确定

3 人已经死亡。

现场调查情况：污水调节池长 8 m，宽 2.17 m，深 3.15 m，池口与地面相平，由砖隔成 5 个小池，底部有小洞相通，仅第 3 个小池上方留一 0.13 m ×0.19 m 开口，池底贮有 0.16 m 深的动物内脏、血水等物。曾现场测定三甲胺、硫化氢、二氧化碳、氨、甲烷等有毒有害气体含量，结果显示：池内三甲胺浓度（均值）为 50104.7 mg/m³，相邻调节池 57161.4 mg/m³，均严重超标（最高容许浓度为 12.0 mg/m³），其他有害气体浓度未见超标。

点评：含有猪内脏和血水等污物，发酵分解可产生胺类、甲烷、硫化氢等有害气体。作业工人在无任何防护情况下到池内处理事故和救人，是造成本次中毒事故的主要原因。另外，消防人员到达现场过迟，1 小时后才实施救援！如果能尽快将中毒者救出，尚可能还有生还的希望。现场毒物检测证实，本次事故为急性三甲胺中毒，但不能排除缺氧、硫化氢等因素的影响，临床亦见除呼吸系统损害外，尚合并中枢神经系统损害，以致中毒者短时间内死亡，亦支持此一推测。

思考题

1. 简述氨和胺的主要来源及毒性机制。
2. 总结急性氨中毒临床特点和诊治要点。

推荐阅读的参考文献

1. 李艳萍，王晓辉，张立仁，等. 急性氨中毒 318 例临床分析. 职业卫生与应急救援，2000，18（4）：200-203.
2. 高德江，王福莉. 253 例急性氨中毒救治分析. 中国工业医学杂志，2006，19（3）：149-150.
3. 刘红. 职业性急性氨中毒临床特征及救治现状.

职业卫生与应急救援，2015，33（4）：260-263.

七、硫酸二甲酯

【理化性质】

硫酸二甲酯（dimethyl sulfate，DMS），分子式为 $(CH_3)_2SO_4$，是微带洋葱样气味、油状、澄清无色或淡黄色液体，具有强烈的刺激性和腐蚀性。分子量 126.1，密度 1.33 g/ml（20℃时），熔点 –27℃，沸点 188℃，蒸气密度 4.35 g/L。易溶于乙醇、乙醚和氯仿，低温时微溶于水，18℃时易溶于水，水解为硫酸氢甲酯（hydromethyl sulfate）、甲醇和硫酸，但在冷水中分解缓慢，随着温度上升分解加快，50℃时或碱水中可迅速水解成硫酸和甲醇。

【接触机会】

硫酸二甲酯由三氧化硫与二甲醚或硫酸与甲醇反应而成。工业上主要用作甲基化剂（methylating agent），广泛用于药品、染料、香水、农药等生产过程中，也可作为芳香烃抽提溶剂。

在生产和使用过程中发生的职业中毒主要见于设备泄漏或爆炸，运输装卸过程中容器破损，或清洗检修带有残液的设备等情况。

【毒性机制】

硫酸二甲酯毒性较强，其毒性与芥子气和光气相似，比氯气强 15 倍，属于强刺激性气体，第一次世界大战中曾用作化学战剂；吸入浓度为 500 mg/m³（97/100 万）时 10 分钟即可致死，口服致死量为 1 ~ 5 g。

硫酸二甲酯主要经过呼吸道和皮肤侵入机体，其毒性可能与以下机制有关：

（1）极强的甲基化作用会影响体内氧化还原酶系统的正常活性，造成机体代谢紊乱，导致各重要器官功能障碍。

（2）遇到组织中的水分可迅速水解为甲醇和硫酸氢甲酯，后者进一步水解为硫酸，这些水解产物具有强烈的刺激腐蚀性，如经呼吸道吸入，则可引起呼吸道黏膜和肺泡上皮充血、水肿、坏死及炎性细胞浸润。

（3）其代谢产物甲醇进入循环系统可产生神经毒性，引起痉挛、谵妄、昏迷，以及心、肝、肾功能损害。

（4）硫酸二甲酯具有变应原（allergen）性质，可引起机体各种迟发性变态反应（delayed hypersensitivity），包括眼、口腔、呼吸道及其他器官等。

（5）实验研究证实，硫酸二甲酯还具有致癌、致突变作用，1981年被国际癌症研究机构（IARC）确定为2A类化合物，即人类可疑致癌物。

【临床表现】

（一）急性中毒

硫酸二甲酯急性中毒潜伏期较短，接触后可以立即出现症状，也有在接触后数小时才出现症状，潜伏期越短，症状越重。硫酸二甲酯急性毒性靶器官主要为呼吸道及眼，急性中毒病例可见呼吸道炎症、喉水肿和眼损害十分突出，重者可引起肺水肿、急性呼吸窘迫综合征，甚至死亡；常伴有皮肤化学性灼伤及心、肝、肾等脏器损害。

1．眼部损害　眼刺激是急性DMS中毒出现最早、最为突出的症状之一，常导致化学性结膜、角膜损伤。首先出现双眼异物感、刺痛、流泪，继而有畏光、眼睑痉挛及视物模糊；眼科检查可见眼睑高度水肿痉挛，结膜充血水肿，部分病例可见角膜剥脱（cornea denudation）及溃疡，甚至角膜混浊、视力下降。

2．呼吸系统损害　硫酸二甲酯气体经呼吸道吸入后，由于对黏膜组织产生强烈刺激性和腐蚀性，故上呼吸道刺激症状在急性硫酸二甲酯中毒的表现中尤为突出，患者流涕不止、咽部刺痛、声嘶，以至失音、呛咳、胸闷，鼻黏膜充血水肿，咽部及腭垂（悬雍垂）高度充血水肿。

喉水肿（laryngeal edema）的发生率极高，且程度重，是急性硫酸二甲酯中毒的临床特征之一，严重病例因救治不当或误诊，可造成窒息甚至死亡；其严重程度可直接反映出病情的轻重，一般将其引起的喉水肿所致吸气性呼吸困难分四度：一度指活动时方出现吸气性呼吸困难；二度指安静时也出现吸气性呼吸困难，有轻度"三凹征"，活动时加重，但不影响睡眠，也无烦躁不安；三度指有明显吸气性呼吸困难，"三凹征"显著，且烦躁，难以入睡；四度指在三度呼吸困难基础上，出现躁动、冷汗、面色苍白或发绀，甚至昏迷、心搏停止。

急性支气管炎（acute bronchitis）、支气管周围炎（peribronchitis）及间质性肺水肿是急性硫酸二甲酯中毒的常见表现，可很快进展成肺泡性肺水肿，表现为明显呼吸困难、发绀、大量白色或粉红色泡沫痰，两肺出现弥漫性湿啰音，胸部X线检查可见肺野有大小不等的云絮状阴影。

黏膜组织的坏死脱落是急性硫酸二甲酯中毒的又一特点，不少病例在病程中出现上呼吸道（鼻、喉部多见）黏膜脱落或支气管黏膜脱落，前者多发生于中毒后的24小时之内，后者多在病程的第4～10天左右，这种黏膜组织的坏死脱落可持续数天，如排出不畅可发生窒息，甚至死亡。

3．皮肤损害　硫酸二甲酯对皮肤的损害较单纯硫酸、甲醇灼伤或一般皮肤感染更为严重，且有较长潜伏期，短者3～4小时，长者可达24小时；皮肤损害以水疱为主，常伴红斑、水肿、溃疡及深度坏死，并易并发感染，创面不易愈合；接触后数小时疼痛最为剧烈，12小时以后疼痛常可减轻。

4．全身影响　硫酸二甲酯经消化道进入体内者，可以立即引起咽喉部烧灼样剧痛、呕吐血性物及胃肠道症状，严重者可以合并消化道穿孔；部分急性硫酸二甲酯中毒患者可出现溶血性黄疸、心电图异常、血清转氨酶一过性增高、蛋白尿、血尿、管型尿，部分重度中毒者可出现痉挛、昏迷、休克、内脏出血等，但随着中毒改善和缺氧好转，常可很快恢复。

（二）慢性中毒

目前尚未见病例报告。

【诊断与鉴别诊断】

我国已颁布《职业性急性硫酸二甲酯中毒

诊断标准》（GBZ 40）可作为诊断依据。其诊断原则是：具有明确的短期内接触较大量硫酸二甲酯职业史，急性呼吸系统损害的临床及胸部 X 线表现，结合血气分析等其他检查，参考现场劳动卫生学调查资料，进行综合分析，并排除其他病因所致类似疾病后，方可做出诊断。但应注意与其他刺激性气体急性中毒、呼吸道感染、细菌性或病毒性肺炎、心源性肺水肿等相鉴别。

临床常将接触硫酸二甲酯后仅有一过性的眼和上呼吸道刺激症状，肺部无阳性体征，胸部 X 线影像检查无异常发现者列为"接触反应"，进行密切观察；但此期患者尚未被列入法定职业病范畴。诊断标准将此类疾病的病情分为三级：

1. 轻度中毒　指出现急性支气管炎或支气管周围炎表现者，如有明显的眼及上呼吸道黏膜刺激症状，如眼痛、流泪、咽痛、声音嘶哑、呛咳、胸闷；结膜充血水肿，甚至眼睑水肿腭垂（悬雍垂）充血水肿，两肺有散在干性和（或）湿性啰音；胸部 X 线表现为肺纹理增多、增粗、边缘模糊，部分可见晕环征等，或出现一度至二度喉水肿者。

2. 中度中毒　指出现急性支气管肺炎表现者（如咳嗽、咳痰、胸闷、气急，轻度发绀，两肺有干或湿性啰音，胸部 X 线检查可见中、下肺野点片状阴影等），或急性间质性肺水肿表现（如咳嗽、咳痰、胸闷，气急较重，两肺呼吸音减弱；胸部 X 线检查出现肺纹理增多，肺门影增大，肺野透明度降低，可见支气管晕环征、叶间裂增宽、盘状肺不张等），或有三度喉水肿者。

3. 重度中毒　指具有下列情况之一者：

（1）肺泡性肺水肿，患者出现明显呼吸困难、发绀、大量白色或粉红色泡沫痰，两肺弥漫性湿啰音，胸部 X 线可见两肺大小不等云絮状阴影等。

（2）急性呼吸窘迫综合征。

（3）四度喉水肿。

（4）支气管黏膜坏死脱落导致窒息。

（5）并发严重气胸或纵隔气肿。

眼或皮肤损伤的诊断，可参见《职业性化学性眼灼伤诊断标准》（GBZ 54）、《职业性化学性皮肤灼伤诊断标准》（GBZ 51）、《职业病皮肤病的诊断总则》（GBZ 18）处理。

慢性中毒尚未见报告。

【治疗】

治疗原则可参阅本书第二章及本节"概述"有关内容。目前尚无硫酸二甲酯的特殊解毒剂，具体治疗环节为：

1. 现场救治　患者应迅速救离中毒场所，脱除污染衣服，彻底清洗被污染的眼睛及皮肤黏膜，洗消液可为流动的清水或 3% 碳酸氢钠溶液。急性接触硫酸二甲酯者至少需进行医学监护 24 小时，避免体力活动和情绪激动，卧床休息，保持安静，必要时可给予镇静剂和其他对症治疗。

2. 保持呼吸道通畅　鼓励患者咳痰，及时清除口腔分泌物；给予 5% 碳酸氢钠及地塞米松雾化吸入；化学性支气管炎及肺水肿患者可给予支气管解痉剂、去泡沫剂（如二甲硅油）雾化吸入；出现支气管黏膜脱落患者，可行气管切开术，以防窒息。

3. 合理氧疗　一般给予鼻导管或面罩吸氧，根据患者血气分析氧分压和二氧化碳分压情况调节氧流量；出现严重呼吸衰竭者，可给予机械辅助通气；尽量避免高压氧治疗。

4. 治疗呼吸道损伤　对于急性硫酸二甲酯中毒患者，尤其需要密切观察病情变化，防止喉水肿和呼吸道坏死黏膜脱落造成窒息；此外，还需积极防治肺水肿，可早期、足量、短程应用糖皮质激素，注意限制补液量和补液速度，维持水、电解质及酸碱平衡。怀疑呼吸道梗阻时，应当考虑行气管切开，保持呼吸道通畅。

其他治疗，如预防感染，防治并发症等可参阅氮氧化物章节。

5. 皮肤、眼部损害　有皮肤、眼睛污染者，须及时用生理盐水和 2% 碳酸氢钠溶液反复彻底冲洗至少 10 分钟，而后用硫酸软骨素滴眼液、妥布霉素滴眼液、氢化可的松滴眼液等交替点眼，睡觉前使用氧氟沙星眼膏等；皮肤可用 0.1% 依沙吖啶溶液湿敷，并涂以氧化锌油。

轻、中度中毒患者治愈后可恢复原工作；重度中毒患者应调离原工作岗位。

【预防】

原则与氮氧化物相同，具体环节如：

1. 在生产、使用、运输硫酸二甲酯过程中应加强设备检修及经常性的检查，防止跑、冒、滴、漏现象，严格遵守安全操作规程。

2. 对作业人员进行安全生产教育，坚持上岗前职业安全培训制度。

3. 作业场所应设置用于眼和皮肤清洗的喷淋装置，以及必需的现场救治物品。

4. 坚持定期职业健康检查，患有慢性呼吸系统疾病及明显的皮肤、眼部及心血管疾患者不宜从事硫酸二甲酯作业。

（赵赞梅）

思考题

1. 简述硫酸二甲酯的理化性质及其毒性机制。

2. 总结硫酸二甲酯急性中毒的临床特点及救治要点。

推荐阅读的参考文献

1. National Toxicology Program. Dimethyl sulfate. Rep Carcinog, 2011, 12：174-175.

2. Aghabiklooei A, Zamani N, Shiva H, et al. Inhalational exposure to dimethyl sulfate vapor followed by reactive airway dysfunction syndrome. Indian J Occup Environ Med, 2010 Sep, 14（3）：104-106.

八、二氧化硫

【理化性质】

二氧化硫（sulfur dioxide），分子式为 SO_2，分子量 64.05，常温下为无色透明气体，有刺激性臭味，密度比空气大，易液化，易溶于水（约为 1 : 40），密度 2.551 g/L（20℃），熔点 -72.4℃，沸点 -10℃。易液化，易溶于水生成亚硫酸，也溶于乙醇、乙醚。性质较稳定，加热到 2000℃ 也不分解，不燃烧，与空气不组成爆炸性混合物。

【接触机会】

工业生产常有许多接触 SO_2 的机会，如：

（1）制取二氧化硫，主要方法有焚烧硫黄，焙烧硫铁矿或有色金属硫化矿，焚烧含硫化氢的气体，煅烧石膏或磷石膏，加热分解废硫酸或硫酸亚铁，以及从燃烧含硫燃料的烟道气中回收等。

（2）使用二氧化硫，用于生产硫、三氧化硫、硫酸、亚硫酸盐、硫代硫酸盐等，也将之用作熏蒸剂、防腐剂、消毒剂、还原剂、杀虫剂、杀菌剂、冷冻剂、有机溶剂，或用以精制各种润滑油。

（3）化石燃料（石油产品、煤炭等）中均含有硫，燃烧时均会产生 SO_2，故锅炉烟囱、汽车尾气、内燃机排放气中均含有一定量的 SO_2，使之成为重要的环境污染物，在大气中，二氧化硫会氧化成硫酸雾或硫酸盐气溶胶，是酸雨的主要成分之一，更是环境酸化的重要前驱物。

（4）二氧化硫对食品有漂白和防腐作用，可使食品外观光亮洁白，在食品加工中十分常用。

【毒性机制】

二氧化硫会氧化而成硫酸雾或硫酸盐气溶胶，遇水则会生成亚硫酸和硫酸，故属刺激性气体，其毒性机制可参阅"硫酸二甲酯"一节相关内容。

大气中二氧化硫浓度在 0.5/100 万以上时，对人体已有潜在影响；1/100 万 ～ 3/100 万时多数人开始感到刺激，400/100 万 ～ 500/100 万时会出现呼吸道损伤、肺水肿直至窒息死亡。二氧化硫还与大气中的烟尘有协同作用，当大气中二氧化硫浓度达到 0.21/100 万，烟尘浓度大于 0.3 mg/L，即可使呼吸道疾病发病率增高，慢性病患者的病情恶化。如伦敦烟雾事件、马斯河谷事件和多诺拉等烟雾事件，都是这种协同作用造成的危害。

【临床表现】

（一）急性中毒

二氧化硫有较强的刺激性，吸入后可以很快出现呼吸道刺激表现，如鼻、喉刺激、呛咳、咽痛、恶心等；重时可引起急性化学性气管 - 支气管炎（tracheo- bronchitis），出现胸闷、气短、咳嗽、咳痰、胸骨后疼痛，以及头痛、烦躁、腹痛、嗜睡等症状。

一般经 3 ~ 24 小时潜伏期（latent period）进入肺水肿期（lung edema period），表现为呼吸急促困难、发绀、白色泡沫痰甚至血痰，满肺干、湿啰音；X 线胸片早期示有肺门增大，肺纹理增重模糊，肺野出现点片状模糊阴影；血气分析呈现不同程度低氧血症；心电图显示缺血 - 缺氧性改变，可有各种传导阻滞发生。如接浓度过高，则数小时内即可引起急性肺水肿和死亡。如治疗及时合理，多数患者于 3 ~ 5 天后即进入恢复期（recovery period），病情逐渐康复；部分急性期存活患者中毒后 2 ~ 3 周可出现弥漫性肺浸润或持续性气道梗阻，并可导致呼吸衰竭。其主要合并症为肺内感染、上消化道出血、气胸、纵隔气肿等。

（二）慢性中毒

长期接触一定浓度的二氧化硫易发生慢性结膜炎、口腔炎、鼻黏膜溃疡、嗅觉减退、牙齿酸蚀、上呼吸道炎症，可导致肺气肿（emphysema）及慢性阻塞性肺疾病（chronic obstructive pulmonary diseases，COPD）等，但诊断较为困难，目前仍需继续临床细致观察及实验研究，以为准确诊断奠定基础。

【诊断和鉴别诊断】

（一）急性中毒

国家已颁布职业卫生诊断标准《职业性急性二氧化硫中毒的诊断》（GBZ 58），其诊断原则是：具有明确的短时间内接触较高浓度二氧化硫气体职业史，出现以急性呼吸系统损害为主的临床表现和胸部影像学改变，实验室检查结果和现场职业卫生学资料支持上述表现，在排除其他

原因引起的类似疾病后，方可做出诊断。

临床多将短时间内接触较高浓度二氧化硫气体后，出现短暂眼部刺激及上呼吸道刺激症状，肺部无阳性体征，胸部 X 线检查亦无异常者列为"接触反应"进行密切医学观察，但此类患者并未纳入法定职业病范畴。诊断标准将职业性急性二氧化硫中毒的病情分为三级：

1. 轻度中毒 指短时间接触较高浓度二氧化硫后，出现明显眼部刺激和气道刺激症状，且具有急性气管、支气管炎，或 1 ~ 2 度喉阻塞。

2. 中度中毒 指轻度中毒的基础上，出现急性支气管肺炎，或有急性间质性肺水肿，或出现 3 度喉阻塞者。

3. 重度中毒 在中度中毒的基础上，出现肺泡性肺水肿，或急性呼吸窘迫综合征，或 4 度喉阻塞和（或）窒息，或猝死者。

（二）慢性中毒

目前国内尚无慢性二氧化硫中毒的病例报告，国家亦无统一诊断标准，由于临床表现亦缺乏特异性，无法确定该病与二氧化硫接触的直接关系。故诊断较为困难，需要继续进行深入的临床观察和细致的流行病学调查。

【治疗】

（一）急性中毒

尚缺乏特异性解毒剂，治疗原则可参阅本书总论和本章相关内容，具体措施：

1. 现场处理 立即脱离接触，保持安静、保暖；清水含漱口腔及咽喉部，用生理盐水冲洗眼及鼻黏膜；接触者应进行医学观察 48 小时，避免活动，对症治疗，对猝死者立即进行心肺复苏。

2. 保持呼吸道通畅 给予支气管解痉剂、去泡沫剂等治疗，必要时可施行气管切开术。

3. 积极防治肺水肿 早期、足量、短程应用肾上腺糖皮质激素，合理氧疗。

4. 其他对症及支持治疗。

（二）慢性中毒

尚无特殊疗法，主要是对症支持治疗。

【预防】

无特殊，可参阅本书总论和本节其他毒物

相关内容。除上述一般预防措施外，减少二氧化硫对环境的污染，可视为减少其对人体健康慢性影响的关键环节，具体如：

1. 源头治理措施　如采用原煤脱硫技术，此法可以除去燃煤中 40% ~ 60% 的无机硫；使用低硫燃料，如含硫较低的低硫煤和天然气，大幅减少二氧化硫排放；改进燃煤技术，如液态化燃煤是各国推崇的新技术，主要是利用加入石灰石和白云石与二氧化硫发生反应，生成硫酸钙随灰渣排出，亦可明显减少燃煤过程中二氧化硫和氮氧化物的排放量。

2. 加强煤炭燃烧后的烟气处理　如进行烟气脱硫，目前主要用石灰法，可以除去烟气中 85% ~ 90% 的二氧化硫气体，但设备较昂贵，如火力发电厂烟气脱硫装置的费用，约占电厂总投资的 25% 之多，成为治理酸雨的主要困难之一。

3. 开发新能源　如太阳能、风能、核能、可燃冰等，希望这些新技术早日成熟，彻底解决二氧化硫污染问题。

（赵金垣）

思考题

1. 请简述急性二氧化硫中毒的诊断治疗要点。
2. 请归纳二氧化硫的主要来源及其治理要点。

推荐阅读的参考文献

1. 易峰，费淑桂，袁旭光，等. 急性二氧化硫中毒 158 例临床救治体会. 中国急救医学，2010，30（11）：1046-1047.
2. 张利远，李政，陈静，等. 大批量二氧化硫中毒临床救治分析. 中国急救复苏与灾害医学杂志，2015（2）：134-135.

九、失火烟雾

随着国民经济发展和生活水平提高，城市规模不断扩大，处处高楼林立，轨道交通发达，由于建筑材料、办公用品、电器设备、室内装饰、电线电缆、变电设施等均广泛使用高分子化合物，而这些材料均是可燃物质，使发生火灾的危险性大为增高，燃烧产生的烟雾成分也更为复杂，致使其危害性明显增大，使失火烟雾（fire smoke）成为现代社会又一突出的化学危害。

【理化性质】

失火烟雾是指可燃物在燃烧反应中生成的气态、液态、固态物质与空气的混合物，由于各种新型有机合成材料的广泛使用，特别是含氯、氮、氟的合成树脂（塑料）、合成纤维等聚合材料，使烟雾的成分更为复杂，有毒成分更多，除窒息性、刺激性气体外，尚有不少具有明显全身毒性的物质。

不同物质燃烧时产生的成分各不相同；即使是同一种物质，随燃烧温度、压力、助燃剂的数量，以及燃烧时氧供情况不同，所产生的烟雾成分也不相同（表 5-3-2）。以用作电缆外皮的聚氯乙烯（polyvinyl chloride，PVC）塑料为例，其在 225 ~ 475℃ 时不燃烧，但可热解出氯化氢（HCl）、一氧化碳（CO）、二氧化碳（CO_2）、苯及氯乙烯单体；600℃ 以上燃烧时尚可产生少量的光气（$COCl_2$）和氯气（Cl_2）。又如，聚氨酯塑料（polyurethane plastic）在 300℃ 以下已有 50% ~ 90% 热解，850℃ 时几乎完全热解，并在有氧条件下生成氰化氢（HCN）；脲醛树脂（ureoformaldehyde resin）在 176℃ 下 30 分钟就开始释放甲醛，200℃ 释放出 CO、CO_2、HCN、氨和乙醛等热解产物；聚四氟乙烯（polytetrafluoroethylene，teflon）在 420℃ 以上产生四氟乙烯、六氟丙烯、八氟异丁烯，500 ~ 600℃ 以上则可产生大量具有强烈刺激性的物质氟光气（fluorophosgene）。常见燃烧物的主要燃烧产物见表 5-3-2。

【接触机会】

易燃易爆物如硝酸铵、TNT 炸药等在生产、

表 5-3-2 常见燃烧物的用途和主要燃烧产物

燃烧物	用　途	主要燃烧产物
木材	建筑材料、家具等	CO、CO_2、氢气、甲烷、醋酸、乙醇、焦油、醛类、酮类
纺织物	日用、装饰等	CO、氰化氢、氮氧化物、醛及酮类
毛、棉	日用、装饰等	CO、CO_2、氰化氢、硫化氢苯、甲苯、二硫化碳、碳酰
聚氯乙烯	软质的用于日用品、电线绝缘护套、塑料皮箱面、农用地面薄膜等；硬质的用于板材、瓦楞板、耐酸管道等。	氯化氢、光气、CO、CO_2、苯、甲苯、氯、乙烯、甲烷
聚苯乙烯	文具、日用品，食品包装材料	苯乙烯
聚氨基甲酸酯	室内装潢、防震、消音、包装、服装、纺织品	一氧化碳、氰化氢
三聚氰酰胺	黏合剂、日用品、合成树脂、塑料的原料	氰化氢、CO、CO_2、氮氧化物
ABS 树脂	衣架、脸盆、电视机、收录机、计算机外壳等日用品和工业品	丙烯腈、氰化氢（？）
聚酰胺树脂（尼龙）	地毯、建筑材料、固化剂等	氨、CO、CO_2、氰化氢（？）
聚丙烯腈树脂（腈纶）	合成纤维、合成橡胶、工程塑料等	氰化氢、丙烯醛
酚醛树脂	木质胶合板、黏合剂、阻燃材料、仪器外壳、电器开关、机械零件	酚、甲醛、氨、CO
脲醛树脂	装饰品、日用品、涂料、人造板的黏合剂、隔音及保温装饰材料	甲醛、乙醛、氨、CO、氰化氢
含氟塑料	防腐蚀涂料、高强度电缆及飞机零件、火箭材料	氟化氢、氟光气、六氟丙烯、八氟异丁烯、CO

使用和贮存中因违反操作规程或意外事故，可能因爆炸、失火有机会接触到燃烧烟雾；现代建筑物、交通器材、电器及通信设备等一旦发生火灾，现场人员或消防人员除面临高温、建筑物倒塌威胁外，连同周围居民都有机会接触到含有各种有害物质的失火烟雾。

地震、火山爆发、恐怖活动、战争等情况均有可能引发火灾，引起失火烟雾中毒。

【毒性机制】

无论明燃或闷烧，火灾都会产生大量的烟气，烟的主要组成成分是燃烧产生的有毒气相产物、微小的固体微粒 / 液滴和掺混进来的空气，其气相产物主要是一些窒息性气体（CO、CO_2、HCN、NO 等）和刺激性气体（NOx、HCl、光气、醛类、酮类、酚类、有机氟等），主要影响人的神经系统、呼吸系统；固体颗粒物可吸附有毒气体进入肺部，本身即具有特殊毒性，可引起各种损伤。现代失火烟雾成分更为复杂，本文将重点介绍其产生的主要毒理学问题。

（一）窒息性气体

主要有 CO、CO_2、HCN、NO 等。任何含碳物质的燃烧都可能生成 CO 和 CO_2，CO 是公认的造成火灾中中毒死亡的最主要的有毒气体。Lankovic 等（1991）对 22 场火灾的调研发现，约 10% 消防员个体采样器中 CO 浓度超过 1500/100 万，已达到短时间接触即对生命具有危险的浓度。CO_2 为单纯窒息性气体，本身毒性低，低浓度时对呼吸中枢有兴奋作用，高浓度时起抑制作用，更高浓度时还有麻醉作用，并可引起高碳酸血症（hypercarbia）。

烟雾中毒性最大的 HCN 可由天然物丝绸、羊毛，以及含有氰基（-CN）的聚合物如聚丙烯腈（polyacrylonitrile），或氮的聚合物如氨基甲酸乙酯（urethane）、聚氨酯（床垫用）等在燃烧中生成，浓度为 150 mg/m^3 的 HCN 即可立即使人致死。50% 以上的现代住宅火灾中都会涉及 HCN 中毒；储有电视机、计算机、收录机的仓库或商场起火时，上述物质的重要原料 ABS 树脂（由丙烯腈、丁二烯、苯乙烯聚合而成），在热解时可生成大量丙烯腈和氰化物，毒性远大于 CO。在美国 43 次飞机失事火灾中死亡的 73 人血液中，都检测到 COHb（≥ 10%）和 CN$^-$（≥ 0.25 µg/ml）；而非火灾死亡者两种毒物均未达到上述浓度；该调查还发现，火灾烟雾中的 CO 和 HCN 在毒性效应上具有累加作用，同时接触非致死浓度的 CO 和 HCN 可产生致死效应；动物实验亦表明，当血中 CO 浓度升高时，实验动物氰化物的 LD$_{50}$ 降低。氰化物中毒时的实验室检查可见血 pH 降低、血浆乳酸浓度升高、静脉血氧分压升高、动静脉血氧分压差减少至 1%（正常为 4% ~ 5%）；血浆乳酸浓度升高是由于 CN$^-$ 抑制了氧化磷酸化，使组织有氧代谢转化为无氧代谢的结果，在血中 CN$^-$ 水平较低时即可发生，对判断火灾中是否存在 HCN 中毒有一定参考意义。

（二）刺激性气体

主要有 HCl、氯气、光气、丙烯醛、氮氧化物、氟等。聚氯乙烯（PVC）是最主要的塑料产品之一，由于加入了氯，不仅使其用途更为多样而且有阻燃作用，但缺点是一旦发生火灾，可能放出毒性气体；它广泛用于制造电缆皮、PVC 管材、板材，以及透明薄膜、人造革服装、皮箱等。电缆如遇失火，局部瞬间温度可达 1000℃ 以上，可使 PVC 外壳和塑料绝缘层阴燃，并散发出各种有害物质，如 HCl、CO（如 1 kg PVC 加热到 300℃ 可释放 12.9g HCl 和 4.9 g CO）；此外还会产生 CO$_2$、HCN、氯气、光气、苯、甲苯、氯乙烯、丙烯醛、氮氧化物、氟化物等多达 70 余种，电缆失火如发生在相对密闭、通风条件较差的环境如地下交通（地铁）站，则危害尤大。HCl 气体易溶于水，生成氢氯酸（盐酸），对皮肤、黏膜和眼具有强烈的刺激和烧灼作用，因此，比 CO 毒性更强且致伤作用更快。HCN 的毒性更强于 HCl；丙烯醛对呼吸系统也有很强的刺激性，约半数的住宅火灾中，丙烯醛可达到危害水平。需要注意的是，PVC 塑料失火烟雾吸入尚可导致早发性肺间质纤维化（premature pulmonary interstitial fibrosis），是否与其成分中含有有机氟成分，值得深入探讨。

火灾中含氟塑料裂解时可产生多种含氟化合物，如聚四氟乙烯，其加热到 400℃ 以上可产生氟化氢和氟光气；而卤氟烃类受热时则可产生氯气、氟化氢、氟光气和氯气，都有强烈的呼吸道刺激作用，可引起肺损伤及早发性肺间质纤维化；热裂解产生的混合物中的细小微粒还可引起聚合物烟热（polymer fume fever）。

各种窒息性气体、刺激性气体之间存在十分复杂的相互作用，如 CO$_2$ 和 CO 之间有协同效应，一般火灾中 CO$_2$ 浓度为 5%，却可使 CO 毒性增加 50%；HCN 与 CO 毒性则有叠加作用；而 NO$_2$ 由于可使血红蛋白转化为高铁血红蛋白，故与 HCN 间似存在拮抗作用。

（三）烟尘微粒（fume particle）

火灾中可生成大量表面吸附有燃烧产物的烟尘微粒，消防人员呼吸带个人采样检测结果表明，火灾时总微粒的中位数为 21.5 mg/m^3，其中约 15% 的样品微粒超过了 100 mg/m^3。塑料燃烧时可生成较其他可燃物高 2.2 倍的燃烧热及较一般建筑材料高 11 ~ 14 倍的烟雾。烟雾中悬浮的烟尘颗粒具有遮光作用，使火灾中被困人员难以寻找逃生方向，产生心理恐惧；烟尘气溶胶颗粒还有吸附、运载毒气的作用，如 PVC 燃烧产生的碳微粒表面除被覆有机酸、醛类物质外，还吸附有 HCl、氯、CO 等成分；20% ~ 40% 直径为 0.1 ~ 2.5 µm 的烟尘颗粒可进入肺泡囊，如以 18 L/min 的呼吸率吸入 1 小时，将会有 0.7 g 的烟尘携带着与之疏松结合的 HCl 进入肺内，造成肺损害。

（四）缺氧

火灾可造成现场氧气的耗竭，尤其是通风不良环境，可对人体产生缺氧性损伤。空气中氧含量从正常的 20.9% 左右降低至 15% 时，人体肌肉活力即有下降；氧含量降低到 10% ~ 14% 时，则出现明显失能效应，如四肢无力、智力混乱、辨别方向困难等，可严重影响人的逃生能力；当降低至 7% 以下时，即可因缺氧而发生窒息。缺氧与火灾中各种有害气体的毒性更有相加和增效作用，但也有人认为在高浓度 CO_2 存在时，致死原因不是缺氧，而是 CO_2。

（五）热力伤害

指火焰的热力或烟雾引起的呼吸道烧伤，20 世纪 70 年代前称为"呼吸道烧伤"，后来的实验研究发现烟雾的损伤远重于热力，故改名为"吸入性损伤"，其病死率高达 50% ~ 80%，成为火灾中幸存者的主要死亡原因。可燃物阴燃时产生的热量不很高，热力造成的损伤较轻，但明火或其产生的灼热气流则可造成皮肤、气道的灼伤；研究显示，烟雾在 65℃ 时，尚可短时耐受，120℃ 时吸入 15 分钟即可产生不可恢复的损伤。烟雾中含有的强氧化性物质，吸入后经呼吸爆发途径产生大量自由基引起的氧化性损伤，被认为是吸入性肺损伤的重要发病机制。研究证实，烟雾中的醛类、丙烯醛和多环芳烃都是强氧化剂，能触发氧化还原途径，吸入后可刺激肺上皮细胞、巨噬细胞、诱导一氧化氮（nitric oxide，NO）生成增加，后者强有力的血管扩张作用更使支气管血流量增加、毛细血管通透性增加，加剧肺水肿形成和胶原蛋白渗出增加，构成后期肺纤维化的病理学基础；NO 尚能减弱缺血区血管的缺氧性收缩反应（loss of hypoxic pulmonary vasoconstriction，HPV），导致 V/Q 比例失调，进一步恶化肺内氧合作用；堆积的 NO 还可与细胞超氧化物结合形成一种强氧化剂过氧亚硝酸盐（peroxynitrite，$ONOO^-$），此过程会消耗大量能量造成细胞能量耗竭、死亡，该产物尚可直接损伤核酸、蛋白质、脂质等大分子，引起 DNA 损伤和细胞凋亡，并通过 NF-κB 信号转导通路和炎症过程参与吸入性损伤发病过程。还有研究发现，细胞凋亡机制也介入了烟雾吸入性肺损伤机制。

（六）其他损伤

某些氟烷烃、卤氟烷烃能提高心肌对肾上腺素或去甲肾上腺素的感受性，使心肌应激性增高，易诱发心律失常，甚至心搏骤停；还能兴奋迷走神经，抑制心脏传导系统。除缺氧、窒息及刺激物外，火灾烟雾中还可测到金属铬、砷，以及多种挥发性有机化合物，对人体也会造成不同程度的伤害。

【临床表现】

1. 神经系统症状　主要由缺氧窒息引起。烟雾中窒息性气体的浓度、接触时间等不同，临床表现亦有差异：轻者仅有头痛、头晕、恶心、呕吐、心悸、四肢无力、短暂性晕厥；重者可引起窒息、抽搐、昏迷等症状，甚至导致死亡。

除缺氧、中毒外，火灾本身给人带来的紧张、恐惧、惊吓等心理损伤也不可忽视，重者甚至不能理智地采取紧急避难和逃生措施，导致严重后果。

2. 呼吸系统症状　主要由刺激性气体所致，可引起支气管炎、哮喘等，甚至化学性肺炎、肺间质性或肺泡性肺水肿；患者可出现流泪、咽痛、胸痛、气短、咳嗽、心悸、泡沫痰、血性痰、呼吸困难、发绀等症状，严重者可进展为 ARDS，甚至造成死亡。接触 PVC、含氟塑料失火烟雾者，还会发生肺间质纤维化，损害肺换气功能。

3. 心血管系统症状　可有胸闷、心悸、头晕、乏力等症状，伴有心肌酶水平增高及心电图异常，包括 ST-T 波改变、各种心律失常等。还有研究显示，消防人员中心脏病和猝死的发生率较高，推测可能与缺氧、刺激性烟雾吸入、血中碳氧血红蛋白增高，以及职业性紧张等因素有关。

4. 其他　烟雾中生成的丙烯醛、甲醛、酚类对皮肤有刺激和致敏作用，可引起皮肤红斑、丘疹等皮肤损害。部分救火人员出现低热、腹胀、食欲减退，接触含氟塑料烟雾者尚可出现聚合物烟热等表现。

【诊断与鉴别诊断】

目前我国尚无统一的诊断标准，主要根据失火烟雾吸入史、临床表现和有关检查进行综合分析，明确受损系统的性质和严重程度，分析临床表现与所接触失火烟雾间的相互关系，并判断是烟雾的直接危害，还是因其诱发而使基础疾病加重，在认真鉴别的基础上，做出诊断。具体器官系统损伤的诊断与分级可参考《职业性急性化学物中毒性神经系统疾病诊断标准》（GBZ 76）、《职业性急性化学物中毒性心血管系统疾病诊断标准》（GBZ 74）及《职业性急性化学物中毒性呼吸系统疾病诊断标准》（GBZ 73）等有关诊断标准。

实验室检查有时对本病的诊断和鉴别诊断有所帮助。如：

（1）与毒物及其代谢产物有关的检测：如疑有 CO 存在时，可进行血中碳氧血红蛋白检测；疑有含氰烟雾接触时，可进行血浆氰离子浓度或全血氰离子、血浆或尿液硫氰酸盐等检测；疑有过量 CO_2 吸入时，可行血气分析；疑有氟化物接触时，可检测尿中氟含量等。

（2）生化检测：有助于判定器官损伤及其程度，如心肌酶检测可判断有无心肌受损；血浆乳酸浓度检测有助于协助判断有无氰化物中毒等。

（3）心电图检查：可以实时检测心肌损伤状况及其具体表现，有助于指导临床治疗处理。

（4）肺通气功能检测及血气分析：经常接触失火烟雾的消防人员可能发生气道反应性增高，提示肺通气功能有进一步降低的危险；火灾常伴有 HCN 生成，此时 pH 降低、血浆乳酸浓度升高、静脉血氧分压升高、动静脉血氧分压差减低（正常为 4%～5%）；接触 PVC、含氟塑料失火烟雾，还会导致早发性肺间质纤维化，肺通气功能、弥散功能下降。

（5）X 线胸片、胸部 CT 检查：有助于发现失火烟雾造成的肺损伤、肺间质性病变，及时治疗处理，对改善预后有重要意义。

【治疗】

治疗原则可参阅本书第二章及本节"概述"有关内容，具体治疗环节如：

1．迅速脱离火灾现场，对危重者给予紧急救治，维持生命体征；眼部、皮肤污染者给予充分清洗；有较明显失火烟雾吸入者，进行医学监护至少 24 小时，静卧保暖，避免体力活动及情绪激动，必要时给镇静药物及止咳祛痰剂，但应避免使用肾上腺类药物。

2．早期投用抗氧化剂，及时清除自由基，减轻或抑制失火烟雾中有毒成分导致的脂质过氧化损伤，常用药物如 N- 乙酰半胱氨酸（N-broncholysin）、还原型谷胱甘肽（reduced glutathione，GSH）、SOD、维生素 E、维生素 C、β- 胡萝卜素、糖皮质激素等。近年发现乌司他丁（ulinastatin，UIT）具有抑制多种炎症因子和介质、消除氧自由基的功能，可以选用。

3．呼吸道刺激症状明显者可给予雾化吸入支气管扩张剂、去泡沫剂、糖皮质激素；出现肺水肿后，可给予肾上腺素血管转化酶抑制剂（ACEI）、丹参、川芎嗪等改善微循环类药物。剧烈咳嗽者给予口服可待因或地西泮（安定）以缓解症状；气道分泌物过多者，纤维支气管镜有助于及时去除分泌物及坏死脱落的黏膜，保持呼吸道通畅，减少肺不张的发生，并可通过定时气道冲洗和肺泡灌洗，降低肺部感染；呼吸抑制者可立即皮下注射呼吸兴奋剂，保持呼吸道通畅，积极改善缺氧。

4．窒息性气体中毒突出者，需注意维持呼吸道通畅，给予面罩给氧、机械通气治疗；辅酶 A、细胞色素 C、胞磷胆碱等有改善脑细胞代谢作用；伴颅内压增高者，可给予甘露醇、低分子右旋糖酐等。火灾中常存在 HCN 和 CO 复合中毒可能，应谨慎使用亚硝酸钠、4-DMAP 等高铁血红蛋白形成剂，以免加重缺氧，不妨试用羟钴胺素（hydroxycobalamin，Vit B_{12}a），它是近年国外推崇的新解毒药，为维生素 B_{12} 的一种，与 CN^- 结合速度快，作用强，生成无毒的氰羟钴胺素（Vit B_{12}），快速降低血浆乳酸浓度及血 CN^- 浓度，且较安全；首剂为

5 ~ 15 g，缓慢静脉滴注或静脉推注（> 30 分钟），必要时可隔 30 分钟重复使用。依地酸二钴（cobalt edetate）为欧洲的军用抗氰急救药，对濒死中毒者效果很好，但轻、中度中毒者常会突显钴的毒副作用。动物实验发现，二羟丙酮（dihydroxyacetone）为细胞糖酵解过程的中间代谢产物，可代替亚硝酸盐－硫代硫酸钠疗法发挥良好抗氰效果，建议在一氧化碳和氰化物混合烟气中毒时使用。

5．对症治疗，如维持水、电解质和酸碱平衡，抗生素治疗，合理营养等，并注意防止并发症，保护重要脏器功能。

【预防】

预防原则可参阅本书第二章及本节"概述"有关内容，具体环节如：

1．加强防火和消防知识宣教，尤其注意普及在火灾中自救和救人知识，如用湿毛巾捂住口鼻，尽速撤离火灾现场；采取低姿行走或匍匐爬行，尽量避免大声呼喊以减少烟雾吸入等。

2．加强对化学易燃品、消防用品的管理，注意电气设备及时检查和维修。

3．强调消防人员和救援人员合理使用防毒口罩和防毒面具，即使在大火熄灭后由于余烟仍有危害，应应继续使用面罩。

4．所有失火烟雾接触者应进行血碳氧血红蛋白、血清氰离子、尿氟水平检测及血气分析、X 线胸片检查等，必要时应留医院进行医学观察。

（徐希娴　赵金垣）

案例介绍

患者，女性，42 岁。于 1990 年 2 月 16 日上午值班时突然发现地下变电柜失火，引发周围 PVC 电缆阴燃，遂奔跑呼救，并随同其他值班人员至地下室进行灭火。现场烟雾较多，患者感有头晕、胸闷、气憋及呛咳，20 分钟后晕倒，俯卧至地面后清醒，急送医院急诊，经吸氧及对症治疗后自觉好转，即回家休息，但不久后仍感胸闷，夜间气憋加重，并出现心悸、腹胀等，遂入我院治疗。既往体健。入院查体：咽部充血，左下肺细小湿性啰音及吸气末哮鸣音；血气分析示 pH 7.31，PaO_2 85 mmHg，$PaCO_2$ 38 mmHg；心电图示 T 波低平；肺功能示轻度阻塞性通气功能障碍，小气道功能降低；X 线胸片示左下肺纹理稍重。2 个月后复查见左下肺纹理较前增多、密集；再作胸部 CT 检查示两肺有轻度间质增生、左下肺纤维化；1 年后 CT 复查示左下肺纤维化合并支气管扩张。

点评：本例接触的是以 PVC 为外壳的电缆失火烟雾，实验研究证实可产生 CO、CO_2、HCN、HCl、Cl_2、光气、苯、甲苯、氯乙烯、丙烯醛、氮氧化物、氟化物等化合物，多达 70 余种；临床可引起缺氧和呼吸道刺激症状，并诱发肺间质增生及纤维化改变。鉴于现代建筑失火烟雾成分复杂，其对人体的影响也远较单纯刺激性或窒息性气体复杂，应引起重视，并开展深入研究。

思考题

1．什么是"失火烟雾"？其中主要含有哪些危害因素？其主要毒性机制有哪些？

2．试述失火烟雾中毒的临床表现及治疗要点。

推荐阅读的参考文献

1．史志澄，徐希娴．急性高压电缆线失火烟雾吸入中毒的临床观察．职业卫生与应急救援，1997，15（3）：121-123.

2．Zhu F, Qiu X, Wang J, et al. A rat model of smoke inhalation injury. Inhal Toxicol, 2012, 24（6）：356-364.

3．申坤灵，樊毫军，丁辉．氧化应激与烟雾吸入性肺损伤. 新乡医学院学报，2014，31（6）：492-495.

4. 牛大伟，崔正军，苏映军，等. 小鼠烟雾吸入伤后肺组织中 IKK/NF-κB 表达的变化及意义. 现代生物医学进展，2013，13（25）：4843-4846.

5. Murakami K，Traber DL．Pathophysiological basis of smoke inhalation injury．Physiology，2003，18（3）：125-129.

第四节　窒息性气体

一、概述

人体一分钟也不能停止呼吸，机体必须从吸入气体中不断获取氧气，并借助细胞内各种呼吸酶的作用，将从食物中摄取的糖、蛋白质、脂肪等养料转化为能量，以维持机体的生命活动。氧气的供给、摄取、运输和利用过程中任何一个环节发生障碍，都能引起机体缺氧（pypoxia）或称窒息（asphyxia）。所谓窒息性气体（asphyxiating gases，blackdamp）则是指那些以气态形式侵入机体而直接妨碍氧的供给、摄取、运输和利用，从而造成机体缺氧的毒物。

窒息性气体中毒一直是困扰全球的普遍问题，其最具代表性的化合物是一氧化碳（CO）、氰化氢（HCN）和硫化氢（H_2S）。CO 中毒和死亡人数在全球急性中毒中迄今仍高居首位，有 10% ~ 40% 急性 CO 中毒患者经数日到数周的"假愈期"后，还可能发生迟发性脑病（delayed encephalopathy，DEP），病程长，且治疗困难，

给社会带来很大负担；而中毒病死率则以 H_2S 为最高，我国近年的统计资料表明，其平均病死率可达 46%，由此亦可看出窒息性气体中毒在临床医学中的重要地位。

【分类】

根据窒息性气体的毒性作用机制，可大致分为三类（图 5-4-1）：

（一）单纯窒息性气体

主要指本身毒性很低或惰性的气体，当它们在空气中大量存在时，会明显降低氧气的相对含量，使机体难以从吸入气中得到足够的氧气供应，导致缺氧性窒息，而并非真正"中毒"。正常情况下（760 mmHg，1 mmHg = 0.1133 kPa）空气中氧含量约 20.96%，低于 16% 即可引起机体缺氧，一旦低于 10% 时可很快引起昏迷甚至死亡。属于这一类的气体有氮气、甲烷、乙烷、乙烯等惰性气体和水蒸气等。

（二）血液窒息性气体

血液以化学结合方式携带、运输氧气，此

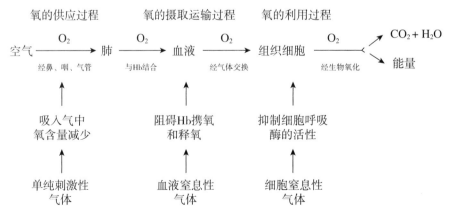

图 5-4-1　窒息性气体主要作用环节示意图

类气体可以阻碍血液（血红蛋白）与氧气的化学结合，并阻碍它向组织细胞释放携带的氧气，从而导致组织供氧障碍，引起窒息，故此类毒物被称为"血液窒息性气体"，也称为"化学窒息性气体"。常见的有一氧化碳、一氧化氮，以及苯胺、硝基苯等苯的氨基或硝基化合物蒸气等。

（三）细胞窒息性气体

主要指通过抑制细胞呼吸酶活性，而阻碍细胞利用氧进行生物氧化的有害气体；此种缺氧是一种"细胞窒息"，也称"内窒息"，因血氧并无明显降低。属于这一类的毒物主要为氰化物和硫化氢。

【毒性机制】

不同类别的窒息性气体的毒性机制也有所不同，在上述的分类原则中已有简要介绍，细致环节拟结合具体毒物在各有关部分详述。但不论哪类窒息性气体，其最终致病环节都是引起机体缺氧。

脑是机体耗氧量最大的组织，尽管重量只占体重的 2% ~ 3%，但耗氧量可占全身总耗氧量的 20% ~ 25%，对缺氧最为敏感，故窒息性气体中毒最突出的临床表现也是脑缺氧（cerebral anoxia）表现。研究表明，大部分神经细胞在缺氧时只发生功能性障碍，经适当治疗处理，多能恢复；若供氧受到进一步限制，损伤则变为不可恢复，甚至造成细胞死亡。此种进一步供氧受限主要由缺氧所引发的种种恶果引起，最严重的恶果是脑水肿（cerebral edema）。因缺氧可反射性引起脑血管扩张，导致脑肿胀（cerebral swelling），血管内液体进入细胞外间隙，还会造成细胞间隙水肿（intersttitial edema），影响脑白质功能；缺氧可引起脑细胞 ATP 生成障碍、离子泵不能运转、细胞内水钠潴留，导致脑细胞水肿（cellular edema）；此外，脑内血管内皮细胞亦可因缺氧而发生明显肿胀，可造成局部血管阻塞，这些病理变化均可进一步减少脑组织的血液灌流量而加重组织缺氧。

近年的研究还从分子层面进一步阐明缺氧对机体的严重危害，危害之一是，缺氧可使需要 ATP 供能的钙泵停止运转，使脑细胞内滞留大量 Ca^{2+}；缺氧还同时诱使机体转入无氧代谢，全身乳酸水平增加，细胞内 H 离子浓度上升，相继激活 H^+-Na^+ 交换和 Na^+-Ca^{2+} 交换机制，加重细胞内钙超载（cellular calcium overload）。过高浓度 Ca^{2+} 可激活磷酸酯酶 A2（phosphatase A2），引起膜磷脂分解，生成大量花生四烯酸，导致脑内血栓素（thromboxane）、白三烯（leukotriene）等物质过量生成，引起局部血管收缩、广泛性微血栓形成，进一步加重局部缺血、缺氧。危害之二是细胞内钙超载可诱使黄嘌呤脱氢酶（xanthine dehydrogenase）变构为黄嘌呤氧化酶（xanthine oxidase），使体内的嘌呤代谢过程产生大量氧自由基（oxygen radicals），引起脂质过氧化反应（lipid peroxidation），损伤细胞膜成分。

研究还显示，脑缺氧时，由于血液中大量水分由血中进入血管外间隙及脑细胞内，脑循环血液常呈浓缩状态，血液黏滞度增加，血流淤滞；缺氧导致的血管内皮损伤还会诱发微血栓形成，进一步加重脑循环障碍。由于长期以来临床对脑水肿的治疗原则多是"脱水"，上述研究结果将可能使脑水肿的经典治疗原则发生重大变革，"脱水治疗（dehydration therapy）"因有悖于缺氧性脑水肿的病理生理学变化而将在实践中被重新检验。

长期接触窒息性气体的危害或急性中毒后的远期影响目前仍无定论，但脑组织慢性缺血引起的脑白质损伤及其不良后果已在临床屡屡呈现，且日见突出，值得今后密切关注。

【诊断要点】

（一）临床特点

急性窒息性气体中毒最主要的临床特点为全身缺氧表现，尤其以脑缺氧症状最为突出，故临床多根据脑缺氧程度进行严重度分级：如轻度缺氧时表现为注意力不集中、智力减退、定向力障碍等；随缺氧加重，可出现烦躁不安、头痛、头晕、乏力、耳鸣、呕吐、嗜睡甚至昏迷，并可引出病理反射；惊厥或抽搐则提示出现较严重的脑缺氧后果——脑水肿

（cerebral edema），亦即神经细胞和脑白质（神经纤维）损伤。但由于全身中毒反应的干扰，单从临床症状有时很难确定是否有脑水肿存在，但瞳孔变化（缩小、散大或双侧不等大）、呼吸浅慢而不规则或出现叹息样呼吸、脉搏减慢、血压升高等表现则具有提示作用。视盘水肿（papilledema）为颅内压升高的可靠体征，但缺氧性脑水肿由于并非以细胞外水肿为主，故在脑水肿早期视神经水肿常不明显，不可因此而排除脑水肿的可能。电子计算机 X 线断层扫描（computed tomography，CT）及磁共振成像（magnetic resonance imaging，MRI），尤其是后者，有助于早期检出脑水肿，是临床诊断的有力工具。

慢性接触窒息性气体可能造成机体尤其是脑组织长期缺氧，除可引起脑细胞功能障碍外，由于脑实质的血液供应远较脑皮质和其他实质器官为差，不能排除也可发生慢性损伤，值得今后深入研究。

（二）诊断要点

一般原则可参阅本书第二章第二节"职业病的诊断"中的有关内容；就窒息性气体中毒而言，下列两点对诊断具有重要提示意义，值得注意：

1. 明确患者有窒息性气体接触史 此点对于突如其来的昏迷患者，明确其有无窒息性气体接触史对早期诊断尤具重要价值，除工业性中毒外，还要特别注意某些特殊情况，以避免误诊。

首先须注意，任何能造成吸入气中氧含量下降的环境，均可能引起缺氧性窒息，如枯井、储菜窖、谷仓、通风不良的矿井或地下坑道、密闭船舱等；还须牢记"凡含碳物质的不完全燃烧均可产生 CO"，故发生于存在明火或有内燃机工作的通风不良空间的患者，应高度警惕急性 CO 中毒的可能，如冬季火炕取暖或烧水洗浴时，汽车、内燃机船舶、坦克车行进时，以及家禽孵育房、各种建筑材料焙烧窑、小矿井采掘爆破、土法烧制木炭等，均可产生大量 CO。此外，除石油钻探与炼制、矿石冶炼和含

硫化合物生产制造易发生 H_2S 中毒外，任何有机物的处理、发酵、腐败过程，均有产生大量 H_2S 的可能，如皮革脱毛、鞣制，制糖和造纸业的原料浸渍，鱼露、咸菜腌渍，清理粪池、阴沟、垃圾等。

2. 根据毒性机制对临床症状进行综合分析

各种窒息性气体由于致病机制不同，可结合具体毒性分析某些实验室指标，以获得一些具有鉴别意义的线索。如单纯窒息性气体主要引起缺氧性窒息，故临床可见缺氧的各种典型的生理生化改变，如动脉血氧分压（PaO_2）和血氧饱和度（SaO_2）明显下降、乳酸性酸中毒等；但由于这些改变缺乏特异性，故诊断还需依靠有害物质接触史，并需注意排除其他病因才能确定。此外，单纯窒息性气体常会合并其他病因，而使病情复杂化，如枯井、储菜窖、谷仓等环境中，由于存在植物呼吸过程，故除消耗氧气外，尚会释出二氧化碳（CO_2），可使机体在缺氧的同时，亦发生 CO_2 中毒，若及时进行血气分析，可见动脉血二氧化碳分压（$PaCO_2$）明显上升，以及类似呼吸性酸中毒的各种生理生化表现，且更严重。又如矿井采掘爆破时，若未及时通风即进入现场工作，则除缺氧外，尚存在 CO、CO_2、氮氧化物等多种病因，应予冷静分析。

（1）CO 属血液窒息性气体，故中毒后 PaO_2 变化不大，但因碳氧血红蛋白不能携带氧气，故 SaO_2 明显下降亦具重要提示意义。其诊断的确证是血中检出大量碳氧血红蛋白（carboxyhemoglobin，HbCO），且与中毒严重程度密切相关，如 HbCO > 30% 即可引起较严重的中毒，HbCO > 50% 可引起昏迷。需注意的是，检测必须及时，在未予吸氧的情况下，中毒后 4 小时内取血的检测结果最具可信性，吸氧时应在 10 分钟内取血方具临床价值，否则易出现假阴性结果。中毒后迅速死亡的患者，其血中 HbCO 水平常保持不变，可作为法医鉴定的可靠指标。

（2）H_2S 是细胞窒息性气体，其临床特点是：患者呼出气和衣物具有特殊蒜臭味；其毒性十

分迅速，严重者吸入一口即可致呼吸停止甚至猝死；中毒后如无呼吸抑制发生，其 PaO_2 和 SaO_2 可无明显异常；由于细胞生物氧化过程受阻，动静脉血氧分压差亦见缩小；此外，尚可见血中硫化血红蛋白（sulfhemoglobin）增高，血、尿中硫酸盐含量增加等，对诊断均有提示作用。

【治疗要点】

窒息性气体中毒的基本治疗原则与一般职业病相同，可参见本书第二章第三节"职业病的治疗"中的有关内容。窒息性气体中毒无特殊解毒剂，在具体处理上除需尽速脱离毒物的继续接触外，关键是脑水肿及其他缺氧性损伤的防治，其要点是：

1. 切断脑水肿进展的关键环节　可给予适度低温冬眠、大剂量糖皮质激素、ATP、能量合剂、促进脑代谢药物（吡拉西坦、吡硫醇、胞磷胆碱、肌苷）等。鉴于脑缺氧时脑内血液浓缩、血黏滞度增加、血流淤滞等病理生理异常，目前多主张依据液体出入量合理脱水，且边脱水边缓慢输液，维持出入大致平衡即可，而非如以往那样，一味强调液体负平衡。

2. 合理氧疗　导致机体缺氧是所有窒息性气体的最终致病环节，而对缺氧最为敏感的脑组织并无任何氧储备，所有氧需求均来自持续不断的血循供应；完全停止供血供氧 4 分钟，即可使脑细胞产生不可逆性损伤甚至死亡。因此，尽快提高血氧张力，改善缺氧状态是治疗窒息性气体中毒的关键所在，除鼻塞、面罩、活瓣气囊加压、机械呼吸器、高频正压通气、氧帐等方式外，有条件时可尽早投用高压氧治疗。需要注意的是，窒息性气体在体内并无蓄积性，停止接触后可很快从体内排出或被代谢，故其所造成的机体缺氧状态多较短暂，因此，中毒早期积极氧疗，尽速纠正低氧血症，阻滞缺氧引发的病理过程，无疑是合理的；但在终止窒息性气体接触 2～3 天后，仍持续进行氧疗，尤其是持续给予高浓度、高张力氧，则显依据不足，"弊大于利"，因此时窒息性气体导致的缺氧已渐消失，而持续给予高浓度氧产生

的氧化损伤作用将会彰显无遗。目前多主张高浓度或高张力给氧不应超过 5 天，而后可不给氧或仅给低浓度（< 60%）氧。

3. 克服脑内微循环障碍　具体办法如：

（1）维持充足的灌注压，关键是维持正常血容量和投用扩血管药物，防治低血压。

（2）投用低分子右旋糖酐，500 ml，每 4～6 小时重复，24 小时用量达 1000～1500 ml 即可。

（3）颈动脉直接快速灌注低温液体（生理盐水、脱水剂、低分子右旋糖酐等），达到降温、脱水、开通微循环的目的。

（4）纠正"颅内盗血"现象，因缺氧和代谢产物堆积可引起脑内局部小血管持续扩张、水分外渗、血循恶化，而使该部血液分流至缺氧影响较小处，此种分流又被称为"脑内盗血"。使用机械过度通气，使动脉血 CO_2 分压降低，引起脑内受缺氧影响尚不严重的小血管收缩，其血液向缺氧区灌注，有助于改善局部供血。

4. 清除活性氧　缺氧可以诱发大量活性氧（包括氧自由基）生成；治疗中的给氧措施使全身组织迅速恢复供氧，极易诱发"缺血再灌注（ischemic reperfusion）"效应，同样可产生大量自由基；而"过度"给氧治疗（如长时间给予高浓度氧或高张力氧），可迅速耗竭炎性细胞膜中的 β 胡萝卜素，激活膜上 Co Ⅱ 氧化酶，诱使其大量摄氧，引起"呼吸爆发"，产生大量氧自由基。可见窒息性气体中毒最重要的分子机制是诱使机体产生大量活性氧，引起脂质过氧化损伤，故以清除活性氧为主的抗氧化治疗，已成为近年窒息性气体中毒治疗进展的重要标志。常用自由基清除剂（free radical scavengers）如巴比妥类、维生素 E、维生素 C、CoQ_{10}、超氧化物歧化酶（superoxide dismutase，SOD）、氯丙嗪、异丙嗪、谷胱甘肽（glutathione）、糖皮质激素、依达拉奉等。需要指出的是，此项措施实质上并非真正的"治疗"，而是一种"早期干预"，旨在早期阻断窒息性气体的毒性进程，故使用务需尽早，晚期用药则失去使用价值，

常会"劳而无功"或"事倍功半"。糖皮质激素的应用是抗活性氧药物用药的典型——必须早期、足量方能奏效，且应用时间不可过长，一般不宜超过5～7天，否则有产生不良反应之虞。

5. 防治脑细胞钙超载 研究表明，缺氧可引起严重的细胞内钙超载，进一步危害机体，故早期防治细胞内超载已成为窒息性气体中毒治疗领域的又一重要进展。常用的钙通道阻滞剂（calciym channel blockers，CCB）有维拉帕米（verapamil）、尼莫地平（nimodipine）、利多氟嗪（lidoflazine）等；其应用原则与自由基清除剂相同，也需早期。

（赵金垣）

思考题

1. 总结窒息性气体的定义、分类及其主要毒性作用。

2. 窒息性气体的诊断和鉴别诊断要点有哪些？

3. 急性窒息性气体中毒的治疗要点有哪些？最需注意哪些问题？

推荐阅读的参考文献

1. 赵金垣. 应重视窒息性气体中毒的诊断、治疗和预防. 中华全科医师杂志，2005，4（11）：645-646.

2. 刘玉伟，赵金垣. 急性一氧化碳中毒与高压氧治疗. 工业卫生与职业病，2007，33（1）：60-64.

3. 张敏，李涛，王焕强，等. 1989—2003年全国窒息性气体重大急性职业中毒的特征. 中华劳动卫生职业病杂志，2006，24（12）：712-715.

4. 宋莉，李晓军. 急性窒息性气体中毒现场诊断与救援与救治. 中国职业医学，2011，38（6）：515-517.

二、一氧化碳

【理化性质】

一氧化碳（carbon monoxide，CO）分子量28.01，冰点 -207 ℃，熔点 -205.1 ℃，沸点 -191.5 ℃，相对密度0.967g/L，常温常压下为无色、无臭、无刺激性气体。微溶于水，易溶于氨水；易燃、易爆，与空气混合的爆炸极限为12.5%～74.2%。

【接触机会】

CO为最常见的窒息性气体，主要见于如下生产过程：

1. 煤气工业 最早多用煤、焦炭制取一氧化碳，故CO也称"煤气（coal gas）"；石油工业发展后，重油也成为制取煤气的主要原料，主要经干馏或气化工艺制取。因"煤气"中的CO含量至少在30%以上，故煤气生产过程中任何环节的疏漏均可引起CO中毒。

2. 化学工业 氮肥生产所需原料气多用煤或重油制备，其中含有大量CO；不少化合物使用CO为原料，如甲醇、丙烯酸、丙烯酸酯、光气、甲酸、草酸、甲酰胺等；CO在高温下与金属反应生成羰基金属以制备该种金属的高纯品，上述生产过程均可发生CO中毒。

3. 采矿工业 采掘爆破时可产生大量CO，如黑色炸药爆炸可生成3%～9% CO，TNT爆炸可生成50%～60% CO。

4. 冶金工业 使用煤或煤气进行冶炼、铸型和炼焦过程、羰基化法制取纯金属等均会有CO产生。

5. 交通运输业 以煤、汽油、柴油为燃料的车辆（坦克）、船舶（军舰）开动时，均有CO产生，如汽车尾气中CO含量可高达6%～14%。

除上述生产过程外，建筑材料（瓷器、玻璃）的焙烧窑（炉）、家禽孵育房、家庭土炕、家用炉灶，甚至枪炮射击，均有CO产生。总之，任何含碳物质的不完全燃烧均可产生CO，因此，需要高度警惕。

【毒性机制】

CO 主要经呼吸道侵入机体，透过肺泡迅速弥散入血，将近 90% 可与血红蛋白结合，生成碳氧血红蛋白（carboxyhemoglobin，HbCO）；肺泡内 CO 分压越高，血中 HbCO 饱和度越大，到达饱和的时间也愈短。如空气中 CO 浓度为 115 mg/m³ 时，接触 1 小时，血中 HbCO 仅为 3.6%；空气中 CO 浓度如达 10%，则接触 1 分钟可使 60% Hb 转化为 HbCO。另有 10% ~ 15% CO 在体内与含铁的蛋白质结合；极少量（< 1%）可以溶解于血中；CO 还可通过弥散作用透过胎盘进入胎儿体内。

CO 在体内并不蓄积，仍以原形从呼出气排出，被氧化为 CO_2 者尚不到 1%。停止接触 CO 后，在吸入正常空气情况下，其在体内的半减期（half-life time）为 4 ~ 5 小时，其与 HbCO 饱和度、吸入 CO 时间及浓度无关；提高吸入气的氧分压，可明显缩短 CO 的半减期，如吸入 1 个大气压的纯氧，可使体内 CO 平均半减期缩短为 80 分钟，而吸入 3 个大气压的纯氧时，CO 平均半减期可缩短为 24 分钟。

血红蛋白中的二价铁（Fe^{2+}）与 CO 结合生成 HbCO 后，则失去携氧能力，由于 CO 与 Hb 的亲和力比 O_2 大 240 倍，故少量 CO 即可与吸入的正常空气中的氧竞争；而 HbCO 的解离速度仅为 HbO_2 的 1/3600，生成后在血中存留时间较长，故可严重影响机体供氧；此外，HbCO 还会阻碍 HbO_2 释氧，进一步加重机体的缺氧状态。因此，及时检测血中 HbCO 浓度有助于准确评估急性 CO 中毒的严重程度。

有实验证明，给动物输注 HbCO，即便血中 HbCO 饱和度超过 60%，中毒症状亦不明显；而直接吸入 CO 时，血中 HbCO 浓度达到 50% 时，动物多已发生昏迷甚至死亡，提示 CO 中毒除与 HbCO 生成导致机体严重缺氧有关外，可能还有其他生理病理机制参与，因 CO 尚可与细胞色素蛋白（cytochrome proteins）、肌球蛋白（myoglobin）等含铁蛋白质以及氧化还原酶类结合，其细节尚需进一步探索。

中枢神经系统对缺氧最为敏感，故 CO 中毒的主要致病环节在于引起脑细胞水肿、细胞间隙水肿，进而导致脑内微循环障碍。急性 CO 中毒死亡者，皮肤、肌肉、内脏、血液等因含大量色泽鲜红的 HbCO，故呈樱红色；各脏器明显充血甚至出血，大脑皮质可见坏死，常累及第二层细胞，白质亦出现坏死、脱髓鞘、轴索破坏，小脑及脑内其他部位也可见软化坏死灶，其中苍白球双侧对称性软化坏死可视为急性 CO 中毒之特征性病理表现；周围神经也可见脱髓鞘改变。近年的研究表明，CO 还会明显抑制血液凝固功能，故中毒患者血液多不易凝固；一旦体内 CO 排出，此种抑制作用随即消失，血液凝固功能甚至呈现反跳现象。

重度急性 CO 中毒患者在昏迷苏醒后 2 ~ 30 天，可再度出现各种神经-精神症状，临床上称为"急性 CO 中毒迟发脑病（delayed encephalopathy by acute carbon monoxide poisoning，DEACMP）"，但具体机制一直未能弄清，故无法进行早期诊断及有效防治，一直是临床医学的难题之一。国内学者经近十年深入探讨，已初步证实该病与 CO 的毒性并无直接关系，继发性脑循环障碍乃是其发病的关键环节；及早降低血液黏度，积极抗凝溶栓、改善微循环，可使缺氧状态、血液生化指标、MRI 异常及临床表现得到明显改善；研究还初步证实，血红素加氧酶（heme oxygenase，HO-1）、一氧化氮合酶（nitric-oxide synthase，NOS）、鸟苷酸环化酶（guanylate cyclase）等均介入上述病理生理过程，是 CO 中毒后脑内微循环障碍重要的分子基础。

【临床表现】

（一）急性一氧化碳中毒

急性 CO 中毒的严重程度与 CO 吸入浓度和时间有密切关系，临床上常以及时测定的血中 HbCO 浓度判断 CO 中毒程度。研究表明，血中 HbCO 水平超过 10% 时即能引起 CO 中毒症状；HbCO 水平超过 45%，可引起昏迷等严重缺氧反应；HbCO 浓度达到 90% 时，数分钟即可使人毙命。

轻度 CO 中毒时，主要是以脑缺氧为主的临床症状，如剧烈头痛、眩晕、心悸、恶心、呕吐、耳鸣、全身无力等，一般无体征可见，此时脱离 CO 接触，吸入新鲜空气，可以很快恢复。若患者仍继续接触 CO，则前述症状明显加重，全身疲软无力尤为突出，尽管意识依然清楚，但已难迈步，不能自救；继而很快出现嗜睡、意识模糊、全身麻木、大小便失禁，乃至昏迷。此时，可查见皮肤、黏膜呈樱红色（面颊、前胸、大腿内侧尤为明显），呼吸、脉搏频速，腱反射、腹壁反射和提睾反射均减弱或消失，甚至有血压下降、心律失常、全身抽搐等发生。

更为严重的 CO 中毒由于出现重度脑水肿而引起深度昏迷、去大脑强直、中枢性高热，并可合并呼吸循环衰竭、心肌损害、肺水肿、消化道出血、横纹肌溶解（rhabdomyolysis）、筋膜间隙综合征（compartment syndrome）、肌红蛋白尿（myoglo binuria）、急性肾衰竭（acute renal failure）等严重并发症。此时，各种反射均消失，病理反射出现，肤色亦可因末梢循环不良而呈灰白或发绀；呼吸和脉搏由弱、快转为慢而不规则，甚至可随时停止；心音弱钝，心电图可见 ST 段降低、T 波低平或倒置；肺内可出现湿啰音；可有少尿、无尿、蛋白尿、血尿甚或尿毒症等表现。严重中毒患者常难获得完全康复，尤其容易遗留一些神经 - 精神方面的后遗症，如颅神经障碍、去大脑皮质状态、痴呆等。

（二）急性一氧化碳中毒迟发脑病（DEACMP）

部分严重 CO 中毒者可在意识恢复正常后 2 ~ 3 周（最短 2 天，最长 30 天，称为"假愈期"），又突然发生神经 - 精神障碍，是为 DEACMP。其主要表现是神智异常（如表情淡漠、反应迟钝、记忆障碍、语无伦次、行为失常、定向力丧失、痴呆，甚至大小便失禁）、锥体外系损害（如帕金森综合征表现——四肢张力呈铅管样增高、表情减少、动作缓慢、静止性震颤、书写过小症等）、锥体系损害（如一侧或两侧偏瘫、上肢曲屈强直、腱反射亢进、踝阵挛，可引出一侧或双侧病理反射，甚至可出

现运动性失语或假性延髓性麻痹）、皮质性失明、症状性癫痫、顶叶综合征（失认、失用、失写、失算）、间脑综合征（如睡眠障碍、内脏自主神经功能紊乱、水平衡障碍、内分泌功能障碍、摄食障碍、Horner 综合征）等。该病的发病率有逐年增高之势，三四十年前，多在 10% 以下，近十年已逐渐增至 20% ~ 50%。临床循证研究提示，与过度氧疗有关—— 由于高压氧舱的普及，目前国内对急性 CO 中毒，不论轻重，皆首选高压氧治疗（hyperbaric oxygenation），且疗程甚长。研究已证实，高压氧的"双刃"作用，其所引起的脑组织包括脑血管的"过氧化"损伤，很可能是 DEACMP 发病逐年增多的重要诱因；流行病学研究亦提示，年龄大、病情重（昏迷时间长）、既往有高血压等脑血管疾患病史、CO 中毒后有精神刺激史等均为 DEACMP 发病的危险因素，从另一角度支持近年有关 DEACMP 发病机制的研究结论，即 DEACMP 的发病与 CO 的毒性无直接关系，继发性脑循环障碍乃是其发病的关键环节。

（三）实验室检查

1. 生物样本　主要的特异性指标为血液碳氧血红蛋白检测。正常人体内亦会产生 CO，多来自血红素、一碳化合物代谢产物，因数量甚少，血中 HbCO 一般不会超过 5%；但吸烟者和冬季以煤取暖者，血中 HbCO 可升至 8% 以上。一般而论，能产生临床症状的 HbCO 最低水平约为 10%；中度 CO 中毒者，其 HbCO 多在 30% 以上，重度中毒者更在 50% 以上。本指标有很强特异性，与临床病情相关性较好，有助于急性 CO 中毒的诊断和鉴别诊断。但 CO 排出较快，故 HbCO 的检测务需及时，接触后 1 小时内检测多较可靠。

2. 脑部电生理检查　如大脑诱发电位（cerebral evoked potential，CEP）检测，急性 CO 中毒患者可见视觉诱发电位（visual evoked potential，VEP_{100}）、体感诱发电位（somato-sensory evoked potential，SEP）N_{32}、脑干听觉诱发电位（brain stem auditory evoked potential，BSAEP）、事件相关电位（event

related potential，ERP）P_{300} 等潜时延长，四者均与病情严重度相关，并随病情恢复而改善。有学者建议动态观察上述指标变化，如患者进入恢复期后再度出现上述指标异常，常预示有 DEACMP 发生的可能。但本类指标亦不具特异性，无法提供病因诊断依据，且影响因素较多，易出现假阳性，需要认真鉴别。

3. 脑部影像学检查　目前应用较多的为脑计算机 X 线断层扫描（computerized tomogaphy，CT）和脑磁共振成像（magnetic resonance imaging，MRI）检查。脑 CT 检查在 CO 急性中毒临床应用较早，发现较重患者大脑皮质白质、苍白球或内囊部常出现大致对称的密度减低区，对临床诊断有重要帮助。DEACMP 也有上述变化，但在临床症状发生后 2 周左右才得以发现，无助于该病的早期诊断。新近采用功能磁共振成像——弥散加权成像（diffusion weighted imaging，DWI）、灌注加权成像（perfusion weighted imaging，PWI）等技术动态观察急性 CO 中毒的病情变化，发现其在显示脑内缺血及渗出改变方面明显优于 CT。DWI 是用磁共振技术在活体上进行水分子扩散与成像的方法，在常规 T_2WI 基础上施加一对强度相等、方向相反的扩散敏感梯度，利用快速扫描技术产生图像，能在分子水平上敏感反映细胞的代谢变化，显示脑组织中局部水分子扩散的状况，常规 T1WI 和 T2WI 难以发现的病变部位，在 DWI 上可迅速显示异常信号区，对超早期脑缺血和水肿的定性、定位诊断上有重要价值。PWI 则是利用快速扫描技术来分析脑血流动力学改变，通过综合、定量分析脑组织相应功能区局部组织的脑血容量（cerebral blood valume，CBV）、脑血流量（cerebral blood flow，CBF）和平均通过时间（mean transit time，MTT）等血流动力学参数来描述脑组织的脑循环灌注情况，其对脑血流动力学变化敏感性高，无放射性损伤、比较安全。通过 DWI 和 PWI，可了解脑局部灌注有关生理功能及能量代谢情况，清楚获得缺血性疾病较完整的早期信息，对脑缺血的诊断治疗均有重要意义。研究发现，实验动物 CO 中毒早期（3 日内），DMI 异常信号明显，脑组织 ROS、MDA 明显增加（图 5-4-2），SOD、GSH 等下降，而后 DWI 异常信号则逐渐减弱，CBF、CBV 亦逐步恢复正常；但中毒 7 ~ 14 天左右，DWI 异常信号再次出现，CBF、CBV 也再次出现下降，提示脑内发生明显供血供氧障碍。上述结果表明，急性 CO 中毒患者在恢复期动态观察功能 MRI 改变，有助于早期发现 DEACMP；并提示早期投用抗自由基药物防范自由基损伤可能是有效防治 DEACMP 的重要途径。

4. 生化检测　动态观察血液或脑脊液中某些生化指标的改变，如 $S100\beta$ 蛋白、髓鞘碱性蛋白（myelin basic protein，MBP）、蛋白激酶 C（protein kinase C，PKC）、脂肪酸结合蛋白（fatty acid binding protein，FABP）、神经胶质纤维酸性蛋白（glial fiber acidic protein，GFAP）、二磷酸核苷酸激酶 A（nucleoside diphosphate kinase A，NDKA）等，这些指标再次升高常提示脑内又出现损伤，可作为迟发脑病之信号。

（四）慢性一氧化碳中毒

有关 CO 慢性中毒问题目前仍有争议，因 CO 在体内并不蓄积，多认为长期接触低浓度 CO 出现的临床症状实际上可能是多次轻度急性

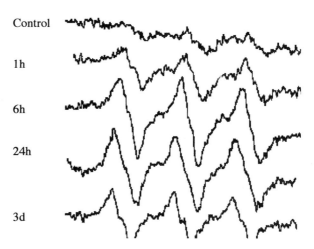

图 5-4-2　ESR 检测脑组织活性氧变化情况
注：图为急性 CO 中毒后兔脑组织活性氧（ROS）的 ESR 波谱；波峰的相对高度间接反映了 ROS 含量；时间为 CO 染毒后时间；后 4 条曲线为 CO 染毒动物检测结果。

中毒的结果，而非真正的"慢性中毒"。但目前观察到，低浓度 CO（HbCO < 10%）对健康仍有一定影响，如引起脑衰弱综合征及心血管功能异常；还有研究显示，HbCO 水平超过 5% 时，血清心肌酶活性即普遍增高，提示有心肌损伤发生；而吸烟者血中 HbCO 浓度一旦超过 8%，其心肌梗死的猝死率也明显高于不吸烟者，值得进一步探讨。

【诊断及鉴别诊断】

我国已颁布《职业性急性一氧化碳中毒诊断标准》（GBZ 23），提出了急性 CO 中毒和急性一氧化碳中毒迟发脑病的诊断标准。

（一）急性一氧化碳中毒

该标准对急性 CO 中毒诊断原则是：明确的较高浓度一氧化碳的吸入史，急性发生的中枢神经损害的症状和体征，现场卫生学调查证实其为职业性接触，结合血中碳氧血红蛋白（HbCO）及时测定和现场空气中一氧化碳浓度测定资料，在排除其他病因所致类似病状后（如安眠药中毒、脑血管意外、糖尿病昏迷、其他窒息性气体中毒等），方可做出诊断。临床多将接触 CO 后出现头痛、头昏、心悸、恶心等症状，吸入新鲜空气后症状消失者列为"接触反应"，但此期病情并未被纳入我国法定职业病范畴。诊断标准将此类病情分为三级：

1. 轻度中毒　出现剧烈头痛、头昏、四肢无力、恶心、呕吐，或有轻度至中度意识障碍，但无昏迷者；本级患者血液碳氧血红蛋白浓度常高于 10%。

2. 中度中毒　除有上述症状外，意识障碍表现为浅至中度昏迷者，本级患者血液碳氧血红蛋白浓度常高于 30%。

3. 重度中毒　具备以下任何一项表现者：

（1）严重意识障碍（程度达深昏迷或去大脑皮层状态）。

（2）意识障碍不重但并发下列任一表现者：

1）脑水肿；

2）休克或严重的心肌损害；

3）肺水肿；

4）呼吸衰竭；

5）上消化道出血；

6）脑局灶损害如锥体系或锥体外系损害体征。

本级患者碳氧血红蛋白浓度常高于 50%。

（二）急性一氧化碳中毒迟发脑病

国家标准诊断急性 CO 中毒迟发脑病的具体条件是：急性一氧化碳中毒患者意识障碍恢复后，经一定时间（一般为 2 ~ 60 天）的"假愈期"，又出现精神及意识障碍，呈痴呆、谵妄状态或去大脑皮质状态者；或有锥体外系神经障碍，合并帕金森综合征表现者；或有锥体系神经损害，如偏瘫、病理反射阳性或小便失禁者；或出现大脑皮质局灶性功能障碍，如失语、失明等，或出现继发性癫痫者。

本病患者头部 CT 检查显示，脑部有病理性密度减低区；脑电图检查示有中度及高度异常。本病需注意与帕金森病、药物（酚噻嗪类、利舍平、甲氧氯普胺、α 甲基多巴）或毒物（锰、锂、二硫化碳等）、外伤性脑病、脑动脉硬化等相鉴别。

（三）慢性一氧化碳中毒

目前尚无慢性 CO 中毒的诊断规范。由于慢性中毒起病隐匿，且缺乏特异性指标，故诊断较为困难，需十分慎重。对症状明显，一时无法确诊者，可暂时调离 CO 作业岗位，并予积极治疗，以利康复。

【治疗原则】

（一）急性一氧化碳中毒

1. 脱离接触　急性中毒患者应立即救离中毒场所，至空气新鲜处治疗处理；轻度患者多能很快好转；较重患者应尽早进行氧疗。

2. 氧疗　急性 CO 中毒应给予积极氧疗以加速体内 CO 排出，同时达到解毒及对症治疗之目的。可以常规给氧，如面罩给氧、呼吸机给氧、高频正压通气等；无氧气供应的紧急情况下可采取"内给氧"，即静脉缓慢注射 0.3% 过氧化氢 50 ml（50% 葡萄糖稀释），每 1 ~ 2 小时可重复一次。有条件可尽快采用高压氧治疗，使用时间宜控制在 3 ~ 5 天，以免诱发"过氧化反应"，加重脑损伤。

3．其他　主要参照本节"概述"有关内容。需注意的是，脑组织除耗氧量巨大外，其耗能量同样巨大，而脑细胞也不储存能量，其能量的主要来源是葡萄糖的氧化；急重情况下，脑细胞因应激反应代谢更为亢进，故治疗上除注意尽早给氧外，及时补充葡萄糖也是必需措施，尤其是出现昏迷等提示脑功能明显障碍时（非糖尿病性疾患），输注葡萄糖更是防止脑细胞不可逆性损伤的关键措施。一般可先给予高渗葡萄糖静脉注射 50 ～ 100 ml，而后静脉输液维持即可；国外推荐所谓"昏迷鸡尾酒（coma cocktail）"（高渗葡萄糖伍用维生素 B_1、纳洛酮输注），也可试用。

（二）急性一氧化碳中毒迟发脑病

1．重视预防　首先，自发生 CO 中毒之初即应将预防 DEACMP 的发生作为治疗重点，避免和消除一切可能诱发 DEACMP 的因素，如过度脱水利尿、过度氧疗等，尤需注意避免"氧滥用"，高压氧治疗应控制在中毒后 3 ～ 5 天之内。

2．早期抗活性氧　研究表明，活性氧引起的过氧化损伤是缺氧性损伤的分子基础，早期投用抗氧化药物，消除或减少脑内活性氧生成，可明显减轻脑损伤，有效阻遏 DEACMP 发生、发展。常用药物有：糖皮质激素、还原型谷胱甘肽、维生素 C、维生素 E、SOD、氯丙嗪、异丙嗪、巴比妥类、丹参、β 胡萝卜素、依达拉奉等。

3．维持内环境稳定　如水、电解质和酸碱平衡，维持脑细胞正常代谢和功能，尤其要注意防止细胞内钙超载，此为窒息性气体中毒治疗领域又一重要进展。

常用的钙通道阻滞剂（calcium channel blockers，CCB）为维拉帕米（verapamil，可加入生理盐水或 5% 葡萄糖液中静脉滴注，5 mg/h，一日总量不超过 50 ～ 80 mg，3 ～ 5 天）、尼莫地平（nimodipine，加入生理盐水或 5% 葡萄糖液中缓慢静脉滴注，以 0.5 mg/h 开始，若耐受良好可渐增至 1 mg/h，总量控制在 8 ～ 10 mg/d，3 ～ 5 天）、利多氟嗪（lidoflazine）等，也需早期用药。

4．抗凝溶栓治疗　早期合理脱水、缓慢补液，应用脑血管扩张剂、抗微血栓药物静脉滴注（如川芎嗪 80 ～ 120 mg+ 低分子右旋糖酐 500 ml，或灯盏花素 20 ml+ 5% 葡萄糖液 500 ml，或奈呋胺 200 mg+5% 葡萄糖液 500 ml 等），以及血液稀释疗法（如低分子右旋糖酐、706 代血浆等）、通心络胶囊、三七制剂（如血塞通胶囊等）；高危患者可早期投用抗凝药，如华法林（10 mg/d×3 ～ 5 天，而后 2.5 mg/d 维持 2 周）、氯吡格雷（75 mg/d×14 天），甚至用低分子肝素 4000 U（2 次 / 日，腹部皮下注射，3 ～ 5 天）。患者一旦发生 DEACMP，则溶栓治疗为最具针对性的措施，可用尿激酶（5 万 U+5% 葡萄糖液 100 ml，静脉滴注，5 ～ 7 天）；或重组组织型纤溶酶原激活剂（rt- PA，爱立通 40 mg+ 生理盐水 250 ml，静脉滴注，5 ～ 7 天）等治疗。

【预防】

可参考本书第一章"总论"相关内容，尤应加强如下环节：

1．加强职业卫生知识培训，增强自我防范和自救互救能力。

2．防止生产设备 CO 泄漏；工作岗位应有机械通排风或良好自然通风；有条件应安装 CO 自动报警器。

3．设备检修时应严格遵守安全操作规程，并有专人监护；CO 生产车间应备有"CO 防护面具"及供氧装置，以便于防护及中毒急救。

（赵金垣）

案例介绍

患者，男性，20 岁，合成氨厂脱硫工段工人。因进入煤气脱硫塔更换活性炭约半小时，感到头痛、恶心、耳鸣、胸闷，且逐渐加重，全身乏力，并有眩晕；想转身外出，但无力走动，随即晕倒在塔内；10 分钟后，被塔外工友发现救出，立即给予自动呼吸机输氧，并急送医院抢救。入院检查见：T36.8 ℃，P100 次 / 分，R26 次 / 分，BP100/60 mmHg；昏迷，口唇及双频稍红，对光反射迟钝，膝及二头肌反射减弱，腹壁及提睾反射未引出，病理反射未引出；心肺无明显异常；肝脾未扪及。化验示：HbCO 定性试验（+++），WBC 12350/mm³（12.35×10⁹/L），N 87%，L 13%。印象："重度急性 CO 中毒"。立即给予面罩吸氧；肌内注射冬眠合剂一号全量、静脉注射 50% 葡萄糖 50 ml 加维生素 C 2 g 各一次；静脉缓慢滴注 10% 葡萄糖 1000 ml 加细胞色素 C 60 mg、ATP 40 mg、辅酶 A 50 U，连用 5 日。患者于入院后 4 小时开始苏醒，仍诉头痛、头晕、乏力，给予口服维生素 C、B₁、B₂、B₆ 等药物。10 日后，患者症状基本消失，痊愈出院；半年后随访，无后遗症。

点评：患者 CO 接触史明确，血液 HbCO 检测呈强阳性，入院时深度昏迷，4 小时余方醒，诊断"急性重度 CO 中毒"依据充分。患者恢复较快，且无后遗症，可能与下列原因有关：

（1）接触 CO 浓度不太高；

（2）发现及时，氧疗及时；

（3）补充葡萄糖及时，使脑细胞能量供应及时得到满足；

（4）冬眠合剂一号含有的氯丙嗪和异丙嗪均是良好的自由基清除剂，有助于防止自由基损伤；

（5）患者年轻，脑循环功能良好，不具备迟发脑病的解剖学基础。

思考题

1. 简述一氧化碳的主要来源及主要毒性机制。

2. 简述急性 CO 中毒的诊断原则及具体病情分级。

3. 简述急性 CO 中毒迟发脑病主要临床特点及诊治原则。

推荐阅读的参考文献

1. Corbridge T，Murry P，Mokhlesi B. Toxicology in Adults. In Jesse B Hall，Gregory A Schmidt，Lawrence D. H. Wood ed. Principles of Critical Care（3rd ed.），New York：McGraw-Hill Co.，2005，1499-1545.

2. 明皓，荣阳，荣根满. 急性 CO 中毒后迟发脑病的临床治疗及前瞻性研究. 中国医药指南，2015，13（9）：38-39.

三、氰化氢

【理化性质】

氰化氢（hydrogen cyanide，HCN）是一种无色气体，有微弱的苦杏仁味，分子量 27.03，易溶于水、乙醇和乙醚，在潮湿的空气中，易水解生成氢氰酸（hydrocyanic acid，HCN）而具有苦杏仁味。氰离子（CN⁻）或氰基（–CN）中的碳原子和氮原子通过叁键相连接，有相当高的稳定性，在通常的化学反应中都以一个整体存在。氰化氢易燃，在空气中含量达 5.6% ～ 12% 时，遇明火、高热能引起燃烧爆炸；氰化物盐类遇水或遇酸即易挥发出氰化氢。

【接触机会】

氰化物是一类常用的工业原料，主要应用于电镀业（镀铜、镀金、镀银）、采矿业、冶金业，是提取金、银的一种重要试剂，同时还是医药、合成树脂、杀虫剂、化肥、农药等的重要原料。如制药行业合成甘氨酸、维生素 B₁₂，制造合成树脂单体如丙烯酸酯、甲基丙烯酸酯等；在其分子中引入一个氰基可生成有机氰化物即生成腈，例如纺织品腈纶即是其聚合物，化学名称是聚丙烯腈；腈通过水解可以生成羧酸，还原可生成胺等，还可衍生出其他许多官能团。在制备和使用氰化物的生产过程中，氰化物参与的化学反应过程可产生氰化氢气体，特别是在酸性条件下以及温度较高时，大量氰化氢可能溢散出来。国内报道的氰化物中毒意外事故主要发生在金矿、电镀厂及化工厂；造成中毒的氰化物种类主要是氰化氢（或氢氰酸）；事故的常见原因是现场通风不良、管道泄漏、工人违规操作及个体防护不良等。

火灾中，含氮、碳的天然物质燃烧，化学合成制品（如尼龙、塑料、聚丙烯腈等）的燃烧或热解都能释放出含氰化氢的烟雾；氰化氢和氯化氰作为化学战争毒剂曾被用于军事目的和制造恐怖事件。此外，多种植物和果仁中均含有氰苷，如木薯、桃仁、苦杏仁、枇杷仁、亚麻仁、银杏等，其与胃酸作用可生成氰氢酸。生活性急性氰化物中毒多数为经口摄入氰化物或服食过量的含氰苷的食品所致。

【中毒机制】

氰化氢主要经呼吸道吸入，皮肤沾染氢氰酸或误服也可吸收。氰化氢属于高毒类物质，口服氢氰酸的致死剂量为 $50 \sim 100$ mg。HCN 吸收进入血液后可迅速解离出氰离子（CN^-），大部分在肝由硫氰酸酶催化生成硫氰酸盐，经尿排出；一小部分可参与维生素 B_{12} 代谢，或与葡萄糖醛酸、半胱氨酸结合生成低毒化合物从尿排出；还可氧化分解生成 CO_2 和 NH_3，经肺呼出。氰化物的毒性主要由其在体内解离出的氰离子（CN^-）引起，最重要的毒性是抑制呼吸链的终端酶细胞色素氧化酶 aa_3；CN^- 与细胞色素氧化酶 aa_3 中的 Fe^{3+} 结合，使酶的活性丧失，阻断了呼吸链的电子传递，导致细胞内呼吸中断，从根本上抑制了三磷腺苷（ATP）的合成和氧化磷酸化过程，从而抑制了细胞氧的利用，造成细胞内窒息；虽然血液中含有充足的氧，但由于组织对氧的利用障碍，使需氧代谢迅速转化为无氧代谢，糖酵解作用增强、乳酸生成增多，最终导致代谢性酸中毒。中枢神经系统对缺氧最敏感，其他主要脏器如心、肺、肝、肾也都可能受到影响。

【临床表现】

（一）急性中毒

1. 临床表现　主要以中枢神经系统损害为主，同时可伴有呼吸系统、心血管系统等多系统受损表现，吸入中毒者还可伴有眼部及上呼吸道刺激症状，低浓度氰化氢（$20 \sim 40$ mg/m^3）

暴露，患者可在接触数小时后才出现轻微症状；短时间内大量吸入高浓度的氰化氢或口服较大剂量氰化钠、氰化钾后，意识会迅速（数十秒内）丧失，$2 \sim 3$ 分钟内呼吸停止死亡。非"猝死型"病程则进展稍缓，一般可表现为四个阶段：

（1）前驱期：流泪、口唇麻木，头晕、头痛、胸闷、气短、恶心、呕吐、心悸、不安、血压升高等。

（2）呼吸困难期：可见脉搏加快、呼吸急促困难、频率加快加深、冷汗淋漓、张口呼吸、胸部紧束、窒息性恐惧感等；部分患者可见皮肤黏膜鲜红色；患者呼吸气中常带有苦杏仁味。

（3）痉挛期：出现阵发性或强直性抽搐，意识丧失、血压下降、心动过缓、心律失常，同时可并发肺水肿、严重呼吸困难、发绀、肺内弥漫性湿性啰音等。

（4）麻痹期：深昏迷，病情迅速进展，感觉和反射消失，呼吸浅慢、不规则甚或停止，血压明显下降，心脏停搏、死亡。

2. 实验室检查

（1）血浆或全血氰离子浓度：血浆氰离子正常值多 < 1 µg/L（0.038 µmol/L），急性中毒时明显升高，多 > 50 µg/L（1.92 µmol/L）。正常全血氰离子浓度多 < 200 µg/L，急性中毒时可增高数倍，多 > 1 mg/L，最好在中毒后 $4 \sim 8$ 小时内测定。

（2）血浆和尿中硫氰酸盐：其水平增高可作为过量接触氰化物依据，一般采用吡啶 - 巴比妥酸分光光度法检测或吡啶 - 对苯二胺法。血浆硫氰酸盐正常参考值 < 12 mg/L（206.58 µmol/L），急性中毒时多 > 50 mg/L（861 µmol/L），在中毒 12 小时内可见增高；吸烟者的尿中硫氰酸盐约为不吸烟者 2 倍，建议采用尿肌酐校正，其正常参考值，吸烟者 < 258 µmol/24 h（< 15 mg/L），不吸烟者 < 172 µmol/24 h（< 10 mg/L），在急性中毒 $1 \sim 3$ 天内可见数倍以上增高。

（3）动 / 静脉血血气分析：中毒早期同时作动脉血和静脉血血气分析可发现动脉血氧分压（PaO_2）正常，静脉血氧分压（PvO_2）亦无明显降低，动 - 静脉血氧分压差及血氧含量差

（AVOD）明显减小（仅为1%体积，正常为4%~5%体积），提示出现中毒患者静脉血动脉化特征；但当重度中毒者合并多脏器功能衰竭或发生呼吸、心搏骤停者，动脉氧分压仍可明显下降。

（4）血浆乳酸浓度：急性氰化物中毒后可很快发生代谢性酸中毒，乳酸浓度急剧增高，血浆乳酸浓度检测对诊断急性氰化物中毒严重程度具有重要价值。在中毒后8小时内检测血浆乳酸浓度及全血氰离子浓度，可见两者呈显著正相关（r=0.74，P=0.017）；血浆乳酸正常值为0.44~1.78 mmol/L，其浓度 > 4 mmol/L 时即可诊断为乳酸酸中毒；血中氰离子浓度 > 1 mg/L 时皆可使血浆乳酸急剧升高，常高于8 mmol/L（72mg/dl）。

（二）慢性中毒

氢氰酸对人体的慢性影响表现为神经衰弱综合征，如头晕、头痛、乏力、胸部压迫感、肌肉疼痛、腹痛等，并可有眼和上呼吸道刺激反应，故此类人员慢性结膜炎、慢性鼻炎、慢性咽炎，及嗅觉、味觉减退者患病率较高。皮肤长期接触后，可引起皮疹，表现为斑疹、丘疹，极痒。还有出现全身肌肉酸痛、肌肉强直、动作受限、甲状腺肿大的报告。

【诊断及鉴别诊断】

（一）急性中毒

我国已颁布《职业性急性氰化物中毒诊断标准》（GBZ 209），诊断原则是：具有明确的短时间吸入或皮肤污染较大量氰化氢（氢氰酸）的职业史，迅速出现以呼吸困难、不同程度意识障碍、乳酸性酸中毒等临床表现，但 PaO_2 仍维持正常的临床特点，现场劳动卫生学调查结果支持前述氰化物接触史，综合分析并排除其他原因引起的类似疾病后，方可做出诊断。临床常将短时间内接触氰化物后出现一过性轻度头晕、头痛、胸闷、气短、心悸者列为"接触反应"进行密切观察，但此期患者尚未列入法定职业病范畴。诊断标准将急性氰化物中毒病情分为二级：

1. 轻度中毒　指短期接触氰化物后出现明显头痛、胸闷、心悸、恶心、呕吐、乏力、手足麻木，并有轻、中度意识障碍；或有呼吸困难，或动 - 静脉氧压差减小（正常为50 mmHg）或氧浓度差减小（ < 4%），或血浆乳酸浓度 > 4 mmol/L 者。

2. 重度中毒　指出现下列情况之一者：重度意识障碍，或癫痫大发作样抽搐，或有肺水肿，或猝死者。

急性氰化物中毒需与以下具有类似临床表现的疾病相鉴别（见表5-4-1）：

（1）其他有害气体吸入性中毒：如急性一氧化碳中毒、硫化氢气体中毒、氮气中毒、二氧化碳中毒等；

（2）农药中毒：如急性有机磷农药中毒、有机汞中毒、毒鼠强中毒等；

（3）对老年患者或既往有糖尿病、尿毒症等疾病的患者，要注意排除脑血管意外、糖尿病性昏迷、低血糖诱导的酸中毒和药物过敏。

表 5-4-1　急性氰化物中毒与相关疾病鉴别要点

毒物名称	接触途径	临床表现	实验室检查
急性一氧化碳中毒	吸入	头晕、头痛、乏力、眼花、恶心、呕吐、心悸、胸痛、出汗等。皮肤、黏膜呈现樱桃红色	血碳氧血红蛋白阳性，尿硫氰酸盐不高
硫化氢气体中毒	吸入	头痛、头晕、乏力、恶心、眼胀痛、畏光、眼结膜充血、咳嗽、胸闷、肺部可闻及干、湿性啰音等。但中毒者常能闻到腐蛋臭味	血氰化物测定阴性
急性有机磷农药中毒	皮肤接触或口服	口腔及呼出气体有大蒜气味，头晕、头痛、多汗、流涎、流泪、痰多、胸闷、气短、呼吸困难、心率增快、血压升高、瞳孔针尖样缩小，皮肤、黏膜苍白	血胆碱酯酶活力降低

（二）慢性中毒

慢性氰化物中毒诊断较为困难，因起病较为缓慢，且缺乏特异性指标，急性氰化物中毒的相关指标对慢性氰化物中毒的诊断并无特殊帮助；目前国家也无慢性氰化物中毒诊断标准，故诊断时需十分慎重；一时无法确诊者，可暂时调离氰化物作业岗位，并予积极治疗，以利康复。

【治疗原则】

（一）群体中毒的现场救援

一旦发生群体性氰化氢中毒，应立即向政府主管部门报告，并与当地的安全生产监督部门及疾病预防控制中心联合启动应急救援预案。现场救护、采样及排险人员在进入被氰化物污染的生产、储存、运输现场时，必须穿全封闭的防化服装及靴子，戴手套和医用过滤式防毒面罩（A 级），以免引起接触中毒。应对多个中毒者进行呕吐物和血液等生物样品采集，空气样品应在中毒现场不同方位进行多次采集；空气中氰化氢和氰化物的检测采用异烟酸钠 - 巴比妥酸钠分光光度法，液体及生物样品中氰化物分析采用高效液相色谱质谱分析法。

（二）急性中毒的治疗原则

1. 迅速脱离现场，清洗污染皮肤、更换污染衣物；口服中毒者立即洗胃，洗液量不应少于 10 000 ml，并灌服活性炭；严密观察，注意病情变化。

2. 尽速转运危重患者　昏迷患者因随时可能出现呼吸、心搏骤停，应在癫痫持续状态得到初步控制并有呼吸支持的情况下进行转运；所有负责转运的救护车辆必须有随车医生和护士，并配有镇静止痉药物等抢救用品；对呼吸或心搏骤停者，应立即进行心、肺、脑复苏术。

3. 迅速给予解毒治疗　轻度中毒者可静脉注射硫代硫酸钠，或联合使用亚硝酸盐 - 硫代硫酸钠；重度中毒者应立即将 1 ~ 2 支亚硝酸异戊酯包在手帕中压碎后吸入半分钟至一分钟，或 3% 亚硝酸钠溶液 10 ml 缓慢推注 5 ~ 10 分钟（总剂量为成人 300 mg，儿童以 0.33 ml/kg

体重计算取 3% 的该溶液缓慢静脉推注 10 ~ 20 分钟），继而缓慢静脉注射 15% 硫代硫酸钠溶液 100 ml（15 g），若 1 小时后症状持续存在，可重复半量应用。儿童以 1.65 ml/kg 体重计算取 15% 硫代硫酸钠溶液缓慢静脉注射超过 10 分钟，亦可根据病情重复应用。

无亚硝酸盐时可应用大剂量亚甲蓝（5 ~ 10 mg/kg 体重）替代。近年使用 4- 二甲氨基苯酚（4-DMAP）2 ml 肌内注射，以代替静脉注射亚硝酸钠，二者相比较，4-DMAP 形成高铁血红蛋白的速度快，不引起血压下降，对平滑肌没有扩张作用，给药比较方便，急性中毒时应立即肌内注射 10%4-DMAP 2 ml。另外，也可以 1.5% 依地酸二钴（葡萄糖配制）20 ml 静脉注射，或 40% 羟钴胺 10 ml 缓慢静脉注射（0.5 ml/min），再投用 5% 葡萄糖液配制的硫代硫酸钠（剂量与前相同）。轻型病例，单用上述剂量硫代硫酸钠亦有良好解毒效果。

4. 氧疗　急性氰化氢中毒患者出现缺氧的时间早，且程度严重，是死亡的主要原因。尽早提高氧分压是抢救成功的关键。保证气道通畅，必要时行气管插管用呼吸机辅助呼吸，可采用高流量吸氧（给 100% O_2）治疗，注意高浓度氧疗持续时间不应超过 24 小时，以免发生氧中毒。高压氧治疗 1 次 / 日，不仅可促进神经系统症状的恢复，还可有效减少神经系统后遗症和改善预后。

5. 针对致病环节的措施

（1）自由基清除剂：如糖皮质激素、莨菪类药物、还原型谷胱甘肽、葡萄糖、维生素 C、辅酶 Q_{10} 等；

（2）提供含硫化合物：以与 CN^- 结合成 SCN^-，可用还原型谷胱甘肽、胱氨酸、半胱氨酸等；

（3）纳洛酮：为应激介质 β- 内啡肽的阻滞剂，可防治 HCN 中毒引起的 β- 内啡肽分泌增加，导致儿茶酚胺类活性受抑而致心搏出量下降、休克等不良反应。

6. 积极防治脑水肿、肺水肿　如早期足量应用糖皮质激素、抗氧化剂及脱水、利尿剂

（如低分子右旋糖酐、甘露醇、呋塞米）等，越早使用，效果越佳；必要时可给以低温冬眠疗法。

7．其他对症及支持治疗　如纠正酸中毒，维持水、电解质平衡及微循环、细胞内钙稳定等。

吸入反应及急性轻度中毒患者多可痊愈，愈后可从事原岗位工作。急性重度中毒患者，部分可遗留神经衰弱综合征，甚至可遗有 CNS 和周围神经损害表现，对此类患者可按《劳动能力鉴定 职工工伤与职业病致残等级（GB/T 16180）》的有关规定处理。

（三）慢性中毒

由于对慢性氰化物中毒尚无确切诊断依据，难以区分哪些表现为慢性氰化物接触引起，故目前仍以对症支持治疗为主。

【预防】

预防原则可参阅本书第二章相关内容，其他具体环节尚有：

1．氰化物作业工人应进行岗前职业卫生及防护知识培训，使之具有一定的自身防护及自救互救能力。

2．氰化物的生产及使用过程应尽量做到密闭化、管道化、自动化；设备、管道应定期检查、维修、更新。含氰废水、废气、废渣应及时回收处理。

3．作业现场应设置防毒面具，并有标志清楚的安全通道；进行氰化物设备管道维修时，作业人员应佩戴个人防护用品；存放氰化物的仓库应注意防潮、防热、防酸，以免其释出大量氰化氢。

4．严格施行职业健康监护，并禁止硫代硫酸钠过敏者、严重的神经衰弱、癫痫、贫血、甲状腺肿大患者从事本项作业。

（王涤新）

推荐阅读的参考文献

1．符金鹏．一起急性氰化氢中毒的调查．职业与健康，2012，28（12）：1442-1444．

2．朱晓莉，王涤新．氰化物中毒的诊疗研究新进展．中华内科杂志，2007，46（9）：786-787．

3．Cooper CE，Brown GC．The inhibition of mitochondrial cytochrome oxidase by the gases carbon monoxide，nitric oxide，hydrogen cyanide and hydrogen sulfide：chemical mechanism and physiological significance．Journal of Bioenergetics and Biomembranes，2008，40（5）：533-539．

四、硫化氢

【理化性质】

硫化氢（hydrogen sulfide）分子式 H_2S，分子量34.08，熔点 $-82.9℃$，沸点 $-61.8℃$，常温常压下无色气体，具有强烈的臭鸡蛋气味，水中溶解度20℃时 0.5 g/100 ml，溶于水生成氢硫酸，也溶于醇类、汽油、煤油及石油溶剂。气体相对密度1.19，较空气重，可流动并聚积在低洼处。化学性质不稳定，在空气中易燃烧，自燃点345～380℃，爆炸范围4.3%～45.5%。本品对铁等金属和某些塑料有很强的腐蚀性，易吸附于各类织物。

【接触机会】

硫化氢广泛存在于自然界中，未受工业污染的大气中硫化氢浓度亦可在 0.03～0.1 μg/m³。自然情况下，人类接触硫化氢主要有两种途径：内源性和外源性。前者为在体内细菌作用下，含巯基氨基酸代谢产物，如脑组织和肌肉组织均可产生一定量硫化氢；后者见于火山喷发及有机物腐烂，地下石油、天然气、有些地下水也含有硫，均可产生硫化氢；住宅管道装置不正确导致生活污水潴留，也可引起硫化氢生成。硫化氢很少用作工业原料，多是生产过程和日常生活中的废气；它也可用作制硫、精制盐酸或硫酸，或用于分离、鉴定某些金属离子等。接触硫化氢的职业有 70 余种，主要有：

1. 化学工业　用于含硫化合物的生产制造，如对硫磷、乐果等农药、硫化染料、磺胺类、促进剂 M 等；煤气生产过程；化纤生产（黏胶液通过硫酸和硫酸盐混合液"凝固"成黏液纤维过程；橡胶的硫化过程等均有 H_2S 生成。

2. 石油工业　钻探开采石油过程（石油中含 0.1% ~ 1.0% 硫）、石油炼制脱硫过程、干馏油页岩过程，都有 H_2S 产生。

3. 采矿、冶炼工业　各类矿石均含有杂质硫，故采矿和冶炼过程可有大量 H_2S 产生；用硫化氢与金属生成不溶性硫化物提纯某些金属，也有 H_2S 危害产生；酸中通入 H_2S 气体以形成沉淀去除金属杂质，常有大量 H_2S 气体逸出。

4. 其他工业　鞣制皮革时用硫化钠脱毛，生产味精用硫化钠除铁，均可产生 H_2S 气体；造纸、制糖、食品加工等以动、植物为原料的一些生产过程，可因有机物发酵腐败产生 H_2S 气体。

5. 捕鱼业　鱼舱内鱼类腐败后可产生 H_2S 气体，通风不良时易导致中毒。

6. 生活过程　如清理粪池或垃圾、疏通阴沟污水管道、植物或咸菜腌渍时，均可产生硫化氢。

据分析，急性职业性化学中毒病例中，硫化氢中毒的发生率仅次于一氧化碳中毒居第 2 位，病死率则为首位。1990—2003 年，我国重大 H_2S 中毒事故病死率为 9.3% ~ 61.5%，平均 46.0%，对人民健康和生命构成很大威胁。

【致病机制】

硫化氢是气态物质，主要由呼吸道进入人体，消化道和皮肤吸收很少。进入血液的 H_2S 仅小部分以原形从呼出气排出，其余主要分布在脑、肝、肾等实质器官，约 2/3 以氢硫基（sulfhydryl，HS-）存在，1/3 以分子状态存在，大部分被氧化为无毒或低毒的硫酸盐（sulfate）、硫代硫酸盐（thiosulfate），以及少量硫化物如甲硫醇（methylmercaptan）、甲硫醚（dimethyl sulfate，DMS）等经肾排出，唾液、胃液、汗液也有小量排出；代谢迅速，无蓄积作用。其主要毒性机制为：

1. 强烈的刺激性　硫化氢易溶于水，可迅速溶解形成氢硫酸和硫化钠，具有很强刺激性及腐蚀性，可引起结膜炎、角膜炎、呼吸道炎、肺炎，甚至肺水肿，对潮湿的皮肤也有刺激作用。硫化氢有强烈的臭蛋味，但随浓度升高恶臭感会下降，如空气中 H_2S 浓度 1.4 mg/m^3 时即能嗅到臭味，30 ~ 40 mg/m^3 可引起局部刺激，浓度达 100 ~ 300 mg/m^3 时可引起嗅觉疲劳和嗅神经麻痹；300 mg/m^3 接触 1 小时，可引起眼及上呼吸道强烈刺激及神经系统抑制；760 mg/m^3 接触 15 ~ 60 分钟，可引起支气管炎及肺炎；1400 mg/m^3 可立即昏迷，呼吸麻痹，导致"闪电样"死亡。

2. 细胞窒息作用　硫化氢与色素蛋白（hemoprotein）中金属离子有很强亲和力，是细胞色素酶的强抑制剂，尤易与氧化型细胞色素氧化酶辅基中的 Fe^{2+} 结合，使其失去递电子的能力，造成细胞窒息。H_2S 还可与体内二硫基（disulfide group）结合影响其活力（过氧化氢酶、三磷腺苷酶、谷胱甘肽等均含二硫基），加重缺氧的危害性。

3. 中枢神经抑制作用　此种作用非常迅速，可能与 H_2S 对嗅神经、呼吸道黏膜的神经末梢，以及颈动脉窦和主动脉体的化学感受器强烈的刺激性，可迅速引起中枢神经系统的超限抑制有关，所以当中毒者吸入高浓度 H_2S 时，如同电击一般，可立即发生昏迷、呼吸麻痹或"闪电式猝死（lightning death）"。

4. 肺水肿　硫化氢对肺的直接毒作用可引起肺泡、肺毛细血管通透性增加，肺泡表面活性物质受损，导致肺水肿，此亦与活性氧生成并诱发脂质过氧化有关；肺水肿可加剧心肌缺氧，引起肺动脉压力增高，影响心脏功能，加重肺水肿。

硫化氢不会与正常血红蛋白（含 Fe^{2+}）反应，但易与高铁血红蛋白结合生成硫化高铁血红蛋白（methemoglobin sulfide），该蛋白质呈蓝紫色，难于复原，无携氧能力，是产生发绀的主要原因之一。

【临床表现】

常态下，硫化氢是以气体形式存在，故通过呼吸道吸入中毒最常见。单一硫化氢气体吸入能够导致人体多方面影响，尤以神经、呼吸及眼睛对其最为敏感；中毒患者多发生在生产过程中意外泄露或狭窄密闭的空间及通风不良区域。

（一）急性中毒

突出表现为：

1. 神经系统　接触浓度较低时，主要为头痛、头晕、全身乏力、烦躁、昏迷、抽搐、大小便失禁、冷汗、全身肌肉痉挛或强制，直至呼吸抑制、麻痹而死亡。高浓度 H_2S 吸入可使患者立即昏迷，并出现全身肌肉痉挛或强直，皮肤湿冷、明显发绀，大小便失禁，瞳孔不等大，深昏迷；病情严重者，肌张力反见降低，心搏呼吸随时有停止的危险，可出现多种并发症如脑水肿、肺炎、肺水肿、酸中毒、休克、心肌损害、肝肾损害、多脏器功能衰竭。极高浓度时，仅需吸入一口即可引起瞬间意识丧失、呼吸停止，甚至"闪电样"死亡。急性中毒经及时救治，意识恢复后，部分中毒者常遗留较长时间头痛、注意力不集中、短期记忆力受损、失眠、自主神经失衡、性功能障碍、运动功能损害等，需要缓慢恢复。

2. 呼吸系统　主要见于浓度稍高或接触时间较长之中毒，可引起化学性肺炎或化学性肺水肿，除前述表现加重外，尚有呼吸浅快、脉搏加速、心音低钝、肺内出现干性及湿性啰音，以至意识丧失、血压降低、肤色灰蓝，各种生理反射消失、瞳孔散大、体温升高等全身表现；X 线胸片可见两肺纹理增重，严重者可见大片密度增高阴影；动脉血氧分压下降；血中硫化高铁血红蛋白增高，血、尿硫酸盐亦可增高；脑电图改变主要为弥漫性 θ、δ 慢活动出现，肢体抽搐发作者伴有慢波及阵发性尖、棘波，尖慢、棘慢波综合出现。

3. 心脏　心肌细胞对窒息性气体相当敏感，通常 ECG 上显示心肌损伤较中枢神经及肺的临床表现晚些，心电图可见酷似心肌梗死样改变：T 波倒置、ST 段抬高、QT 间期延长、心律失常。心肌酶升高。严重时会发生迟发性心源性猝死。

（二）慢性中毒

长期接触硫化氢，可致眼及呼吸道慢性炎症、嗅觉减退，头痛、头晕、乏力、睡眠障碍、记忆力减退等类神经症表现，及多汗、皮肤划痕症阳性等自主神经功能障碍表现，但至今未见慢性中毒病例报告。

【诊断与鉴别诊断】

（一）急性中毒

我国已颁布《职业性急性硫化氢中毒诊断标准》（GBZ 31），诊断原则是：具有明确的短期内吸入较大量硫化氢的职业接触史，出现中枢神经系统和呼吸系统为主的临床表现，现场劳动卫生学调查支持上述接触史，在排除其他病因引起的类似疾病后，方可诊断。

需要重点鉴别的疾病主要有：CO、氰化物、二氧化碳、惰性气体等引起的急性中毒，急性中枢神经系统感染性疾病，心肌梗死、脑血管意外等疾病；血中硫化血红蛋白增高需排除磺胺类、非那西丁等药物服用史；发绀明显、休克者应与急性氮氧化物中毒、亚硝酸盐中毒、苯的硝基或氨基化合物中毒，以及其他原因所致休克相鉴别等。

临床多将短期接触硫化氢后出现短暂性眼痛、畏光、流泪、结膜充血、咽部灼热感、咳嗽等眼和上呼吸道刺激表现，或头痛、头晕、乏力、恶心等神经系统症状者列为"接触反应"予以密切观察，但此期患者尚未列入法定职业病范畴。诊断标准将急性 H_2S 中毒病情分为三级：

1. 轻度中毒　指短期接触硫化氢后出现明显头痛、头晕、乏力及轻度意识障碍，或有急

性气管 - 支气管炎者。

2．中度中毒　指出现轻度意识障碍，或出现急性支气管肺炎者。

3．重度中毒　具有下列情况之一者：

（1）意识障碍程度达深昏迷或呈植物状态；

（2）肺水肿；

（3）猝死；

（4）多脏器衰竭。

诊断标准中的轻、中度中毒在临床实践中很难区分，直接分为二级似更具可操作性。

（二）慢性中毒

慢性中毒诊断较为困难，因缺乏特异性指标，目前尚未见慢性中毒报告，国家也无慢性硫化氢中毒诊断标准，故诊断时需十分慎重，需进一步积累资料及开展深入研究。一时无法确诊者，可按职业禁忌证调离硫化氢作业岗位，并予积极治疗，以利康复。

【治疗】

（一）急性中毒

目前尚无 H_2S 中毒的特效解毒药。投用大剂量含二硫基或巯基的药物，如谷胱甘肽、半胱氨酸、硫辛酸等，以与 H_2S 结合，有助于减轻其毒性。曾有人主张投用亚硝酸钠或亚甲蓝等高铁血红蛋白生成剂，以生成高铁血红蛋白去结合血液中的 H_2S，但 H_2S 在体内的转化速率甚快，使用高铁血红蛋白生成剂更可能有加重机体缺氧之虞，故上述处理之实际意义不大。近年，有人在兔实验中发现，维生素 B_{12} 同型物"钴啉醇酰胺"有望成为急性 H_2S 中毒的有效解毒剂，值得密切关注。目前临床上仍以积极的对症支持治疗为主，具体措施如下：

1．中毒患者应及时救离中毒环境；此外，还应做好救援人员的自身防护，施救人员要佩戴全面罩防毒面具，并保证面具中氧浓度 $\geqslant 18\%$，在相互监护下进入现场，以免发生自身中毒。

2．呼吸循环支持　高浓度硫化氢主要表现为细胞内窒息损害，及时而强有力的呼吸循环支持是最重要对症治疗手段之一。依据缺氧程度，可以采取不同给氧手段，如鼻导管或面罩吸氧、单人简易呼吸球囊、无创呼吸及气管插管。不少中毒患者多来自污水管道等中毒现场，呼吸道常有污物吸收，要做好呼吸道清理及眼部、全身的洗消，必要时可以紧急实施肺泡灌洗。氧疗对于急性 H_2S 中毒固然重要，但应合理使用，疗程不宜太长，以防止高张氧的不良反应（见本节概述）。

3．重要脏器保护　大脑、肺及心脏对缺氧极为敏感，临床多呈现中毒性脑水肿、肺水肿及心肌缺血表现。减轻改善细胞或间质水肿药物首推糖皮质激素，此应遵循早期、足量、短程原则，如可用地塞米松 $20 \sim 80$ mg/d 或甲泼尼龙 $40 \sim 80$ mg/d + 生理盐水 250 ml，静脉滴注，$1 \sim 2$ 次 / 日，冲击治疗，$500 \sim 1000$ mg/d 共 3 天。其次，可用高渗脱水剂和利尿剂 20% 甘露醇 250 ml，或呋塞米 $20 \sim 40$ mg（肌内注射或静脉滴注），酌情重复。心电监护发现有 ST 段抬高或 T 波倒置等心肌缺血表现，或心肌酶、cTnT 和 cTnI 增高等类似 AMI 改变，可及时给予改善心肌动脉循环药物，如硝酸甘油或单硝酸异山梨酯等（单硝酸异山梨酯可 $60 \sim 120$ μg/min 微量泵投用）。

4．对症支持治疗

（1）自由基清除剂、钙通道阻滞剂：可以消除代谢性酸中毒产生的大量自由基细胞内钙超载诱发损伤，常用药物维生素 C $3 \sim 5$ g+5% 葡萄糖液 250 ml，静脉滴注，1 次 / 日；谷胱甘肽 $1.2 \sim 2.4$ g+5% 葡萄糖液 250 ml，静脉滴注 1 次 / 日；或硫普罗宁 0.2 g +5% 葡萄糖液 250 ml，静脉滴注，1 次 / 日；或尼莫地平，起始量为 0.5 mg/h，2 小时后增至 1 mg/h，疗程 $7 \sim 21$ 天。

（2）改善微循环，预防休克：缺氧可引起微循环障碍，能量代谢障碍，微血栓形成，进一步加重脏器损害。乌司他丁是目前应用较广的改善循环衰竭辅助药物，可 10 万单位 + 5% 葡萄糖液或生理盐水 500 ml，静脉滴注，$2 \sim 3$ 次 / 日；低分子肝素也能够较好改善高凝状态，如那屈肝素、达肝素等。

（3）高铁血红蛋白形成剂：可用 10% 4- 二甲氨基苯酚（4-DMAP），目前已经有自动注射剂型的急救针，现场抢救十分方便，能够迅速夺取结合在细胞色素呼吸酶中的 H_2S，恢复酶的活性，有助于意识及呼吸恢复，一般为 1 支（2 ml/0.2 g），肌内注射，1 小时后再给半量，但临床应用经验不多。

（4）昏迷患者应注意防治缺氧性脑损伤及脑水肿。可投用激素、能量合剂、利尿脱水剂，并实施适度低温冬眠（hypothermy hibernation）等。还可使用促进脑复苏、营养脑细胞的药物，如三磷腺苷（ATP）、细胞色素 C、辅酶 A、肌苷、三磷酸胞苷（CTP）、都可喜、吡拉西坦、脑活素、维生素 E、醒脑静等。脑苏醒药物需掌握使用时机及剂量，不宜过早使用，以避免脑水肿期增高其代谢，反而有害，可选用甲氯芬酯（meclofenoxine）、乙胺硫脲（克脑迷，antiradone，AET）等。换血和自血光量子疗法（autoblood light quantum therapy）有解毒、改善缺氧和微循环作用，有助于减轻脑水肿、防止脑细胞损害，也可应用。

5．其他治疗措施　许多硫化氢中毒患者，由于呼吸道存在大量污物，往往合并吸入性肺炎，须及时清除；此外，有效使用抗生素也很必要。吸入性肺炎治疗远比感染性肺炎较为棘手，后期易合并真菌性感染，加重治疗难度，需要积极痰液引流，做好痰菌培养和药敏试验，合理恰当地用好抗生素。

（二）慢性中毒

因无 H_2S 慢性中毒病例报告，长期接触低浓度硫化氢者并无特殊临床表现，出现的症状仍以对症支持治疗为主。

【预防】

急性硫化氢中毒是病因明确的疾病，消除及控制硫化氢来源是最重要环节，其预防原则可参阅本书"总论"及本章"概述"有关内容。重点是工艺流程和设备尽可能实现自动化、密闭化；要配备吸收或清除系统，作业时要先启动，保证运转良好；排放含硫化氢气体的生产，必须安装脱硫装置；做好全面或局部通风，通风设置要符合相关国家规定；存在硫化氢泄漏危险工作区域，要安装固定检测报警仪、警示

告知卡、警示标示和红色警示线。其次，强化作业过程安全意识，特别是上岗前安全操作和自我保护意识。进入有可能产生硫化氢或泄漏区域，要对现场人员做好细致明确分工，并在作业前要进行强制通风，待硫化氢、氧含量、可燃气体检测符合标准后方可进入作业场所。要定期开展现场救援专门培训，要让每一位救援人员熟练掌握现场救援流程，包括 CPR、个体呼吸防护器材佩戴和使用的正确方法。

（朱　钧）

案例介绍

患者，男，36 岁。2008 年 2 月 5 日因检修污水处理厂管道时，管道发生意外爆裂，导致呛吸管道内污泥、污水及硫化氢气体，约 10 分钟后至我院就诊。

入院查体：T36.8℃、呼吸 35 次 / 分，心率 144 次 / 分，血压 150/70 mmHg；意识模糊，躁动不安，口唇发绀，呼吸急促，双侧瞳孔等大等圆，对光反射尚可；双肺呼吸音粗，可闻及湿性啰音；心律齐，无杂音；上腹部压痛（±）；无皮肤破损。血气分析示 pH 7.18，PO_2 60 mmHg，PCO_2 55.4 mmHg；血常规示 WBC $17.92×10^9$/L，NE 79.5%。事发现场硫化氢定性阳性，诊断为：急性重度硫化氢中毒，急性吸入性肺炎。

治疗措施：立即气管插管，呼吸机辅助通气，静脉滴注地塞米松 40 mg，后逐渐加量至 80 mg；同时静脉滴注亚胺培南 - 西司他定钠（泰能）、甲硝唑、碳酸氢钠、山莨菪碱（654-2）；支气管肺泡灌洗吸入肺内的污物；为加强抗感染效果，改用美罗培南、克林霉素、卡泊芬净，并给予还原型谷胱甘肽。次日，患者躁动和缺氧症状明显好转，肺部湿啰音基本消失；住院第 7 天，撤离呼吸机并拔出气管插管。1 周后，患者咳嗽、咳痰症状再次加重，体温达 38.9℃，WBC $15.09×10^9$/L，胸部 CT 显示片状阴影加重，

住院 15 天后多次痰培养发现光滑假丝酵母菌（念珠菌）、头状地霉菌、烟曲霉菌、尖端赛多孢子及鲍曼不动杆菌、耐甲氧西林金黄色葡萄球菌、铜绿假单胞菌、肺炎克雷伯菌；G 试验和半乳甘露聚糖抗原检测试验（MG 试验）呈强阳性。给予两性霉素 B 脂质体联合伏立康唑、头孢哌酮 - 舒巴坦（舒普深）联合替考拉宁治疗，经 108 天治疗，康复出院。

　　点评：患者在污水管道检修作业时突发管道爆裂后误吸大量污物及气体，呼吸困难，双肺可听到湿啰音，现场检测到硫化氢气体，诊断"急性硫化氢中毒，吸入性肺炎"正确。治疗后期肺部合并真菌感染，由于及时进行痰液培养，为针对性使用抗生素提供了指导，使感染得以有效控制，提示强有力而及时的对症处理对急性硫化氢中毒非常必要。

思考题

　　1. 哪些作业现场容易产生硫化氢气体？

　　2. 现场硫化氢中毒救援时，应首先注意哪些问题？

　　3. 总结急性硫化氢中毒的救治要点。

推荐阅读的参考文献

1. Sams RN, Carver HW 2nd, Catanese C, et al. Suicide with hydrogen sulfide. Am J Forensic Med Pathol, 2013. 34 (2)：81-82.

2. Sastre C, Baillif-Couniou V, Kintz P, et al. Fatal accidental hydrogen sulfide poisoning：a domestic case. J Forensic Sci, 2013, 58 (Suppl1)：S280-284.

3. 葛赟，卢中秋. 硫化氢吸入性肺损伤机制和治疗的研究进展. 中华急诊医学杂志，2012, 21 (1)：101-103.

4. 李新宇，张雷，周新，等. 重度急性硫化氢中毒患者的综合救治. 中华急诊医学杂志，2008,

17 (1)：85-86.

5. Brenner M, Benavides S, Mahon SB, et al. The vitamine B_{12} analog cobinamide is an effective hydrogen sulfide antidote in a lethal rabbit model. Clin Toxicol，2014, 52 (5)：490-497.

五、氮气

【理化性质】

氮（nitrogen，N_2），分子量 28.01，熔点 -200.9℃，沸点 -195.8℃，相对密度为 0.9673。在 0℃的水中溶解度为 0.0294 g/L，在 37℃时，降为 0.0146 g/L。氮在常温常压下为无色、无臭的惰性气体，化学特性非常稳定。但在高温下可与氧反应生成氧化亚氮、二氧化氮；与氢反应生成氨，并可与活泼金属反应；在合适条件下还可与卤素、硫等反应，生成具有高度爆炸性的化合物，如三氟化氮、三氯化氮、硫化氮等。氮在维持各种生命形态方面具有非常重要的作用。

【接触机会】

氮气是空气中的主要成分之一，占 78% ~ 79%，一般由空气低温分离、液化后经分馏得到液态氮。在工业中主要用作生产氨、氮肥和炸药的原料；冶金工业中用于干法熄焦以及氧气顶吹转炉的炉口封闭。氮气还用作某些化学反应的惰性介质，可作为抗氧化剂用于电子、半导体、化纤行业，或充填到密封包装中防止食品、物品的变质。其在激光技术领域则用于放电，达到激光输出；某些超导材料经液氮处理后可在低温下获得超导性能。医学上应用氮气制造缺氧性损伤的动物模型；在气相色谱分析中作为载气；液氮还用作各种生物材料的快速冷冻保存及某些皮肤病治疗；压缩空气，即氧气和氮气的混合气体则用于深海潜水作业。

氮气的危害主要因吸入高浓度氮气所致，如工人在清洗盛装有毒气体的槽罐或密闭容器时，常用氮气吹扫以置换罐内的有毒气体，如果通风措施不好、时间不足，或氮气管道、氮气储气罐泄漏，皆可能吸入高浓度的氮气；采矿或开凿隧道进行爆破时，由于氧气大量消耗，致使爆破区 CO、CO_2 含量剧增至 13% 左右，而空气中氮含量可增至 86%，如防护不足，即可引起窒息。皮肤直接接触液态氮，会导致严重冻伤。

潜水员潜水作业时，由于水下压力增加，血液中氮分压也随之增高，氮在血液中溶解度也会显著增加，严重时可引起氮麻醉（nitrogen narcosis）。

【致病机制】

氮气本身无明显的毒性，但其具有脂溶性。当氮分压增高，氮的溶解量亦增加，促使溶于神经组织的富脂类物质增加，使神经细胞膨胀，进而改变细胞膜蛋白质的功能结构，干扰三磷腺苷的合成，抑制钠泵的工作，导致神经细胞膜的兴奋障碍，从而产生麻醉作用。

氮气对脑功能的影响与吸入气体中氮气的分压有着直接的关系。氮分压越高，产生症状的速度越快，程度也更严重（见表 5-4-2）。这种病例在深潜 ≥ 30 米的潜水作业中经常发生，随着氮分压的增加，兴奋程度也越严重。

表 5-4-2 不同氮分压致氮麻醉的临床表现

水下深度（m）	氮分压 kPa（ATA）	临床表现
30	320（3.2）	欣快、多话、自信，精细动作效率低，分辨力差
50	480（4.8）	口唇麻木、眩晕、恶心、动作不准确
70	640（6.4）	无故发笑、注意力不集中、记忆力和工作能力下降，思维紊乱，对信号刺激反应迟钝
80	720（7.2）	运动协调障碍，定向力、自制力下降
90	800（8.0）	意识模糊、抑郁、幻觉、恐惧，神经 - 肌肉活动障碍
100	880（8.8）	短期强烈兴奋后可出现昏迷

摘自：何凤生. 中华职业医学. 北京：人民卫生出版社，1999：400.

潜水员从水下高压环境过快地转入常压环境时，可使原来溶解于血液或组织中的氮气迅速气化，形成氮气气泡，压迫神经血管或造成微血管阻塞，引起减压病（decompression sickness，DCS）或称潜涵病（caisson disease）。

氮气最常见的致病原因是吸入高浓度氮气，则相对减少了氧气的吸入，引起缺氧窒息。在正常情况下，空气中的氧含量为 20% ~ 21%，如氧含量降至 < 16%，可引发缺氧的症状；减少到 8% 时，会出现呼吸加快，出现发绀；氧含量降至 4%，在数秒钟内失去知觉，呼吸停止，引起脑水肿、肺水肿和永久性脑皮质基底神经节病变，导致抽搐、昏迷和死亡。

【临床表现】

由于氮是一种无色、无臭的气体，又是空气中正常成分之一，即使吸入了很高浓度的氮也往往不容易引起注意。如果吸入的氮浓度不是特别高，主要的感觉是头痛、恶心、胸闷、胸痛、气短、虚弱、疲劳、四肢麻木；随之产生应激性、极度兴奋，患者往往会没有目的地狂奔，喊叫，精神恍惚，步态不稳，进入所谓"氮醉（nitrogen drunkenness）状态"，继而进入昏睡或昏迷。当吸入浓度太高时，患者可能会出现阵发性痉挛、抽搐、大小便失禁、发绀，出现叹息样呼吸，口鼻可有白色或粉红色泡沫状分泌物溢出，严重时很快进入昏迷，呼吸和心搏骤停，甚至死亡，即为"氮气窒息（nitrogen asphyxia）"。

上述表现仍与吸入气体中氧的含量有直接关系，本质上，仍属于低氧反应，而不是氮引起的麻醉作用。实验室检查可显示 PaO_2 降低，二氧化碳结合率下降（见表 5-4-3）。

【诊断与鉴别诊断】

目前我国尚无氮气窒息诊断标准，但可参照《职业性化学源性猝死诊断标准》（GBZ 78）诊断处理。其诊断除根据典型临床表现外，最重要的依据为确切的高浓度氮气吸入史，其余检查因不具特异性而只能反映疾病的程度及受累器官，不能进行病因诊断。本病应注意与低血糖晕厥、心源性晕厥、脑血管意外、热射病及其他急性中毒如一氧化碳、有机磷农药、有机溶剂、氰化氢等中毒鉴别。

表 5-4-3 不同氧分压下机体的反应

吸入氧浓度 %	氧气分压（torr）	机体反应
16～12	122～91	呼吸，脉搏加速，血压升高，肌肉活动协调性障碍
14～10	106～76	烦躁不安，极易疲乏，呼吸急促，思维障碍
10～6	76～45	自主活动能力丧失，头晕、耳鸣，呼吸困难，恶心、呕吐，意识不清
6	<45	抽搐，昏迷，呼吸弱而不规则甚或停止，心搏弱快，死亡

摘自：王世俊. 临床职业病学，北京：北京医科大学中国协和医科大学联合出版社，1998：181.

【治疗】

氮气窒息可按缺氧窒息处理，具体如下：

1. 及时脱离现场，吸入新鲜空气或氧气，并快速转往医院救治。

2. 患者如出现呼吸、心搏停止，应就地行心肺复苏术，可提高抢救成功率，并可减轻心肺脑复苏后的缺氧性脑损伤程度。

3. 有条件者应尽速使用高压氧治疗，但应注意合理设置疗程，过长时间高压氧治疗对病情并无帮助，反易突显氧的毒性，务必注意；静脉注射 0.3% 过氧化氢亦不失为有效抢救措施之一。

4. 早期使用纳洛酮（naloxone），可先给 0.4～0.8 mg 静脉注射，数分钟后可重复给药，亦可 4～10 mg 加入 500～1000 ml 生理盐水或 5% 葡萄糖液中静脉滴注。

5. 早期使用自由基清除剂、钙通道阻滞剂，以及时清除因缺氧而引起的自由基大量生成和细胞内钙超载诱发的损伤效应。

6. 对症支持治疗，如及时给予肾上腺糖皮质激素、脱水利尿剂及人工冬眠疗法，以防治脑水肿、肺水肿；还应注意防治感染，纠正酸碱失调及水、电解质紊乱，补充维生素及其他营养物质。

【预防】

一般原则可参阅本书相关内容，具体环节有如下几点：

1. 加强机械通风，凡进入经氮气作气体置换的容器、反应釜等处工作，应作充分机械通排风处理，有条件者应进行工作环境氧含量测定。

2. 加强个人防护，进入氮气柜或在高氮低氧环境中工作，应佩戴送风式或供氧式防毒面具。

3. 加强管理，严格执行职业安全管理制度和操作规程，进入高氮低氧环境中工作时应有专人监护，并随时与作业人员保持联系。

4. 重视职业卫生和安全知识教育，上岗前及在岗期间均应按期培训，了解氮气的危害和控制措施，并普及自救、互救知识。

（舒 平）

思考题

1. 试述氮气的主要接触机会。
2. 总结氮气窒息的抢救要点及预防措施。

推荐阅读的参考文献

1. Harding BE, Wolf BC. Case report by inhalation of nitrogen gas. Am J Forensic Med Pathol, 2008, 29 (3)：235-237.

2. Straka L, Novomesky F, Gavei A, et al, Suicidal nitrogen inhalation by use of scuba full-face diving mask, J Forensic Sci, 2013 Sep, 58 (5)：1384-1387.

3. Tur FCK, Aksay E, Asphyxia due to accidental nitrogen gas inhalation：a case report, Hong Kong J Emergency Med, 2012, 19 (1)：46-48.

第五节　有机溶剂

一、概述

所谓有机溶剂（organic solvents）主要是指那些可以溶解难溶于水的油脂、树脂、染料、蜡、烃类等有机化合物的液体，其本身也为有机化合物。这类化合物种类甚多，用途也广，几乎涉及工业生产和实验研究各个领域，成为现代生活不可或缺的重要因子，故也被称为"工业溶剂（industrial solvents）"。如今，有机溶剂的种类已发展至约 3 万余种，常温常压下呈液态的有机化合物几乎 90% 以上可用作有机溶剂；有 60% 以上的急、慢性职业中毒系由有机溶剂引起，其在职业医学中的地位由此可见一斑。

国外有关有机溶剂的研究自 20 世纪 50 年代才开始，主要由于战后国民经济恢复重建过程中滥用有机溶剂，导致大量急、慢性中毒和死亡病例出现，迫使当时的工业发达国家不得不重新审视有机溶剂所带来的各种卫生学问题。如日本在战后由于滥用有机溶剂，造成大批急慢性苯中毒、二硫化碳中毒患者，20 世纪 50 年代有 7 人死于四氯化碳中毒性肝病、7 人死于苯中毒性骨髓功能障碍，引起社会的强烈震撼；1960 年 10 月，日本公布了《有机溶剂中毒预防规划》，对 51 种有机溶剂分三类实施卫生监督，使有机溶剂中毒的研究和管理工作渐入正规。20 世纪西欧各国迫于战后大量使用苯而导致大量工人中毒，在 50 年代已开始有关苯中毒的研究和治理；至 60 年代末，卤代烃中毒又成为西欧各国继苯之后的另一重大职业卫生问题，仅氯代烃引起的中毒性肝病，即达 194 人。1973 年 10 月，西欧各国在汉堡召开会议，正式将卤代烃类有机溶剂中毒的治理及研究列入工作议题；近年来更逐步减少有机溶剂在各种涂料中的含量，并以水基涂料（water-based paints）取代含有机溶剂在的涂料，使涂料生产和使用中有机溶剂接触量大为减少，但随有机溶剂品种和用途的扩大，各国有机溶剂总体接触水平并无明显下降。

我国有关有机溶剂的研究和防治工作起步并不晚，早在 20 世纪 50 年代中期已开始有关苯中毒的研究及治理，并根据苏联的经验，初步开展了有机溶剂各种卫生标准的研制，对工人健康起到了一定保护作用；但由于工业生产的发展速度较慢，有机溶剂的危害问题尚未突显出来，其治理和研究工作始终未能引起应有重视。80 年代以来，随着我国国民经济的飞速发展，有机溶剂造成的职业危害开始爆发，最初主要表现为严重的亚急性或慢性苯中毒（benzene poisoning），工业发展较快地区（如广东、浙江、上海、北京等）病例数及死亡数的增加尤其明显，颇似日本 50 年代情况；90 年代以后，以广东为主的沿海地区其他有机溶剂的危害日见突出，如三氯乙烯、二氯乙烷等氯代烃（chlorinated hydrocarbons）、正己烷（n-hexane）等中毒已屡见不鲜，颇似日本和西欧 60 年代情况，使我国在 20 世纪 90 年代又逐渐形成治理和研究有机溶剂危害的新热点。

【分类】

目前已在工业及科学研究领域广泛应用的有机溶剂近 500 种，按其用途大致可分为：

1. 工业生产或化学实验的反应介质（reaction medium），根据具体需要，各种有机溶剂均可能涉及，乃有机溶剂的最大用途。

2. 内燃机燃料（fuel），主要涉及石油制品、芳香烃。

3. 油漆原料及稀释剂（diluents），多使用芳香烃、脂烃、酯类、氯代烃等类物质。

4. 印刷油墨稀释剂，常用溶剂也多为上述物质。

5．清洁去污剂（decontaminating agents），多使用氯代烃。

6．其他，如医药化工原料或添加剂、有机萃取剂、防腐剂、脱蜡剂、杀虫剂、黏结剂、精密钻头润滑剂、内燃机燃料抗冻剂等，常涉及各种有机溶剂。

如按化学结构，有机溶剂可大致分为如下 10 类：

1．芳香烃类，如苯、甲苯、二甲苯、苯乙烯等。

2．脂肪烃类，如戊烷、汽油、正乙烷、煤油等。

3．脂环烃类，如环己烷等。

4．卤代烃类，如氯仿、氯己烷、氯苯等。

5．醇类，如甲醇、异丁醇等。

6．醚类，如乙醚、四氢呋喃等。

7．酯类，如甲酸酯、乙酸酯等。

8．酮类，如丙酮、环己酮等。

9．二醇类，如乙二醇、乙二醇单乙醚等。

10．其他类，如二硫化碳、吡啶、乙腈、硝基丙烷、二甲基甲酰胺等。

【毒性要点】

从卫生学角度着眼，有机溶剂多具如下几个理化特性：常温常压下为液体，挥发性强，具有独特气味和一定刺激性；大多易燃易爆；脂溶性强，不溶或微溶于水。因此，在生产和使用过程中，有机溶剂极易以蒸气形态吸入肺内，其良好的脂溶性使其具有较大的血 / 气分配系数，故可很快被吸收入血，分布全身；较强的脂溶性使其透过皮肤的性能也较好，且不太引人警觉；上述理化特点亦同样使其具有较好的胃肠道吸收性。有机溶剂的良好脂溶性使其在血液中能迅速与各种脂蛋白、血细胞磷脂等成分结合，输往全身各个组织，很少游离存在，故有机溶剂很少以原形从尿中排出；有机溶剂的良好脂溶性还使其较多地分布于富含脂质的组织，尤其是血循丰富的中枢神经系统而显示出较强的麻醉作用。

多数有机溶剂在肝依如下步骤进行"生物转化（biotransformation）"：在微粒体酶为主的酶类催化下进行氧化、还原、水解等反应，引入 $-OH$、$-COOH$、$-NH_2$、$-SH$ 等基团，提高水溶性并便于下一步反应；而后再在胞质酶类催化下，使前步反应物中的极化基团与葡萄糖醛酸、硫酸、甘氨酸等进行结合反应，形成水溶性更强的化合物，以利从细胞和机体排出。这一过程可使不少化合物的毒性得以下降、重吸收减少、排出增加，如苯类化合物可被代谢成酚类、酸类而丧失其原有毒性，从尿排出；但少数化合物代谢后可转化为另种有毒物质或毒性更强的物质而对机体产生毒性，如三氯乙烯在肝内的中间代谢产物水合氯醛及最后形成的三氯乙醇均对中枢神经具有更强的抑制作用，水合氯醛尚可引起心律失常和肝损害。

上述情况提示，对大部分有机化合物而言，促进肝代谢酶功能，提高代谢速率，均有助于减低毒性；但对某些有机溶剂，则不宜加速其代谢，因代谢产物毒性反见增强，如甲醇，代谢后生成的甲酸正是导致眼底损伤的病因，此时反需使用竞争物拮抗其代谢酶功能，同时采用利尿和血液净化措施加速其从体内排出。

根据毒理学基本原理，决定毒物发挥毒性的最大影响因素是以活性形式到达作用部位的时间和浓度，采取各种措施阻遏上述因素的发挥，则可有效降低毒物的毒性。上述情况还提示，有机溶剂在体内的吸收、转运、代谢、排泄过程，也是侦检毒物的重要窗口，但应注意不同"窗口"的时间性和检测方法的合理性、科学性。如中毒早期，鉴于有机溶剂的易挥发性，呼出气和血液检测乃最佳侦检窗口；若医疗单位不具备收集、检测呼出气条件，可采用血液检测途径——近年使用顶空法 - 气相色谱技术，检测存放血样密闭容器的空气中该种溶剂含量，通过对该溶剂血 - 气浓度的回归方程计算，即可准确地获知该溶剂的血中含量，从而可为临床诊断和毒理学研究提供可靠数据。但中毒数日后血中即难以再检出有机溶剂原形，此时，尿液则成为毒物侦检的主要途径；有的有机溶剂以原形从尿中排出甚少，只宜检测其代谢产物。

【临床特点】

一般而论，有机溶剂多具有下列共同毒性。

1. 刺激性（irritation） 多数溶剂蒸气具有一定刺激性，可引起眼部不适、流泪；有的化合物如酯类、卤代烃类、酮类等刺激性则稍强，尚可引起流涕、呛咳、化学性肺炎、肺水肿。有机溶剂液体长期接触皮肤可造成皮肤干燥龟裂，个别溶剂如松节油、高级醇、酯类、酚类、氯烃等尚可引起接触性皮炎。

2. 麻醉性（narcotism） 多数有机溶剂具有较强的麻醉性，大量吸入可产生先兴奋后抑制的麻醉作用，严重者可迅速引起昏迷甚至死亡；长期低浓度吸入则可引起神经衰弱综合征，甚至引起脑白质脱髓鞘改变。

除上述共同毒性外，不少有机溶剂尚有其特殊毒性，如：

（1）神经毒性（neuro toxicity），可为中枢性毒性，长期接触可引起中毒性脑病（toxic encephalopathy），甚至精神病（mental disease），常见毒物如二硫化碳、汽油、卤代脂烃等；也可有周围神经毒性，引起中毒性周围神经病（peripheral neuropathy），常见毒物除上述化合物外，还有正己烷、磷酸二邻甲苯酯等；个别毒物还可引起脑神经如视神经病变，主要有甲醇、二硫化碳、四氯化碳、氯仿、三氯乙烯等。

（2）肝、肾毒性（hepato and nephro toxicity），可引起急性重型肝炎、脂肪肝、急性肾小管坏死、肝肾功能损害等，常见毒物为卤代烃、酚类、吡啶、二醇类、汽油等。

（3）造血毒性（hemapoietic toxicity），主要为苯，多因较长时间较大量接触所致，可引起白细胞减少（leukopenia）、再生障碍性贫血（aplastic anemia，AA）、骨髓增生异常综合征（myelodysplastic syndrome，MDS），甚至白血病（leukemia）。

【诊治要点】

有机溶剂毒性的临床表现并无特异性，因而无法根据临床表现确定病因或进行鉴别诊断。本书第二章所述职业病诊断原则无疑是慢性有机溶剂中毒确诊的重要依据；对急性有机溶剂中毒而言，其生物样品中检出大量有机溶剂原形更是早期作出正确病因判断的重要提示，故中毒后应及时进行呼出气、血样检测十分重要，可以及时检出有机溶剂或其代谢产物等。国家已颁布不少有关有机溶剂中毒的诊断标准，如：《职业性苯中毒诊断标准》（GBZ 68）、《职业性慢性正己烷中毒诊断标准》（GBZ 84）、《职业性急性二氯乙烷中毒诊断标准》（GBZ 39）、《职业性急性三氯乙烯中毒诊断标准》（GBZ 38）、《职业性急性四氯化碳中毒诊断标准》（GBZ 42）等，为诊断提供了法定依据。

有机溶剂中毒尚缺乏特异性解毒剂（special antidote），但含硫化合物、谷胱甘肽、葡萄糖醛酸等化合物，因有助于"封闭"其活性基团，对缓解毒性有所助益，故可以用作非特异性解毒剂。除此之外，对症支持治疗迄今仍是有机溶剂中毒治疗的主要措施，如有机溶剂的麻醉作用属中枢神经一过性抑制，脱离有机溶剂接触，吸入新鲜空气或吸氧，即可很快恢复；急性中毒性脑病应重点防治脑水肿，慢性中毒性脑病应以改善脑代谢和神经营养为主要治疗目标，有机溶剂所致慢性中毒血液系统疾病也以对症支持为主，具体可参阅本书第三章有关中毒性神经系统疾病之治疗。但近年研究进展表明，改善脑及周围循环状况、适当抗凝或溶栓治疗对于上述中毒性神经系统疾病具有显著改善作用，值得临床实践进一步深入总结。

【展望】

20 世纪 80 年代以来，由于我国国民经济进入高速发展期，有机溶剂造成的职业危害也随之爆发出来，多以急性或慢性苯中毒为主，各地在实践中积累了不少临床经验，引进了中医中药的诊治理论，并修订了慢性苯中毒的国家诊断标准。嗣后，其他有机溶剂危害也开始逐渐显露，相关流行病学调查、毒物检测方法、诊断和治疗、机制研究、预防对策等工作均逐步展开，并不断研制和更新各种有机溶剂中毒的国家诊断标准。值得一提的是，我国在亚急性二氯乙烷性中毒性脑病、三氯乙烯性皮肤损害等方面积累了丰富临床资料，这些疾病既往文献报道甚少，处理不当常可致死，上述疾病的临床进展无疑是对世界医学资料库的重要补充。

展望今后工作，下列问题仍不容忽视，希望坚持开拓，少走或不走弯路，达到事半功倍的效果：

1. 重视有机溶剂的全方位毒性 西欧国家在 20 世纪 60 年代前只注意有机溶剂的传统毒性——造血系统毒性，使造血系统毒性作用相对较低的氯代烃类被随意滥用，造成此类毒物引起的中毒性肝病大肆泛滥；日本在 60 年代虽重视了有机溶剂的肝毒性，但忽略了它的其他毒性，将造血系统毒性和肝毒性均较低的正己烷被作为"安全溶剂"大量使用，致 1967 年全日本由正己烷所致中毒性周围神经病达到 93 人，40 人遗有严重肌肉萎缩及感觉、运动障碍。此一教训值得我国在开展有机溶剂中毒防治工作时汲取。

2. 及时干预危害突出的急性有机溶剂中毒 随着国民经济的高速发展，近 20 年，我国有机溶剂急性、亚急性中毒呈直线上升趋势，在经济发达的沿海地区，已成为最主要的一类职业中毒；工作场所通风不良、工人超时工作、个人防护较差等则是造成中毒甚至死亡事故的主要原因。因此，要想及时制止此种职业危害，最快捷、有效的措施应是建立健全有关安全使用有机溶剂的卫生法规制度、强化监督管理制度，及加强有关人员的防护知识教育，并且要严格执法，不可有任何姑息迁就。

3. 加强有机溶剂远期效应及分子层面中毒机制的研究 如果将有机溶剂急性、亚急性毒性的防治作为具有立竿见影效果的一场常规"肉搏战"，其远期效应及分子机制的研究则是事关全局的战略"攻坚战"。比如，有机溶剂对人类生殖功能和遗传特性的影响、对环境污染带来的地球生态平衡影响等，均是人类能否在地球上健康生存的关键所在，是公众最为关注的热点问题，更是职业、环境医学工作者义不容辞的责任，必须尽快行动，不容犹豫。

事实表明，有机溶剂危害问题基本上与经济发展高峰同步，30 余年前在西方工业国家存在的问题如今又在我国重新出现。目前在危害的防治和研究领域出现的暂时被动局面提示我们，必须及早制订高起点的研究规划，确立防、治、研紧密结合的工作方法，并紧密联合行政部门，使之积极介入，方能保证有机溶剂的危害在较短时间得到有效遏制，使我国有机溶剂中毒的防治和研究工作得以跨越时空，迅速赶上先进国家的水平，取得与我国国际地位相符的学术地位。

（赵金垣）

思考题

1. 什么是有机溶剂？主要有哪些用途？试举出几种最常见的有机溶剂。

2. 有机溶剂的主要毒性有哪些？试述其临床诊治要点。

3. 评价我国有机溶剂中毒的防治前景。

推荐阅读的参考文献

1. 赵金垣. 我国有机溶剂危害防治研究的良好开端. 中国职业医学，2000，27（5）：2-3.

2. 王焕强，李涛，张敏，等. 1989—2003 年全国有机溶剂重大急性职业中毒的特征，2006，24（12）：720-722.

3. 范川，陈先文. 有机溶剂中毒性脑病研究进展. 中华神经科杂志，2014，47（1）：55-58.

二、苯

苯是最常用的有机溶剂和化工原料之一，在职业活动中短期内吸入大剂量苯蒸气可引起以中枢神经系统抑制为主要表现急性苯中毒；较长时期接触苯蒸气可引起以造血系统损害为主要表现的慢性苯中毒。

【理化性质】

苯（benzene，C_6H_6），属芳香烃类化合物，

为无色透明、具有芳香味的油状液体；分子量78.11，沸点80.1℃，易挥发和燃烧、爆炸，爆炸极限为1.4%～8%；微溶于水，易溶于乙醇、乙醚、汽油、丙酮和二硫化碳等有机溶剂。苯环结构较稳定，与其他化合物发生反应时，仅是苯环中的氢原子被其他基团所取代。

【接触机会】

苯由煤焦油提炼或石油裂解而来，在苯的制造过程中可接触苯。化工生产中，苯的用途极广，是合成多种化学物质的基本原料，如生产酚、氯苯、硝基苯、香料、磺胺类、合成纤维（锦纶）、合成橡胶（丁苯橡胶）、合成塑料（聚苯乙烯）、合成染料（苯胺）等，这些物质生产过程中可接触苯。苯还用作油、脂、橡胶、树脂、油漆、喷漆和氯丁橡胶等溶剂及稀薄剂，这些化学物质的生产或应用过程如油漆、喷漆、制鞋（上胶、配底）、箱包生产等，均有机会接触苯。

【致病机制】

（一）苯的吸收和代谢

1. 吸收　主要以蒸气形式经呼吸道吸入，吸入量与接触时间、浓度有关。皮肤吸收较少；消化道吸收能力虽强，但在生产性中毒中意义不大。

2. 分布　短期高浓度一次性吸入，主要分布于脑和肾上腺；慢性长期低浓度吸入，主要分布在脂肪含量较多的组织，特别是骨髓和脑。血液中的苯主要集中在红细胞膜上，血浆中的苯则与乳糜微粒体和脂蛋白结合；红细胞中的苯约比血浆中高2倍。

3. 代谢　经呼吸道吸入人体的苯中，有40%～60%以原形态经肺呼出；约10%以原型在体内蓄积，部分逐渐氧化经肾排出；约10%氧化成黏糠酸，使苯环打开，大部分分解为水和二氧化碳，经肾和肺排出。约30%的苯在肝内经混合功能氧化酶代谢形成环氧化苯，后者20%～30%被转化为酚，另外一部分在环氧化物水化酶作用下生成苯氢二醇，再转化为邻苯二酚；少量酚可进一步代谢为氢醌，其在环氧化物水化酶作用下大部生成苯氢二醇，再转化

为邻苯二酚，上述产物从尿排出。

（二）中毒机制

引起苯的骨髓毒性作用的具体物质目前还不完全清楚，动物实验发现，苯原形在体内蓄积，并不能造成对骨髓功能抑制，提示苯的骨髓毒性并非苯本身造成的。目前认为苯的毒性作用仍主要与其代谢产物酚类有关：当苯的氧化速度超过与硫酸根和葡萄糖醛酸结合的速度时，可使酚类转化物尤其是氢醌和邻苯二酚在体内蓄积，其可以直接抑制血细胞DNA合成和造血细胞的核分裂，对骨髓中核分裂最为活跃的原始细胞具有更明显的毒作用，对多种造血干细胞，如多向性髓系祖细胞CFU-GEMM、粒单系集落形成单位CFU-GM、粒系集落形成单位CFU-G、单核系集落形成单位CFG-M、早期红系集落形成单位BFU-E、晚期红系集落形成单位CFU-E等均有抑制作用，导致干细胞复制减少，并且破坏贴壁细胞形成，致使干细胞自我复制所需支架出现缺陷，造血微环境发生改变，干扰造血细胞生成。

此外，还可导致细胞染色体畸变，以及致癌、致突变作用，并有胚胎毒性，已被国际癌症研究机构（IARC）列为1类，人类致癌物。

【临床表现】

（一）急性中毒

一般见于生产环境中发生意外事故（如爆炸、燃烧），或违章操作，或在通风不良的条件下作业而又缺乏有效的个人防护等情况。临床症状的轻重与空气中苯蒸气浓度和接触时间有关，一般可分为轻度和重度中毒两种类型。

1. 轻度中毒　出现头晕、头痛、眩晕、酩酊感、神志恍惚、步伐不稳表现，有时有嗜睡、手足麻木、视力模糊，并有消化系统症状（如恶心、呕吐等）及轻度黏膜刺激症状如流泪、咽痛或咳嗽等。

2. 重度中毒　患者除有以上症状外，出现震颤、谵妄、昏迷、强直性抽搐等表现，个别可发生猝死。

轻度中毒患者一般白细胞数正常或轻度增高，血清转氨酶可轻度增加，尿酚明显增高，

但数日内即恢复正常，无后遗症。重度中毒患者，急性期粒细胞可增高，以后降低并有中毒性颗粒。重度患者也可痊愈，仅少数较重患者失眠、头昏等后遗症可持续几个星期，个别人可能遗有神经衰弱症状。

（二）慢性中毒

慢性苯中毒是逐渐发生的，中毒程度因工作环境、健康状况及个体耐受性等而有所不同，且与性别、年龄等也有一定关系，故工种、工龄相同的人，中毒严重程度并不一致。

慢性中毒主要为中枢神经系统和造血系统表现，临床上常见为神经衰弱综合征，如头晕、头痛、乏力、失眠、多梦、记忆力减退等；可有心悸、心动过速或过缓、易感冒等症状，部分患者刷牙时易牙龈出血、月经量增多，或皮肤软组织受压后出现瘀点、瘀斑，甚至有自发性出血。实验室检查以外周血白细胞减少最为常见，主要是中性粒细胞减少，粒细胞胞质可出现中毒颗粒、空泡、核固缩、核溶解、核畸形及碱性磷酸酶增加等变化；血小板减少可单独出现，也可与白细胞变化共同存在，其形态及功能也受影响，患者可有出血倾向；贫血往往出现稍晚，其除因红细胞生成障碍外，还与骨髓无效造血及轻度溶血有关；红细胞的血红蛋白组成也可发生变化，如胎儿血红蛋白增加等；严重病例可发生再生障碍性贫血，表现为全血细胞减少。慢性苯中毒的骨髓象，轻症大多正常，也可表现为再生不良型，以粒系变化为主，也可累及红系及巨核系统，预后多较好；有时虽见全血细胞减少，但骨髓可表现为局灶性增生，可见一个或数个系统增生活跃，有的尚有巨幼红细胞增生、骨髓内溶血等现象，此时应高度警惕发生 MDS 和白血病前期可能。

长期接触高浓度苯，还可诱发骨髓增生异常综合征（myelodysplastic syndrome，MDS）和白血病（leukemia）；苯引起的白血病多为急性，粒细胞性多见，其次为红白血病及淋巴细胞性，单核细胞性较少。

临床工作中可以见到部分连续苯作业少于3 个月的劳动者，因每日接触苯的时间长、浓度高，出现周围血一系或多系细胞减少，甚至表现为再生障碍性贫血，但此类表现预后较好，经积极治疗多可痊愈。此类患者发病潜伏期与典型的慢性中毒不同，但临床表现与"慢性苯中毒"相似，更符合"亚慢性"中毒。目前，尚未将此类患者从慢性苯中毒中划分出来，但应引起重视并积累相应的临床资料。

长期皮肤接触苯者，可有皮肤干燥、皲裂、皮炎及毛囊炎等。

【诊断与鉴别诊断】

我国已于 2013 年 8 月颁布了修订的职业卫生标准《职业性苯中毒的诊断》（GBZ 68），是职业性苯中毒诊断的依据。

（一）诊断原则

急性苯中毒的诊断主要根据明确的短期内吸入大量苯蒸气职业史，以意识障碍为主的临床表现，现场职业卫生学调查支持上述接触史，综合分析并排除其他疾病引起的中枢神经系统损害后，即可诊断。

慢性苯中毒的诊断原则是：较长时期密切接触苯的职业史，以造血系统损害为主的临床表现，现场职业卫生学调查符合前述接触情况，实验室检测指标符合临床情况，综合分析并排除其他原因引起的血象、骨髓象改变，即可诊断。

（二）诊断分级

1．急性苯中毒　分为二级：

（1）轻度中毒：指短期内吸入大量苯蒸气后出现头晕、头痛、恶心、呕吐及黏膜刺激症状，伴有轻度意识障碍者。

（2）重度中毒：指吸入大量苯蒸气后出现下列临床表现之一者：

1）中、重度意识障碍；

2）呼吸循环衰竭；

3）猝死。

2．慢性苯中毒　分为三级：

（1）轻度中毒：指有较长时间密切接触苯的职业史，3 个月内每 2 周复查一次血常规，白细胞计数大多低于 $4×10^9/L$ 或中性粒细胞低于 $2×10^9/L$；或血小板计数大多低于 $80×10^9/L$。此期患者多有神经衰弱、易感染等表现。

（2）中度中毒：多有慢性轻度中毒表现及易感染和出血倾向，并具备下列条件之一者：

1）白细胞计数低于 4×10^9/L 或中性粒细胞低于 2×10^9/L，伴血小板计数低于 80×10^9/L；

2）白细胞计数低于 3×10^9/L 或中性粒细胞低于 1.5×10^9/L；3）血小板计数低于 60×10^9/L。

（3）重度中毒：指具备下列表现之一者：

1）全血细胞减少症；

2）再生障碍性贫血；

3）骨髓增生异常综合征；

4）白血病。

2012 年 12 月 25 日，国家卫生与计划生育委员会发布了中华人民共和国行业标准《血细胞分析参考区间》（WS/T 405），2013 年 8 月 1 日起实施。此标准首次将白细胞计数参考区间降低至 3.5×10^9/L ～ 9.5×10^9/L，血小板的参考区间提高至 125×10^9/L ～ 350×10^9/L。尽管这一标准为推荐性行业标准，但如获得广泛认可，将使 2013 版《职业性苯中毒的诊断》（GBZ 68）标准实施带来巨大疑惑和困难，但目前仍可按照 2013 版《职业性苯中毒的诊断》开展工作。

（三）鉴别诊断

根据短期内有大量苯蒸气吸入史，结合临床表现，急性苯中毒诊断一般并不困难；对可疑患者可测尿酚，以资参考。临床上急性苯中毒的诊断须与其他有机溶剂引起的急性中毒及引起昏迷的其他疾患（如脑血管意外、癫痫等）相鉴别；通过仔细询问病史、接触史，以及影像学、其他实验室检查，一般较易鉴别。

慢性苯中毒尚缺乏特异性的诊断指标，苯所导致的血液系统改变，从单系血细胞减少到白血病，在临床上与其他病因所致无大差异，唯应尤其注意患者的职业史、生产环境空气中苯蒸气浓度水平、尿酚水平及尿中反 - 反式黏糠酸（ttMA）检测结果，作为苯接触的确切依据，以利鉴别。

【治疗】

（一）急性中毒

苯中毒无特效解毒剂，可适当使用葡萄糖醛酸、谷胱甘肽、维生素 C 等药物。治疗原则与一般麻醉性气体中毒的急救相同，主要是对症支持治疗：将中毒者移至空气新鲜场所，保持呼吸道通畅，并给予精神安慰；脱去污染衣物，洗净污染皮肤；避免体力负荷，避免加重心肺负担；给予吸氧并维持呼吸道通畅，并酌情投用呼吸兴奋剂；慎用肾上腺素，注意及时处理心室纤颤；注意防治脑水肿并给予其他对症支持治疗。

（二）慢性中毒

其治疗要点为：

1. 脱离苯接触，给予全面对症支持治疗。

2. 治疗主要针对改善神经衰弱症状，以及升高白细胞及血小板数等。常用的治疗药物为维生素 B_6、维生素 B_4、利血生、鲨肝醇、5- 核苷酸钠、脱氧核苷酸、维生素 B_{12}、肌苷、复合磷酸酯酶等。

3. 血液系统改变的处理，如白细胞减少、血小板减少、再生障碍性贫血、MDS、白血病等，其治疗原则和方法与血液科处理相同，但苯导致的再生障碍性贫血的治疗效果及预后要优于非苯所致的再障。

【预防】

预防原则可参考本书总论部分相关内容，具体还应加强如下措施：

1. 以低毒或无毒溶剂代替苯，如喷漆作业中改用无苯稀释剂，印刷业以汽油代替苯作溶剂，制药工业用乙醇代替苯作萃取剂等。

2. 改进生产工艺和操作方法，如静电喷漆、自动化淋漆或浸漆等。

3. 防止设备事故。苯的粗制、精馏以及以苯作为原料生产其他化工产品时，应注意设备、管道的维修保养，防止发生跑、冒、滴、漏，并定期进行作业场所苯浓度的检测。

4. 重视防护，生产场所应该加强通风，操作工人应该佩戴合格的防毒口罩或面罩，不徒手接触苯或含苯溶剂，并坚持进行就业前体检和定期健康监护检查，以及时发现异常。

（邹和建）

案例介绍

患者，女，28 岁，因"牙龈出血，容易感冒半年"收住入院。患者自入院前半年起，每次刷牙或嚼食较硬食物时易发生牙龈出血，但无牙龈肿胀、疼痛等病史；近半年来，经常有"感冒"症状发生，可伴发热（38℃左右），服用感冒退热冲剂或头孢拉定后好转。既往无其他慢性疾病时，否认肝炎史；进厂前 2 个月，曾因头晕到医院检查，血液化验未发现异常。患者系郊县某乡镇制鞋厂工人，工龄 5 年，生产过程中接触多种胶水，用于黏合鞋底。现场劳动卫生调查见车间约 100 m²，中间有两排操作台，上方无吸风装置；室内一面有窗，但冬季因寒冷一般不开启窗户；墙上有 4 只排风扇，工作时开启；室内有明显异味，工人操作时佩带纱布口罩。近两年该车间空气检测 2 次，苯浓度分别为：58 mg/m³、28 mg/m³。车间共 16 名作业工人，其中 3 人因牙龈出血、月经增多到医院检查，发现白细胞、血小板减少。体检见双下肢少量瘀点，咽红，扁桃体不肿大；心肺检查阴性；肝脾肋下未触及；其他检查均阴性。入院后查骨髓：增生性骨髓象，巨核细胞可见，产血小板巨核细胞减少；周围血象示红细胞正常，白细胞 2 次检查（相隔 2 周）分别为 3.0×10^9/L 和 2.6×10^9/L，血小板分别为 58×10^9/L 和 52×10^9/L。

点评：该患者诊断为"慢性中度苯中毒"，依据为：

（1）确切的苯职业接触史；

（2）车间苯浓度明显超标；

（3）患者有易感染、牙龈出血等临床症状；

（4）实验室检查白细胞减少、血小板减少；

（5）同车间作业工人有类似发病。

思考题

1. 苯作业工人出现头晕、易感冒、白细胞减少等异常表现时，如何判断是否与苯作业有关？

2. 苯对造血系统损害的作用机制是什么？

3. 总结职业性慢性苯中毒的诊断和分级要点。

推荐阅读的参考文献

1. 邹和建."苯所致职业性疾病的诊断难点"之我见. 中国职业医学，2010，37（3）：245.

2. 万伟国，邹和建. 国内期刊报道苯相关白血病病例及诊断分析. 中华劳动卫生职业病杂志，2010，28（11）：844-847.

3. 黄简抒，张心菊，许笑，等. MDR1 C3435T 基因多态性对苯作业人员外周血白细胞计数的影响. 中华劳动卫生职业病杂志，2011，29（1）：20-23.

4. Ling Lv，Guowei Lin，Xiang Gao，et al. Case-control study of risk factors of myelodysplastic syndroms according to World Health Organization classification in a Chinese population. American Journal of Hematology，2011，86：163-169.

三、正己烷

【理化性质】

正己烷（n-hexane）为饱和脂肪烃类化合物，分子式为 $CH_3(CH_2)_4CH_3$，是己烷（hexane，C_6H_{14}）的五种同分异构体之一，毒性居同分异构体之首。常温常压下，为无色透明、略带汽油异味的液体，分子量 86.17，蒸气密度 2.97，相对密度 0.66（20℃/4℃），沸点 68.74℃。易挥发，不溶于水，溶于乙醚、丙酮、乙醇和氯仿。正己烷属低毒类，但因具有高挥发性、高脂溶性和蓄积作用，毒理学仍将其列为高危毒物。

【接触机会】

正己烷工业用途十分广泛，主要用作印刷、五金、电子等行业的除污清洁剂，制鞋业、箱包业的黏合剂，油漆行业的稀释剂；还用于食品制造业的粗油浸出，日用化学品制造业的香剂萃取，塑料制造业的丙烯回收等；也可作为汽油添加剂以提高其辛烷值。此外，在石油馏分、炼气、天然气分离时亦可接触正己烷；某些化工产品如白电油、石油醚、开油水、汽油胶、粉胶、清漆、开胶水、去渍油、120 号汽油、天那水等都有可能含正己烷。

【致病机制】

（一）吸收代谢

1. 吸收　正己烷主要以蒸气形式存在于作业环境，其在空气中的半减期约为 2 天。正己烷可经呼吸道、消化道和皮肤吸收进入人体，前者为职业中毒的主要途径。人吸入浓度为 17 600 mg/m^3 的正己烷 10 分钟可引起急性中毒；长期吸入浓度为 106 ～ 8800 mg/m^3 的正己烷可引起慢性中毒；成人经口摄入 50g 左右即可致死。

2. 代谢　正己烷在体内主要分布在脂肪含量高的器官，如脑、肾、肝、脾、睾丸。正己烷主要经肝细胞微粒体细胞色素氧化酶 P450 及细胞色素 C 氧化酶代谢，代谢产物有 2- 己醇、2- 己酮、2,5- 己二醇、5- 羟基 -2- 己酮和 2,5- 己二酮（2,5- hexanedione；2,5-HD）等。正己烷在体内的半减期较短，一般在吸收后数小时即以原形和代谢产物形式从体内排出，主要排出途径为肺和肾，其中 50% ～ 60% 以原形从肺排出。大鼠暴露于 1760 ～ 35 200 mg/m^3 的正己烷 6 小时，其在肾的半减期为 5 ～ 6 小时。尿中排泄物主要为其代谢产物——2- 己醇和 2,5- 己二酮，它们与工作场所中正己烷浓度具有密切相关（前者 $r = 0.6851$，后者 $r = 0.6725$）。上述代谢产物主要与葡萄糖醛酸结合后随尿排出，尿中 2,5-HD 含量与接触正己烷浓度密切相关，可作为接触指标。由于 2,5-HD 代谢较快，在血的生物半减期仅为 100 分钟，清除时间为 16 小时，有研究称，脱离正己烷暴露 7 天，尿中 2,5-

HD 就难以检出。

（二）中毒机制

高浓度接触正己烷可致急性中毒，主要引起中枢神经系统抑制及轻度皮肤黏膜刺激作用；长期过量接触可致慢性中毒，主要表现为对称性周围神经病（peripheral neuropathy），感觉、运动和自主神经纤维常同时受损，病理改变主要是周围神经节段性脱髓鞘、轴索变性和淋巴细胞浸润。其发病机制目前尚未完全阐明，假说甚多，如能量代谢说、吡咯说、神经丝衍生和神经丝交联说、轴索萎缩说等，均认为与其代谢产物 2,5- 己二酮有关。较为流行的理论是：2,5- 己二酮为 γ- 二酮结构的小分子物质，能抑制神经纤维的糖酵解酶，阻碍能量生成，导致轴索运输障碍，引起神经纤维变性；破坏血 - 神经屏障的物理结构并使其通透性增高，导致外周血有核细胞进入周围神经系统；此外，还发现 2,5- 己二酮能在神经微丝的特定部位形成吡咯，其能与神经丝中的蛋白质形成吡咯加合物，该种咯加合物可自动氧化生成氧化的吡咯环，其具亲电子性（electrophile），可引起轴索内神经微丝聚积，最终导致远端轴索发生退行性改变；这一过程即使脱离接触仍可持续，似可解释临床上患者在停止接触正己烷 1 ～ 4 个月神经病变为何仍在进展。

【临床表现】

（一）急性中毒

主要表现为中枢麻醉作用和黏膜刺激作用。吸入较高浓度正己烷，可于数分钟内出现头痛、头晕、恶心、呕吐、胸闷、四肢乏力，甚至意识障碍，常伴有眼及上呼吸道黏膜刺激症状（如球结膜充血、咽部黏膜充血等）；严重者可引起化学性肺炎和肺水肿，但如能及时救离现场并给予积极的对症处理，多可较快恢复。

经口中毒者，主要为恶心、呕吐等胃肠道刺激症状，重者可出现意识障碍、呼吸抑制等中枢神经系统症状。

实验室检查可见尿 2,5- 己二酮含量明显增高，提示有正己烷过量接触；国内调查的尿 2,5- 己二酮的职业接触生物限值为 35.0 μmol/L（4.0

mg/L)。此外，工作场所空气中正己烷浓度或原材料正己烷含量测定也可作为接触指标，我国规定的工作场所空气中正己烷的短时间接触容许浓度（Permissible Concentration-Short Term Exposure Limit，PC-STEL）为 180 mg /m³。

（二）慢性中毒

慢性正己烷中毒常与职业接触有关，但国外亦有长期嗜吸正己烷成瘾而致生活性中毒的报道。自 1957 年意大利报道首例疑似慢性正己烷中毒的"制鞋匠中毒性周围神经病"以后，类似病例屡有报道。20 世纪 70 年代前病例多集中在发达国家（如意大利、日本），其后渐转向发展中国家和地区（如中国台湾）。国内 1997 年才首次报道，但目前已成为我国常见的职业性有机溶剂中毒之一。

慢性正己烷中毒起病隐匿，一般多于接触数月后发病，有报道潜伏期最短 1 个月，最长 38 个月，多为 3 ~ 10 个月。主要表现为运动 - 感觉性周围神经病，呈四肢对称性分布，由远端向近端扩展，少数患者脱离正己烷接触 3 ~ 4 个月内病情仍可进展。

初期症状以感觉异常为主，如四肢远端发麻、发胀、蚁走感、刺痛感，遇冷或用力挥动时可诱发或加剧；常伴头昏、头痛、食欲缺乏、体重减轻；与此同时或稍后，出现肢体远端对称性深浅感觉减退或缺失，呈手套 - 袜套样分布；继而出现运动障碍，表现为四肢无力、不能提重物、登楼梯费力、双腿发软、极易摔跤，有称"软脚病"者，部分患者因垂足而呈"跨步"状行走（即步行时需尽量抬高大腿使足尖离地），肌力严重减退者无法站立和持筷，甚至平卧时翻身亦有困难，部分患者可有肢体末端变冷、汗多或无汗等自主神经障碍表现。

检查可见四肢远端对称性的深浅感觉减退或消失，呈手套 - 袜套样分布，肢端音叉振动觉减退，以下肢为重，但关节位置觉和图形觉均无异常；病情进展时可累及四肢近端；腱反射减弱或消失（跟腱反射异常出现最早，其次为膝反射），肌力减退（以下肢为甚，一般为 2 ~ 4 级，严重者 0 ~ 1 级）；可伴不同程度的肌肉萎缩，上肢以骨间肌、蚓状肌、鱼际肌较明显，下肢则以胫前肌、腓骨肌明显，严重者可累及股四头肌、肱二头肌、肱三头肌（图 5-5-1）。前臂肌群萎缩时可有垂腕和爪状手，小腿肌群萎缩可致垂足，呈鸭步步态，生活多难自理，重者肢体瘫痪。

慢性中毒恢复缓慢，病程较长，感觉障碍恢复一般先于运动障碍，临床症状体征恢复也多先于神经 - 肌电图。脱离接触后，如无合并其他疾病，经适当治疗，一般预后良好，轻症者病情 6 个月可明显改善，1 年可完全恢复正常；重症者需更长时间才能完全康复。

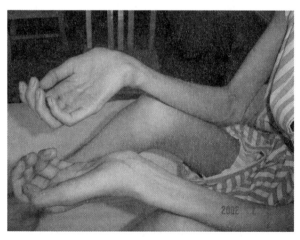

上肢肌肉萎缩

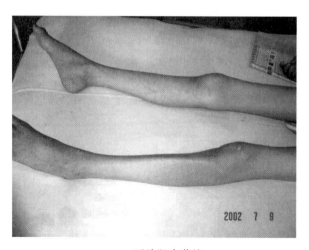

下肢肌肉萎缩

图 5-5-1 慢性正己烷中毒患者之四肢肌肉萎缩情况

此外，有报道慢性正己烷中毒尚可引起月经失调或停经，重度中毒者可致舌咽、迷走、舌下等颅神经损害，表现为延髓麻痹症状；还有报道称 2,5-HD 也可进入眼房水和视网膜引起光感细胞的丢失；国外有报道，发生辨色力和视力障碍、黄斑病变、视野缩小、视神经萎缩和球后视神经炎等病例，国内仅见眼底异常，视盘变细，色泽变淡，边缘模糊的报道，但有关视神经损害目前仍有争论；此外，还有心脏和肝损害的报告，均需进一步积累病例，深入研究。

实验室检查：

（1）尿 2,5- 己二酮：脱离正己烷接触 1 个月左右即呈阴性，故可用作正己烷近期接触指标，但其高低与慢性中毒程度并无明显相关。

（2）工作场所空气或原材料中正己烷含量：也可作为正己烷接触指标；我国规定工作场所空气中正己烷时间加权平均容许浓度（Permissible concentration-Time Weighted Average，PC-TWA）为 100 mg /m³。

（3）神经 - 肌电图：呈神经源性损害，表现为：肌肉安静状态下出现自发电位，以复合重复放电为主，纤颤电位和正锐波较少；小力收缩时运动单位动作电位平均时限延长、波幅增高、多相波增多；大力收缩时募集电位多呈单纯相；运动和感觉神经传导速度减慢、波幅降低，运动神经远端潜伏期延长等。

（4）共价交联的红细胞膜收缩蛋白（又名血影蛋白，spectrin）：有报道认为有望成为正己烷神经毒性效应的外周替代标志物。

（5）血清神经元特异性烯醇化酶（neuron specific enolase，NSE）：有报道称也可作为正己烷毒性效应标志。

【诊断及鉴别诊断】

（一）急性中毒

目前尚无统一诊断标准，其诊断主要依据明确的短时间、高浓度正己烷接触史，中枢神经系统抑制和上呼吸道黏膜刺激症状，排除其他原因引起的中枢神经系统抑制即可诊断。原材料或工作场所空气中正己烷、尿中 2,5- 己二酮测定有助于过量正己烷接触的判定，并有助于与其他可引起类似病状的疾病作病因鉴别，如其他有机溶剂（甲醇、乙醇、苯、甲苯等）急性中毒、脑血管意外、病毒性脑炎等。

（二）慢性中毒

我国已颁布职业卫生标准《职业性慢性正己烷中毒诊断标准》（GBZ 84），其诊断原则为：具有长期接触正己烷的职业史，出现以多发性周围神经损害为主的临床表现，实验室检查及现场卫生学调查支持前述结论，综合分析并排除其他原因所致类似疾病后，方可诊断。尿 2,5- 己二酮测定可提示近期正己烷接触情况，从而有病因提示作用，但仍须注意与其他原因所引起的周围神经病相鉴别，如感染性疾病、营养障碍、代谢异常、药物中毒、其他化学物中毒（重金属、二硫化碳、氯丙烯、丙烯酰胺及 TOCP 等）、吉兰 - 巴雷（Guillain-Barrè）综合征、结缔组织疾病、遗传性疾病、变态反应等。

临床多将较长时间接触正己烷后出现肢体末端麻木、疼痛，下肢沉重感，或神经 - 肌电图显示可疑的神经源性损害者列为"观察对象"进行医学监护，但本期患者并不属法定职业病范畴。此类患者的病情分级主要以病程中病情最严重时的症状、体征和神经肌电图改变作为根据，大致分为三级：

1. 轻度中毒　指前述症状加重，且肢体远端出现对称性分布的痛觉、触觉或音叉振动觉障碍，同时伴有跟腱反射减弱；或神经 - 肌电图显示有肯定的神经源性损害者。

2. 中度中毒　指在轻度中毒基础上，如出现跟腱反射消失；或下肢肌力降至 4 度以下；或神经 - 肌电图显示神经源性损害，且有较多的自发性失神经电位者。

3. 重度中毒　指在中度中毒基础上，下肢肌力降至 3 度以下；或四肢远端肌肉明显萎缩，并影响运动功能者。

【治疗】

目前尚无特效解毒剂，主要采取对症支持治疗。

（一）急性中毒

1. 迅速脱离现场，卧床休息，注意保暖；皮肤污染处用大量清水或肥皂水清洗；眼部污染时用清水冲洗，出现畏光、流泪、眼睛肿胀、疼痛者，应及时送眼科处理；经口摄入者应及时洗胃，灌服活性炭，必要时可用盐类泻剂导泻。

2. 昏迷者应保持呼吸道通畅，防治脑水肿和肺水肿，可酌情应用糖皮质激素，警惕发生应激性胃溃疡。

3. 对症和支持治疗，密切观察病情变化，及时发现和处理其他并发症。

（二）慢性中毒

1. 脱离中毒环境，注意补充营养；防止跌倒、扭伤、烫伤，早日开始被动或主动运动；瘫痪在床者应勤翻身，防止压疮及肌萎缩。

2. 对症支持治疗，如早期足量给予 B 族维生素，改善微循环，扩张周围血管，增加能量补给及理疗、体疗，同时实施针灸、中药熏洗以及活血化瘀、通经活络、扶正补肾等中药治疗。

3. 神经生长因子（nerve growth factor, NGF），具有神经营养与促进神经生长双重作用，对神经细胞的生长、发育、分化、再生具有调节作用，是参与损伤神经再生和功能修复的重要因素。用法：鼠源性神经生长因子（mNGF）30 μg（生物活性 ≥ 15 000 AU），肌内注射，一日 1 次，3 ~ 6 周为一疗程，视病情恢复情况决定疗程。

4. 糖皮质激素无确切疗效，目前不主张应用。

预后大多良好，但恢复时间较长，神经-肌电图恢复正常有的需要数年时间。

【预防】

预防原则可参阅本书总论有关内容，具体尚需注意如下几点：

1. 寻找替代品，或选用正己烷含量较少的溶剂，保证工作场所空气中正己烷浓度符合职业接触限值的要求。

2. 做好管道和生产设备的密闭，防止泄漏。加强车间通风排毒；同时做好个人防护，避免呼吸道、皮肤和眼睛接触正己烷，一旦发现有眼、皮肤沾染，应及时充分清洗。班后需洗澡更衣。

3. 加强职业卫生宣教，在工作场所应不进食、饮水和吸烟，不将正己烷用于生产以外的其他用途。

4. 做好生产环境监测和工人健康监护，严格执行上岗前、在岗期间和离岗时的健康检查制度。

（夏丽华）

案例介绍

患者，男性，23 岁，2005 年 3 月起在某纸品塑胶厂从事印刷工作，工作中使用"白电油"作清洁剂；工作时着工作服，间断佩戴棉纱口罩和手套，车间无机械通风排毒设施。每天工作时间 8 ~ 12 小时，车间空气正己烷浓度为 348.4 mg/m³ ~ 375.8 mg/m³。2005 年 9 月，患者出现上肢麻木、刺痛，遇冷水加剧；10 月出现下肢乏力，逐渐加重至不能站立，于 2005 年 12 月入院。入院查体：四肢远端触、痛觉明显减弱，振动觉减弱；双侧鱼际肌、腓骨肌、股四头肌萎缩，远端肌群较近端肌群为著；双上肢肌力 4 级，双下肢肌力 2 级；四肢肌张力正常；双上肢腱反射减弱，双下肢腱反射消失；病理反射未引出。神经-肌电图示中度~重度神经源性损害。三大常规、尿 2,5-己二酮、血糖、肝肾功能、血清电解质、腹部 B 超、X 线胸片、心电图检查均正常；诊断为"职业性慢性重度正己烷中毒"。入院后给予营养支持、B 族维生素、神经生长因子、中成药（大活络丸、壮腰健肾丸、丹参制剂）等活血化瘀、通经活络、扶正补肾及改善微循环等治疗。入院 2 个月时查四肢痛、触觉完全消失，四肢肌肉萎缩明显加重；入院 3 个月后病情稳定，加用针灸、理疗、体疗等治疗，2 年 3 个月后痊愈出院。

点评：患者在长期接触正己烷后出现对称性周围神经病，结合职业史，慢性正己烷中毒的诊断可以明确；入院治疗2月后病情仍加重，可能为其病程特点；此外，病情康复需较长时间，也须注意。

思考题

1．简述正己烷的主要接触机会。

2．简述慢性正己烷中毒的临床特点及诊断要点。

推荐阅读的参考文献

1．邝守仁，黄汉林，刘惠芳，等．慢性正己烷中毒102例分析．中华内科杂志，2001，40（5）：329-331．

2．黄汉林，陈甡生，刘惠芳，等．神经生长因子治疗慢性正己烷中毒周围神经病效果分析．中国职业医学，2004，31（5）：11-13．

3．黄丽蓉，陈甡生，李敏，等．慢性正己烷中毒92例神经肌电图分析．中国职业医学，2010，37（2）：129-130，134．

4．闫丽丽，王洁，李思惠．671例慢性正己烷中毒病例临床分析．中国工业医学杂志，2014，27（3）：169-172．

5．刘庆凤，杨爱初，佘惜金，等．职业性慢性正己烷中毒患者神经肌电图特征分析．中国职业医学，2014，41（2）：172-175，178．

四、二氯乙烷

二氯乙烷（dichloroethane，DCE）是卤代脂烃类化合物，已有150多年应用历史，近20年来，我国发生的多起急性二氯乙烷中毒死亡事故均因使用含二氯乙烷的黏合剂引起，1990—2010年亚急性1,2-二氯乙烷中毒的病死率约为8.68%。

【理化特性】

二氯乙烷有两种异构体，分别为1,2-二氯乙烷（CH_2ClCH_2Cl，对称体）和1,1-二氯乙烷（$CHCl_2CH_3$，不对称体）；1,1-二氯乙烷属低毒类，只具麻醉作用，但1,2-二氯乙烷属高毒类，职业中毒均由1,2二氯乙烷所引起。常温常压下二氯乙烷是无色、具有氯仿气味的油状液体，分子量98.97，蒸气密度3.4 g/L，相对密度1.2529（20℃/4℃），沸点83.5℃（对称体）或57.3℃（不对称体）；易挥发，蒸汽压30.66 kPa（25℃）；难溶于水，可溶于乙醇和乙醚，受热分解可产生光气和氯化氢。

【接触机会】

二氯乙烷一度被用作麻醉剂和熏蒸杀虫剂，以后则主要用作化学合成（如氯乙烯、环氧乙烷、苯乙烯等）原料、工业溶剂，也用作纺织、石油、电子工业的脱脂剂，金属部件的清洁剂，咖啡因等的萃取剂以及汽油的防爆剂等。目前国内主要将之用作黏合剂稀释，含二氯乙烷的有机溶剂常用于黏性好、容易干的黏胶，广泛用于玩具、电子、橡胶制品等行业，使用的产品常以代号表示，如ABS514胶、3435胶、7473胶、快干胶等。

在工业生产中，由于作业工人对二氯乙烷毒性认识不足，经常长时间加班，兼之车间通风设施不完善、缺乏有效的个人防护用品等，使工人对二氯乙烷的接触量明显增加，发生中毒的可能性也大为提高。

【致病机制】

二氯乙烷以呼吸道和消化道吸收为主，也可经皮肤吸收，吸收后迅速分布至全身，尤以脂肪丰富的器官为主。

二氯乙烷在体内主要有两种代谢途径，一是经细胞色素氧化酶P450（cytochrome oxidase P450，CYP450）氧化代谢为比二氯乙烷毒性更大的2-氯乙醛（2-chloroacetaldehyde）和2-氯乙醇（2-chlorohydrin），最终生成氯乙酸（chloracetic acid）随尿排泄，硫撑双乙酸（thiodiglycolic acid）也是二氯乙烷的代谢产物之一；一旦P450氧化代谢途径饱和后，代谢中间产物 2- 氯乙醇和 2- 氯乙醛则通过谷胱甘肽（glutathione，GSH）轭合进行代谢，最终产物为谷胱甘肽环硫化离子，其可与 DNA 形成加合物。二氯乙烷毒性主要产生于酶代谢途径饱和后，消化道摄入 25 mg/（kg·d），或经呼吸道每日摄入 50/100 万就能引起酶生物代谢途径饱和。

二氯乙烷属高危物质，人口服 15 ~ 20 ml 可以致死；吸入时随着接触时间增加，其毒性也会随之增高，实验显示，大鼠接触二氯乙烷 30 分钟，其半数致死浓度为 48.6 g/m³；如接触时间增至 6 小时 / 日连续 5 日，可使半数致死浓度降至 2.055 g/m³，毒性几乎增加了 24 倍。急性中毒主要靶器官为中枢神经系统，表现为麻醉和抑制作用，其作用较四氯化碳、汽油或氯仿深而长，但对肝功能损害则较四氯化碳轻。此外，对皮肤、黏膜也有一定刺激作用，可使眼结膜、鼻黏膜充血，分泌物增多；皮肤接触可致皮炎，吸入后可致肺水肿。二氯乙烷也有一定遗传毒性，能引起接触工人淋巴细胞姐妹染色单体交换率和淋巴细胞 DNA 损伤率显著升高；其对动物的致癌性也有充分证据，能诱发动物纤维瘤、乳腺纤维瘤、腹膜间皮瘤、腺癌、细支气管肺癌等良、恶性肿瘤，肿瘤发生率随剂量增加而升高，但对人类的致癌性证据还不充分。

二氯乙烷中毒的突出毒性为中枢神经系统损伤作用，典型表现为脑水肿（cerebral edema），包括血管源性和细胞毒性脑水肿，但以血管源性为先，而后可进展为混合性脑水肿。其机制主要包括以下 5 个方面：

（1）血脑屏障损伤：动物实验表明，二氯乙烷能破坏脑微血管内皮细胞和神经胶质细胞的正常形态学结构，从而造成血脑屏障的损伤，引起血管源性脑水肿。

（2）自由基损伤：1,2- 二氯乙烷能引起自由基（free radicals）生成增加，引起脑细胞膜及脑血管内皮细胞脂质过氧化（lipid peroxidation），导致脑水肿发生。

（3）Ca²⁺ 超载：1,2- 二氯乙烷代谢产物之一 2- 氯乙醇可使 ATP 酶活性下降，能量生成障碍，从而引起细胞内 Ca^{2+} 超载，导致细胞功能障碍、水钠潴留、死亡。

（4）神经递质紊乱：1,2- 二氯乙烷可引起兴奋性氨基酸（excitatory amino acids，EAAs）大量释放，脑组织能量耗竭，功能严重受损。

（5）神经细胞受损：1,2- 二氯乙烷对星形胶质细胞（astrocytes，AC）具有损伤作用，可使该细胞体积缩小、破裂、染色质聚集、突起变短，甚至破坏消失。但二氯乙烷性脑水肿以何种机制为主，目前还不明确。

肝功能损伤的机制可能与二氯乙烷能诱导肝微粒体 CYP 2E1 蛋白质表达及氧化损伤有关；肾功能损伤的机制则可能与二氯乙烷引起细胞内钙稳态失调有关。

【临床表现】

二氯乙烷可引起急性和亚急性中毒，长期接触也有慢性影响。

（一）急性中毒

多见于高浓度吸入或误服者，潜伏期甚短，一般为十几分钟至几十分钟。临床以黏膜刺激、中枢神经系统抑制和肝、肾损伤症状为主，表现为头晕、头痛、烦躁不安、乏力、步态蹒跚、颜面潮红、意识模糊，以及眼和上呼吸道黏膜刺激症状（如流泪、流涕、咽痛、咳嗽等），严重者可发生肺水肿；此外，尚伴有恶心、呕吐、腹痛及腹泻等胃肠道症状，起病数天后出现肝、肾损害表现。但肝、肾损害多见于口服中毒者；职业中毒引起严重的肝、肾损害十分少见，特别是肾。

（二）亚急性中毒

亚急性二氯乙烷中毒的临床表现与急性中毒不同，它主要见于较长时间吸入较高浓度中毒的患者。其临床特点之一是潜伏期较长，起病隐匿，多在接触本品后几天至几十天才发病，以中毒性脑病（toxic encephalopathy）为主，突出表现为脑水肿，临床可见头痛、恶心、呕吐、乏力、失语、步态蹒跚、肢体震颤和不同程度的意识障碍，严重者有剧烈头痛、频繁呕吐、谵妄、癫痫大发作样抽搐、昏迷等；部分重度患者可有局灶性脑损伤表现，肝、肾损害及肺水肿较少见；病例多散发。脑水肿约持续 2 周左右，常有反复或突然加重，有的患者可在昏迷清醒一段时间后，再度昏迷、抽搐，甚至发生死亡，其主要原因为严重脑水肿引起颅内压增高（intracranial hypertension），导致脑疝（cerebral hernia）所致，因此种颅压增高可反复出现，即使已进入"恢复期"，仍可引起脑疝，导致突然死亡。部分重症患者尚可在病程中出现小脑功能障碍，表现为共济失调、肌张力降低、步态异常、震颤、构音困难等。

（三）慢性影响

长期接触一定浓度的二氯乙烷可引起头痛、乏力、失眠、恶心、咳嗽等，也可发生肝肾损害、肌肉震颤和眼球震颤；皮肤接触可致干燥、皲裂、脱屑；其蒸气尚可引起角膜混浊及鼻、咽喉刺激反应。

（四）致癌、致畸和致突变性

二氯乙烷对人类的遗传毒性和致癌性证据还不充分，但可导致实验动物多器官肿瘤的发生率显著增高。国际癌症研究机构（IARC）于 2010 年将 DCE 列入 2B 类，人类可疑致癌物。

【诊断与鉴别诊断】

（一）急性中毒

我国已颁布《职业性急性 1,2- 二氯乙烷中毒的诊断》（GBZ 39），其诊断原则是：具有短期接触较高浓度二氯乙烷的职业史，以中枢神经系统损害为主的临床表现，现场劳动卫生学调查支持前述职业接触史，综合分析并排除其他病因所引起的类似疾病后方可诊断。尤须与下列疾病鉴别：脑膜炎、病毒性脑炎、原发性癫痫、有机磷农药中毒等。

临床多将短期接触较高浓度二氯乙烷后，出现一过性头晕、头痛、乏力等中枢神经系统症状者列为"接触反应"进行医学监护，但此级病情并未被纳入法定职业病范畴。临床多将亚急性二氯乙烷中毒与急性二氯乙烷中毒合并处理，其病情可大致分为二级：

1. 轻度中毒　指接触反应症状加重，并出步态蹒跚，或有轻度意识障碍（如意识模糊、嗜睡状态、朦胧状态等），或发生轻度中毒性肝

病，或有轻度中毒性肾病者。

2. 重度中毒　指出现中度或重度意识障碍，或出现癫痫大发作样抽搐，或有局灶性脑损伤表现（如小脑性共济失调等），或有中度或重度中毒性肝病者。

上述分级似与《职业性急性化学物中毒性神经系统疾病诊断标准》（GBZ 76）的衔接存在问题，今后不妨也将病情分为三级，以方便工作；此外，目前临床已经开展大脑 CT 或 MRI 检查，积累了不少经验，可吸纳至诊断标准中，以助提高诊断和鉴别诊断水平。

（二）慢性中毒

目前尚无统一的慢性中毒诊断标准，亦无明确的慢性二氯乙烷中毒病例报告。由于慢性接触二氯乙烷所出现的临床表现并不具特征性，故诊断的难度较大，仍需进一步积累经验；在无确切证据前，诊断须慎重，可将可疑病例按职业禁忌证调离二氯乙烷岗位，并作治疗，以利康复。

【治疗】

二氯乙烷中毒目前尚无特效解毒药，故治疗仍以对症支持为主。

（一）急性和亚急性中毒

以防治脑水肿，降低颅内压为主，强调"密切观察、早期发现、及时处理、防止反复"，且治疗观察时间一般不应少于 2 周。

1. 现场处理　应迅速将中毒者脱离现场，移至新鲜空气处，换去被污染的衣服，冲洗污染皮肤，保暖，并严密观察。

2. 凡短时间接触高浓度二氯乙烷者，均应进行 72 小时的医学观察，重点观察中枢神经的临床表现，以做到早期、及时处理。

3. 以防治脑水肿为重点，可使用脱水剂、利尿剂及糖皮质激素（早期、足量、短程应用），以尽速降低颅内压，改善脑水肿。

4. 尽早投用自由基清除剂，如 SOD、维生素 E、维生素 C、还原型谷胱甘肽、乙酰半胱氨酸、糖皮质激素等。

5. 保持呼吸道通畅，合理氧疗。

轻度中毒者痊愈后可恢复原工作；重度中

毒者恢复后应调离二氯乙烷作业岗位。

（二）慢性中毒

无特殊治疗，主要给予对症支持处理。

【预防】

预防原则可参阅本书总论相关内容，此外，根据近年在实际工作中总结出来的经验，还应贯彻如下具体措施："早发现、找代替、禁加班、要通风、勤监测"。

1. 早发现　指对所使用的生产过程进行全面了解，以及早发现所使用的生产原料是否含有二氯乙烷。

2. 找代替　指寻找其他低毒物质替代毒性较大的、中毒后无特效治疗药物的二氯乙烷。

3. 禁加班　由于二氯乙烷在体内的代谢较快（半排出期约 88 分钟），故保证充分休息时间对二氯乙烷从体内的彻底清除非常重要。实践证明，暴露时间过长与脑水肿的发生有密切关系，我国近年发生的二氯乙烷中毒，特别是脑水肿案例中，大多都是在连续长时间加班后发生，因此，应严禁长时间连续加班。

4. 要通风　就是要加强生产环境的有效通风，切实降低作业岗位空气中二氯乙烷的浓度。

5. 勤监测　是指对使用二氯乙烷的车间加强职业卫生监测，保证作业岗位空气中二氯乙烷浓度不超标。

（黄振烈　李来玉）

案例介绍

患者，女，21 岁，深圳市某玩具厂工人。从事 ABS 塑料玩具黏合工作，使用"ABS 胶溶剂 514"，每天 350 ～ 500 ml，工龄近 10 个月，近 1 个多月来连续加班，每天工作 10 ～ 12 小时，因头痛 3 天、呕吐、嗜睡 1 天急诊入院。3 天前无明显原因而出现头痛，具体情况因嗜睡不能记清。入院之日上午曾呕吐两次，下午继续嗜睡，且有频繁呕吐而来急诊。无明显发热、抽搐、咳嗽。否认近期有感冒或腹泻等症状。经调查分析，"ABS 胶溶剂 514"含 1,2- 二氯乙烷达 98.1%。

查体：入院检查体温 36.2℃，呼吸 20 次 / 分，脉搏 80 次 / 分，血压 14/9 kPa（105/68 mmHg），神清，答问切题，停止询问及体检即嗜睡。皮肤及黏膜无出血点。双瞳孔等大，对光反射灵敏。心肺无异常。肝脾均未扪及。巴宾斯基征左侧阳性，右侧可疑阳性。奥本汉姆征及戈尔登征左侧阳性。血常规结果显示：红细胞 5.07×10^{12}/L，血红蛋白 150 g/L，白细胞 17.3×10^9/L，分类中性 0.72，淋巴 0.20；血小板 286×10^9/L；生化检查示：血中尿素氮 3.0 mmol/L，肌酐 52 μmol/L，葡萄糖 12.1 mmol/L，钾 3.6 mmol/L，钠 140 mmol/L，钙 2.5 mmol/L，氯化物 104 mmol/L；脑脊液无色透明，无凝块，未测压力，潘氏试验阴性，有核细胞 4×10^6/L，葡萄糖 7.8 mmol/L，氯化物 116 mmol/L，未找到隐球菌。初步诊断"病毒性脑炎"。入院后即给予甘露醇脱水，抗生素及能量支持剂治疗。呕吐渐停但仍嗜睡、头痛。入院 55 小时后先是烦躁，继而呼吸不规则、骤停，于入院后 55.5 小时（早晨 6 时）死亡。尸检见硬脑膜紧张，剪开硬脑膜见脑回变宽，脑沟很窄，脑重 1410 g，小脑扁桃体较隆起，左侧更为明显，但未见出血。脑切面肉眼观察未见病灶。诊断：亚急性 1,2- 二氯乙烷中毒。

点评：患者 1 个多月连续加班，每天 10 ～ 12 小时接触含量达 98.1% 的 1,2- 二氯乙烷胶水，由于车间卫生条件甚差，又缺乏个人防护，故可能有较大量 1,2- 二氯乙烷吸入；同工种人群也出现类似接触反应；职业流行病学调查和临床检查排除了其他疾病，其病情符合亚急性二氯乙烷中毒。请思考一下，今后遇到类似问题，在具体治疗处理上有无进一步改进空间。

思考题

1. 简述 1,2- 二氯乙烷的主要接触机会和预防要点。

2. 总结 1,2- 二氯乙烷中毒的诊断要点及其主要的鉴别诊断。

3. 试述 1,2- 二氯乙烷中毒的治疗原则。

推荐阅读的参考文献

1. 李来玉, 祝家镇, 练海泉, 等. 二氯乙烷职业性中毒尸解两例报告. 中国工业医学杂志, 1996, 9 (5): 284-285.

2. 李来玉, 黄建勋, 陈润涛, 等. 1,2- 二氯乙烷中毒性脑病脑水肿类型的实验研究. 中国职业医学, 1999, 26 (3): 9-12.

3. 高岚岳, 齐莹, 金亚平. 1,2- 二氯乙烷的神经毒性. 中国工业医学杂志, 2012, 25 (1): 42-57.

4. 邓燕君, 周旋, 刘移民. 1,2- 二氯乙烷对健康损伤研究进展. 中华劳动卫生职业病杂志, 2013, 31 (6): 476-477.

5. 唐水英, 叶更新, 刘薇薇, 等. 亚急性 1,2- 二氯乙烷中毒性脑病多层螺旋 CT 分级与临床应用价值. 中国工业医学杂志, 2015, 28 (3): 179-180.

五、三氯甲烷

【理化性质】

三氯甲烷 (chloroform, trichloromethane), 又名氯仿, 在常温下为无色易挥发液体, 稍有甜味。CAS 号为: 67-66-3, 分子式 $CHCl_3$, 分子量 119.4。熔点 $-63.5℃$, 沸点 $61.7℃$, 相对密度 1.48 (20℃/4℃)。三氯甲烷微溶于水, 与醇、醚、苯、石油醚等有机溶剂能以任何比例混溶, 也可以与水和乙醚形成共沸物。难燃, 但与高温或火焰接触可分解成有毒、腐蚀性烟雾氯化氢、光气和氯气。与强碱、强氧化剂、某些金属 (如铝、镁和锌) 激烈反应, 有着火和爆炸的危险。侵蚀塑料、橡胶和涂层。

【接触机会】

三氯甲烷是有机合成的重要原料, 用于制作氟利昂、脂类、树脂、橡胶、油漆、磷和碘的溶剂, 也用于合成纤维、塑料、干洗剂、杀虫剂、地板蜡、氟代烃冷冻剂、氟代烃塑料等的制造。此外三氯甲烷还用作有机玻璃黏合剂和有机物萃取剂。职业接触人群主要分布在玩具制造业的粘胶、有机玻璃黏合、有机物萃取、制冷剂合成以及生产和蒸馏三氯甲烷作业。

五六十年前, 氯仿还作为麻醉剂广泛用于临床, 但由于具有明显肝毒性而弃用。

【致病机制】

三氯甲烷可通过呼吸道、消化道和皮肤黏膜进入机体, 在体内被迅速吸收。因其高脂溶性和高脂 / 血分布系数 (280, 37℃), 吸入体内的三氯乙烷主要贮存在脂肪组织, 其次为肝、脑、肾和肌肉; 经胃肠道摄入则主要分布于肝和肾。进入人体内的三氯甲烷有 60% ~ 70% 以原形从肺排出; 30% ~ 40% 在体内代谢转化, 主要在肝经细胞色素 P450 催化生成光气, 最终转化为 CO_2 由肺呼出; 生成的光气具有亲电性, 能与某些细胞大分子的亲核基团反应, 形成共价结合物, 从而产生毒性反应。有研究认为, 三氯甲烷的肝、肾毒性即与其中间代谢产物光气导致的谷胱甘肽耗竭和脂质过氧化损伤有关。

三氯甲烷属中等毒性。人吸入浓度为 97 ~ 341 mg/m^3 的三氯甲烷可感觉轻微不适; 390 ~ 1 170 mg/m^3 出现疲乏、嗜睡; 4 870 mg/m^3 出现眩晕、恶心、呕吐、酒醉感; 19 970 mg/m^3 出现定向障碍; 48 700 ~ 73 100 mg/m^3 可引起麻醉、呼吸抑制; 73 100 ~ 87 700 mg/m^3 可导致死亡。

急性毒性主要为中枢神经系统麻醉, 高浓度三氯甲烷可使心肌对肾上腺素的敏感性增强而导致心动过速、心室纤颤及心搏骤停; 其还可引起迟发性肝、肾损害, 病理可见肝中央小叶坏死、肾小管上皮细胞坏死, 重者可引起死亡; 皮肤接触可引起表皮剥脱、坏死及结痂。

慢性毒性主要表现为肝、肾损害。人长期吸入低浓度的三氯甲烷可出现头昏、嗜睡、疲劳、精力不集中、失眠、食欲减退、消化不良等神经和消化系统症状，病理检查可见肝细胞坏死，肝、肾脂肪变性，皮肤干燥、皲裂。

【临床表现】

（一）急性中毒

三氯甲烷吸入或经皮肤大量吸收可引起急性中毒，初期有头痛、头晕、恶心、呕吐、兴奋、皮肤黏膜刺激症状，以后出现呼吸表浅、精神紊乱、昏迷等，重者发生呼吸麻痹、心室纤维性颤动及急性肝、肾损害表现。误服中毒时，有胃部烧灼感，伴恶心、呕吐、腹痛、腹泻，继而出现麻醉症状。

（二）慢性中毒

主要是肝损害。人长期接触三氯甲烷引起的慢性中毒症状主要是恶心、呕吐、消化不良、食欲减退、乏力、头痛，失眠、抑郁，体检可见黄疸和肝功异常，少数有肾损害。

三氯甲烷对皮肤有刺激作用，先呈烧灼感，后发生红斑、水肿、起泡，同时，也可以引起皮肤干燥、皲裂等。

【诊断及鉴别诊断】

因目前尚无职业性三氯甲烷中毒诊断标准，故诊断主要参照《职业性急性化学物中毒的诊断总则》（GBZ 71），以及《职业性中毒性肝病诊断标准》（GBZ 59）。

（一）急性中毒

具有明确的短时间高浓度三氯甲烷接触史，急性发生的中枢神经系统麻醉症状，结合肝、肾功能检查，现场卫生学调查及空气中氯仿浓度测定资料，排除其他原因引起的中枢神经系统及肝、肾损伤即可诊断。

（二）慢性中毒

根据明确的长期三氯甲烷接触史，以肝损害为主的临床表现，结合实验室检查及现场卫生学调查资料，排除其他疾病后可诊断。

主要应注意与下列疾病进行鉴别：病毒性肝炎、药物性肝病、酒精性肝病、其他病因引起的脂肪肝、肝硬化、特发性自身免疫性慢性活动性肝炎、代谢性肝病以及胆道疾病等。

【治疗】

目前尚无特效解毒剂，主要采取对症支持治疗。

（一）急性中毒

1．迅速脱离现场，皮肤接触：立即脱去被污染的衣着，用大量流动清水充分冲洗后就医。眼睛接触：也应立即用大量流动清水或生理盐水彻底冲洗至少 15 分钟后就医。吸入者应迅速脱离现场，至空气新鲜处救治；保持呼吸道通畅，给氧；呼吸停止者立即进行人工呼吸。误服者可先鼓励大量饮水，催吐，之后送医院尽速洗胃。

2．护肝、对症和支持治疗，密切观察病情变化，及时发现和处理并发症。

（二）慢性中毒

主要为护肝、对症和支持治疗。

【预防】

预防原则可参阅本书总论有关内容，另应注意以下几点：

1．寻找替代品，避免或减少使用三氯甲烷。

2．做好管道和生产设备的密闭，防止泄漏。

3．加强车间环境的通风排毒。

4．做好个人防护。

5．定期做好车间生产环境监测和工人健康监护。

（陈嘉斌）

思考题

1．三氯甲烷的主要接触机会有哪些？

2．简述急性三氯甲烷中毒的主要临床表现及诊断要点。

推荐阅读的参考文献

1．冯鸿义，刘川，周维新．一起三氯甲烷中毒事故的调查分析．职业卫生与应急救援，2011，29（3）：164-165.

2．罗进斌，林惠芬，黄方取，等．一起急性三氯甲烷中毒事故的调查．环境与职业医学，2014，31（6）：462-466．

3．姚峰，冯玉妹，张雪涛．急性三氯甲烷中毒一例报告．环境与职业医学，2012，29（5）：324-325．

4．夏丽华，邓小峰，张莹，等．血浆转换联合血液灌流抢救急性重度三氯甲烷中毒．中国职业医学，2013，40（4）：309-310．

六、三氯乙烯

1915 年，Plessner 首次报道急性三氯乙烯中毒。1947 年，Schward 等首次报道接触 TCE 所致皮炎。1994 年，李岳恒等首次报道了国内病例，随后病例数不断增多。

【理化特性】

1,1,2- 三 氯 乙 烯（1,1,2-trichloroethylene，TCE）属不饱和卤代脂肪烃。分子式 C_2HCl_3，分子量 131.39，熔点 -73℃，沸点 86.7℃，燃点 420℃，相对密度 1.46（20℃ /4℃），蒸气密度 4.54 g/ L，蒸气压 7.70 kPa（20℃）。常温常压下为无色、易挥发的不燃液体，具氯仿样微甜气味，几不溶于水，溶于多数有机溶剂。与空气混合后，温度 > 400℃时可分解成光气、氯化氢和一氧化碳等。

【接触机会】

本品广泛用作五金电镀、电子、玩具、印刷和光学等行业的脱脂去污剂、油脂和石蜡萃取剂，脂肪、橡胶、树脂的溶剂，以及用以配制印刷油墨、黏胶、打火机填充液、打字机改正液及指甲油清洗液等。此外，还用作冷冻剂、纺织物干洗剂、杀菌剂，或用以制备农药、合成五氯乙烷和聚氯乙烯等。上述作业均可接触到 TCE；国外报告还有为获欣快感而嗜吸 TCE 者。

【毒性机制】

TCE 可经呼吸道、皮肤及胃肠道吸收。其麻醉阈为 $21g/m^3$，致死浓度为 $60g/m^3$，在 $1 \sim 20 g/m^3$ 可引起急性中毒。成人口服致死量为 3 ～ 5ml/kg，乙醇可增强其毒性。

吸收后 TCE 约 19% 以原形经肺排出；约 10% 经汗液、唾液和粪便排出；余 50% ～ 60% 存留体内，主要分布于脂肪、肝、肾、脑、肌肉和肺等组织；长期吸收情况下 TCE 在脂肪、脑和肾上腺中含量最高。体内的 TCE 主要经肝的细胞色素 P450（CYP 450）氧化为水合氯醛（chloral hydrate），再氧化成三氯乙酸（trichloracetic acid，TCA）或还原为三氯乙醇（trichlorethanol）经肾排出；尿中检出三氯乙酸可证实有 TCE 接触。TCE 还可代谢为二氯乙酸（DCA），其与三氯乙酸均能提高交感神经反应性，并增加其递质生成，增高心脏对刺激的敏感性从而具心脏毒性。此外，TCE 在谷胱甘肽 -S- 转移酶（GST）作用下可与谷胱甘肽生成以肾为主要靶器官的毒物。TCE 的麻醉作用仅次于氯仿，对中枢神经特别是脑干，以及自主神经有强烈抑制作用，亦可累及脑（颅）神经如三叉神经等；有研究认为，该种毒性是代谢产物水合氯醛及三氯乙醇所致。长期嗜吸 TCE 可以成瘾。

TCE 可 致 药 疹 样 皮 炎（epispasis-like dermatitis），目前认为是机体对 TCE 超敏反应所致免疫损伤，其中以水合氯醛的致敏性最强，最可能是导致 T 淋巴细胞介导的Ⅳ型迟发型变态反应；N- 乙酰基转移酶（NAT2）基因变异，高活性醛脱氢酶（ALDH2）、人类白细胞抗原 DQ（HLA-DQ）基因多态性则可能是 TCE 个体易感性差异原因之一；但仍难解释本病的多器官系统毒性。

TCE 具致癌、致畸、致突变、免疫和遗传毒性；有研究显示，其代谢物中只有三氯乙酸可能致胎儿心脏畸形，但迄今为止，其致癌性的流行病学调查证据仍有限；1995 年，国际癌症研究机构（IARC）将其归类为 2B 类，即"人类可能致癌物"。

【临床表现】

（一）急性中毒

多见于生产事故，偶因误服或嗜吸所致。起病迅速，吸入引起的急性中毒潜伏期一般为数十分钟至数小时，口服时约需 1 小时才发病。

1. 中枢神经系统损伤　早期有头晕、头

痛、乏力等表现，一般在脱离接触后 24 小时左右即可恢复；严重时可出现心悸、胸闷、恶心、食欲缺乏、欣快感、易激动和步态不稳，并可有轻度意识障碍（如意识模糊、嗜睡或朦胧状态等）或重度意识障碍（如谵妄、幻觉、抽搐、昏迷等），并有呼吸抑制及循环障碍；极高浓度下（＞ 50 g/m³），患者常迅速昏迷、猝死而无前驱症状。

2. 颅神经损伤　主要是三叉神经受损，一般是感觉支受累表现，如角膜反射消失、面部出现三叉神经周围性或核性感觉减退、咀嚼肌无力等；严重时 Ⅰ、Ⅱ、Ⅲ、Ⅸ、Ⅹ、Ⅻ 对颅神经亦可受损，表现为嗅觉减退、视力下降、视野缩小、复视、眼睑下垂、吞咽困难、声带麻痹及伸舌障碍等。

3. 肝、肾及心脏损伤　如肝大且伴压痛、肝功能指标异常、黄疸等中毒性肝病表现；肾可有蛋白尿、管型尿、肾功能不全等表现；心脏可有心律失常、心电图 ST-T 段改变，严重可发生心源性猝死。

4. 短时间接触高浓度 TCE 蒸气时可有颜面潮红、眼和上呼吸道等刺激症状；误服 TCE 有口腔和咽部烧灼感，伴明显恶心、呕吐、腹痛、腹泻等；TCE 溅入眼内有刺痛感，可有角膜表层损伤，处理得当可于数日内恢复；皮肤接触可致化学性皮肤灼伤。

（二）慢性影响

可有明显神经行为功能异常，如情感消极，短时记忆力、注意力和眼 - 手反应速度下降、运动协调和稳定性差等。可引起帕金森病（Parkinson's disease，PD），其机制可能与线粒体复合酶体 Ⅰ 有关。尿 TCE 水平与临床表现呈一定的剂量 - 反应关系。皮肤直接接触可见皮肤干燥、角化不全、皲裂等。

（三）TCE 药疹样皮炎（medicam entosa-like dermatitis induced by TCE）

本病发病率较低且呈散发。其起病急骤，潜伏期 5 ～ 40 天或更长，但多发生于 80 天内；主要表现为发热、全身皮肤黏膜损害、浅淋巴结肿大及压痛、严重肝损害等。病程冗长复杂，

多为 1 ～ 3 个月，偶可超过半年，愈后如接触 TCE 仍可再发。早期误诊率达 93.5%，病死率约为 7.5%，主要死于急性肝功能衰竭和严重感染。其临床特点为：

1. 发热　常先有中至高热，糖皮质激素治疗有效，仍然发热提示合并感染。

2. 皮肤黏膜损害　发热后 1 至数日出现皮疹，有 4 种类型：

（1）剥脱性皮炎（exfoliative dermatitis）：皮肤瘙痒，常于颜面、前臂等处出现对称性红色斑丘疹，后迅速扩展至全身；皮疹处皮肤肿胀，部分斑丘疹融合成片状红斑。1 ～ 2 周后皮疹颜色转暗出现脱屑，鳞屑从细糠状至片状不等，掌跖处常成块脱落；颈、口角、关节和前胸等处皮肤常有皲裂、渗出和继发感染，口角糜烂、疼痛常致张口困难。表皮反复脱落后呈糠秕样脱屑而渐痊愈（图 5-5-2，也见彩图 5-5-2）。

（2）多形红斑（erythema multiforme）：病情一般较轻，病程较短；皮损表现为红斑、丘疹和水疱等多种形式，可相互融合（图 5-5-3，也见彩图 5-5-3）。

（3）重症多形红斑（Stevens-Johnson syndrome）：为全身泛发大疱性多形红斑，发疹高峰时全身症状也严重，眼、口、生殖器和肛门等处黏膜也可发生损害，导致眼干、畏光、流泪、眼痛、视物模糊、睁眼、张口、进食困难等；个别患者肠黏膜也可受累，致有腹痛、腹泻、便血等症状（图 5-5-4，也见彩图 5-5-4）。

（4）大疱性表皮坏死松解症（epidermolysis bullosa）：开始为鲜红或紫红色斑片，继而迅速增多、增大并融合成棕色大片，很快发展成全身弥散，稍呈对称的巨形松弛性大疱，易溃破渗液，表皮与真皮分离，尼氏征阳性；眼、鼻、口腔处黏膜糜烂脱落，全身症状极为严重（图 5-5-5，也见彩图 5-5-5）。

各型皮疹可有交叉重叠，皮疹消退后常有棕黑色色素沉着，指（趾）甲有"换甲"现象（图 5-5-6，也见彩图 5-5-6），个别患者尚可出现脱发。

3. 肝损害　90% 以上的患者会出现肝损

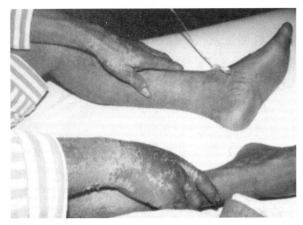

图 5-5-2　剥脱性皮炎型
（广东省职业病防治院邝守仁主任医师提供）

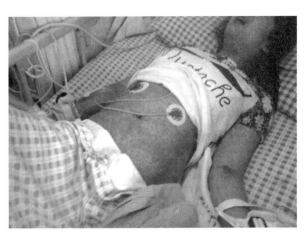

图 5-5-3　多型红斑

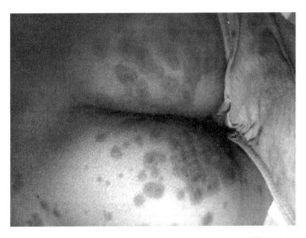

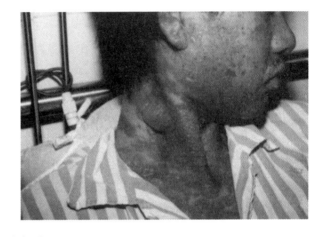

图 5-5-4　重症多型红斑
（广东省职业病防治院邝守仁主任医师提供）

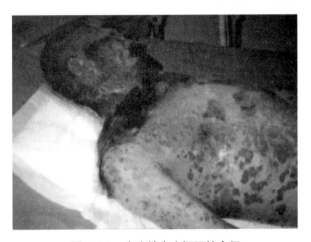

图 5-5-5　大疱性表皮坏死综合征

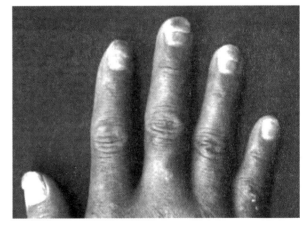

图 5-5-6　三氯乙烯药疹样皮炎患者脱甲
（广东省职业病防治院 邝守仁主任医师提供）

害，严重者甚至因急性肝衰竭而死亡。肝损害一般在发生皮疹后 1 周内出现，随皮疹消退逐渐好转，如治疗处理正确及时，1～3 个月大多可恢复正常。

4．浅表淋巴结肿大　近 80% 的患者伴有腋窝、腹股沟等处浅表淋巴结肿大、压痛，皮疹高峰时更为明显。

5．其他表现　部分患者可出现心脏损害，

主要表现为心肌酶轻度增高、心电图改变，一般随皮疹、肝功能好转而恢复正常。部分患者可出现一过性的蛋白尿，仅少数累及肾功能，个别发展至急性肾衰竭。

6. 实验室和特殊功能检查 主要有：

（1）血象：起病时 WBC 计数多偏高，分类基本正常；Hb 和 PLT 基本正常；皮疹高峰期外周血嗜酸性粒细胞计数可明显增高，但极个别病例也可为 0。

（2）肝：ALT 和 AST 为主的肝酶及胆红素增高；部分病例血清白蛋白降低、凝血酶原时间延长、血氨增高；疾病初期超声多普勒检测可见肝脾增大声像及血流动力学指标改变。

（3）肾：可有一过性蛋白尿、血尿和管型尿，尿素氮、肌酐升高，早期可见双肾体积增大，皮质回声增强、增厚，肾锥体肿大呈圆球形，回声较低。

（4）心脏：血清心肌酶可轻度增高；心电图检查有窦性心动过缓、窦性心动过速、房性期前收缩、非特异性 ST-T 改变、房室传导阻滞或右室传导阻滞等，心肌酶增高常先于心电图改变。

（5）尿中三氯乙酸阳性：但脱离接触过久可转阴；病情严重程度及病程长短与其浓度无关。

（四）并发症和合并症

发生率可达 93%，除与疾病自身有关外，与糖皮质激素使用不当也有密切关系，常见有：

（1）电解质紊乱，如低钙、低钾与低铁血症等。

（2）呼吸道和皮肤感染，亦可见败血症和颅内感染，多由皮肤疖肿、甲沟炎造成；主要致病菌为 G⁺ 球菌，尤以金黄色葡萄球菌和血浆凝固酶阴性葡萄球菌为优势菌；呼吸和泌尿系统还易并发真菌感染，以白假丝酵母菌（白色念珠菌）为多。感染是本病的主要死因之一。患者处于高敏状态，故使用抗生素时应注意可能诱发药疹。

（3）糖皮质激素使用之并发症。可见低血糖、高血糖和糖尿病，糖皮质激素治疗的第 2～3 周起即应密切观察血糖；糖皮质激素冲击治疗还有可能导致出血，需密切监测血小板和凝血功能变化。长期应用糖皮质激素后尚可诱发精神异常、骨骼损害，均需开展系统的追踪观察。

（4）眼结膜炎也较常见，干眼症可能是 TCE 药疹样皮炎的主要后遗症，偶有严重角膜溃疡致角膜白斑者，需作角膜移植。也有贫血、血小板偏低的报告。

【诊断与鉴别诊断】

（一）急性中毒

国家已颁布《职业性急性三氯乙烯中毒诊断标准》（GBZ 38）可供诊断依据。诊断原则是，明确的短期内接触较大量的三氯乙烯职业史，以神经系统损害为主、并有肝、肾及心脏损害的临床表现，职业卫生学调查和尿中三氯乙酸浓度测定支持上述接触史，在排除其他病因所致类似疾病后，方可做出诊断。尤需注意与其他原因引起的意识障碍、三叉神经分布区感觉障碍、周围神经病及心、肝、肾等疾病鉴别。血中三氯乙烯和尿中三氯乙酸检测对明确急性中毒病因和鉴别诊断有重要意义。

临床多将短期内接触较高浓度三氯乙烯后出现的一过性头晕、头痛、乏力、颜面潮红、眼及上呼吸道刺激症状等表现者列为"接触反应"进行医学监护，但此期患者并未被纳入法定职业病范畴。诊断标准将急性 TCE 中毒病情分为三级：

1. 轻度中毒 指接触反应症状加重，合并轻度意识障碍，或并有三叉神经损害，或并有急性轻度中毒性肝病或中毒性肾病者。

2. 中度中毒 指短期接触较大量三氯乙烯后，出现中度意识障碍，或出现两对以上脑神经损害，或出现急性中度中毒性肝病或中毒性肾病者。

3. 重度中毒 指短期接触较大量三氯乙烯后，出现重度意识障碍，或出现急性重度中毒性肝病或中毒性肾病，或出现心源性猝死者。

（二）慢性中毒

尚未见确切病例报告，国家亦无统一诊断标准，故对可疑病例诊断需谨慎。长期暴露于 TCE 可引起类似帕金森病（PD）症状，要注意与原发性帕金森病鉴别。

（三）三氯乙烯药疹样皮炎

国家已颁布《职业性三氯乙烯药疹样皮炎诊断标准》（GBZ 185），可供做诊断依据。其诊断原则为：在职业接触 TCE 后出现不同程度的皮肤炎症性反应，伴有发热、肝损害和浅表淋巴结肿大等临床表现，结合职业卫生学调查综合分析，排除其他疾病方可诊断。鉴于其致病机制主要为变态反应，故尿中三氯乙酸高低与发病并无明确关系，仅作接触参考指标。患者早期出现发热时要注意排除感冒、上呼吸道感染等疾病，并注意与急性三氯乙烯中毒、药疹、麻疹、猩红热、食物过敏、感染性疾患、病毒性肝炎、接触性皮炎、其他过敏性皮炎、痘疮样类银屑病、葡萄球菌性烫伤样皮肤综合征等疾病鉴别。

【治疗】

（一）急性中毒

1. 现场处理　迅速将中毒者救离现场至空气新鲜处处置，保持呼吸道通畅，静卧保暖。脱去污染的衣着，用流动清水冲洗被污染的皮肤和眼；误服者予洗胃、导泻；密切观察病情至少 24 小时，并根据情况给予对症治疗。

2. 无特效解毒剂，以对症及支持疗法为主，可适当使用糖皮质激素；心搏和呼吸停止者应尽速施行复苏；有颅神经损害时按神经科治疗原则处理。乙醇可增加 TCE 毒性，应避免使用含乙醇的药物如氢化可的松注射剂等；忌用拟肾上腺素类药物。

3. 肝损害可按内科处理原则给予保肝治疗；暴发性肝衰竭、肝性脑病难以控制时，可行原位肝移植术，术后注意给予抗排斥、预防感染、利胆、支持、保护脑神经等处理。

4. 轻度中毒患者治愈后可恢复原工作；中度和重度中毒患者应调离三氯乙烯作业。如需劳动能力鉴定，按《劳动能力鉴定　职工工伤与职业病致残等级》（GB/T 16180）处理。

（二）药疹样皮炎

1. 立即脱离现场，避免再次接触三氯乙烯及其他病情加剧因素。

2. 糖皮质激素为主要治疗药物，但因容易诱发各种并发症，故尤其强调合理使用，遵循"早用足量、适时减量、适量维持、及时停药"原则，并密切观察病情，尽量选择不良反应少、短效的糖皮质激素，慎用"激素冲击疗法"。长期用药而皮疹未愈者，要考虑有无合并其他基础皮肤病如银屑病等，不可盲目加量。

3. 控制医院内感染是降低本病死亡率的关键，应合理使用抗生素。实践表明金黄色葡萄球菌为主要致病菌，其次是血浆凝固酶阴性葡萄球菌，应按药敏试验结果选用抗生素，避免使用容易导致过敏或肝损害的抗生素。

4. 急性肝功能衰竭是本病患者死亡的主要原因之一，积极预防和治疗肝损害是非常重要，具体方案按内科原则进行。

5. 患者处于高敏状态，用药应力求简单，防止产生药疹使病情复杂化；由于病程较长，患者常体质虚弱、免疫功能低下、易合并感染，故应加强皮肤黏膜护理，加强营养支持治疗，并及时对患者做心理辅导，防止意外发生。

（三）慢性中毒

对症支持治疗为主。

【预防】

预防原则可参阅本书总论相关内容，具体还需注意如下几点：

1. 以无毒或低毒物质代替 TCE；降低作业环境 TCE 浓度至国家规定水平。

2. 加强个人防护和安全教育，严格遵守安全操作规程。

3. 做好 TCE 作业人员岗前、在岗和离岗职业健康检查，坚持实施职业禁忌证规定，疑似 TCE 职业病者须进行医学观察。

（刘薇薇）

思考题

1. 简述三氯乙烯的主要用途、毒性及毒性机制。

2. 总结三氯乙烯药疹样皮炎的主要临床类型、诊断及治疗要点。

推荐阅读的参考文献

1．李岳桓，卫建平，蔡向挺，等．三氯乙烯引起全身性皮疹和严重肝功能损害的调查．中华劳动卫生职业病杂志，1994，12（1）：40-41.

2．李来玉，冷曙光，郑玉新，等．三氯乙烯药疹样皮炎代谢酶基因多态性的病例对照研究．中国职业医学，2002，29（3）：4-8.

3．夏丽华，黄汉林，邝守仁，等．三氯乙烯所致药疹样皮炎 50 例临床分析．中华劳动卫生职业病杂志，2004，22（3）：207-210.

4．黄海燕 综述；庄志雄，刘建军审校．三氯乙烯中毒表现及其作用机制研究进展．环境与职业医学，2006，23（1）：79-81.

5．杨志前，刘薇薇，余卫，等．三氯乙烯药疹样皮炎患者细胞亚群变化特点．中华劳动卫生职业病杂志，2009，27（1）：16-19.

6．华明，朱光华，夏丽华，等．职业性三氯乙烯药疹样皮炎死亡原因分析及干预措施，中华劳动卫生职业病杂志，2010，28（1）：54-55.

7．张丽华，佘惜金，李敏，等．职业性三氯乙烯药疹样皮炎肝脾肾 B 超的动态观．中国工业医学杂志，2011，24（3）：185-187.

8．华明，郑倩玲，曹丹燕，等．职业性三氯乙烯药疹样皮炎医院感染与耐药性调查分析．中国职业医学，2013，40（3）：190-194.

七、四氯化碳

【理化性质】

四 氯 化 碳（carbon tetrachloride，CCl_4），又名四氯甲烷（tetrachloromethane），CAS 号 56-23-5，分子量 153.84，熔点 –22.6℃，沸点 76.8℃，常温常压下为无色透明重质液体，具醚样微甜气味，相对密度 1.59（20℃ /4℃）；易挥发，蒸气密度 5.3，蒸气压 15.26 kPa（100 mmHg，25℃）。四氯化碳具有正四面体结构，是一种非极性分子，微溶于水；可溶于乙醇、乙醚、氯仿等有机溶剂，它本身又是一种良好的溶剂，能溶解脂肪、油类、树脂、

油漆以及无机碘等。不聚合，不易燃，曾用作灭火剂，但它与某些金属（铝、镁、锌）反应有着火爆炸危险，在过量水存在或高温下可分解为氯化氢、光气、氯气等有害气体，加之它会加快臭氧层的分解，故被停用。

【接触机会】

工业上采用甲烷与氯气混合加热、氯气与二硫化碳反应、甲烷"氧氯化"、甲醇"氢氯化"等方法制取四氯化碳。

本品被广泛用作有机溶剂、清洗剂、萃取剂、熏蒸杀虫剂、香料的浸出剂、纤维的脱脂剂、药物萃取剂、织物的干洗剂、化学试剂以及化工合成原料等，既往也曾将其作为灭火剂、麻醉剂、驱虫剂，但是由于毒性及破坏臭氧层的关系，现在已甚少使用，并被限制生产，很多用途多被二氯甲烷等替代，目前它主要用作化工原料、有机溶剂、清洗剂及织物干洗剂，也用来合成氟氯代烷、尼龙 7、尼龙 9 的单体；还可制三氯甲烷和药物；金属切削中用作润滑剂；日常生活中，一些家用清洁剂中可能含有四氯化碳，隐存中毒危险。

【毒性机制】

四氯化碳很易经呼吸道吸收，也可经皮肤及消化道吸收，多分布于富含脂肪的组织，除脂肪外，主要为肝、骨髓、肾、心、脑等。摄入量的 50% 以原形经肺呼出，少部分从尿、粪排出；约 20% 在体内代谢转化，仅 4% ～ 5% 代谢为 CO_2，其他代谢途径未弄清；其余部分储存在上述组织器官，逐渐代谢、释出。其在体内代谢十分迅速，吸入后 48 小时，血中已查不到本品。

四氯化碳是全方位毒物，接触浓度与接触时间对其作用部位及毒性强度有明显影响，如高浓度时首先引起中枢神经系统抑制，而后方累及肝、肾；而低浓度长期接触时则主要表现为肝受累。同时摄入乙醇可增强四氯化碳的毒性，加重中毒症状；四氯化碳还可增加心肌对肾上腺素的敏感性，引起心律失常。人在 320 mg/m³ 浓度下吸入 5 ～ 10 分钟后即可造成死亡；吸入浓度为 150 ～ 200 mg/m³ 时 1/2 ～ 1 小时即有生命危

险。人对四氯化碳的个体耐受性差异较大，一般在空腹时服入 5～10 ml 即可能致死，但也有报告称有人口服 40 ml 亦未见明显异常。

本品是最典型的肝毒物，其毒性多认为可能与下列机制有关：四氯化碳在肝微粒体混合功能氧化酶、羟化酶等作用下，生成 CCl_3^- 自由基，通过脂质过氧化（lipid peroxidation）反应造成内质网损伤、溶酶体破裂和线粒体破坏及钙代谢紊乱，引起肝细胞脂肪变性、坏死。四氯化碳对肾小管细胞也有直接毒性，可引起肾小管细胞变性、坏死；还有研究认为，四氯化碳可引起肾小球小动脉收缩，造成肾缺血，导致肾小球滤过率下降。

【临床表现】

（一）急性中毒

急性中毒的潜伏期与接触剂量和侵入途径有关，吸入情况下一般为十余小时左右，但高浓度吸入时数分钟即可发病，主要表现为：

1. 神经系统症状　中毒早期主要为头晕、头痛、乏力、神志恍惚、步态蹒跚，重时可出现短暂意识障碍或昏迷；极高浓度接触时，可迅速出现昏迷、抽搐，甚至猝死，但肝、肾损害表现此时可不明显。

2. 消化系统症状　消化系统症状也是最常见的表现，经口中毒者尤为明显，多于接触后 3 天左右出现食欲缺乏、恶心、呕吐、腹胀、腹痛、腹泻，并有肝肿大、触痛等，病情严重者可出现黄疸甚至肝性脑病。多数患者经治疗后肝功能可恢复正常，但重度中毒者肝损害有的可迁延一些时日。

3. 肾损害症状　多数中毒患者有程度不等的肾损害，主要表现为急性肾小管坏死，可出现蛋白尿、红细胞尿、管型尿，严重者可有少尿、无尿、氮质血症（azotemia）等肾功能不全表现。肾损害症状一般较神经系统和肝损害为迟，多在中毒后 3～7 天发生。

4. 其他　少数患者可有心肌损害、心力衰竭及心房颤动、室性期前收缩等；经呼吸道吸入患者，可伴有眼及上呼吸道刺激症状。

（二）慢性中毒

长期接触四氯化碳，可出现头晕、乏力、失眠、记忆力减退、食欲缺乏、胃肠功能紊乱等症状，个别人可发生肝肿大、肝功能异常；少数患者可发生球后视神经炎、视野缩小及视力减退等，还有报道可引起听力障碍、耳蜗前庭系统功能障碍、再生障碍性贫血等；皮肤长期接触，可因脱脂而出现干燥、脱屑和皲裂等现象。但上述表现均缺乏特异性，不易与其他病因引起的类似疾病鉴别，诊断较为困难，目前尚未有定论。

【诊断及鉴别诊断】

（一）急性中毒

我国已颁布《职业性急性四氯化碳中毒诊断标准》（GBZ 42）可供作诊断依据，其诊断原则为：具有明确的较大量四氯化碳急性职业接触史，以中枢神经系统症状伴肝和肾受损为主的临床特点，职业卫生学调查和实验室检查支持上述特点，在排除其他类似疾病后方可做出诊断。对血液或呼出气中四氯化碳含量进行及时测定，对诊断及鉴别诊断具有重要提示作用。

临床多将短期接触四氯化碳后出现一过性的头晕、头痛、乏力等症状者列为"接触反应"进行医学观察，但此级病情并未被纳入法定职业病范畴。一般多将急性四氯化碳中毒病情分为二级：

1. 轻度中毒　指除前述接触反应症状外，尚出现步态蹒跚或轻度意识障碍，或有肝增大、压痛和轻度肝功能异常，或有蛋白尿或血尿或管型尿者。

2. 重度中毒　指上述症状加重，并出现昏迷，或有重度中毒性肝病，或出现重度中毒性肾病者。

（二）慢性中毒

慢性中毒临床表现不具特异性，国家亦无统一诊断标准，与病毒性肝炎、药物性肝病及酒精性肝病等的鉴别均较困难，诊断时需十分慎重；一时无法确诊者，可按职业禁忌证调离四氯化碳作业岗位，并予积极治疗，以利康复。

【治疗】

（一）急性中毒

目前尚无特效解毒剂，主要采取对症、支持治疗。谷胱甘肽、乙酰半胱氨酸、半胱氨酸等均有助于降低其毒性，可在临床应用。其他尚有：

1．迅速脱离毒物接触，脱除被污染衣物；皮肤、眼睛污染时立即用清水或 2% 碳酸氢钠溶液充分冲洗；误服者可先口服医用液状石蜡或食用植物油溶解四氯化碳，而后用 1 ∶ 2000 高锰酸钾或 2% 碳酸氢钠溶液洗胃，洗胃后可灌服活性炭 30g 以吸附残余四氯化碳。

2．对症支持治疗　患者应卧床休息，密切观察尿常规、尿量、血肌酐及肝功能情况，以及早发现肝、肾损害征象，及时进行处理，并给予高热量、高维生素、低脂饮食；忌用肾上腺素、去甲肾上腺素、麻黄碱、吗啡、巴比妥类等药物。

3．肝损伤治疗　可按病毒性肝炎进行保肝治疗，如高渗葡萄糖、含巯基药物、维生素 B_1、维生素 B_{12}、维生素 C、胆碱等，并可酌情短程使用糖皮质激素。

4．肾损伤治疗　可参考肾内科治疗原则进行，如鼓励饮水，必要时可补液利尿；出现少尿或无尿时，可按急性肾衰竭处理，并及早采用血液净化疗法，如血液灌流、血液净化等。

轻度中毒者治愈后可恢复原工作；重度中毒者治愈后视疾病恢复情况，酌情安排工作，但不宜再接触有毒化学物质。

（二）慢性中毒

主要采取对症、支持治疗。

【预防】

预防原则可参阅本书总论有关内容，尤须注意如下几点：

1．寻找替代物；对新的四氯化碳生产和使用企业，必须进行职业病危害因素预评价工作。

2．四氯化碳作业场所必须加强通风排毒，做好个人防护，严禁饮酒。

3．加强职业卫生和防护知识教育，禁用四氯化碳洗手或洗涤工作服，使用四氯化碳灭火器时应佩戴防毒面具。

4．坚持定期检测车间空气四氯化碳浓度，坚持做好健康监护工作，坚决执行职业禁忌证规定，避免患有肝、肾、器质性神经系统疾病者从事四氯化碳作业。

（赵金垣）

思考题

1．简述四氯化碳的主要接触机会。

2．总结急性四氯化碳中毒的主要临床表现及治疗要点。

推荐阅读的参考文献

1．邝守仁．四氯化碳中毒的临床概况．中国职业医学，1999，26（3）：49-51.

2．王海兰．四氯化碳的职业危害与防护．现代职业安全，2014，2：118-119.

八、甲醇

【理化性质】

甲醇（methanol，methylalcohol，carbinol）又称木醇或木精（wood alcohol、wood spirit），为无色透明液体，易挥发，有乙醇气味。分子式 CH_3OH，分子量 32.04，沸点 64.712℃，熔点 –97.812℃，密度 0.7915 g/cm^3（20/4℃），蒸气密度 1.11 g/L，蒸气压 12.3 kPa（20℃），闪点 12℃（密闭杯）。可与水以及乙醇、乙醚、苯、酮、卤代烃等其他有机溶剂相混溶；遇热、明火或氧化剂易燃烧，自燃温度 240℃，爆炸极限 6.0% ～ 36.5%。

【接触机会】

甲醇通常由一氧化碳与氢气反应制得。

主要见于甲醇的制造、运输和以甲醇为原料和溶剂的工业、医药行业及日用化妆品行业。如用于制造甲醛、甲胺、异丁烯酸酯、卤代甲烷、纤维素、摄影胶片、塑料和杀菌剂等；也用作染料、树脂、橡胶和喷漆的溶剂、乙醇变性剂，以及用于制造汽车防冻剂、管道脱水剂、金属表面清洗剂、复印液、汽车燃料、火炉燃料和制造甲基叔丁醚中间体等。

20世纪80年代以来，甲醇用于生产汽油辛烷值添加剂甲基叔丁基醚、甲醇汽油燃料，以及甲醇蛋白等产品，促进了甲醇生产的发展和市场需要。甲醇是一种优良的溶剂，可以溶解各种无机盐，高纯度高清洁度（MOS级）甲醇常用作大规模集成电路清洗去油剂；它还是良好分析试剂，用于甲基化试剂、色谱分析试剂、分析溶剂。上述作业均有机会接触甲醇。

【致病机制】

甲醇本身具有麻醉作用，可使中枢神经系统受到抑制，而甲醇引起的代谢性酸中毒及眼部损害则主要与其代谢产物甲酸有关。因甲酸可抑制细胞色素氧化酶，引起视神经的轴浆运输障碍，导致中毒性视神经病；甲酸还能抑制线粒体呼吸，造成组织缺氧，使细胞内 NAD/NADH 比例下降，细胞呼吸转为无氧酵解，从而产生大量乳酸，甲酸和乳酸及其他有机酸堆积即可引起酸中毒。

【临床表现】

（一）急性中毒

职业性中毒主要因生产事故或违章操作导致大量甲醇蒸气吸入或甲醇液体喷洒全身引起，临床最多见原因为误服甲醇或工业酒精（含甲醇）勾兑的酒类、饮料；其口服中毒量为 5 ~ 10 ml（4 ~ 8 g），30 ml（约 24 g）可以致死。急性甲醇吸入中毒潜伏期为 12 ~ 24 小时，口服纯甲醇中毒者潜伏期仅 40 分钟，如同时饮酒摄入甲醇，潜伏期可明显延长。

临床上以中枢神经系统损害、眼部损害和代谢性酸中毒表现为主。轻者可见头痛、眩晕、乏力、步态蹒跚、嗜睡、意识混浊等，并逐渐出现眼前黑影、飞雪感、闪光感、视物模糊、眼球疼痛、畏光、幻视等表现；实验室检查可见轻度代谢性酸中毒表现。重者很快出现昏迷、癫痫样抽搐，明显视物模糊、眼球疼痛、幻视等，视力急剧下降，数日内可引起失明；眼科检查可见瞳孔扩大，对光反射减弱或消失，眼底早期可见视盘充血和视网膜水肿，严重者 1 ~ 2 个月即可出现视神经萎缩；并可出现明显乳酸血症、代谢性酸中毒、Kussmaul 呼吸。

吸入高浓度甲醇尚可引起眼和上呼吸道轻度刺激症状；口服中毒者可有恶心、呕吐、上腹部疼痛等胃肠道症状，并可并发急性胰腺炎及心、肝、肾损害。

心动过缓、休克、持久昏迷、癫痫样抽搐、无尿、难治性酸中毒、瞳孔扩大且对光反射消失等为预后不良的先兆；死亡常与酸中毒严重程度密切相关，死因多为突发性呼吸停止。

（二）慢性中毒

尚未见甲醇引起慢性中毒的报告。

（三）实验室检查

1. 血液甲醇和甲酸测定　此项检测有助于明确诊断、指导治疗。正常人血液甲醇浓度多 < 0.016 mmol/L（0.5 mg/L），甲酸浓度多为 0.07 ~ 0.4 mmol/L（3 ~ 19 mg/L）；血液甲醇浓度 > 6.20 mmol/L（200 mg/L）时即可引起中枢神经系统症状，浓度 > 31.0 mmol/L（1000 mg/L）时可引起眼部症状；未经治疗死亡患者血液甲醇浓度常高达 46.5 ~ 62.0 mmol/L（1500 ~ 2000 mg/L）；当血液甲酸浓度 > 4.34 mmol/L（200 mg/L）时，多有眼损害和酸中毒。由于采血时间不同、个体差异以及受同时摄入乙醇的影响，上述数据仅供诊断时参考。

2. 尿中甲醇和甲酸测定　主要用于甲醇接触工人的生物监测，亦可用作中毒诊断的参考指标。美国政府工业卫生学家会议（ACGIH）建议工作班末尿中甲醇浓度 0.47 mmol/L（15 mg/L）作为甲醇作业工人的生物接触限值。

3. 血气分析或二氧化碳结合力测定　用于监测酸中毒和判断病情严重程度。血清碳酸氢盐 < 18 mmol/L 时，血液甲醇浓度大多 > 15.6 mmol/L（500 mg/L）。

4. 其他检查　少数患者可有肝、肾功能异常；个别患者出现肌红蛋白尿；严重中毒者脑 CT 检查可见白质和基底节密度减低，但均无病因提示价值。

【诊断及鉴别诊断】

（一）急性中毒

我国已颁布《职业性急性甲醇中毒诊断标准》（GBZ 53），可做诊断依据。其诊断原则是：具有明确的短期接触较大量甲醇的职业史，在中枢神经系统抑制基础上，出现代谢性酸中毒、眼部损害和进行性脑实质损伤，结合职业卫生学调查和实验室检查结果，综合分析并排除其他病因引起的类似疾病后方可做出诊断。对病因不明的昏迷并发酸中毒患者，在排除糖尿病等后，应及早进行血液甲醇测定和脑 CT 检查。临床一般将急性甲醇中毒分为二级：

1．轻度中毒　指短期接触较大剂量甲醇后出现轻度意识障碍，或发现视盘充血水肿或视网膜水肿或视野检查有中心或旁中心暗点，或有轻度代谢性酸中毒者。

2．重度中毒　指上述患者出现重度意识障碍，或发现视力急剧下降甚至失明或视神经萎缩，或有严重代谢性酸中毒者。

需要鉴别的主要疾病有急性氯甲烷中毒、急性异丙醇中毒、糖尿病酮症酸中毒、胰腺炎、脑膜炎和蛛网膜下隙出血等。

（二）慢性中毒

目前尚未见慢性中毒病例报告。

【治疗】

急性中毒治疗必须迅速及时，高度怀疑甲醇中毒时，即使实验室检查尚未见肯定结论，也应立即开始抢救。

1．清除已摄入的甲醇，并促进其排出　中毒患者应立即移离现场，脱去污染的衣服；误服患者，立即催吐、洗胃，而后给予血液透析治疗。血液透析的指征为：

（1）血液甲醇 > 15.6 mmol/L，或甲酸 > 4.34 mmol/L；

（2）严重的代谢性酸中毒；

（3）视力损伤严重或已见视盘视网膜水肿。

重度中毒患者或并发肾衰竭者尤应及早采用血液透析或腹膜透析（血液透析疗效尤佳），直至血液甲醇浓度降至 7.8 mmol/L（250 mg/L）以下时。

2．纠正酸中毒　根据血气分析或二氧化碳结合力测定及临床表现，及早给予输注 2% ～ 5% 碳酸氢钠溶液。

3．给予解毒剂

（1）乙醇：可竞争性抑制甲醇的代谢，减少代谢产物甲酸的生成；可口服或将其混溶于 5% 葡萄糖液中，配成 10% 浓度静脉滴注。

（2）叶酸类：可促进甲酸氧化成二氧化碳，减少体内甲酸蓄积；有学者认为此疗法对体内可能有叶酸缺乏的嗜酒者更为适合，可 50 mg 静脉注射，每 4 小时一次，连用数日。

（3）4- 甲基吡唑（4-methylpyrazole,4-MP）：该药可抑制醇脱氢酶，从而阻止甲醇代谢成甲酸；首次剂量为 10 ～ 15 mg/kg 体重，静脉缓慢注射（15 分钟以上），以后每 12 小时重复应用，剂量可减 30% ～ 50%。

4．对症和支持治疗

（1）严密观察呼吸和循环功能，保持呼吸道通畅；危重患者床旁应置呼吸器，以备突发呼吸骤停时用。

（2）积极防治脑水肿。

（3）有意识模糊、朦胧状态或嗜睡等轻度意识障碍者可给予纳洛酮；有癫痫发作者可用苯妥英钠。

（4）纠正水与电解质平衡失调。

（5）适当增加营养，补充多种维生素。

（6）用纱布和眼罩遮盖双眼，避免光线直接刺激。

【预防】

预防原则可参阅本书总论相关内容，以下几点也不容忽视：

1．制造和应用甲醇的生产过程应做到密闭化，定期进行设备检修，杜绝跑、冒、滴、漏；并加强个体防护，防止容器破裂或泄漏。

2．必须严格保管制度和严防误将甲醇作为酒类饮料。

3．明显的神经系统疾病、器质性精神病、视网膜和视神经病应列为职业禁忌证。

（白　岩）

思考题

1. 急性甲醇中毒的主要机制。
2. 简述急性甲醇中毒的临床表现和治疗要点。

推荐阅读的参考文献

1. 陈捷敏，王立新，夏文涛. 甲醇中毒机制的研究进展. 法医学杂志，2010，26（4）：294-296.

2. 谢伟峰，曲彦，胡丹. 急性甲醇中毒致严重代谢性酸中毒1例报告. 吉林医学，2013，34（35）：7563.

3. Hantson P，Wittebole X，Haufroid V. Ethanol therapy for methanol poisoning：duration and problems. Euro J Emerg Med，2002，9（3）：278-279.

九、甲苯

【理化性质】

甲苯（toluene，methyl benzene），分子式为 $C_6H_5CH_3$，分子量 92.13，为无色、带特殊芳香味的液体，易挥发，易燃，其蒸气与空气的混合物具爆炸性。其沸点为 111℃，凝固点 -95℃，相对密度为 0.87（水为1），不溶于水，但可以和二硫化碳、乙醇、乙醚、氯仿、丙酮等有机溶剂混溶，极微溶于水。其在煤焦油及石油分馏液中与苯、二甲苯共存，故工业用粗甲苯中常含一定量的苯（1.5% 左右）和二甲苯。蒸气能与空气形成爆炸性混合物，爆炸极限 1.2% ~ 7.0%（体积）。低毒，半数致死量（大鼠，经口）为 5000 mg/kg；高浓度气体有麻醉性。

【接触机会】

甲苯系从石油产品衍生而成，多用于高辛烷值汽油添加剂，或替代毒性较大的苯用作有机溶剂，以及喷漆、涂料、胶水、染料、橡胶、印刷等行业的稀释剂和溶剂；它是化学工业上应用很广的原料，也是许多有机化合物合成时的中间体，用于制造炸药、农药、苯甲酸、染料和合成纤维；此外，还用作溶剂萃取剂，在医药、电子等工业也广泛使用。上述生产和使用过程中都有机会接触到甲苯。

【致病机制】

甲苯可经呼吸道、皮肤、消化道吸收；在血循环中主要吸附在红细胞膜及血浆脂蛋白上，以后分布并蓄积在体内富含脂肪的组织如肾上腺、脑、骨髓，其次在肝、肾、脾等，口服者肝中甲苯含量最高，吸入者脑组织中含量较高。甲苯易挥发，但以原形排出不多；进入血液的甲苯有 25% ~ 40% 通过呼吸道排出，而 60% ~ 75% 与甘氨酸或葡萄糖醛酸结合，以马尿酸或苯甲酰葡萄糖醛酸的形式随尿排出，另有极少量被氧化为苯甲酚及苯甲醛，而后与葡萄糖醛酸结合随尿排出。甲苯良好的脂溶性使其在血液中能迅速与各种脂蛋白、血细胞磷脂等成分结合，很少游离存在，故大部分以代谢产物排出，仅极少量以原形呼出或随尿排出。

甲苯属低毒类，急性中毒时以中枢神经系统麻醉为主，对中枢神经系统的麻醉作用较苯强，其机制尚不完全清楚。研究认为，甲苯的亲脂性质使之能迅速透过血 - 脑脊液屏障，进入脑中吸附于神经细胞表面，通过改变细胞膜磷脂的代谢，使神经细胞膜的流动性和通透性出现异常，影响细胞间的正常传导及离子运动、改变膜结合蛋白的活性及受体的敏感性，而发挥毒性作用；它还能改变脑内谷胺酰胺、多巴胺、乙酰胆碱、儿茶酚胺等神经递质的浓度、抑制神经细胞某些受体和酶的功能，影响生物氧化、能量代谢以及神经递质传递，从而导致脑组织功能异常和器质性病变。近年来，还有报道甲苯可导致听觉和前庭功能损害，导致耳鸣、听力减退。

甲苯尚可引起中毒性心、肝、肾等脏器损害。实验研究发现，甲苯可引起心肌轻度脂肪变性、心肌结构紊乱、灶性凝固坏死，其变化符合急性缺血性缺氧所致心肌损伤的表现；另有报告1例室内装潢工人中毒后出现严重心肌炎，心肌内膜活检为广泛的中性及单核细胞浸润、心肌坏死等非特异性组织病理学改变。甲苯对窦房结和房室结、传导系统也有直接的抑制作用，它可通过抑制心肌钠通道、钙通道，影响心脏的自律性和传导性；它还可使心脏对内源性儿茶酚胺敏感化，诱发严重心律失常，心室纤颤常是猝死的重要原因。体内出现大量甲苯酸性代谢产物苯甲酸及马尿酸蓄积时，可导致代谢性酸中毒及电解质紊乱；合并横纹肌溶解时可诱发阻塞性急性肾小管坏死、急性肾衰竭。

甲苯对皮肤、黏膜有刺激作用，并有致癌、致畸和致突变作用。但目前国际癌症研究机构（IARC）仍将甲苯列为 3 类，即"当前证据尚不能确定对人类致癌性进行分类的因素"。

【临床表现】

（一）急性中毒

1．神经系统损害　主要表现为中枢神经和自主神经的麻醉，轻者有眩晕、无力、步态蹒跚、兴奋或酩酊状态，并可见面色潮红、苍白、血压偏低、四肢发麻等；重者出现头痛、恶心、呕吐、烦躁不安，进而有嗜睡、朦胧状态、定向力障碍、意识模糊，甚至谵妄、抽搐、昏迷，可因呼吸中枢麻痹死亡；其主要病理改变为脑水肿。部分病例可出现精神症状，表现为情绪不稳、幻觉、语无伦次、行为异常、强哭强笑或大笑不止，甚至出现妄想、精神运动性兴奋、暴力倾向等。

2．心脏损害　表现为心悸、胸闷、胸痛、呼吸困难、心音低钝、心律失常等。甲苯引起的心律改变与暴露浓度有关，低剂量时兴奋，高剂量时则是心脏抑制剂，可引起心律失常、房室阻滞、心搏停止，出现室性快速心律失常或心室纤颤时往往威及生命，常是猝死的重要原因；曾有报道称可引起心肌梗死，但心导管检查显示冠状动脉正常。

3．肝、肾、肺损害

（1）肾损害表现为急性肾小管坏死（ATN），ATN 既可由甲苯的直接毒性引起，也可是其间接毒性作用所致，如发生横纹肌溶解时肌红蛋白阻塞肾小管引起。轻型 ATN 时肾功能可无明显异常，不易引起临床重视；如临床在尿液中检出大量肾小管上皮细胞、红细胞、

多种管型，并有尿渗透压降低、尿钠增高等肾小管功能障碍表现，则提示已发生肾小管坏死。重度中毒昏迷患者如出现无力、肌肉疼痛、尿色加深，且血清磷酸肌酸激酶（CK）明显升高，多提示有横纹肌溶解发生；如血肌红蛋白或尿肌红蛋白也为阳性，则可确诊无疑。

（2）职业性甲苯中毒引起的肝损害较为少见，程度也较轻，经保肝治疗 1 ~ 2 周多可恢复正常；而经消化道吸收者，大部分均有肝损害，重者甚至出现黄疸、肝坏死。

（3）直接吸入甲苯液体可引起肺炎、肺水肿、肺出血及麻醉症状。长期吸食甲苯或二甲苯者则可导致远端肾小管酸中毒（dRTA），临床上除前述中毒症状外，尚可见低钾血症、肌无力，严重者可进展为低钾性肌麻痹。

4．代谢性酸中毒与电解质紊乱　甲苯多引起正常 AG（阴离子间隙）代谢性酸中毒或高 AG 代谢性酸中毒，后者与甲苯在体内的酸性代谢产物蓄积有关；但有时也可呈混合型代谢型酸中毒。

5．皮肤黏膜损害　甲苯对皮肤黏膜的刺激性比苯强，溅在皮肤可有痒感或烧灼感，继而出现红斑、水肿甚至水疱，重者可引起化学性皮肤灼伤。

6．其他　甲苯对眼可引起流泪、充血、角膜上皮损伤、疱性角膜炎及结膜下出血。呼吸道吸入可出现咽喉烧灼或刺痛感，可致鼻出血、呛咳、胸闷等症状，直接吸入液体可致肺炎、肺水肿、肺出血及麻醉症状。

（二）慢性影响

尚无慢性中毒病例报告。长期接触甲苯可引起困倦、头痛、记忆力减退等神经衰弱综合征及角膜炎、慢性皮炎、皮肤皲裂。有报道长期滥用甲苯可引起小脑功能障碍、海马萎缩及脑容量减小；还有研究表明，职业性甲苯接触是早期肾损伤的相关危险因素，但脱离接触后可很快恢复，提示其肾功能损害大多可逆。

（三）实验室及特殊辅助检查

1．呼出气和血中甲苯浓度的测定　呼出气和血中甲苯含量与环境甲苯浓度有明显相关关

系，中毒后即刻采样测定血、呼出气中的甲苯浓度，可反映近期甲苯接触情况，可作为诊断和鉴别诊断的参考指标。

2．尿中马尿酸测定 为良好的甲苯接触指标。马尿酸是甲苯在体内的代谢产物，有助于甲苯中毒的诊断和鉴别诊断，但其水平受膳食及个体差异影响，故不能以马尿酸量直接推算甲苯的吸收量。

【诊断与鉴别诊断】

（一）急性中毒

我国已颁布《职业性急性甲苯中毒的诊断》（GBZ 16）可供作诊断依据。其诊断原则是：明确的短期内较大量甲苯的职业接触史、以中枢神经系统损害为主的临床表现，现场职业卫生学调查和实验室检测结果支持上述情况，在排除其他原因所致类似疾病后，即可做出诊断。

临床一般将短期接触甲苯后出现一过性头晕、头痛、恶心、呕吐、胸闷、心悸、颜面潮红、结膜充血等症状者，列为"接触反应"进行医学观察，但此级患者尚未被纳入法定职业病范围。诊断标准一般将急性甲苯中毒的病情分为三级：

1．轻度中毒 指短期内接触较大量甲苯后出现明显头晕、头痛、恶心、呕吐、胸闷、心悸、乏力、步态不稳等症状，并出现轻度意识障碍，或出现哭笑无常等精神症状者。

2．中度中毒 指在轻度中毒基础上，出现中度意识障碍，或出现妄想、精神运动性兴奋、幻听、幻视等精神症状者。

3．重度中毒 指在中度中毒基础上，出现重度意识障碍，或猝死者。

急性甲苯中毒可伴有不同程度的皮肤、黏膜及眼灼伤，其诊断分级按《职业性化学性皮肤灼伤诊断标准》（GBZ 51）和《职业性化学性眼灼伤诊断标准》（GBZ 54）执行。

（二）慢性中毒

目前尚未见病例报告。

【治疗】

1．急性中毒应迅速将患者移至空气清新处，脱去污染衣服，温水冲洗眼及皮肤；有不适症状者可给予吸氧，密切观察病情。

2．对症治疗 无心搏骤停者禁用肾上腺素，以免诱发室颤，发生猝死时立即进行心、肺、脑复苏；有意识障碍或抽搐时应注意防治脑水肿，有条件时可及时给予高压氧（但不宜长期治疗），并控制液体入量，给予高渗脱水剂、利尿剂；早期投用肾上腺皮质激素；及时控制抽搐、躁动，镇静止痉，给予促脑细胞功能恢复药物；伴有心、肝、肾等器官损害者进行早期监护，并给予及时的对症处理。

3．支持治疗。

【预防】

预防原则可参见本书总论相关内容。具体还需注意：

1．生产过程密闭化、自动化，生产场所加强通风排毒，定期维修设备，使工作场所空气中甲苯的浓度低于国家卫生标准（PC –TWA 50 mg/m^3，PC-STEL 100 mg/m^3）。

2．加强职业健康教育，注意个人防护。

（徐希娴）

思考题

1．甲苯有哪些急性毒性？临床表现有哪些？

2．如何进行职业性急性甲苯中毒的诊断，并叙述急性甲苯中毒的主要治疗措施。

推荐阅读的文献

1．黄简抒，周元陵，万伟国，等．国内文献报道急性甲苯及二甲苯中毒病例分析．中华劳动卫生职业病杂志，2013，31（5）：369-371．

2．赵赞梅，徐希娴，万伟国．急性甲苯中毒的研究进展．工业卫生与职业病，2014，40（5）：386-389．

3．徐希娴，赵赞梅，毛丽君．甲苯的心脏毒性．中国工业医学杂志，2013，26（1）：28-30．

十、二硫化碳

【理化性质】

二硫化碳（carbon disulfide，CS_2）分子量 76.14，纯品为无色、无异臭、易挥发的液体，工业品因混有其他硫化物（如羰基硫等），故呈微黄色，有令人不愉快的烂萝卜味。CS_2 密度为 $1.26\ g/cm^3$（20℃），熔点 −110.8℃，沸点 46.3℃，其蒸气比空气重 2.62 倍，极易燃，能与空气形成范围广阔的爆炸性混合物，接触热、火星、火焰或氧化剂，或与铝、锌、钾、氟、氯、迭氮化物等反应，即有燃烧爆炸危险，高速冲击、流动、激荡产生静电引起燃烧爆炸；由于其蒸气比空气重，能在较低处扩散到相当远的地方，遇明火甚至可引着回燃。其燃烧分解可生成硫化物；在 130～140℃时，可以自燃，燃烧分解可生成硫化物。本品易溶于乙醇、苯、醚和油脂等，微溶于水。

【接触机会】

CS_2 是生产人造纤维、玻璃纸（赛璐玢）、四氯化碳、农药杀菌剂、氨处理系统防腐蚀剂的原料，也是橡胶硫化促进剂；它常作为溶剂用于生产油脂、蜡、树脂、橡胶和硫黄等，也用于从亚麻仁、橄榄果实、兽骨、皮革和羊毛中提取油脂；还用作羊毛去脂剂、衣服去渍剂、金属浮选剂、油漆和清漆的脱膜剂、航空煤油添加剂、色谱分析溶剂等；二硫化碳还是杀菌剂稻瘟灵、克菌丹、代森锰锌、代森锌、代森铵、福美双、福美锌、福美甲胂等的中间体，以上生产过程均有机会接触 CS_2。

【致病机制】

（一）吸收和代谢

职业性接触主要经呼吸道进入人体，在肺泡内吸收迅速，也可经皮肤吸收；CS_2 具有脂溶性，易溶于脂肪和脂质中，并与氨基碳和蛋白质相结合，因此很易从血液中消失。由于二硫化碳的快速消失，它在人体内的分布形式尚未完全清楚，进入体内的 CS_2 有 10%～30% 以原形由呼吸道排出（仅一部分转化为 CO_2 呼出），70%～90% 与富有类脂的组织和器官具有亲和力，通过与分子上有游离电子对的亲核基团发生反应，即与巯基、氨基和羟基结合，生成二硫代氨基甲酸盐和三硫代氨基甲酸盐等，进而代谢为 2- 硫代噻唑烷 -4- 羧酸（2-thiothiazolidine-4-carboxylic acid，TTAC），TTAC 为 CS_2 的主要代谢产物，由尿中排出，所以二硫化碳在人体内的残留时间不长。

（二）中毒机制

CS_2 对机体的损害与接触浓度、方式及时间等因素有关，主要损害神经系统，也可损害血管及其他器官。短时间、高浓度接触时，主要作用于中枢神经；而长时间、低浓度接触时，主要作用于周围神经，损害神经轴索，引起周围神经病（peripheral neuropathy）。其致病机制可能与以下几点有关：

1. 导致维生素 B_6 缺乏　维生素 B_6 包括吡多醇、吡多醛及吡多胺，三者可相互转化。CS_2 可与吡多胺作用，生成吡多胺二硫代氨基甲酸，导致吡多醇缺乏，影响其作为辅酶的活性；吡多醇也是形成活性胺的必需物质，故使脑中 γ- 氨基丁酸减少，产生兴奋等症状。

2. 影响脑内酶类功能　如 CS_2 生成的二硫代氨基甲酸可与铜、锌离子络合，因而可抑制含铜、锌的酶，如辅酶 A 脱氢酶、多巴胺 -β- 羟化酶等，干扰细胞代谢；其对依赖巯基的葡萄糖酵解酶类（如磷酸果糖激酶、甘油醛 -3- 磷酸酯脱氢酶等）也有抑制作用，使神经轴索内的轴浆运输发生障碍，导致能量代谢障碍；它还能抑制单胺氧化酶，使体内 5- 羟色胺分解代谢减少，产生的 5- 羟基吲哚醋酸也减少，引起 5- 羟色胺堆积；其对多巴胺 -β- 羟化酶也有抑制作用，可影响儿茶酚胺代谢，从而引起与精神有关的症状。

3. 影响脑啡肽神经调节　CS_2 的神经毒作用可累及脑啡肽神经调节系统。

4. 神经细丝蛋白共价交联　CS_2 中毒时神经轴索内出现大量神经细丝聚集，引起神经细丝蛋白共价交联，阻碍轴浆运输，导致轴索变性。

5. 影响脂质代谢　CS_2 可影响脂质代谢，使血中 β/α 比值升高，β- 脂蛋白侵入小动脉壁可致玻璃样变性和硬化。

【临床表现】

（一）急性中毒

多见于生产事故、违规操作或人为破坏等情况，造成高浓度 CS_2 接触，主要表现为中毒性脑病；皮肤接触者，尚可引起局部皮肤红肿或类似灼伤样改变。

轻度中毒者表现为头痛、头晕、恶心、眼鼻黏膜刺激症状、步态不稳等醉酒样表现及轻度意识障碍；重者可出现脑水肿、颅内压升高表现，如谵妄、昏迷、精神运动型兴奋、抽搐、瞳孔缩小、病理反射阳性、脑干反射迟钝等。

（二）慢性中毒

长期接触一定浓度 CS_2 后可发生慢性中毒，以中枢及周围神经损伤表现为主，可伴有心血管及其他器官的损伤。

1. 神经系统　轻者早期出现类神经症表现，如头晕、头痛、失眠、多梦、乏力、记忆力减退、情绪障碍等，可伴有自主神经功能紊乱表现，如心悸、多汗等；并出现多发性周围神经病，可见四肢发麻、下肢无力、对称性手套袜套样痛触觉和深感觉减退、跟腱反射减弱等；神经 - 肌电图检查（electroneuromyography，ENMG）可显示神经源性异常。重者上述症状加重，可发生中毒性脑病及精神症状，如情感障碍、抑郁、恐惧、易怒以及躁狂状态；部分患者可能出现帕金森综合征、假性延髓性麻痹或锥体束损害，可有认知功能和智力减退；脑电图可表现为慢波增多，脑影像学检查可发现脑萎缩。此类患者周围神经病的症状和体征更为明显，可见四肢麻木、无力，感觉障碍，跟腱反射消失等；神经 - 肌电图检查可见失神经电位等神经源性损害、周围神经传导速度减慢等。

2. 其他器官损害　长期接触高浓度 CS_2（$100 \sim 400 \ mg/m^3$）者，可损害视觉系统，出现视神经萎缩、球后视神经损害、中心性视网膜炎、眼底网膜动脉硬化和微血管瘤等；而长期接触低浓度 CS_2 者，其眼底和视野也有一定改变。另外，也可能造成生殖系统的损害，如男性可发生睾丸萎缩、精子生成障碍，女性可

出现月经失调等。CS_2 接触者冠心病死亡率、心绞痛和高血压的发病率均见增高，但具体结论仍有待于进一步的流行病学研究证实。

【诊断与鉴别诊断】

（一）急性中毒

依据短时间、高浓度 CS_2 接触史，结合临床表现，排除其他病因引起的类似疾病后，不难诊断。患者尿液中 CS_2 的代谢物 TTAC，可作为 CS_2 近期接触指标，对于急性中毒的诊断和鉴别诊断具有参考价值；目前多用叠氮碘试验定量法测定，较为特异、灵敏。需注意与中枢神经系统感染、代谢障碍疾病、脑血管意外、脑外伤以及精神疾病等鉴别。

（二）慢性中毒

国家已颁布《职业性慢性二硫化碳中毒诊断标准》（GBZ 4）可作为诊断依据。其诊断原则是：具有长期接触二硫化碳的职业史，出现周围神经病表现且神经 - 肌电图异常，或中毒性脑病表现，现场职业卫生学调查符合上述接触情况，并排除其他病因引起的类似疾病后，即可做出诊断。

临床一般将具有长期接触二硫化碳职业史，出现头痛、头晕、乏力、睡眠障碍、记忆力减退，或下肢无力、四肢发麻等症状者，或出现眼底视网膜微动脉瘤者，或神经 - 肌电图显示有可疑的神经源性损害而无周围神经损害的典型症状、体征者列为"观察对象"，进行医学监护，但此类患者并未被列入国家法定职业病范围。国家诊断标准将慢性二硫化碳中毒分为二级：

1. 轻度中毒　指前述患者出现四肢对称性手套、袜套样分布的痛觉、触觉或音叉振动觉障碍，同时有跟腱反射减弱者；或上述体征轻微或不明显，但神经 - 肌电图显示有神经源性损害者。

2. 重度中毒　指具有长期二硫化碳职业接触史，一旦出现四肢远端感觉障碍、跟腱反射消失，伴四肢肌力明显减退或四肢远端肌肉萎缩，肌电图显示神经源性损害伴神经传导速度明显减慢，或诱发电位明显降低者；或出现中毒性脑病；或发生中毒性精神病者。

慢性中毒需排除类神经症、其他原因引起的神经及精神疾病（如药物性、糖尿病及感染性多发性神经炎等）、其他疾患导致的脑退行性病变、痴呆以及心理疾患等。

【治疗】

CS_2 中毒无特殊解毒治疗，视病情进行综合治疗。

（一）急性中毒

1. 迅速清除毒物　应尽快脱离现场，脱去污染衣物，至空气新鲜处救治并给吸氧；皮肤沾染者先用乙醇擦洗，再用清水冲洗干净。

2. 维持生命体征　呼吸衰竭者用呼吸兴奋剂，必要时辅助人工呼吸机；昏迷者，可给予甘露醇或 50% 葡萄糖等脱水剂，以减轻脑水肿；躁狂、兴奋、抽搐者，可给地西泮（安定）、苯巴比妥钠等静脉注射等治疗。

3. 改善脑组织代谢　可给予三磷腺苷、γ-氨酪酸、能量合剂、细胞色素 C、胞磷胆碱等。

4. 对症及支持治疗。

（二）慢性中毒

1. 诊断一经确立，即应脱离 CS_2 接触；类神经症者，可用镇静催眠剂。

2. 出现周围神经病者，可应用维生素 B_1、B_2、B_6 和糖皮质激素等治疗；神经生长因子（NGF）具有促进神经损伤修复的作用，可用于本病的治疗。

3. 肢体功能异常者，辅以体疗、理疗及对症治疗；施用中医辨证论治，以活血、解毒、安神、养心为主。

【预防】

预防原则可参阅本书总论有关内容，具体还需注意如下几点：

1. 在生产和使用 CS_2 的车间里，应安装有效通风、排气设备，降低车间空气中 CS_2 浓度，保证车间空气中 CS_2 检测结果符合职业卫生标准的要求（我国现行的车间空气 CS_2 职业接触限值 PC-TWA 为 5 mg/m³，PC-STEL 为 10 mg/m³）。

2. 加强个人防护，进入高浓度 CS_2 危险地带作业（如洗涤黏胶搅拌器、投料、管道疏通等），必须严格执行安全操作规程，穿戴好防毒面具、塑料手套和防护衣服，防止呼吸道吸入和皮肤接触。

3. CS_2 作业人员应认真执行我国《职业健康监护技术规范》（GBZ 188）规定，进行就业前、在岗期间及离岗后的职业健康体检；患有中枢神经系统器质性疾病、多发性周围神经病、视网膜病变者，均不宜从事 CS_2 作业。

（白　莹）

思考题

1. 简述二硫化碳的理化特征和接触机会。

2. 总结急性和慢性二硫化碳中毒的临床特点。

推荐阅读的参考文献

1. 余善法，郑玉新. 基于循证和现场验证方法深化二硫化碳防治研究与实践. 中华劳动卫生职业病杂志，2012，30（6）：401-402.

2. 季春萍，宋海燕，徐进，等. 某化纤厂职业性慢性轻度二硫化碳中毒病例临床特征. 中华劳动卫生职业病杂志，2012，30（6）：439-442.

3. 王洪艳，陶陵，王瑗丽，等. 2932 名接触低浓度二硫化碳作业工人的疾病谱调查. 中国卫生工程学，2008，7（4）：230-231.

4. Takebayashi T, Nishiwaki Y, Uemura T, et al. A six year follow up study of thesubclinical effects of carbon disulphide exposure on thecardiovascular system. Occupational and Environmental Medicine, 2004, 61 (2) : 127-134.

十一、汽油

【理化性质】

汽油（gasoline, petrol）为无色或淡黄色、具有特殊臭味的液体，易挥发、易燃、易爆，主要组成是 C4 ~ C12 脂肪烃和环烃类，并含有少量的芳香烃、烯烃和硫化物。沸点40℃～200℃，蒸气密度3.0～3.5 g/m³，相对密度0.7～0.79（水=1），闪点-50℃，自燃点415℃～530℃，其蒸气与空气混合物的爆炸极限为1.3%～6%。不溶于水，易溶于苯、二硫化碳、醇和醚等有机溶剂，极易溶于脂肪，尤须注意其蒸发性和腐蚀性。

【接触机会】

汽油是用量最大的轻质石油产品之一，是引擎的一种重要燃料。根据制造过程，汽油组分可分为直馏汽油、热裂化汽油（焦化汽油）、催化裂化汽油、催化重整汽油、叠合汽油、加氢裂化汽油、烷基化汽油和合成汽油等。根据用途又可分为航空汽油、车用汽油、溶剂汽油三大类；前两者主要用作汽油机的燃料，广泛用于汽车、摩托车、快艇、直升飞机、农林业用飞机等；溶剂汽油则用作合成橡胶、油漆、油脂、香料、印刷、制鞋等行业的溶剂；汽油还可以溶解油污等水无法溶解的物质，起到清洁油污的作用；汽油组分作为有机溶液，还可以作为萃取剂使用。汽油的炼制、使用过程均可有一定量的接触；司机口吸油管或加油站工人跌入油槽，如不慎吸入尚可致吸入性肺炎。

【致病机制】

汽油的毒性因其成分或品种不同而有差异，不饱和烃、芳香烃、硫化物含量较多者毒性较强；加入抗爆剂四乙基铅后毒性亦增加；其蒸气与一氧化碳同时存在时毒性增强；气温升高，挥发性增大，毒性也增加。

主要毒性为中枢神经系统的麻醉作用和对皮肤黏膜的刺激作用，作用机制可能与汽油的脱脂作用有关；还可引起人的周围神经病，可能与所含正己烷成分有关；其尚可导致肾损害。汽油对造血系统的慢性作用则主要取决于其所含芳烃苯的含量。

【临床表现】

（一）急性中毒

1. 中枢神经系统　汽油蒸气经呼吸道吸入后，可出现头晕、头痛、四肢无力、恶心、呕吐、心悸、神志恍惚、步态不稳、震颤、酩酊感、视物模糊，可伴有精神症状如惊恐不安、幻觉、无原因的哭笑、手舞足蹈、癔症样发作等；重者可引起谵妄、抽搐、昏迷、眼球运动障碍或斜视、眼球震颤、瞳孔散大、对光反应迟钝或消失，甚至出现颈强直、高热、瞳孔不等大，头颅CT检查可发现脑水肿改变。

2. 呼吸系统　高浓度汽油蒸气吸入可引起化学性肺炎或肺水肿，极高浓度汽油蒸气吸入甚至可反射性引起呼吸停止。汽油液体吸入呼吸道则可致支气管炎、吸入性肺炎，出现剧烈呛咳、胸痛、痰中带血、呼吸困难、发绀、发热；X线胸片显示肺内云片状或结节状模糊阴影。

3. 消化系统　口服汽油可引起频繁呕吐，并伴有口腔、咽、胸骨后烧灼感、腹痛、腹泻，以及肝、肾损害。

4. 皮肤　皮肤较长时间浸泡汽油后可出现水疱，表皮破溃，呈浅Ⅱ度灼伤；敏感者可发生急性皮炎。

（二）慢性中毒

1. 类神经症及自主神经功能紊乱　表现为头痛、失眠、多梦、手颤、肢体麻木、乏力、多汗、心悸。

2. 周围神经病　表现为四肢远端麻木、感觉异常和无力，出现手套、袜套样痛、触觉减退，进而出现肌力减退、肌肉萎缩及腱反射消失；严重者可致垂足和肢体瘫痪。

3. 脑白质病　表现为表情淡漠，反应迟钝，记忆力、计算力丧失，以及类似精神分裂症症状。

4. 肾损害　早期临床检查显示肾小管功能损伤，进而出现白蛋白尿、低蛋白血症，显示为膜性肾小球肾炎；严重者可引起肾小球肾炎-肺出血综合征。

5. 皮肤损害　皮肤可发生干燥、皲裂、毛囊炎、湿疹等改变。严重者可出现剥脱性皮炎。

6. 血液系统　长期接触汽油可引起白细胞减少，其原因是由于汽油中含较高苯所致。

【诊断与鉴别诊断】

国家已颁布《职业性溶剂汽油中毒诊断标准》（GBZ 27），可作为诊断依据。其诊断原则是：根据短时间吸入高浓度汽油蒸气或长期吸入汽油蒸气以及皮肤接触汽油的职业史，出现以中枢神经或周围神经受损为主的临床表现，结合现场卫生学调查和空气中汽油浓度的测定，并排除其他病因引起的类似疾病后，方可诊断。

（一）急性中毒

临床多将短时间吸入高浓度汽油，具有头痛、头晕、记忆力减退、失眠、乏力、心悸、多汗等神经衰弱综合征及自主神经功能紊乱症状者，列为"观察对象"进行医学观察，但此类患者并未被列入国家法定职业病范畴。诊断标准将急性汽油中毒分为三种情况：

1．轻度中毒　指具备下列条件之一者：

（1）头痛、头晕、恶心、呕吐、步态不稳、视力模糊、烦躁；

（2）出现情绪反应，哭笑无常及兴奋不安等表现；

（3）轻度意识障碍。

2．重度中毒　指具备下列条件之一者：

（1）中度或重度意识障碍；

（2）化学性肺炎；

（3）反射性呼吸停止。

3．吸入性肺炎　指汽油液体被吸入呼吸道后，出现下列表现之一者：

（1）剧烈咳嗽、胸痛、咯血、发热、呼吸困难、发绀及肺部啰音；

（2）X线检查，肺部可见片状或致密团块阴影；

（3）白细胞总数及中性粒细胞可增加。

（二）慢性中毒

1．轻度中毒　具备下列条件之一者，可诊断为轻度中毒：

（1）四肢远端麻木，出现手套、袜套样分布的痛、触觉减退，伴有跟腱反射减弱；

（2）神经-肌电图显示有神经源性损害。

2．中度中毒　除上述表现外，具有以下条件之一者：

（1）四肢肌力减弱至3度或以下，常有跟腱反射消失；

（2）四肢远端肌肉（大、小鱼际肌，骨间肌）萎缩。

3．重度中毒　具备下列条件之一者，诊断为重度中毒：

（1）中毒性脑病，常见表现为表情淡漠、反应迟钝、记忆力计算力丧失等；

（2）中毒性精神病，类精神分裂症；

（3）中毒性周围神经病所致肢体瘫痪。

在诊断溶剂汽油中毒性周围神经病时，应排除其他原因引起的周围神经病，如感染性多发性周围神经病、糖尿病、遗传性疾病、药物中毒等；在诊断中毒性脑病时，需与中枢神经系统感染、急性脑血管病、颅脑外伤、代谢障碍性疾病、癫痫、急性药物中毒、心因性精神疾病相鉴别。

【治疗】

（一）急性中毒

1．迅速将患者脱离现场，脱去污染衣物，用肥皂水清洗被污染皮肤。

2．对呼吸停止者应保持呼吸道通畅，立即进行人工呼吸，改善通气，保证有效供氧，并使用呼吸兴奋剂。

3．出现中枢神经系统症状和体征者按中毒性脑水肿治疗方法处理。

4．吸入性肺炎者应卧床休息，吸氧，保持呼吸道通畅，早期使用糖皮质激素治疗，积极控制感染，同时可予以解痉、化痰、雾化吸入等治疗。

5．误服汽油者应饮用牛奶，或用植物油洗胃、灌肠，并注意保护肝肾功能。

（二）慢性中毒

处理原则主要是对症治疗。如中毒性周围神经病、精神症状、类神经症等均可参照本书总论部分的相关章节处理。

【预防】

预防原则可参阅本书总论有关内容，具体尚需注意如下几点：

1．加强安全生产和个人防护知识教育，加强厂房的通风换气。

2．改善设备和工艺，避免手工操作，加强个人防护措施，严格遵守安全操作规程。

3．汽车司机等工作人员严禁用口虹吸汽油，避免吸入肺内和胃内引起中毒。

4．认真做好职业健康体检工作，职工在上岗前、在岗期间应按规定进行职业健康体检；凡查出各种中枢神经和周围神经系统疾病、明显的神经官能症、过敏性皮肤疾病或手掌角化、妊娠及哺乳期妇女，应作为职业禁忌证禁止从事汽油作业。

（舒　平）

思考题

1．为什么禁止使用含铅汽油？
2．简述急性和慢性汽油中毒的救治要点。

推荐阅读的参考文献

1．施玉兴．一起慢性汽油中毒的调查．中国职业医学，2001，28（2）：68.
2．李秀安．6例慢性溶剂汽油中毒的调查．中国工业医学，2008，21（3）：193-194.
3．史晓骞．汽油中毒死亡2例分析．刑事技术，2008，（4）：68-69.

十二、二甲基甲酰胺

【理化性质】

二甲基甲酰胺（N,N-dimethylformamide，DMF），分子量73.09，密度0.945kg/L（25℃），熔点−61℃，沸点152.8℃，蒸气密度2.51，蒸气压0.49 kPa（3.7 mmHg，25℃）。纯DMF是一种常温下无色、有微弱氨味的透明液体，工业级或变质的DMF则带有鱼腥味。

DMF具有很强的溶解能力，被誉为"万能溶剂（versatile solvent）"，在室温条件下，可与水、醚、醇、酯、酮、氯化烃、芳烃、生物碱、胺、N-酰苯胺、有机和无机芳香族胺和脂肪族胺完全混溶；具有良好的热稳定性和化学稳定性；常温下不易挥发，但夏秋季气温升高时，容易形成较高浓度气体。在无酸、碱和某些卤代烃存在时，即使将其加热至沸点也不会分解；在350℃或更高温度下，DMF可发生分解反应，生成一氧化碳和二甲胺。在适当条件下，可以与盐酸、重金属盐、三氧化硫、氟化硼、三氯氧磷等形成络合物。DMF易燃，遇到明火或与氧化剂接触可引起燃烧爆炸；能与浓硫酸、浓硝酸及卤化物发生剧烈反应，甚至爆炸。

【职业接触】

作为一种常用有机溶剂，DMF分子量较小，化学稳定性和热稳定性好、沸点高、凝固点低、溶解能力强等特点，具有电子给予体特性和形成络合物能力，因此，作为溶剂和萃取剂被广泛应用于皮革、制药等工业生产及实验研究中。以下为其常见用途，这些岗位工人可因接触DMF蒸气或液体而引起中毒。

1．制造过程　用醋酸和二甲胺合成。

2．用作聚丙烯腈抽丝溶剂　在湿法聚氨酯人造革生产中，用于洗涤和固化聚氨酯；在薄膜、涂料、纤维和胶黏剂生产中，用作乙烯基聚合物的溶剂和聚合物的聚合溶剂。

3．DMF对许多有机和无机气体具有高度溶解性和选择性，因此在石油化学工业中常用之作为选择性气体吸收剂；也用作乙酰化反应、氯化反应、氰化反应、磺化反应及各种缩合反应和聚合反应的反应溶剂。

4．作为一种重要的医药原料用于多西环素、可的松、地塞米松、磺胺类等二十多种药品的生产；同时还是氨磺酰、维生素、硝化呋喃、喹啉、肾上腺素、氯化铵等药品的优良溶剂。

5．作为碱性染料、亚硝基颜料、酞菁颜料、偶氮颜料及酸性染料金属盐的溶剂，广泛应用于染料工业中；同时可作为各种薄膜、木材、皮革、树脂等的染色剂溶剂或渗透性油墨溶剂。

6．其他　DMF与三氧化硫的络合物可用作很方便的三氧化硫源；与重金属盐的络合物可以用作催化剂提高重金属盐的活性；纯DMF盐溶液还可以作为电容器的填充液。

【发病机制】

DMF 属中等偏低的有毒物质，可经过呼吸道、完整的皮肤或消化道进入体内。由于 DMF 的沸点较高、室温下不易挥发，因此皮肤和呼吸道吸收对中毒具有同等重要意义。职业性急性中毒多数发生在生产故障、设备泄露或在检修时，往往由于未采取有效的防护措施，导致大量接触所致。中毒常是呼吸道吸入和皮肤吸收并存，且以皮肤吸收为主。口服或将本品作为治疗溃疡性结肠炎的药物灌肠也可导致本品经消化道吸收引起非职业性中毒，但这种情况比较少见。

DMF 进入机体后，在肝内代谢，主要在细胞色素单加氧酶 P450 2E1（CYP 2E1）的作用下发生甲基羟基化，生成 N- 甲基 - 甲醇酰胺（HMMF）；部分 HMMF 脱羟甲基分解成甲基甲酰胺（NMF）和甲醛，NMF 可进一步经 P450 氧化形成活性氨基甲酰化中间产物甲基异氰酸酯（CH_3NCO，MIC），MIC 具有亲电子活性，可迅速定位于内源性亲核部位，与蛋白质、核酸等细胞大分子物质共价结合，造成肝、肾等脏器损害，这可能是 DMF 对机体损伤的机制之一。但大部分 MIC 与谷胱甘肽（GSH）作用生成氨基甲酸酯类，最终以 N- 乙酰基 -S-N- 甲基 - 氨基甲酯 - 半胱氨酸（AMCC）的形式随尿中排出体外。

DMF 在生物体内代谢迅速，中毒后脱离接触并及时治疗，机体可恢复正常，大多无后遗症状。人每天吸入浓度为 63 mg/m^3 的 DMF5 天，停止接触 4 小时后，血中已检测不到 DMF；吸入浓度为 27 mg/m^3 的 DMF，24 小时尿中 NMF 量为 25 mg 左右。吸入浓度为 30 mg/m^3 的 DMF 后，尿中 DMF、HMMF、FA、AMCC 最高浓度的出现时间分别为 6 ～ 8 小时、6 ～ 8 小时、8 ～ 14 小时、23 ～ 24 小时，其生物半减期分别为 2、4、7、23 小时。

急性毒性研究显示，小鼠急性经口 LD_{50} 为 3.5 ～ 7.0 g/kg，急性经皮 LD_{50} 为 8.5 ～ 9.6 g/kg，急性吸入 LC_{50} 为 7.2 ～ 8.0 g/kg；大鼠经口 LD_{50} 为 3.0 ～ 7.2 g/kg，急性经皮 LD_{50} 为 5.0 ～ 11.5 g/kg，急性吸入 LC_{50} 为 9.4 ～ 1.5 g/kg。中毒动物出现眼、皮肤和呼吸道刺激，以及中枢神经、肝、肾、胃损伤表现；病理检查见肝细胞有灶性坏死，胃黏膜有腐蚀病变。吸入高浓度蒸气可导致狗出现红细胞增多、脉率和收缩压降低，组织学上出现心肌的退行性改变。亚急性和慢性毒性研究显示，每天吸入浓度为 2500 mg/m^3 的 DMF6 小时，5 天后，80% 大鼠死亡，肝、肺均可见病变。人长期吸入 DMF，可出现神经衰弱、血压偏低、食欲减退、恶心、肝功能异常、蛋白尿等。

【临床表现】

（一）急性或亚急性中毒

呼吸道吸入后一般经 6 ～ 12 小时后发生急性中毒；皮肤侵入者潜伏期可较长，可在皮肤灼伤基本愈合后再出现中毒的表现。亚急性中毒较为常见，起病隐匿，多在接触二甲基甲酰胺 14 ～ 60 天出现症状，其临床表现、诊断及治疗均与急性中毒相同。

DMF 可引起眼、皮肤、上呼吸道较明显刺激症状，污染眼可引起灼痛、流泪、结膜充血，严重者可引起角膜坏死；污染皮肤可致轻、重不等的灼伤，表现为起皱，肤色发白，伴有灼痛感，严重者可使皮肤肿胀；呼吸系统可有咽部充血、咳嗽等，严重者可引起肺水肿。

急性中毒时以肝损害最为突出，患者有明显乏力、右上腹胀痛或不适；进而出现黄疸，肝逐渐肿大伴压痛，肝功能检查示有血清转氨酶明显升高，病情一般不严重，经治疗多可在数周内痊愈。接触极高浓度 DMF 也可引起严重急性中毒性肝病，但在职业性中毒较少见，多为 DMF 严重污染皮肤时未得到及时清洗所致；还有慢性溃疡性结肠炎患者以 DMF 灌肠而引起肝病的报道，病情呈进行性加剧，类似亚急性重型肝炎，2 周内出现肝性脑病，预后凶险。急性中毒者尚可出现食欲缺乏、恶心、呕吐、腹部不适及便秘等其他胃肠道症状。

DMF 中毒还可引起急性肾损伤，可出现肾区叩痛，尿蛋白、尿潜血及尿胆原阳性等表现。皮肤接触，可出现水疱、水肿、粗糙、麻木、瘙痒、灼痛等。

（二）慢性中毒

临床表现常缺乏特异性，主要为食欲缺乏、恶心、呕吐、腹痛、腹胀、便秘或腹泻等症状，查体可有腹部压痛、肝大、肝区叩痛、黄疸，实验室检查可见 ALT、胆红素升高，尿中尿胆原和尿胆素增高。长期接触者可出现上呼吸道刺激症状、轻度蛋白尿及神经衰弱症状群，并有轻度一过性心电图异常（如窦性心动过速、心动过缓、心律不齐，不完全性右束支传导阻滞等）。

【诊断及鉴别诊断】

（一）急性中毒

我国已颁布《职业性急性二甲基甲酰胺中毒的诊断》（GBZ 48），可作为本病诊断处理的依据。其诊断原则为：具有短期内接触较大量二甲基甲酰胺的职业史，出现肝损害为主的临床表现及有关实验室检查结果，在排除其他原因引起的类似疾病后，即可诊断。

临床一般将接触 DMF 后出现一过性恶心、食欲缺乏、头晕等症状，或皮肤接触后出现短暂灼痛、胀痛、麻木等刺激症状，但腹部无阳性体征、肝功能检查无异常者，列为"接触反应"，进行医学观察，但此类患者并未被纳入法定职业病范畴。诊断标准多将本病病情分为三级：

1. 轻度中毒　指短期内较大量接触后，出现头晕、恶心、呕吐、食欲缺乏、腹痛等症状，并具有急性轻度中毒性肝病者。

2. 中度中毒　指在轻度中毒基础上出现急性中度中毒性肝病，或急性轻度中毒性肝病伴有急性糜烂性胃炎或急性出血性胃肠炎者。

3. 重度中毒　指在中度中毒基础上，出现急性重度中毒性肝病，或急性中度中毒性肝病伴有急性糜烂性胃炎或急性出血性胃肠炎者。

急性中毒者需与急性病毒性肝炎相鉴别，前者有明确的毒物接触史，现场调查可发现为群体发病，临床表现除消化系统症状外，多有皮肤、黏膜刺激症状，实验室检查除肝功异常外，可有蛋白尿等其他脏器异常表现；后者为散发病例，与工作无关，大多仅有消化系统症状和肝功能异常，病毒性肝炎血清标志物阳性和病毒复制指标升高具有鉴别意义。此外，还需与药物性肝病、急性胃肠炎、胆石症等进行鉴别。

（二）慢性中毒

目前尚无统一诊断标准，其表现常缺乏特异性，故对怀疑慢性中毒患者，应仔细了解其职业接触及同工种人员患病情况，再结合临床症状、体征和化验检查结果进行综合分析，再予诊断。如证据仍不充分，可调离 DMF 接触，给予积极治疗。

【治疗】

本品无特效解毒剂。中毒发生后应及时脱离现场，皮肤污染应立即用清水彻底冲洗，但避免使用碱性液体，皮肤灼伤，按化学性皮肤灼伤处理；眼部污染需用清水冲洗，必要时请眼科检查；口服中毒者需要彻底洗胃。

治疗重点为防治中毒性肝病，保护胃肠道黏膜，解痉止痛，及各种对症支持治疗，应特别注意胃肠道出血的防治。如腹痛可选用阿托品、山莨菪碱（654-2）、制酸剂及胃黏膜保护剂；维生素 C、ATP、辅酶 A、肌苷、葡醛内酯（肝泰乐）可用于防治肝功能损害；肾上腺糖皮质激素具有抗休克、抗炎、解毒作用，短时应用有助于减轻肝、心脏、肾的中毒性损伤，必要时可用地塞米松 20 ~ 40 mg/d，疗程 2 ~ 3 天，为减轻其对胃肠道的不良影响，可与制酸剂、胃黏膜保护剂合用。此外，应加强护理及支持治疗，大部分患者在 1 ~ 2 周内恢复。皮肤损害严重者可选用雷佛奴尔（利凡诺）溶液湿敷、皮康霜及抗生素治疗，2 周内可恢复，且不留瘢痕。长期接触者如有明显神经衰弱综合征或肝病变，可调离工作，对症治疗。

【预防】

1. 改进生产工艺设计，采用密封操作，直接操作时工人应配备手套、防护口罩及专用工作服，减少或杜绝接触机会；工作场所应有有效的通风设备；生产装置应远离办公室、控制室，并处于下风口，以减少毒物对人体的危害。

2. 要加强防护知识教育，坚持上岗前职业安全培训制度，使工人充分知晓防护要点；加强空气中二甲基甲酰胺的监测，空气中二甲基甲酰胺应保持于最高允许浓度为 10 mg/m³ 以下。

3. 现场应设置有洗眼器和喷淋系统，一旦皮肤接触 DMF，立即用大量水冲洗，然后就医。

（赵赞梅）

思考题

1. 简述二甲基甲酰胺的工业用途和主要毒性。

2. 总结二甲基甲酰胺急性中毒得临床特点和治疗要点。

推荐阅读的参考文献

1. Koh SB, Cha BS, Park JK, et al. The metabolism and liver toxicity of N, N-dimethylformamide in the isolated perfused rat liver. Yonsei Medical Journal, 2002, 43 (4): 491-499.

2. 牟海滨, 付岩, 王鸿东, 等. 二甲基甲酰胺消化系统损害的临床及作用机制研究现状. 中国工业医学杂志, 2014, 27 (3): 192-195

3. 叶春艳, 钱梅云, 方国平, 等. 二甲基甲酰胺职业中毒致严重肝损伤的临床特点. 中华肝病杂志, 2015, 23 (3): 220-222.

4. 孙菊华, 杨志强, 袁华平, 等. 职业接触二甲基甲酰胺人群体检结果分析. 中国卫生检验杂志, 2016, 26 (11): 1663-1665.

十三、其他

（一）溴甲烷

【理化性质】

溴甲烷（methyl bromide，bromomethane），又名甲基溴或溴代甲烷，是无色透明、带有甜味的易挥发液体；分子式 CH_3Br，分子量 94.95，相对密度 1.73（0/4℃），熔点 −93.66℃，沸点 3.6℃，自燃点 537.22℃，蒸气密度 3.27，蒸气压 243.2 kPa（25℃）。略溶于水，易溶于多种有机溶剂，遇冷水生成容积增大的水结晶；不易燃烧、爆炸，但在氧气中可燃；加热可分解生成溴化物；能腐蚀铝、镁和它们的合金。

【接触机会】

溴甲烷能高效、广谱地杀灭各种有害生物，对土壤具有很强穿透力，且能穿透到未腐烂分解的有机体中，从而达到灭虫、防病、除草的目的；土壤熏蒸后，残留的气体能迅速挥发，短时间内即可播种或定植，因此是最受欢迎的一种土壤熏蒸剂。它还用于易腐物品的熏蒸，有时也用作建筑物、船只和飞行器的消毒剂、灭火剂、冷冻剂、有机溶剂，以及化工生产甲基化剂。

溴甲烷还能破坏臭氧层，根据《蒙特利尔议定书哥本哈根修正案》，发达国家已于 2005 年淘汰，发展中国家也定于 2015 年淘汰，但目前仍见有中毒报告。

【致病机制】

溴甲烷属于中等毒性，是一种强烈的神经毒物，包括中枢神经系统和周围神经系统，对皮肤、黏膜、肺、肝、肾及心血管系统也有损伤作用。溴甲烷在体内可水解成甲醇及溴氢酸，其中毒机制尚不完全清楚，有学者认为，溴甲烷强烈的甲基化作用使体内任何物质均可作为其甲基的受体，如对体内半胱氨酸、谷胱甘肽、谷胱甘肽转硫酶、酪氨酸羟化酶及一些含巯基的酶发生强烈抑制作用，并使羟基甲基化，后者可明显影响细胞代谢过程，此可能是溴甲烷神经毒性的主要机制。另有学者认为，溴甲烷中毒是其整个分子对机体的作用，因溴甲烷本身是一种非特异性原浆毒，具脂溶性，并使中枢神经系统中的磷脂与溴发生作用，或干扰某些酶系统的功能基团、与氨基或巯基相结合，从而干扰细胞尤其是神经细胞的正常功能，引起发病。

【临床表现】

1. 急性中毒　主要受损靶器官是中枢神经

系统和呼吸系统。潜伏期约20分钟到2天不等，一般为4~6小时，吸入极高浓度时甚至可猝死；亚急性中毒病例潜伏期可达15天。主要症状为头痛、头晕、乏力、嗜睡、恶心、呕吐、食欲缺乏、胸闷、气短、咳泡沫痰、发绀等症状；继续进展可出现视力模糊、听力下降、肢体麻痹、步态蹒跚、言语不清、共济失调、震颤、病理反射，甚至出现精神症状，如抑郁、淡漠、欣快、谵妄甚至狂躁，可有幻觉、定向力障碍，甚至出现行为异常；出现癫痫样抽搐、躁狂、昏迷者，多提示预后不良，死亡多发生在24~48小时内，死因多为肺水肿和循环衰竭。神经系统症状可与呼吸系统症状不平行。

高浓度溴甲烷气体和液态溴甲烷可损害皮肤，接触后数十分钟即可引起皮肤烧灼感、红斑、水疱；浓度稍低者可引起丘疹。

实验室检查：血溴和尿溴对溴甲烷中毒的诊断和鉴别诊断有重要提示意义，血溴的正常参考值为25 μmol/L（20 mg/L），血溴达62.5 μmol/L（50 mg/L）为危险水平，达187.5 μmol/L（150 mg/L）时即出现中毒症状；尿溴正常参考值为12.5 μmol/L（10 mg/L）。测定现场作业环境空气中溴甲烷浓度对诊断也有参考价值。

2. 慢性中毒　长期接触较低浓度溴甲烷，症状出现多较缓慢，无明显潜伏期。有报告接触浓度为135 mg/m³的溴甲烷2周，约1/3的人出现症状；国内车间溴甲烷浓度多在9.4~47.3 mg/m³，工龄3个月~7年，仅有少部分工人出现症状。主要表现为头痛、全身乏力、嗜睡、记忆力减退等类神经症表现，亦可伴有周围神经病和自主神经功能紊乱，如激动易怒、步态不稳、共济失调、肢体麻痛，重者可出现视神经萎缩、震颤、瘫痪与精神障碍。

【诊断及鉴别诊断】

1. 急性中毒　国家已颁布《职业性急性溴甲烷中毒诊断标准》（GBZ 10），可供作诊断依据。其诊断原则为：根据短时间内接触较大量溴甲烷的职业史，出现以急性中枢神经系统、呼吸系统损害为主的临床表现，现场职业卫生学调查和有关实验室检查符合前述情况，在认真排除其他病因所致类似疾病后，即可做出诊断。当因接触史不太明确而诊断发生困难时，测定血溴、尿溴有助于提示病因；作业环境空气中溴甲烷测定对诊断也有参考价值。

临床多将短期接触溴甲烷后出现一过性眼部及上呼吸道刺激症状，或头痛、头晕、乏力等神经系统症状者列为"接触反应"，进行密切观察，但此类患者并未被纳入法定职业病范畴。

诊断标准将急性溴甲烷中毒病情分为二级：

（1）轻度中毒：指短期内接触较大量溴甲烷，经一定潜伏期后出现头晕、头痛、乏力、步态蹒跚等神经系统症状，并有轻度意识障碍；或有咳嗽、胸闷、气短症状，且肺部出现干、湿性啰音者。

（2）重度中毒：指在上述表现基础上出现重度意识障碍；或出现肺水肿者。

应注意与一些具有刺激性和神经毒性气体引起的急性中毒相鉴别，如急性一氧化碳中毒、急性硫化氢中毒、急性磷化氢中毒、急性氯甲烷中毒等，还应与急性中枢神经系统感染性疾病相鉴别。

2. 慢性中毒　表现缺乏特异性，也缺乏可靠实验室指标，病因诊断困难较大。建议将可疑患者调离溴甲烷作业岗位，对症处理，并跟踪观察，积累资料，以为今后诊断奠定基础。

【治疗】

目前无特效解毒剂，以对症和支持治疗为主，重点如：

（1）急性中毒患者应立即脱离现场，除去污染的衣物，静卧、吸氧，严密观察病情变化至少48小时。皮肤接触者，应迅速用肥皂和清水清洗；眼睛沾染后用清水或2%碳酸氢钠液冲洗。

（2）积极防治脑水肿和肺水肿，可早期应用肾上腺糖皮质激素，合理给氧，适当补液利尿，注意维持液体和电解质平衡。

（3）补充含巯基的药物（如半胱氨酸、谷胱甘肽）、维生素C、抗氧化剂；忌用溴剂和吗啡。

【预防】

1. 预防关键是安全卫生教育和重视安全操

作规程，溴甲烷岗位工人必须经过培训，并应严格遵守工作制度。

2. 工业生产中注意密闭和废气回收，定期检修仪器设备，防止跑、冒、滴、漏。接触时要注意个人防护；禁止皮肤直接接触液态溴甲烷。

（二）二甲苯

【理化性质】

二甲苯（xylene，dimethyl benzene），分子式为 $C_6H_4(CH_3)_2$，系由 45% ~ 70% 间二甲苯、15% ~ 25% 对二甲苯和 10% ~ 15% 邻二甲苯三种异构体所组成的混合物，易流动，能与无水乙醇、乙醚和其他许多有机溶剂混溶，但不溶于水。沸点 138.4 ~ 144.4℃，蒸气比重 3.66。

【接触机会】

二甲苯主要用于制造染料、农药、医药、合成纤维等，也用作油漆、喷漆、皮革、涂料、树脂、染料、油墨等工业生产的溶剂，以及作为高辛烷值汽油组分；医院病理科还用于组织切片的透明和脱蜡。需要注意的是，工业用二甲苯中常含一定量苯成分（1.5% 左右），还混有乙苯、硫酚、吡啶、甲苯等，临床实践中应加注意。

【致病机制】

二甲苯属于低毒类物质，呼吸道是其进入人体的主要途径，也可通过皮肤和消化道吸收。一般认为，吸入或口服的二甲苯主要分布在血液灌注良好、富含脂肪的组织器官，吸入途径进入者脑组织含量较高，口服者肝含量最高。主要毒性是对中枢神经系统的麻醉作用，致病机制可能与细胞膜结构和功能受损、脑内神经递质和受体受到影响有关。此外，对皮肤黏膜也有一定刺激性；还可通过胎盘屏障进入胚胎。

【临床表现】

急性中毒　多见于在通风不良、密闭的储罐、船舱、地下室内涂抹以二甲苯为溶剂的防腐涂料时，或因意外事故吸入其大量蒸气引起；其在空气中浓度达到 200 ~ 300 mg/m³ 时吸入 8 小时即可产生轻度中毒症状，3.76 g/m³ 浓度下吸入 1 小时可发生急性中毒，71.4 g/m³ 浓度下数分钟即可引起迅速昏迷、死亡。一般症状

为眩晕、乏力、恶心、呕吐、步态蹒跚、酒醉状，眼部刺激甚至发生结膜炎、角膜炎；呼吸道分泌物增多、咳嗽；直接吸入液态二甲苯可发生肺炎、肺水肿、肺出血等；皮肤局部出现红斑、红肿、瘙痒或烧灼感，直接接触纯二甲苯溶液可引起皮肤灼伤。此外，还可也引起心、肝、肾损害，临床可见心电图异常、黄疸、肝大，以及肝、肾功能异常。头部 CT 检查可见大脑白质弥漫性对称性低密度影。

进入体内的二甲苯，经肝代谢转化，可形成甲基马尿酸随尿排出，该物全部来自二甲苯转化，故可用作其特异性接触指标。此外，工作场所空气、呼出气、血液二甲苯含量也能较好反映近期接触情况，对诊断与鉴别诊断有参考价值。

【诊断与鉴别诊断】

二甲苯中毒与甲苯极为相似，故诊断可参照《职业性急性甲苯中毒的诊断》（GBZ 16）执行。

【治疗】

二甲苯中毒亦无特效治疗方法，亦可参照甲苯中毒治疗。

【预防】

可参照"甲苯"节相关内容。

（三）丙酮

【理化性质】

丙酮（acetone，propanone），又称二甲基甲酮，分子式 CH_3COCH_3，分子量 58.08，为最简单的饱和酮，是一种带有芳香气味的无色透明液体，有特殊的辛辣气味；沸点 56.2℃，密度 0.79 g/cm³，蒸气压 24.26 kPa。易溶于水，也溶于甲醇、乙醇、乙醚、氯仿、吡啶等有机溶剂；易燃、易挥发，化学性质较活泼。

【接触机会】

主要用作工业溶剂，广泛用于油漆、涂料、染料、油墨、塑料、橡胶、炸药、制药、化妆品、人造丝、制革、石油、化工和油脂等工业。是生产环氧树脂、聚碳酸酯、有机玻璃、醋酸纤维素、甲基异丁烯酸、异丁烯酸、甲基异丁基甲酮、和双酚 A 的原料，也是制造醋酐、双丙酮醇、氯仿、碘仿、环氧树脂、聚异戊二烯

橡胶、甲基丙烯酸甲酯等物质的重要原料；还用作油脂提取剂、炼油工业脱蜡剂，以及涂料、黏结剂、清洗剂，萃取剂的溶剂等；它也常被不法分子用于制做毒品（冰毒）的原料1-溴-1-苯基-2-丙酮（溴代苯丙酮）。

【致病机制】

丙酮属于微毒类，急性毒性主要为对中枢神经系统的麻醉作用，其蒸气对黏膜有中度的刺激作用。

【临床表现】

1. 急性中毒　吸入中毒初期或轻度中毒者可出现眼和呼吸道黏膜刺激症状，以及头痛、头晕、乏力、恶心、易激动、酒醉感、步态不稳、嗜睡等；严重者出现呕吐、呼吸和心率加快、发绀、昏迷，可伴有酮症酸中毒和肝、肾损害。实验室检查可见血和尿中丙酮增高，血中葡萄糖、肌酐、乳酸增高；尿中可出现少量蛋白、白细胞和红细胞，尿糖可呈阳性等。如果液体丙酮溅入眼内，可出现明显的眼刺激，可造成短暂角膜损伤。

2. 慢性接触　可引起眩晕、咽炎、支气管炎、乏力、易激动等；皮肤长期接触可引起皮肤粗糙、皮炎。

【诊断及鉴别诊断】

目前尚无统一诊断标准。根据短期大量接触史、出现以黏膜刺激和中枢神经系统抑制症状为主的临床表现，急性中毒的诊断并不困难。但需要与糖尿病酮症酸中毒和其他可致麻醉和黏膜刺激作用的溶剂中毒相鉴别。

【治疗】

1. 急性吸入中毒者应迅速移离现场，口服中毒者应及早洗胃，并灌以浓茶等以缓解吸收；皮肤和眼睛接触后应尽快用大量清水冲洗。

2. 给予吸氧，维持呼吸道通畅，并给予洛贝林或尼可刹米等呼吸兴奋剂治疗。

3. 鼓励饮水并静脉输注液体以促进丙酮排泄；出现酸中毒时，应给予碳酸氢钠溶液。

4. 重症患者应注意保护心、肝、肾重要脏器功能。

【预防】

制造和应用丙酮过程应做到密闭化，定期进行设备检修，杜绝跑冒滴漏。包装、运输时，要加强个体防护。有神经系统器质性疾病、明显神经衰弱综合征、严重肝疾病者列为职业禁忌证。

（刘玉伟）

推荐阅读的参考文献

1. 薛长江，郝凤桐. 急性溴甲烷中毒1例报告. 中国工业医学杂志，2009，22（6）：429-430.

2. 黄简抒，周元陵，万伟国，等. 职业性急性甲苯、二甲苯中毒85例临床分析. 中国工业医学杂志，2012，25（5）：341-343.

3. 白宏，徐健. 职业性急性丙酮中毒1例报告. 中国卫生工程学，2013，（4）：347-348.

第六节　苯的硝基和氨基化合物

一、概述

苯或其同系物（甲苯、二甲苯、酚）苯环上的氢原子被一个或几个氨基（-NH$_2$）或硝基（-NO$_2$）取代后（亦可同时为卤素或烷基取代）形成的多种类的衍生物称为苯的硝基和氨基化合物（aromatic amino-and nitro-compounds），常见的有苯胺（benzenamine，aniline）、对苯二胺（p-phenylenediamine）、二硝基苯（dinitrobenzene，DNB）、对硝基苯胺（p-nitroaniline）、联苯胺（benzidine，biphenylamine，BZD，BPA）、三硝基甲苯（trinitrotoluene，TNT）、硝基氯苯（nitrochlorobenzene）等。

本类化合物在常温下多为固体或液体，沸点较高，挥发性低，难溶或不溶于水，易溶于脂肪以及醇、醚、氯仿等有机溶剂；主要用于染料、药品、油墨、橡胶、炸药、农药、涂料、鞋油、香料及塑料等制造行业。

在生产条件下，多以粉尘或蒸气的形式存在于空气中，既可经呼吸道吸入体内，也可经完整的皮肤吸收，其吸收率随气温、相对湿度的增加而增加；对液态化合物而言，后一途径更为重要，因生产过程中热料喷洒在身上，或在分装、搬运及装卸过程中，外溢的液体浸湿衣服、鞋袜，也可经皮肤吸收引起中毒。亦可经消化道吸收导致中毒，主要见于误服、自杀或摄入污染的食物而引起。

【毒性机制】

该类化合物吸入体内后，苯胺可迅速氧化为苯基羟胺，而硝基苯则被还原为亚硝基苯和苯基羟胺，最后两者均转化为对氨基酚，经肾随尿排出；部分硝基苯通过还原作用形成对亚硝基酚，其后转化成苯醌亚胺，氧化生成对氨基酚，从尿排出。小部分硝基苯尚可直接转化为对硝基苯酚，从尿中排出（图 5-6-1）。苯胺

类转化较快，而硝基苯类转化则较慢。对氨基酚在体内不能蓄积，因此，尿中对氨基酚含量只能反映当时的接触程度，不能说明前一天的接触程度。一般而论，这些化合物所产生的中间代谢产物毒性常比母体要大。

苯的氨基、硝基化合物的毒性作用有许多共同之处，如多可引起高铁血红蛋白血症（methemoglobinemia）、溶血（hemolysis）、形成变性珠蛋白小体（亦称 Heinz 小体，Heinz body）等，但由于苯环上氨基或硝基的结合位置及数目不同，毒物的毒作用可有所不同，如苯胺、硝基苯形成高铁血红蛋白的作用较为突出，而对亚硝基二甲苯胺、5- 硝基邻甲苯胺、2-甲基 -4 硝基苯胺、联苯胺、3- 氯 -2- 甲基苯胺等不会形成高铁血红蛋白，但对亚硝基二甲苯胺对皮肤有较明显刺激和致敏作用，5- 硝基邻甲苯胺、2- 甲基 -4 硝基苯胺可导致严重的肝损害，而联苯胺、3- 氯 -2- 甲基苯胺则有明显膀胱刺激作用，常引起不同程度的血尿。联苯胺、β -萘胺尚可致膀胱癌（bladder cancer）。苯的硝基化合物的肝损伤作用一般要比氨基化合物大；对氯苯胺、对氯硝基苯、对甲氧基苯胺、对硝

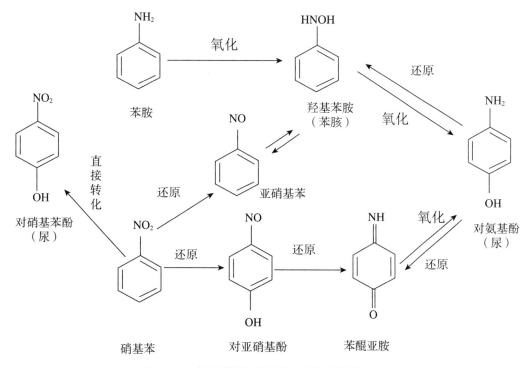

图 5-6-1 苯的硝基和氨基化合物体内代谢示意图

基苯胺等对肾的损害作用较大；三硝基甲苯除引起肝损伤外还可致晶体损害。硝基酚类化合物则可刺激细胞氧化代谢，同时抑制磷酸化过程，导致大量能量和热量蓄积，引起高热症状；一般来说，氨基或硝基取代的数目越多，此类毒性越大，而烷基、羧基、磺基取代或乙酰化则可使毒性大大减弱。这类化合物的共同毒性作用主要有如下几点：

（一）高铁血红蛋白（methemoglobin，MHb）生成作用

在正常情况下，体内只有少量的血红蛋白氧化为高铁血红蛋白（MHb），仅占血红蛋白（Hb）总量 0.5% ~ 2%，因为红细胞内存在着可使高铁血红蛋白还原的酶系统，它们是：

1. 还原型辅酶 I - 高铁血红蛋白还原酶系统（NADH-MHb） 这是生理情况下小量 MHb 还原为 Hb 最主要的途径，约占总还原能力的 66%。该酶能利用葡萄糖醛酸途径及糖酵解过程中生成的 NADH，经 Cyb_5 还原酶（Cyb_{5R}）的辅基 FAD，将电子传递给 Cyb_5，还原型 Cyb_5 再直接作用于 MHb，将其还原成正常 Hb（图 5-6-2）。

2. 以磷酸戊糖旁路生成的还原型辅酶 II（NADPH） 为辅酶的高铁血红蛋白还原系统（NADPH-MHb）。它仅占总还原能力的 6%，且仅在外来电子传递物如亚甲蓝（methylene blue）存在时才发挥作用，此时其还原能力可增加 10 倍以上，故为解毒过程的关键机制，这一途径在使用亚甲蓝治疗高铁血红蛋白血症时具有重要意义；但对于葡萄糖 -6- 磷酸脱氢酶缺乏症（G6PD，glucose-6- phosphate dehydrogenase deficiency）患者，此系统则无用，因其不能及

时还原 NADP 以生成大量的 NADPH，亚甲蓝的激活作用亦无从发挥。

3. MHb 的其他还原途径 MHb 可与内源性和外源性还原物质直接反应，如还原型谷胱甘肽、维生素 C，以及还原型黄素蛋白、四氢蝶呤、半胱氨酸等；为维持还原功能，红细胞内有许多酶能使这些化合物再恢复为有功能的还原性物质，如红细胞内还原型谷氨酰胺直接催化 MHb 还原后形成氧化型谷氨酰胺，又可被谷氨酰胺还原酶还原，这个过程需要 NADPH。

当苯的氨基或硝基化合物吸收入体内时，使大量血红蛋白被氧化为高铁血红蛋白后，上述氧化 - 还原平衡状态遭到破坏，即发生高铁血红蛋白血症。高铁血红蛋白不仅本身不能携氧，还会妨碍血红蛋白的释氧，因为血红蛋白分子中有四个铁原子，只要有一个氧化为三价铁，就可强化其他二价铁原子对氧的亲和力，使氧不易释放到组织中去，从而更加重组织缺氧，故体内 MHb 形成量亦可直接反映中毒的严重程度。

按高铁血红蛋白形成的机制，可将此类氧化物分为直接和间接两大类。直接氧化物即使在体外也能形成高铁血红蛋白，主要有亚硝酸盐、氯酸盐及苯醌等，少数苯的氨基和硝基化合物也可直接形成 MHb，如对氯硝基苯和对氨基苯酚；大多数苯的氨基和硝基化合物均为间接氧化物，需经体内转化，生成具有强烈亲电子作用的代谢产物如羟基苯胺（苯胲）和苯醌亚胺，才具有氧化血红蛋白的性能，其反应过程见图 5-6-3。

本类化合物形成高铁血红蛋白的能力，与其中间代谢产物的种类、基团的位置有关，不同种属的敏感性也不同，如对氨基酚、亚硝基

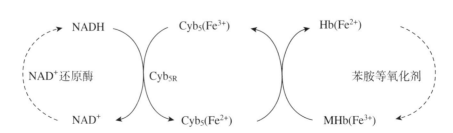

图 5-6-2　红细胞内的 NADH-Cyb$_5$ 还原酶系

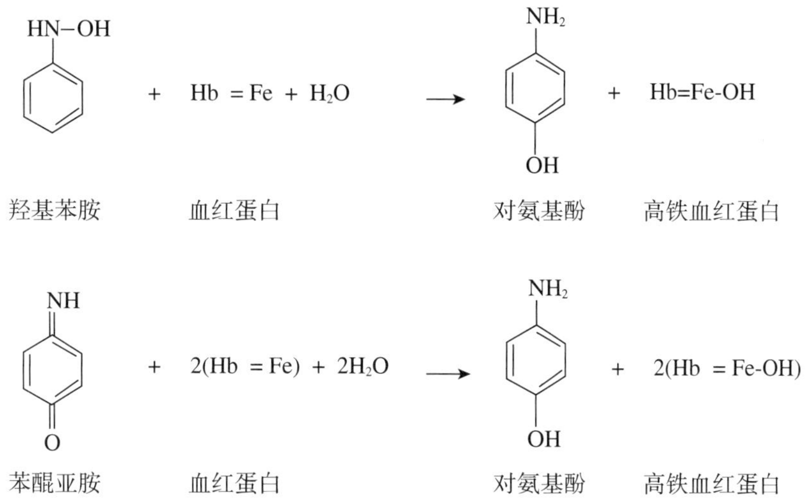

图 5-6-3　高铁血红蛋白形成反应过程

苯、苯基羟胺较其母体形成高铁血红蛋白的能力大，邻位、对位氨基酚比间位大（间位无氧化能力）。不同种类苯的氨基或硝基化合物形成高铁血红蛋白的强度顺序大致如下：硝基苯胺＞苯胺＞硝基氯苯＞硝基苯＞三硝基甲苯＞二硝基甲苯＞硝基甲苯；不同种属间以猫最敏感，人次之，猴、兔则无作用。体内已形成的高铁血红蛋白，少量也可自然还原，故在停止接触后可逐渐恢复；治疗则可加速恢复。

（二）溶血作用

红细胞要维持生存，必须含有足够量的还原型谷胱甘肽（reduced glutathione，GSH），该物具有下列作用：

（1）维持细胞膜的正常功能；

（2）与还原型辅酶 Ⅱ（NADPH）一起，防止血红蛋白氧化，促使高铁血红蛋白还原；

（3）分解红细胞内产生的过氧化物，起解毒作用。

苯的氨基和硝基化合物进入人体后，其中间代谢产物强烈的氧化性可使还原型谷胱甘肽明显减少，导致红细胞破裂，发生溶血（hemolysis）。

苯的氨基或硝基化合物的体内代谢产物除作用于红细胞中的 GSH 和血红蛋白的铁原子外，还可直接作用于珠蛋白分子中的巯基，使珠蛋白变性，初期仅 2 个巯基被结合，变性仍然可逆；晚期，4 个巯基全部与毒物结合，使珠蛋白发生不可逆变性，成为失去柔性的沉淀物——变性珠蛋白小体，它是一种红细胞包涵体（erythrocytic inclusion），直径 1 ～ 3 μm，圆形或椭圆形，具折光性，常为 1 ～ 2 个，位于红细胞边缘或红细胞膜上。这种变性的珠蛋白可与红细胞膜借助二硫键形成二硫化合物，影响细胞膜的结构和功能，并使膜对阳离子的通透性增加，导致红细胞寿命缩短。Heinz 小体并无特殊作用，但带有该小体的红细胞，由于结构与功能均有缺陷，在体内很易遭受单核 - 巨噬细胞系统的破坏，因此，Heinz 小体的形成成为溶血的另一重要原因。其形成略迟于 MHb，一般在中毒后 8 ～ 24 小时出现，24 ～ 72 小时达高峰，含有 Heinz 小体的红细胞数增加时，常预示 3 ～ 5 天内将会发生溶血。血液中 Heinz 小体存在 3 ～ 4 天后逐渐下降，15 ～ 20 天完全消失，故慢性中毒时检出机会极少。此类化合物的溶血作用与 MHb 形成虽然同为苯的氨基和硝基化合物中间代谢产物的毒性作用引起，但两者在程度上并不平行：有的高铁血红蛋白形成剂能同时产生 Heinz 小体和高铁血红蛋白，也有的仅能产生一种后果；具有 Heinz 小体的红细胞容易发生溶血，但溶血的程度与 Heinz 小体的量并不一定平行。

（三）肝损害作用

轻或中度中毒多在中毒后 2 ～ 4 天出现肝损伤，但很快可以恢复；重度中毒时肝损伤则恢复较慢；以苯的硝基化合物所致肝损害较为常见。肝病理改变主要为肝脂肪变性，严重者可发生黄色肝萎缩，甚至进展为肝硬化，但严重病例较为罕见。研究认为，苯的硝基化合物引起肝损害的机制，与此类化合物进入人体后，在肝内硝基还原酶催化下生成硝基阴离子自由基有关，因其可启动生物膜脂质过氧化过程，导致膜损伤及钙稳态失衡；它还可与生物大分子结合，导致细胞结构和功能的破坏，甚至造成细胞死亡；而苯的氨基化合物造成的肝损伤多为继发性，常由大量红细胞破坏后生成的血红蛋白及其分解产物沉积所致，一般恢复较快。不同化合物引起肝损伤有程度的不同，重度损伤多见于三硝基甲苯、二硝基苯中毒，中度损伤多见于硝基苯、苯胺中毒，轻度损伤则多见于二硝基酚、甲苯二胺中毒。

（四）泌尿系统损害作用

本类毒物及其代谢产物可直接引起肾小管上皮细胞变性、坏死；也可继发于大量溶血，间接引起肾损害；部分化合物（如 3- 氯 -2- 甲基苯胺）还可引起化学性膀胱炎导致血尿，甚至引起严重的出血性膀胱炎（如邻甲苯胺、对甲苯胺和 5- 氯邻甲苯胺等）。

（五）皮肤损害及致敏作用

本类某些化合物如对苯二胺、二硝基氯苯、对亚硝基二甲基苯胺对皮肤有较明显刺激和致敏作用，可引起接触性皮炎及过敏性皮炎，表现为丘疹、疱疹、皮肤色素减退或黑变、角化等；对苯二胺和二硝基氯苯尚可使个别体质过敏者发生支气管哮喘。

（六）致癌作用

根据流行病学调查及动物实验结果，目前已公认 β 萘胺、联苯胺为职业性膀胱癌的主要致癌物，发病专业工龄一般在 15 年以上，最长者可达数十年。动物实验还证实，4- 氨基联苯能致肝和膀胱肿瘤，金胺可致肝癌等。

（七）其他

本类化合物还可影响神经系统和心脏功能，中毒者可出现神经症状及心肌损害，如苯胺类中毒导致心脏损害临床已不少见，严重者尚可出现心肌梗死或猝死；二硝基酚、二硝基邻甲酚和三硝基甲苯可引起迟发性白内障；硝基酚类化合物可使氧化磷酰化解耦联而导致体温升高等。

【临床表现】

（一）急性中毒

发病潜伏期多为 30 分钟～ 14 小时，大部分在 1 ～ 5 小时。在收集的 102 例急性苯的氨基或硝基化合物中毒病例中，发生高铁血红蛋白血症者占 97%，血管内溶血占 21%，有肝损害者约 39%，有肾损害者约占 8%。

轻者以头晕、乏力、恶心、呕吐、心悸为主，口唇、指（趾）末端出现发绀。重者出现胸闷、嗜睡及不同程度意识障碍，全身皮肤、黏膜明显发绀，并有重度溶血性贫血，伴肝、肾损害，可见酱油色尿，部分患者有尿频、尿痛及血尿等膀胱刺激症状；少数患者尚可出现皮肤瘙痒、肢体麻木、皮疹等。血中 MHb 增高，并可检出 Heinz 小体。

硝基苯中毒时神经系统表现更为突出，初期即有血压升高、瞳孔扩大等自主神经功能紊乱症状，严重者可有高热、多汗、脉缓；二硝基苯中毒发病较硝基苯慢，但中毒症状较后者重。

（二）慢性中毒

轻度中毒时可见明显及持续的神经衰弱综合征表现，以及心动过速或过缓、多汗等自主神经功能障碍，伴食欲缺乏、恶心、腹胀等症状及肝大、肝功异常；可有轻度贫血，网织红细胞增加，可检出 Heinz 小体。

重症患者除上述症状外，尚有明显贫血、肝功异常，有些毒物尚可引起黄色肝萎缩；联苯胺可引起膀胱肿瘤。

（三）实验室检查

1. 血、尿常规及生化检查　溶血时可见血红细胞数、Hb 降低，尿潜血阳性；尿血红蛋白阳性具有重要提示作用。

2．尿液中对氨基酚及对硝基酚检测 苯的氨基或硝基化合物经氧化或还原后，分别生成对氨基酚或对硝基酚经尿排出，因此该物可作为本类化合物接触的生物标志物。急性中毒后及时留取尿液检测有助于明确诊断，长期接触者可在班后或班末留取尿样进行检测；它们与毒物吸收量有较好相关性，与 MHb 水平也有较好平行性，有助于可靠反映此类化合物的接触程度。尿中原形化合物测定也可作为接触的生物标志物。

3．MHb 测定 其多在中毒后 0.5 ～ 3 小时出现，少数在中毒后 4 ～ 5 小时才出现。其水平可作为急性中毒的分级诊断指标，但由于 MHb 不稳定，故应在采血后及时检测。

4．Heinz 小体 此物是红细胞氧化损伤的标志，主要见于苯胺或硝基类化合物中毒，多在中毒后 8 ～ 24 小时出现，24 ～ 72 小时达高峰，在血中持续存在 3 ～ 4 天，与所接触毒物种类以及中毒严重程度相关，出现越早，病情越严重；此外，Heinz 小体的出现也是发生溶血性贫血的先兆。注意：地中海贫血、红细胞葡萄糖 -6- 磷酸脱氢酶（G6PD）缺乏症、慢性肝病也可能出现，应注意鉴别。

5．血红蛋白加合物（hemoglobin adduct）此物是苯的氨基或硝基化合物原形或代谢产物与 Hb 共价结合形成，可存在至 Hb 生命期终止，约代表近 4 个月的累积剂量，是反映长期低剂量接触水平的较好指标。苯类的硝基化合物形成 Hb 加合物的能力较氨基化合物强，似能更好反映作业人员的实际接触水平。

【诊断及鉴别诊断】

（一）急性中毒

我国已颁布《职业性急性苯的氨基、硝基化合物中毒诊断标准》（GBZ 30），其诊断原则是，具有明确的短期内接触较高浓度苯的氨基、硝基化合物的职业接触史，出现以高铁血红蛋白血症为主的临床表现，现场卫生学调查及实验室检查结果符合前述情况，在排除其他原因所引起的类似疾病后，即可诊断。

临床多将接触者出现轻度头晕、头痛、乏力、胸闷，但 MHb 低于 10% 者列为"接触反应"，进行医学观察，但本期患者尚未被纳入法定职业病范畴。诊断标准将此类化合物急性中毒分为三级：

1．轻度中毒 指前述接触者出现口唇、耳郭、舌及指（趾）甲发绀，且 MHb 在 10% ～ 30% 之间者。

2．中度中毒 指前述接触者出现皮肤黏膜发绀、心悸、气短、食欲缺乏，恶心、呕吐等症状，MHb 在 30% ～ 50% 之间；或 MHb 低于 30%，但伴有一下任一表现者：轻度溶血性贫血伴 Heinz 小体轻度升高，化学性膀胱炎，轻度肝损害或轻度肾损害。

3．重度中毒 指皮肤黏膜重度发绀，MHb 高于 50% 者；或 MHb 低于 50%，且伴有以下任一项者：Heinz 小体明显升高并继发溶血性贫血，严重中毒性肝病，严重中毒性肾病。

本类化合物急性中毒需注意与以下疾病鉴别：

（1）亚硝酸盐（nitrites）中毒：有误服亚硝酸盐或进食腐败变质蔬菜、饮用含有亚硝酸盐的苦井水史，可为鉴别诊断提供依据。

（2）硫化血红蛋白血症（sulfhemoglobinemia）：多由药物（磺胺类、非那西丁）所致，伴随高铁血红蛋白的生成而形成。该症之血液呈蓝褐色，用分光镜法定性检测时，其吸收光带在 620 nm 处，而 MHb 吸收光带为 630 nm；加入 5% 氰化钠溶液数滴后，本品吸收光带不变，而后者吸收光带消失；本症用亚甲蓝治疗无效。

（3）先天性高铁血红蛋白血症：由 NADH-高铁血红蛋白还原酶系统缺乏引起，常见于 G6PD 缺乏症患者；多于出生后即有发绀，全身症状轻微，一般不需要治疗。

（4）其他：当毒物摄入或接触史不明时，需除外心肺疾病所致发绀，并排除杀虫脒农药或某些药物如非那西汀、亚硝酸盐类、磺胺噻唑等引起的高铁血红蛋白血症。

（二）慢性中毒

慢性中毒尚无统一诊断标准，其所表现的神经衰弱综合征、轻度贫血或肝大、肝功异常等症状多缺乏特异性，故诊断难度较大，应十分谨慎。对出现上述表现者，不妨按职业禁忌证调离苯的氨基或硝基化合物作业岗位，给以适当治疗，以促进其康复。

【治疗】

（一）急性中毒

1. 迅速脱离现场，脱去污染衣物，用肥皂水或 5% 醋酸或乙醇彻底清洗污染的皮肤，再用肥皂水清洗，应特别注意手、足和指甲等部位；眼部污染可用大量生理盐水冲洗，然后滴用可的松眼药水、抗生素眼药水或眼膏；误服者应立即洗胃，并灌服活性炭 30g。出现胸闷气短者，应尽快吸氧，注射洛贝林或尼可刹米等呼吸中枢兴奋剂，必要时使用机械通气。

2. 高铁血红蛋白血症的治疗　1% 亚甲蓝6 ～ 10 ml（1 ～ 2 mg/kg）加入 25% 葡萄糖液20 ～ 40 ml 中，静脉缓慢注射（10 ～ 15 分钟）；如 1 ～ 2 小时内未见好转，或有反复，可于 2 小时后再给予全量或半量，直至发绀基本消退，病情平稳，高铁血红蛋白降至 15% 以下。亚甲蓝具有氧化、还原双重作用。低剂量（1 ～ 2 mg/kg）亚甲蓝可加速高铁血红蛋白还原为正铁血红蛋白，可使高铁血红蛋白的半减期由15 ～ 20 小时降至 40 ～ 90 分钟；在此反应中，亚甲蓝通过传递氢离子而起到还原作用，这些氢离子完全来自戊糖旁路代谢生成的还原型辅酶Ⅱ（NADPH）（图 5-6-4），故亚甲蓝一定要采用小剂量；因大剂量亚甲蓝快速进入机体时，体内无法产生足够的还原型辅酶Ⅱ，亦不能提供足够的氢离子使亚甲蓝全部还原为白色亚甲蓝，使之再进一步还原高铁血红蛋白；而未被还原的亚甲蓝则成为氧化剂，反将血红蛋白氧化为高铁血红蛋白，并使红细胞脆性增加，增加溶

血风险。此外，亚甲蓝在红细胞完整时有效，发生溶血时则疗效降低。亚甲蓝用药后尿呈蓝色，注射过快或一次应用剂量过大时易出现恶心、呕吐、腹痛，甚至抽搐、惊厥等表现。葡萄糖 -6- 磷酸脱氢酶缺乏症者 NADPH 生成不足，如使用亚甲蓝，因不能进行前述之电子传递使高铁血红蛋白还原为血红蛋白，反易导致严重溶血，故应禁用。

维生素 C 可直接作用于高铁血红蛋白，使之还原，但疗效不及亚甲蓝迅速彻底；葡萄糖在体内氧化过程中可提供血红蛋白还原过程中所需要的还原型辅酶Ⅱ（NADPH），也起到辅助治疗作用。

3. 急性血管内溶血（acute intravascular hemolysis）的治疗　早期使用糖皮质激素有助于缓解症状和防治中毒性溶血反应，可静脉滴注地塞米松 20 ～ 60 mg/d，连用 3 ～ 5 天；同时可内服碳酸氢钠，每次 2 ～ 3 g，每日 3 次，以碱化尿液，防止血红蛋白在肾小管内凝聚。当血红蛋白低于 60 g/L 时，可酌情输注新鲜血液。

4. 对症支持治疗　如保肝治疗，多用葡醛内酯（glucurolactone）、还原型谷胱甘肽、复方甘草酸单胺、能量合剂静脉滴注，还可口服肌苷、B 族维生素等；心肌损伤可给予极化液（polarized solution）、能量合剂、丹参注射液、门冬氨酸钾镁液（potassium magnessium aspartate solution）等治疗；发生出血性膀胱炎时可给予止血剂等。

5. 血液净化疗法（blood purification therapy）　常用血浆置换（plasmapheresis）和血液透析（hemodialysis），血浆置换可清除血液中的毒物、MHb、游离血红蛋白，有助于迅速缓解症状、缩短病程、提高疗效；出现少尿或

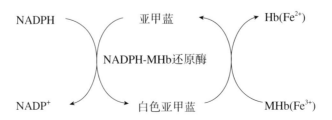

图 5-6-4　亚甲蓝通过 NADPH- MHb 还原酶系统治疗 MHb 的机制

无尿者，则应及早进行血液透析，以及时排出代谢废物，维持肾功能。

（二）慢性中毒

应适当休息或暂时调离原工作岗位，以使逐渐获得康复。疑有慢性中毒时不需使用亚甲蓝，必要时可给予高渗葡萄糖及维生素 C；贫血可给予维生素 B_{12}、铁剂或叶酸等；明显神经衰弱症状者可给予安神补脑、镇静安定药物治疗。

【预防】

1. 坚持做好上岗前专业培训和职业卫生知识宣教工作，使工人具备防护苯的硝基和氨基化合物中毒的基本知识。

2. 改革工艺流程及生产设备，尽量采用新工艺，用低毒或无毒化学物质代替苯胺；生产过程实现密闭化、自动化，用仪表控制操作，用机械手代替人工操作，尽量避免直接接触毒物。

3. 对生产设备定期检修，尽力杜绝或减少跑、冒、滴、漏现象；进行有毒作业操作及设备检修时，应严格遵守安全操作规程，并作好个人防护（如防护服、防护手套、长筒胶鞋等）；入釜检修时应佩戴送风式防毒面具；溅上液体化合物时，要立即脱除污染衣物，并用温水洗净皮肤污染处或全身；对防毒设备要有严格管理制度，避免因漏气、失效等而导致中毒事件。

4. 遵守车间卫生条例，不在车间内吸烟、进食、饮水；工作前后不饮酒、不洗热水澡；工作服和手套应勤洗勤换等。

5. 作好健康监护工作，严格执行定期体检制度；贫血、慢性肝炎、肾炎，血清葡萄糖 -6- 磷酸脱氢酶缺乏症应列为职业禁忌证。

6. 加强通风排毒，降低车间空气中有害物质浓度；根据我国《工作场所有害因素职业接触限值　化学有害因素》（GBZ 2.1）规定，苯胺的时间加权允许浓度（PC-TWA）为 3 mg/m^3，硝基苯的时间加权允许浓度（PC-TWA）为 2 mg/m^3。

（徐希娴）

思考题

1. 什么是苯的硝基和氨基化合物？主要有什么用途？

2. 简述苯的硝基和氨基化合物的毒性要点。

3. 简述高铁血红蛋白血症的治疗及亚甲蓝的治疗机制。

推荐阅读的参考文献

1. 杜燮祎，王焕强，张敏，等. 苯的氨基硝基化合物重大急性职业中毒分析. 中国职业医学，2006，33（4）：283-286.

2. 宋平平，李西西，闫永建. 急性苯的氨基硝基化合物中毒病例的文献分析. 中华劳动职业卫生杂志，2014，32（5）：366-369.

3. 李西西，牟志春，宋平平，等. 苯的氨基硝基化合物标志物研究进展. 中国职业医学，2014，41（8）：462-464.

4. 闫丽丽，傅绪珍，李思惠. 急性苯的氨基和硝基化合物中毒 27 例临床分析. 职业卫生与应急救援，2014，32（3）：148-150.

5. Bradberry SM. Occupational methaemoglobinaemia. Mechanisms of production, features, diagnosis and management including the use of methylene blue. Toxicol Rev, 2003, 22（1）：13-27.

二、苯胺

【理化性质】

苯胺（benzenamine，aniline），分子式为 $C_6H_5NH_2$；熔点 –6.2℃，沸点 184.4℃，常温常压下为无色油状液体，呈弱碱性；有特殊烧灼样气味，易挥发，蒸气压 0.04 kPa（20℃），蒸气密度 3.22 g/L；遇空气或见光变为棕色。稍溶于水，易溶于醇、醚、苯、氯仿等有机溶剂；能与硫酸或盐酸生成盐类。

【接触机会】

工业上多用硝基苯为原料制取，苯胺有广泛的用途，主要用于制造染料、染料中间体、橡胶促进剂和抗氧化剂、照相显像剂；制药、香料、塑料及树脂等工业也可接触到本品。化工设备检修、化工操作、成品搬运和仓储是苯胺中毒的高危岗位。

【毒性机制】

苯胺可经呼吸道、消化道和皮肤吸收，其液体或蒸气均可经皮肤吸收，生产中尤以皮肤吸收为主要中毒途径，危险度随气温和相对湿度增加而增加；人经口最小致死量（MLD）估计为4g。吸收进入体内的苯胺多在体内代谢，其芳香环经羟基化作用有15%～60%氧化为对、邻或间氨基酚（主要代谢为对氨基酚，p-aminophenl）；约28%与硫酸结合生成N-苯基氨基磺酸酯（N-phenyl sulfamate）；10%～15%与葡萄酸醛酸结合为对氨基酚葡萄糖醛酸（p-aminophenl glucuronate），它们皆经肾随尿液排泄，以原形化合物排出不足1%。苯胺的毒性作用主要有以下几方面：

1. 血液毒性　苯胺吸收入体内后经生物转化生成的中间代谢产物具有强烈亲电子性，可将血红蛋白氧化为高铁血红蛋白（methemoglobin）而失去携氧功能，造成组织缺氧，导致中枢神经系统、心血管系统以及其他脏器的损害。

苯胺的中间代谢产物可使还原型谷胱甘肽明显减少，红细胞膜功能受损，导致红细胞破裂，产生溶血（hemolysis）；同时还可直接作用于珠蛋白分子中的巯基，使珠蛋白变性，形成的 Heinz 小体亦使红细胞膜脆性增加，也是导

致溶血性的另一原因。苯胺对血液系统的毒性作用可参见图 5-6-5。

2. 肝毒性（hepatotoxicity）　苯胺中毒的肝损伤多为继发性，常由大量红细胞破坏、游离血红蛋白生成及其分解产物沉积所致，一般恢复较快。

3. 心血管系统毒性（cardiovascular toxicity）　苯胺类引起的心脏损伤，可能主要源于 MHb 形成和溶血引起的缺氧、缺血；此外，也不排除毒物自身的毒性。

4. 泌尿系统毒性（urinary system toxicity）　苯胺类及其代谢产物可直接作用于肾，引起肾小管上皮细胞变性、坏死；也可继发于溶血生成的大量游离血红蛋白，其聚集在肾小管内可形成管型，堵塞肾小管，最终导致急性肾衰竭。

5. 皮肤损害及致敏作用　苯胺对皮肤有刺激和致敏作用，可引起接触性皮炎及过敏性皮炎，表现为丘疹、疱疹、皮肤色素减退或黑变、角化等。

【临床表现】

（一）急性中毒

皮肤沾染苯胺液体或吸入大量苯胺蒸气时，可很快出现高铁血红蛋白血症，可见舌、唇、指甲、面颊、耳郭呈深蓝色，并有头晕、头痛、无力、恶心、呕吐及不同程度意识障碍；严重时全身皮肤、黏膜呈铅灰色，并出现谵妄、昏迷等。中毒后 1～3 天可有尿路及膀胱刺激症状，如尿急、尿频、尿痛、血尿、尿常规异常等；中毒后 3～4 天，可出现不同程度的溶血及黄疸、血红蛋白尿、贫血等表现，严重者可出现少尿甚至无尿；肝损害多在中毒后 2～7 天内出现，伴有食欲减退、肝大、压痛、肝功

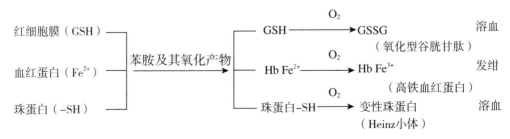

图 5-6-5　苯胺及其氧化产物对血液系统毒性机制示意图

能异常。经口中毒时，除上述症状外，胃肠道刺激症状常较重；眼、皮肤接触时可引起结膜角膜炎、皮炎。

近年来，苯胺类化合物引起心脏损害的报告不少，除心悸、胸闷、心前区疼痛等症状，严重者可因心肌梗死而致死亡；实验室检查可见心肌酶谱值增高，心电图可见各种心律失常、病理性 Q 波等；心脏损伤程度与苯胺中毒严重程度相关。但也有报道指出，心脏损害也可能发生在苯胺中毒恢复期，值得注意。

实验室检查较特异的指标有：

（1）MHb：可作为中毒早期诊断指标，其含量超过血红蛋白总量的 10% 即有临床意义；由于 MHb 在体内可被还原，故应在中毒早期及时采取血液标本。

（2）Heinz 小体：是血红蛋白的氧化损伤产物，其过程常不可逆，形成后多沉积于细胞膜上并对其造成损害，故可作为溶血的先兆；轻度中毒时可达 20%，重度中毒常高于 50%。

（3）溶血指标：因属急性血管内溶血，故可见血中血红蛋白迅速降低、红细胞数减少、网织红细胞数增高、总胆红素和间接胆红素明显增高等。

（4）器官损伤指标：如急性肝损伤可见血清谷丙转氨酶（ALT）活性增高、血清直接胆红素和胆汁酸增高；急性肾损伤可见血红蛋白尿、血尿、管型尿，甚至出现 GFR 下降、BUN 和血肌酐升高等；心肌损伤可见心肌酶改变（如 CK、AST、LDH）、α-HBDH 等活性增高，近年又发现敏感性和特异性更高的指标，如肌钙蛋白 T（troponin T，cTnT）、肌钙蛋白 I（troponin I，cTn I）等；心电图检查亦可见窦性心动过速或过缓并心律不齐、期前收缩、传导阻滞、ST-T 改变以及病理性 Q 波等。

（5）苯胺的代谢产物：多检测对氨基酚，但其在体内不蓄积，排泄量只反映当时接触程度，与中毒程度也不完全一致。

（二）慢性中毒

多见于长期在苯胺超过国家容许浓度的环境中作业，或经常发生苯胺污染皮肤者；此外，反复多次的急性中毒也有引起慢性中毒可能性。主要表现为头痛、头晕、失眠、多梦等神经衰弱症状，以及心动过速或过缓、多汗等自主神经功能紊乱症状；还可有消化道症状（如食欲缺乏、恶心、腹胀等，可伴肝大、肝功异常等）、轻度贫血，网织红细胞增加及检出 Heinz 小体等。目前国家尚无职业性慢性苯的氨基或硝基化合物中毒诊断标准，亦无肯定的慢性中毒病例报告，临床诊断务应慎重。

【诊断及鉴别诊断】

（一）急性中毒

国家已颁布《职业性急性苯的氨基、硝基化合物中毒诊断标准》（GBZ 30），可作诊断依据。诊断原则是：具有确切的苯胺吸入或皮肤污染史，临床上出现发绀、溶血、肝肾损害等典型症状，结合血中 MHb 增高、Heinz 小体阳性、尿中对氨基酚含量增高等情况，不难做出诊断。

临床多将急性接触苯胺后出现一过性轻度头晕、头痛、乏力、胸闷症状，且高铁血红蛋白低于 10% 者，列为"接触反应"进行密切医学观察。但本期患者未被纳入法定职业病范畴。诊断标准将急性苯胺中毒病情分为三级：

1. 轻度中毒　指急性接触苯胺后，出现持续约 24 小时左右的口唇、耳郭、舌及指（趾）甲发绀，血中高铁血红蛋白在 30% 以下者。

2. 中度中毒　指皮肤、黏膜明显发绀，伴有一定程度缺氧症状，血中高铁血红蛋白在 50% 以下；或高铁血红蛋白虽低于 30%，但伴有轻度溶血性贫血，或伴有化学性膀胱炎，或伴有轻度肝损害，或伴有轻度肾损害者。

3. 重度中毒　指皮肤黏膜重度发绀，高铁血红蛋白高于 50%，伴意识障碍；或高铁血红蛋白虽低于 50%，但伴有 Heinz 小体明显升高、继发溶血性贫血，或伴有严重中毒性肝病，或伴有严重中毒性肾病者。

（二）慢性中毒

慢性中毒尚无统一诊断标准，其所表现的神经衰弱综合征、轻度贫血或肝大、肝功异常等症状也常缺乏特异性，故诊断宜谨慎。

【治疗】

（一）急性中毒

治疗原则可参阅本节"概述"。注意发生急性血管内溶血时，尽早使用糖皮质激素有助于缓解症状和防治急性溶血反应；同时内服碳酸氢钠，碱化尿液，有助于防止血红蛋白在肾小管内凝聚，尽早投用血液净化疗法；血红蛋白低于 60 g/L 时，应酌情输注新鲜血液。

此外，应注意加强对症支持治疗，保护重要器官功能，如给予葡醛内酯、还原型谷胱甘肽、复方甘草酸单胺、能量合剂静脉滴注，还可口服肌苷、B 族维生素等以保护肝功能；心肌损伤可给予极化液、能量合剂、丹参注射液、门冬氨酸钾镁液等治疗；有呼吸困难、缺氧症状者，可给吸氧等。

（二）慢性中毒

适当休息，对症治疗，或暂时调离原工作岗位，多能逐渐获得自然恢复。

【预防】

参见本节"概述"部分。

（徐希娴）

案例介绍

患者，女，20 岁，化工厂工人。某年 2 月 28 日上午 4：50 自服 14 ml 化学溶液，服后感口唇发热、头晕，遂卧床渐不省人事；上午 9：20 被人发现时患者已昏迷不醒，身边有呕吐物，急送我院。

查体：BP 120/95 mmHg，R 18 次 / 分，HR 80 次 / 分；神志不清，黏膜、皮肤发绀，双肺未闻啰音；心、腹检查无特殊异常。实验室检查示 Hb 123 g/L，WBC 7.8×10^9/L，分叶 85%，杆状 4%，淋巴 11%；尿蛋白（-），潜血（-），未见血细胞及其他；血浆高铁血红蛋白检测为 28%。经亚甲蓝治疗后神志清醒，发绀改善，追问所服物品，承认为苯胺。2 日后（3 月 2 日）自感腰痛、畏寒，且尿色发红；体温 38.1℃，肝、肾区叩痛；

急查尿常规示尿蛋白（+），RBC 0 ~ 2，WBC 0 ~ 1；血钾 7.7 mmol/L，BUN 104 mg/L，总胆红素 17 mg/L，GPT、GOT 正常，Heinz 小体 15.6%。4 日后（3 月 4 日）皮肤、巩膜明显黄染，并有酱油尿；查尿蛋白（++），尿潜血阳性，Hb 58 g/L，RBC 15.6×10^{12}/L，网织红细胞 8.5%，Heinz 小体 66.1%。3 月 5 日出现寒战、恶心、心悸、烦躁，Hb 51 g/L，网织红细胞 14.4%，总胆红素 44 mg/L，Heinz 小体 7.6%。经补液、利尿、碱性药物、血液透析、输血及葡萄糖和维生素 C 治疗，病情逐渐好转；二周后化验指标大致恢复正常，出院。

点评：本例患者临床表现为发绀，查有血中高铁血红蛋白增高，提示为"高铁血红蛋白血症"；随后又出现腰痛、尿色发红、酱油尿伴黄疸和肝、肾区叩痛，且红细胞进行性下降、网织红细胞增高，血中检出 Heinz 小体，为典型急性溶血性贫血表现，结合病因，可确诊"急性苯胺中毒"。病情未得到及时控制之主要原因在于早期处置不力（仅使用一次亚甲蓝），未能阻断毒作用进展，值得今后吸取教训。

思考题

1. 总结苯胺的主要毒性及机制。

2. 简述苯胺急性中毒的主要临床表现及诊断要点。

3. 请介绍急性苯胺中毒的主要救治措施。

推荐阅读的参考文献

1. 马德元，马文彦，王适兴. 苯的氨基硝基化合物急性中毒 290 例临床分析. 中华劳动职业卫生杂志，1999，17（2）：115-116.

2. 闫永建，宋平平，张凤林，等. 102 例急性苯的氨基、硝基化合物中毒临床分析. 中国职业医学，2014，41（3）：297-300.

3. 闫丽丽，傅绪珍，李思惠．急性苯的氨基和硝基化合物中毒 27 例临床分析．职业卫生与应急救援，2014，32（3）：148-150.

4. 宋平平，李西西，闫永建．急性苯的氨基硝基化合物中毒病例的文献分析．中华劳动职业卫生杂志，2014，32（5）：366-369.

三、三硝基甲苯

【理化性质】

三硝基甲苯（trinitrotoluene，TNT）分子式为 $CH_3C_6H_2(NO_2)_3$，其有六种同分异构体，通常指的是 α 异构体，即 2,4,6- 三硝基甲苯。本品为淡黄色针状结晶，分子量 227.1，密度 1.654 g/L，熔点 82℃，沸点 240℃（爆炸）。难溶于水，易溶于脂肪、乙醇、乙醚、苯及丙酮等有机溶剂。受热、受压、接触明火可发生爆炸，但对摩擦、振动不敏感，即使受到枪击也不容易爆炸，为十分安全的炸药成分。

【接触机会】

主要用于制造黄色炸药（yellow dynamite），供国防工业，采矿、开凿隧道等使用（含 10%TNT 的硝铵炸药）。在生产制造 TNT 时粉碎、球磨、过筛、配料、包装等过程，可接触到本品的粉尘及蒸气；在运输、保管、使用过程中也有机会接触 TNT。

【毒性机制】

职业接触情况下，TNT 主要以粉尘或蒸气形式经呼吸道、皮肤吸收。由于 TNT 具有脂溶性和吸湿性，故生产条件下，经皮肤吸收是慢性中毒的主要途径；夏季由于气温高、湿度大，工人暴露皮肤面积增加，更易经皮吸收。本品吸收入体内后，迅速分布于肝、肾、脑、脾、睾丸及眼等组织，眼和肝对其蓄积性更强，平均滞留时间（men residence time，MRT）为 22.2 ～ 34.4 小时。

吸收入体内的 TNT 除少部分以原形从尿排出外，主要经以下三种途径进行代谢：

（1）氧化还原：部分经硝基还原形成氨基，部分经甲基氧化形成羧基；

（2）苯环氧化：转化为酚类化合物；

（3）结合反应：TNT 的多种代谢产物与葡萄糖醛酸结合。

TNT 的代谢产物多达十余种，主要是 2,6- 二硝基 -4- 氨基甲苯（2,6-dinitro-4-aminotoluene），经肾缓慢排出，其在尿中的含量可作为 TNT 的接触指标；1983 年，国际劳工组织推荐 30 mg/L 为其生物接触限值。

本品的急性毒性属于中等，大鼠经口 MLD700 mg/kg，兔经口 MLD500 mg/kg，人的急性致死量估计为 1 ～ 2 g。TNT 在体内形成高铁血红蛋白的能力远较苯胺为小，主要危害是长期接触引起的慢性中毒，以肝和晶状体的损害为主，可引起血液系统损害，对生殖系统以及脂肪、糖代谢也有一定影响，在动物身上尚有致畸性（teratogenicity）、致癌性（carcinogenicity）和致突变性（mutagenicity）。

三硝基甲苯中毒机制尚未完全阐明，研究证明，TNT 能在多种器官和组织，尤其是肝细胞微粒体或线粒体内被还原或被活化，形成硝基阴离子自由基（nitro radical anion）；该自由基不稳定，在有氧环境中可将氧分子氧化为超氧阴离子（superoxide anion）自由基（O^-_2），从而进一步产生其他活性氧（reactive oxygen species，ROS）如 H_2O_2、OH^- 等，启动生物膜的脂质过氧化过程，造成细胞损伤；活性氧还可使细胞内重要的还原物质如谷胱甘肽（glutathione）含量降低，加重膜结构的损伤。实验表明，TNT 在线粒体内还原活化还会导致线粒体对钙的摄取下降、Ca^{2+}-ATP 酶活性下降，造成细胞液游离钙浓度上升，导致钙超载（calcium overload），引起细胞代谢紊乱甚至死亡。TNT 在体内还可与血红蛋白、血浆蛋白及肝、肾组织蛋白质发生共价结合，形成 TNT-Hb、TNT-DNA 等加合物，这些大分子共价结合物能较长时间存留在体内，影响酶、蛋白质的结构和功能，甚至可以影响遗传信息的稳定性。

TNT 被眼结膜、角膜吸收或通过血流进入晶状体，在晶状体上皮细胞硝基还原酶作用下，也可生成硝基阴离子自由基，进而生成各种活性氧，导致白内障（cataract）发生，并使睫状体虹膜血管扩张，晶体囊通透性增加，导致晶状体皮质亦受损。TNT进入晶状体后，由于角膜和晶状体自身无血管，排出缓慢，使TNT有较长时间与晶状体作用，损伤血-房水屏障。另一方面，TNT也是高铁血红蛋白形成剂，可导致血氧饱和度下降、晶状体代谢异常、乳酸积聚，损伤晶状体；TNT还可因体内色氨酸和代谢异常产生醌体，使晶状体的可溶性蛋白质发生变性、混浊。近年的研究还表明，白内障的发生可能与TNT在晶状体内发生光化学反应产生的光化学产物在晶状体局部沉积有关。

【临床表现】

（一）急性中毒

短期接触高浓度TNT粉尘及蒸气可引起急性或亚急性中毒，引起头晕、头痛、恶心、无力、上腹痛、食欲减退，以及发绀、胸闷、呼吸困难等高铁血红蛋白血症表现；实验室检查可见红细胞不同程度出现Heinz小体，高铁血红蛋白含量增加。严重者上述表现加重，并出现意识不清、呼吸频速、瞳孔散大，对光反应、角膜反射和腱反射消失，大小便失禁，甚至发生呼吸麻痹、死亡。

（二）慢性中毒

在生产条件下以慢性中毒为多见，主要表现有：

1. 中毒性肝损害　主要症状为乏力、食欲减退、恶心、厌油、便秘、肝区胀痛，查体可见肝肿大，可伴压痛及叩痛，慢性肝损伤指标异常；随病程进展，肝质地由软变韧，并可出现脾肿大，甚至可发生肝硬化。TNT中毒性肝损害尚无特异性检验指标，因其不具特异性；肝损害程度能很好地反映中毒的程度和预后，但仍无法提供病因线索。早期肝损害在脱离接触，治疗及休息后，可以治愈。

2. 中毒性白内障　中毒性白内障是慢性TNT中毒的特征性改变，因此，双眼晶状体混浊（crystal cloudiness）可作为TNT中毒的提示性指标。大量实验证明，无论通过全身作用还是对眼的局部作用，TNT均能导致晶状体损害，其具有如下特点：最初仅在晶状体周边部出现点状混浊，而后逐渐融合成环，并向晶状体中心发展，构成多个楔形浑浊斑，楔尖指向中心，色泽也由棕黄逐渐变为棕色，最后晶状体全部变混，形成白内障。但此种损伤与肝损伤状况并不平行，因而尚无法根据TNT白内障进展情况，判断TNT中毒的严重程度。

3. 血液系统损害　长时间密切接触TNT可引起贫血，其起病隐袭，初期仅见血红蛋白和红细胞数下降、网织红细胞及有核红细增多、红细胞大小不等并出现Heinz小体，严重者可出现白细胞、血小板减少，甚至全血细胞减少（pancytopenia），导致再生障碍性贫血（aplastic anemia，AA）。骨髓检查，早期呈正常或增生性骨髓象，严重时可进展为骨髓造血功能衰竭（marrow failure）。目前的职业卫生条件下，TNT的血液系统损害在我国已极少发生。

4. 其他　长期接触三硝基甲苯的工人，神经衰弱综合征发生率较高，并可伴自主神经功能紊乱，有的尚可出现心悸、气短、心脏轻度扩大，心电图示有肢体导联低电压、QT间期延长、ST-T改变、窦性心律不齐或束支传导阻滞等；部分作业工人尚可出现肾损害。不少工人有"TNT面容"，表现为面色苍白、口唇和耳郭青紫，裸露部位皮肤黄染及出现皮炎。

（三）实验室检查

1. 尿中2,6-二硝基-4-氨基甲苯含量和血中TNT-血红蛋白加合物检测，可作为TNT的接触指标。

2. 裂隙灯显微镜（slit lamp microscope）晶体检查，有助于早期发现TNT中毒性白内障。

【诊断及鉴别诊断】

（一）急性中毒

主要依据国家颁布的《职业性急性苯的氨基、硝基化合物中毒诊断标准》（GBZ 30），具体可参见本节苯胺段相关内容。

（二）慢性中毒

国家已颁布新的卫生标准《职业性慢性三硝基甲苯中毒的诊断》（GBZ 69），其诊断原则为：具有密切的 TNT 职业接触史（包括皮肤污染状况），以慢性肝损伤为主的临床表现，结合职业卫生学调查及实验室检查结果，综合分析，排除其他病因所致的类似疾病，即可诊断。诊断标准将慢性三硝基甲苯中毒的病情分为三级：

1．轻度中毒　有乏力、食欲减退、恶心、厌油、肝区痛等症状持续 3 个月以上，伴有至少一项肝功能生化指标异常，并具有下列表现之一者：

（1）肝大，质软，有压痛或叩痛；

（2）肝功能指标轻度异常；

（3）腹部超声图像提示慢性肝病改变；

（4）神经衰弱样症状伴肝功能指标任意 2 项异常改变。

2．中度中毒　在轻度中毒的基础上，具有下列表现之一者：

（1）肝功能指标中度异常；

（2）腹部超声图像提示肝硬化改变；

（3）脾大；

（4）出现肝硬化并发症——食管胃底静脉曲张；

（5）溶血性贫血。

3．重度中毒　在中度中毒的基础上，具有下列表现之一者：

（1）肝功能指标重度异常；

（2）腹部超声图像提示肝硬化伴大量腹水；

（3）出现肝硬化并发症——食管胃底静脉曲张破裂、肝性脑病、自发性细菌性腹膜炎中一项者。

除注意与其他病因引起的中毒性肝病（如卤代烃、苯的其他硝基和氨基化合物、砷、磷、乙醇、药物等）相鉴别外，还应注意与病毒性肝炎鉴别，尤其要考虑两种病因交叉的可能，需结合职业史，综合观察病情，全面分析方能得出正确结论。研究发现，TNT 接触者血清白蛋白、黏蛋白、三酰甘油（甘油三酯）、铜蓝蛋白等含量和全血谷胱甘肽过氧化物酶（GSH-PX）活性下降，磷酸化酶 α 活性、血糖、血清甘胆酸和胆固醇含量升高，这些对判断三硝基甲苯性肝损伤都有参考意义。

三硝基甲苯性白内障可与全身疾病不平行，应通过了解接触史、晶状体混浊起始部位、进展过程、作业环境调查情况，排除其他非职业性因素所致白内障后，做出结论，注意与早期老年性白内障、先天性白内障鉴别，可参考《职业性三硝基甲苯白内障诊断标准》（GBZ 45）。

【治疗】

（一）急性中毒

无特殊解毒剂，主要是对症支持处理，如：

1．脱离接触，脱除污染衣物，洗净受染皮肤，静卧休息，必要时吸氧。

2．给予还原型谷胱甘肽、葡醛内酯、ATP，以及葡萄糖和维生素 C；发绀者可给予小剂量亚甲蓝静脉注射等。

3．其他可参考苯胺中毒治疗。

（二）慢性中毒

1．禁烟、禁酒，禁用或慎用可引起肝损害的药物。

2．保肝治疗，如葡醛内酯、复方甘草酸单胺、葡醛内酯、水飞蓟宾（silymarin，silybin）、还原型谷胱甘肽、维生素 C 等。

3．尽早使用自由基清除剂，如维生素 C、维生素 E、还原型谷胱甘肽、β 胡萝卜素、硒化合物等。

4．白内障处理。目前无特殊药物，应立即脱离 TNT 接触，用氨肽碘、吡诺辛钠等眼药水点眼等。

5．中医中药及对症支持治疗。

【预防】

1．生产应做到密闭化、机械化；加强车间通风排尘，改善生产环境，降低车间空气中 TNT 浓度。根据我国《工作场所有害因素职业接触限值　化学有害因素》（GBZ 2.1-2007）规定，三硝基甲苯的时间加权允许浓度（PC-TWA）为 0.2 mg/m³，短时间接触允许浓度（PC-STEL）为 0.5 mg/m³。

2．加强个人防护，自觉佩戴超细丙纶纤维制作的滤膜防尘口罩、工作服、防护帽及防护手套、脚套、围裙。

3．工作后彻底淋浴，用 10% 亚硫酸钾肥皂洗浴，以将 TNT 转变为水溶性复合物，随清水洗去。也可用浸过 9∶1 的乙醇、氢氧化钠溶液棉球擦手，观察是否出现黄色，洗净者不显色。

4．加强职业卫生宣传教育，做好就业前及每年一次的体检。上岗前职业健康体检：慢性肝炎、眼晶状体混浊、白内障及贫血为 TNT 作业的职业禁忌证。

（徐希娴）

思考题

1．试比较苯胺与三硝基甲苯的主要毒性差别。

2．简述三硝基甲苯中毒的机制。

3．请介绍急性、慢性中毒的主要临床表现、诊断要点及主要救治措施。

推荐阅读的参考文献

1．常元勋．我国三硝基甲苯中毒研究现状．卫生毒理学杂志，2000，14（3）：136-140.

2．陈淑英，刘学成，肖建英．慢性 TNT 中毒的研究（国内文献综述）．工业卫生与职业病，2000，26（5）：315-317.

3．宋莉，李晓军，石冬梅．关于《职业性慢性三硝基甲苯中毒诊断标准》（GBZ 69-2002）的探讨．中国卫生标准管理，2011，2（3）：14-16.

四、苯的其他氨基、硝基化合物

苯的氨基、硝基化合物种类繁多，毒性作用有共同之处，也随化合物的不同而有所区别。据近年来的统计，此类化合物中毒在职业中毒谱中列前 10 位。引起中毒的主要化合物种类除苯胺外，还有二硝基苯、对硝基苯胺、二硝基氯苯、2- 氨基 -6- 硝基苯并噻唑、对硝基甲苯、3- 氯 - 二甲基苯胺及 2,4- 二硝基苯酚等。现将一些较为常见的苯的氨基化合物和苯的硝基化合物的毒作用特点及主要治疗列入表 5-6-1 和表 5-6-2 中，以供参考。

（赵赞梅）

推荐阅读的文献

1．闫永建，宋平平，张凤林，等．102 例急性苯的氨基、硝基化合物中毒临床分析．中国职业医学，2014，41（3）：297-300.

2．宋平平，李西西，闫永建，急性苯的氨基硝基化合物中毒病例的文献分析．中华劳动卫生职业病杂志，2014，32（5）：366-369.

3．方品．28 种苯的氨基硝基化合物中毒的防治．职业与健康，1985，1（1）：16-20.

表 5-6-1　其他几种主要的苯的氨基化合物

名称及分子式	理化性质及用途	毒作用特点	主要治疗
甲苯胺 $CH_3C_6H_4NH_2$ （methylaniline，toluidine，土鲁定）	有三种同分异构体：邻甲苯胺和间甲苯胺为无色液体，对甲苯胺为无色片状结晶。主要用作染料、香精、橡胶、树脂等生产原料。	与苯胺相同，是强烈的高铁血红蛋白形成剂，可引起血尿，但膀胱刺激作用较 5- 氯 - 邻甲苯胺小。	见急性苯胺中毒的治疗；出血性膀胱炎可碱化尿液、适量糖皮质激素、对症治疗。
二甲苯胺 $C_6H_5N(CH_3)_2$ （dimethylaniline，xylidine）	黄色油状液体，有特殊气味，不溶于水，可燃；受热分解成苯胺、氮氧化物；用途同上。	极易经皮肤吸收，中毒后引起高铁血红蛋白血症、中枢神经系统和肝损害，对血液系统影响较弱；皮肤接触可引起皮炎，甚至皮肤溃疡。	见急性苯胺中毒的治疗。
二乙苯胺 $C_6H_5N(C_2H_5)_2$ （diethylaniline）	无色或黄褐色液体；主要应用于制药、染料工业。	除呼吸道外，皮肤也能大量吸收；毒性作用与苯胺相似而较轻。	见急性苯胺中毒的治疗。
对氯苯胺 C_6H_6ClN （p-chloroaniline）	无色至黄色结晶；为偶氮染料、医药、农药生产的中间体及彩色胶片成色剂。	为高铁血红蛋白形成剂；但邻位不形成高铁血红蛋白，可引起肝、肾损伤及眼部刺激。	见急性苯胺中毒的治疗。

续表 5-6-1

名称及分子式	理化性质及用途	毒作用特点	主要治疗
对亚硝基二甲苯胺 $NOC_6H_4N(CH_3)_2$ （p-nitrosoxyli-dine）	浅黄绿色固体，不溶于水，溶于乙醇、乙醚；用于合成染料，是橡胶硫化促进剂	引起刺激性皮炎，也有过敏现象；不引起高铁血红蛋白血症	皮炎可用炉甘石洗剂、地塞米松霜等；有渗出时可用 3% 硼酸水、0.1% 依沙吖啶湿敷等
5- 氯 - 邻甲苯胺 $CH_3C_6ClNH_2$ （5-chloro-o-tolu-dine）	灰色固体；主要用于染料合成	可引起轻微高铁血红蛋白血症；可引起严重的出血性膀胱炎	输液，地塞米松，碳酸氢钠碱化尿液及酚磺乙胺等对症治疗
3- 氯 -2 甲基苯胺 C_7H_8ClN （3-chloro-2-me-thylaniline）	棕红色至无色透明油状液体，溶于大多数有机溶剂，易挥发。用于合成二氯喹啉酸原药的（除草剂）主要中间体及多种染料中间体	毒性类似邻甲苯胺，引起尿路刺激症状和出血性膀胱炎	同上
对异丙基苯胺 $C_9H_{13}N$ （cumidine，p-isopropyl aniline）	浅黄色油状液体，有特殊芳香气味；用作生产农药异丙隆的中间体	可经皮肤和呼吸道吸收；主要引起化学性出血性膀胱炎，高铁血红蛋白形成作用较苯胺弱	高铁血红蛋白血症治疗同苯胺；出血性膀胱炎治疗同上。
乙酰替苯胺 $C_6H_5NHCOCH_3$ （acetanilide）	无色片状结晶，是化学合成某些药品、染料、塑料（例如赛璐珞）及芳香族化合物（如氯苯胺、硝基苯胺）的中间体或原料。过去曾作为退热药，故又名退热冰	通过呼吸道侵入人体，皮肤也可以吸收一些。毒性作用与苯胺基本相同，能引起高铁血红蛋白症，但作用较弱，还能使体温降低。因此，除有不同程度发绀外，还有大量出汗、体温降低等症状，重者可引起神志模糊及虚脱	除治疗高铁血红蛋白症外，应注意保暖和输液，并防治循环系统的合并症
萘胺 $C_{10}H_7NH_2$ （naphthylamine）	乙萘胺，又称 β- 萘胺，片状结晶，是染料工业的原料及中间体；甲萘胺，又称 α- 萘胺，为黄色斜方形晶体，是制造甲萘酚和某些偶氮染料的原料和中间体，也是苯酚 AS（苯胺偶氮酚）的显色剂	乙萘胺可通过呼吸道、皮肤和消化道侵入人体，有一些皮肤刺激和引起高铁血红蛋白症的作用，但主要危害是引起膀胱炎、膀胱乳头状瘤和膀胱癌。纯甲萘胺的毒性相当低，但工业品甲萘胺常含有 5%～10% 的乙萘胺，故其代谢产物如氨基萘酚有致癌作用	对症治疗；膀胱癌可行手术及放射或化学药物治疗
联苯胺 $NH_2C_6H_4 \cdot C_6H_4NH_2$ （benzidine，本节定）	白色或淡红色粉末或片状结晶；是制造偶氮染料、化学试剂的原料或中间体	极少发生全身毒性及高铁血红蛋白症，有皮肤及黏膜刺激作用，主要危害是出血性膀胱炎和膀胱癌	同上

表 5-6-2 其他几种主要的苯的硝基化合物

名称及分子式	理化性质及用途	毒作用特点	主要治疗
硝基苯 $C_6H_5NO_2$ （nitrobenzene）	无色或微黄色有苦杏仁味的油状液体；用作各种芳香族化合物及其衍生物（如香料、染料、炸药等）的合成原料和中间体	呼吸道及皮肤都能大量吸收，形成高铁血红蛋白血症较苯胺慢，恢复也慢；但毒性较苯胺大，故症状如头痛、头昏、眩晕、神志模糊、耳鸣、肌肉抽搐、昏睡等常比苯胺更为显著，可引起急性溶血、中毒性肝损害	同急性苯胺中毒的治疗，尤其注意对溶血性贫血、肝损害的治疗

名称及分子式	理化性质及用途	毒作用特点	主要治疗
硝基苯胺 $NO_2C_6H_4NH_2$ （nitroaniline）	黄色结晶；有机合成中间体，主要用于制造偶氮染料、防腐剂、氧化剂等	是强烈的高铁血红蛋白形成剂，有溶血作用；毒性类似苯胺，但比苯胺强	见急性苯胺中毒的治疗
二硝基苯 $C_6H_4（NO_2）_2$ （dinitrobenzene）	有三种同分异构体：邻二硝基苯为无色或淡黄色片状单晶体；间二硝基苯是无色或淡黄色针状或斜方形结晶；对二硝基苯是无色或淡黄色针状单晶体。主要用作染料中间体、炸药制造原料	是强烈的高铁血红蛋白形成剂，恢复慢，毒性远大于苯胺和硝基苯；长期接触可引起肝损害、贫血	与硝基苯和三硝基甲苯相似
硝基氯苯 $C_6H_4ClNO_2$ （chloronitro-benzene）	有三种同分异构体：邻硝基氯苯为针状黄色结晶；间硝基氯苯是黄色结晶；对硝基氯苯是黄色斜方形结晶。是染料、药物（退热药非那西汀）和农药制造的原料	对皮肤黏膜有直接刺激作用，可引起眼结膜炎、上呼吸道刺激症状和接触性皮炎；能引起高铁血红蛋白症、变性珠蛋白小体及溶血性贫血等；重者可以出现神经系统症状如昏睡、四肢运动障碍、下肢麻木疼痛等；还可造成心血管损害（如脉搏快、血压下降甚至虚脱）、肝肿大及压痛等。其毒性略大于硝基苯，三种同分异构体中，以邻硝基氯苯的毒性最大	同硝基苯
三硝基苯酚 $C_6H_3N_3O_7$ （trinitrophenol）	亦称苦味酸，无色无味的黄色结晶；用于制造炸药、火柴、染料、药品等	对皮肤有刺激性，可引起神经、消化道及膀胱刺激症状、肝损害，有时可引起周围神经病	对症治疗
二硝基苯酚 $C_6H_3OH（NO_2）_2$ （dinitrophenol）	有六种同分异构体，都是白色或黄色结晶；溶于醇、醚。主要用于制造染料、炸药、有机合成、木材防腐、杀虫剂及除锈剂等	主要是增高新陈代谢，阻碍氧化磷酸化过程，使体内产热量增加，但不能充分利用。轻度急性中毒时，呼吸、脉搏加快，大量出汗，体温升高；严重中毒时可使体温极度升高，并有明显神经系统症状及全身中毒表现，包括心脏、肝、肾损害等。慢性中毒可出现接触性皮炎、眼结膜等黏膜刺激症状，并因新陈代谢增加而显著消瘦；部分患者出现肝肿大、压痛，蛋白尿，味觉及听觉减退，白内障等；高铁血红蛋白形成作用弱	立即停止接触，并彻底去除皮肤污染；绝对卧床休息，降低体温；给予高热量饮食营养和大量水分（葡萄糖盐水）等

第七节　高分子化合物单体及其他有机化合物

一、概述

20 世纪 30 年代以后，石油和天然气工业异军突起，并逐渐取代煤炭，成为有机化工的主要原料，为"石油化学时代"奠定了物质基础；因为原油加热裂解后，除可获得汽油、煤油、柴油等燃料外，还可产生乙烯、丙烯、苯、甲苯、二甲苯等单体成分，成为各种合成物质如洗涤剂、医药、农药、化肥，尤其是合成橡胶（synthetic rubbers）、合成纤维（synthetic fibers）、合成树脂（synthetic resins）三大合成材料（synthetic materials）的主要原料。这些合成材料都属于高分子化合物（high molecular compounds），但其化学组成比较简单，都是由一种或几种单体（monomer）经聚合（polymerization）或缩聚（condensation）而成，故有很多优异的性能，如强度高、耐腐蚀、绝缘性好、重量轻、成品无毒或毒性小等，不仅应用于工业、农业、建筑、交通运输、国防建设，以及日常生活各个方面，近二十多年来，由于对其新用途的开发，更使各种"功能性高分子材料（functional high molecular materials）"不断问世，如分离膜高分子材料、导电高分子材料、医用高分子材料、光学高分子材料等，在航天、生物医学工程、感光材料等高科技领域也被广泛采用，其重要性可想而知。

【高分子化合物分类】

高分子化合物主要是指碳氢化合物单体经聚合或缩聚反应，使各单体间以碳键相连，形成分子量高达几千至几百万的化合物，故也被称为聚合物（polymer）或共聚物（copolymer）。聚合过程不析出任何副产物，如许多单体乙烯聚合成聚乙烯；而缩聚则是指单体先缩合，并析出一个分子的水、氨、氯化物或醇以后，再聚合成高分子化合物的过程，如苯酚与甲醛缩聚成酚醛树脂。石油裂解物是高分子化合物的主要原料，其中最基本的原料是"三烯"——乙烯、丙烯、丁烯和"三苯"——苯、甲苯、二甲苯，从中可生产出数千种高分子化合物，主要有如下几大类：

（一）合成树脂

是指类似树脂，加热可以熔化变形的一类高分子化合物，主要用以制造塑料（plastics），后者是一种可在一定条件下塑化成形，且能保持形状不变的高分子材料，一般具有质轻、绝缘、美观、耐腐蚀、易加工等特点，主要用作绝缘材料、建筑材料、工业构材或零件及日常用品原料，是三大合成材料中产量最多、用途最广的物质，约占合成材料总产量的2/3。常见品种如：聚乙烯（polyethylene）、聚丙烯（polypropylene）、聚丁烯（polybutene）、聚苯乙烯（polystyrene）、聚氯乙烯（polyvinyl chloride，PVC）、氟塑料（fluoroplastics）、聚乙烯酯（polyethylene ester）、丙烯酸酯（acrylic ester）、聚缩醛（polyacetal）、聚苯醚（polyphenyl ether）、聚醚酯（polyether ester）、聚碳酸酯（polycarbonate）、聚砜（polysulfone）、聚氨酯（polyurethane）或称泡沫塑料（foamed plastics）、氨基树脂（amino resin）、酚醛树脂（phenol formaldehyde resin）、呋喃树脂（furan resin）、纤维素塑料（cellulose plastics）等。

（二）合成纤维

是具有天然纤维素基本性质的合成材料，但其韧性、强度、耐磨性等均远优于天然材料。常见品种有：聚酰胺纤维（nylon），也称尼龙、锦纶；聚酯纤维（polyester fiber），也称涤纶（dacron）；聚丙烯腈纤维（acrylic fiber），也称腈纶（acrylan）；聚乙烯醇缩甲醛纤维（formvar fiber），也称维纶（vinylon）；聚丙烯纤维（polypropylene fiber），也称丙纶（pylen）；聚氯乙烯纤维（PVC fiber），也称氯纶（leavil）等。

（三）合成橡胶

是具有类似天然性质、有弹性、耐磨的合成材料，后来又逐步开发出具有更好耐寒、耐热、耐油、耐氧化等性能的新品种，使用途更为扩大，已占橡胶制品材料来源的2/3以上。常见品种有：氯丁橡胶（duprene rubbere）、丁基橡胶（butyl rubber）、丁二烯橡胶（butadiene rubber）、异戊橡胶（isoprorene rubber）、乙丙橡胶（ethylene-propylene rubber）、聚酯橡胶（polyester rubber）、聚醚橡胶（polyether rubber）、聚硫橡胶（thiokol）、硅橡胶（silicon rubber）、氟橡胶（fluorocarbon rubber）等。

（四）合成黏合剂（synthetic adhesives）

主要是指以合成树脂为原料制造的具有黏合作用的高分子化合物，常见品种有：环氧树脂（epioxide resin）、聚丙烯酰胺（polyacrylamide）等。

【高分子化合物的职业危害特点】

高分子化合物的生产过程分为两步，第一步是化工原料合成单体，单体再经聚合或缩聚，形成聚合物；第二步是聚合物的加工塑制。在聚合物合成以前的生产过程中,工人有机会接触到各种单体、各种添加剂,以及聚合物生产的中间体、溶剂等,可能会引起不同程度的健康危害;一旦形成高分子聚合物后,则较稳定,本身无毒或毒性很小。

在加工及使用高分子化合物过程中,加温或遇热即可使之释放出游离单体,或生成新的热解物(pyrolyzing substances),也可对人体健康造成危害。如酚醛树脂遇热可释放出苯酚和甲醛而具有刺激作用;如聚四氟乙烯塑料,加工温度至250℃开始有热解物逸出,420℃以上将分解出四氟乙烯、六氟丙烯、八氟异丁烯等高毒性物质,吸入后可发生急性中毒性肺水肿和化学性肺炎。高分子化合物在燃烧过程中碳链受到破坏,还可分解成各种低分子量的碳化合物包括一氧化碳和各种其他化合物,含有氮和卤素的聚合物尚可放出氰化氢、光气、卤化氢等,可见高分子化合物一旦遇火燃烧,则其分解成分十分复杂(如前文所述失火烟雾),对健康损害更不容忽视。高分子化合物的粉尘,一般溶解度较小,可能对上呼吸道黏膜有一定刺激作用,有些尚具有轻度致纤维化作用。

综上所述,高分子化合物的职业危害多是由其原料、添加剂(additives)、溶剂、中间产物等引起,高分子化合物本身的危害并不突出。需要注意的是,在其使用、加热、燃烧过程中可能会逸出或产生各种低分子成分,如使用的单体、CO、光气、CN等低碳化合物以及卤化物等,均可能造成健康危害。使用合成树脂粉尘作加工原料时,对呼吸道和肺也可能产生一定损伤作用;此生产过程尤其不能忽视添加剂的危害,因种类十分繁杂,如催化剂(catalysts)、引发剂(initiators)、分散剂(dispersants)、乳化剂(emulsifiers)、阻聚剂(polymerization retardants)、调节剂(conditioners)、终止剂(terminators)、增塑剂(plasticizers)、热稳定剂(heat stablizers)、防老剂(antioxidants)、光稳定剂(light stablizers)、发泡剂(foaming agents)、阻燃剂(flame retardants)、硫化剂(curing agents)、促进剂(accelerants)等均属

于添加剂,而化学作用各不相同,毒性作用也各异,需要细致分析。

近年来,高分子化合物本身、添加剂及其单体的远期影响,也逐渐引起人们关注。如合成纤维衣料对皮肤的刺激作用,用于制造人工组织植入体内后的刺激和致癌作用等;20世纪70年代以后,又发现其不少单体原料具有致癌作用,如氯乙烯已被确认为一种对人类的致癌剂;而与氯乙烯化学结构类似的化合物如苯乙烯、丙烯腈、2-氯丁二烯、1,1-二氯乙烯等,也发现具有致癌和致突变性质;合成橡胶的添加剂如抗氧化剂D(N-苯基β-萘胺)、α-萘胺,着色剂4-氨基二苯胺等也均可引起恶性肿瘤。目前还发现,阻燃剂和其他一些单体或添加剂对人类生殖功能、胚胎发育也具有一定危害作用,均值得进一步探索。

限于篇幅,本节仅拟讨论高分子合成材料最常见的一些单体,如丙烯腈、丙烯酰胺、氯乙烯、乙腈、氯丁二烯、有机氟、氯丙烯、二甲基甲酰胺等,并只作简要介绍。

(赵金垣)

思考题

1. 什么是高分子化合物?其主要用途有哪些?

2. 工业用途的高分子化合物主要有哪些?试各举一些实例。

3. 总结高分子化合物生产的职业特点。

推荐阅读的参考文献

1. 吴振球,王篍兰,任引津,等.高分子化合物的毒性(修订版).北京:人民卫生出版社,1985.

2. Rosenstock L, Cullen MR, Brodkin CA, et al. Clinical, Occupational and Evironmental Medicine, 2nd ed. Philadelphia: Harcourt Health Sciences Company, 2005, 991-1029.

3. WHO. Environmental Health Criteria 192：Flame Retardants：A General Introduction. Geneva：WHO，1997.

4. Kolic TM，Shen L，Macpherson K，et al. The halogenated flame retardants by GC-HRMS in environmental samples. J Chromatogr Sciences，2009，47（1）：83-91.

二、乙腈

【理化性质】

乙腈（acetonitrile，ethanenitrile），也称甲基腈（methylcyanide），分子式 CH_3CN，分子量 41.05，熔点（-43 ± 2）℃，沸点 81.6 ℃，常温常压下为无色液体，密度 0.7768 g/cm^3（25/4℃），带芳香气味，但久闻则可致嗅觉疲劳而不易感知其存在。极易挥发，24 ℃时蒸气压为 11.53 kPa，在空气中饱和浓度为 9.6%（20℃，101.31 kPa），蒸气密度为 1.42 g/L，乙腈饱和空气密度为 1.04 g/L。溶于水，亦易与乙醇、乙醚、丙酮、三氯甲烷、四氯化碳、氯乙烯等混溶，水溶液不稳定，可水解为醋酸和氨；乙腈受热则可释出氰化氢（HCN）。

【职业接触】

乙腈系通过加热乙酰胺和冰醋酸混合液而制备，是重要的工业溶剂，主要用于抽提丁二烯、制备合成纤维和某些特殊涂料、石油烃去焦油、动植物油抽提脂肪酸等；也用作有机合成（如苯乙酮、1-萘醋酸、维生素 B_1、甾体类药物等）反应介质，或制备维生素 B_1 和香料的中间体、高介电常数极性溶剂、均三嗪氮肥增效剂、乙醇变性剂的原料。此外，还可以用于合成乙胺、醋酸等，并在织物染色、照明工业中也有许多用途。生产过程中可因接触其液体或蒸气而引起中毒。

【致病机制】

（一）吸收和代谢

乙腈可通过呼吸道、消化道及皮肤迅速吸收入人体。在体内的主要代谢途径为氧化，先生成羟基乙腈，进而生成甲醛和氰化氢，后者大部转化为硫氰酸盐（SCN^-）从尿排出；小量羟基乙腈可转化为甲酸参与一碳化合物代谢或继续氧化为二氧化碳和氨，从呼气排出。但不同动物生成 SCN^- 的能力有很大差异，如狗仅能将 20% 的乙腈转化为 SCN^- 排出，豚鼠则可转化 50%；动物若预先给予乙醇，则可使此种转化大幅度提高达 87%；投用甲状腺粉剂亦可明显提高动物的此种转化能力，从而可显著降低乙腈的毒性；去除甲状腺的兔转化乙腈为 SCN^- 的能力仅及原来的 10%，对乙腈的敏感性亦随之增加。本品代谢的速率较快，一次摄入小量乙腈后 2 小时，血浆中 SCN^- 即见增加，7 小时可达峰值；如摄入高浓度大量乙腈，可见血浆中 CN^- 迅速增加，但因内源性硫烷硫不足，不能及时使之转化为 SCN^- 排出，常可致严重氰化物中毒，甚至致死。此外，部分乙腈亦可以原形存在，并经由呼气及尿排出，排出速率亦较快，故本品无明显蓄积作用。

（二）中毒机制

乙腈属中等毒性物质，小鼠经口 $LD_{50} > 200$ mg/kg，大鼠经口 $LD_{50} > 1900$ mg/kg。乙腈代谢产生的氰离子可抑制细胞色素氧化酶，引起细胞内窒息；氰离子与氧化型细胞色素氧化酶中的三价铁结合后，形成氰化高铁细胞色素氧化酶，两者的亲和力很强，从而可阻止氧化酶的三价铁还原，亦即阻止了氧化过程中的电子传递，使组织细胞不能利用氧而形成内窒息。研究表明，小鼠吸入高浓度乙腈蒸气后，出现先兴奋后抑制表现，继而昏迷，伴呼吸困难、张口呼吸、强直性抽搐、大小便失禁，呼吸则变为深、慢，动物死亡亦较慢（多发生在 1～2 天后），此与 HCN 中毒不尽一致，提示急性乙腈中毒表现不仅与 CN^- 的释出有关，还应该考虑乙腈本身及其代谢产物 SCN^- 的毒性在发病中的作用。另有研究报告，给家兔长期肌内注射小剂量乙腈（0.05 ml/d），最终可造成双侧进行性眼球突出及甲状腺肿大，且两者有明显相关；如预先投用碘剂则可防止上述现象出现，提示乙腈的慢性毒性作用可能主要与 SCN^- 及其本身有关。

【临床表现】

急性职业性乙腈中毒并不少见，国内外均屡见报道。乙腈蒸气具有轻度刺激性，较高浓度情况下能够引起一定程度的眼、上呼吸道刺激症状，如眼结膜充血、流泪、流涕、喷嚏、咽痛、咽充血、发音嘶哑、呛咳等；重度中毒的临床表现则以中枢神经系统损害为主。与氰化氢相比，乙腈中毒起病较缓，潜伏期多在4小时以上，病情亦不如氰化氢剧烈严重，极少引起猝死。早期主要为头晕、头痛、胸闷、气短、恶心、呕吐、心悸、不安、血压升高等；随后出现呼吸困难症状，如频率加快加深、张口呼吸，伴有大汗淋漓、胸部紧束感、窒息性恐惧感等；晚期则出现阵发性或强直性抽搐、意识丧失、各种反射消失，同时可伴有血压下降、心动过缓、心律失常、肺水肿、发绀等表现。

乙腈中毒时，脉搏、心率皆减慢，呼吸亦深慢，面色多呈苍白，还常引起蛋白尿等肾损伤，提示与氰化物中毒并不完全一致，不能排除其本身及 SCN⁻ 等代谢产物的作用。

目前尚无慢性乙腈中毒临床报告。

【诊断及鉴别诊断】

急性乙腈中毒目前尚无统一的诊断标准，诊断主要根据短期内大剂量乙腈的接触史，以中枢神经系统损害为主的临床特点，血浆中 CN⁻、SCN⁻ 及乙腈含量是乙腈接触可靠的生物标志物，对病因具有提示作用，但不能提示有无中毒及其程度；共同接触者出现类似表现也有明显的提示作用。具体诊断分级可参照《职业性急性丙烯腈中毒诊断标准》（GBZ 13）进行。

急性乙腈中毒需注意与工作现场同时存在的其他工业毒物，如有机溶剂、窒息性气体、刺激性气体等中毒相鉴别，同时应与脑血管疾病、糖尿病性昏迷、酒精中毒等相鉴别。

慢性中毒目前尚无肯定的病例报告，故诊断需十分慎重。

【治疗】

急性乙腈中毒的治疗包括解毒治疗和对症支持治疗两大内容，具体措施如下：

1. 吸入中毒者应迅速脱离现场，脱去污染衣物，大量清水清洗污染皮肤，保持呼吸道通畅，并给予支气管解痉剂及止咳、化痰药物，合理氧疗。

2. 迅速给予解毒治疗，如静脉注射硫代硫酸钠溶液，或投用亚硝酸盐-硫代硫酸钠疗法，但高铁血红蛋白生成剂的剂量可减半；如使用作用较缓的高铁血红蛋白生成剂如对氨基苯丙酮（PAPP），应尽可能提前用药，每次口服1片，可于4小时后重复，次日只用硫代硫酸钠维持即可，3~5日后停药。

3. 积极进行对症支持治疗，如能量支持，维持心、肺、脑功能，防治脑水肿、肺水肿，早期足量应用糖皮质激素、抗氧化剂等。

4. 纠正酸中毒、维持电解质平衡和微循环稳定、合理补液利尿以加速毒物排出，减轻肾损伤；对呼吸或心搏骤停者，立即进行心、肺、脑复苏治疗。

【预防】

总体原则可参阅本书总论及本章相关内容。具体还应注意如下几点：

乙腈的生产、运输以及含乙腈产品的制造和使用过程应机械化、密闭化，应定期检修生产管道和容器，以免泄漏发生意外事故；生产车间应设有效通风排气设备，监测空气中乙腈浓度，乙腈的 MAC 为 3 mg/m³；生产工人应注意个体防护，对长期接触工人应实行定期健康监护；凡有中枢神经系统器质性疾病者应列为职业禁忌证。

（张雁林）

案例介绍

某溶剂厂清理中和池内乙腈残渣，一名中年男性清理工身着普通工作服、雨靴、橡胶手套、普通纱布口罩下池底清理约1小时，完工后仅洗手未淋浴；半小时后感头晕、腹部不适、恶心、呕吐等，约5小时后至该地中心医院就诊，经对症治疗后自感病情好转回家。后因再次出现头晕、频繁呕吐，再次就诊，仍予以对症治疗；26小时出现一过性抽搐，两眼上翻、口吐白沫，经会诊而诊断为"急性乙腈中毒"。住院治疗期间，患者突然昏迷伴抽搐，后因呼吸、心搏停止，经心肺复苏抢救无效，死亡；曾检测血液乙腈，为阳性结果。发生中毒第三天，用直接进样气相色谱法分析中和池内空气中乙腈，平均浓度约为 30 mg/m³，仍超过国家卫生标准（3 mg/m³）10 倍。

点评：根据患者职业接触史、临床特点、血液及现场空气检测结果，确诊为"急性乙腈中毒"依据充分。本事件应汲取如下教训：

（1）未进行防毒和急救培训，职工缺乏自我保护意识；

（2）清理乙腈残渣之前，未对中和池进行充分通风换气；

（3）在池内空气中毒物浓度较高情况下，未佩戴有效防护面具即入池作业，事后亦未行淋浴等清洗处理；

（4）医院缺乏职业医学知识，未能早期给予解毒诊治，致使病情不断恶化。

思考题

1. 简述乙腈理化特点及用途。

2. 简述急性乙腈中毒的主要临床特点及诊断要点。

3. 总结急性乙腈中毒的处理原则。

推荐阅读的参考文献

1. 王子友，潘爱军，郑士长. 急性乙腈轻度中毒二例. 中华劳动卫生职业病杂志，2014，32（12）：936-937.

2. 陈小贵，邵晓东. 急性乙腈中毒死亡 1 例报告. 劳动医学，1999，16（4）：216.

3. 梁文喻，唐玉樵，夏安莉. 职业性急性乙腈中毒 8 例报告. 中国工业医学杂志，2011，24（2）：103-104.

三、丙烯腈

【理化性质】

丙烯腈（acrylonitrile，propenenitrile，ACN），化学名乙烯基氰（vinyl cyanide），常温常压下为无色透明、具有特殊苦杏仁气味、略带刺激性、易挥发、易燃的液体，分子式 CH_2CHCN，分子量 53.06，密度 0.8060 g/cm³（20/4 ℃），25℃时蒸气压为 14.6 ~ 15.3 kPa，在空气中的饱和浓度为 14.5%（25℃）。易溶于各种有机溶剂，微溶于水，可与水形成共沸混合物，水解时可形成丙烯酸，还原时则生成丙腈。蒸气可与空气形成爆炸性混合物，爆炸极限为 3.05% ~ 17.00%（体积）。纯品易自聚，特别是在缺氧或暴露在可见光情况下，更易聚合；遇明火、高热易引起燃烧，并放出有毒气体；与氧化剂、强酸、强碱、胺类、溴反应剧烈。

【接触机会】

目前主要采用丙烯、氨在触酶催化下氧化而制成丙烯腈。本品是制造合成树脂（如 ABS 高强度树脂）、合成橡胶（如丁腈橡胶、丙腈橡胶等）、合成纤维（如聚丙烯纤维 — 腈纶等）等合成材料的主要原料；丙烯腈水解可制得丙烯酰胺和丙烯酸及其酯类，均是重要的有机化工原料；丙烯腈还可电解加氢偶联制得己二腈，后者加氢又可制得己二胺，己二胺则是尼龙 66 的原料；ACN 还可用于制造抗水剂、胶黏剂、杀虫剂等；此外，该品也是一种非质子型极性溶剂、作为油田泥浆助剂 PAC142 原料。随着生产量的不断增加，丙烯腈已成为目前最重要的化学产品之一。

工人在制造、储运，以及使用丙烯腈的过程中有机会接触本品，特别是进入反应器内检修或其容器破损泄漏时，吸入其蒸气或皮肤污染造成中毒。

【毒性机制】

（一）ACN 的代谢

丙烯腈属高毒类，其毒作用类似于氢氰酸，对温血动物的毒性约为氰化氢的 1/30。小鼠经口 LD_{50} 为 25 ~ 48 mg/kg，大鼠经口 LD_{50} 为 80 ~ 113 mg/kg；实验动物中以狗对 ACN 最敏感，其次是小鼠、兔、大鼠，豚鼠最不敏感；人的口服致死量为 50～500 mg/kg。

本品可经呼吸道、消化道和皮肤进入体内。有 2%～5% 以原形随呼气排出，约有 10% 随尿排出；口服或腹腔注射一定剂量的 ACN 后，体内重要组织都可有蓄积，其中以肝、肾、肺和肾上腺中浓度最高。ACN 主要有两种代谢途径，一是与谷胱甘肽（glutathione，GSH）结合而解毒，二是在细胞色素氧化的作用下形成 2-氰环氧乙烷（cyanoethylene oxide，CEO，亦称环氧丙烯腈，epoxyacrylonitrile）。进入体内的 CAN 有 20% 左右在肝微粒体混合功能氧化酶的作用下，转化为 CEO，后者活性明显增强并具有基因毒性，其与体内 GSH、巯基蛋白（sulfhydryl protein）结合后排出，或进一步生成氰醇而后再水解为二醇醛和氰化氢（hydrogen cyanide，HCN），故 ACN 中毒后可在血中检出 CN⁻；其余 55% 则与体内谷胱甘肽及其他巯基化合物反应，生成低毒的氰乙基硫醇尿酸（cyanoethyl mercapturic acid）从尿中排出。与啮齿类动物相比，人类生成 CEO 的氧化代谢途径较谷胱甘肽结合的代谢途径对机体的损害更大。

目前关于 ACN 代谢的研究热点多集中在活性氧（reactive oxygen species，ROS）上，研究发现，在无细胞系统、体外培养胃黏膜细胞等实验中，各种氧化剂如过氧化氢、过渡金属离子可以使 ACN 释放 CN⁻明显增加，且有一定的剂量反应关系；而各种浓度的自由基清除剂（DMSO、甘露醇等）、离子螯合剂等可抑制 CN⁻的释放及羟自由基的形成；体内各种抗氧化酶如 SOD、过氧化氢酶也可以明显降低 CN⁻的释放，尤其以过氧化氢酶的作用最大。由此认为，ROS 在 ACN 的体内代谢活化中可能是必需的，并可能是其遗传毒性及致癌性的机制；而 SOD、过氧化氢酶等细胞内抗氧化成分对保护机体免受 ACN 损伤可能具有重要作用。

丙烯腈还可以整个分子形式与红细胞结合或其他大分子亲核物质如 DNA、RNA、类脂质等结合发挥毒性，而后再逐渐代谢排出。

本品的蓄积性不强，如给大鼠注射 40 mg/kg，

约 70% 可在 8 小时内排出。

（二）ACN 的毒性机制

丙烯腈中毒的发病机制尚不完全清楚，主要有以下一些看法：

1. 代谢产物氰根（CN⁻）的毒性作用　多数学者认为，急性毒性与其在肝微粒体混合功能氧化酶作用下生成的代谢产物 CN⁻有关，CN⁻通过抑制呼吸链终端酶细胞色素氧化酶，阻断呼吸链电子传递和细胞生物氧化（biological oxidation），使细胞失去利用氧的能力，造成组织缺氧。由于中枢神经系统对缺氧极为敏感，故急性 ACN 中毒时中枢神经系统是主要靶器官。动物实验和临床研究发现，急性丙烯腈中毒的早期主要表现为胆碱能神经兴奋，早于 CN⁻引起的中枢神经机能障碍，这可能与丙烯腈在体内代谢速度较慢、生成氰根的数量较少有关。

2. 与各种活性物质反应　如与含巯基酶类反应，降低体内可溶性谷胱甘肽和蛋白质巯基的水平，干扰其生理功能。研究显示，高剂量 ACN 暴露可引起实验动物肝内质网损伤，即可能与 ACN 在肝的此种毒性有关。

3. 丙烯腈分子本身或其环氧化物的直接毒性　上述物质可与体内蛋白质、DNA、RNA 等大分子物质形成共价结合，具有致癌、致畸、致突变作用，构成丙烯腈"三致"的生化基础；国际癌症研究机构（IARC）已将其列为 2A 类化学物质，即"对人类有可能致癌性的物质"。

4. 其他　丙烯腈本身除对呼吸中枢有直接麻醉作用外，高浓度时对呼吸道黏膜也有刺激作用，甚至可诱发肺水肿；一些研究还发现，丙烯腈可直接影响骨髓造血功能，引起外周血细胞和骨髓细胞数量减少，形态和功能异常；ACN 还可与红细胞牢固结合，其单体双键断裂产生的自由基可消耗红细胞内谷胱甘肽，引起脂质过氧化、膜离子运转酶活性抑制，最终导致膜结构损伤、细胞破坏。

【临床表现】

（一）急性中毒

短时间接触较大量丙烯腈，可引起以中枢神经系统损害为主的临床表现，伴有眼结膜、

鼻咽黏膜刺激症状及局部皮肤损伤。职业性急性中毒多因吸入较高浓度的丙烯腈蒸气或皮肤污染未得及时清理引起，误服其液体也可引起中毒。

由于丙烯腈的特殊气味，可使人免于持续吸入较高浓度的丙烯腈，故吸入途径引起的急性中毒一般多为轻度中毒，症状与轻度急性氰化物中毒类似，但发病较为缓和，潜伏期多为数小时，最长可达 24 小时。主要表现为头痛、头晕、乏力、上腹不适、恶心、手足麻木、胸闷、血压及心率不稳定、呼吸困难，可伴有肌张力增强、腱反射亢进、嗜睡或意识模糊；部分患者可于中毒后 1～2 周出现肝轻度变大、转氨酶增高及心电图、心肌酶谱异常。

重度中毒多因生产事故引起，工人因短时间内吸入高浓度丙烯腈蒸气而在数十分钟内出现前述症状，并很快出现胸闷、呼吸困难、发绀、全身强直性抽搐、昏迷、心律失常，可因呼吸骤停死亡；有资料表明，人吸入 1000 mg/m³ ACN 1～2 小时即可致死。部分患者尚可出现周围神经损害症状和体征。

实验室检查：参见本书第五章第四节"氰化物中毒"相关内容。

（二）慢性中毒

慢性中毒目尚无定论。经常接触 ACN 的工人神经衰弱综合征发生率较高；动物实验表明，丙烯腈可选择性损害多巴胺神经元，使多巴胺合成减少，可导致机体运动协调功能障碍；还有报道，ACN 作业工人外周血象降低、贫血的发生率增高。丙烯腈在哺乳动物体内可经微粒体混合功能氧化酶的作用下可氧化为不稳定的中间体环氧丙烯腈，该物质在动物身上显示具有致癌性、致畸和致突变性，但对人类的致癌性等问题仍需积累更多资料。

（三）皮肤损害

本品可致接触性皮炎，表现为红斑、疱疹及脱屑，愈后可有色素沉着，皮损可不伴全身中毒症状。

【诊断与鉴别诊断】

（一）急性中毒

国家卫生和计划生育委员会于 2016 年 8 月 23 日发布了最新修订的国家职业卫生标准《职业性急性丙烯腈中毒的诊断》（GBZ 13），于 2017 年 2 月 1 日起实施。其诊断原则为：根据短时间内吸入或皮肤污染较大量的丙烯腈，出现以中枢神经系统症状为主、伴呼吸道和眼部急性刺激症状的临床表现，结合实验室检查，排除其他类似疾病后即可诊断。但急性丙烯腈中毒与无机氰化物中毒症状较为相似，鉴别要点是丙烯腈在体内经代谢后方释出 CN⁻，发病稍慢；氰化物入体后可迅速解离出 CN⁻，故发病较快。此外，还需与其他腈化物中毒（如乙腈等）相鉴别。

临床常将接触 ACN 后出现一过性头痛、头昏、乏力、咽干、结膜及鼻咽部充血等症状者列为"接触反应"进行医学监护，防止病情进展，但此期患者并未被列入法定职业病范畴。诊断标准多将急性丙烯腈中毒分为如下二级：

1. 轻度中毒　指出现头痛、头昏、上腹不适、恶心、呕吐、手足麻木、胸闷、呼吸困难、腱反射亢进、嗜睡或意识模糊等症状，且持续较久者（可有血清转氨酶升高、心电图或心肌酶谱异常）。

2. 重度中毒　指在轻度中毒的基础上，出现以癫痫大发作样抽搐，或昏迷，或肺水肿者。

（二）慢性中毒

目前我国尚无统一的慢性中毒诊断标准，亦无明确的慢性 ACN 中毒病例报告。由于慢性接触 ACN 所出现的临床表现并不具特征性，故诊断的难度较大，仍需进一步积累经验；在无确切证据前，诊断须慎重，但并不妨碍将可疑病例按职业禁忌证调离 ACN 岗位，并作治疗，以利康复。

（三）皮肤损害

ACN 所致皮肤疾病，可参照《职业性皮肤病的诊断总则》（GBZ 18）及《职业性接触性皮炎诊断标准》（GBZ 20）等诊处。

【治疗】

（一）急性中毒

1. 急救处理　基本上同氢氰酸中毒。首先将中毒者迅速脱离现场，移至通风处静卧，更换被污染衣服，用清水或 5% 硫代硫酸钠彻底冲洗污染皮肤；溅入眼内需用流水冲洗 15 分钟以上；误服者用 5% 硫代硫酸钠及温盐水洗胃。对仅有头痛、头晕、乏力、轻度鼻咽刺激症状者进行严密观察 24 小时。

2．解毒治疗　应尽早进行，轻度中毒仅静脉注射硫代硫酸钠（sodium thiosulfate）即可，剂量为 5～10 g；用药 30 分钟后病情仍未减轻者，可重复使用。重度中毒者宜先用亚硝酸异戊酯（isoamyl nitrite）吸入，或静脉注射 3% 亚硝酸钠（sodium nitrite）5～10 ml，或肌内注射 10% 4- 二甲基氨基苯酚 2 ml，再静脉注射硫代硫酸钠；根据病情硫代硫酸钠可反复应用，而亚硝酸钠剂量宜较氢氰酸为小。

还可给予含巯基的药物，如 N- 乙酰半胱氨酸、谷胱甘肽；其与硫代硫酸钠联合应用效果更好。

3．积极给氧并维持呼吸功能　除一般给氧外，有条件可给予高压氧治疗（但不应长期使用，以免诱发氧中毒）；呼吸抑制时应给予呼吸兴奋剂；呼吸衰竭时宜早期气管插管或气管切开，并注意防治感染，保持呼吸道通畅。

4．危重患者宜早期、短程、足量使用糖皮质激素，有利于防止脑水肿和肺水肿，并加强对症支持治疗，保护心、肝、肾等重要脏器功能，以利康复。

（二）慢性中毒

无特殊疗法，以对症支持治疗为主。皮肤损害可参照《职业性皮肤病的诊断总则》（GBZ 18）及《职业性接触性皮炎诊断标准》（GBZ 20）处理。

【预防】

预防原则可参阅本书总论和本章概述有关内容。此外，还需注意以下几点：

1．生产设备要密闭，操作时要戴防护用具；包装和贮存容器要密封；仓库要有良好的通风，防止日晒，要远离硫酸、硝酸等强酸性物质；按"危险品规定"贮运。

2．加强安全教育，改善防护条件，杜绝事故发生；轻度中毒者治愈后可回岗位工作，重度中毒者如神经系统症状、体征恢复不全，应调离丙烯腈作业。

3．定期进行职工健康体检，心血管和神经系统器质性疾病、明显的肝疾病、经常发作的过敏性皮肤病患者不宜从事本岗位工作。

（赵赞梅）

案例介绍

2003 年 6 月 15 日 8：30，某医药原料厂生产车间 4 名女工用丙烯腈生产丙腈，并将回收的催化剂钯碳倒在金属托盘上送至烘房烘干处理；烘房顶有 3 个小洞与车间相通。工作 1 小时后，该 4 名女工先后感有头晕、乏力、恶心、呕吐等不适症状；上午 11：00 左右，4 人均到当地卫生所输液治疗（用药不详），但症状不断加重。15：00 左右，杨某出现昏迷，唐某意识模糊，4 人遂于 16：10 被送至某医院治疗，根据职业史及症状、体征，被诊断为"急性腈化物中毒"。急查血气，示杨某和唐某有严重代谢性酸中毒，孙某和张某有轻度代谢性酸中毒，遂给予不同剂量解毒剂（亚硝酸异戊酯 3～8 支、硫代硫酸钠 10～20 g），同时给予地塞米松、甘露醇、多巴胺、吸氧等，防治脑水肿，维持血压，改善全身症状。后对钯碳样品进行检测，检出丙腈 13.4 mg/g，丙烯腈 7.8 mg/g[3]（短时间接触容许浓度为 2 mg/m³）。4 人住院 22～39 天，均痊愈出院。根据《职业性急性丙烯腈中毒诊断标准》（GBZ 13-2002），诊断杨某为"急性重度丙烯腈中毒、丙腈中毒"，其他 3 人为"轻度丙烯腈中毒、丙腈中毒"。

点评：丙腈、丙烯腈属有机氰化物，为中、高毒性物质，均易挥发，适遇天气闷热，兼之车间内无通风设备，造成工人过量吸入，是引起中毒的直接原因。入院后很快得到明确诊断，及时给予解毒治疗，是病情很快得到控制的关键。

思考题

1．比较丙烯腈与无机氰化物的毒性机制及临床表现的异同。

2．总结急性丙烯腈中毒的抢救要点。

推荐阅读的参考文献

1．刘峰，菅向东，姜建，等．职业性急性丙烯腈中毒的临床分析．中华劳动卫生职业病杂志，2010，28（6）：470．

2．冯三畏，张若鹏，王雪峰．急性丙烯腈中毒56例．中华劳动卫生职业病杂志，2005，23（1）：78-79．

3．徐丽丽．长期接触低浓度丙烯腈对工人健康的影响．现代预防医学，2001，28（3）：295-296．

4．Abo-Salem OM，Abd-Ellah MF，Ghonaim MM．Hepatoprotective activity of quercetin against acrylonitrile-induced hepatotoxicity in rats．J Biochem Mol Toxicol，2011，25（6）：386-392．

四、丙烯酰胺

【理化性质】

丙烯酰胺（acrylamide，AA），分子式为$CH_2=CH-CONH_2$，分子量71.08，是一种不饱和酰胺，熔点85℃，沸点125℃，常温常压下为白色结晶状固体，不易挥发。易溶于水、乙醇、丙酮、醚和三氯甲烷等极性溶剂，微溶于甲苯，不溶于苯和庚烷。在85℃以上高温或在光和氧化剂作用下易聚合；在酸性环境中可分解成丙烯酸。

【接触机会】

目前多采用金属催化剂催化丙烯腈水合制造丙烯酰胺。丙烯酰胺是一种用途广泛的有机化工原料，主要用途是生产聚丙烯酰胺，该物稳定无毒，常作为高分子絮凝剂广泛用于石油和矿山开采、隧道建筑、纸浆加工、管道内涂层、饮水净化及污水处理，也用作化妆品添加剂、整形外科用软组织填充剂等。生产、使用丙烯酰胺单体的作业，尤其是在通风不良和缺乏个人防护时均易引起过量接触。

日常生活中，丙烯酰胺主要来源于饮水及油炸和烧烤的淀粉类食品（如炸薯条、炸土豆片等）后者的含量甚至超过饮水中最大允许限量500多倍。此外，使用化妆品、吸烟亦有一定程度接触。

【致病机制】

丙烯酰胺可通过皮肤、黏膜、呼吸道和消化道吸收，在生产中主要通过污染的皮肤吸收，仅少部分（＜10%）以原形从尿中排泄，其余或通过与谷胱甘肽（GSH）结合，或通过P450进行生物转化生成环氧丙酰胺（Glycidamide，GA）由尿排出；仅极少量（一般少于5%）由粪便和呼吸道排出。

丙烯酰胺具有多种毒性，包括神经毒性、致癌性、遗传毒性、发育毒性、雄性生殖毒性等，目前在人群中得到证实的为神经毒性，其他毒性仍在深入探讨中，但国际癌症研究机构于1994年将其列为2A类致癌物，即人类可能致癌物，其主要依据是丙烯酰胺在动物和人体均可代谢转化为具有致癌活性的代谢产物环氧丙酰胺。

（一）丙烯酰胺的神经毒性

丙烯酰胺的急性、亚急性神经毒性均以中枢神经损害症状为主，突出的症状是小脑共济失调和自主神经功能障碍，轴突病变并不明显；慢性中毒则以周围神经损害症状为主，首先出现末梢变性，后出现轴突变性，表现为四肢末端对称性感觉和运动障碍。其发病机制有以下几点：

1．氧化应激介导　实验研究发现：高浓度丙烯酰胺可通过增加细胞内的活性氧（reactive oxygen species，ROS），诱导神经前体细胞凋亡和坏死，增殖明显减少；腹腔注射丙烯酰胺，会导致脑内丙二醛（malondialdehyde，MDA）水平和乳酸脱氢酶（Lactate dehydrogenase，LDH）活性增加，单胺水平和抗氧化酶活性降低；丙烯酰胺染毒大鼠，可导致脑、肝等器官中超氧化物歧化酶（superoxide dismutase，SOD）活性下降，脂质过氧化反应增强。提示氧化应激是丙烯酰胺神经毒性的重要机制。

2. 抑制中枢神经系统能量代谢 能量供应是维持脑功能的必要条件，丙烯酰胺则能选择性地抑制能量代谢相关酶，如磷酸果糖激酶和神经元特异性烯醇酶等，导致糖代谢障碍，干扰能量代谢。有研究证实，丙烯酰胺对脑细胞线粒体能量代谢有特异性抑制作用，丙烯酰胺染毒小鼠脑中 ATP 水平明显降低、ADP 和 AMP 增加、葡萄糖降低、脑能量负荷值降低，提示能量代谢障碍可能是丙烯酰胺所致神经元损伤重要的生化基础。

3. 调控神经元凋亡 研究表明，丙烯酰胺具有调控神经细胞凋亡的作用。大鼠丙烯酰胺染毒后，大脑皮质、小脑和脊髓中 bax 水平增高，而 bcl-2 的水平降低（bax 是人体最主要的抗凋亡基因，属于 bcl-2 基因家族，bax 的过度表达可拮抗 bcl-2 的保护效应而使细胞趋于死亡），坐骨神经中 bcl-2 和 bax 表达均上升；脊髓和坐骨神经中 caspase-3 的表达显著增加（caspase-3 是细胞凋亡过程中最主要的终末剪切酶，也是细胞毒 T 淋巴细胞杀伤机制的重要组成部分），而给予广谱 caspase-3 抑制剂，可降低丙烯酰胺所致的细胞毒性，提示丙烯酰胺可能是通过 caspase-3 的活化来调节神经细胞凋亡。

4. 其他机制 如丙烯酰胺可通过与巯基基团结合，抑制生物膜的融合而阻碍多巴胺等神经递质的释放；还可干扰神经轴浆运输系统、扰乱神经细胞内正常的钙内环境；膜融合还会导致神经变性、末梢结构和功能损伤，以及血管损害、组织缺血、缺氧、代谢障碍等。此外，丙烯酰胺还可干扰神经胶质细胞对神经元的保护、支持、修复作用，使神经元易于损伤。

（二）丙烯酰胺的致癌性和遗传毒性

丙烯酰胺本身及其代谢产物环氧丙酰胺（GA）都是蛋白质烷化剂，但遗传毒性、致癌性则主要与 GA 有关。GA 是一种具有强遗传毒性的物质，能攻击 DNA 分子引发突变，且具有明显累积效应；丙烯酰胺虽可攻击蛋白质分子的巯基，却无法直接攻击 DNA 分子，造成基因突变；GA 还有许多其他攻击靶点，其在低浓度下就可与肝、肾、肺、精子等组织 DNA 分子的嘌呤碱基 N-7 鸟苷、N-3 腺苷等结合，并影响其正常功能。

（三）丙烯酰胺的其他毒性

研究表明，GA 还会损伤耳蜗，伤及听力；影响网状内皮系统的吞噬功能，引起细胞内氧化应激，导致一系列体内毒性事件，增加其他疾病的发病风险。

【临床表现】

丙烯酰胺中毒主要损伤神经系统，临床表现取决于接触的剂量；急性或亚急性中毒以中枢神经系统功能障碍为主，慢性中毒则以周围神经损害为主。

（一）急性和亚急性中毒

职业性急性中毒较为少见，临床所见急性中毒多为消化道吸收所致，主要症状为嗜睡、意识障碍、谵妄、躁动、抽搐、昏迷等中毒性脑病表现，严重者可因多脏器功能衰竭而死亡。

较短时间内反复接触较高浓度丙烯酰胺可引起亚急性发病，表现为四肢无力、嗜睡及小脑功能障碍，可见眼球水平震颤、言语含糊、共济失调，指鼻试验、跟膝胫试验和轮替试验阳性，步态不稳等；数周后中毒性脑病症状消退，逐渐出现感觉-运动型周围神经病，表现为肢体麻木、刺痛、下肢无力等，音叉振动觉和跟腱反射减弱具有早期诊断价值。

（二）慢性毒性

多于接触丙烯酰胺数月、数年后发病，但如有皮肤接触，则可使发病潜伏期大为缩短。主要表现为头痛、头晕、疲乏、无力、嗜睡、食欲缺乏、消瘦等，并逐渐出现手足明显多汗（成滴流淌）、湿冷，手掌红斑、脱屑，以及四肢无力、肢端麻木、持物不牢、精细动作困难、步态蹒跚、易向前倾倒、不能下蹲、不能登梯等；神经系统检查可见跟腱反射减弱或消失，四肢末端呈手套、袜套样感觉障碍，严重时可扩展至肘、膝水平，发生深感觉障碍时尚可见共济失调、音叉振动觉和位置觉均减退、闭目难立试验阳性等，有的病例尚可有眼球水平震颤、言语含糊、指鼻和跟膝胫试验异常、轮替动作失调、步态蹒跚、四肢肌张力降低、肌肉萎缩等，明显影响行动能力。

（三）实验室检查

1. 神经肌电图测定　可见远端感觉神经电位明显降低，感觉和运动神经传导速度减慢，诱发电位波幅降低；肌电图上可见自发失神经电位，提示慢性丙烯酰胺中毒是以轴索损害为主的周围神经病。

2. 脊髓及大脑诱发电位测定　可见脊髓传导速度减慢、传导时间延长，提示脊髓上行传导神经纤维亦受损。

3. 血中丙烯酰胺 - 血红蛋白加合物测定丙烯酰胺和 GA 能与血红蛋白的氨基末端缬氨酸结合，生成性质稳定的加合物 AA-Hb 和 GA-Hb，这两种加合物性质稳定，在血液中的存留时间较长，通常超过 1 周，可以作为评价生物体丙烯酰胺暴露水平的重要指标，并与接触者周围神经系统症状有良好的剂量 - 反应关系，如 AA-Hb 含量超过 1 nmol/g 球蛋白的接触者有39% 出现手和足部刺痛和麻木症状，而 AA-Hb 加合物水平 < 0.51 nmol/g 球蛋白以下者则未发现上述症状。

4. 尿中代谢物测定　尿中至少可检测到 4 种丙烯酰胺代谢产物，其中 N- 乙酰 -S-（2- 氨基甲酰乙基）- 半胱氨酸（AAMA）为主要代谢产物，占 51.7%；还可检测到少量丙烯酰胺原形以及几种非巯基结合产物。通过测定这些物质在尿中的含量有助于反映近期丙烯酰胺的暴露情况。

【诊断与鉴别诊断】

（一）急性中毒

国家已颁布《职业性丙烯酰胺中毒的诊断》（GBZ 50），可作为诊断依据。其诊断原则是：具有短期内接触大量丙烯酰胺的职业史，出现以中枢神经系统功能障碍为主的临床表现，结合实验室检查结果（如神经 - 肌电图检查显示神经源性损害，尿中查见丙烯酰胺代谢产物或血中丙烯酰胺 - 血红蛋白加合物明显增高），职业卫生学调查结果符合上述情况，并排除其他病因引起的类似疾病后，即可做出诊断。需注意

与中枢神经系统感染性疾病、脑出血、脑栓塞、急性药物中毒、急性有机溶剂中毒等疾病相鉴别。其病情可大致分为二级：

1. 轻度中毒　指短期接触较大量丙烯酰胺后出现头痛、头晕、乏力，接触局部皮肤多汗、湿冷、红斑、脱皮，并出现轻度意识障碍，或小脑性共济失调（如持物不稳、站立不稳或步态蹒跚）者。

2. 重度中毒　指在轻度中毒表现基础上出现中度或重度意识障碍（可伴有癫痫样发作），或明显的精神症状者。

（二）慢性中毒

前述诊断标准（GBZ 50）亦为慢性丙烯酰胺中毒提供了依据。其诊断原则时：具有长期密切接触丙烯酰胺的职业史，出现以周围神经损害为主的症状、体征及神经 - 肌电图改变，职业卫生学调查支持上述病情结论，在排除其他病因引起的周围神经疾病后，即可做出诊断。注意与呋喃类、异烟肼、砷、三氯乙烯、氯丙烯、磷酸三邻甲苯酯（TOCP）、甲基正丁基酮、正己烷等中毒及糖尿病、感染性多发性神经炎等相鉴别。其病情可大致分为三级：

1. 轻度中毒　指长期接触丙烯酰胺后皮肤（尤其是手足部位）出现多汗、湿冷、脱皮、红斑及肢端麻木、刺痛、下肢乏力等症状，同时出现四肢对称性手套、袜套样痛觉、触觉障碍，肢体远端音叉震动觉减退，跟腱反射减弱，或神经 - 肌电图检查示有轻度周围神经损害者。

2. 中度中毒　指在轻度中毒基础上，出现四肢震动觉或痛觉、触觉障碍水平达肘、膝以上，伴跟腱反射消失，或肢体肌力减退至 3 级，或深感觉明显障碍伴感觉性共济失调，或神经 - 肌电图检查示有明显周围神经损害者。

3. 重度中毒　指在中度中毒基础上，出现肢体肌力减退至 2 级及以下，或四肢远端明显肌肉萎缩，或神经 - 肌电图检查提示严重周围神经损害者。

【治疗】

丙烯酰胺中毒无特效解毒剂，主要为对症支持治疗。

（一）急性中毒

应尽速脱离中毒现场，皮肤接触者应脱去污染的衣物，用温水彻底清洗皮肤、黏膜；误服者应彻底洗胃，并灌服活性炭。救治重点在于防治中毒性脑水肿、保护重要脏器功能，意识障碍者可短期使用糖皮质激素治疗。

（二）慢性中毒

重点是治疗周围神经病，可给予 B 族维生素、能量合剂等神经营养药物，如甲钴胺，它是一种辅酶型维生素 B_{12}，可以通过促进核酸、蛋白质及髓鞘主要成分磷脂的合成，达到修复损伤神经的作用；神经生长因子，兼有营养和促神经突起生长的双重作用，对神经细胞的生长发育、分化、再生具有调节作用，是参与神经再生和功能修复的重要因素，此外，还可引导轴突再生方向。对症治疗也必不可少，可给予复方丹参、脉络宁等改善微循环，地巴唑、己酮可可碱等扩张外周血管，并辅以中医中药、康复治疗等。

【预防】

原则可参阅本书总论和本节概述内容。此外，应注意加强对工人岗前职业健康教育，掌握防治知识，自觉做好个人防护；加强设备维护及保养，防止泄漏；做好职业健康监护工作，早期发现疑似职业中毒患者，及时给予治疗。

（毛丽君）

案例介绍

患者，男性，21 岁，生产中接触化工原料丙烯酰胺近 3 个月。工作中虽戴橡胶手套，但手套破损时多不及时更换，有时甚至徒手操作，每日工作 8 ~ 10 小时以上。半个月来，双手皮肤多汗、脱屑、红斑，1 周来出现头晕、全身乏力、四肢麻木无力、双手不能持物、站立及步态不稳；曾在外院作头颅 CT、BMI 检查和脑脊液化验分析，均

未发现异常，为进一步确诊收入我院。既往体健。入院查体：T36℃，R 18 次 / 分，P 78 次 / 分，BP 120/68 mmHg；神志清楚，语言流利，精神较差；不能站立和行走，双手掌大片脱屑，且湿冷多汗；手持物不牢，系纽扣、束腰带等精细动作困难，步态不稳、易倾倒；颈软；心、肺、腹部检查未见异常。双手掌、足掌痛觉和触觉减退，振动觉消失，双侧膝腱、跟腱反射消失；病理反射未引出；双侧指鼻试验、跟膝胫试验、闭目单腿站立试验均呈阳性；双上肢肌力 3 级，双下肢肌力 4 级。肌电图检查结果显示：运动神经传导速度减慢、波幅降低；感觉神经传导速度减慢；肌电图示有较多自发性失神经电位，提示为周围神经脱髓鞘及轴索损害。经用小剂量激素、神经营养剂、扩张外周血管药物及丹参等通脉化瘀治疗，好转出院。

点评：本患者有丙烯酰胺皮肤接触史，防护差，故工作两个多月即引起典型周围神经损害，符合丙烯酰胺中毒。病初因忽略化学病因，诊断治疗均未到位，亦提示详细了解职业接触史对本病的正确诊断是何等重要。

思考题

1. 试述丙烯酰胺的接触途径及预防。
2. 简述急性（亚急性）和慢性丙烯酰胺中毒的临床特点。
3. 总结急性（亚急性）和慢性丙烯酰胺中毒的诊断及治疗要点。

推荐阅读的参考文献

1. Lopachin RM，Gavin T. Acrylamide-induced nerve terminal damage：relevance to neurotoxic and neurodegenerative mechanisms. J Agric Food Chem，2008，56（15）：5994-6003.

2. National Toxicology Program. Toxicology and

carcinogenesis studies of acrylamide（CASRN 79-06-1）in F344/N rats and B6C3F1 mice （feed and drinking water studies）．Natl Toxicol Program Tech Rep Ser，2012，575：231-234.

3. Dotson GS，Chen CP，Gadagbui B，et al. The evolution of skin notations for occupational risk assessment：a new NIOSH strategy．Regul Toxicol Pharmacol，2011，61（1）：53-62.

五、氯乙烯

【理化特性】

氯乙烯（chloroethylene），又名乙烯基氯（vinyl chloride），分子式 $CHCl=CH_2$，分子量 62.5，常温常压下呈无色气体，带有醚样气味，加压时可变成液体，液体密度 $0.9121g/cm^3$（20/20℃），凝点 –159.7℃，沸点 –13.9℃，闪点 –78℃，饱和蒸气压 346.53 kPa（25℃）。易燃、易爆，爆炸极限 4% ～ 22%（体积），自燃点 472℃。微溶于水，可溶于乙醇，极易溶于乙醚、汽油和四氯化碳。阳光下可发生聚合，燃烧时可产生氯化氢、光气。

【接触机会】

氯乙烯主要用以生产聚氯乙烯（polyvinyl chloride，PVC），也可与醋酸乙烯、丙烯、偏二氯乙烯、丁二烯、丙烯腈、丙烯酸酯类及其他单体等生成共聚物用作绝缘材料、黏合剂、涂料或纺制合成纤维；还可用作化学中间体、溶剂、染料及香料的萃取剂等。传统氯乙烯电石法生产是以乙炔和氯化氢为原料，经氯化汞（$HgCl_2$）催化而成，但因污染严重，目前多采用乙烯氯化平衡法和乙烯氯化裂解法来生产。上述生产过程常有机会接触氯乙烯。

在氯乙烯合成过程中，转化器、分馏塔、裂解塔、精馏塔、储槽、压缩机等处可接触到氯乙烯；特别是进入聚合釜内清洗或抢修设备时，更可接触到高浓度的氯乙烯。

【毒性机制】

（一）毒代动力学

氯乙烯蒸气主要经呼吸道进入体内，皮肤受到污染也可部分吸收。它是一种活性较低的小分子化合物，吸入后大部分以原形从呼吸道排出，仅少部分分布于体内器官中。低浓度时，体内氯乙烯先经肝微粒体酶水解成 2- 氯乙醇（2-chlorohydrin），再经醇脱氢酶作用生成氯乙醛（chloroacetaldehyde）和氯乙酸（chloracetic acid）；高浓度情况下，上述代谢过程超负荷，转由肝微粒体混合功能氧化酶和还原型辅酶 Ⅱ 共同作用下进行环氧化反应（epoxidation），直接生成氧化氯乙烯（chloroethylene oxide），该物不稳定，可重组成氯乙醛，进而氧化成氯乙酸由肾排泄。

（二）毒性作用

1. 急性毒性　属低毒类化合物，主要为对中枢神经系统的麻醉作用。小鼠吸入 10 分钟的最低麻醉浓度为 199.7 ～ 286.7 g/m^3（7.8% ～ 11.2%），最低致死浓度为 573.4 ～ 691.2 g/m^3（22.4% ～ 27%）。动物麻醉后可出现肌肉抽搐、阵发性痉挛，重者呼吸衰竭，10 ～ 20 分钟后死亡；尸解见有脏器广泛充血、肺水肿及肝、肾肿胀。氯乙烯及其代谢产物对肝上皮细胞和间叶细胞也有刺激作用，可引起肝细胞代偿性增生、损害，肝纤维化和脾大。人在 10.4 g/m^3 浓度下 5 分钟内多无异常感觉；浓度为 15.6 g/m^3 时略有不适；31.2 ～ 41.6 g/m^3 浓度下则出现头晕、恶心、呕吐；麻醉阈浓度为 182 g/m^3。

2. 慢性毒性　小鼠在 76.8 g/m^3 浓度下，每日染毒 4 小时，每周 5 天，共一年；1 个月后即出现体重减轻、反应迟钝；实验结束时个别小鼠可有后爪肿胀，X 线显示后趾有溶骨现象。大鼠、豚鼠、家兔和狗吸入浓度为 12.8 g/m^3 的氯乙烯，每日 7 小时，每周 5 天，1 ～ 5 个月后，可见肝大、肝小叶中心变性，肾小管也出现退行性变。

（三）毒性机制

1. 肝毒性（hepatotoxicity）　氯乙烯具有肯定的肝毒性，研究表明，其代谢产物氯乙酸不仅影响肝细胞酶系统，而且影响肝的蛋白质合成、脂肪代谢、胆酸代谢和排泄功能，另外可使肝、肾等组织中的巯基含量减少，含巯基物质活性降低，能量代谢障碍。多项研究表明，ADH2、CYP 2E1、GSTT1、GSTM1、ALDH2 的基因多态性和氯乙烯暴露工人的肝功能异常有直接关系。在低剂量接触时，GSTT1 基因阳性型对氯乙烯致肝损害有保护作用；长期高剂量接触时，CYP 2E1clc2/c2c2 基因型可能是氯乙烯致肝损伤遗传易感性的主要原因之一，该项研究有望为氯乙烯作业工人上岗前检查提供筛选依据。

2．致癌性（carcinogenicity）与致突变性（mutagenicity）　氯乙烯是一种多效能致癌剂，国际癌症研究机构（IARC）1974 年已予以肯定。氯乙烯能在多个部位诱发多种肿瘤，以小鼠、大鼠较为敏感，如小鼠吸入 1.3 g/m^3，每天 4 小时，每周 5 天，34 周后可发生肝血管肉瘤，且呈明显的剂量 - 效应关系。肿瘤种类和发生部位随动物种类而异，如大鼠可发生皮肤、肺和骨骼肿瘤，并可通过胎盘诱发胚胎发生癌瘤，如肝外血管肉瘤、肾胚细胞瘤、外耳道上皮细胞瘤等。最新研究证实，氯乙烯代谢产生的活性中间产物（主要为环氧氯乙烯和氯乙酸）更具强烈的烷化作用，可以与 DNA 等大分子物质结合，形成多种加合物，诱导 DNA 或 RNA 合成错误，已知的 4 种加合物是：7-（2'- 氧代乙基）鸟嘌呤、1- 氮 -6- 乙烯（脱氧）腺嘌呤、3- 氮 -4- 乙烯（脱氧）胞嘧啶和氮 -2,3- 乙烯（脱氧）鸟嘌呤。目前多认为，占加合物总数 98% 的 7-（2'- 氧代乙基）鸟嘌呤的半衰期仅 62 小时，在体内蓄积少，缺乏错误编码的能力；而另外 3 种环状加合物虽然只占 1% 左右，但不能被肝 DNA 修复酶识别修复，且在慢性接触中有积累趋势，特别是 1- 氮 -6- 乙烯（脱氧）腺嘌呤，有前致突变剂特性，是造成 *ras* 基因和 *p53* 基因中 A：T 碱基对发生置换突变的原因，可能在诱变和致癌中起主要作用。

3．致畸性（teratogenicity）　妊娠小鼠每日吸入 1.4 g/m^3 氯乙烯能引起子鼠的胸及颅骨畸形，但大鼠和家兔则无此趋势。流行病学调查发现，氯乙烯合成车间附近的人群中，先天性缺陷者有增加趋势，尤以中枢神经系统缺陷、唇或腭裂为明显。

【临床表现】

（一）急性中毒

常见于聚合釜清釜工，多由于维修设备及意外事故大量吸入氯乙烯蒸气所致。主要为中枢神经系统麻醉作用，轻度中毒时，表现为眩晕、头痛、恶心、胸闷、嗜睡及步态蹒跚等，此时如能及时脱离现场，吸入新鲜空气，多可自行恢复；严重中毒时，可出现意识障碍，甚至昏迷、死亡。个别患者于发病后数日出现肝大、肝区疼痛、肝功能异常。皮肤接触氯乙烯液体可引起局部麻木、红斑、水肿、水泡乃至局部坏死等。眼部接触后可出现畏光、流泪、充血、疼痛等刺激症状。

（二）慢性中毒

长期接触氯乙烯可引起以肝和（或）脾损害、肢端溶骨症为主的临床表现：

（1）消化系统：有食欲减退、恶心、腹胀、腹泻或便秘等症状，甚至出现肝功能异常、肝大、脾大，其发生率随工龄加长而增多，后期可出现肝硬化。

（2）血管病变：氯乙烯作业工人有指端动脉痉挛，呈雷诺现象，该症状常是肢端溶骨症的早期表现，两者也可同时并存。

（3）肢端溶骨症（acroosteolysis，AOL）：Bastenier 于 1971 年首先报道了氯乙烯作业工人肢端溶骨改变，认为是氯乙烯中毒的特征性表现之一，多见于有密切接触史、且工龄较长的清釜工人，但也有工龄短至一年而发病者。本病特点为末节指骨骨质出现溶解性变化，病变之初多先有肢端动脉痉挛，表现为手指苍白、麻木或感觉减退、疼痛、肿胀、僵硬及雷诺征；一至数年后，X 线检查可见一或数指末节指骨粗隆边缘性缺损，随病情发展粗隆逐渐与骨干分离，绝大多数患者外观呈杵状指，最后，残余粗隆消失，骨干如截指状；脱离接触后，粗隆可再度出现在末节指骨端，逐渐重新钙化，最终患者指骨变短变粗，骨皮质硬化。血管造影发现，肢端溶骨症的发生与指动脉血管病变有关，并且有循环免疫复合物参与；本症的发生多认为同接触浓度有关，早期脱离有助于防止病损的发展。

（三）致癌作用

大量动物实验、临床观察及流行病学调查结果已确定氯乙烯的致癌性，国际癌症研究机构（IARC）已将其列为 1 类致癌物质，即对人类有肯定的致癌性。1974 年，Creech 首先报道了氯乙烯所致肝血管肉瘤（hepatic angiosarcoma），我国于 1991 年也报道了氯乙烯引起肝血管肉瘤病例。肝血管肉瘤是一种恶性程度很高的肿瘤，发病率约为 0.014/10 万，美国国家职业安全与卫生研究院（NIOSH）统计 58 例氯乙烯所致肝血管瘤患者的工龄为 4～32 年，发病年龄为 37～71 岁。1974—1982 年，国外报道的 99 例患者的发病潜隐期平均为 21.9 年。肝血管肉瘤在临床上常无特异表现，病程比较缓慢，早期可有乏力、厌食、恶心、腹胀、腹痛，后期可见肝大、腹痛加剧、消瘦、黄疸、腹水、消化道出血，多伴有肝功能异常，部分患者门静脉压力增高，常因肝功能不全出现肝性脑病或大量消化道或腹腔出血而死亡。氯乙烯作业工人肝癌发病率、死亡率均显著高于对照组，且发病年龄亦明显提前；还有研究发现，氯乙烯作业工人肺、淋巴、脑部肿瘤发病率也较高，值得重视。接触氯乙烯的工人外周血淋巴细胞畸变和姐妹染色单体交换率增高，用 G 显带方法观察氯乙烯接触工人染色体畸变的断裂点位置，发现其断裂点多位于 21q22、22q13、17q21，与原癌基因同位，其分布和乙型肝炎明显不同，有其特异性。

【诊断与鉴别诊断】

国家已颁布《职业性氯乙烯中毒诊断标准》（GBZ 90），可作为中毒诊断依据；氯乙烯暴露所致肝血管肉瘤的诊断可依据《职业性肿瘤的诊断》（GBZ 94）进行。

（一）急性中毒

诊断原则是：具有短时间内大剂量氯乙烯接触史，出现以中枢神经系统麻醉为主的临床表现，排除其他病因后，即可做出诊断。此多见于氯乙烯聚合釜清釜工清釜前未进行釜内通风换气或意外事故，导致吸入大量氯乙烯。需注意与有机溶剂中毒、卤代烃中毒、酒精中毒、窒息性气体中毒及镇静安眠药物中毒等相鉴别。

临床多将短时间内接触高浓度氯乙烯后出现头晕、恶心、胸闷、乏力，但无意识障碍者列为"接触反应"以进行密切医学观察，但此期病情并未被纳入法定职业病范畴。急性氯乙烯中毒病情一般可分为二级：

1．轻度中毒 指出现轻度意识障碍者。

2．重度中毒 指出现中度以上意识障碍，或有呼吸、循环衰竭者。

（二）慢性中毒

诊断原则是：具有长期的氯乙烯职业接触史，以肝和脾损害、肢端溶骨症为主的临床表现，结合职业卫生学调查和实验室检查结果，并排除其他疾病引起的类似损害后，即可做出诊断。注意发生肝硬化、脾大时，应与病毒性肝炎、酒精中毒及其他疾病引起的肝硬化相鉴别。一般多将慢性氯乙烯中毒的病情分为三级：

1．轻度中毒 指出现乏力、恶心、食欲缺乏等全身症状，且伴有肝疼痛、肿大，或肝功能轻度异常，或雷诺症者。

2．中度中毒 指前述全身症状加重，且出现肢端溶骨症，或进行性肝大，或肝功能持续异常，或脾大者。

3．重度中毒 指出现肝硬化者。

（三）氯乙烯所致肝血管肉瘤

肝血管造影有助于肝血管肉瘤的诊断，并可与其他肝占位性病变如肝囊肿、肝血管瘤、肝细胞癌相鉴别，故在怀疑肝血管肉瘤时，应做肝超声、螺旋 CT、MRI 等检查确认；目前认为血清癌蛋白 p21 和 p53 对氯乙烯致肝血管肉瘤也具有一定特异性，有助于早期发现肝血管肉瘤。血清甲胎蛋白（AFP）虽无明显变化，但有助于与原发性肝细胞癌相鉴别。根据《职业性肿瘤的诊断》（GBZ 94）标准中的诊断原则，诊断氯乙烯所致肝血管肉瘤需同时符合以下三个条件：

（1）原发性肝血管肉瘤诊断明确；

（2）有明确的氯乙烯单体职业暴露史，氯

乙烯单体累积暴露年限在 1 年以上（含 1 年）；

（3）潜隐期在 1 年以上（含 1 年）。

【治疗】

（一）急性中毒

无特异解毒剂。

1. 中毒者应迅速脱离现场，转移至空气新鲜处，换去被污染的衣服；眼、皮肤污染时，应尽快用大量清水充分冲洗。

2. 注意保持呼吸道通畅，给予吸氧；如出现呼吸停止，应立即进行人工呼吸，必要时予以机械通气。

3. 对症支持治疗为主，要特别注意防治脑水肿，可早期使用糖皮质激素及脱水剂；如发生抽搐、躁动或精神兴奋者可适当使用镇静、抗惊厥药物。

4. 注意保护重要器官功能，尤其是尽早给予护肝治疗，以防发生急性中毒性肝损害。

（二）慢性中毒

1. 也以对症支持治疗为主，有肝损害时给予护肝治疗；肢端溶骨症的患者应及早调离氯乙烯接触岗位。

2. 雷诺症、皮肤病变可使用糖皮质激素及其他免疫抑制剂，如昆明山海棠等，并予以对症处理。

3. 肝血管肉瘤患者应争取手术治疗，不能手术者可采用化疗或放射治疗。

【预防】

预防原则可参阅本书总论和本节概述有关内容，具体还应注意：

1. 应做好上岗前职业卫生培训，使劳动者了解氯乙烯中毒的防护要点。

2. 氯乙烯生产车间应做到设备及管道密闭化、操作自动化，注意防火、防爆；做好设备维修及保养，防止氯乙烯气体外泄。

3. 加强聚合釜出料和清釜过程的防护，如清釜前先向釜内送风、高压水冲洗；工人应戴送风式防毒面具轮班清釜；为防止粘接，减少清釜次数，釜内壁可涂"阻聚剂"等。

4. 认真做好职业健康监护工作，定期检查身体，以早期发现患者，及时治疗处理；有精

神、神经器质性疾病，肝、肾疾病及慢性湿疹等皮肤病患者，不宜从事氯乙烯生产作业。

（孙道远）

思考题

1. 简述发生急性氯乙烯中毒的主要原因及其临床特点。

2. 慢性氯乙烯中毒对机体有哪些不良影响？如何防范？

推荐阅读的参考文献

1. 崔书杰，聂京申. 急性氯乙烯中毒继发癫痫发作的病例讨论. 职业与健康，2008，24（20）：2246.

2. 秦宏，徐茜，张金龙. 急性氯乙烯中毒伴心律失常. 环境与职业医学，2010，27（2）：125.

3. 孙素梅，赵欣欣，何燕. 氯乙烯中毒性肝损害12 例临床分析. 工业卫生与职业病，2006，32（2）：105-106.

六、氯丙烯

【理化性质】

3- 氯丙烯（烯丙基氯，1-Chloro-2-propene，allyl chloride），常态下为无色透明、有辛辣味和易燃、易挥发的液体。分子式为 CH_2CHCH_2Cl，分子量 76.52，熔点 $-136.4\,℃$，沸点 $44.6\,℃$，相对密度（水 =1）0.94，相对蒸气密度（空气 =1）2.64，饱和蒸气压 48.89 kPa（25 ℃），燃烧热 1842.5 kJ/mol，闪点 $-32\,℃$，引燃温度 485℃，爆炸上限（V/V）11.2%，爆炸下限（V/V）2.9%。难溶于水，可混溶于乙醇、乙醚、氯仿、石油醚等多数有机溶剂。

【职业接触】

制备 3- 氯丙烯有高温氯化法、丙烯氧氯化法、烯丙醇氯化法等。

3- 氯丙烯为重要的有机合成原料，常用作生产环氧氯丙烷、氯丙醇、丙烯醇、甘油等的中间体或合成丙烯磺酸钠原料；还用于合成农药如杀虫单、杀虫双及杀螟丹的中间体 N,N- 二甲基丙烯胺和拟除虫菊酯中间体丙烯醇酮；也是合成树脂、聚丙烯腈纤维、香料、医药、涂料、黏结剂、增塑剂、稳定剂、表面活性剂、润滑剂、土壤改良剂的重要原料。

在工业生产或应用氯丙烯的过程中，如密闭不严，操作工或检修人员易有职业接触机会。

【致病机制】

氯丙烯可经呼吸道、胃肠道和皮肤吸收进入机体。在大鼠体内，主要转化为丙巯基尿酸由尿中排出，约占注入量的 30%；尿中另一代谢物羟丙巯基尿酸仅为微量（< 3%）；由于部分氯丙烯在体内尚可转化为环氧氯丙烷，故尿中还可测出环氧氯丙烷的两种代谢物即 α- 氯乙醇（α-chlorohydrin，α-CH）和氯羟丙巯基尿酸（3-chloro-2-hydroxypropyl mercapturic acid，CHPMA），但量甚微。

接触高浓度氯丙烯后，可出现流泪、喷嚏、流涎等眼及呼吸道黏膜刺激症状。动物急性染毒后肺部出现明显充血和水肿，光镜下见肝窦扩展及空泡变性，肾集合小管上皮脂肪变性和肿胀。其慢性毒作用主要损害周围神经系统，兔吸入浓度（206±8.74）mg/m³ 氯丙烯，6 小时 / 天，6 天 / 周，3 个月后首先出现肌电图异常，如正锐波与纤颤波等失神经电位等，而后出现步态不稳、迟缓性瘫痪，继之肌肉萎缩；神经病理可发现早期周围神经病变，主要为轴索变性，轴索内大量神经细丝（neurofilaments）聚集，严重时轴索及髓鞘破坏明显，发展为沃勒变性（Wallerian degeneration），并出现腓肠肌肌纤维萎缩。上述周围神经病变呈多处灶性分布，以远端为重；脊髓前柱、背外侧柱及后索亦可见变性纤维，但脊髓前角及背根神经节细胞无明显变性，提示氯丙烯所致中毒性周围神经损害属于中枢 - 周围远端型轴索病（central-peripheral distal axonopathy）神经病理类型。

大鼠慢性染毒实验表明，脂质过氧化反应增强和抗氧化能力减弱是氯丙烯所致中毒性周围神经损害的发病机制之一。

【临床表现】

（一）急性接触

高浓度氯丙烯对眼、呼吸道及皮肤黏膜有刺激作用。空气中氯丙烯浓度达 156 ～ 313 mg/m³ 时，可引起流泪、眼部刺痛、喷嚏及流涎等刺激症状；当浓度达 783 mg/m³ 时，可引起咽干、鼻呛、胸闷，甚至头晕、嗜睡、全身无力等症状。脱离接触后，症状通常可迅速消失，尚未见症状更为严重的患者。

（二）慢性中毒

氯丙烯对人体健康的危害主要是慢性中毒，引起中毒性周围神经病。何凤生等于 20 世纪 70 年代初首先发现，生产环氧氯丙烷和丙烯磺酸钠的工人可发生周围神经病，且发病与长期接触氯丙烯有关。

在工作场所空气中氯丙烯浓度为 2.6 ～ 6650 mg/m³ 时，劳动者可出现流泪、喷嚏等眼及上呼吸道的刺激症状，但这些症状可逐渐消失；2.5 个月～ 6 年后，多数工人出现四肢肌肉力弱，呈渐进性加重，致快步行走及手指精细动作均感困难，手足常有针刺感、麻木感或发凉感，腓肠肌时有轻度抽筋样疼痛。检查可见最突出表现为对称性运动及感觉障碍，包括痛觉、轻触觉、震动觉减退，呈手套袜套样分布，以肢体远端明显，但位置觉相对完好；肌肉力弱及运动障碍亦限于远端，多数肌力减退至 3 ～ 4 级，严重患者两腿轻瘫；跟腱反射多减退或消失，肌萎缩亦可出现；手足多汗少见；脑神经障碍、失眠、头昏、食欲减退均甚少见。另一组在空气中氯丙烯浓度 0.25 ～ 13 mg/m³ 情况下工作 1 ～ 4.5 年的劳动者，初期并无眼及上呼吸道刺激症状，周围神经病的症状亦十分轻微，未发现明显神经系统阳性体征，但仍可检出神经源性肌电图异常。

绝大多数患者在脱离接触并接受治疗 2 ～ 4 个月后症状明显缓解，感觉与腱反射减退体征以及神经肌电图异常则于治疗 9 个月至 1 年后方开始恢复，但跟腱反射消失及运动神经传导速度减慢可持续数年之久。已脱离接触并治愈的患者，回到原岗位工作时，如果工作环境空气中氯丙烯浓度仍未达到国家规定的卫生标准时，其周围神经病可复发。

（三）实验室检查

较为特异的主要有：

1．神经 - 肌电图检查　在接触较高浓度氯丙烯的患者中，神经 - 肌电图检查多显示神经源性损害，即在肌肉静止时常出现正锐波、纤颤波等自发性失神经电位，小力收缩时运动单位时限延长、多相电位增多，大力收缩时呈混合相或单纯相，提示为周围神经轴索损害的表现。部分患者周围神经传导速度轻度减慢，远端运动潜伏时延长。长期接触低浓度氯丙烯的患者，肌电检查虽未见失神经电位，但部分可出现运动单位多相电位增多或时限延长，呈现亚临床型周围神经病的表现；神经传导速度一般在正常范围。

神经 - 肌电图检查对本病早期诊断具有重要意义。慢性氯丙烯中毒尤应重点检查肢体远端肌肉的肌电图，如手部拇短展肌及小指展肌；由于足部小肌肉检查不易得到被检者配合，故下肢检查常选用胫骨前肌或腓肠肌。测定神经传导速度时，上肢一般取正中神经和尺神经，下肢一般取腓总神经和胫后神经。可按照《职业性急性化学物中毒性神经系统疾病诊断标准》（GBZ 76）附录中的操作方法进行。

2．毒物检测　氯丙烯在大鼠的主要代谢物为丙巯基尿酸，次要代谢物为羟丙巯基尿酸，尿中还可测出小部分氯丙烯转化的微量环氧氯丙烷产生的两种代谢物 a- 氯乙醇及氯羟丙巯基尿酸。目前多认为，尿中丙巯基尿酸可作为接触生物标志物，但尚需进行人群中验证，以用于健康监护和临床诊断。

【诊断与鉴别诊断】

（一）诊断

氯丙烯急性中毒尚无肯定病例报告。慢性中毒国家已颁布《职业性慢性氯丙烯中毒诊断标准》（GBZ 6），可作为诊断依据。其诊断原则是：具有长期密切接触氯丙烯的职业史，以起

病隐袭的运动感觉型周围神经病为主的临床表现，以及神经 - 肌电图显示有神经源性损害，结合现场职业卫生学调查和工作场所空气中氯丙烯浓度测定资料，在排除其他病因引起的周围神经病后，即可做出诊断。

临床多将长期接触氯丙烯后，出现双腿沉重乏力、四肢远端麻木、酸胀、抽痛、发凉等症状，或仅有神经 - 肌电图可疑的神经源性损害而无周围神经损害典型症状及体征者列为"观察对象"进行密切的医学观察，但本期患者并未被纳入法定职业病范畴。诊断标准一般将慢性氯丙烯中毒的病情分为二级：

1．轻度中毒　指在双腿沉重乏力、肢远端麻木、酸胀、抽痛、发凉等症状基础上，尚出现对称性的手套袜套样分布的痛觉、触觉、音叉振动觉障碍及跟腱反射减弱，或上述体征轻微或不明显，但神经 - 肌电图显示有肯定的神经源性损害者。

2．重度中毒　指同时具有以下四项中任何三项表现者：

（1）四肢肌力减弱（肌力 3 度或不足 3 度），或有四肢远端肌肉萎缩；

（2）四肢痛觉、触觉、音叉振动觉障碍，多数呈对称性手套袜套样分布，且上界达肘部或膝部；

（3）跟腱反射消失；

（4）肌电图检查出现神经源性损害，并有较多自发性失神经电位。

神经系统检查及神经 - 肌电图对本病的诊断具重要价值。在不具备神经 - 肌电图检查的条件时，仅出现单项神经系统检查异常仍难做出准确判定，必须有双腿沉重乏力、酸、麻、胀痛等症状，并兼有相对恒定的周围性分布的痛觉、触觉或音叉振动觉障碍及一侧或双侧跟腱反射减弱时方可诊断。感觉检查应重复多次，跟腱反射检查应取俯卧屈膝位。

（二）鉴别诊断

氯丙烯慢性中毒的诊断应注意排除其他病因，如糖尿病、营养缺乏病、压迫性损伤、药物及其他工业毒物中毒，以及遗传性疾病、感

染性疾病或结缔组织病等。与砷及铊引起的中毒性神经病不同，慢性氯丙烯中毒患者并无严重的疼痛症状，全身症状不明显；脑神经亦未被累及，不同于二硫化碳或三氯乙烯中毒；氯丙烯中毒时位置觉相对完好，自主神经功能障碍十分轻微，亦有异于丙烯酰胺中毒性神经病；在运动功能障碍方面，更远逊于慢性正己烷中毒。鉴别时应详细询问职业接触史和病史，仔细进行神经系统检查，并做有关毒物的检测和全面的医学检查。

【治疗】

氯丙烯中毒尚无特异解毒方法。慢性氯丙烯中毒性神经病患者，主要治疗是脱离氯丙烯作业，按周围神经病的对症支持方法进行治疗处理，包括使用维生素 B_1、B_6、B_{12}，能量合剂，理疗、肢体功能锻炼等。在工作场所空气中氯丙烯浓度未达国家卫生标准时，中毒患者经治疗后不宜再从事氯丙烯作业，以免再接触后中毒性神经病复发。

【预防】

预防原则可参阅本书总论和本节概述有关内容，具体还应注意：在氯丙烯的生产和使用过程中，应实行密闭化遥控操作，加强工作场所的通风排毒。如工作场所空气中氯丙烯浓度达不到国家卫生标准时，应佩戴自吸过滤式防毒面具、戴化学安全防护眼镜。工作时穿防静电工作服，戴橡胶手套。工作现场禁止吸烟、进食和饮水。工作毕，淋浴更衣。注意个人清洁卫生。有器质性神经系统疾病者，不宜从事氯丙烯作业。

（黄金祥）

案例介绍

　　患者，女，45 岁，某化工厂丙烯磺酸钠生产车间操作工，工龄 4 年，主要工作是将氯丙烯与亚硫酸钠混合后加热至 40℃合成丙烯磺酸钠。刚开始工作时出现流泪及胸闷，以后眼及上呼吸道刺激症状逐渐消失；

工作 4 年后开始出现手指和足趾针刺感，两腿及手部力弱，并常感抽筋样疼痛，2 个月后发展至不能远行，操作小部件困难，拧不干毛巾，持针拿不紧，同车间多数工人也有类似症状。患者未出现头晕、头痛等症状，亦无睡眠和食欲障碍，大小便和月经正常。既往曾患病毒性肝炎，无其他疾病史；家族无神经系统疾病患者。入院体检：血压 88/56 mmHg；心肺未见异常；肝脾未触及；毛发、皮肤、指甲、关节无异常；两侧手指及足部痛觉、触觉及震动觉消失，位置觉正常；手指及足背屈曲呈中度力弱，双手握力减弱（< 15 kg）；肌腱反射普遍低下，跟腱反射消失，未引出病理反射；双腓肠肌轻微压痛，两手出汗较多。胫前肌及腓肠肌肌电图示正锐波及纤颤波，大力收缩时呈单纯相；右正中神经及尺神经运动及感觉神经传导速度在正常范围。临床印象：慢性重度氯丙烯中毒。经住院维生素 B_1、B_6、B_{12}，ATP、辅酶 A 和中药治疗 3 周后症状减轻；3 个月后检查感觉恢复正常，双腓肠肌压痛消失，两手握力增强（> 20 kg），出院。但跟腱反射仍未引出，肌电图仍有纤颤波；出院 1 年后复查，跟腱反射正常，神经 - 肌电图未见异常，完全康复。

点评：该工人在密切接触氯丙烯 4 年后，出现周围神经损害表现，肌电图示有正锐波及纤颤波，同工种多数工人亦有类似表现，诊断为"慢性重度氯丙烯中毒"依据充分。该例诊治经过表明对症支持治疗对重度慢性氯丙烯中毒有效。

思考题

1. 简述氯丙烯的主要用途及慢性氯丙烯中毒的临床特点。

2. 总结慢性氯丙烯中毒所致周围神经病与慢性正己烷中毒、丙烯酰胺中毒性神经病的异同点。

推荐阅读的参考文献

1. 何凤生，薛启冥主编．神经系统中毒及代谢性疾病（王新德总主编．神经病学．第12卷）．北京：人民军医出版社，2002．148-150．

2. 孟军，国丽，姜峰杰，等．职业性慢性氯丙烯中毒三例．中华劳动卫生职业病杂志，2005，23（6）：226．

3. 黄金祥，张寿林，丁茂柏，等．接触氯丙烯工人肾功能的初步观察．卫生研究，1992，21（2）：105-106．

4. de Rooij BM, Commandeur JN, Groot EJ, et al. Transformation of allyl chloride in the rat. Influence of inducers on the urinary metabolic profile. Drug Metab Dispos, 1996, 24 (7): 765-772.

5. Wang QS, Zhang CL, Zhao XL, et al. Malondialdehyde and catalase as the serum biomarkers of allyl chloride-induced toxic neuropathy. Toxicology, 2006, 227 (1-2): 36-44.

七、氯丁二烯

【理化性质】

氯丁二烯亦称2-氯-1,3-丁二烯（chloroprene），分子式为$CH_2=CCl-CH=CH_2$，分子量88.54，为无色透明、有刺激性臭味的液体，沸点59.4℃，蒸气压215.4 mmHg（25℃），具有高挥发性，室温下4.8小时即可挥发完。稍溶于水，水中的氯丁二烯蒸发半减期很短；易溶于乙醇、乙醚、苯、氯仿及汽油等有机溶剂。易燃烧，与空气混合能爆炸。由于氯丁二烯具有高反应性，因而不太可能留存于环境中，亦不易在生物体内蓄积。由于氯丁二烯的不稳定性、可燃性及刺激性，一般很少将氯丁二烯作为产品使用，主要用作合成单体。

【接触机会】

氯丁二烯作为液体单体，主要用于生产氯丁橡胶，或与苯乙烯、丙烯腈等共聚，生产其他合成橡胶或树脂，也可制成各种聚氯丁二烯产品如氯丁胶乳、氯丁胶沥青等。氯丁橡胶及聚氯丁二烯被农业和国防工业广泛应用，用于制造高度机械性能物品，如电缆包皮、胶管、织物涂层、黏合剂和各种工业橡胶用品，最大量是用于汽车工业；使用、制造其他橡胶制品、黏合各类橡胶以及涂抹防水层等操作过程中也会接触到氯丁二烯单体。

由于氯丁二烯挥发性强，极易污染操作环境引起中毒，如氯丁二烯单体的生产及聚合过程一般都是在密闭环境中进行，接触到的浓度相对较低，但若敞口操作或设备滴漏、质控采样、反应釜清洗、加料、抢修等情况下，可使逸出量大增；另外，合成橡胶凝聚后的长网成型、水洗、烘干、冻胶、烘胶、素炼、硫化等过程也均能导致车间空气中氯丁二烯浓度升高；此外，使用氯丁胶乳、氯丁胶沥青也均有接触机会。

【致病机制】

1. 动物经口染毒均未发现氯丁二烯有蓄积作用，反而有一定的耐受性。氯丁二烯进入体内后，仅有少量从呼吸道和尿中直接排出，其一部分与血液和组织中的谷胱甘肽和其他巯基化合物反应，将氯脱去生成氯化氢；另一部分在肝多功能酶系统参与下转化为环氧化物，或分子重排列但保留氯原子，其比环氧化物毒性更强。

2. 毒性及机制　氯丁二烯属中等毒性。大量吸入对人体有麻醉作用，可迅速导致中枢神经抑制，使患者麻痹而陷入昏迷状态，这是它中枢神经系统损害作用的主要机制。蒸气浓度5.6～6.3 mg/L接触5分钟即出现症状；长期接触低浓度氯丁二烯亦对中枢神经系统产生功能损害，引起神经衰弱综合征。高浓度氯丁二烯蒸气还对眼及呼吸道具有刺激作用，如蒸气浓度为1.8～6.5 mg/L时，接触1分钟即可产生轻微刺激作用。吸入纯氯丁二烯的动物，可见其Ⅱ型肺泡细胞功能和结构均有损伤，并可引起表面活性物质合成及分泌障碍，这是氯丁二烯引起肺水肿的主要原因，与其分子结构中的氯亦有关。

氯丁二烯肝损害的机制推测可能与氯丁二烯及其代谢产物引发的脂质过氧化反应有关，因其可直接损害内质网、线粒体而影响糖、脂肪和蛋白质的合成和能量供应，最终导致肝细胞坏死及脂肪变性。

氯丁二烯接触还可造成皮肤附属器官损害，最突出的表现是脱毛和指甲变色。毛发脱落是聚合过程中的中间产物——短链及环状聚合物引起；也有认为脱发是可逆性损害，不影响毛囊，经数次反复后即不再发生，可能与免疫有关；还有推测可能与氯丁二烯的不饱和键与巯基结合，导致巯基含量减少有关。指甲变色的机制尚不清楚，有人认为可能与氯丁二烯及其代谢产物引起指甲皱襞微血管形态改变有关。

【临床表现】

氯丁二烯可经呼吸道、完整的皮肤侵入人体，也可经消化道吸收，导致急性中毒和慢性中毒。

（一）急性中毒

氯丁二烯急性中毒一般由事故引起，主要损害中枢神经系统及呼吸系统。

1. 中枢神经系统损害　主要引起急性中毒性脑病，临床主要表现为意识障碍和共济失调。多数患者在吸入高浓度氯丁二烯蒸气10分钟内就会出现头晕、头痛、无力、恶心、呕吐、四肢麻木等，重者有步态不稳、震颤、四肢厥冷、痉挛或反复抽搐、牙关紧闭、血压下降、意识不清及呼吸抑制。中毒后可遗留不同程度的神经衰弱症状，少数有剧烈头痛。

有报道1例死亡者被发现时，躺在3m深曾装载氯丁二烯的空釜中，佩戴头盔及呼吸面罩，但上半身裸露，已处于昏迷状态，提示有皮肤吸收可能；抢救3小时无效死亡。尸解过程中尸体散发出的气味亦让医护人员昏昏欲睡，致使解剖多次暂停。患者所有组织和体液皆检测到氯丁二烯，大脑含量最高。

2. 呼吸系统损害　主要为急性支气管炎、急性支气管肺炎、肺水肿等；眼、鼻、呼吸道刺激多为早期症状。主要表现为流泪、流涎、咳嗽、咳痰、胸闷、胸痛、气急、咽喉干痛等，严重者出现呼吸困难，双肺可闻干、湿性啰音，甚至发生肺水肿，是急性中毒死亡的主要原因。

3. 肝损害　急性氯丁二烯中毒的肝损害多不明显，仅部分出现肝大和肝功能异常，且程度不剧；少数患者初期无肝功能异常，发病1～2个月后才出现不同程度异常。

（二）慢性中毒

长期接触低浓度氯丁二烯可发生慢性中毒，主要表现为中枢神经系统功能障碍及肝损害；其次为皮肤附属器官损害，此表现也是氯丁二烯毒作用的特点。

1. 神经系统表现　患者普遍诉有头晕、头痛、倦怠、乏力、易激动、记忆力减退、失眠、嗜睡等神经衰弱综合征症状；还表现有自主神经功能紊乱及记忆力下降。前者是接触氯丁二烯后最早出现的症状，常影响作业者的工作能力。

2. 肝损害　临床表现主要为食欲缺乏、胃灼热感、肝区疼痛、腹泻；早期即有肝肿大，晚期可发生肝硬化。长期接触较高浓度氯丁二烯方可能引起肝损害，有文献记载为1～20年，平均13年。氯丁二烯中毒性肝病与其他慢性肝病的临床表现不完全相同：前者在发病早期阶段，消化道症状及肝功能异常多不明显，但常伴有神经衰弱综合征及不同程度脱发、指甲变色等；而其他肝病的发病早期，消化道症状及肝功能异常即已十分明显。此外，血清蛋白电泳检测结果有别：氯丁二烯中毒者血清白蛋白比例升高，β球蛋白降低，α和γ球蛋白无显著改变；其他肝病则相反，其血清白蛋白比值下降，β球蛋白变化不显著，白球比例（A/G）降低或倒置，γ球蛋白比值增高。

3. 皮肤附属器官损害　氯丁二烯接触所致的皮肤附属器官损害表现突出，主要为脱发和指甲变色，少数可发生接触性皮炎，皮疹消退后，局部出现暂时性色素沉着，还可见粒状红斑、亚急性湿疹、毛囊炎及痤疮等。脱发和指甲变色并不一定相伴发生；脱发并不损伤毛囊，故能重新生长，且并非所有患者均有脱发。

脱发先从颅顶及枕部开始，脱发前先有颅

顶皮痒感，脱发持续时间亦不一致，通常 1 周左右，亦可 20 多天或更长；脱发程度也不相等，轻则搔抓时脱落 5～10 根，重则轻抹就脱落一大片甚至脱光；某些患者伴有眉毛、腋毛、阴毛同时脱落。脱离接触 1 个月左右，脱发可逐渐恢复。指甲变色先从指甲根部发生，呈紫褐色，常先累及拇指指甲，随指甲生长紫褐色向远端推进；脱离接触后，指甲根部又恢复正常颜色。指甲变色多在接触氯丁二烯后半个月至 1 个月出现，脱离接触 3 周后紫褐色逐渐变淡。

4．致癌作用　动物实验发现氯丁二烯具有致癌效应，1999 年，国际癌症研究机构（IARC）将其定为 2B 类，人类可能致癌物。致突变性也有报道。

5．实验室检查　血清蛋白电泳 β 球蛋白降低属氯丁二烯中毒性肝病的特征之一，β 球蛋白自身前后对比降低 20% 以上为判定中毒诊断界限值。自身对比方法有：

（1）接触氯丁二烯作业前后 β 球蛋白比值自身对比；

（2）脱离接触氯丁二烯作业治疗 1～2 个月后，β 球蛋白比值自身对比。

β 球蛋白降低的机制目前认为：β 球蛋白中以 β 脂蛋白比例最大，而氯丁二烯是脂溶性毒物，进入血液后即与含脂类的 β 球蛋白结合，导致血液中 β 球蛋白的含量降低。

【诊断与鉴别诊断】

我国已颁布《职业性氯丁二烯中毒诊断标准》（GBZ 32）可作为诊断依据，并可参考《职业性急性中毒性呼吸系统疾病诊断标准》（GBZ 73）、《职业性急性化学物中毒性神经系统疾病诊断标准》（GBZ 76）和《职业性中毒性肝病诊断标准》（GBZ 59）。

（一）急性中毒

临床多将短期内接触较高浓度氯丁二烯后，出现短暂性头晕、头痛，或流泪、咽干、咽痛、咳嗽、胸闷、气急、恶心等症状，无阳性体征，胸部 X 线、CT 等检查无异常者列为"接触反应"，以进行密切医学观察，但此期患者并未被纳入法定职业病范畴。根据诊断标准（GBZ

32），急性中毒的诊断原则是：短期内确切的较高浓度氯丁二烯职业接触史，出现以中枢神经系统损害和呼吸系统急性损害为主的临床表现，结合胸部 X 线或 CT 等检查结果，参考工作场所职业卫生学资料，排除其他病因所致类似疾病后，即可做出诊断。本病尤其需注意与下列疾病之鉴别：有机溶剂中毒、卤代烃中毒、镇静安眠药中毒，以及呼吸道急性感染、心源性肺水肿等。急性中毒病情可分为三级：

1．轻度中毒　指短期内接触较高浓度氯丁二烯后，出现头晕、头痛、乏力、恶心、呕吐、胸闷、气急，结膜、咽部充血，并具有急性轻度中毒性脑病（如轻度意识障碍、步态蹒跚），或急性气管 - 支气管炎者。

2．中度中毒　指出现下列表现之一者：

（1）急性中度中毒性脑病，如中度意识障碍、共济失调等；

（2）急性支气管肺炎或间质性肺水肿。

3．重度中毒　指出现下列表现之一者：

（1）急性重度中毒性脑病，如重度意识障碍；

（2）肺泡性肺水肿。

（二）慢性中毒

具有 1 年以上密切接触氯丁二烯职业史，出现以肝、神经系统功能损害及脱发为主的临床表现，结合肝 B 超及血清蛋白电泳等肝功能实验室检测结果，参考工作场所职业卫生学资料，排除其他病因所致类似疾病后，如病毒性肝炎、酒精性肝病及药物性肝病等，经综合分析，即可诊断。慢性中毒病情可分为三级：

1．轻度中毒　指长期密切接触氯丁二烯后，出现头晕、头痛、倦怠、乏力、失眠、易激动、记忆力减退等症状，并具备下列表现之一者：

（1）中度至重度脱发和神经衰弱综合征；

（2）慢性轻度中毒性肝病，可伴有血清蛋白电泳 β 球蛋白比值自身前后对比降低 20% 以上。

2．中度中毒　指出现慢性中度中毒性肝病者。

3．重度中毒　指出现慢性重度中毒性肝

病者。

【治疗】

无特效解毒剂，以对症支持治疗为主。

氯丁二烯中毒要注意防治脑水肿、肺水肿，注意保持呼吸道通畅，合理吸氧；早期使用糖皮质激素及高渗脱水剂；发生呼吸停止，应立即进行人工呼吸，必要时予以机械通气；发生抽搐、躁动可适当使用镇静剂、抗惊厥药物，注意保护重要器官功能。

慢性中毒除以对症支持治疗以外，尤其应早期给予护肝治疗，以防发生中毒性肝损害；严重者应尽早调离氯丁二烯接触岗位。

【预防】

预防原则可参阅本书总论和本节概述有关内容，具体还应注意：

由于氯丁二烯挥发性强，极易污染操作环境空气，因此生产时必须做到密闭化、机械化、管道化，避免敞口操作，且严格做好个人防护，加强局部通风。清釜及设备抢修时务必先用清水冲洗，再注入氮气冲洗，然后经充分通气后才可进入检修。对作业工人需进行定期职业健康检查，严格掌握职业禁忌证，患有神经系统疾患及慢性呼吸系统疾患、慢性肝病及慢性皮肤病者，均不宜接触氯丁二烯。

（李思惠　闫丽丽）

思考题

1．分别总结急性和慢性氯丁二烯中毒的临床特点。

2．简述氯丁二烯慢性中毒性肝病与其他慢性肝病诊断要点的区别。

3．简述氯丁二烯致中枢神经系统急性损害的机制。

推荐阅读的参考文献

1．王仁仪，王宗全，宿萍，等．氯丁二烯中毒性肝病诊断要点探讨．职业卫生与病伤，1999，14（3）：141-143．

2．Rickert A，Harttung B，Kardel B．et al. A fatal intoxication by chloroprene．Forensic science international，2012，215（1-3）：110-113．

3．田仁云，王沄，万荣生，等．长期接触氯丁二烯作业工人的神经系统损害．中国工业医学杂志，1990，3（2），35．

4．胡训军，李思惠，黄金祥．氯丁二烯对人体健康损害研究概况．职业卫生与应急救援，2014，3（1）：19-23．

八、有机氟

【概述】

本节介绍的有机氟化合物（oganic fluorine compounds）主要指有机烃类分子中与碳原子连接的氢原子被氟原子取代的一类化合物，并不包括其他含氟的有机化合物，如氟乙酰胺、氟羧酸等。

有机烃分子中全部氢原子被氟取代所形成的化合物为全氟有机化合物（perfluorinated compounds，PFCs），部分取代所形成的化合物为单氟或多氟化合物（mono- or polifluorinated compounds）。这些有机氟化物制成的氟塑料是一种特种工程塑料，具有高度的化学稳定性、极强的耐高低温性、卓越的不黏性、异常的润滑性、优异的电绝缘性和抗辐射性、极低的吸水率等，使其在航空航天、机械、石油化工、建筑、电子电器、医疗器械和纺织等领域具有广泛的应用。例如，其中的特氟龙（Teflon）氟塑料已作为高性能聚合材料列入我国《新材料产业"十二五"发展规划》。

根据有机氟化合物的结构特点，可将其分为如下三类：含氟烷烃、含氟芳烃和含氟烯烃。

1．含氟烷烃（fluorinated alkanes）代表性化合物为氟利昂，其主要为甲烷、乙烷和丙烷的氟化物的总称，主要成分为氟甲烷、氟乙烷，有的还含有氯元素，如一氟三氯甲烷、二氟二氯甲烷、三氟一氯甲烷等。这类化合物多数为气体或低沸点液体，不燃，化学性质稳定，耐热，低毒或无毒。主要用作制冷剂、喷雾剂等 [最常用的是 R-11（$CFCl_3$）和 R-12（CF_2Cl_2）]，或用作含氟化工原料或溶剂，如二氟二氯甲烷用于合成四氟乙烯等；一些低分子含氟烷烃和含氟醚具有麻醉作用，临床常用作吸入麻醉剂，如 1,1,1- 三氟 -2- 氯 -2- 溴乙烷（氟烷）。

2. 含氟芳烃（fluorinated arenes）　即苯分子中氢原子部分或全部被氟原子取代生成的化合物。代表性化合物为氟苯，其为无色液体，不溶于水，易溶于有机溶剂。氟苯属低毒物质，大鼠口服的 LD_{50} 为 4399 mg/kg；多氟苯或全氟苯易与亲核试剂发生取代反应，毒性也较苯低，且随氟化程度升高而降低。

3. 含氟烯烃（fuorinated olefins）　即烯烃分子中的氢原子部分或全部被氟原子取代生成的化合物，代表性化合物为四氟乙烯、偏氟乙烯、氟乙烯、三氟氯乙烯、六氟丙烯、全氟异丁烯（又名八氟异丁烯）等。大多数含氟烯烃都具有毒性，而且不同的含氟烯烃毒性差异很大，其中氟乙烯和偏氟乙烯毒性较低，四氟乙烯、三氟氯乙烯和六氟丙烯属中等毒性，全氟异丁烯的毒性最强，且能穿透普通防毒面具的滤毒罐。动物实验研究表明，这类化合物主要作用于呼吸系统，产生呼吸道刺激，严重的可造成急性肺损伤、肺水肿，乃至死亡。

综上所述，含氟烷烃多为低毒或无毒物质，但含氟氯代烷烃如二氟一氯甲烷的裂解气则类似含氟烯烃，具有较强毒性；含氟芳烃亦为低毒物质，且随氟化程度升高毒性降低；含氟羧酸为强有机酸，其蒸气对皮肤、眼及黏膜具有刺激性；唯含氟烯烃大多具有毒性，且不同的含氟烯烃毒性差异很大。故而本节以毒性最强的全氟异丁烯（perfluoroisobutylene，PFIB）为例进行介绍，该物是有机氟化合物（如聚四氟乙烯，又名特氟龙）生产加工过程中常见的副产物，有剧毒，其毒性大约是光气的 10 倍，急性吸入时可导致急性肺损伤、肺水肿，乃至死亡，是工人生命健康与安全的重要危害因素。二氟一氯甲烷和四氟乙烯的热裂解气，四氟乙烯和聚全氟乙丙烯的单体或热分解产物等，也

类似 PFIB，具有明显毒性，可参照 PFIB 诊断处理。

【理化性质】

全氟异丁烯，又名八氟异丁烯，分子式为 $(CF_3)_2C=CF_2$，分子量为 200，沸点为 7.0℃（1 atm）。常温条件下是一种无色略带青草味的气体，气体密度为 8.2 g/L（15℃，760 mmHg；干空气密度为 1.22 g/L）；低温条件下为无色液体，0℃时的密度为 1.59 g/ml。PFIB 的热稳定性好，只有在 200℃ 以上时才发生分解。它具有极强的吸电子性，很容易与亲核试剂发生反应；遇水可缓慢水解，生成氢氟酸和六氟异丁酸。由于 PFIB 的非极性特点，活性炭对其的吸附能力很弱，普通的活性炭滤毒罐对其几乎没有吸附能力。

【接触机会】

PFIB 吸入暴露主要见于氟塑料工业生产与加工时发生的意外事故，在相关废液处理过程中亦可能有 PFIB 的泄漏。近年来随着特氟龙制品以及其他含氟材料的广泛应用，在火灾事故中，亦常伴有 PFIB 的生成，是现代火灾烟雾中重要的毒性组分之一；在日常生活中，特氟隆制品的不当使用（如高温）也可以产生含有 PFIB 的有毒气体。

【致病机制】

PFIB 吸入引起肺损伤的机制迄今尚未完全阐明，主要有如下几种假说：

1. 氢氟酸假说　Lehnert 等根据 PFIB 化学性质活泼，遇水缓慢水解生成氢氟酸的理论提出此假说，即认为 PFIB 吸入后引起的肺损伤系氢氟酸所致。但后续的实验表明，在 PFIB 吸入的过程中，PFIB 水解产生的氢氟酸甚微，其作用不足以诱发 PFIB 的毒性效应。故目前认为，PFIB 水解产生的氢氟酸仅参与了 PFIB 部分毒性效应。

2. 直接氧化假说　根据 PFIB 的理化性质，由于其分子上的 CF_3 具有很强吸电子性，使得 C=C 变得极为活泼，几乎可与所有亲核物质产生化学反应，此种强氧化剂的性质能够与肺组织发生快速的氧化反应，直接造成肺组织的氧

化损伤。但是，迄今为止，直接证据尚不多，仅有报道在 PFIB 染毒后，内源性巯基的水平显著降低，口服 N- 乙酰半胱氨酸对 PFIB 吸入性肺损伤具有预防性保护作用。

3. 肺内过度炎症反应假说　是迄今为止得到最有力实验证据的理论，最初由 Lehnert 等发现，即在大量吸入 PFIB 早期，肺毛细血管床即出现单核细胞及中性粒细胞（PMN）聚集；随中毒时间延长，大量中性粒细胞及肺泡巨噬细胞在肺内聚集，且是 PFIB 肺损伤的重要表现。有研究进一步证实，在 PFIB 吸入性急性肺损伤中，中性粒细胞肺内集聚、扣押是动物死亡和肺水肿发生、发展的重要中间环节，其始动环节为 PFIB 对肺血气屏障主要构成细胞（如Ⅰ、Ⅱ型肺泡上皮细胞，肺微血管内皮细胞等）的直接损伤，继而激活肺内主要的防御细胞肺泡巨噬细胞，从而诱发过度炎症反应。

【临床表现】

PFIB 吸入初期，由于暴露剂量不同，患者形成肺水肿的潜伏期亦不一，较高浓度暴露时可很快诱发肺水肿，引起死亡；其除与暴露浓度、暴露时间有关外，还取决于机体状态、其他毒物干扰及心肺负荷情况等众多因素。临床上可将其病情分为轻度、重度及闪电型三型：

1. 轻度中毒　症状很轻，仅为消化不良和支气管炎症状，1 周即可恢复。

2. 重度中毒　病情发展迅速且严重，典型的临床表现可分为四期：

（1）刺激期：即在暴露初期，产生咳嗽、呼吸急促、咽喉疼痛等刺激症状；

（2）潜伏期：即脱离毒剂接触后，刺激症状减轻或消失，自觉症状好转，但肺水肿仍持续进展，潜伏期一般为 2 ～ 8 小时，有时长达 24 小时；

（3）肺水肿期：典型表现为呼吸困难、咳嗽、胸痛、烦躁不安逐渐加重，口鼻溢出大量淡红色泡沫状液体，肺部有明显的干、湿性啰音，发绀，血液浓缩，缺氧情况更为严重，此期一般为 1 ～ 3 天；

（4）恢复期：一般情况下经治疗肺水肿液

可于 2 ～ 4 天内吸收，全身情况好转，中毒后 5 ～ 7 天基本恢复，2 ～ 3 周可以痊愈。

需要注意的是二氟一氯甲烷和四氟乙烯的热裂解气，四氟乙烯和聚全氟乙丙烯的单体或热分解产物急性吸入后，可引起明显的心肌和肾损伤，须予注意。

3. 闪电型中毒　极为少见，多发生在吸入毒剂浓度极高时，中毒后几分钟内即可因反射性呼吸、心搏停止而死亡。

另外，吸入含氟聚合物（如特氟龙）的热解产物还可导致产生以发热为主的症状表现，临床上称之为聚合物烟雾热，须予注意。主要见于短期吸入高浓度有机氟聚合物热裂解产物后，可见畏寒、发热、寒战、肌肉酸痛、咳嗽、胸部紧束感，并有头痛、恶心、呕吐等症状，一般可在 24 小时内消退。

迄今尚未见慢性 PFIB 中毒报告。

【诊断与鉴别诊断】

（一）急性中毒

PFIB 暴露所致急性中毒的诊断，可参照《职业性急性有机氟中毒诊断标准》（GBZ 66）。其诊断原则是：具有确切的短时过量有机氟气体吸入史，临床出现以急性肺损伤为主的表现，结合 X 线胸片以及心电图等有关检查结果，在排除其他类似疾病后即可做出诊断。

临床一般将吸入有机氟气体后，出现短暂性呼吸道感染样症状，但无心肺损伤者列为"观察对象"，以进行密切医学观察，但此期患者并未被纳入法定职业病范畴。诊断标准将急性有机氟中毒病情分为三级：

1. 轻度中毒　指出现头痛、头晕、咳嗽、咽痛、恶心、胸闷、乏力等症状，肺部有散在性干啰音或少量湿啰音，X 线胸片见两肺中下肺野肺纹理增强，边缘模糊等急性支气管炎、支气管周围炎征象者。

2. 中度中毒　凡具下列情况之一者：

（1）轻度中毒表现加重，出现胸部紧束感、胸痛、心悸、呼吸困难、烦躁及轻度发绀，肺部局限性呼吸音减低，两肺有较多的干啰音或湿啰音；X 线胸片见肺纹理增强，有广泛网状阴影及散在小点状阴影，肺野透亮度降低，水平裂增宽、支气管袖口征等间质性肺水肿征象；

（2）前述症状、体征基础上，出现两中、下肺野肺纹理增多，且出现沿肺纹理分布的斑片状阴影等支气管肺炎征象者。

3. 重度中毒　指具有下列情况之一者：

（1）急性肺泡性肺水肿；

（2）急性呼吸窘迫综合征（ARDS）；

（3）中毒性心肌炎；

（4）并发纵隔气肿，皮下气肿、气胸。

（二）聚合物烟雾热

吸入有机氟聚合物热解物后，出现畏寒、发热、寒战、肌肉酸痛等金属烟热样症状，可伴咳嗽、胸部紧束感、头痛、恶心、呕吐等，一般在 24～48 小时内消退。

实验室研究以及临床实践证实，全氟异丁烯暴露早期，血液和尿液中氟离子含量检测有助于 PFIB 中毒及其引起的聚合物烟雾热的诊断及鉴别诊断。

【治疗】

目前尚无特效解毒药物与救治措施。中毒急救的原则是终止继续染毒，迅速将中毒者转移至空气新鲜处，保持安静，绝对卧床休息，注意保暖。主要采用综合对症支持疗法，中心环节是纠正缺氧、防治肺水肿、防治心血管功能障碍、控制感染和对症处理，须根据病情发展变化灵活采取相应措施。具体如：

1. 防止缺氧　采取合适体位，保持安静、绝对卧床，注意保暖，防止躁动和不必要的活动，减少氧耗量。保持呼吸道通畅，早期可吸入碱性合剂；肺水肿出现后，可吸入消泡净（二甲硅油气雾剂），消除气泡造成的阻塞，还可采用体位引流；必要时，可行气管切开术或气管插管术，吸出气管内的泡沫液；慎用镇静剂。

2. 合理给氧　尽早吸氧提高动脉血氧饱和度从而纠正缺氧现象，防止或减轻因缺氧造成的代谢障碍及各系统功能紊乱，并切断缺氧与肺水肿的恶性循环，限制或减轻肺水肿的发展。吸入氧浓度（FiO_2）不宜超过 60%。

3. 防治肺水肿　在潜伏期，即应注意尽早发现肺水肿并采取防治措施，除纠正缺氧外，可早期应用大剂量激素和终末正压呼吸（PEEP），激素应用宜早期、足量、短程，控制液体输入；终末正压呼吸（PEEP）可使气道保持正压，提高肺泡压，对抗滤过压，减轻肺水肿，并可防止末梢气道闭塞，增多的分流减少，改善充氧及降低心输出量，可间歇（每小时 15 分钟）或连续进行（压力 10 cm H_2O 即 980.7 Pa）。不能进行呼气末正压呼吸时，进行间歇正压通气（IPPV）也有一定的效果。

4. 保护心血管功能　心血管功能障碍多在肺水肿和缺氧的基础上发生，防治缺氧和肺水肿亦有助于心血管功能的改善；反之，改善循环也有助于纠正缺氧和减轻肺水肿。除药物干预外，应注意 PFIB 引起肺水肿时亦导致血液浓缩，故治疗中应避免过度利尿脱水，以免加重血容量不足，恶化循环状态。

5. 对症处理　如呼吸衰竭时，依病情选用呼吸兴奋剂；及时纠正酸中毒和电解质紊乱；控制感染等。此类中毒很易并发肺部感染，并可成为晚期死亡的原因，故应合理使用广谱抗生素或有抑菌作用的中草药。

有研究证明，乌司他丁、清开灵、N-乙酰半胱氨酸等均具有对抗化学性肺损伤的疗效，可在临床实践中积累经验。

其他含氟烯烃如四氟乙烯、偏氟乙烯、氟乙烯、三氟氯乙烯、六氟丙烯等中毒可参照全氟异丁烯进行处理。

【预防】

预防原则可参阅本书总论和本节概述有关内容。

（杜先林　赵　建）

思考题

1. 什么是有机氟化合物？主要有哪几类？主要用途是什么？

2. 简述急性全氟异丁烯中毒的临床特点与救治原则。

建议阅读的参考文献

1. 张兴善. 急性有机氟裂解气吸入中毒致 ARDS 死亡 4 例报告. 中国工业医学杂志，1996，9（1）：52-53.

2. 毕津洲，关芳，胡志军. 急性有机氟中毒的临床观察与治疗. 中国工业医学，2007，34（4）：300-301.

3. 柳月珍，何爱文，陈寿权，等. 乌司他丁联合甲基泼尼松龙治疗急性吸入性有机氟中毒疗效观察. 中华急诊医学杂志，2014，23（5）：512-515.

九、甲醛

【理化性质】

甲醛（formaldehyde，HCHO）俗名蚁醛，常温常压下为无色、有刺激性的易燃气体。分子式为 HCHO，分子量 30.03，密度 $0.815\ g/cm^3$（20℃），沸点 –19.5℃，蒸气压 52.6 kPa（–33℃）、101.3 kPa（–19℃），蒸气密度 1.075 g/L。易溶于水、醇和其他极性溶剂，其 37% 水溶液俗称"福尔马林"（formalin）。甲醛化学性质活泼易燃，易与其他化学物反应，并可自行聚合；为减少其聚合，常在甲醛溶液中加入甲醇或其他物质作为稳定剂，其中加入的甲醇浓度最高可达 15%。

【接触机会】

目前主要采用甲醇氧化法和天然气直接氧化法制备甲醛。其最大用途是用以制备聚甲醛（POM），该物又称"赛钢"，因性能优良，在工业机械、汽车制造、电子电器等诸多工业领域都有着广泛应用。工业上还用于制造树脂（酚醛树脂、脲醛树脂）、塑料和橡胶。服装工业中，为了防皱、防缩、阻燃，保持印花、染色的耐久性，改善手感，都需要在助剂中添加甲醛。此外，建筑材料、木材防腐、皮革加工、造纸、染料、制药、农药、油漆、照相胶片、炸药和石油工业都大量使用甲醛。在农林畜牧业和化妆品、洗涤和清洁剂、医药和食品工业中广泛用作消毒、防腐和熏蒸剂。医院病理科工作人员在尸体防腐、解剖、标本固定与保存等工作中也有机会接触到甲醛。工业品甲醛溶液一般含 37% 甲醛和 15% 甲醇，用作阻聚剂。在上述甲醛及含甲醛产品的生产和使用过程中可有职业接触。

【致病机制】

（一）吸收和代谢

甲醛易经呼吸道和胃肠道吸收，经皮吸收微量。吸收的甲醛在体内很快被氧化成甲酸，并进一步氧化成二氧化碳经呼出气排出；少量以甲酸盐形式经肾由尿排出。此外，进入体内的甲醛尚可在侵入部位的细胞内与谷胱甘肽等亲核的巯基反应形成加合物，也可与组织中蛋白质和核酸共价结合。甲醛也是人体内蛋白质和氨基酸正常的代谢产物以及体内某些物质的生物合成原料。由于甲醛代谢迅速，职业接触甲醛后，血中常难发现甲醛浓度增高。

（二）中毒机制

甲醛属于原生质毒，能凝固蛋白质，对皮肤和黏膜有强烈刺激作用，反复接触甲醛溶液可引起接触性皮炎，大鼠长期吸入甲醛蒸气可致鼻癌，但人群流行病学调查资料尚无此发现。作为一种化学和生物活性都极活泼的化学物，甲醛在体内可与多种生物大分子结合，其毒性作用可能源于甲醛本身、其代谢产物、其与生物大分子结合物的综合作用。甲醛对组织的刺激性可能与其可与蛋白质和氨基酸直接反应有关，如甲醛可与甘氨酸作用形成三羧酸甲基亚丙基三胺，导致蛋白质结构的改变；甲醛还可作为半抗原与表皮中蛋白质结合激活 T 淋巴细胞，当再次接触时可引起Ⅳ型变态反应，表现为变应性接触性皮炎；大量口服甲醛后出现的酸中毒则与其在体内迅速代谢为甲酸有关。工业甲醛中尚存在甲醇等稳定剂，要注意同时存在的甲醇对视丘及视网膜的选择性损害作用。

近年对甲醛致突变性及致癌性的研究表明，甲醛易与细胞内亲核物质反应形成加合物，并可引起 DNA- 蛋白质交联，其修复困难，在 DNA 复制过程中，可造成某些重要基因（如抑癌基因）丢失，导致 DNA 损伤。目前已在动物直接接触高浓度甲醛部位（如吸入染毒的鼻腔或灌胃染毒的胃和小肠）检出DNA-蛋白质交联物，这可部分解释吸入甲醛导致鼻腔和鼻咽部癌发生率增高的原因。

【临床表现】

（一）急性中毒

可分为如下几个类型：

1. 吸入中毒　吸入甲醛蒸气可致结膜炎、角膜炎、上呼吸道炎和支气管炎，表现为眼部烧灼感、流泪、流涕、咽痛、烦渴、咳嗽、气短，肺部可闻呼吸音粗糙、干性啰音，并可有头晕、头痛、乏力等全身症状；严重者可发生喉痉挛、喉头水肿，少数出现肺炎，偶见肺水肿。吸入甲醛溶液可很快出现呼吸窘迫症状。

2. 口服中毒　误服甲醛溶液后，口腔、咽部、食管和胃部很快出现烧灼感，口腔黏膜糜烂，上腹部疼痛，有血性呕吐物，有时伴腹泻、便血等；严重者可有食管和胃肠道黏膜糜烂、溃疡和穿孔，呼吸困难，并可发生休克、昏迷、代谢性酸中毒和肝、肾功能损害。甲醛溶液成人经口致死量为30～60 ml，死因主要为呼吸和循环衰竭。如若口服工业级甲醛，必须注意防治甲醇对视神经的毒性。

3. 皮肤损害　皮肤直接接触甲醛溶液可产生急性刺激性皮炎、变应性皮炎和荨麻疹，接触浓溶液尚可引起皮肤凝固性坏死。皮疹主要为粟粒至米粒大小红色丘疹簇集，周围皮肤潮红或轻度红肿，瘙痒明显，主要发生在前臂屈侧和手背，其次为面部、颈部、上臂和下肢屈侧，有时腋窝、腹股沟等处亦可侵犯，少数病例表现为泛发性皮炎，并可反复发作；部分患者斑贴试验阳性。目前已肯定甲醛溶液是引起变应性接触性皮炎的致敏物，甲醛蒸气对皮肤的致敏作用尚未见报道。

（二）慢性影响

有报道长期接触低浓度甲醛工人眼和咽喉部刺激症状、胸部压迫感的比例显著高于对照组，肺功能也受到影响；长时间反复接触尚可引起皮肤干燥、皲裂、手掌过度角化、慢性湿疹、皮肤成鞣革状以及色素沉着等；部分接触

工人尚出现头晕、头痛、乏力、嗜睡、食欲减退、体重减轻、视力下降等，但尚未见肯定的慢性中毒病例报告。一些研究发现，接触甲醛人群患鼻腔或鼻咽部肿瘤增多，国际癌症研究机构（IARC，1995）曾将甲醛列为人类（鼻咽部）可疑致癌物（2A类）；而截至2014年1月的最近分类，甲醛被升格为1类，人类致癌因素。

【诊断及鉴别诊断】

国家已颁布《职业性急性甲醛中毒诊断标准》（GBZ 33），可作为急性甲醛中毒诊处依据。其诊断原则为：具有短期内接触较高浓度甲醛气体的职业史，出现以眼和呼吸系统急性损害为主的临床表现，结合现场劳动卫生学调查和胸部X线检查结果，在排除其他病因所致的类似疾病后，即可做出诊断。

临床多将短期内接触较高浓度甲醛气体后出现短暂性眼及上呼吸道刺激症状，但肺部无阳性体征，胸部X线检查无异常发现者列为"观察对象"，进行密切临床观察，但此期患者并未被纳入法定职业病范畴。诊断标准将急性甲醛中毒病情分为三级：

1. 轻度中毒　临床出现眼及上呼吸道黏膜刺激症状及两肺呼吸音粗糙、胸部X线检查有肺纹理增多等急性气管-支气管炎表现，或有一至二度喉水肿者。

2. 中度中毒　出现下列表现之一者：

（1）持续咳嗽、咳痰、胸闷、呼吸困难，肺有干、湿性啰音，胸部X线显示散在的点状或小斑片状阴影等急性支气管肺炎表现；

（2）三度喉水肿，血气分析呈轻度至中度低氧血症。

3. 重度中毒　出现下列表现之一者：

（1）肺水肿；

（2）四度喉水肿，血气分析呈重度低氧血症。

急性甲醛中毒须与以下情况鉴别：其他刺激性气体急性中毒（氯气、光气、氮氧化物、失火烟雾等）、上呼吸道感染、支气管感染、细菌性肺炎、病毒性或支原体肺炎、心力衰竭所

致肺水肿等。

甲醛所致皮肤损害，可参照《职业性皮肤病的诊断　总则》（GBZ 18）、《职业性接触性皮炎诊断标准》（GBZ 20）进行诊断处理。

【治疗】

急性甲醛中毒无特效解毒剂，主要为对症和支持治疗。具体措施如下：

1. 吸入中毒者应迅速脱离现场，脱去被污染的衣物，保持呼吸道通畅，给予支气管解痉剂，必要时行气管切开术；雾化吸入 2% 碳酸氢钠、地塞米松、异丙基肾上腺素混合溶液；给予止咳、化痰药物，合理氧疗；发生化学性肺炎和肺水肿时，早期、足量、短程应用糖皮质激素。

2. 误服后，尽快插入适当粗细的洗胃软管，慎重洗胃；洗胃后可给 3% 碳酸铵或 15% 醋酸铵溶液 100 ml，使甲醛变成毒性较小的六亚甲基四胺（乌洛托品），并口服牛奶或豆浆，以保护胃黏膜。其他对症治疗包括补液、保持水和电解质平衡、纠正酸中毒、抗休克、防治肝肾损害和用抗生素防治继发感染等。

3. 皮肤接触后，立即用大量的清水彻底冲洗，并用肥皂水或 2% 碳酸氢钠溶液清洗；如溅入眼内，须立即使用大量的清水冲洗。发生皮炎者应避免再次接触甲醛，按皮肤病处理原则对症治疗。

4. 忌用磺胺类药物，以防在肾小管形成不溶性甲酸盐而导致尿闭。

轻度和中度中毒治疗后，经短期休息，一般可从事原作业；但对甲醛过敏者应调离原作业岗位；重度中毒视疾病恢复情况，酌情安排不接触毒物的工作。如需劳动能力鉴定按照《劳动能力鉴定　职工工伤与职业病致残等级》GB/T 16180 的有关条文处理。

【预防】

预防原则可参阅本书总论和本节概述有关内容。具体还应注意：甲醛的生产、灌注和运输，以及含甲醛产品的制造和使用过程应机械化、密闭化，并加强通风和局部排气。生产工人应注意个体防护和个人卫生，严防皮肤直接接触。做好就业和定期体格检查。凡有呼吸系统慢性疾病、全身性皮肤病、慢性眼病及对甲醛过敏者应列为职业禁忌证。

（张雁林）

> **思考题**
>
> 1. 简述急性甲醛主要工业用途。
> 2. 总结甲醛中毒的诊断处理要点。

推荐阅读的参考文献

1. 华明，廖日洪，仲崇翔，等. 吸入甲醛中毒 10 例急诊救治分析. 现代医药卫生，2012，28（3）：395-396.

2. Swenberg JA，Moeller BC，Lu K，et al. Formaldehyde carcinogenicity research：30 years and counting for mode of action，epidemiology，and cancer risk assessment. Toxicol Pathol，2013 41（2）：181-189.

3. 朱桂珍. 甲醛中毒的诊断与治疗. 临床药物治疗杂志，2006，4（1）：57-60.

十、偏二甲肼

【理化性质】

偏二甲基肼（1,1- 二甲基肼，usymmetric dimethylhydrazine，UDMH）为无色碱性吸湿性液体，具鱼腥臭味。分子式 $(CH_3)_2NNH_2$，分子量 60.078，熔点 -58℃，沸点 63.9℃，相对密度 0.79。常温下与极性和非极性化学物质（如水、乙醇、肼、二乙烯三胺、汽油及大多数石油产品）完全互溶。易燃、易爆，与液氧、浓过氧化氢、浓硝酸、固体高锰酸钾、四氧化二氮、三氟化氯等强氧化剂接触能自燃，但对冲击、压缩、摩擦、枪击、振动等不敏感。长期暴露在空气中可被空气缓慢氧化，逐渐变成一种黏度较大的黄色液体。

【接触机会】

偏二甲基肼与肼、甲基肼合称三肼，主要用于航天工业和军事工业，常用作运载火箭、远程导弹等的液体推进剂组元成分及卫星调姿推进剂，故又称肼类燃料。在合成生产、槽车运输、槽罐转注、取样化验及火箭加注和回卸过程中均可接触肼类。在火箭发动机试车、火箭发射升空第一级燃料箱脱离箭体坠地和火箭发射意外事故时，均有肼类燃料逸出。此外，在设备装配分解、检修及处理废液时，会有肼类挥发。在上述各个环节中，职业人群均可接触到偏二甲基肼。另外，在化学试剂制造业如照相试剂和农药植物生长调节剂合成中会应用偏二甲基肼。

【致病机制】

（一）毒性

偏二甲基肼可经呼吸道、皮肤进入人体。狗吸入 637/100 万 ～ 735/100 万偏二甲基肼 40 ～ 50 分钟，血中浓度达峰时间为 50 分钟，峰值为 11 ～ 111 μg/ml，停止吸入 5 ～ 10 分钟，血内浓度在 26.7 ～ 88.5 μg/ml，在此范围的实验狗多于 2.5 小时内痉挛而亡；家兔皮肤染毒，可立即吸收入血，0.36 ～ 0.86 小时吸收基本结束。Ames 试验、微核试验、骨髓细胞染色体畸变试验、染色体畸变分析及显性致死试验等均证实偏二甲基肼具有胚胎毒性。给小白鼠长期饮用加入偏二甲基肼的水，平均每天摄入偏二甲基肼 0.5 mg，40 ～ 50 周死亡的 8 只小白鼠中有 1 只出现肺肿瘤，50 ～ 60 周死亡的 9 只小白鼠中有 4 只出现肺肿瘤；小白鼠终生饮用含 0.01% 偏二甲基肼的水，血管肉瘤发生率为 79%，肺、肝和肾的肿瘤发生率分别为 71%、10% 和 6%，由此可见，偏二甲基肼也是一种动物致癌剂。

（二）毒性机制

研究认为，偏二甲基肼进入人体后，可与维生素 B_6（吡多醇，pyridoxine）的同类物吡多醛（pyridoxal）及 5- 磷酸吡多醛（pyridoxal 5-phosphate）结合，形成相应的腙，此反应会大量消耗体内的维生素 B_6，导致维生素 B_6 缺乏；生成的腙具有抑制磷酸吡多醛激酶作用，可阻碍 5- 磷酸吡多醛的生物合成，导致组织内 5-磷酸吡多醛含量下降，该物是谷氨酸脱羧酶、γ- 氨基丁酸转氨酶等维生素 B_6 酶体系的辅酶，其在脑内含量的下降干扰了 γ- 氨基丁酸的代谢，致使脑内 γ- 氨基丁酸含量下降；γ- 氨基丁酸是脑内抑制性物质，通过 γ- 氨基丁酸受体选择性地抑制大脑皮质神经细胞，脑组织内 γ- 氨基丁酸含量降低后，中枢神经系统处于兴奋状态，可导致全身性痉挛。

【临床表现】

（一）急性中毒

主要表现为发作性痉挛，临床大致分为如下几期：

1. 前驱期 接触偏二甲基肼蒸气后，出现眼与上呼吸道的刺激症状，如咳嗽、喷嚏、流涕、眼刺痒和灼烧感，立即脱离有毒环境后症状消失；继续接触时，则逐渐出现流涎、恶心、呕吐、头晕、头痛、乏力、心慌、全身无力、站立不稳等症状。此期约为十余分钟至数小时不等，轻者症状不再继续发展，重者则进入痉挛期。

2. 痉挛期 表现为恐惧感、躁动不安、肌张力增加、肌颤和四肢小抽搐，而后出现全身阵挛性痉挛，继而转为全身强直性痉挛，表现为癫痫大发作：口吐白沫、角弓反张、牙关紧闭、瞳孔散大、神志不清、大小便失禁。痉挛可反复发作，重者呈持续状态，可因呼吸、循环衰竭导致死亡。

3. 恢复期 程度稍轻或救治及时的患者，痉挛逐渐控制，但在一定时期内仍有头晕、头痛、乏力、精神不振、肢体麻木等神经系统症状和食欲缺乏、恶心、呕吐、腹胀、肝功能改变等消化系统表现。

偏二甲基肼溅入眼内可出现化学性灼伤，引起结膜炎、角膜炎等，严重者可致角膜穿孔，甚或导致失明。皮肤沾染偏二甲基肼，可产生局部皮肤化学性灼伤，出现红斑、水疱、坏死等。

（二）慢性中毒

长期接触偏二甲基肼可导致肝功能异常，

多无临床症状与体征，尚无肯定病例报告。

【诊断与鉴别诊断】

国家已经颁布《职业性急性偏二甲基肼中毒诊断标准》(GBZ 86)，可作为诊处依据。其诊断原则是：具有短时间内吸入或皮肤污染较大量偏二甲基肼的职业史，出现中枢神经系统损害及肝损害为主的临床表现，结合现场职业卫生调查资料，并排除其他病因所致疾病，即可做出诊断。标准将急性偏二甲基肼中毒的病情分为两级：

1. 轻度中毒　有明显头晕、头痛、乏力、失眠、恶心、呕吐、食欲缺乏等症状，且有兴奋、烦躁不安、肢体抽搐等表现，或出现急性轻度中毒性肝病者。

2. 重度中毒　出现全身阵发性强直性痉挛。

【治疗】

（一）急性中毒

治疗原则是立即中止毒物继续侵入，及早使用特效解毒药及对症支持治疗。

1. 脱离接触　迅速将中毒人员移至空气新鲜处，给予紧急处置。体表喷溅偏二甲基肼者，应脱去被污染衣物，用大量温水冲淋 15 分钟以上；眼睛接触高浓度偏二甲基肼蒸气或溅入液滴，应用大量清水、生理盐水或 3% 硼酸溶液冲洗。

2. 及早使用解毒剂　可根据中毒程度尽快静脉注射维生素 B_6 1 ～ 5 g；如现场无法静脉注射，可给予肌内注射或口服（但发生呕吐时，口服效果差）。痉挛不止者，可重复静脉注射维生素 B_6 1 ～ 2 g，然后改为静脉滴注维持，每 0.5 ～ 1 小时给予 0.5 g，直至痉挛停止发作，一日总量不宜超过 10 g，中毒次日可视病情改为肌内注射或口服，每次 50 ～ 100 mg，一日 3 次。有报道国内某医院治愈 11 例偏二甲基肼中毒人员，维生素 B_6 一天用量达 15.5 ～ 35.5 g，随访观察 6 ～ 24 个月未发现毒副作用；但目前认为维生素 B_6 一日剂量不宜超过 10 g，只有惊厥不止时，才可慎重地继续使用，同时应配伍地西泮（安定）和苯巴比妥钠等药物。

3. 促进毒物排泄　在急性中毒后第一个 24 小时，可采取利尿法以促进毒物排泄，如静脉滴注 5% ～ 10% 葡萄糖溶液或 5% 葡萄糖生理盐水溶液（根据尿量情况，酌情给予一天 3000 ～ 4000 ml）、给予利尿剂（呋塞米 20 ～ 40 mg，静脉注射，或 20% 甘露醇 250 ml，静脉滴注），利尿时应密切关注心肺功能，注意维持水、电解质平衡。

4. 防治脑水肿　患者如反复痉挛不止，尤其是处于癫痫持续状态时，由于呼吸暂停时间过长，常导致大脑严重缺氧而引发脑水肿，可采取下列措施：①给予吸氧；②地塞米松静脉注射（10 mg，每 4 ～ 6 小时 1 次）；③20% 甘露醇快速静脉滴注（250 ml，每 6 ～ 8 小时 1 次）或呋塞米 20 ～ 40 mg 静脉注射，注意观察尿量；④人工低温冬眠。

5. 保肝治疗　可给葡醛内酯（葡醛内酯 0.4 g，加入 10% 葡萄糖 500 ml 中静脉滴注，每日 2 ～ 3 次）、维生素 C（1 ～ 2 g 加入 10% 葡萄糖 500 ml 中静脉滴注，每日 2 ～ 3 次）。

6. 预防感染及加强营养和护理。

长期接触偏二甲基肼，仍以对症支持治疗为主。

【预防】

预防原则可参阅本书总论和本节概述有关内容。具体还应注意：设备管道密闭，加强维护与保养，防止泄漏；加强员工的职业卫生知识培训，增强自我防范和自救互救能力，减少不必要伤亡。

（李　伟）

案例介绍

患者，男，29 岁，在工作期间，因弹舱内偏二甲基肼、氮氧化物泄漏，进舱排除故障，舱体大小约 3.5 m³；患者共进舱 7 次，在舱内停留约半小时。出舱后感头晕、乏力、胸闷、恶心，送医务室途中症状加重，呼吸困难、昏迷，至医务室时四肢抽搐，心肺未见异常。立即给予吸氧、大剂量维生素 B_6、地塞米松及葡萄糖酸钙等治疗，

1小时后症状好转，神清，但停止吸氧后仍胸闷。遂转入基地医院，急查谷丙转氨酶694 U（金氏法正常值130 U），既往无肝炎病史，给予对症治疗，一周后又转入北京航天总医院。入院检查皮肤巩膜无黄染；谷丙转氨酶（ALT）429 U，β脂蛋白1100 mg%（正常值220～600 mg%）；腹部B超检查未见异常；胸部X线检查未见异常。给予ATP、辅酶A、葡醛内酯、联苯双酯、血脂宁等药物治疗月余，病情好转，ALT恢复正常，出院。1个月后随访，仍感乏力、胸闷、气短，但检查未见异常，唯谷丙转氨酶又增至303 U，继续服药治疗。

点评：患者有明确的偏二甲基肼和氮氧化物急性职业接触史，并出现四肢抽搐和呼吸困难等典型症状，给予针对性治疗，恢复较好；但谷丙转氨酶反复异常，提示偏二甲基肼不仅对神经系统作用明显，对肝的影响也较大。

思考题

1. 简述偏二甲基肼导致痉挛的生化机制。
2. 总结急性偏二甲基肼中毒的诊断和治疗要点。

推荐阅读的参考文献

1. 曹巧玲，王彦杰，王中民，等. 偏二甲基肼和四氧化二氮的毒性及其中毒的急救措施. 职业与健康，2011，27（12）：1419-1420.
2. 李炜，胡杰，郑哲君，等. 褪黑素对偏二甲基肼致小鼠神经递质变化的影响. 营养学报，2012，34（2）：189-192.
3. 王建国. 液体推进剂急性中毒诊治研究. 北京：科学技术出版社，2000：47-51.

十一、酚

【理化性质】

酚（phenol）又名苯酚或石炭酸（carbolic acid），为白色半透明的针状结晶，熔化状态呈无色透明低黏稠度液体，具有特殊的芳香气味，易燃、易爆。分子式C_6H_5OH，分子量94.11，密度1.071 g/cm^3（20℃），熔点43℃，沸点182℃，蒸气压0.048 kPa（20℃），蒸气密度3.24 g/L。易潮解，在水中溶解度为8%（25℃），可溶于芳香烃、醇、醚、酮、卤代烃等大部分有机溶剂。

【接触机会】

酚主要用于生产酚醛树脂、己内酰胺、炸药、肥料、油漆、除漆剂、橡胶和木材防腐剂等；也用于石油、制革、造纸、肥皂、玩具、香料、染料等工业。医药上用作止痒剂、消毒剂和防腐剂等。在酚的生产和应用过程中均有接触机会。

【致病机制】

（一）吸收和代谢

酚易经呼吸道、胃肠道、完整和擦伤的皮肤吸收。动物经口摄入酚，95%以上可被吸收，兔口服酚15分钟后，以肝中含量最高，其次为中枢神经系统、肺和血液，82分钟后均匀分布到所有组织。志愿者吸入6～20 mg/m^3的酚，8小时后70%～80%的吸入酚滞留在肺中，然后很快分布到机体各组织。吸收的酚与葡萄糖醛酸或硫酸结合为主要的代谢途径，小部分经羟基化后形成儿茶酚和对苯二酚。无论游离还是结合的酚，主要经尿排出，排出速度与摄入量和摄入途径有关；少部分酚可经粪便和呼出气排出。经一室模型推算，酚在人体内的半衰期约为3.5小时。

（二）中毒机制

酚为细胞原浆毒物，属高毒类。其能使蛋白质变性，并可穿透组织，故对各种细胞有直接损害作用。酚引起的病理变化和中毒表现因吸收途径、所用溶剂、浓度，以及接触时间等因素而异，经口摄入时，口腔、咽喉和食管黏膜可有水肿、腐蚀和坏死，周围组织有出血及浆液性浸润。吸收后引起全身中毒，关键靶部位在中枢神经系统，其对血管舒缩中枢、呼吸和体温中枢有明显的抑制作用，并可直接损害心肌和毛细血管，使心肌发生变性、坏死，心率起初增快，后变慢而不规则，血压先升高、后下降；前角细胞也因受刺激而引起肌肉震颤和阵挛性抽搐。肝、肾亦受损害，表现为细胞肿胀，并有核水肿、破裂和浓缩。酚的毒性作用与血液中"游离"酚的含量直接相关。

酚对皮肤和黏膜有强烈的刺激和腐蚀作用，并能经皮肤和黏膜吸收引起全身中毒。目前发现酚经皮肤或体腔吸收产生的毒性作用要高于消化道摄入途径。

【临床表现】

酚由于挥发性低，故在临床，90% 以上的急性酚中毒是经灼伤皮肤吸收所致，吸入酚蒸气及胃肠道摄入引起的中毒较少见。

成人口服酚的致死量多在 10 ~ 30 g，但也有报道口服 4.8 g 致死，而摄入 65 g 纯酚和 120 g 粗酚经抢救后仍然存活。误服酚后，可立即出现口腔和咽喉烧灼感、腹痛，呼出气中带酚味，脸色苍白、冷汗、瞳孔扩大或缩小，并可有明显发绀。许多病例在服后数分钟即出现肌无力、意识丧失，脉搏通常微弱和缓慢（偶见增快）；中毒早期呼吸增快，晚期减慢；体温早期波动在 37℃ 上下、晚期增高；血压常下降，重者数小时后休克；偶可见全身震颤、阵发性强直性抽搐、面部或肢体个别肌肉抽搐，最终常死于呼吸衰竭。严重中毒存活者常继发肝、肾损害和肺炎；肾损害多发生在 48 小时后，表现为少尿、蛋白尿和尿毒症。

皮肤接触后，局部出现红斑或无痛性苍白斑，严重病例皮肤腐蚀和坏死；较大面积皮肤污染时，可经皮吸收引起中毒，出现心律失常（室上性或室性）、休克、代谢性酸中毒等，尚有通气过度、肾损害和高铁血红蛋白血症的报道，如曾有报道 1 例全身酚烧伤面积达 50% 者发生急性肾衰竭，表现为无尿、血肌酐增高等。

吸入高浓度酚蒸气，可迅速出现头痛、头晕、无力、视物模糊，体温、脉搏和血压下降；严重者出现意识障碍、抽搐、肺水肿和呼吸衰竭，常并发肝、肾损害。酚溅入眼内，可引起结膜和角膜灼伤；接触酚的工人可发生刺激性皮炎。

长期接触低浓度酚，可出现头痛、头晕、失眠、易激动、恶心、呕吐、吞咽困难、食欲缺乏、唾液分泌增多和腹泻等。少数人可有肝功能异常。

【诊断及鉴别诊断】

国家已颁布《职业性急性酚中毒诊断标准》（GBZ 91），可作为诊断处理依据。其诊断原则是：具有短期内接触大量酚的职业史，出现以中枢神经系统、肾、心血管、血液等一个或多个器官系统急性损害为主的临床表现，患者呼出气、呕吐物或身上带有酚味，尿呈暗黑色；其接触物、呕吐物、尿、血中可检出酚含量增高，结合职业卫生学调查结果，并排除其他病因所致的类似疾病后，即可做出诊断。

临床多将短期接触酚后，出现短暂性头痛、头晕、恶心、乏力、烦躁不安等症状者（可伴有一过性血压升高）列为"观察对象"进行密切临床观察，但此期患者尚未被纳入法定职业病范畴。诊断标准多将急性酚中毒病情分为三级：

1. 轻度中毒　指除接触反应症状加重外，尚出现下列表现之一者：

（1）轻度意识障碍；

（2）轻度中毒性肾病；

（3）急性血管内溶血；

（4）心电图显示 ST-T 轻度异常改变或轻度心律失常（如频发过早搏动、室上性心动过速）。

2. 中度中毒　具备下列表现之一者：

（1）中度意识障碍或反复抽搐；

（2）中度中毒性肾病；

（3）心电图显示心肌缺血或较重的心律失常（心房颤动或扑动）。

3. 重度中毒，具备下列表现之一者：

（1）重度意识障碍；

（2）重度中毒性肾病；

（3）休克；

（4）心电图显示严重心律失常（如心室颤动或扑动）。

急性酚中毒须与以下情况鉴别：其他腐蚀性化学物急性中毒和皮肤灼伤（强酸、强碱、甲酚及其他酚化合物）、脑血管病、急性胃肠炎、高温中暑等。

【治疗】

急性酚中毒无特效解毒剂，主要采用一般急救和对症治疗，具体如下：

1. 皮肤接触者应立即脱离现场，脱去污染的衣物，用大量流动清水冲洗污染创面，同时使用浸过聚乙烯乙二醇 -400 或 300（PEG-400 或 PEG-300）的棉球或浸过 30% ~ 50% 乙醇的棉球擦洗创面至无酚味为止。皮肤被酚灼伤时，用饱和硫酸钠溶液湿敷，并按化学灼伤做进一步处理。酚溅入眼内时，应迅速用大量清水冲洗 15 分钟以上，而后按眼灼伤处理。

2. 吸入接触者，应立即脱离现场，保持呼吸道通畅，给予支气管解痉剂，必要时行气管切开术；给予止咳、化痰药物；合理氧疗。

3. 口服者如意识清晰，立即口服蓖麻油或其他植物油 15 ~ 30 ml，并催吐；如催吐失败，应迅速用温水或牛奶洗胃，每次 300 ~ 400 ml，直至洗出液无酚味为止，最后灌入蓖麻油或其他植物油（如酚进入胃肠道时间较长或黏膜已被严重腐蚀时，不能再用植物油，否则会增加酚的吸收）；洗胃插管时务必谨慎，以免食管穿孔。

4. 血液净化疗法，应尽早采用，尤其是酚吸收量较大或有肾损害等重症患者，可在血液透析后给予血液灌流，尽可能地清除酚，以助于防止急性肾衰竭。

5. 积极给予对症支持治疗，重点保护中枢神经和肝、肾功能，防治血管内溶血、肺水肿，并给予能量支持，保持水、电解质和酸碱平衡。

【预防】

预防原则可参阅本书总论和本节概述有关内容。具体还应注意：生产、应用、贮藏和运输酚的过程必须有安全卫生制度，并严格执行；凡加热酚的操作必须密闭化，辅以通风设施，

注意防火、防爆，做好含酚污水的处理；加强个体防护，避免皮肤直接接触；在生产岗位应设置冲水设备，以备急救冲洗用。

（张雁林）

思考题

1. 简述酚的用途及急性酚中毒的临床特点。

2. 简述职业性急性酚中毒的诊断及处理原则。

推荐阅读的文献

1. 李建军，孙世中. 血液灌流抢救重度急性甲酚中毒 1 例. 中国危重病急救医学，2011，23（8）：453-453.

2. 蒋虹倩，李思惠，金惜雯. 酚灼伤与急性酚中毒 254 例临床分析. 中华内科杂志，2009，48（12）：1046-1047.

3. 王洁. 酚中毒研究概况. 职业卫生与应急救援，2009，27（1）：23-27.

十、环氧乙烷

【理化性质】

环氧乙烷（epoxyethane，EO）又名 1,2- 环氧乙烷、氧化乙烯，属低分子氧化物。常温下为气态，4℃ 以下为无色液体，低浓度时有醚样气味，高浓度时有甜味感。分子式 C_2H_4O，分子量 44.05，密度 0.8966 g/cm^3，蒸气密度 1.49 g/L，闪点 –6℃，凝点 –112℃，沸点 10.4℃，蒸气浓度达到 3% ~ 50% 时易发生燃烧和爆炸。本品气态时具高度化学活性，能与许多化合物发生开环加成反应，但液态时比较稳定。易溶于水和乙醇、乙醚、苯、丙酮、二硫化碳、四氯化碳等一般有机溶剂。其气体的蒸气压很高，30℃ 时可达 141 kPa，决定了其穿透力较强，故成为甲醛之后出现的第二代化学消毒剂，至今

仍为最好的冷消毒剂之一，也是目前四大低温灭菌技术（低温等离子体、低温甲醛蒸气、环氧乙烷、戊二醛）最重要的一员。

【职业接触】

本品由乙烯催化和氧化反应而生成，主要用于制造乙二醇（制涤纶纤维原料）、合成洗涤剂、非离子表面活性剂、抗冻剂、乳化剂、缩乙二醇类产品，也用于生产增塑剂、润滑剂、橡胶和塑料等，广泛应用于洗染、电子、医药、农药、纺织、造纸、汽车、石油开采与炼制等众多领域。其自动分解时能产生巨大能量，故可作为火箭喷气推进器的动力，一般是采用硝基甲烷和环氧乙烷的混合物（60∶40～95∶5）。它还有杀菌作用，可杀灭细菌、真菌，对金属不腐蚀，无残留气味，因此可用于消毒一些不能耐受高温消毒物品的气体杀菌剂，如粮食、食物、香料、医院用品、精密仪器等。

【致病机制】

（一）吸收与代谢

EO 在正常生产环境中多以气态形式经呼吸道吸收，液态亦可经皮肤和消化道吸收。在体内分布和转化情况目前尚不完全明了，可能通过血液循环被细胞吸收后转化成甲醛或乙二醇，再氧化为甲酸、草酸从尿中排出。

（二）中毒机制

气态环氧乙烷具高度化学活性，其代谢产物甲醛和甲酸能凝固蛋白质产生细胞原浆毒作用，对皮肤、黏膜也有强烈刺激作用。EO 在体内可与蛋白质的氨基作用，或与三甲胺结合形成乙酰胆碱，从而干扰神经功能，引起神经系统抑制；其代谢产物乙二醇在体内可抑制氧化磷酸化过程，干扰葡萄糖代谢和蛋白质合成，从而引起细胞功能失调。此外，EO 的活性基团环氧基（-C-O-C-）是直接烷化剂，无需代谢活化即可引起遗传损伤。研究发现，在 Ames 试验中，EO 可引起 DNA 上的碱基互换，并降低某些遗传修复酶的活性，导致遗传损伤，故可诱导动物肿瘤形成及细胞形态学改变。

【临床表现】

（一）急性中毒

1．呼吸系统　初期主要表现为眼和上呼吸道刺激症状，如流泪、流涕、咳嗽、胸闷、气急，以及眼结膜、咽部充血等。X 线胸片显示肺纹理增强，酷似感冒表现，故易误诊。病情进一步发展，可有呼吸困难、发绀、肺部湿性啰音，X 线胸片显示支气管炎、支气管周围炎或肺炎；严重时甚至出现肺水肿，血气分析可见低氧血症、呼吸性酸中毒或碱中毒。国外还报道 1 例铁路搬运工接触环氧乙烷后引起哮喘发作。

2．神经系统　中毒早期表现为头晕、头痛、乏力、萎靡不振，随后出现全身肌束震颤、出汗、手足无力、步态不稳、四肢感觉减退、跟腱反射减弱或消失，严重时出现语言障碍、谵妄、共济失调、意识障碍，甚至昏迷、死亡。个别病例于意识清醒后 72～96 小时出现迟发性脑病表现，如中枢性肢体瘫痪、膝反射亢进、锥体束征阳性、脑电图轻度异常，或出现暂时性精神失常。

3．循环系统　初为心律不齐（过速或过缓），后可出现各种心律失常，心电图示有 T 波、ST 段改变，QT 间期延长，提示有心肌损害。

4．消化系统　常出现恶心、呕吐、腹痛、腹泻、腹部压迫感或沉重感，重症病例可出现肝损害。

5．皮肤损害　皮肤直接接触环氧乙烷可出现红肿、水疱或渗出，自觉疼痛，反复接触可致皮肤过敏反应。

6．环氧乙烷蒸气对眼结膜有强烈刺激，高浓度可引起结膜和角膜损害，严重时可发生角膜灼伤。

（二）慢性影响

1．神经系统　长期接触可引起神经衰弱综合征和自主神经功能紊乱。有报道消毒工长期接触低浓度 EO 后发生手足活动不灵、共济失调、震颤等周围神经病表现。

2．晶体混浊和白内障　法国曾对巴黎 16 家医院 41 年间从事环氧乙烷消毒的 55 名工人进行过调查，其 EO 接触组晶体混浊和白内障发生率明显高于对照组。

3．细胞遗传学和血液学影响　Parera 以某大学医院从事 EO 消毒的 34 名工人为观察组，23 名该大学图书馆工作人员为对照组，对其外周血细胞中环氧乙烷 - 血红蛋白加合物（EO-Hb）、姊妹染色体交换（SCEs）、尾核（MN）、染色体畸变、DNA 单链断裂及 DNA 修复指数等指标进行了 8 年监测。结果发现，接触组在 TWA 接近或低于 1.97 mg/m^3 状态下，调整吸烟影响因素后，EO-Hb 和 SCE 的变化与环氧乙烷接触水平明显相关（$P < 0.01$），吸烟和环氧乙烷接触对 SCEs 的影响有相互促进作用；此外，接触者 DNA 的修复能力也受到明显抑制。

4．生殖系统　有报道接触 EO 的女工自然流产率升高，推测可能由于 EO 的胚胎毒性，导致胚胎早期死亡、流产。

5．肿瘤流行病学调查资料　Aogstedt 等对瑞士一些医院 EO 接触者的调查结果表明，接触人群白血病发病率比预测值高出 10 倍；Cordmer 等人的调查发现，EO 接触人群非霍奇金淋巴瘤的发病率有明显升高；还有调查发现，接触 EO 工龄 1 ～ 10 年者，总肿瘤、胃癌和白血病发生率明显升高。EO 具有明显致癌性，已被国际癌症研究机构（IARC）列为 1 类，人类致癌物。

【诊断及鉴别诊断】

国家已颁布《职业性急性环氧乙烷中毒诊断标准》（GBZ 245），可作为诊断和处理急性环氧乙烷中毒的依据。其诊断原则是：具有短期内接触大量环氧乙烷的职业史，出现以中枢神经系统、呼吸系统损害为主的临床表现，现场职业卫生学调查和实验室检查结果支持上述情况，在排除其他病因所致的类似疾病后，即可做出诊断；确诊关键在于明确接触史，尤其是同工者有无类似发病情况。

临床一般将短期内接触环氧乙烷后出现短暂性头晕、头痛、恶心、呕吐、乏力，以及眼部不适、咽干等刺激症状，胸部 X 线检查无异常发现者列为"接触反应"，以进行密切医学观察，但此期患者并未被纳入法定职业病范畴。诊断标准将急性环氧乙烷中毒病情分为三级：

1．轻度中毒　指头晕、头痛、恶心、呕吐、眼部不适、咽干等症状加重，并出现步态蹒跚或意识模糊，或发生急性气管 - 支气管炎者。

2．中度中毒　指在轻度中毒基础上出现谵妄或浑浊状态，或发生急性支气管肺炎或急性间质性肺炎者。

3．重度中毒　在中度中毒基础上，出现肺泡性肺水肿，或重度中毒性脑病者。

急性环氧乙烷中毒一般不难诊断，但其早期表现酷似感冒，易被误诊。尤其需要注意与以下疾病鉴别：其他刺激性气体急性中毒（氯气、光气、氮氧化物等）、流感、上呼吸道感染、支气管感染、细菌性肺炎、病毒性或支原体肺炎、心力衰竭所致肺水肿等。

【治疗】

目前尚无特效解毒剂，主要为对症和支持治疗。具体措施如下：

1．吸入中毒者应迅速脱离现场，有皮肤接触者应脱去被污染的衣物，彻底冲洗被污染的皮肤，卧床休息；密切观察呼吸、脉搏及心、肺体征变化。

2．保持呼吸道通畅，给予支气管解痉剂；雾化吸入地塞米松、异丙基肾上腺素混合溶液；给予止咳、化痰药物；合理氧疗。如发生化学性肺炎和肺水肿时，可早期、足量、短程应用糖皮质激素。

3，积极防治脑水肿，早期、足量、短程应用糖皮质激素、脱水剂、利尿剂和改善脑细胞代谢的药物（如脑活素、川芎嗪、醋谷胺、胞磷胆碱、曲克芦丁、辅酶 A、ATP、细胞色素 C 等）；改善脑循环；必要时可进行高压氧疗法。

4．给予能量支持，保持水、电解质、酸碱平衡。

5．皮肤接触者以大量清水冲洗后，外涂地塞米松霜、苯海拉明霜、紫草油或其他灼伤油。

【预防】

预防原则可参阅本书总论和本节概述有关内容。具体还应注意：本品易挥发、易燃、易爆，故生产环境应有防火、防爆措施，严格控制火源，完善灭火装备，本品储存处应远离热源和强氧化剂；应定期检修生产管道和容器，以免泄漏发生意外事故，生产车间应设有效通风排气设备，操作者应佩戴有效个人防护用品；环氧乙烷残液、残气不准倒入下水道；用环氧乙烷作熏蒸杀虫剂时，应在充分通风排气后，方可进入库内操作；对长期接触工人应实行定期健康监护。

（张雁林）

思考题

1．简述环氧乙烷对人体的急慢性毒性。
2．总结急性环氧乙烷中毒的诊断要点和处理原则。

推荐阅读的参考文献

1．张毅南，徐春茹，张国辉，等．急性环氧乙烷中毒研究进展．中国职业医学，2010，37（5）：413-415．
2．李岩，徐春茹，张毅南，等．职业性急性环氧乙烷中毒56例分析．中国工业医学杂志，2012，25（4）：262-263．
3．闻建范．环氧乙烷槽车泄漏：一起处置不当致死的化学中毒事故．职业卫生与应急救援，2013，31（2）：110-111．

第八节　农　药

一、概述

所谓农药（agricultural chemicals）主要是指用来杀灭或控制危害农作物生长和农产品贮存的病、虫、草、鼠和其他有害生物的一类物质；还包括调节、控制、影响农作物代谢、生长、发育的物质，如植物生长调节剂（plant growth regulators）、脱叶剂（defoliating agents）、增效剂（synergists）等。农药可由化学合成，也可来源于天然物质；可为一种化学物质，也可为几种物质的混合物。由上可见，农药的内涵已经发生很大变化，它不再仅是害虫的"杀灭剂"，也包含农作物生长的"调控剂"，在科技水平日益提高的今天，已成为农业生产不可缺少的重要保障；但化肥、动植物营养剂、食品添加剂或动物用药并不包括在"农药"范畴内。我国的农药年产量2005年已超过100万吨，成为世界农药生产第一大国，近年更达到

360万吨，包括300余种原药、千余种制剂，其中大多用于出口，我国自身的年消耗量在60万吨左右。值得注意的是，发达国家使用的农药主要是毒性较低的除草剂（herbicides），发展中国家使用的主要品种则是杀虫剂（pesticides）、杀鼠剂（rodenticides），毒性较强，故成为农药中毒的主要发生地；但近年，农药的品种与结构已有很大的改进，杀虫剂在总产量的比重已由20世纪80年代的70%以上降到50%以下，杀虫剂：除草剂：杀菌剂（fungicides）的产量比约为50：40：10，（发达国家的比值为30：50：20），但毒性较大的杀虫剂类仍占多数（其中有机磷类产量更约占70%），除草剂中较先进的悬浮剂型比例仍较少。

据世界卫生组织（WHO）近年统计资料，全世界每年发生的农药中毒病例在300万例以上。我国在20世纪80年代，每年的急性农药中毒人数在30万以上，近年仍超过20万，病

死率约为12%，主要为有机磷及其混配农药中毒，其中生产性中毒约占1/4（平均病死率0.72%），非生产性中毒占3/4（平均病死率8.95%）；其次是氨基甲酸酯类、拟除虫菊酯类杀虫剂中毒；急性杀鼠剂（包括已禁用的氟乙酰胺、毒鼠强）中毒事件也时有发生，病死率甚高；除草剂中毒近年也渐增多，主要见于2,4滴、五氯酚、二硝酚、特乐酚、百草枯、敌草快等毒性较高的除草剂。

除此之外，不少农药会杀伤有益生物，造成野生生物及畜禽中毒；长时间使用同一种农药，最终会增强病菌、害虫的抗药性；有些农药如有机氯，被植物吸收后不易分解，可长期残留于环境中，并通过植物链扩大污染，影响生态平衡，对人类和其他生物造成长期危害；还有些农药其代谢产物具有潜在的致癌性（carcinogenicity）、致畸性（teratogenicity）和致突变性（mutagenicity），甚至引起男性不育（male infertility），严重威胁人类的健康和繁衍，故农药的危害不仅是医学科学的突出问题，也是环境科学急需解决的重大课题。科学家预测，"环保型农药"将成为新世纪环境和生物科学的重要目标，未来的农药不仅要保证对农业害虫的高效杀灭性能，更要保证对非靶标生物（nontarget organisms）无害及对环境安全卫生。

但就近几十年而论，农药的使用不会明显减少，据有关部门分析，停用农药将会使农业至少减产40%以上，这对于人口负担愈来愈重的世界是绝难接受的。相反，农药的开发利用仍然方兴未艾，近年的统计表明，已在世界各国注册登记的农药成分已达1200余种，形成了35000余种牌号的商品，这些农药毒性各异，混配使用盛行，使中毒的临床表现日渐复杂，给农药中毒的准确诊断和正确治疗构成极大障碍。

【农药的分类】

农药有多种分类方法，如可按农药的化学结构特点，将其分为无机化合物、有机汞、有机锡、有机氯、有机砷、有机硫、有机磷、有机氟、有机氮、卤代烃、硝基化合物、酚类、醌类、有机酸、脲及硫脲类、苗满二酮类、氮杂环类、酯类等。也可按农药的作用方式分类，如分为内吸剂、触杀剂、胃毒剂、熏蒸剂、不育剂、拒食剂、诱杀剂、防腐剂等。根据加工剂型又可分为可湿性粉剂、可溶性粉剂、乳剂、乳油、浓乳剂、乳膏、糊剂、胶体剂、熏烟剂、熏蒸剂、烟雾剂、油剂、颗粒剂、微粒剂；用法也多种多样，如粉末撒布，水溶液、悬浮液、乳浊液喷射，或蒸气、气体熏蒸等。为对农药的基本用途有一概要了解，本文拟按用途分类进行介绍，大致可分为如下几类：

（一）杀虫剂

以往曾使用某些无机化合物（如酒石酸锑钾、白砒、亚砷酸钙等）、有机氟（organofluorines）、有机氯（organochlorine）、酚类（phenols）等作为杀虫剂，目前则主要使用如下几种化合物：

1. 有机磷类（organophosphates）　常见品种达近百种，如敌敌畏、乐果、对硫磷等。

2. 氨基甲酸酯类（carbamates）　亦称有机氮类农药，常见品种20余种，如西维因、呋喃丹、叶蝉散等。

3. 杀虫脒（chlorophenamidine）　又称克死螨（Fundal）、氯苯脒（chlordimeform），亦属有机氮类杀虫剂。

4. 生物性杀虫剂　主要指那些杀虫成分最初主要来自植物或其他生物，目前主要为人工合成的化合物，常见有以下几种：

（1）拟除虫菊酯类（pyrethroids, pyrethrins）：如敌杀死、速灭杀丁、安绿宝、除虫精等。

（2）拟沙蚕毒素类（nereistoxins）：如杀虫环、杀虫单、杀螟丹、螟蛉畏等。

（3）其他类：如鱼藤酮、藜芦碱、苦参碱、树脂酸钠、楝素、茴蒿素、白曼陀罗、沙巴达子等。

（二）杀螨剂（miticides，acaricides）

常用有：

（1）有机氯化合物：如氯杀螨、敌满丹、杀满酯等。

（2）有机氟化合物：如氟蚜螨、氟乙酰胺等。

（3）有机锡类（organotins）：如三唑锡、苯丁锡、螨完锡等。

（4）其他化合物：如有机硫类（克螨特、哒螨灵等）、有机溴类（如溴满酯）、有机氮类（如四满嗪）、噻唑烷酮类（如尼索朗）、酰基脲类（如卡死克）、醚类（如双甲醚、苄螨醚）、苯氧基吡唑类（如唑螨酯）、苯类（如苯螨特）等。

（三）杀霉菌剂

常用化合物有：

（1）无机化合物：如重铬酸钠、硫酸铜、氯化锌、氯化镉等。

（2）有机锡类：如三苯基乙酸锡、三丁基氟化锡等。

（3）有机砷类（arsines）：如田安、稻宁、稻脚青、福美胂等。

（4）有机磷类，如乙膦铝、稻瘟净、敌瘟磷等。

（5）有机汞类（organomercurics）：如氯化乙基汞、醋酸苯汞、磺胺苯汞等。

（6）有机硫类（organosulfurs）：如乙蒜素、代森铵、福美双、托布津、灭菌丹、克菌丹等。

（7）氮杂环及其他含氮化合物：如苯菌灵、菌核净、敌枯双、叶青双、粉锈宁、叶枯净、稻瘟灵、杀菌腙等。

（8）含苯化合物：如氯硝苯胺、百菌清、甲酰苯肼、灭锈胺、甲霜灵、地茂散等。

（9）其他化合物：如全氟丙酮、溴代甲烷、氯化苦、亚胺唑、戊唑醇、氟硅唑、抑霉唑、腈菌唑、咪鲜胺、霜霉威、喹菌酮等。

（四）除草剂

主要有：

（1）无机化合物：如硫酸铵、硫氰酸胺、氨基磺酸胺、氰氨化钙、硫酸铜、五氯酚钠等。

（2）有机酸类：如 2,4-滴丁酯、酚硫杀、禾草灵、麦草畏、伐草克、茅草枯、烷草酸等。

（3）酰胺类：如丁草胺、敌稗（propanil）、毒草安、草乃敌、地快尔等。

（4）含苯化合物：如苯胺类（除草通、杀草胺、地乐胺、氟乐灵、毒草胺、去草安、灭草特等）、苯醚类（克阔乐、除草醚、草枯醚、

等）、苯腈类（伴地农）、二硝基苯类（二硝酚、地乐酚、氟乐灵）等。

（5）氨基甲酸酯类：如丁草特、禾草丹、禾大壮、灭草猛、甜菜宁、野麦畏、燕麦灵等。

（6）脲类和胍类：如伏草隆、绿麦隆、敌草隆、枯莠隆、甲氧隆、草不隆等。

（7）氮杂环类：如联吡啶类（百草枯—paraquat）、三氮苯类（扑草净、西玛津、去草净、敌草净、杀草强等）、其他氮杂环（广灭灵、灭草松、杀草敏、快杀稗、氟草定、敌草快、燕麦枯等）。

（8）其他类：如有机磷类（草甘膦、排草净、威罗生等）、有机砷类（甲胂酸、二甲胂酸、胂草胺、甲胂胺等）、有机锡类（氯化三丙锡、2-甲 4-氯三丁锡）等。

（五）杀鼠剂

以往曾使用无机化合物（如硫酸铊、氯化钡、磷化锌、亚砷酸钠）、植物（如红海葱、士的宁等）灭鼠，但目前多用合成类杀鼠剂，如茚满二酮类（如敌鼠、杀鼠酮、氯鼠酮）、羟基香豆素类（如杀鼠灵、杀它仗、克灭鼠、杀鼠迷、溴敌鼠、敌拿鼠等）、脲及硫脲类（如抗鼠灵、捕灭鼠、安妥）、有机氟类（如氟乙酸钠、氟乙醇、氟乙酰胺、鼠甘伏）、有机磷类（如毒鼠磷、除毒磷、溴代毒鼠磷）、氨基甲酸酯类（如灭鼠安、灭鼠腈等）。近年，又出现已禁用或毒性剧烈的化合物如有机氟类（氟乙酸钠、氟乙醇、氟乙酰胺、鼠甘伏），甚至毒鼠强（没鼠命，四二四，三步倒；化学名为四次甲基二砜四胺，tetramine）灭鼠，导致多次中毒、死亡事故发生。

（六）植物生长调节剂

常用的如乙烯利、甲哌啶、多效唑、赤霉素、抑芽敏、调节膦、矮壮素、脱叶灵、青鲜素）等。

（七）不育剂（apholates）

此类农药多为抗肿瘤药物，用以处理诱饵后可使摄食的害虫丧失生育能力，从而达到彻底杀灭的目的；常用药物如白消安、苯丙酸氮芥、硫代绝育灵、六甲基密胺、5-氟尿嘧啶、

甲基蝶啶胺、扑吩霉素等。

（八）脱叶剂

常用的有脱叶磷、脱叶亚磷、脱叶硫磷、全氟丙酮、重铬酸钾等。

（九）增效剂

主要用以增加杀虫剂的效能，常用的如八氯二丁醚（除虫菊酯增效剂）、亚甲二氧苯类（如增效醚、增效醛、增效酯、增效砜等，为除虫菊酯、鱼藤酮的增效剂等。

（十）驱避剂（insect repellents）

主要用于防止害虫接近人体，如驱昆虫剂（驱蚊酯、避蚊酮、驱蚊醇、避蚊胺等），又如驱虱剂（乙酰丁苯胺、苯甲酸酯等）。

【农药的主要毒性】

（一）农药的毒性判定标准

为便于反映农药可能造成的人、畜危害程度，目前多根据其急性毒性大小分为剧毒、高毒、中等毒、低毒、微毒五级，常用实验动物在给定时间内有 50% 发生死亡的毒物剂量（LD_{50}）表示，称"半数致死量（half-lethal dose）"；根据染毒途径不同，又可分为经口 LD_{50}、经皮 LD_{50}、吸入 LD_{50}；LD_{50} 越小，毒性越大。

但 LD_{50} 仅能反映对人体危害性的一个方面，有的农药尽管急性毒性不大，但有很强的蓄积性或有致癌、致畸、致突变或生育障碍作用，危害性依然严重，故要客观评价农药的危害性，除了解其急性毒性外，还需结合其慢性毒性、特殊毒性等综合考虑。基于上述考虑，我国已将下列农药列为禁用：

（1）敌枯双、普特丹：因毒理试验证明对动物有致畸作用。

（2）二溴乙烷、杀虫脒：因对人类有致癌危险性。

（3）二溴氯丙烷、二溴乙烷：因对动物有致突变和致癌作用，并使男性长期接触者精子数减少，导致不育。

（4）艾氏剂、狄氏剂、六六六、DDT、毒杀芬等：因属高残留农药，易造成环境污染，并影响人类生育功能。

（5）甲胺磷、甲基对硫磷、对硫磷、久效磷、磷胺：因属高毒杀虫剂（这 5 种农药约占我国农药总用量的 1/4）；氧化乐果等 60 多个品种也即将淘汰。

（6）砷类、铅类、有机汞杀菌剂和氟乙酰胺、毒鼠强、毒鼠硅、甘氟、氟乙酸钠等杀鼠剂：因有剧毒，国家已明令全面禁止生产、销售和使用。

（二）农药的共同毒性

上述十大类农药中，对人类健康威胁较大的，主要是杀虫剂、杀鼠剂；其次是杀霉菌剂及除草剂。引起急性中毒最常见的为有机磷类、氨基甲酸酯类、拟除虫菊酯类，近年百草枯中毒亦见增多；杀鼠灵、磷化锌、五氯酚钠、有机硫类（代森铵、福美双、稻脚青等）、有机砷类（福美胂等）、沙蚕毒素类（杀虫双、杀虫环、螟蛉畏等）也有不少中毒病例报告。此外，某些国内已明令禁产禁用的农药如毒鼠强、杀虫脒及有机汞、有机氯、有机氟类，仍不断有中毒病例出现；尤其是毒鼠强，已引起不少死亡病例发生，应特别注意。

各类农药不少有着共同的毒性，如：

（1）皮肤、黏膜刺激性：以有机氯、有机磷、有机汞、氨基甲酸酯、杀虫脒、卤代烃、酚类、有机硫、有机锡、除草醚、百草枯等刺激作用较强，常引起接触部位皮肤充血、水肿、皮疹、瘙痒、水疱，甚至灼伤、溃疡。

（2）神经毒性：尤其是杀虫剂，因其多为有机化合物，脂溶性较强，且对神经系统代谢、功能、结构的损伤更是杀虫剂发挥毒性作用的主要机制，故中毒常易引起神经症状。其程度可因剂量及农药品种不同而有差别，作用最强的是有机磷、有机氯、有机氟、有机汞、氨基甲酸酯、卤代烃等，常可致中毒性脑病或周围神经病而引起意识障碍、抽搐、昏迷、肌肉震颤、感觉障碍或感觉异常等表现；有机氯杀虫剂，尚可引起中枢性高热。

（3）心脏毒性：上述神经毒性作用常是心脏功能障碍的病理生理基础，有些农药尚有心肌直接损伤作用，如有机氯、有机磷、有机氟、有机汞、百草枯、卤代烃、磷化锌等，可导致心电图异常（ST-T 波改变、心律失常、传导阻滞）、心源性休克甚至猝死。

（4）消化道刺激作用：多数农药口服后可引起化学性胃肠炎，产生恶心、呕吐、腹痛、腹泻等症状，有的如砷制剂、百草枯、有机硫、环氧丙烷、酸类、酚类等甚至可引起腐蚀性胃肠炎，而有呕血、便血等表现。

（三）农药的特殊毒性

不少农药还有着自身独特的毒性作用，不应忽视：

（1）血液系统毒性：如杀虫脒、螟蛉畏、甲酰苯肼、敌稗、除草醚等可引起高铁蛋白血症，甚至导致溶血；茚满二酮类及羟基香豆素类杀鼠剂则可导致体内凝血机制障碍，引起全身严重出血。

（2）肝毒性：如有机砷、有机硫、有机汞、有机氯、氨基甲酸酯、卤代烃、环氧丙烷、百草枯、杀虫双等，可引起肝功能异常及肝肿大。

（3）呼吸道刺激性：如五氯酚钠、氯化苦、磷化氢、福美锌、安妥、卤代烃、杀虫双、有机磷、氨基甲酸酯、百草枯等，可引起化学性肺炎、肺水肿，百草枯尚能引起急性肺间质纤维化。

（4）肾毒性：除前述可引起血管内溶血的农药可因生成大量游离血红蛋白而导致急性肾小管堵塞、坏死外，有机硫、有机砷、有机汞、有机磷、有机氯、杀虫双、安妥、五氯苯酚、环氧丙烷、卤代烃等还对肾小管有直接毒性，可引起肾小管急性坏死，严重者常导致急性肾衰竭；杀虫脒则可引起出血性膀胱炎。

（5）引起高热：如有机氯类可因损伤神经系统而导致中枢性高热；五氯酚钠、二硝基苯酚、二硝基甲酚、乐杀螨、敌普螨等则因可引起体内氧化磷酸化解耦联，使氧化过程产生的能量无法以高能磷酸键形式储存而转化为热能释出，导致机体发生高热、大汗、昏迷、惊厥。

附加因素如高温、高湿、高强度劳动、饥饿、脱水、疾病等可加强农药的毒性；不同农药混用时也多使毒性作用增强，但有研究表明，有机氯与有机磷混用时，因可促进有机磷的分解代谢，反可降低其毒性。有机磷与其他农药混用时，由于它在体内与胆碱酯酶结合牢固，解离较慢，毒作用较为持久，临床表现往往最为突出，且由于其他农药多无特殊解毒剂，故治疗常以有机磷的解毒为主。

【农药中毒的诊断要点】

（一）急性农药中毒的常见原因

1. 生产性中毒　系农药生产制造中因劳动条件不良、个人防护欠佳、违章作业或发生意外事故如泄漏、爆炸等引起，但更多的乃使用不当引起，如配制浓度过高、违反操作规程进行配制及喷洒、皮肤及衣物沾染后未能及时更换清洗等。

2. 环境性中毒　系因生产、使用、运输、分装、销售等过程造成水源、土壤、空气、运输工具、容器、衣物、食物等污染而引起，近年有增多之势。

3. 生活性中毒　主要因食入被污染的蔬菜、水果、粮食及家禽、家畜、鱼虾等引起，自杀引起的病例更为多见。

（二）急性农药中毒的诊断原则

基本原则可参见本书第二章有关内容，如发病前数小时或数十小时内有前述原因的农药接触，常具提示意义；临床表现符合所接触农药的毒性特点，且病情严重程度与接触强度、食入量、皮肤污染程度密切相关，及时中止接触、清除毒物（洗胃、导泻、清洗皮肤等）、给予解毒剂后病情有改善；中毒现场空气检测证实有某种农药存在；或可疑食物、水、饮料、蔬菜或呕吐物、排泄物、血液检测证实有某种农药存在；或患者生化指标改变符合某种农药的毒性特点，如胆碱酯酶活性明显降低（符合有机磷中毒）、凝血时间及凝血酶原时间明显延长（符合茚满二酮或羟基双香豆素中毒）等。此外，还应注意排除传染病、食物中毒、中暑、其他化学中毒或内科疾病引起的类似表现。对农药中毒而言，还需注意以下二点：

1. 严格遵循序贯式诊断程序

（1）首先进行全血乙酰胆碱酯酶（AchE）活

力检测，先将引起 AchE 活力下降的一类农药（主要是有机磷和氨基甲酸酯类农药）筛检出来。此一步骤的重要意义在于使最为常见、具有特殊解毒剂的有机磷中毒得以早期确诊，不致延误抢救时机；需要注意的是，氨基甲酸酯类中毒虽然也可引起 AchE 活力下降，但恢复甚快，仅用阿托品即可，使用肟类化合物反而对病情不利，应注意鉴别。

（2）早期识别其他具有特殊解毒剂的农药中毒，以使中毒者及时得到有效治疗，不致贻误病情。属于这一类的农药主要有：

1）有机氟类：诊断要点是中毒者早期即有各种心律失常伴反复抽搐，血氟及尿氟水平明显升高，血中及呕吐物（口服时）可查见该类农药原形等。

2）有机砷类：诊断要点是患者出现剧烈呕吐、腹泻等明显胃肠道反应，且同时伴有皮肤损害及周围神经病表现；血砷及尿砷增高有提示意义。

3）毒鼠强：临床突出表现为意识障碍伴剧烈全身抽搐，且发病迅速；血、尿或其呕吐物中检出病原物质，具诊断意义。

（3）其余农药皆无特殊解毒剂，按对症支持治疗即可。

2. 积极保护重要器官功能　由于大多数农药并无特殊解毒剂，故靶器官损伤的防治即成为其抢救治疗的关键，务需尽早发现，及早进行，如：

（1）急性中毒性脑病：主要病理改变为脑水肿，由于多以细胞性水肿为主，故典型的颅内压升高表现如剧烈头痛、频繁呕吐等并不明显，最初 2～3 天眼底及脑脊液检查常无异常，极易漏诊；脑部 CT 检查有助于早期发现此病变，有条件可尽早进行。

（2）急性中毒性心肌损害：早期主要表现为明显心悸、胸闷、心前区不适或疼痛，心电图示有 ST-T 波异常、心律失常、传导阻滞，而心肌酶增高多在 24 小时后方可见；必须及时处理，以防出现心力衰竭、休克、心搏骤停等。

（3）急性中毒性肝损伤：主要表现为急性肝功能损伤指标（SGPT、SGOT、LDH、胆汁酸、胆红素等）异常，严重者可有肝大、肝区疼痛、黄疸等。

（4）急性中毒性肾损伤：农药对肾的急性损伤主要定位于近曲小管，由于缺乏特殊的症状和体征，多不易引起注意，故尿液监测十分重要，尿常规检查发现有多量红细胞、尿蛋白、血红蛋白或大量肾小管上皮细胞，或查见尿钠、滤过钠排泄率、BUN、血肌酐等升高，均提示有肾损伤存在；严重者可发生少尿，甚至急性肾衰竭。

（5）急性中毒性肺损伤：具有较强刺激性的农药尚可引起化学性呼吸道炎、肺炎、肺水肿；早期进行 X 线摄片、CT 及肺功能检查有助于及时发现。

（6）急性中毒性血液系统损伤：某些农药可导致高铁血红蛋白血症，其诊断要点是中毒者的静脉血呈咖啡色，在空气中振摇也不转为鲜红，加入少量亚甲蓝或氰化钾则可使之变为鲜红（此种血红蛋白在 502 nm 和 632 nm 处各有一个吸收峰，故可与硫化血红蛋白（仅在 620 nm 处有吸收峰）鉴别。茚满二酮类及羟基香豆素类杀鼠药则会引起凝血机制障碍，有明显出血倾向者，应注意监测其凝血指标，如见凝血时间、凝血酶原时间等延长，有重要提示意义；如试验性注射维生素 K_1 10 mg，前述指标显著改善，当可确定凝血机制障碍；血、尿或呕吐物中查见该类农药原形或其代谢物，更可直接确定病因。

【农药中毒的治疗要点】

（一）处理务求及时

及时治疗是抢救成功的关键，所有急性中毒患者应尽可能就近处理，严重病例亦应边抢救边转送，切忌不作任何处理直接转送患者。

（二）尽快中止毒物接触并尽力清除毒物

生产性中毒患者应立即救离事故现场，在空气新鲜处抢救；毒物侵入途径不同应采取不同的清除措施，如皮肤衣物污染者应脱去污染衣物，用肥皂水及清水洗净皮肤及眼睛；口服中毒者立即灌服 0.25% 硫酸铜或吐根糖浆等催吐，再用生理盐水或清水充分洗胃，洗后灌入活性炭 20 ～ 30g 吸附残存农药。对已经吸收入体的毒物，可在充分补液的基础上投用甘露醇、呋塞米等药物利尿排毒；有条件还可使用血液净化疗法清除毒物，如血液灌流、血液透析等，前者似对农药的清除效果更强。

（三）迅速实施解毒治疗

在尚未明确诊断前，可尽速投用非特异性解毒剂，如谷胱甘肽、L- 半胱氨酸等含巯基化合物、葡萄糖、维生素 C、葡醛内酯、ATP 或能量合剂等，以促进肝细胞解毒；具有特殊解毒疗法的农药中毒，一旦诊断明确，即应迅速投用，具体如：

1．有机磷农药　主要采用胆碱酯酶复活剂（cholinesterase reactivators）- 抗胆碱药（anticholinergic agents）联合疗法。胆碱酯酶复活剂主要用以对抗肌震颤、肌痉挛、肌无力、肌麻痹等烟碱样症状，国内多使用氯解磷定和解磷定。目前对此类药物多失之于用量不足、疗程太短，故需贯彻下列原则：

（1）早期：愈早愈好，中毒后 1 ～ 2 小时内使用效果最佳；

（2）足量：首剂尤需足量，必须静脉注射，如氯解磷定或解磷定轻度中毒不超过 1 g、中度中毒不超过 2 g、重度中毒不超过 3 g 为宜，日用药量可控制在 12 g 之内；

（3）重复：肟类化合物半减期仅为 1 ～ 1.5 小时，故需重复用药；可每 2 小时重复半量，至少维持 24 小时；

（4）长程：次日后剂量逐日减半，三日后改用小剂量——0.25 g 肌内注射，1 ～ 2 次 / 日，至肌颤等症状完全消失、病情至少稳定 48 小时后再停药。

解除流涎、便失禁、抽搐、瞳孔缩小等毒蕈碱样及中枢神经症状则主要依靠抗胆碱药物，主要使用阿托品。目前的弊端是剂量偏大，需注意纠正。阿托品类的使用原则应是：剂量适当、阿托品化快（能在 30 分钟内达到者效果最佳）、轻重有别（轻度中毒不宜静脉注射，剂量需小）、持续用药（维持阿托品化，延长用药时

间）。实践表明，首次剂量轻度中毒 1 ～ 2 mg 肌内注射，中度中毒 2 ～ 5 mg 静脉注射，重度中毒 5 ～ 10 mg 静脉注射较为合适；而后可每 20 ～ 30 分钟重复半量，直至达到阿托品化，而后改用 1 mg 剂量每 4 ～ 6 小时肌内注射一次，维持 1 ～ 2 天（危重患者还可酌情延长）；以后可以少量维持，直至症状完全消失。

除阿托品外，山莨菪碱、樟柳碱亦为外周作用较强的抗胆碱剂；东莨菪碱、苯那辛、甲磺酸苯扎托品、丙环定等则为中枢性抗胆碱药，对惊厥、昏迷等中枢症状效果更为突出；格隆溴铵（glycopyrrolate，亦称胃长宁）因不能透过血脑屏障，故中枢神经毒副作用较少，效果则与阿托品相当。近年又有一种新药盐酸戊乙奎醚（penehyclidine hydrochloride），也称"长效托品"，化学名称为 3-（2- 环戊基 -2- 羟基 -2- 苯基乙氧基）奎宁环烷盐酸盐，能透过血脑屏障，对中枢和外周均有较强抗胆碱作用，肌内注射，体内半减期达 10.3 小时，为阿托品的 2.5 倍，临床实践证实其安全性也较好。国内还生产一种复方抗有机磷制剂——"解磷注射液"，由阿托品 3 mg、苯那辛 3 mg、氯解磷定 0.4 g 混合制成，适合轻型中毒者使用；重型中毒者因仍需伍用肟类及阿托品类药物，十分不便，且毒副作用较大，尚难推广。

2．氨基甲酸酯类农药　阿托品类抗胆碱药即为其特效解毒剂，小剂量即可立即见效，无需阿托品化，更无需使用肟类化合物，否则反会加强其毒性。

3．有机砷类农药　以往多用 5% 二巯丙磺钠（5 ml 肌内注射），目前使用二巯丁二钠（1g 稀释后静脉注射；或口服 0.5 g，2 ～ 3 次 / 日，3 ～ 5 日）效果也较好；轻度中毒者使用 10% 硫代硫酸钠（20 ～ 30 ml 静脉注射，1 ～ 3 次 / 日）也有效。

4．有机氟类农药　乙酰胺（亦称解氟灵）是其特效解毒剂，一般为 2.5 ～ 5.0 g 与 2% 普鲁卡因 1 ～ 2 ml 混合肌内注射，以减轻注射疼痛（重度中毒者首次剂量可为 5 ～ 10 g），2 ～ 4 次 / 日，连用 5 ～ 7 天。也可使用乙醇，因其在体内会转化为醋酸与有机氟竞争活性基团，起

到解毒作用，用法为 5 ml 无水乙醇加入 10% 葡萄糖液 100 ml 中静脉滴注，2 ~ 4 次 / 日，5 ~ 7 日；轻者适度饮用白酒也有治疗效果。

5. 毒鼠强　尚无特殊解毒剂，有报告认为巯基络合剂，如 5% 二巯丙磺钠或二巯丁二钠有助于减轻病情，但目前仍以积极对症，尤其是控制抽搐为抢救成功之关键。近年已从实践中总结出一套治疗经验可供参考："及时洗胃导泻，尽早血液灌流，全力防治抽搐，积极对症处理，辅用巯基药物"。

6. 百草枯　除尽速清除毒物（洗胃、利尿、硅藻土或活性炭灌服、血液净化等）外，普萘洛尔可与之竞争肺内结合点，有助于百草枯的排出，亦可使用；但治疗之关键在于有效防治氧化性损伤引起的急性肺间质纤维化，故在上述处理的基础上，需早期投用抗氧化剂（谷胱甘肽、维生素 C 等），并尽早使用糖皮质激素（剂量需大：如甲泼尼龙首日总量可达 1000 mg，逐日减半，5 日后改中剂量泼尼松口服；维持时间需足：大剂量 5 日，中剂量 1 个月，而后规范撤药）。

（赵金垣）

思考题

1. 试述"农药"的定义及其主要分类方法。

2. 农药的主要毒性有哪些？每种毒性试举出 2 ~ 3 种具体农药为例。

3. 急性农药中毒的诊断应注意哪些重点？为什么？

4. 简述急性农药中毒的治疗要点。

推荐阅读的参考文献

1. 何凤生．我国杀虫剂中毒防治研究的进展和展望．中华劳动卫生职业病杂志，2001，19（4）：241-242．

2. 张建余，赵金垣，孙绍连，等．急性单纯及混配有机磷农药中毒 104 例临床分析．中华内科杂志，2002，41（8）：544-546．

3. 郑舒聪，万伟国，邹和建．抗胆碱能药物在抢救急性有机磷农药中毒中的应用．中华劳动卫生职业病杂志，2007，25（9）：570-572．

4. 闫永建，李秀菊，宁国英，等．急性有机磷农药中毒规范化治疗研究．中华劳动卫生职业病杂志，2010，28（5）：321-324．

5. 刘庆东，潘丽萍，丁璐，等．2006—2014 年江苏省三城市急性农药中毒状况分析．环境与职业医学，2016，33（3）：259-262．

二、有机磷类

【概述】

有机磷类（organophosphates，OPs）农药主要用于农业杀虫，少数品种亦用作杀菌剂、杀鼠剂、除草剂或植物生长调节剂，甚至用作战争毒剂（如沙林、索曼、VX 等）。此类农药杀虫效果较好，但毒性一般较大，急性有机磷农药中毒（acute organophosphate pesticides poisoning，AOPP）是发生人数最多、对人类健康威胁最大的化学中毒，发展中国家尤为突出。我国有机磷农药的产量和用量均居世界首位，每年发生 AOPP 人数为 8 万 ~ 10 万人；由于不断研究探索新的救治措施，我国 AOPP 病死率在逐年下降，推行规范化治疗的地区 AOPP 病死率已降至 3% 以下。

20 世纪 80 年代以后，我国以 OPs 为主的混配农药品种不断增多，主要形式为有机磷加拟除虫菊酯、有机磷加氨基甲酸酯或有机磷加另一有机磷，品种繁多，混配后毒性较复杂。近年来已逐渐限制使用高毒 OPs 农药，2007 年 1 月 1 日起，已全面禁用甲胺磷、甲基对硫磷、对硫磷、久效磷、磷胺 5 种高毒有机磷杀虫剂及其复配品种；其他高毒 OPs 农药也将逐步淘汰，为从根本上预防 AOPP 奠定了基础。

【理化特性】

OPs 农药是一大类磷酸酯的衍生物，纯品多为油状液体，少数为晶状体，多有蒜臭味，挥发性多较强；易溶于有机溶剂，不溶或微溶于水，对光、热、氧较稳定，遇碱易分解破坏。

但美曲膦酯易溶于水，遇碱可生成毒性更大的敌敌畏；甲拌磷、三硫磷则较耐碱，不易破坏。此类衍生物种类很多，多属于广谱杀虫剂，具有胃毒、触杀、熏蒸、内吸作用，国产成品剂型有乳剂、油剂、粉剂、喷雾剂、颗粒剂等，可采用喷洒、熏蒸、拌种、浸种、涂茎等多种方式施药。今后，我国将逐步淘汰乳油等剂型，转换环保性新剂型。

OPs 类农药化学通式为：

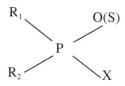

式中 R_1、R_2 多为烷氧基，也可为芳香基、酰胺基等；X 为烷氧基、硫代烷基、卤基或杂环基等。取代基团不同可产生不同种类化合物，一般分为：

1. 磷酸酯类（organic phosphates） 含 P-O 基结构，R_1、R_2、X 被不同基团取代，如敌敌畏、磷胺等。

2. 硫代磷酸酯类（thiophosphates） 含 P-S 基结构，R_1、R_2、X 可被不同基团取代；较磷酸酯类毒性低，在体内氧化脱硫后毒性增强，如对硫磷、内吸磷等。

3. 二硫代磷酸酯类（dithiophosphates） 磷酸酯结构上有两个氧原子被 S 取代，如马拉硫磷、乐果等。

4. 膦酸酯类（phosphonates） 碳原子直接与中心磷原子相连，如美曲膦酯等。

5. 氟磷酸酯类（fluorophosphates） X 位置被 F 取代，此类毒性极大，如丙氟磷、沙林等。

6. 酰胺基磷酸酯类（amide phosphates） R_1、R_2 位置被酰胺基取代，如甲胺磷等。

7. 焦磷酸酯类（pyrophosphates，PYP） 两个磷酸分子缩合而成，如特普等。

OPs 农药常用品种对人体的毒性较大。一般常按其急性毒性大小分为剧毒、高毒、中等毒、低毒四级（我国农药分级还包括微毒五级，见表 5-8-1）。常用实验动物的半数致死量（half lethal dose，LD_{50}）表示，LD_{50} 越小，毒性越大。同一种农药给药途径不同，毒性也有所不同，临床通常采用大鼠经口 LD_{50} 对常见有机磷农药进行毒性分级，以指导救治，如：

（1）剧毒：甲拌磷（3911）、内吸磷（1059）；

（2）高毒：对硫磷（1605）、甲基对硫磷、甲胺磷、久效磷、水胺硫磷、氧乐果、磷铵；

（3）中等毒：敌敌畏、乐果、毒死蜱、溴丙磷、三唑磷；

（4）低毒：美曲膦酯、辛硫磷、马拉硫磷等。

【接触机会】

（一）职业中毒

1. OPs 农药的工业生产过程 多见于农药合成、出料、精制、混配、分装等工序。由于工艺落后、生产设备密封不严，跑、冒、滴、漏现象较普遍，易造成操作工吸入有机磷蒸气或皮肤沾染有机磷液体，引起急性中毒。灌装农药时如采用人工或半机械化操作、分装，更易造成污染，常成为急性中毒的高发岗位，尤应加强防护；机械检修或生产出现意外时，也是发生急性中毒的重要原因。

2. 农药的运输、分装、勾兑、销售、储存

表 5-8-1 我国农药毒性分级标准（大鼠）

毒性分级	级别	经口半数致死量（mg/kg）	经皮半数致死量（mg/kg）	吸入半数致死浓度（mg/m³）
Ⅰa 级	剧毒	≤ 5	≤ 20	≤ 20
Ⅰb 级	高毒	> 5 ~ 50	> 20 ~ 200	> 20 ~ 200
Ⅱ 级	中等毒	> 50 ~ 500	> 200 ~ 2000	> 200 ~ 2000
Ⅲ 级	低毒	> 500 ~ 5000	> 2000 ~ 5000	> 2000 ~ 5000
Ⅳ 级	微毒	> 5000	> 5000	> 5000

过程等任一环节出现违章操作，均可造成农药泄漏，导致急性中毒。

3．农药的使用过程　施药员不遵守农药安全使用规程（如不注意个人防护、施药时间过长、逆风向喷药、药械滴漏、喷药后不及时清洗皮肤、农药存放保管混乱等）也易发生急性中毒。为对付病虫草害不断加大的耐药性，农民常自行配制农药，且存在任意加大用药浓度、多种药物勾兑、混配过程污染严重等问题，也是中毒发生率增高的重要原因。

4．其他　主要见于滥用 OPs 农药防治其他农业危害。

（二）生活性中毒

主要见于食入 OPs 农药污染的食物、残留 OPs 农药的蔬菜水果、OPs 农药中毒致死的禽畜肉或内脏等；滥用 OPs 农药治疗皮肤病；喷洒、浸泡衣物灭虱，误用农药容器盛装食品，用 OPs 农药在居住地大面积喷洒灭蚊灭蝇等。此外，口服 OPs 农药自杀病例更为常见，病死率高，是目前临床有机磷急性中毒最主要原因。

【发病机制】

（一）毒物代谢动力学（toxicokinetics）

OPs 农药可经呼吸道、胃肠道、完整皮肤黏膜吸收中毒；职业中毒主要经呼吸道和皮肤吸收引起，生活性中毒主要途径为胃肠道。OPs 农药的皮肤刺激作用不太强，不易被察觉，而且几乎所有 OPs 都具有高度经皮毒性，所以皮肤吸收途径不容忽视。

OPs 被吸收后，迅速随血液循环分布到全身各器官组织，一般以肝、肾、肺、脾等脏器浓度较高，肌肉、骨骼、脑浓度则较低，其在中枢神经系统的分布取决其穿透血脑屏障的能力，一般含氟、氰基团的 OPs 透过血脑屏障的能力强，毒性也强。OPs 的体内转化主要在肝进行，以氧化和水解为主，一般而言，其氧化产物的毒性可有暂时增强，而后经磷酸酯酶或羧酸酯酶、酰胺酶水解则彻底解毒。OPs 排泄较迅速，主要经过肾排泄，少量经肠道排出，呼吸道仅能排出微量；胃肠道、胆道黏膜排泌 OPs 的作用常可能导致病情反复。OPs 在体内虽无蓄积，但其毒效应可有累积作用。

（二）作用机制

1．有机磷的毒性机制　OPs 能抑制神经系统的乙酰胆碱酯酶（acetyl cholinesterase，AChE）活性，使其失去水解乙酰胆碱（ACh）的能力，导致 ACh 蓄积而引起胆碱能神经过度兴奋，严重时甚至导致急性胆碱能危象（acute cholinergic crisis，ACC）。有的 OPs 需经体内活化才能产生上述作用，如硫代磷酸酯类，此种对 AChE 的抑制称为"间接抑制"，其作用相对缓慢，但持续时间较长。胆碱能神经主要分布在：

（1）交感、副交感神经的节前纤维；

（2）副交感神经和小部分交感神经节后纤维；

（3）骨骼肌运动神经；

（4）部分中枢神经纤维。

乙酰胆碱是胆碱能神经的化学递质（chemical mediator），它的效应器（effector）有两种：M 受体和 N 受体，分别产生 M 样（毒蕈碱样，oxycholine-like）作用和 N 样（烟碱样，nicotine-like）作用。红细胞中也存在 AChE，其虽来源于骨髓，但同样也受 OPs 抑制，且与神经系统 AChE 受抑制的时间和程度一致，故可作为有机磷急性中毒效应的替代性生物标志物（biomarker）；血浆中也有胆碱酯酶（cholinesterase，ChE）存在，主要是水解丁酰胆碱和丙酰胆碱，虽可被有机磷抑制，但与神经毒效应缺乏相关，故被称为"假性胆碱酯酶（pseudocholinesterase）"。

2．OPs 引起的迟发性周围神经病（organophosphate induced delayed peripheral neuropathy，OPIDPN）机制　主要见于 OPs 农药急性中毒恢复期，病理特征为周围神经远端及脊髓侧索肿胀变性，轴索内微管、微丝聚集，髓鞘继发性变性脱失，符合中枢 - 周围远端型轴索病的病理类型。其发生与 AChE 抑制无关，发病机制目前尚未完全明了，可能与 OPs 抑制神经病靶酯酶（neuropathy target esterase，NTE），或干扰钙离子 / 钙调蛋白激酶Ⅱ，使轴突内骨架蛋白质分解等有关。

3. OPs 引起的"中间期肌无力综合征"（intermediate myasthenia syndrome，IMS）机制　其多发生于急性胆碱能危象缓解之后，OPIDPN 出现之前，是以脑神经支配的肌肉、肢体近端肌肉和呼吸肌无力为特征的一组综合征，发病机制仍不清楚。临床发现，IMS 发生时，多数患者红细胞 AChE 活力持续低下，疑与 AChE 持续抑制有关，但红细胞 AChE 持续低下者并不都发生 IMS；还有学者提出，IMS 的发生可能与神经肌肉接头（neuromuscular junctions，NMJ）突触后传导障碍有关。

【临床表现】

AOPP 的发病时间与 OPs 种类、剂量和侵入途径密切相关。一般而言，口服中毒潜伏期短，可在数分钟至 2 小时内发病，空腹口服吸收更加迅速；呼吸道吸收发病也较快，往往在连续工作数十分钟后发病；经皮吸收中毒潜伏期较长，一般在接触后 2 ～ 6 小时发病，也有 12 小时以后发病的；发病越快者病情越重。不同吸收途径局部表现不同，如口服中毒胃肠道症状较明显，呕吐物有蒜臭味；皮肤黏膜接触可在局部引起刺激反应，以敌敌畏最明显，可见皮肤红肿，或出现大小不等水泡等。

（一）急性中毒

早期主要为毒蕈碱样、烟碱样和中枢神经三组症状群，严重者可出现急性胆碱能危象。轻度中毒即可见较明显的毒蕈碱样和中枢神经系统症状，如头晕、头痛、乏力、恶心、呕吐、腹痛、多汗、胸闷、心动过缓、视物模糊、瞳孔缩小等，全血或红细胞 AChE 活性一般在 50% ～ 70%；中度中毒可有大汗、呼吸困难、烦躁、意识模糊、瞳孔缩小如针尖，并出现肌束震颤等烟碱样表现，全血或红细胞 AChE 活性一般在 30% ～ 50%；重度中毒时，除上述症状外，尚可出现昏迷、肺水肿、脑水肿、呼吸衰竭等，全血或红细胞 AChE 活性一般在 30% 以下，此类患者病情危重，可因呼吸中枢麻痹死亡。重度中毒常有并发症，是导致 AOPP 病情加重甚至死亡的重要原因，常见的有：

（1）脑水肿：表现为剧烈头痛、喷射性呕吐、血压升高、相对缓脉、球结膜水肿、眼底视盘水肿、瞳孔不等大、呼吸中枢衰竭、强直性抽搐等，常规应用解毒剂后意识多不见好转。

（2）心脏损害：有些 AOPP 易合并心脏损害，如乐果、甲胺磷、对硫磷、内吸磷、敌敌畏、磷铵、马拉硫磷等，表现为心动过缓或过速、心律失常、传导阻滞等。早期即有 CK-MB、肌钙蛋白等增高，ECG 可见 ST-T 改变，Q-T 间期延长等；严重者可发生扭转型室速或室颤，是造成急性期或急性恢复期死亡的常见原因。

（3）上消化道出血：多因应激、大剂量激素、洗胃造成的创伤及有机磷本身的刺激腐蚀作用引起。

（4）急性胰腺炎：个别中毒者甚至并发急性出血性坏死性胰腺炎，如不及时抢救可致死亡。

（5）肺部感染：主要因呼吸道大量分泌物引流不畅、气管切开等原因，易诱发肺部感染。

（6）其他：如肝损害、肾损害、甲状腺功能低下等，随病情好转均可恢复。

（二）中间期肌无力综合征

多发生于 AOPP 后 1 ～ 7 天，在 ACC 消失或病情缓解，意识已清醒时，又出现以呼吸肌、脑神经支配的肌肉及肢体近端肌肉无力为特征的病情异常，以某些 OPs 品种如乐果、倍硫磷、氧化乐果、对硫磷、久效磷、敌敌畏、甲胺磷等 IMS 发生率较高。首发症状常为平卧时不能抬头、上肢上举无力，吞咽、发音困难，胸闷、呼吸困难等，后即表现为三组肌无力症状：

（1）屈颈肌及四肢近端肌肉对称性减弱，平卧时不能抬头，上肢及下肢抬举困难，肌力常为 2 ～ 3 级，四肢肌张力偏低或正常，腱反射消失或极低，不伴感觉障碍，一般于 1 周内缓解。

（2）脑神经支配的肌肉肌力减弱，多累及第 Ⅲ ～ Ⅶ 及 Ⅸ ～ Ⅻ 对脑神经支配的部分肌肉，导致睁眼、张口、伸舌、吞咽、转颈及耸肩困难、复视、面部表情活动受限、声音嘶哑等，一般可在数日内恢复。

（3）呼吸肌无力，出现胸闷、憋气、发绀、肺部呼吸音减低，呼吸肌活动度减弱，常可迅速发展为呼吸肌麻痹，病死率高；及时应用呼吸机治疗，多可于发病后 4 ~ 20 天恢复自主呼吸。

（三）迟发性周围神经病

OPIDPN 多发生于急性中毒的重度病例，在中毒后 2 ~ 4 周胆碱能症状消失后，又出现感觉 - 运动型周围神经病（sense-motor type peripheral neuropathy），表现为下肢麻木、疼痛、无力、抬腿困难，典型表现为对称性迟缓性麻痹（symmetrical flaccid paralysis），上肢也可累及，查体可见四肢远端浅感觉减退，肌力、肌张力减弱，足下垂，跟腱、膝腱反射减弱或消失等，恢复缓慢；2 ~ 3 个月后可出现肌肉萎缩。在神经麻痹恢复过程中可逐渐出现双下肢肌张力增高、膝反射亢进、髌阵挛、病理反射阳性等上运动神经元麻痹体征，典型表现为"脊髓侧索硬化症（lateral sclerosis of spinal cord）"，严重者可导致终身残疾。

（四）慢性中毒

目前有关有机磷农药是否存在慢性中毒，仍未得到澄清，我国亦无慢性有机磷农药中毒诊断标准。

（五）实验室检查

1. 红细胞或全血 AChE 活性测定　这是 OPs 农药中毒替代性效应标志物，其下降程度及恢复情况，对中毒诊断以及中毒程度、疗效和预后判断有重要参考价值，但临床有时仍遇到 AChE 活性与病情变化不平行的情况。血清或血浆 ChE 对诊断意义则不大。

2. 血、尿或胃内容物、呕吐物中 OPs 及代谢产物测定　也可作为 OPs 接触的生物标志物，如对硫磷中毒可测定尿中对硝基酚，美曲膦酯中毒时可检测尿中三氯乙醇等，但方法相对较为繁琐复杂，不易推广。

3. 其他检查

1）心电图：其在 AOPP 时异常率较高，主要表现为 ST-T 改变、心律异常、传导异常、Q-T 间期延长等，但特异性不强，且需动态观察。

2）神经 - 肌电图：OPIDPN 患者可见失神经电位、多相电位增多、潜伏期延长、运动和感觉神经传导速度减慢（以运动神经为主）等；应用"电刺激单肌纤维肌电图"或"重频刺激神经 - 肌电图"还可观察到 IMS 患者神经肌接头突触后的传导异常，有利于 IMS 的早期确诊，但特异性也不强，亦无法提供病因线索。

【诊断与鉴别诊断】

我国已颁布《职业性急性有机磷杀虫剂中毒诊断标准》（GBZ 82），可供其急性中毒、中间期肌无力综合征和迟发性多发性神经病诊断之用。

（一）急性中毒

诊断原则为：根据短时间接触较大量有机磷杀虫剂的职业史，以自主神经、中枢神经和周围神经系统症状为主的临床表现，结合血液 AChE 活性明显降低的实验室检查特点，参考作业环境的劳动卫生调查情况，排除其他类似疾病后，即可作出诊断。患者衣物、呼出气、呕吐物蒜臭味，红细胞或全血 AChE 活性明显降低，以及典型的临床表现，为诊断的重要提示。对于病因隐匿者，可分析生物样品中 OPs 及其代谢产物，亦可行试验性治疗（即"阿托品治疗试验"）：注射阿托品 1 ~ 2 mg 后，症状减轻，支持 AOPP 诊断；反之，会出现口干、颜面潮红、心率加快、视物模糊、瞳孔散大等阿托品反应症状。同时亦需注意与急性胃肠炎、急性心脑血管病、安眠药中毒、中暑等疾病相鉴别。

临床常将接触有机磷农药后虽无明显症状，但出现全血或红细胞 AChE 活性降低（< 70%）；或虽有轻度毒蕈碱样症状，以及自主神经、中枢神经系统症状，但全血或红细胞 AChE 活性仍在 70% 以上者列为"接触反应"，进行医学观察，但此期患者并未被纳入法定职业病范畴。诊断标准多将急性有机磷中毒病情分为三级：

1. 轻度中毒　指短时间接触较大量 OPs 杀虫剂后，很快（24 小时内）出现较明显的毒蕈碱样和自主神经、中枢神经系统症状（如头晕、头痛、乏力、恶心、呕吐、多汗、胸闷、视物模糊、瞳孔缩小等），全血或红细胞 AChE 活性轻度下降（50% ～ 70%）者。

2．中度中毒　在轻度中毒基础上，出现肌束震颤等烟碱样表现；全血或红细胞 AChE 活性一般在 30% ～ 50%。

3．重度中毒，除出现上述胆碱能兴奋或危象的表现外，尚具有下列表现之一者：①肺水肿；②昏迷；③呼吸衰竭；④脑水肿。其全血或红细胞 AChE 活性一般在 30% 以下。

（二）中间期肌无力综合征

指在急性中毒后 1 ～ 4 天，胆碱能危象基本消失，意识清晰，而出现肌无力为主的临床表现者，其病情可分为两级：

1．轻型　指具有下列表现之一者：

（1）屈颈肌和四肢近端肌无力（腱反射可减弱）；

（2）部分脑神经支配的肌肉无力。

2．重型　指在轻型基础上出现下列表现之一者：

（1）呼吸肌麻痹；

（2）双侧第Ⅸ对及第Ⅹ对脑神经支配的肌肉麻痹，并造成上气道通气障碍；该类患者进行高频重复刺激周围神经 - 肌电图检查，可见肌诱发电位波幅进行性递减；全血或红细胞 AChE 活性多在 30% 以下。

（三）迟发性多发性神经病

指在急性重度和中度 OPs 中毒后 2 ～ 4 周左右，胆碱能症状消失后又出现感觉、运动型周围神经病者；其神经 - 肌电图检查显示神经源性损害。

【治疗】

（一）急性中毒

主要措施有：

1．清除毒物　主要环节如脱离中毒现场，脱去污染衣物，用碱水或清水彻底清洗污染皮肤、头发等；眼部受污染应用 2% 碳酸氢钠液或清水反复冲洗，而后滴入 1% 阿托品。口服中毒应尽早洗胃，可用温水、温盐水或 2% 碳酸氢钠液，其要点如下：

（1）插胃管宜轻柔，尽量减轻黏膜损伤；先吸尽胃内容物，再注入洗胃液（每次 300 ml，

水温 30 ～ 38℃），而后轻揉胃区，反复清洗至洗胃液变清无味；

（2）先灌注活性炭（活性炭 15 ～ 20 g 加 100 ～ 200 ml 清水混匀），几分钟后再注入 20% 甘露醇 125 ～ 250 ml 导泻；

（3）灌入胃黏膜保护剂，有出血倾向者可加去甲肾上腺素或云南白药；

（4）保留胃管并持续负压引流（因 OPs 中毒后胃肠道排空时间明显延长，且毒物可经由肠肝循环重新排泌入胃）；必要时可重复洗胃。清醒者可口服活性炭，该药为广谱吸附剂，可吸附各类药物或毒物，不被吸收，无刺激性，简单易行，便于基层应用。

2．特效解毒剂　主要有：

（1）抗胆碱药（anticholinergic agents）：目的在于阻断乙酰胆碱受体、对抗毒蕈碱样症状、解除呼吸中枢抑制和平滑肌痉挛、抑制腺体分泌、保持呼吸道通畅；但对烟碱样症状和恢复胆碱能酶活力没有作用。常用药物为阿托品（atropine），用药原则为早期、足量、反复、持续和迅速阿托品化。目前普遍存在用量过大问题，阿托品过量现象十分普遍，提倡用尽可能小的剂量达到最佳治疗效果。AOPP 中毒时，患者对阿托品的耐受程度差异很大，故应特别强调用量个体化，一般首剂：轻度中毒 1 ～ 2 mg，中度中毒 2 ～ 4 mg，重度中毒 5 ～ 10 mg；根据病情 15 ～ 20 分钟后重复半量，以后每 15 ～ 30 分钟重复 1 mg，或将阿托品 5 ～ 30 mg 加入液体中用微量泵注射，根据病情调整滴数，至阿托品化后改为维持用药。

"阿托品化"的主要指征是：T37 ～ 38℃（不超过 38.5℃）、神志好转、瞳孔扩大、口干、皮肤干燥、肺部湿性啰音消失、心率 90 ～ 100 次 / 分（不超过 110 次 / 分）；出现烦躁、抽搐、尿潴留等症状，多提示阿托品过量。注意：眼部 OPs 污染者阿托品化时瞳孔亦不散大，肺部啰音可不消失，心脏功能受损或电解素紊乱时心率也可快可慢等，应注意综合分析。阿托品治疗的维持时间，轻、中度中毒 3 ～ 5 天，重度中毒可 5 ～ 7 天；心电图异常者（特别是有

心律失常、Q-T 间期延长、ST-T 改变的），维持时间应适当延长，减量需慎重。盐酸戊乙奎醚（penehyclidine hydrochloride，长托宁）为新型选择性抗胆碱药，对 M_2 受体无作用，与阿托品比较，具有中枢作用强、作用迅速、半衰期长、用药方便、不加快心率等优点；用法为肌内注射；首剂用量：轻度中毒 1 ~ 2 mg，中度中毒 2 ~ 4 mg，重度中毒 4 ~ 6 mg；重复用量：中度中毒 1 ~ 2 mg，重度中毒 2 mg（重度中毒总量一般为 8 ~ 12 mg）；足量的标准是神志恢复，口唇和皮肤干燥，分泌物消失等。

（2）胆碱酯酶复能剂（cholinesterase reactivators）：近年研究表明，肟类（oximes）化合物能复活磷酰化酶，缓解烟碱样症状，保护呼吸肌，并能与积聚的 ACh 竞争膈肌烟碱受体；此外，还有拟胆碱酯酶的活性，可直接水解突触间隙过量的乙酰胆碱，恢复正常的神经肌肉传导等，有利于迅速缓解胆碱能危象的呼吸功能障碍，预防 IMS 的发生，但临床常忽视复能剂的应用，成为降低 AOPP 病死率的巨大阻碍。氯解磷定（pralidoxime chloride，PAM-Cl）、解磷定（2-pyridine aldoxime methyliodide，2-PAM）和双复磷（obidoxime chloride，LuH-6）为常用肟类复能剂，其中首选氯解磷定，因该药溶解度大，可以肌内注射，与解磷定相比，使用方便、疗效好、毒副作用少；首剂用量为：轻度中毒 0.5 ~ 1.0 g，中度中毒 1.0 ~ 2.0 g，重度中毒 2.0 ~ 3.0 g，肌内注射或静脉注射均可，肌内注射 1 ~ 2 分钟即开始显效，半衰期为 1 ~ 1.5 小时，可每 2 ~ 4 小时重复给 1.0 g（重度患者首日总量 8 ~ 10 g，一般不超过 12 g），以后根据病情减量或延长给药间隔时间，维持用药至少 5 ~ 7 天；但应注意复能剂过量可能抑制胆碱酯酶活性，并抑制呼吸中枢。

3．血液灌流（hemoperfusion，HP）是利用体外循环灌流器中吸附剂的吸附作用，清除外源性和内源性毒物、药物、代谢产物等致病因子的常用血液净化疗法，对脂溶性高且易与蛋白质结合的毒物有较好清除作用。多篇临床报道认为，HP 对 AOPP 有肯定治疗效果，对阿托品超敏、阿托品耐受、阿托品中毒等特殊病例尤有独特疗效。但 HP 只能清除毒物，无法改变毒效应，所以应用越早越好（中毒后 12 小时内使用效果最佳）。用法：一般采用树脂灌流器，血泵流速初可 100 ~ 150 ml/min，逐渐增加到 150 ~ 200 ml/min，每次 1.5 ~ 2 小时；肝素抗凝（4% 肝素盐水冲洗灌流器及血路，肝素首剂 20 ~ 40 mg，追加量 5 mg/30min，静脉注射；有出血倾向者用低分子肝素钙）；一般可 1 ~ 2 次 / 24 小时。HP 可与血液透析并联使用，对合并水、电解质紊乱和肝、肾功能损害者效果更佳。

4．换血疗法（replacement transfusion）上述治疗效果不好的重度患者可加用换血疗法。方法为放血 200 ~ 400 ml，然后补充等量红细胞悬液，2 ~ 4 小时后可重复；对于极重患者亦可边输边放，但不可一次放血过多、过快，以免加重病情。

5．对症支持治疗　重点为镇静，保持呼吸道通畅，合理给氧，严密心电监护，保护肝、肾功能，维持水、电解质平衡，积极防治肺脑水肿等。如：

（1）烦躁者可给予地西泮（安定）10 mg 肌内注射，4 ~ 10 小时后可重复一次（有呼吸抑制的慎用），地西泮除镇静作用外，还有保护神经肌肉接头的作用。

（2）肾上腺糖皮质激素：对于防治脑水肿、肺水肿有较好疗效，对阿托品过量也有辅助治疗作用。

（3）七叶皂苷钠：有抗渗出、减轻脑水肿的作用，可 20 ~ 30 mg 加入液体静脉点滴。

（4）6- 氨基己酸：可抑制组胺释放，减低血管通透性，有助于治疗肺水肿，可 10 g 加入 10% 葡萄糖液 250 ml 中静脉滴注（1 小时内给入半量后，可以 1 g/h 维持）。

（5）消化道出血可给予奥美拉唑（omeprazole）、凝血酶等。

（6）其他：抗氧化剂（如大剂量维生素 C、还原型谷胱甘肽、乙酰半胱氨酸等），还可使用保护心肌药物。

（二）中间期肌无力综合征

轻型可密切观察，多于数日内自行恢复。重型应立即建立人工气道（气管插管或气管切开），机械辅助呼吸，维持气道通畅，度过呼吸肌麻痹期后，患者可望恢复；一般经 4 ~ 20 天可以恢复自主呼吸，而后再逐步脱机，脱机时先试停 0.5 ~ 2 小时，无呼吸停止情况再完全脱机，以免发生意外；此外，还应重视气管插管或切开后呼吸道的护理。

（三）迟发性周围神经病

治疗原则与神经科相同，可参照正己烷等有机溶剂所致周围神经病治疗，主要为中、西医对症和支持治疗，配合运动康复锻炼。此类患者应调离有机磷作业岗位，并根据恢复情况安排适当工作或继续休息疗养。

【预防】

1. 农药生产企业应严格执行《使用有毒物品作业场所劳动保护条例》（中华人民共和国国务院令第 352 号）。

2. 广泛开展安全合理使用农药知识教育，是降低农村农药使用人员中毒的关键，要做到正确采购、保管农药，科学配制、施用农药，注意防护和轮换使用农药，以及废弃农药、容器的安全处理。

3. 生产单位应实现生产设备机械化、管道化、密闭化和自动化，配置有效的通风装置；及时检修生产设备，杜绝跑、冒、滴、漏现象；此外，还应定期检测、评价车间空气中有机磷浓度，使其符合国家卫生标准。

4. 作业工人应正确使用个人防护用品；在运输、销售过程中必须遵守《农药贮运、销售和使用的防毒规程》（GBZ 12475-2006）的规定，专车、专船装运，不能与粮食、食品混装，并专库储存。

5. 加强农药销售等流通环节的管理；培养专业化植保队，改变目前家家打药、户户存药的混乱局面，以有效控制生活性中毒发生。

（宋平平　闫永建）

案例介绍

患者，男，20 岁。主诉：腹痛、呕吐、食欲缺乏 1 周，在院外多次肌内注射山莨菪碱（654-2）注射液，症状时轻时重。门诊胃镜检查示十二指肠球部溃疡，收住院。查体：T36.7 ℃、P62 次 / 分、R20 次 / 分，意识清，精神差，双侧瞳孔直径 2 mm，对光反射灵敏，心肺未见异常；腹软，上腹部及脐周轻压痛。入院后口服西咪替丁（甲氰咪胍）治疗，次日上午患者腹痛加重，皮肤潮湿多汗，继而出现呼吸困难，口吐白沫、大气道痰鸣音，意识不清，双侧瞳孔针尖大小；双肺满布湿啰音；心率 130 次 / 分，律齐，心音低钝；腹部及神经系统检查未见异常。测血氧饱和度 60%，急查电解质、二氧化碳结合力、血糖、尿素氮均正常。给予气管插管，呼吸机辅助呼吸，吸出大量分泌物，并给毛花苷丙、呋塞米静脉注射，肺部啰音无减少。再次追问病史，得知患者数天前在大棚内喷洒过有机磷农药 1605，急查全血胆碱酯酶活性为 20%，确诊为"急性有机磷农药中毒"。静脉注射阿托品 5 mg 后，气管内分泌物明显减少，肺内啰音亦减少，心率渐降至 110 次 / 分，瞳孔直径 3 mm，皮肤汗少，血氧饱和度回升至 97%。维持阿托品化，并给以氯解磷定治疗，患者意识转清。3 天后拔除气管插管，1 周后复查全血胆碱酯酶活性为 80%。住院 22 天后痊愈出院。

点评：本例初有误诊，原因：①有机磷农药经皮肤吸收中毒的初始症状轻，患者原有十二指肠球部溃疡，干扰医生思路，且未更详细地询问病史；②患者中毒后出现腹痛、呕吐，在院外多次肌内注射山莨菪碱使中毒症状暂时缓解，掩盖了病情。

[摘自：李红霞，秦北宁．有机磷农药经皮肤吸收中毒误诊 1 例．中国误诊学杂志，2007，7（7）：1670.]

思考题

1. 何谓有机磷农药？简述其主要类别及接触机会。

2. 简述有机磷农药中毒的主要机制及解毒原则。

3. 总结急性有机磷农药中毒的临床特点及救治办法。

推荐阅读的参考文献

1. 关里，王汉斌，赵得禄．肟类复能剂治疗急性有机磷农药中毒的现状研究．中华内科杂志，2004，43（2）：157-158．

2. 石汉文，佟飞，田英平．急性有机磷中毒的规范化治疗．中华急诊医学杂志．2005，14（4）：351-352．

3. Black RM，Read RW．Biological markers of exposure to organophosphorus nerve agents．Arch Toxicol，2013，87（3）：421-437．

4. Syed S，Gurcoo SA，Farooqui AK，et al．Is the WHO recomended dose of pralidoime effective in the treatment of organophosphorus poisoning？A randomized，double-blinded and placebo-controlled trial．Saudi journal of anaesthesia，2015，9（1）：49-54．

5. Nurulain SM．Different approaches to acute organophosphorus poison treatment．J Pak Med Assoc，2012，62（7）：712-717．

6. Worek F，Thiermann H．The value of novel oximes for treatment of poisoning by organophosphorus compounds．Pharmacol Ther，2013，139（2）：249-259．

三、氨基甲酸酯类

【概述】

氨基甲酸酯类（carbamates）是20世纪50年代问世的一类新型农药，主要用作杀虫剂、除草剂和杀菌剂等。随着国家对有机磷等高毒农药的限制，氨基甲酸酯类农药的应用不断得到推广。这类化合物多数具有触杀、胃毒作用，选择性强、作用迅速高效、对人畜毒性低且无残留，对环境污染轻，可制成不同剂型。常用品种有西维因（carbaryl，sevin）、呋喃丹（carbofuran）、速灭威（tsumacide）、叶蝉散（Mipcin）、巴沙（Bassa）、灭多威（methomyl）、万灵等。国内报道呋喃丹、灭多威中毒较多。

【理化特性】

氨基甲酸酯类大多为结晶状固体，无特殊气味，水中溶解度低，易溶于甲醇、乙醇和丙酮等有机溶剂；酸性溶液中较稳定，碱性溶液中易水解。基本结构通式为 R_2-O-CONH-R_1-X，依据 R_1、R_2 和 X 等取代基不同，可将此类杀虫剂分为五种：

（1）萘基氨基甲酸酯类（naphthyl carbamates），如西维因；

（2）苯基氨基甲酸酯类（phenyl carbamates），如叶蝉散；

（3）氨基甲酸肟酯类（carbaminoximes），如涕灭威；

（4）杂环甲基氨基甲酸酯类（heterocylic methyl carbamates），如呋喃丹；

（5）杂环二甲基氨基甲酸酯类（heterocylic dimethylcarbamates），如异索威。

【接触机会】

生产性中毒主要发生在生产、加工、成品包装、配制和使用过程中，特别是使用呋喃丹时，常可因直接接触原药或违章喷洒而引起中毒。生活性中毒多为口服自杀或误服。近年，单纯氨基甲酸酯类农药中毒减少，主要为氨基甲酸酯类与有机磷混配的农药中毒。

【发病机制】

氨基甲酸酯类农药经呼吸道、消化道吸收迅速而完全，皮肤黏膜吸收则较缓慢，吸收量亦较低。进入机体后，主要分布在肝、肾、脑、脂肪和肌肉组织中，代谢迅速，体内无蓄积；主要以代谢产物葡萄糖醛酸酯的形式通过尿液排泄，24小时可排出摄入量的70%～80%。该类农药毒性普遍较有机磷类农药低，常用品种中仅呋喃丹、灭多威、杀线威、久效威等为高毒，其他大多属中、低毒性，经皮肤黏膜吸收毒性更低。

该类农药的毒作用机制为直接抑制胆碱酯酶（cholinesterase，ChE），可与 ChE 形成可逆的氨基甲酰化胆碱酯酶复合物，分解十分迅速，如接触后 15 分钟内即可使血中 ChE 活力降至最低水平，但 30 ～ 40 分钟后可恢复到正常值的 50% ～ 60%，60 ～ 120 分钟已基本恢复正常。所以，急性氨基甲酸酯类农药中毒时，需尽早检查血 ChE。与 AOPP 相比，其毒作用轻，临床症状出现较快，恢复亦快，并发症少，预后多较好。

【临床表现】

急性氨基甲酸酯类农药中毒临床表现与 AOPP 非常相似，但也有自身特点：

1. 发挥作用快 因氨基甲酸酯类农药多无需代谢转化，可直接与 ChE 结合抑制其活性，而有机磷需代谢转化为中间产物才能发挥 ChE 的抑制作用。

2. 与 AOPP 相比，毒作用及临床症状均较轻，且临床症状恢复快，并发症也少，一般不发生迟发性周围神经病，预后较好。因氨基甲酰化胆碱酯酶复合物可迅速水解（其半减期一般仅为 30 ～ 40 分钟），重新生成有活力的 ChE。

3. 多数氨基甲酸酯类对红细胞 ChE 的亲和力较强，及时进行全血 AChE 活力检测有助于准确判断有无此类农药中毒及其病情。

4. 肟类化合物不仅无助于 ChE 复能，反会影响氨基甲酰化胆碱酯酶的复能。

生产性中毒主要通过呼吸道吸收，皮肤吸收少且缓慢，潜伏期一般 2 ～ 4 小时，接触量大者可在 0.5 小时内发病；口服中毒多 10 ～ 30 分钟出现中毒症状。轻度中毒时，仅有轻微的中枢神经和毒蕈碱样症状，如头晕、头痛、乏力、视物模糊、恶心、呕吐、多汗、流涎、瞳孔缩小等，烟碱样症状不明显且恢复快，仅个别可见肌束震颤等，一般 24 小时内可恢复，及时检查全血 ChE 活性多 < 70%。重度中毒时上述症状加重，视物模糊、瞳孔缩小、发绀较为

普遍，并可发生肺水肿、昏迷、脑水肿等，及时检查全血 ChE 活性多 < 30%。

氨基甲酸酯类农药未见慢性中毒。

【诊断与鉴别诊断】

我国已颁布《职业性急性氨基甲酸酯杀虫剂中毒诊断标准》（GBZ 52），诊断原则为：具有短时间接触大量氨基甲酸酯杀虫剂的职业史，迅速出现的以毒蕈碱样症状为主的胆碱能神经过度兴奋临床表现，全血 ChE 活性迅速降低且恢复较快，在排除其他病因后，即可做出诊断。此类患者应注意与 AOPP、中暑、急性胃肠炎等鉴别，遇不典型病例要考虑混配农药的可能性。诊断标准将急性氨基甲酸酯杀虫剂中毒的病情分为两级：

1. 轻度中毒 指短期密切接触氨基甲酸酯类农药后，出现较轻的毒蕈碱样和中枢神经系统症状，如头晕、头痛、乏力、视物模糊、恶心、呕吐、流涎、多汗、瞳孔缩小等，（可伴有肌束震颤等烟碱样症状），多在 24 小时以内恢复正常；全血 ChE 活性多在 70% 以下。

2. 重度中毒 除上述症状加重外，尚出现肺水肿，或昏迷，脑水肿；该类患者全血 ChE 活性多在 30% 以下。

【治疗】

1. 清除毒物，阻止毒物继续吸收 应迅速脱离中毒现场，脱去污染衣服，用肥皂水和温水彻底清洗污染的衣服、毛发和指甲；眼部污染应用清水、生理盐水或 2% 碳酸氢钠彻底冲洗；口服中毒者应及时洗胃，方法与 AOPP 相同。

2. 特效解毒治疗 阿托品为治疗急性氨基甲酸酯类农药中毒首选药物，但用量比 AOPP 少得多：轻度中毒仅需 1 mg 肌内注射或 0.3 ～ 0.6 mg 口服，必要时重复 1 ～ 2 次，不必阿托品化。重度中毒时首剂 2 ～ 4 mg 静脉注射，20 分钟后重复半量，以后根据病情延长给药间隔时间，每次仅用 1 mg，阿托品化后改维持用药 72 小时。重度中毒患者也可试用盐酸戊乙奎醚（penehyclidine hydrochloride，长托宁），推荐用法为 1 mg 肌内注射，以后根据病情重复 1 ～ 3 次，每次 1 mg。

单纯急性氨基甲酸酯类农药中毒不宜用胆碱酯酶复能剂，对于有机磷与氨基甲酸酯类混配的农药中毒，虽以阿托品治疗为主，但当出现明显烟碱样症状时，可在严密观察下酌情使用肟类复能剂。如"呋喃丹颗粒"中毒，该物为呋喃丹与久效磷的混配制剂，中毒后先用阿托品治疗，如4～6小时后病情不好转，可加用氯解磷定；由于呋喃丹在体内水解尚可产生氰化物，故还可加用维生素C、亚甲蓝和硫代硫酸钠。

3．对症支持治疗　烦躁不安者可给地西泮（安定）等镇静剂；严密进行心电监护和血气分析，保护心肺和肝、肾功能；维持水、电解质平衡，增加尿量加速毒物排泄；积极防治脑水肿、肺水肿、呼吸抑制、应激性溃疡等，基本原则与AOPP相同。

4．重症者可行血液透析或联合血液净化治疗，尤其是有机磷混合氨基甲酸酯类杀虫药中毒者，早期血液透析可取得较好临床效果。

【预防】

1．严格农药生产等级注册程序，严禁非法生产、销售未经批准的混配农药；农药生产过程中，混配、分装、灌装等工序应采用密闭化、自动化操作，加强作业环境通风；包装应采用自动称量包装机，减少作业人员直接接触。

2．做好卫生宣教，提供操作人员防护知识，并配备防护用品，如个体呼吸器、防护服、防护手套等。

3．生产车间应设置喷淋设备，制订应急救援措施等；农药使用过程必须规范操作，掌握安全使用农药方法，加强个人防护，最大限度地降低农药对人的危害。

（宋平平　闫永建）

思考题

1．总结氨基甲酸酯类农药的主要种类及毒性要点。

2．简述急性氨基甲酸酯类农药中毒的临床特点及救治原则。

推荐阅读的参考文献

1．夏磊，马宏英，陈思锦．丁硫克百威中毒致呼吸衰竭1例报道．中华危重病急救医学，2014，26（6）：444．

2．戴福生．重度涕灭威中毒酶活性延迟恢复16例原因分析．临床急诊杂志，2010，11（2）：113．

3．张泉三，陈斌．氨基甲酸酯类农药中毒伴阿托品过量致中毒性脑病1例．中华急诊医学杂志，2007，16（3）：282．

4．黄金祥，李慧，秦复康，等．急性氨基甲酸酯及其与有机磷等混配农药中毒的临床治疗研究．中华劳动卫生职业病杂志，2001，19（4）：243-246．

5．娄振华，孔祥松．盐酸戊乙奎醚治疗急性氨基甲酸酯类农药中毒的疗效观察．实用预防医学，2005，12（1）：65-66．

四、拟除虫菊酯类

【概述】

拟除虫菊酯类（pyrethroids）农药是人工模拟天然除虫菊素类的高效广谱杀虫剂。早在1949年，国外即合成了第一个拟除虫菊——丙烯菊酯（allethrin）；农业上大量应用的则是在1973年Elliott等合成苄氯菊酯（permethrin）以后；我国在1975年才首先合成这类农药。根据化学结构中是否含有氰基，可分为Ⅰ型和Ⅱ型两大类，Ⅰ型不含氰基，如苄呋菊酯（resmethrin）、苄氯菊酯；Ⅱ型则含氰基，如溴氰菊酯（deltamethrin，decis，K-othrin）、氰戊菊酯（fenvalerate，sumicidine，Pydrin）、氯氰菊酯（cypermethrin）等。拟除虫菊酯类农药具有杀虫性能好、用量少、残留量低、对哺乳类动物毒性小等特点，因此得到广泛应用，目前农业上以Ⅱ型和复合农药使用为多，其中溴氰菊酯（凯素灵、敌杀死）、氯氰菊酯及氰戊菊酯（杀灭菊酯，速灭杀丁）应用较多，中毒也最为常见；卫生杀虫剂则主要使用Ⅰ型。

有机磷类可抑制拟除虫菊酯的水解，与拟

除虫菊酯类混合后杀虫效力增加，但对人畜的毒性也相应增加。

【理化特性】

拟除虫菊酯是一种棕色黏性树脂，难溶于水，易溶于甲苯、二甲苯、丙酮等有机溶剂；常温下挥发性较小；遇酸稳定，遇碱（pH ＞ 8）、见光则易分解。Ⅰ型多用作卫生杀虫，常配制成气雾或电烤剂；Ⅱ型主要用于农业杀虫，一般配制成乳油制剂。

表 5-8-2　拟除虫菊酯类理化特性

	拟除虫菊酯类	Ⅰ型	Ⅱ型
分子量	316 ～ 374	328.5	372.5
沸点 a	–	170℃ 0.013	200℃ 0.013
闪点	82 ～ 88℃常压	–	–
蒸气压	20℃，0	3×10^{-3} Pa a	5×10^{-3} Pa a
水溶性	不溶	不溶	微溶
辛醇/水分配系数	–	6.28	5.33

a. 温度没有给出

【接触机会】

职业接触主要见于拟除虫菊酯类农药的生产、分装、混配、运输、销售等过程，施用拟除虫菊酯类农药的各个环节如配药、喷洒、修理或清洗药械等过程中亦有吸入拟除虫菊酯气溶胶、提取液或配方机会，上述过程如违章操作或缺乏防护，均可引起职业中毒。生活性中毒主要见于自杀或误服。

拟除虫菊酯类卫生杀虫剂毒性很低，室内使用时一般不会引起中毒，但皮肤直接接触可发生接触性皮炎，个别患者可引起过敏性疾病。

国家的一些相应机构规定了对于拟除虫菊酯类农药的职业暴露限值（表 5-8-3）。

【毒性机制】

拟除虫菊酯类农药可经消化道、呼吸道和皮肤黏膜进入人体，在田间施药时，皮肤吸收尤其具有重要意义。其吸收进入人体后随即分布于全身各脏器，特别是中枢神经系统，主要经肾排泄，少数随粪便排出。尿中排出物为酯类、酚类等代谢产物及其原形，排泄十分迅速；血液中 5 ～ 8 小时即达峰值浓度，体内代谢半减期为 5 ～ 7 小时，1 天可排泄吸收量的 50% 以上，8 天内几乎全部排出，仅有微量残存于脂肪及肝中。拟除虫菊酯类分子多具有一个"酸"和一个"醇"组分，代谢主要通过酶催化的水解和在芳基及反式甲基上发生羟化。代谢物若为酯类，一般多以游离形式排出；若为酸类，则主要与葡萄糖醛酸结合排出，未经代谢的拟除虫菊酯类则经由粪便排出。

表 5-8-3　不同国家拟除虫菊酯类农药职业暴露限值

国家/组织	职业性暴露限值 mg/m³	平均加权时间	暴露限值类型
荷兰 -SZW	5	8h	行政管理方式
德国			
-AGS	5	8h	
	20	15 min	
-DFG -MAK 委员会	5	8h	
	10	15min	
英国			
-HSE	5	8h	职业暴露标准
	5	15 min	
瑞典	–		
丹麦	5	8h	
美国			
-ACGIH	5	8h	阈限值
-OSHA	5	8h	容许接触水平
-NIOSH	5	10h	建议接触限值
欧盟			
-SCOEL	5	8h	短时间接触限值

注：SZW（Miniserie van Sociale Zaken en Werkgelenheid）社会事业和就业管理局；

AGS（Ausschuss fur Gefahrstoffe AGS）危险品委员会；

DFG（German Research Foundation/Deutsche Forschungsgemeinschaf）色过科学基金会；

MAK 委员会（Maximum workpiace concentration Kommission）工作场所化学物质健康损害调查委员会；

HSE（Health Safety Executive）英国安全与健康执行局；

ACGIH（American Conference of Governmental Industrial Hygienists）美国政府工业卫生学家协会；

OSHA（Occupational Safety and Health Administration）职业安全与健康管理署；

NIOSH（The National Institue for Occupational Safety and Health）国家职业安全和健康安全所；

SCOEL（Scientitic Commiuee for Occupational Exposure Limits）职业接触限值科学委员会

目前对拟除虫菊酯类农药的中毒机制尚未完全明了。动物实验发现，本类农药主要损害神经系统，特别是锥体外系、小脑、脊髓和周围神经，属于神经毒类农药。目前认为它可选择性地减慢去极化后神经细胞膜钠离子通道 M 闸门的关闭，使钠离子通道保持开放，造成动作电位的去极化延长，周围神经出现重复动作电位；其结果是引起感觉神经反复放电，脊髓中枢神经和周围神经兴奋性增强，导致临床出现烧灼、疼痛等异常感觉，以及肌肉持续收缩，最终由兴奋转为抑制。动物实验还观察到：Ⅰ型拟除虫菊酯类中毒主要表现为过度兴奋、震颤、共济失调、抽搐和瘫痪；Ⅱ型则表现为大量流涎、舞蹈样扭动、肌肉阵挛和阵发强直性抽搐，类似癫痫大发作。此类农药对 AChE 无明显影响，但可兴奋 M 样受体和 N 样受体，对心血管的作用多为先抑制后兴奋。此外，也可产生皮肤黏膜刺激作用和过敏反应。拟除虫菊酯类还可直接作用于神经末梢和肾上腺髓质，使血糖、乳酸和肾上腺素增高，引起血管收缩、心律失常等表现。人口服急性中毒致死剂量为 700 ～ 2100 mg/kg。

【临床表现】

职业性中毒的潜伏期为 2 ～ 24 小时，多数为 5 ～ 8 小时，皮肤刺激及致敏作用最为常见。首发最突出表现是暴露皮肤出现瘙痒、紧麻或蚁走等感觉，可出现接触性皮炎或过敏性皮炎，出汗或热水洗脸后加重，较重者伴有全身症状，如头晕、头痛、恶心、呕吐、腹痛、腹泻、乏力、胸闷、气短、咳嗽、呼吸困难、食欲缺乏、心悸、视物模糊等；脱离接触，清洗污染皮肤后，一般 2 ～ 3 天可恢复正常。皮肤过敏严重者，全身水肿，可伴有肾功能异常。该类农药还可影响呼吸系统，表现为哮喘样症状或过敏反应，既往有哮喘病史者可出现严重过敏反应甚至死亡。

口服中毒者多在 10 分钟～1 小时出现症状，病情较重，主要为上腹部烧灼感、恶心、呕吐、腹痛、腹泻等症状，另有精神萎靡、嗜睡、淡漠、烦躁、口鼻分泌物增多、面部胀麻、视物模糊、胸闷、心悸、四肢麻木、肌束震颤等表

现，皮肤症状不甚明显；重度中毒者可出现频繁的阵发性抽搐，意识模糊或昏迷、呼吸衰竭等。

目前尚未见慢性拟除虫菊酯中毒报告。

【诊断与鉴别诊断】

国家已颁布《职业性急性拟除虫菊酯中毒诊断标准》（GBZ 43），可作为此类疾病诊处依据。诊断原则是：具有短时间接触大量拟除虫菊酯杀虫剂的职业史，迅速出现以神经系统兴奋、皮肤过敏甚或哮喘症状为主的临床表现，在排除其他病因后，即可做出诊断。

临床多将接触大量拟除虫菊酯杀虫剂后出现面部异常感觉及皮肤黏膜刺激症状，但无明显全身症状者列为"接触反应"，进行医学观察，但该类患者尚未被纳入法定职业病范畴。诊断标准将此类中毒病情分为二级：

1．轻度中毒　除接触反应症状外，尚伴有明显全身症状，如头痛、头晕、乏力、食欲缺乏、恶心、呕吐、精神萎靡、口腔分泌物增多者。

2．重度中毒　除上述临床表现外，尚具有下列一项表现者：

（1）阵发性抽搐，如四肢抽搐、角弓反张伴意识丧失，每次持续 0.5 ～ 2 分钟，频繁者一天可 30 ～ 40 次，可伴大小便失禁，抽搐终止后意识恢复，但对发作情况不能记忆；

（2）重度意识障碍；

（3）肺水肿。

注意与癫痫、中暑、有机磷类农药中毒等疾病相鉴别。拟除虫菊酯类混合农药（如虫螨菊酯）中毒的表现则较复杂，可能以某一成分中毒的表现为主，但主要取决于混配农药各成分的比例。其与有机磷类中毒的鉴别要点为：呕吐物或呼气无大蒜臭味，瞳孔多无改变，全血胆碱酯酶活力正常；大剂量阿托品治疗易出现中毒反应（很少耐受 5 mg 以上），肟类复能剂无效。

【治疗】

拟除虫菊酯类农药中毒目前尚无特效治疗，可按照一般急性化学中毒原则处理，一般预后较好。具体要点为：

1．皮肤污染不宜先用水冲洗，应先用高岭土或滑石粉吸附残留药液后，再用肥皂水或

2% ～ 4% 碳酸氢钠液（不宜用硫代硫酸钠液）洗涤；皮肤有炎症或灼伤者应避免强光照射，可口服抗过敏药物，局部用 N,N- 二甲基 - 乙胺酸盐处理；皮肤损伤严重者，可用维生素 E 油剂涂抹（4 cm² 面积使用 1 mg）；眼睛污染者，可用生理盐水或 2% 碳酸氢钠液冲洗，而后用四环素可的松滴眼液滴眼。

2．经口中毒者，一般不宜催吐（除溴氰菊酯、杀灭菊酯外），彻底洗胃仍是抢救成功的关键。洗胃液宜选用 2% ～ 4% 碳酸氢钠溶液，每次 300 ml 左右，洗后吸净，以免导致急性胃扩张，但禁用 1 ∶ 5000 高锰酸钾溶液洗胃；洗后可灌入活性炭吸附胃中残留药液；不需导泻，特别是禁用油类泻剂。

3．对症治疗　轻度中毒尤以对症治疗为主；重度中毒宜立即补液、利尿，并给予大剂量维生素 C 及 B 族维生素，并适当补碱，保护重要脏器功能，多不需血液净化疗法。止痉处理对救治拟除虫菊酯类中毒至关重要，也是降低病死率的关键，可用地西泮（安定）、苯巴比妥钠肌内注射；持续抽搐可用氯甲噻唑（chlorethiazol），成人剂量为 0.5 ～ 0.7 g，0.8% 溶液静脉注射，以及氨基甲酸乙酯（urethane）静脉注射，累积剂量可达 1 g/kg。伴肺水肿或严重心肌损害及全身变态反应者，可加用肾上腺糖皮质激素。

4．关于阿托品的使用　阿托品可控制多涎、多汗、腹痛等症状，宜小剂量应用，切忌阿托品化。拟除虫菊酯类与有机磷类混合中毒者，阿托品化出现较早，所需剂量亦远较单纯有机磷中毒者小，大剂量应用易出现中毒反应，应予注意。肟类复能剂对拟除虫菊酯类中毒无效并有一定毒性作用，故不宜使用。

5．关于混配农药中毒　与有机磷混配时，因有机磷中毒可抑制拟除虫菊酯水解，并延缓其代谢速率，故可增强拟除虫菊酯类的毒性，一般可按有机磷中毒治疗原则处理。本品与杀虫脒或西维因混合中毒时，也应分别按甲脒类、氨基甲酸酯类中毒处理。

【预防】

1．加强卫生宣教，普及防护知识，以从根本上杜绝和减少中毒的发生。

2．生产环节中毒多属于意外，混配、分装、灌装等工序接触机会较多，应加强防护，改善操作场所通风设施。

3．喷洒拟除虫菊酯类农药或混配农药时，应注意呼吸道、皮肤防护，戴手套、口罩，穿防护服，操作时防止药物与皮肤直接接触，操作者要在上风向，边打边退；工作结束后，立即用肥皂水彻底洗手、洗脸及暴露部位皮肤。使用剩余农药要妥善保管，严禁药品与食品混放，严防误服或自服。

（宋平平　闫永建）

案例介绍

女性，20 岁，农民。因与其母口角，口服"乳剂农药"约 100 ml，6 小时后急诊入院。当时意识不清、口吐白沫、频繁呕吐，呕吐物有浓烈"大蒜味"。体检过程中突然呼吸停止，经人工呼吸、给氧，注射呼吸兴奋剂后呼吸恢复，拟诊"乐果中毒"，先后用阿托品 13 mg，于当日下午转入内科救治。查体：T36℃，P124 次 / 分，R30 次 / 分，BP12/9 kPa（90/68 mmHg）；深昏迷，瞳孔稍散大，双侧对称，对光反射迟钝，大小便失禁，颈软；双肺可闻及大量湿性啰音；心率 120 次 / 分，律齐；腱反射减弱，病理反射未引出。血常规示白细胞 16.8×10^9/L，尿常规可见红细胞；肝功正常；心电图示窦性心动过速。入院后按乐果中毒紧急处理，立即 1 ∶ 5000 高锰酸钾溶液洗胃，使用阿托品 70 mg、解磷定 1g，以及甘露醇、呋塞米、地塞米松等。4 小时后，双肺啰音消失，但仍处于深昏迷，口唇发绀，四肢厥冷，脉细速，呼吸增快，心率 123 次 / 分，血压下降至 10/8 kPa（75/60 mmHg），提示周围循环衰竭。后因家属找来药瓶，证实为速灭杀丁中毒，立即停用阿托品、解磷定，改用维生素 C 7g 静脉滴注，并给能量合剂、细胞活化剂、糖皮质激素及低分子右旋糖酐等。次日清晨，患者神志转清、血压正常、发绀改善、呼吸平稳，继续上述治疗，住院7天痊愈出院。

点评：拟除虫菊酯类口服中毒者常出现血压下降、阵发性抽搐或惊厥、肺水肿、休克、呼吸麻痹及昏迷等，宜用2%碳酸氢钠溶液彻底洗胃，并使用大剂量维生素C、糖皮质激素及丹参注射液、高渗葡萄糖液，以促进毒物分解代谢和排泄，但不宜用阿托品及胆碱酯酶复能剂，尤其不能应用大剂量阿托品，否则反而易导致阿托品中毒，使病情加重。本例即因误诊为乐果中毒，使用了大剂量阿托品，幸亏及早纠正，改变治疗方案，方使病情转危为安。

[选自：杨季和. 敌杀死、速灭杀丁急性中毒二例. 云南医药，1991，12（1）：60-61.]

思考题

1. 简述拟除虫菊酯类农药的主要类别及毒作用特点。

2. 急性拟除虫菊酯类农药中毒的主要临床表现有哪些？

3. 总结急性拟除虫菊酯类农药中毒的治疗要点。

推荐阅读的参考文献

1. 曹佩，徐海滨. 拟除虫菊酯类农药神经毒理学研究进展. 中华劳动卫生职业病杂志，2012，30（8）：636-638.

2. 蒋绍峰，马沛滨，周静，等. 3114例拟除虫菊酯类农药中毒咨询案例特征分析. 职业卫生与应急救援，2013，31（5）：234-236.

3. 王心如，何冬宁，何凤生，等. 有机磷与拟除虫菊酯农药的急性联合毒性及其评价. 中国公共卫生，2000，16（3）：206-207.

4. 柴晓静，邓晓辉. Bcl-2和P53在Ⅱ-型拟除虫菊酯诱导神经细胞凋亡机制中的作用. 现代预防医学，2011，38（8）：1506-1508.

5. 韩江全，赖敏，黄名璐. 以癫痫持续状态为首发症状的氯氟氰菊酯急性中毒一例. 中华神经科杂志，2009，42（7）：435.

五、氟乙酰胺

【理化性质】

氟乙酰胺（fluoroacetamide）又名敌蚜胺、氟素儿，主要用于灭鼠、防治棉蚜、森林介壳虫等，为有机氟化合物，纯品为无臭、无味的白色结晶，挥发性小，易溶于水及有机溶剂。本品属高毒类农药，大鼠经口 LD_{50} 为 5~10 mg/kg，豚鼠经皮 LD_{50} 为 10 mg/kg，人口服 LD_{50} 估计为 2~10 mg/kg。原药含氟乙酰胺90%以上，溶液含10%~50%，喷雾液或毒饵含0.2%，民间自行配制的毒鼠药如一步倒、一扫光、王中王、邱氏鼠药等均含有氟乙酰胺。

【接触机会】

经口途径是氟乙酰胺中毒的主要途径。职业性中毒较少，临床病例主要来自投毒、误服被氟乙酰胺污染的食物及水源污染等，且易发生二次毒害；20世纪80—90年代我国有些农村地区常出现癫痫病流行，实际上是氟乙酰胺滥用导致环境污染所致。我国早已禁止生产和使用氟乙酰胺，但是由于其制作工艺简单，民间屡有违规生产和销售，氟乙酰胺中毒事件仍时有发生。

【致病机制】

氟乙酰胺主要经消化道吸收，也可经呼吸道、皮肤吸收。口服氟乙酰胺主要在小肠吸收，代谢、排泄较为缓慢，可造成蓄积中毒。氟乙酰胺进入体内后经酰胺酶脱胺形成氟乙酸，氟乙酸与三磷腺苷和辅酶A作用生成氟代乙酰辅酶A，再与草酰乙酸缩合生成氟柠檬酸，后者有抑制乌头酸酶的作用，使枸橼酸（柠檬酸）不能代谢为乌头酸，从而阻断三羧酸循环，造成枸橼酸（柠檬酸）积聚、丙酮酸代谢受阻，妨碍了正常的氧化磷酸化作用，导致ATP生成减少，此即为"致死合成"，最终造成机体正常功能损害；氟离子的亲钙性，亦使血钙减少，神经系统应激性增加；另外，血中大量积累的枸橼酸（柠檬酸）增加也直接刺激肌肉和神经系统，引起痉挛和神经及精神症状。

【临床表现】

（一）急性中毒

其潜伏期与农药品种、吸收途径及摄入量有关，起病稍缓，国内报道经胃肠道途径吸收者一般为 0.5 ~ 15 小时。具体病情有：

1. 神经系统　主要表现为头晕、头痛、乏力、倦怠、四肢麻木、易激动、体温下降等，随着病情发展可出现烦躁不安、肌肉震颤和肢体阵发性抽搐，重者可有意识模糊以致昏迷、大小便失禁、瞳孔对光反射迟钝、视盘水肿、膝反射亢进、四肢肌张力增高，少数患者可出现脑膜刺激症状甚至阵发性强直性痉挛。抽搐是氟乙酰胺中毒最突出的临床表现，且有来势凶猛、反复发作、进行性加重等特点，常导致呼吸衰竭、死亡；部分患者出现精神障碍、谵妄等症状。以神经系统症状为主要表现的称为"神经型"，国内中毒病例此型较多。

2. 循环系统　早期可有心悸、窦性心动过速，而后则出现心律失常，甚至发生心室纤颤及心脏骤停，听诊心音低钝。以心血管系统为主要表现的称为"心脏型"，国外报道较多，近年来国内病例也常有明显心脏损害发生。

3. 其他表现　口服中毒者常有口渴、食欲缺乏、恶心、呕吐，可有血性呕吐物，上腹痛及烧灼感较明显，也可有腹泻发生，部分患者尚出现肝损害，表现为转氨酶升高等。在潜伏期末常见体温下降，但反复抽搐时体温也可升高；部分患者可出现皮疹，皮肤、黏膜出血；还有病例出现肾损害，尿中可出现颗粒管型，血尿素氮升高；重度中毒患者可因窒息而导致呼吸衰竭。

4. 实验室检查　患者血、呕吐物中可检出氟乙酰胺，血氟、尿氟含量可增高；同时可检测到血钙降低、血酮、血枸橼酸（柠檬酸）增加，均有重要诊断提示意义。

（二）慢性中毒

目前尚未发现慢性中毒病例，但食入被氟乙酰胺农药污染的饲料，可引起家畜慢性中毒，病畜不愿活动，精神不振，食欲减少，反刍停止，多独处一边，行走时落后，喜静，强行驱赶时走几步即卧地，瞳孔散大或缩小，心律不齐，脉搏增速，肘部肌肉震颤；个别患牛排恶臭稀便，体温正常或偏低。病情可反复发作，往往在抽搐过程中因呼吸抑制、循环衰竭而致死。

【诊断与鉴别诊断】

（一）诊断

目前尚无统一诊断标准，其诊断主要依据明确的毒物接触史，包括误服、投毒、皮肤及环境污染情况，典型的临床表现（抽搐痉挛和心律失常为主的症状），结合毒物分析等实验室检查及乙酰胺试验治疗结果，在排除其他病因引起的类似疾病后，即可做出诊断。氟乙酰胺中毒可分为轻、中、重三度：

1. 轻度中毒　指头晕、头痛、体温降低，伴口渴、恶心、呕吐、上腹部烧灼感等消化道症状，仅有肢体小抽动者。

2. 中度中毒　指轻度中毒的基础上出现下列任何一症状：烦躁不安、阵发性抽搐；或轻度心律失常和血压下降；或消化道出现血性分泌物；或呼吸困难等。

3. 重度中毒　指中度中毒基础上出现昏迷、阵发性强直性痉挛；或严重心律失常、心肌酶明显增高；或出现肠麻痹、大小便失禁；或呼吸衰竭等。

（二）鉴别诊断

氟乙酰胺中毒主要应与毒鼠强中毒、有机锡中毒、有机氯中毒、毒品中毒、溴敌隆中毒及可以引起癫痫发作的其他内科疾病鉴别。尤其需注意与毒鼠强中毒的鉴别，后者起病急，潜伏期短，病情重，临床虽也以抽搐为突出表现，但发病迅速，且多呈癫痫持续状态，毒物分析更对鉴别有重大帮助；但临床上也有毒鼠强、氟乙酰胺混配鼠药中毒的报道，须予注意。

【治疗】

1. 院前救治、清除胃肠道毒物、控制抽

搐、血液灌流、突发事件处理等综合治疗措施可参阅毒鼠强中毒部分相关内容。

2. 特效解毒剂　氟乙酰胺中毒特效解毒剂为乙酰胺，解毒机制是：乙酰胺在体内水解成醋酸，其可与氟乙酸竞争活性基团，干扰氟柠檬酸的形成，从而达到拮抗氟乙酰胺对三羧酸循环阻断作用的目的，用药后可明显延长中毒潜伏期、减轻症状、减少发作。成人每次 2.5 ~ 5.0 g，2 ~ 4 次 / 日，肌内注射（或每日 0.1 ~ 0.3 g/kg，分 2 ~ 4 次肌内注射），首次剂量应为全日总量的一半，重度中毒患者一次可给 5.0 ~ 10.0 g，可连续应用 5 ~ 7 天。有报道乙酰胺与利多卡因混合使用可防治心律失常并减轻局部疼痛。在没有乙酸胺的情况下，可用无水乙醇 5 ml 溶于 100 ml 葡萄糖液中静脉滴注，每天 2 ~ 4 次，但临床应用尚不多。

【预防】

严格禁生产和使用剧毒鼠药氟乙酰胺及其同类物，有关部门应加大执法与监督力度，切实控制好毒源，阻断一切毒鼠强的流通途径，杜绝氟乙酰胺中毒事件的发生；以抗凝血性杀鼠剂替代剧毒杀鼠剂；医院及相关部门应该有一定量的解毒剂乙酰胺储备。

（菅向东　阚宝甜）

思考题

1. 氟乙酰胺中毒的主要致病机制是什么？特效解毒剂是什么？

2. 临床上哪些毒物中毒可以引起癫痫样发作？

推荐阅读的参考文献

1. 吕黎玲．氟乙酰胺中毒 118 例抢救体会．中华儿科杂志，2002，40（10）：623-624．

2. 李森华．急性氟乙酰胺中毒者心肌酶谱动态变化研究．中国媒介生物学及控制杂志，2000，11（2）：103-106．

3. 林洁明，江朝强，欧健苹．以心脏损害为主的急性氟乙酰胺中毒．中华劳动卫生职业病杂志，2002，20（5）：344-347．

六、毒鼠强

【理化性质】

毒鼠强（tetremthylene disulfotetramine，tetramine）化学名四次甲基二砜四胺，又名"四二四""一扫光""三步倒""闻到死"。1949 年由德国拜尔公司合成，为有机氮化合物，分子式 $C_4H_8O_4N_4S_2$，分子量 248，纯品为一种白色、无嗅、无味的轻质粉末。微溶于水、氯仿、丙酮，易溶于乙醚，难溶于甲醇、乙醇等，在稀酸、碱溶液中能稳定存在，常温下其饱和水溶液放置 5 个月仍可保持稳定的生物学活性。毒鼠强为剧毒物质，大鼠经口 LD_{50} 为 0.1 ~ 0.3 mg/kg，对人的致死量为 6 ~ 12 mg。

【接触机会】

毒鼠强是 20 世纪中期研发的急性杀鼠药，化学性质稳定，毒饵可长期保持毒效，但对生态环境污染危害也大。毒鼠强被动物摄取后可以原型存留体内或排泄；它还具有内吸作用，能在植物体内滞留数月至数年之久，极易造成二次中毒，因毒鼠强滥用所引起的环境污染可造成水源及粮食严重污染，有些地区甚至在稻米、井水、居室中均能检出毒鼠强，致使癫痫怪病频繁发生，人畜暴病暴死。本品主要经消化道摄入中毒，包括投毒、误服被毒鼠强污染的食物及饮水等，多为隐匿式中毒，职业性毒鼠强中毒并不常见。

目前国家已经严禁生产和使用毒鼠强，但是由于其生产工艺简单，个体作坊即可完成，加之灭鼠效果好，国内市场上仍有不法商贩偷售，中毒事件时有发生。

【致病机制】

毒鼠强主要经胃肠道吸收，也可经呼吸道吸收，不易被完整的皮肤吸收，人口服后经口腔黏膜及消化道迅速吸收入血，但很少被分解代谢，而是以原形存在于体内，并很快均匀分布于各组织器官中，最终以原型随尿排出。毒鼠强是一种神经毒高效杀鼠剂，对所有的温血动物都有剧毒，其毒性比氰化钾强 100 倍，可能是比士的宁更强烈的痉挛剂，属于一种 γ-氨基丁酸（GABA）的拮抗物，可与神经元 GABA 受体形成不可逆转的结合，使神经细胞的氯通道关闭，从而不能产生抑制性突触后电位（Inhibitory postsynaptic potential，IPSP），其介导的神经抑制作用亦被明显削弱，使兴奋在脑和脊髓内得以持续传播，故对中枢神经系统特别是脑干具有强烈的兴奋作用，导致强烈的抽搐与惊厥，临床表现和脑电图表现颇似癫痫发作，少数患者可在中枢留下引起皮质放电的兴奋灶，脑电图出现棘波，此类兴奋灶具有可逆性，也可发生精神异常。

【临床表现】

（一）急性中毒

临床表现以神经系统损害最为突出，口服后发病极为迅速，常于数分钟～数十分钟内发病，若不及时抢救，可在数小时内死亡。主要有：

1．神经系统　主要为头痛、头晕、乏力、神志恍惚、烦躁不安，重者很快出现昏迷、剧烈抽搐、强直性痉挛，口吐白沫，类似癫痫大发作状态，可伴大小便失禁，缺氧还可导致脑水肿发生；部分患者呈癫痫持续状态，少数患者可出现精神症状。

2．消化系统　主要为上腹部不适、恶心、呕吐、腹痛；部分患者可有肝肿大、肝区压痛、便血、呕血；也有报道毒鼠强中毒致胰腺出血坏死者。

3．心血管系统　主要为心前区不适、胸闷、心悸、心动过缓（最慢心率达 30 次 / 分），少数为心动过速或出现期前收缩、阿 - 斯综合征，偶有报道毒鼠强中毒致心源性休克者。心脏听诊闻及有期前收缩及心动过缓；心电图检查，部分患者示有心肌损伤、缺血表现。

4．呼吸系统　主要为抽搐反复发作及癫痫持续状态时可发生呼吸困难，严重者可引起窒息、呼吸肌麻痹及呼吸衰竭；体检可见口唇发绀，

并发下呼吸道感染时肺部可闻及干、湿啰音。

5．其他　个别患者可有血尿、蛋白尿，甚或有急性肾衰竭的报道，但多数患者无此表现；严重者可出现多脏器功能失常综合征（MODS）；还可见毒鼠强中毒致皮质盲、失语、低血钾、低血钠、高血糖、脑疝等报道，均待进一步证实。

6．特殊实验室检查

（1）毒鼠强检测：生物标本、食物、饮水中毒鼠强的主要检测方法有薄层色谱法（TLC 法）、气相色谱 - 氮磷检测器法（GC/NPD 法）、气相色谱 - 火焰光度检测器 - 硫型法（GC/FPD-S 法）、气相色谱 - 质谱法（GC/MS 法）等；这些测定有助于诊断、鉴别诊断、病情评估及预后判断。

（2）脑电图检查：中毒患者脑电图的异常表现主要是 θ 波阵发性节律性活动增多、δ 波阵发性分布并有高电位棘慢波综合发放、提高 EP 放电等中度异常改变，有辅助诊断价值，但不能直接提示病因。

（3）组织病理学检查：毒鼠强中毒死亡患者尸体解剖主要为窒息征象：各脏器淤血、水肿，尤以脑明显，个别可有脑干点灶状出血及心脏乳头肌多发溶解灶、收缩带坏死。有报道 3 例中毒患者肝活检，光镜示肝细胞变性及脂肪浸润，未见肝细胞坏死或胆汁淤积性损害；电镜观察见肝细胞胀大，线粒体明显减少，嵴模糊，滑面内质网减少，粗面内质网有脱颗粒现象。

（二）慢性中毒

迄今尚未见肯定的慢性中毒病例，文献报告病例多为多次接触（误食或投毒）所致之急性中毒的反复发作，并非真正的慢性中毒。

【诊断与鉴别诊断】

（一）诊断

急性毒鼠强中毒尚无统一诊断标准，诊断的主要根据是明确的毒物摄入史，典型的以神经系统兴奋为主的临床表现，结合毒物分析及有关实验室阳性结果，在排除类似表现的其他疾病后，做出诊断并不困难。对于无明显原因突发性频繁抽搐及癫痫大发作者，应考虑毒鼠

强中毒的可能性，无论有无明确的鼠药接触史，均要及时留取残留食物、胃内容物、血液、尿液等进行毒物分析。一般将仅有不适症状、轻度意识障碍及轻度肢体抽搐者列为轻度中毒；一旦发生昏迷、全身痉挛或癫痫样发作，即为重度中毒。

（二）鉴别诊断

1. 氟乙酰胺中毒　一般发病相对较缓，口服后有 2～15 小时的潜伏期，生化检查可有血、尿氟及血枸橼酸（柠檬酸）升高，乙酰胺治疗有特效，但应注意毒鼠强、氟乙酰胺混配鼠药中毒。

2. 急性三烷基锡中毒　短期内接触较大剂量三烷基锡化合物，也可出现以中枢神经系统为主的临床表现，严重者可以出现癫痫持续状态，可根据毒物接触史、相关毒物检测结果及现场卫生学调查结果综合分析进行鉴别。

3. 急性有机氯中毒　也能引起中枢神经兴奋性增高，重症中毒患者可出现癫痫持续状态，主要根据毒物接触史、毒物鉴定结果进行分析鉴别。

4. 毒品中毒　如苯丙胺等中毒亦可引起惊厥，吸毒史及毒品检测结果有助于鉴别诊断。

5. 可以引起癫痫的内科疾病　如原发性癫痫、颅内肿瘤、外伤、感染、寄生虫病、脑血管病、代谢病等，病史、颅脑影像学检查、血生化检查、脑电图检查等有助于鉴别诊断。

【治疗】

1. 院前救治　发现中毒患者应立即拨打 120 紧急呼救，使患者脱离有毒环境。误服者应催吐，呼吸心搏停止者立即进行心肺复苏等生命支持治疗；注意不要进行口对口人工呼吸。

2. 清除胃肠道毒物　口服中毒患者应尽快洗胃，然后给予活性炭 30g 加入 20% 甘露醇注射液 250ml 分次口服或胃管内分次注入导泻。

3. 控制抽搐　能否及时控制抽搐关系到抢救成败，该类中毒患者可因癫痫大发作窒息死亡。地西泮持续静脉滴注能有效控制癫痫持续状态，联合应用苯巴比妥钠效果更好；癫痫持续状态不能有效控制时，可使用静脉麻醉剂如

硫喷妥钠、丙泊酚或骨骼肌松弛剂如维库溴铵等。注意上述治疗应在监护条件下进行，一旦发现呼吸停止，应迅速插管，给予机械通气。

4. 血液灌流　血液灌流对清除体内毒鼠强有确切疗效，应尽早进行。

本品无特效解毒剂，目前已证实二巯丙磺钠不具有特效解毒作用。

5. 对症治疗　对于呼吸衰竭及窒息者应及早行气管插管，并给予机械通气治疗；心动过缓者可安装体外临时起搏器治疗。注意维持酸碱平衡，及时纠正水、电解质紊乱；给予脱水剂治疗脑水肿，合理应用糖皮质激素。急性肾衰竭患者应立即行血液净化治疗。另外，还应加强营养支持治疗；有精神症状者可给予氟哌啶醇等药物治疗。

6. 突发事件的处理　对于突发毒鼠强中毒公共卫生事件，要立即让患者脱离毒物接触，积极进行现场分区，建立警示标识，尽快完成洗消，同时认真进行现场分类检伤，使患者安全转运。

【预防】

严格遵守我国政府部门的有关规定，禁止生产和使用毒鼠强；有关部门应加大执法与监督力度，切实控制好毒源，阻断一切毒鼠强的流通途径，杜绝毒鼠强中毒事件的发生。

（菅向东　阚宝甜）

思考题

1. 毒鼠强中毒的临床特点有哪些？应注意与哪些疾病鉴别？

2. 总结毒鼠强中毒的救治措施。

推荐阅读的参考文献

1. 菅向东，阚宝甜，孙立明，等. 毒鼠强中毒的临床特点及我国目前的研究概况. 中华劳动卫生职业病杂志，2003，21（4）：312-314.

2. 菅向东，阚宝甜，孙爱军，等. 我国

1989 ～ 2001 年 65 宗毒鼠强中毒事件分析及相关文献复习. 工业卫生与职业病，2004，30（1）：52-54.

3. Li Y，Gao Y，Yu X，et al. Tetramine poisoning in China：changes over a decade viewed through the media's eye. BMC Public Health，2014，14：842.

4. Zhang Y1，Su M，Tian DP. Tetramine poisoning：A case report and review of the literature. Forensic Sci Int，2011，204（1-3）：e24-27.

七、百草枯

【理化性质】

百草枯（paraquat），化学名称为 1,1'- 二甲基 -4,4'- 联吡啶阳离子，原药为白色晶体，无嗅。分子式 $C_{12}H_{14}Cl_2N_2$，分子量 257.2，300℃以上分解，比重 1.10，极易溶于水，微溶于低分子量的醇类，不溶于烃类溶剂。在酸性及中性溶液中稳定，在碱性中水解，原药对金属有腐蚀性。商用百草枯为 20% 水剂，有臭味，外观为蓝色液体，与为防止百草枯误服、误用而添加染料、恶臭催吐剂有关。

【接触机会】

百草枯是一种高效、广谱、价廉的快速灭生性有机杂环类除草剂，对环境污染较小，在众多国家使用。但其对人类毒性较大，病死率很高，在生产、运输、供销、储藏、使用等过程中，存在较多的接触机会。其可经皮肤、黏膜、消化道等多种途径吸收，引起急性中毒，应给予高度重视。

在百草枯喷洒间歇吸烟、进食，即可间接通过手部污染使百草枯通过消化道进入体内。人体皮肤对百草枯的渗透性差，渗透系数仅 0.73，一般认为完整的皮肤具有良好的屏障作用，可阻止百草枯吸收。但目前已有众多病例报道显示，人体皮肤接触百草枯可以引起中毒，特别是腋窝、会阴部皮肤，因皱褶较多更易因直接接触导致中毒，严重者可致死亡；皮肤接触中毒通常见于下列情况：持续时间较长（如高浓度百草枯溶液溅到皮肤后未清洗、所使用百草枯喷洒器具泄露、穿着的衣服被百草枯喷洒液沾染等）、皮肤有破损且百草枯暴露量大、较大面积皮肤污染未予冲洗（特别是腋窝部或会阴部）等。

【致病机制】

根据动物实验结果，百草枯属中等毒类，大鼠经口 LD_{50}（二氯化物）为 155 ～ 203 mg/kg，双硫酸甲酯盐为 320 mg/kg。但对人毒性却较高，成人估计致死量 20% 水溶液为 5 ～ 15 ml 或 40 mg/kg 左右，是人类急性中毒死亡率最高的除草剂。国外已报告死亡病例多达数百例，多是经口误服所致，其中误服 20% 水剂 30 ml 以上的 49 例全部死亡；国内病例报告误服 20% 水剂 30 ml 以上者亦均死亡。

百草枯中毒的机制尚未完全明了。百草枯虽可经完整皮肤、呼吸道和消化道吸收，但吸收并不完全，吸收后随血液分布至全身各组织器官，肺中含量尤高，常大于血中含量 10 ～ 90 倍。在体内很少降解，常以完整的原形物随粪、尿排出，少量可经乳汁排出（经口染毒约 30% 随粪排出），吸收和排出的速度均较快。给狗口服或静脉注射 ^{14}C 甲基百草枯氯化物，90 分钟血浆浓度可达峰值，24 小时内由肾排出 50% ～ 70%；而静脉注射者 6 小时内从肾排出 80% ～ 90%，24 小时内几乎排完。

肺是百草枯损伤的主要靶器官，Ⅰ型及Ⅱ型肺泡上皮细胞则是百草枯毒性作用的主要靶细胞。百草枯经多胺摄取途径被肺泡上皮细胞和气管克拉拉（Clara）细胞主动转运进入肺内，在其血浆浓度快速下降后，肺内仍保持较高浓度，进行不断的氧化 - 还原循环，产生以超氧阴离子、过氧化氢和羟自由基等为代表的活性氧，导致肺、肝、肾及其他许多组织器官的脂质过氧化损伤；炎性介质及细胞信号也参与了调控，进而引起还原型辅酶Ⅱ、硫醇类物质、脂质、蛋白质和 DNA 等分子，甚至基因水平的氧化损伤，从而导致临床低氧血症、呼吸困难、急性呼吸窘迫综合征（ARDS）等一系列表现，并引起肝、肾等多脏器损害。

【临床表现】

不同吸收途径引起的中毒全身表现虽均相似，但田间喷药中毒症状相对较轻，肺损害发生的概率也相对较低。口服中毒则病情重笃，病死率高，口服致死量为 2 ~ 4 g，20% 浓度液体口服 10 ml 即可达致死量。临床具有一定的潜伏期，可数小时至数天不等，主要为局部刺激症状和全身中毒表现，尤以肺的损害严重。经消化道中毒为临床急性百草枯中毒的最常见方式；若为血管、肌肉、皮肤等注射中毒，病情则更为凶险，预后更差。具体如：

1. 局部刺激症状　皮肤污染可致接触性皮炎，甚至发生皮肤灼伤，表现为红斑、水疱、溃疡和坏死等，指甲亦可严重破坏或脱落。眼部污染可有畏光、流泪、眼痛、结膜充血、角膜溃疡甚至穿孔等病损。呼吸道吸入可有鼻出血和鼻咽刺激症状（喷嚏、咽痛、充血、刺激性咳嗽等）。经口误服者可有口腔、眼部疼痛、烧灼感，检查可见口腔、咽喉、食管黏膜有腐蚀和溃烂。

2. 全身中毒表现

（1）肺损害：较为突出，病理组织学改变与氧中毒类似，临床大体为以下表现：吸收量不大者初始时症状不重，后逐渐出现肺不张、肺浸润、胸膜渗出，通常于 1 ~ 2 周发生缓慢发展的肺间质浸润或肺纤维化，肺功能损害随病变的进展而加重，最终也可发展为呼吸衰竭、死亡；若为大量误服，多于 24 小时内迅速出现肺水肿、肺出血，可由此致死，也可在其后出现急性呼吸窘迫综合征（ARDS）、迟发性肺纤维化，导致进行性呼吸困难，因呼吸衰竭致死。

（2）消化系统损害：可有恶心、呕吐、腹痛、腹泻及血便，3 ~ 7 天后可出现黄疸、肝功能异常等肝损害表现，严重者甚至出现肝坏死、死亡。

（3）泌尿系统损伤：可见尿频、尿急、尿痛等膀胱刺激症状，尿检异常，甚至发生急性肾衰竭，多发生于中毒后的 2 ~ 3 天。

（4）其他：重症可有中毒性心肌损害、血压下降、心电图 S-T 段和 T 波改变，或伴有心律失常，甚至心包出血等；神经系统可出现精神异常、嗜睡、手震颤、面瘫、脑积水和出血等，可见于严重中毒者；还有发生贫血和血小板减少的报道，个别病例尚有高铁血红蛋白血症，甚至急性血管内溶血。

3. 实验室特殊检查　主要为血、尿中百草枯检测。其他检查不具病因提示意义，不在此赘述。

临床尚未见慢性中毒报告。

【诊断与鉴别诊断】

百草枯中毒尚无统一诊断标准。主要诊断原则是：明确的百草枯接触史、以呼吸系统损伤为主的临床特点和实验室检查证实有百草枯摄入，在排除其他类似疾病后，即可做出急性百草枯中毒的诊断。临床一般分级如下（口服）：

1. 轻度中毒　除胃肠道刺激症状外，无其他明显器官损害；百草枯摄入量 < 20 mg/kg。

2. 重度中毒　除胃肠道症状外，伴有多系统损害的表现，数天至数周后出现肺纤维化；百草枯摄入量在 20 ~ 40 mg/kg。

3. 极度中毒　有严重的消化道症状，伴多脏器功能衰竭，数小时至数日内死亡；百草枯摄入量 > 40 mg/kg。

需要与急性有机磷农药中毒、其他除草剂中毒等鉴别。还应注意如下事项：

（1）血液、尿液百草枯测定可明确诊断并帮助判断预后，但随着时间推移，血、尿百草枯浓度快速下降。

（2）百草枯接触史明确（特别是口服途径），即使临床症状轻微，没有毒物检测证据，诊断仍能成立，应紧急处理；毒物接触史不详，血、尿中检出百草枯，即使临床表现不典型，诊断也仍然成立。

（3）患者出现典型临床表现，但毒物接触史不详，且缺乏血、尿毒检结果，可以疑诊急性百草枯中毒，给予治疗并进一步检测毒物。

【治疗】

急性百草枯中毒目前临床尚无特效的解毒药物，其救治主要包括早期处理（清除毒物、阻断吸收、促进排泄，血液净化治疗等)、抗肺纤维化治疗、对症支持治疗等。

1．早期处理　主要有：

(1) 清洗：大量皮肤污染者，应立即脱去毒物或呕吐物污染的衣服，用清水和肥皂水彻底清洗皮肤、毛发，但勿造成皮肤损伤，防止增加毒物的吸收。眼部污染者需用大量的流动清水冲洗 15～20 分钟，然后专科处理。

(2) 催吐、洗胃与吸附：口服中毒患者应立即实施催吐，并予彻底清水洗胃，洗胃完毕后可注入 15% 漂白土或口服活性炭 30 g，可 3～4 小时重复，连用 2～3 天。

(3) 导泻：使用 20% 甘露醇、硫酸钠或硫酸镁等导泻，促进肠道毒物排出，减少吸收；也可试用大黄、番泻叶等中药导泻。

(4) 血液净化：包括血液灌流、血液透析、连续性血液净化治疗等多种方式，此疗法已广泛应用于急性百草枯中毒的治疗，宜早期进行(建议 6 小时内)。血液净化对百草枯清除作用明确，在百草枯血浓度低于 0.2 mg/L 时仍有清除作用。临床实践发现，只有在患者体内百草枯浓度处于较低水平时，及时进行血液净化才能有效，百草枯血浓度如若过高，则无论血液净化多么及时、采用何种血液净化方式，均不能改变预后。这可能是由于血液净化前致死量百草枯已进入肺及其他重要器官组织，循环中只占总量一小部分，所以很难通过血液净化将体内大量百草枯及时排除之故。

2．抗肺纤维化治疗　常用药物包括糖皮质激素、免疫抑制剂、抗氧化剂等。

(1) 糖皮质激素及免疫抑制剂：早期应用糖皮质激素或免疫抑制剂对中、重度急性百草枯中毒患者可能有益，建议早期用药。可试用甲泼尼龙、氢化可的松、环磷酰胺，其他如环孢霉素 A、长春新碱等，但尚需更多临床应用证据。

(2) 抗氧化剂：如还原型谷胱甘肽、N- 乙酰半胱氨酸、金属硫蛋白、维生素 C、维生素 E 等，可清除氧自由基，减轻肺或肝损伤。在动物实验有一定疗效，但临床尚未获预期结果。

(3) 其他：如蛋白酶抑制剂乌司他丁、非甾体类抗炎药及血必净、丹参、银杏叶提取物注射液等，此类药物的治疗效果仍在探索阶段。

3．支持对症治疗　主要有：

(1) 吸氧及机械通气：吸氧可促进氧自由基形成，加重百草枯引起的肺损伤，原则上不予吸氧，建议氧分压 < 40 mmHg 或血氧饱和度 < 70% 作为氧疗指征，可采用鼻导管、面罩等给氧，必要时再给予机械通气，包括无创通气及有创辅助呼吸，临床上需要机械通气治疗的患者多预后不良。严重肺损伤后期可采用肺移植，国内已有急性百草枯中毒后成功肺移植病例。

(2) 密切观察病情变化：急性百草枯中毒病情重，应当加强监护、病情观察，包括心电监护、肝肾功能检测、血尿百草枯浓度、动脉血气分析以及肺影像学的变化等。对腐蚀、疼痛症状明显者，可使用胃黏膜保护剂、抑酸剂，必要时使用镇痛剂；针对器官损伤给予相应的保护剂，维持生理功能。

【预防】

1．加强职业卫生教育和个人防护，要注重百草枯的安全使用，提高生产者和使用者防止百草枯中毒的基本知识。

2．生产工人应加强个人防护，切实做到防护效果明确，同时具有便利性及舒适性，如配戴化学安全防护眼镜、防护手套；工作现场禁止吸烟、进食和饮水；工作后彻底清洗等。

3．改进百草枯剂型、科学使用百草枯；加强百草枯产品监测，剂型改进，保证加入恶臭剂和致吐剂合格，减少误服后吸收，降低危害程度。

4．未用完的百草枯溶液，要及时回收；家庭使用的百草枯溶液应加强保管，避免儿童误服和高危人群接触。

(宋玉果)

推荐阅读的参考文献

1. Dinis-Oliveira RJ, Duarte JA, Sánchez-Navarro A, et al. Paraquat poisonings: mechanisms of lung toxicity, clinical features, and treatment. Crit Rev Toxicol, 2008, 38 (1): 13-71.

2. 刘鹏, 何跃忠, 张锡刚, 等. 血液灌流结合连续性静脉 - 静脉血液滤过对急性百草枯中毒疗效的研究. 中华劳动卫生职业病杂志, 2011, 29 (4): 266-269.

3. Blanco-Ayala T, Andérica-Romero AC, Pedraza-Chaverri J. New insights into antioxidant strategies against paraquat toxicity. Free Radic Res, 2014, 48 (6): 623-640.

4. 杜旭芹, 宋玉果. 职业性百草枯中毒研究近况. 中华劳动卫生职业病杂志, 2011, 29 (1), 73-75.

5. Xu L, Xu J, Wang Z. Molecular mechanisms of paraquat-induced acute lung injury: a current review. Drug Chem Toxicol, 2014, 37 (2): 130-134.

八、有机氯

【理化性质】

　　含有氯元素的有机化合物称为"有机氯"（organochlorine），而有机氯农药则是一类杀虫谱广、毒性较低的化学杀虫剂，其化学性质稳定，不易被分解，残效期较长，能较长时间残留在土壤、食品及人体中。例如在土中被分解一半，六六六需要2年、滴滴涕需3～10年、毒杀芬需10年、氯丹要2～4年、狄氏剂要1～7年。这些农药的使用不仅会滞留植物、动物体内，并会污染环境，威胁人类生命健康。

　　有机氯农药有两大类：一类是氯苯类，包括杀虫剂六六六、滴滴涕等，杀螨剂三氯杀螨砜、三氯杀螨醇等，杀菌剂五氯硝基苯、百菌清、道丰宁等；另一类是氯化脂环类，包括狄氏剂、毒杀芬、氮丹七氯等；此外，还包括以松节油为原料的莰烯类杀虫剂、毒杀芬和以萜烯为原料的冰片基氯等。这些化合物具有很强的脂溶性，可经皮肤、呼吸道和消化道侵入人体。作为一类重要的持久性有机污染物，有机氯所造成的污染和危害已引起普遍关注，《关于持久性有机污染物的斯德哥尔摩公约》中首批列入受控名单的12种持久性有机污染物中，有9种是有机氯农药，即艾氏剂（$C_{12}H_{12}Cl_6$）、狄氏剂（$C_{12}H_8Cl_6O$）、异狄氏剂（$C_{12}H_8Cl_5O$）、滴滴涕（$C_{14}H_9Cl_5$）、氯丹（$C_{10}H_8Cl_{18}$）、毒杀芬（$C_{10}H_{10}Cl_5$）、六氯苯（$C_6H_6Cl_6$）、灭蚁灵（$C_{10}Cl_{12}$）、七氯（$C_{10}H_9Cl_7$）。

【接触机会】

　　造成有机氯农药接触并中毒的原因有3种：一种是在农药生产、运输、贮存和使用过程中因污染食物、饮水、用具等导致误服，或污染内衣、皮肤而导致中毒；另一种为自杀；第三种是摄入有机氯污染的粮食、肉类、鱼类、奶类等，由于有机氯农药非常难于降解，且容易溶解在脂肪中，故易在上述物质中长期存留，并通过生物链传递造成人体损伤。其在人体内蓄积还会形成慢性中毒，这也是我国禁止生产、使用六六六、滴滴涕等有机氯农药的重要原因之一。

【致病机制】

　　有机氯类农药进入人体后部分在肝降解，大部分以原药或衍生物蓄积体内。对富含脂肪的组织有很强的亲和力，蓄积在脂肪中的有机氯分解排泄速度很慢，其余部分在血液中与氧活性原子作用发生去氯的链式反应，产生不稳定的含氧化合物，后者缓慢分解，形成新的活化中心，其对周围组织具有强烈损伤作用，导致严重的病理变化。主要侵犯神经和各种实质器官；分解物后主要从尿液排出，也有少部分从粪便和乳汁中排出。

【临床表现】

（一）急性中毒

主要表现为刺激症状和突出的神经系统表现；症状发生的时间和严重程度，因毒物种类、剂型、数量和途径不同而异，多在 30 分钟～数小时内发病。

1. 局部刺激症状 呼吸道吸入中毒可有眼、鼻、咽、喉刺激症状，重者可发生剧烈咳嗽、咳痰、咯血、呼吸困难、肺部湿性罗音，常导致肺水肿。皮肤接触可出现刺激性皮炎、过敏性皮炎等。

2. 全身性症状 接触量不大时仅有头痛、头晕、乏力、视物模糊、恶心、呕吐、腹痛、腹泻、易激动等症状，偶有肌肉不自主抽动、流涎等；接触量较大时，可有多汗、四肢疼痛、心动过速、发绀、体温升高、神志模糊、眼球震颤、共济失调等；严重者可有中枢性发热、血压下降、心律失常甚至心室颤动，常见癫痫样发作、昏迷、呼吸衰竭等。

（二）慢性中毒

有机氯在体内蓄积可引起慢性中毒，主要症状为食欲缺乏、恶心、呕吐、头痛、乏力、失眠、四肢酸痛等，有的会出现周围神经炎症、贫血、血小板减少等。

（三）实验室检查

急性中毒时血液、尿液、呕吐物或清洗液中可检测到相应的毒物，对诊断和鉴别诊断有重要意义。

【诊断与鉴别诊断】

目前尚无本病统一的诊断标准。诊断主要根据患者的毒物接触史、以神经系统表现为主的临床症状，结合毒物检测结果，急性有机氯中毒的诊断不难。临床多将仅有轻微不适症状，但体征不明显者定为轻度中毒；患者出现体温升高、神志模糊或心肺功能失常，可定为中度中毒；出现高热、昏迷或抽搐、癫痫样发作者，则为重度中毒。

在病史不清的情况下，急性有机氯中毒与急性有机磷中毒有时不易鉴别，AChE 活力检测、阿托品治疗试验等为鉴别的重要方法。此外，还应注意与苯、煤油、士的宁、拟除虫菊酯类农药、有机氟杀鼠剂等中毒，以及癫痫等疾病相鉴别。

慢性中毒诊断特异性指标较少，诊断难度较大，应根据反复接触史、临床损伤及其化验室检查综合判断。

【治疗】

急性有机氯中毒目前尚无特效解毒药物，主要是积极采取综合措施急救与对症处理。其病情凶险，进展快，但临床报告较少，临床医师应当认真对待。

1. 首先清除毒物 经皮肤吸收中毒患者彻底清洗，口服中毒者在催吐后用清水洗胃，碳酸氢钠溶液（苏打水）更有助于分解有机氯，而后尽快灌服盐类泻剂以排出胃肠道内毒物，可用硫酸镁或硫酸钠 20～50 g 加水 200 ml 灌服。吸入中毒时，立即将患者撤离中毒场所，移至空气新鲜处。

注意：禁用油类泻剂，否则会加速毒物的溶解吸收；也禁用肾上腺素，防止诱发心室颤动。

2. 对症治疗 持续而严重的抽搐，可使用 0.1～0.2 g 巴比妥钠静脉注射；如考虑与脑水肿有关，可加用脱水剂（如甘露醇等静脉注射）减低脑压，有助于制止抽搐、加速排毒；呼吸困难时，可给氧，出现呼吸、心搏停止者应立即进行胸外心脏按压术和人工呼吸、机械辅助呼吸；严重中毒患者可试用血液净化治疗。

3. 支持疗法 密切观察变化，适量补液，补充维生素及能量，以促使毒物排泄，还应加强全身营养。

【预防】

1. 坚决停止生产和使用有机氯制剂，并严格限制其在市场和农村流通。

2. 如必须使用，应做好个人防护。

3. 尽快完善监督监测体制，把有机氯农药残留控制在卫生标准允许范围之内，防止其残毒危害人、畜健康。

（宋玉果）

思考题

1. 有机氯农药主要有哪些？为什么各国都禁止生产和使用有机氯农药？

2. 急性有机氯农药中毒的临床特点有哪些？简述其救治要点。

推荐阅读的参考文献

1. Minh NH, Minh TB, Kajiwara N, et al. Contamination by Persistent Organic pollutants in dumping sites of asian developing countries: implication of emerging pollution sources. Arch Environ Contam Toxicol, 2006, 50 (4): 474-481.

2. 刘国红，杨克敌，刘西平，等. 人体内有机氯农药残留对生殖内分泌的影响研究，卫生研究，2005，34 (5): 524-528.

3. Boucher O, Simard MN, Muckle G, et al. Exposure to an organochlorine pesticide (chlordecone) and development of 18-month-old infants. Neurotoxicology, 2013, 35: 162-168.

4. Moses V, Peter JV. Acute intentional toxicity: endosulfan and other organochlorines. Clin Toxicol (Phila), 2010, 48 (6): 539-544.

5. Roberts JR, Karr CJ. Council On Environmental Health. Pesticide exposure in children. Pediatrics, 2012, 130 (6): e1765-1788.

职业性放射性疾病

第一节　总　论

一、概述

目前已知核素（nuclides）约 2000 种，其中近 300 种为稳定性核素，其余均为不稳定性核素，可自发发出某种射线（α、β、γ、中子等）而变为另一种核素，这种现象称为"放射性"，此过程称为"放射性衰变（radioactive decay）"或"核衰变（nuclear decay）"，这些核素也称为"放射性核素"或"放射性辐射源"、"放射源"。还有一种"非放射辐射源"，是各类由电提供能量的辐射发生器（X 线装置、粒子加速器），可在运行中发生辐射，如 X 线等，中断电源发射停止。上述各种射线与物质作用后均可产生电离效应，称为"电离辐射（ionizing radiation）"。

放射性疾病（radiation sickness）是指电离辐射引起的全身或局部性疾病；职业性放射性疾病（occupational radiation sickness）是指放射性工作人员在职业活动中所得的放射性疾病。一般来说，职业活动中接受的照射多为低剂量照射，是在防护条件尚不完备的情况下，可能受到超年剂量或累积剂量限值照射而引起局部和全身的慢性放射性损伤。有时，由于各种意外因素，放射性工作人员还有可能受到超剂量限值照射，而导致局部和全身急性放射损伤（包括内、外放射病）。

度量受照射剂量的单位有：当量剂量（equivalent dose）、有效剂量（curative dose，以希沃特—Sv 表示）、吸收剂量（absorbed dose，以戈瑞—Gy 表示）。

辐射效应分为确定性效应（deterministic effect）和随机性效应（stochastic effect）。放射性疾病大部分属于确定性效应，也称为"有效组织反应（effective tissue reaction）"，而非随机性效应，临床上具有类同表现，其特点是：

（1）都有电离辐射受照史，并有一定的剂量 - 效应关系；

（2）具有明确的阈限值，在阈限以下不会见到有害效应；

（3）尽管临床表现有一定的特点，但不具特异性。

随机性效应则不具上述特点，主要见于致癌效应、遗传效应和非致癌效应。因此，在诊断放射性疾病时，除考虑其不同的临床特点外，还必须根据受照史，特别是受照剂量，在全面分析其剂量 - 效应关系并排除其他疾病后，方能做出正确诊断。

二、病因

电离辐射是引起放射性疾病的明确病因，放射性工作人员所从事的各种类型的职业活动，是其发病的重要条件。如果放射源管理不严造成丢失，从业人员不遵守操作规程，防护设施不完备，工作环境不良，个人防护意识不强、不重视个人防护等，则均可能导致超剂量限值水平照射，引起急、慢性局部或全身放射性损伤（包括内、外放射病）。常见的职业照射分类见表 6-1-1。

表 6-1-1   职业照射的分类

照射源	职业分类（代号）
1. 核燃料循环	铀矿开采（1A），铀矿加工（1B），铀的富集和转化（1C），核燃料制造（1D），反应堆运行（1E），核燃料后处理（1F），核燃料循环系统的研究开发（1G），退役及废物管理（1H）
2. 医学应用	诊断放射学（2A），牙科放射学（2B），核医学（2C），放射治疗（2D），介入放射学（2E），其他应用（2F）
3. 工业应用	工业辐射（3A），工业探伤（3B），发光涂料（3C），放射性同位素生产（3D），测井（3E），加速器运行（3F），其他（3G）
4. 天然源	民用航空（4A），煤矿开采（4B），其他矿藏开采（4C），石油和天然气工业（4D），矿物和矿石处理（4E），其他（4F）
5. 国防活动	核舰艇及支持设备（5A）其他防卫活动（5B）
6. 其他	教育（6A），兽医学（6B），其他（6C）

引自《职业性外照射个人监测规范》（GBZ 128-2016）

三、发病机制

电离辐射作用于机体细胞、组织和器官后的损伤机制分为原发和继发作用，两者互为影响，导致细胞、组织和器官损伤。

1. 原发作用   有两种方式：

（1）直接作用：射线将能量直接传递给生物分子，以电离、激发包括辐射导致 DNA 链断裂、细胞膜损伤，或以其他形式直接与细胞作用，致使分子发生结构改变和功能丧失。此外，还有与直接作用相关联的非靶向效应，包括辐射诱导的基因组不稳定性和旁效应等。

（2）间接作用：电离辐射首先作用于水，引起水分子活化和自由基生成，通过自由基再作用于生物分子，导致 DNA 和 RNA 分子链断裂，破坏细胞功能，引起细胞损伤。

在电离辐射早期阶段，直接作用占重要位置；但由于机体含大量水分，在吸收辐射能量后，自由基的间接作用则更显重要。

2. 继发作用   在放射性损伤的进程中机制比较复杂，例如，体液调节失衡、膜通透性改变、微循环障碍、免疫功能低下甚至破坏、毒血症表现等都会进一步加重放射性损伤，引起严重的组织、器官的病理变化。

机体各类细胞、组织和器官对辐射的敏感性不同，因此，接受照射后产生的反应也不相同（见表 6-1-2）。

表 6-1-2   人体组织的辐射敏感性

敏感性	组织和器官
高度敏感	淋巴组织（淋巴细胞和幼稚淋巴细胞），胸腺（胸腺细胞），骨髓组织（幼稚的红、粒和巨核细胞），胃肠上皮（尤其是小肠隐窝上皮细胞），性腺（睾丸和卵巢的性细胞），胚胎组织
中度敏感	感觉器官（角膜、晶状体、结膜），内皮细胞（主要是血管、血窦和淋巴管的内皮细胞），皮肤上皮、唾液腺、肾、肝、肺组织的上皮细胞
低度敏感	中枢神经系统，内分泌腺（性腺除外），心脏
不敏感	肌肉组织，软骨及骨组织，结缔组织

引自：邢家骝、王桂林，罗卫东．主编．辐射事故临床医学处理．北京：军事医学科学出版社，2006：10.

四、临床类型

放射性疾病的分类方法较多，一般可按射线的作用方式和来源分为外照射放射病和内照射放射病；按受照剂量（exposure dose）的大小、作用时间的长短和发病缓急分为急性、亚急性和慢性放射病；按受照范围的大小、部位、损伤波及范围分为全身性和局部放射损伤；按照是否伴有其他致病因素所致损伤分为单纯放射损伤和放射性复合伤（radioactive combined wound）；按辐射效应出现的早晚分为早期效应和晚期效应；按发病与职业的关系分为职业性和非职业性放射性疾病等。

1. 电离辐射所致的全身性疾病　有外照射急性放射病、外照射亚急性放射病、外照射慢性放射病和内照射放射病几类。

2. 电离辐射所致的组织和器官损伤　包括皮肤损伤（急性和慢性放射性皮肤损伤）、甲状腺损伤（放射性甲状腺炎、放射性甲状腺功能减退、放射性甲状腺良性结节）、眼晶体损伤（辐射性白内障）、肺损伤（急性和慢性放射性肺炎）、骨损伤（各类放射性骨损伤）、性腺损伤（放射性性腺损伤）、其他组织器官损伤（放射性脑脊髓损伤、放射性口腔炎、放射性肠炎、放射性膀胱炎等）。

3. 电离辐射诱发的恶性肿瘤　根据国家标准《职业性放射性肿瘤判断规范》（GBZ 97-2017），职业性放射性肿瘤包括：胃癌、结肠癌、肺癌、白血病（除外慢性淋巴细胞白血病）、女性乳腺癌、食管癌、膀胱癌、肝癌、甲状腺癌、骨和关节恶性肿瘤。

4. 放射复合伤　放烧复合伤、放冲复合伤等。

五、诊断要点

1. 必须有职业照射或应急照射的病史。

2. 受照剂量清楚，必须是来自事故现场模拟估算的物理剂量和估算的生物剂量［包括荧光原位杂交（FISH）检测外周血淋巴细胞染色体稳定性易位估算的既往受照剂量，以及个人剂量计及工作场所监测的剂量］。

3. 依据受照剂量（含剂量率）、临床表现、实验室检查结果，参考既往健康情况，并排除其他因素或疾病，综合分析后方能做出诊断。

4. 诊断必须依据国家标准《职业性放射性疾病诊断标准（总则）》（GBZ 112）进行。

六、治疗原则

1. 尽快使受照者脱离放射源。

2. 及时进行正确的现场抢救，全力抢救生命，特别是对危及生命的损伤，优先处理；病情稳定后及时送至专科医院治疗。

3. 去除放射性沾染，并采取阻滞放射性核素吸收的措施。

4. 尽快收集现场可能得到的、用于测定或评估受照人员剂量的资料，如场所监测数据、可用于推断受照者受照剂量的物品、可作为生物剂量计估算剂量的生物样品等。

5. 综合分析受照情况，利用各方面收集到的剂量数据，评估受照者的具体剂量，以确定病情，采取有力的综合救治措施。

6. 及时做好受照者和家属的解释工作，并和相关管理部门及媒体保持良好沟通。

七、防护原则

1. 内照射的防护　造成内照射的原因，通常是因为摄入放射性物质污染的空气、水、食物，或者放射性物质从皮肤、伤口进入体内，故防护的基本原则是尽可能地隔断放射性物质进入人体的途径，基本措施包括：

（1）空气净化：通过空气过滤、除尘等方法，尽量降低空气中放射性粉尘或放射性气溶胶的浓度；

（2）换气稀释：利用通风装置不断排出被污染的空气，并换以清洁空气；

（3）密闭操作：将放射性物质放在密闭的手套箱或其他密闭容器中进行操作；

（4）加强个人防护：操作人员佩戴高效过滤口罩、医用橡皮手套、穿工作服，空气污染严重的场所还要带头盔或穿气衣作业。以防止放射性物质经过各种途径进入人体内。

此外，还应防止放射性物质未经处理大量排入江河、湖泊或注入地质条件差的深井，并对工作环境和周围环境中的空气、水源和有代表性的农牧产品进行常规监测，以便及时发现问题，改进防护措施。

根据放射性核素摄入人体后产生危害作用的大小及其卫生标准（空气中最大容许浓度），可分成极毒、高毒、中毒和低毒四组，操作毒性较大核素时，对操作设备、建筑物地点等要求更为严格。

2. 外照射的防护　外照射的特点是只有当机体处于辐射中时，才会引起辐射损伤。对人体而言，外照射损伤主要来自 γ 和 X 射线、中子，其次是 β 射线；α 射线在空气中的射程短，能被一张纸或衣服挡住，一般不会造成外照射辐射损伤。外照射防护的主要原则是：尽量缩短受照射时间，尽量增大与辐射源的距离，在人和辐射源之间加屏蔽物。

八、展望

放射医学临床水平随着基础医学发展而提高，与普通临床医学诊疗水平的不断提升和有力支撑密不可分；放射临床医学作为特种医学，也为内科学填补了新的疾病谱，丰富了临床内科学的内容。

在今后的 10 年中，成功救治极重度骨髓型和轻度肠型急性放射病将是放射医学工作者全力攻克的重大课题，骨髓移植成功的同时防治多器官功能衰竭和多重感染将是这一课题研究的重点；造血因子应用的种类以及最佳时间和合理伍用、生物剂量计新方法的探索、大于 5 Gy 全身均匀和相对均匀照射时染色体畸变分析估算受照剂量新方法的建立及验证、职业性放射性肿瘤后效应的剂量阈值等都是亟待解决的重要课题；应对核与辐射突发事件防治整体体系的创新和其引发的群体心理效应有效干预、开发安全有效的辐射防护药物和内污染促排药物等都是不容忽视的研究课题；放射性疾病的发病机制更是需要不断探索、任重道远的研究任务。

随着我国核工业的迅速发展和核技术的广泛应用，以及相关学科发展，放射性疾病的临床诊疗水平必将会出现新的进展。

（梁　莉　张照辉）

思考题

1. 何谓放射性核素？何谓放射性疾病？

2. 简述电离辐射对机体的损伤机制及诊断治疗原则。

3. 总结内照射核外照射的预防要点。

推荐阅读的参考文献

1. 邢家骝，王桂林，罗卫东，主编. 辐射事故临床医学处理. 北京：军事医学科学出版社，2006：152-169.

2. 刘长安，苏旭，孙全富主编. 放射性工作人员职业健康监护. 2 版. 北京：原子能出版社，2007：230-250.

3. 刘伟利，董忧，潘燕，等. 电离辐射的非靶效应及研究进展. 中华放射医学与防护杂志，2014，34（9）：714-718.

4. 程天民. 我国防原医学发展的回顾与思考. 中华放射医学与防护杂志，2014，34（4）：241-243.

5. 刘英，雷翠萍，陈慧芳，等.《放射事故医学应急预案编制规范》研究. 中国辐射卫生，2012，21（3）：272-273.

第二节　外照射急性放射病

一、概述

外照射急性放射病（acute radiation sickness from external exposure，ARS）是指人体一次或短时间（数日）内分次受到大剂量外照射，吸收剂量（absorbed dose）达到 1 Gy 以上引起的全身性疾病。临床特点为：

（1）病情严重程度与照射剂量呈正相关，为确定性效应（有效组织反应）；

（2）不同剂量照射后，受损伤的主要器官

在疾病进展中起重要作用；

（3）去除病因后，疾病仍在进展，并呈现特有的规律性——明显的阶段性。

根据本病的临床特点和病理变化，分为骨髓型（bone marrow form）、肠型（intestine form）和脑型（brain form）三种类型，其剂量范围分别为：1～10 Gy 为骨髓型，又依剂量分为轻度（1～2 Gy）、中度（2～4 Gy）、重度（4～6 Gy）、极重度（6～10 Gy）；10～50 Gy 为肠型；> 50 Gy 为脑型。中～重度骨髓型 ARS，病程分期明显，可分为初期、假愈期、极期和恢复期四个阶段；轻度骨髓型 ARS 病情较轻，极重度骨髓型、肠型和脑型 ARS 则损伤严重，分期均不明显。

二、病因

射线体外照射是导致 ARS 的病因，常见射线有 X 线、γ 射线和中子等。主要的影响因素有：

（1）射线性质；

（2）照射剂量；

（3）剂量率（dose rate）；

（4）受照时的位置；

（5）受照时的屏蔽条件；

（6）受照时间；

（7）受照时的年龄；

（8）受照时身体状况。

以上因素明显影响疾病的严重程度，如剂量越大损伤越严重，相同剂量下高剂量率导致的损伤重于低剂量率，儿童特别是小于 12 岁的儿童，对射线的敏感性高于成人，相同年龄也会表现出个体差异等。

三、接触机会

（一）核武器

1945 年 8 月 6 日，美国在日本广岛投下了一颗爆炸当量为 1.5 万吨 TNT 炸药的原子弹，造成 15 万人伤亡，其中当场死亡人数达 7.1 万人；到 1950 年底，共有 20 万人死于此次核爆。据估计，广岛所有幸存者实际受照剂量低于 3 Gy。近年的报道资料表明，在没有医疗条件下，使受照者在 60 天死亡 50%（LD50/60）的全身受照剂量的范围为 3.25～4.0 Gy；在有治疗条件下，LD50/60 的剂量为 6～7 Gy。

核爆时还会造成热烧伤、冲击伤、早期核辐射、放射性外污染等多种损伤，故称其为复合伤；空爆时复合伤发生率为 30%～50%，地爆时为 60%～80%。

（二）核能和核技术的利用

1. 核电站　1986 年 4 月 26 日，苏联切尔诺贝利核电站 4 号机组因工作人员违犯操作规程进行实验，导致核电史上最惨重的事故，造成大范围污染和人群受照。当时有 500 多人住院，134 人被诊断为 ARS（受照剂量为 0.8～16.0 Gy），28 人于照后 3 个月内死亡。

2. 核燃料处理或回收　1999 年 9 月 30 日，日本 JCO 公司东海村事故，3 名工人在进行核燃料处理时，加入的铀溶液大大超过规定数量（规定加入铀溶液 2.4 kg，实际加入了 16 kg）造成临界事故，3 人分别受到 15 Gy、8 Gy 和 2 Gy 照射，最严重的两名受照者接受异基因干细胞移植，分别生存了 82 天和 210 天，表明移植成功，但最后仍死于严重的并发症。

3. 加速器　1967 年 10 月，美国匹斯堡加速器的 3 名工作人员误入正在运行的加速器照射室，受到大剂量照射，造成外照射急性放射病。

4. 辐照装置　1990 年 6 月 25 日，上海某大学有 7 人误入正在照射产品的钴源室搬运物品，受到大剂量照射，造成 2 人发生极重度骨髓型 ARS，5 人发生重度和中度骨髓型 ARS。1992 年 11 月 13 日，武汉某单位 4 人误入正在工作状态的钴源室，提取已经照射灭菌的医疗输液器而受到照射；4 人中 1 例为中度偏重的骨髓型 ARS，2 例为轻度骨髓型 ARS，1 例为过量照射。

5. 放射治疗　1972 年 12 月，武汉某医院钴 -60 治疗机发生故障，放射源脱落于地面，使 20 名肿瘤患者受到意外照射，15 人发生了 ARS。

6. 放射源丢失、误捡　由于放射源应用逐渐广泛，数量急剧增加，如管理出现漏洞，则易造成放射源丢失，导致误捡者受照，发生ARS。

7. 医源性照射　因医疗需要，患者接受大剂量照射使骨髓造血抑制，以进行同种异体造血干细胞移植。

四、发病机制

电离辐射以原发和继发方式作用于组织器官，导致不同部位、不同程度的全身性损伤。主要病理特点：

1. 细胞变性坏死　常累及各个组织器官，特别是敏感的细胞，如淋巴细胞、造血细胞、生精细胞、肠上皮细胞，其损伤往往同时发生；

2. 血管反应和出血　全身性出血是急性放射病常见和严重的病理改变，小血管特别是毛细血管、细动脉、细静脉都属于射线敏感的组织之一，照射后数小时即可出现小血管扩张、充血、血流淤滞、微血栓、水肿和出血，血管内皮细胞变性甚至发生坏死；出血尤以血管丰富、代谢和功能活跃的脏器多见；

3. 继发感染　是急性放射病最常见、最严重的并发症，也是致死的主要原因之一。

五、临床表现

（一）骨髓型 ARS

1. 轻度　临床症状少而轻，约1/3患者无明显临床症状，病程分期不明显。患者常出现头昏、乏力、恶心和轻度食欲缺乏等。仅给予对症治疗，不需住院。

患者多于照射后 1～2 天出现白细胞（WBC）一过性轻度升高（约 10×10^9/L），并有少量质变，如核棘突和核固缩现象，血小板（PLT）、红细胞（RBC）及血红蛋白（Hb）无明显变化，血液生化指标正常，无死亡危险。

2. 中度和重度　两期临床过程相似，仅严重程度不同，造血功能障碍是其特点并贯穿疾

病全过程，有明显阶段性，分为初期、假愈期、极期和恢复期。

（1）初期（照射后当天至 4 天）：主要表现为神经内分泌紊乱，特别是自主神经系统紊乱明显，照射后数小时出现，表现为头昏、乏力、食欲减退、恶心和呕吐等症状，有的患者出现心悸、失眠和体温升高；一般患者呕吐多发生在受照 2 小时后，重度患者则多发生在 2 小时之前（甚至在 1 小时左右），多为 3～5 次，一般持续一天，重度者尚可出现腹泻。如果头面部受照，且剂量偏大时，患者可出现口唇肿胀、面部发红、眼结膜充血和腮腺肿大，重度者上述症状出现早且严重。血象亦有变化，照射后数小时至 1 天，外周血 WBC 可升到 10×10^9/L 以上（少数可有轻度减少），重度者 WBC 升高明显；照射后 1～2 天，外周血淋巴细胞绝对值急剧下降，中度可降至 0.9×10^9/L，重度可降至 0.6×10^9/L。物质代谢尚正常。

（2）假愈期（照射后 5～20 天）：初期症状明显减轻或基本消失，但造血组织的病理变化仍在进展；一般在照射后 7～12 天白细胞降至第一个低值，重度者低于中度；随后 WBC 出现一过性回升后又继续下降；PLT 下降出现时间晚于 WBC，常于照射后 2 周出现，中度降至约 60×10^9/L，重度可达 30×10^9/L；RBC 和 Hb 变化不明显；假愈期末出现脱发。假愈期长短与疾病的严重程度有关，中度可达 20～30 天，重度为 15～20 天。

（3）极期（照射后 20～35 天）：开始的征兆为：

1）症状复现而且严重；

2）明显脱发；

3）皮肤、黏膜出血；

4）红细胞沉降率增快；

5）WBC 降至 2×10^9/L，PLT 降至 20×10^9/L；

6）发热。

患者常感觉严重疲乏、食欲缺乏、恶心、呕吐，重度者出现腹泻；WBC、PLT 和 Hb 继续降低；外周血涂片可观察到 WBC 质变，如中毒颗粒、胞质空泡和核固缩等。

事故中受照射者照射后 WBC 和 PLT 降至最低值的时间（见表 6-2-1）。

感染是极期的主要临床表现之一，常见部位为口咽部、呼吸系统、皮肤和泌尿系统等，多发生于中性粒细胞 < 1×10^9/L 时，常见的致病微生物有球菌、杆菌、真菌和病毒，可为外源性和内源性感染。

出血是极期又一个重要临床特点，可为鼻出血、尿血、便血、咯血等；重度者尚可出现电解质失衡等表现。

（4）恢复期（照射后 35 ~ 60 天）：内科学的发展为 ARS 的救治提供了有力支撑，经综合治疗后，中、重度 ARS 可出现宏观无极期表现，大多数能度过极期进入恢复期，表现为症状缓解，感染控制，造血功能恢复，血象正常，毛发新生（发生在照射后 2 个月末）；照射后 2 ~ 4 个月免疫和造血功能恢复照射前水平，但性腺恢复较慢，一般来说，重度者的生育能力多难恢复。

3．极重度 本期患者病情进展快，临床分期不明显，造血功能受到严重破坏，伴有凶险的感染和广泛出血。全身受到 > 10 Gy 照射的患者，国内外尚无一例存活，此期患者是骨髓移植的适应证。值得警惕的是即使移植成功，患者也常死于肺部严重感染、肺纤维化或多脏器功能衰竭，尚需进一步努力改进。

（二）肠型 ARS

胃肠道为其主要的病变部位。患者出现顽固的腹痛、腹泻、血水便和电解质失衡，加之难以控制的感染和多脏器功能衰竭，常是导致死亡的主要原因。2004 年 10 月 21 日，山东济宁辐照装置事故中有 1 例受到 20 ~ 25 Gy 的全身照射，临床诊断为肠型 ARS，照射后 7 天进行同种异体外周血干细胞移植而且成功，但照射后 33 天死于多脏器功能衰竭。

（三）脑型 ARS

病变以中枢神经系统为主，如果受照射者出现高热、血压降低和认知障碍，常预示遭受致死剂量的照射，患者很快死亡。1958 年 12 月 30 日，美国洛斯阿拉姆斯研究所钚回收工厂发生临界事故，一名工作人员全身受照射，剂量约 45 Gy，照射后数分钟患者即出现运动失调和定向障碍；照射后 11 分钟，出现语无伦次、恶心、呕吐、呼吸加快；照射后 20 分钟，神志不清、四肢抽搐、血压下降、皮肤发绀、四肢冰凉，继而全身肌肉抽搐，随即休克；照射后 34.7 小时死亡。该人受照射后 6 小时外周血淋巴细胞绝对值为 0；照射后 14 ~ 20 小时 WBC 升高至 25×10^9/L 以上；照射后 24 小时骨穿物呈水样，血液生化指标亦异常；尸体解剖发现大脑水肿、小脑轻度水肿、脑弥漫性小血管周围出血和水肿、全身广泛出血等。

六、诊断与鉴别诊断

（一）早期判别

受照早期（照射后 2 ~ 3 天）快速有效地对受照人员进行分类判别十分重要，主要依受照剂量、早期症状和体征、外周血淋巴细胞绝对值下降水平进行，以为伤员后送提供依据。早期的临床表现主要有：

1．呕吐 呕吐开始时间与剂量率有明显关系。对上海 1990 年 6 月 25 日钴 60 意外受照射

表 6-2-1 事故性患者照射后 WBC 和 PLT 降至最低值时间

剂量（Gy）	WBC 最低值（×10^9/L）	出现时间（d）	PLT 最低值（×10^9/L）	出现时间（d）
1 ~ 2	3.65（2.0 ~ 4.8）	36.5（20 ~ 55）	76（35 ~ 110）	28（20 ~ 43）
2.1 ~ 3.0	1.68（0.78 ~ 2.33）	33.9（31 ~ 36）	24（12 ~ 53）	28.8（25 ~ 31）
3.1 ~ 4.0	1.0（0.21 ~ 2.05）	29.8（24 ~ 36）		
4.1 ~ 6.0	0.37（0.2 ~ 0.3）	25.6（17 ~ 34）	15.5（2.4 ~ 20）	23.7（15 ~ 30）
6.1 ~ 8.0	0.13（0.05 ~ 0.18）	22.5（20 ~ 25）	1.8（0 ~ 6）	23.5（20 ~ 27）

者观察发现，剂量率为 0.2 ～ 0.9 Gy/min，剂量为 12 Gy、11 Gy、5.2 Gy 和 4.1 Gy 的受照者分别于照后 20、50、35、50 分钟开始呕吐，即均在 1 小时内发生。在早期判别中，呕吐出现的时间是重要的参考依据之一。

2．腹泻　初期无腹泻或仅 1 ～ 2 次软便，可考虑为重度以下；重度以上的 ARS，腹痛、腹泻是一重要临床表现，亦是早期进行分类的重要依据。例如，日本东海村临界事故病例 A（肠型 ARS），于事故 10 分钟内即发生腹泻；山东济宁"10.21"事故病例 A（肠型 ARS）于照射后 3 分种即出现严重腹痛，持续 3 天之久，照射后 3 天出现腹泻。有学者提出，肠型 ARS 以胃肠道损伤为基本病变，突出表现是呕吐、腹泻、血水便。国家职业病诊断标准《外照射急性放射病诊断标准》（GBZ 104）对肠型 ARS 定义为：以胃肠道损伤为基本病变，以频繁呕吐、严重腹泻，以及水、电解质代谢失衡为主

要临床表现。

3．面色潮红、酒醉样面容、口唇疱疹、肿胀和腮腺肿大　全身受到 > 10 Gy 照射时，患者于照射后即出现面部潮红、发热感、双眼干涩、口唇肿胀，是早期分类的重要体征。

前述受照者早期体征对于判断其受照剂量有肯定的应用价值（表 6-2-2；图 6-2-1 ～图 6-2-3，也见彩图 6-2-1 ～彩图 6-2-3）。

表 6-2-2　根据早期体征初步判断局部吸收剂量

体征	出现时间（h）	吸收剂量（Gy）
眼结膜充血	< 6	> 2^b ～ 6^c
面部皮肤潮红	6 ～ 20	> 4^b ～ 6^c
腮腺肿大	8 ～ 12	> 4^b ～ 6^c
早期皮肤红斑，感觉异常	12 ～ 24^a	8 ～ 15^a
早期皮肤红斑，皮肤黏膜水肿	< 3 ～ 6^a	> 25 ～ 30^a

注：a 日本东海事故资料；b 上海"6.25"事故资料；c 苏联切尔诺贝利事故资料。

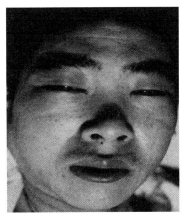

图 6-2-1

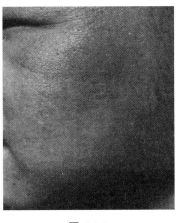

图 6-2-2

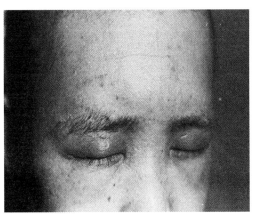

图 6-2-3

以上三图为骨髓型 ARS 患者面部潮红和酒醉样面容

4．实验室检查　主要根据受照者于照后 24 小时或 48 小时淋巴细胞绝对值变化规律粗略估计其受照剂量，为后送患者提供依据（见表 6-2-3）。

（二）临床诊断依据

1．明确受照射史。

2．临床表现。

3．估算受照剂量。

（1）物理学方法：包括物理剂量模拟测量

和估算、ESR（电子自旋共振）剂量估算、EPR（电子顺磁共振）剂量估算等。

（2）生物学方法：用于估算生物剂量，常用的有：

1）外周血淋巴细胞染色体畸变（chromosomal aberration，CA）分析是辐射生物剂量计中最可靠和最常用的方法（图 6-2-4，也见彩图 6-2-4），常规的拟合曲线估算剂量范围是 0.5 ～ 5 Gy，如果超过上限，则会因淋巴细胞急

表 6-2-3　**ARS 早期淋巴细胞绝对值**

剂量（Gy）	淋巴细胞绝对值（×10^9/L）					
	0.5d	1d	2d	4d	6d	8d
0	2.45	2.45	2.45	2.45	2.45	2.45
1	2.3	2.16	1.90	1.48	1.15	0.89
2	2.16	1.90	1.48	0.89	0.54	0.33
3	2.03	1.68	1.15	0.54	0.25	0.12
4	1.90	1.48	0.89	0.33	0.12	0.044
5	1.79	1.31	0.69	0.20	0.06	0.020
6	1.68	1.15	0.54	0.12	0.03	0.006
7	1.58	1.01	0.42	0.072	0.012	0.002
8	1.48	0.89	0.33	0.044	0.006	< 0.001
9	1.39	0.79	0.25	0.030	0.003	< 0.001
10	1.31	0.70	0.20	0.020	0.001	< 0.01

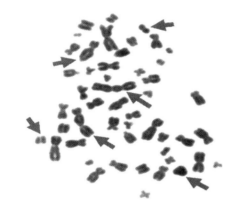
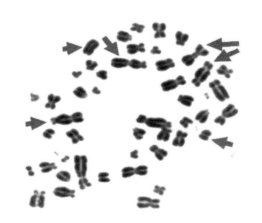

图 6-2-4　淋巴细胞染色体双着丝粒及无着丝粒断片畸变

剧减少或细胞分裂受到抑制，难以获得足够的分析细胞，影响受照剂量的正确估计。国内学者进行了大剂量（6 ~ 22 Gy）照射后染色体剂量估算研究，绘制出新的生物剂量曲线进行大剂量估算，可克服染色体畸变分析的不足。

2）微核分析法（micronucleus analysis），但此法个体间差异较大，使应用受到一定限制（图 6-2-5，也见彩图 6-2-5）。

3）早熟染色体凝集（premature chromosome condensation analysis，PCC）分析，该法更适用于较高剂量照射的生物剂量估算，在一定较大剂量照射范围内仍可获得足够可用于分析的 PCC 细胞，且操作简便、分析快速。不足之处是 PCC 的着丝粒不清晰，PCC 环产率低（图

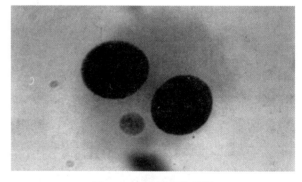

图 6-2-5　淋巴细胞微核

6-2-6），估算剂量精确度和稳定性稍差。

4）单细胞凝胶电泳（single cell gel electrophoresis，SCGE），又称彗星试验（comet assay），可在单个细胞水平上检测 DNA 损伤和修复，应用于急性外照射 72 小时以内 DNA 损

伤的评估（图6-2-7，也见彩图6-2-7）。不足之处是影响因素多（如吸烟、感染、生活习惯等均可影响其变化），不适用于高LET、慢性职业受照、非均匀照射和内照射人群的生物剂量估算和事故性受照者远期随访，具体见国家标准《单核凝胶电泳用于受照人员剂量估算技术规范》（GBZ/T 243-2013）。

5）荧光原位杂交（fluorescence in situ hybridization，FISH）分析，适用于发生在10年内，剂量在0.2～5 Gy范围内，急性全身均匀或近似均匀照射的事故受照人员回顾性剂量估算，也可用于受过量外照射人员的生物剂量估算，不适用于慢性职业受照人员、非均匀照射、内照射、剂量大于5 Gy，或发生时间大于10年的急性照射的剂量估算（图6-2-8，也见彩图6-2-8），具体可参见国家职业卫生标准《荧光原位杂交分析染色体易位估算辐射生物剂量技术方法》（GBZ/T 249-2014）。

本领域的研究人员仍在不断探索用于辐射事故分类诊断和剂量估算新的方法，如外周血淋巴细胞r-H2AX的RL/G值分析等。希望能有新的快速灵敏准确的检测方法更快问世。

（三）各型诊断标准

国家已颁布《外照射急性放射病诊断标准》（GBZ 104-2002）可作为诊断处理的依据。

1. 骨髓型ARS的诊断分度 原则是：具

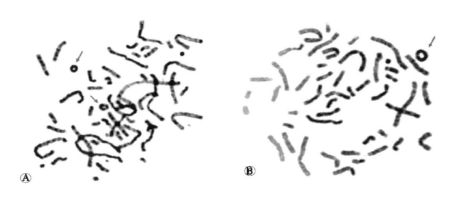

图6-2-6 PCC细胞中含有染色体环

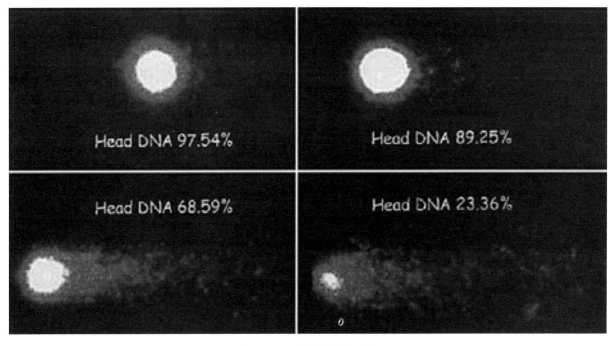

图6-2-7 单细胞凝胶电泳

在一定辐射剂量范围内，随着照射剂量增大，DNA双链断裂点越多，DNA片段越小，尾长越长

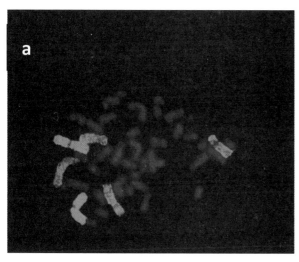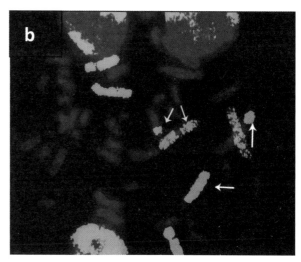

图 6-2-8　用 FISH 方法检测染色体的变化
a. FITC 染色正常人 1、2 和 4 号染色体（绿色）和用 DAPI 复染（蓝色）；
b. 2 号染色体易位（黄色箭头）和 1 号染色体易位（白色箭头）

有一次或短时间（数日）内分次接受 1 ~ 10 Gy 均匀或比较均匀的全身照射史，应在早期（照后 1 ~ 2 天）参照表 6-2-4，6-2-5 和图 6-2-9 做出分度诊断；可大致分为四度。

2. 肠型 ARS 诊断标准　主要适用于一次或短时间（数日）内分次接受的照射大于 10 Gy 的情况，大致分为二度：

（1）轻度肠型 ARS：受照剂量 10 ~ 20 Gy；照后 1 小时内出现严重恶心、呕吐，1 ~ 3 天内出现腹泻、血水便，可有腮腺肿痛；3 ~ 6 天缓解，随后症状加重，进入极期，腹泻剧烈，且发热。

表 6-2-4　骨髓型急性放射病的初期反应和受照剂量下限

	初期表现	照后 1 ~ 2 天淋巴细胞绝对数最低值 ×10⁹/L	受照剂量下限 Gy
轻度	乏力、不适、食欲减退	1.2	1.0
中度	头昏、乏力、食欲减退、恶心、1 ~ 2 小时后呕吐、白细胞数短暂上升后下降	0.9	2.0
重度	1 小时后多次呕吐，可有腹泻，腮腺肿大，白细胞数明显下降	0.6	4.0
极重度	1 小时内多次呕吐和腹泻、休克、腮腺肿大，白细胞数急剧下降	0.3	6.0

[摘自：《外照射急性放射病诊断标准》（GBZ 104-2002）]

（2）重度肠型 ARS：受照剂量 20 ~ 50 Gy；照后 1 天内出现频繁呕吐、难以忍受的腹泻、高热，导致脱水、全身衰竭、血液浓缩、血红蛋白升高。

3. 脑型 ARS 诊断标准　受照剂量 > 50 Gy 者；病程 2 天后出现站立不稳，步态蹒跚等共济失调，定向力和判断力障碍；肢体或眼球震颤、强直抽搐，角弓反张；受照剂量 > 100 Gy 时，意识丧失、休克、昏迷，很快死亡，病程仅数小时。

三种类型 ARS 鉴别诊断见表 6-2-6。

表 6-2-5　骨髓型 ARS 临床诊断依据

	分期分度	轻度	中度	重度	极重度
初期	呕吐	−	+	++	+++
	腹泻	−	−	−/+	+/++
极期	照后（d）	极期不明显	20 ~ 30	15 ~ 25	< 10
	口咽炎	−	+	++	++ ~ +++
	最高体温（℃）	< 38	38 ~ 39	> 39	> 39
	脱发	−	+ ~ ++	+++	+ ~ +++
	出血	−	+ ~ ++	+++	− ~ +++
	柏油便	−	−	++	+++
	腹泻	−	−	++	+++
	拒食	−	−	±	+
	衰竭	−	−	++	+++
	WBC 最低值（×10⁹/L）	> 2.0	1.0 ~ 2.0	0.2 ~ 1.0	< 0.2
受照剂量下限（Gy）		1.0	2.0	4.0	6.0

注：+、++、+++ 分别表示轻、中、重。
［摘自：《外照射急性放射病诊断标准》（GBZ 104-2002）］

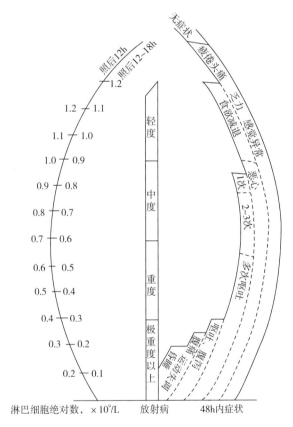

图 6-2-9　急性放射病早期诊断图
注：按照后 12 h 或 24 ~ 48 h 内淋巴细胞绝对值和该时间内患者出现过的最重症状（图右柱内侧实线下角）作一联线通过中央柱，柱内所标志的程度就是患者可能的诊断；如在照后 6 h 对患者进行诊断时，则仅根据患者出现过的最重症状（图右柱内侧实线的上缘）作一水平横线至中央柱，依柱内所标志的程度加以判断，但其误差较照后的 24 ~ 48 h 判断时大。第一次淋巴细胞检查最好在使用肾上腺皮质激素或抗辐射药物前进行。
［摘自：《外照射急性放射病诊断标准》（GBZ 104-2002）］

表 6-2-6　三种类型 ARS 的临床鉴别诊断要点

临床表现	极重度骨髓型	肠型	脑型
共济失调	−	−	+++
肌张力增强	−	−	+++
肢体震颤	−	−	++
抽搐	−	−	+++
眼球震颤	−	−	++
昏迷	−	+	++
呕吐胆汁	− ~ +	++	+ ~ ++
稀水便	+	+++	+
血水便	−	+++	−
柏油便	+++	− ~ ++	− ~ +
腹痛	−	++	+
最高体温（℃）	> 39	↑或↓	↑
脱发	+ ~ +++	− ~ +++	−
出血	− ~ +++	− ~ ++	−
血红蛋白升高	−	++	++
受照剂量（Gy）	6 ~ 10	10 ~ 50	> 50
病程（d）	< 30	< 5	< 5

注：+++ 表示严重，++ 为中度，+ 为轻度，− 为不发生。

七、治疗

（一）治疗原则

狠抓早期，重视极期，促进恢复期。

（二）治疗方法

1. 对症和支持治疗，如镇静、止吐、止痛，改善食欲、输注营养液，提高免疫功能等。

2. 给予抵御辐射损伤药物

（1）雌三醇：可促进造血细胞增殖和分化，加速粒细胞释放，改善微循环，增加血流量，有利于造血功能恢复。一般于照射后 1 小时内应用，可肌内注射 10 mg/ml（仅用一次），但有乳房胀痛等不良反应。

（2）戊酸雌二醇：每片 1 mg 或 5 mg，用于照射前预防，亦可用于照射后早期治疗，对 γ 射线和中子混合（1∶1）照射有效；受照者应尽早应用，可照射后一天内一次服用 30 mg（仅服一次）。

（3）茜草双酯：每片 100 mg，有促进骨髓造血细胞成熟和释放的作用；一般于照射当天一次服用 300 mg，以后每 2～3 天重复服用 300 mg，共用 3～4 次。

3. 抗感染措施　常用措施有：消毒隔离、增强机体免疫功能和抗生素的合理应用。

4. 抗出血措施

（1）输注新鲜血小板悬液（输前给予 25 Gy 照射）。

（2）保护血小板功能药物，如酚磺乙胺，150～200 mg 肌内注射，每日 2 次，可促进 PLT 和 RBC 生成。

（3）改善血管功能药物，如卡巴克洛（安络血），可降低毛细血管脆性，促毛细血管收缩；5～15 mg 肌内注射，每日 2 次；酚磺乙胺亦有改善血管功能的作用；还可服用路丁 20 mg，每日 3 次；或静脉滴注维生素 C 2.0 g（加入 5% 葡萄糖液 250 ml 静脉滴注），每日 1 次。

（4）适当给予抗凝药物，如维生素 K（4 mg 口服，每日 3 次；亦可静脉滴注）。

5. 造血生长因子的应用　临床常用的造血生长因子有粒细胞 - 巨噬细胞集落刺激因子（granulocyte-macrophage colony-stimulating factor，GM-CSF）、粒细胞集落刺激因子（granulocyte colony-stimulating factor，G-CSF）和白细胞介素 -2（interleukin-2，IL-2）等。G-CSF 适应证为中性粒细胞绝对值 $< 1 \times 10^9$/L，剂量为 5 μg/kg，皮下注射，每日一次，直到中性粒细胞绝对值 $> 1 \times 10^9$/L 停药。目前认为 G-CSF 与 IL-2 联合应用是骨髓型 ARS 较理想治疗方案。

6. 造血干细胞移植（hematopoitic stem cell transplanation，HSCT）　适应证为：极重度骨髓型 ARS 或不均匀照射的轻度肠型 ARS。选择进行骨髓移植的 ARS 患者的条件：

（1）照射后半小时出现呕吐者；

（2）照射后 1～2 天出现腹泻者；

（3）照射后 24～36 小时出现腮腺肿大者；

（4）根据 ARS 造血损伤程度诊断系数（diagnostic coefficient，DC）估计造血抑制不可逆者（表 6-2-7）。

DC 计算方法：按表 6-2-7 所列 7 项指标的结果可给出诊断系数，然后相加得出总 DC 值达 +10 或更大者，预示造血抑制不可逆；小于 - 10，说明造血抑制可以恢复；如果介于两者之间，尚难下结论。造血干细胞移植时机一般为照射后 1 周左右。在重大事故中 ARS 患者多，不易短时间内找到 HLA 相合的无关供者，可采用脐血移植（UCBT）代替造血干细胞移植（HSCT）。HSCT 仅能解决造血重建问题，但不能解决事故性 ARS 的所有问题，大多数 ARS 仍死于其他严重并发症。因此，进行造血干细胞移植的同时还要兼顾其他脏器的保护。目前甚至有文献报道，受照剂量 > 10 Gy 时，只需要支持和安慰治疗。

近年，HSCT 的方法学有了突破性进展，如以往在 HSCT 前需进行清髓预处理，现已进展到非清髓预处理，采用的是无需进行预处理的微移植方法；此外，目前间充质干细胞移植已用于血液病和放射病临床，并显示出应用前景。

八、预防

1. 加强放射源的管理；加强防护知识宣教，

表 6-2-7　ARS 造血损伤程度诊断系数计算表

指标	DC	指标	DC	指标	DC
1. 开始呕吐时间（h）		2. 第二天淋巴细胞数（个/μl）		3. 第三天淋巴细胞数（个/μl）	
0 ~ 0.4	+8	0 ~ 200	+6		
0.41 ~ 0.8	+4	201 ~ 400	+2	0 ~ 100	+8
0.81 ~ 1.2	+2	401 ~ 600	−2	101 ~ 200	+2
1.21 ~ 1.6	−2	601 ~ 800	−8	201 ~ 300	−2
1.61 ~ 2.0	−6	> 800	−15	301 ~ 400	−9
> 2.0	−10			> 400	−10
4. 第四天淋巴细胞数（个/μl）		5. 照射后 4 ~ 7 天淋巴细胞数平均值（个/μl）		6. 照射后 3 ~ 5 天网织红细胞数平均值（×10³/μl）	
0 ~ 100	+4	0 ~ 100	+5	0 ~ 0.8	+2
101 ~ 200	+2	101 ~ 200	+2	8.1 ~ 10.0	0
201 ~ 300	0	201 ~ 300	−1	10.1 ~ 14.0	−4
301 ~ 700	−2	301 ~ 400	−5	14.1 ~ 18.0	−6
701 ~ 800	−3	401 ~ 500	−13	18.1 ~ 20.0	−10
801 ~ 900	−8	> 500	−15		
7. 照射后 6 ~ 7 天白细胞最低值（个/μl）					
0 ~ 300	+12				
301 ~ 600	+5				
601 ~ 900	0				
901 ~ 1200	3				
1201 ~ 2400	−3				
2401 ~ 3000	−6				

提高防范意识，并配置必要防护设备。

2. 严格要求放射性工作人员规范操作，自觉遵守各种规章制度。

3. 定期接受专业防护知识的培训；接受个人剂量监测和健康检查；建立个人健康档案并保留终生。

（梁　莉　张照辉）

思考题

1. 外照射急性放射病的定义是什么？主要的病因和影响因素有哪些？

2. 外照射急性放射病的发病机制及其病理特点是什么？

3. 简述外照射急性放射病的临床类型及其诊断要点。

4. 总结外照射急性放射病的主要治疗措施。

推荐阅读的参考文献

1. 邢家骝，王桂林，罗卫东，主编. 辐射事故临床医学处理. 北京：军事医学科学出版社，2006.

2. 李国民，李晓兵，邵云，等. 急性放射病的病理诊断与分型诊断. 中华放射与防护杂志，2007，27（1）：46-48.

3. Liu QJ, Lu X, Zhao XT, et al. Assessment of retrospective dose estimation, with fluorescence in situ hybridization (FISH), of six victims previously exposed to accidental ionizing radiation. Mutation Research/ Genetic Toxicology and Environmental Mutagenesis, 2014, 759 (1): 1-8.

4. 王筱璨，王晶，克晓燕. 细胞因子和骨髓移植在急性放射病救治中的应用. 中华放射医学与防护杂志，2013，33（3）：225-227.

5. Wang ZD, Hu HL, Hu M et al. Ratio of r-H2AX level to lymphocytes to that in granulocytes

detected using flow cytometry as a potential biodosimeter for radiation exposure. Radiation Environmental Biophysics, 2014, 53 (2): 283-290.

6．姚波，李玉芳，白娟，等．早熟凝集染色体环法在山西太原事故受照射者生物剂量估算中的应用．癌变·畸变·突变，2013，25（2）：91-95.

第三节　外照射慢性放射病

一、概述

外照射慢性放射病（chronic radiation sickness from external exposure，CRS）是指放射工作人员在较长时间内连续或间断受到超剂量限值的外照射，累积到一定剂量后引起的、以造血组织损伤为主、并伴有其他系统改变的全身性疾病。其临床特点是：

（1）主观症状多，阳性体征少；

（2）症状早于外周血象改变；

（3）外周血象改变早于骨髓象改变；

（4）在早期，症状的消长、外周血白细胞总数的升降与脱离射线与否密切相关。

引起外照射慢性放射病的累积剂量（accumulated dose）值为 1.5 Gy 以上，年剂量值为 0.15 ~ 0.25 Gy；作用靶点为造血组织，根据损伤程度分为Ⅰ度和Ⅱ度；是确定性效应（deterministic effect）。

二、病因

国家职业卫生标准《外照射慢性放射病诊断标准》（GBZ 105-2002）中，暂定累积吸收剂量（integral absorbed dose）在 1.5 Gy 以上，年剂量（annual dose）值在 0.15 ~ 0.25 Gy 范围。一般认为，年剂量比总累积剂量更有意义。

三、接触机会

使用放射性核素（radioactive nuclide，RN）或非放射性辐射源（nonradioactive radiation source）的常见作业为：

1．石油和天然气开采业　钻井、测井。

2．有色金属矿采选业　开采、破碎、筛选、磁选、电选等过程。

3．医药工业　放射性药物生产。

4．塑料制品业　塑料薄膜测厚等。

5．金属制品业　钢管探伤、金属构件探伤等。

6．机械工业　机械设备探伤、医疗器械调试、射线装置生产等。

7．交通运输设备制造业　船舶核反应堆安装、放射性物质运输。

8．仪器仪表业　放射源装配。

9．核燃料工业　铀矿开采、铀矿加工、铀矿浓缩、铀矿转化、核反应堆安装、核反应堆运行、受照燃料后处理等。

10．射线探伤业　射线照相、γ 射线探伤、X 线显像探伤、射线显像探伤、中子照相术、加速器探伤等。

11．辐射医学　X 线透视检查、X 线摄影检查、电子计算机 X 线断层扫描技术（CT）应用、核医学、放射性药物诊断性应用、近距离辐射治疗、远距离辐射治疗、放射性药物治疗、介入治疗、组织间治疗。

12．辐射农业　育种、杀虫、灭菌消毒等。

13．国防工业　核武器生产、舰船及潜艇核动力装置等。

14．辐射其他相关行业　γ 辐射加工、电子束辐照加工、辐射灭菌、辐射食品保鲜、涂层辐射固化、辐射交联、辐射聚合，放射性核素生产和经销、含密封型放射源仪表的生产和使用、加速器运行、放射性核素实验室、放射性核素示踪，以及放射性废物贮存处置、废物库、处理场等。

四、发病机制

电离辐射长时间低剂量照射，使机体的细胞、组织因电离作用发生损伤，同时伴有修复；当损伤作用大于修复时，则导致以造血组织损伤为主的病理改变。

五、临床表现

（一）症状

外照射慢性放射病的临床特点是症状多、体征少，症状早于外周血象出现改变。主要症状是疲乏无力、头痛、头晕、记忆力减退、睡眠障碍、易激动、食欲减退、心悸、气短、多汗，尤以无力型神经衰弱症候群为主要表现；据国内统计，59.6% 的患者症状出现在工龄 10 年以内。随病情进展，可出现出血倾向、性功能障碍、脱发等表现。

（二）体征

1. 神经系统变化 常见为眼睑、舌和手指震颤，腱反射异常，闭目难立征及皮肤划痕征阳性。

2. 皮肤营养障碍 可见皮肤干燥、脱屑、粗糙、角化过度、无弹性、皲裂、汗毛脱失、毛发脱落、皮肤色素沉着等；也有人出现手部多汗、肢体末端发凉、指纹模糊及指甲改变。

3. 全身状况不佳 如体重下降，少数患者可见早老现象；易发生感冒，有出血倾向，束臂试验阳性，重者皮肤、黏膜呈现出血点；眼晶体可出现混浊点或白内障；心电图显示低电压、心动过缓等。

（三）实验室检查

1. 造血系统 造血系统的变化是外照射慢性放射病最常见的改变，外周血象变化早于骨髓，以白细胞变化最早：接触射线后白细胞数逐渐减少，以后持续低于正常范围的下限；少数病例白细胞总数逐渐增多，以后持续高于正常值上限，有的可维持数月或数年。接触剂量较大的病例尚可见血小板减少和贫血。白细胞

分类也有改变，主要为中性粒细胞比例减少，淋巴细胞相对增多（特别是大、中淋巴细胞）；嗜酸性粒细胞、单核细胞也可增多；白细胞形态亦有异常。

骨髓检查早期骨髓象可无改变，少数患者骨髓增生旺盛，较后则出现粒细胞成熟障碍，增生不良；晚期则见粒、红细胞及巨核细胞系统再生低下。外照射慢性放射病患者有 50% 以上为增生正常骨髓象，外周血白细胞数处于正常低值或明显减少；有人认为，慢性放射病初期为骨髓贮存池粒细胞释放障碍，或边缘池粒细胞分布增多，因此表现为骨髓象增生过旺或正常而外周血白细胞减少。病情进一步发展，多能干细胞向粒系祖细胞分化受阻，则出现骨髓增生不良。长期低剂量射线照射者停止射线接触后 1～3 年，骨髓象多有所恢复。

染色体分析（chromosome analysis）与淋巴细胞微核分析（micronucleus analysis）显示，国人淋巴细胞染色体畸变率正常范围为 0%～2%，无着丝粒断片 > 2.5% 为异常界限，双着丝粒或稳定性畸变 ≥ 1% 有重要意义，染色体型总畸变率 > 3% 有参考价值（图 6-3-1、图 6-3-2，也见彩图 6-3-1、6-3-2）。CB 微核法之微核细胞数和微核率正常下限分别为 14‰ 和 15.8‰，正常上限为 25‰ 和 30‰（表 6-3-1）。

表 6-3-1 三组患者染色体畸变率百分率（$\bar{x} \pm s$）

组别	染色体型畸变率	染色体总畸变率
慢性放射病组	0.38±0.03	0.48±0.03
观察对照组	0.30±0.00	0.47±0.02
放射反应组	0.18±0.01	0.27±0.02

2. 内分泌系统 早期内分泌系统无明显改变，较晚期患者可出现肾上腺皮质和甲状腺功能减低、尿中 17- 酮类固醇或 17- 羟类固醇排出量减少、血清皮质醇含量降低或对 ACTH 刺激反应减弱、甲状腺 TSH 增高、T3 和 T4 降低，以及吸碘率及基础代谢率低下等。

3. 生殖系统 男性可见精子数量减少、精子活动度减弱、死精和畸形精子增多；女性则

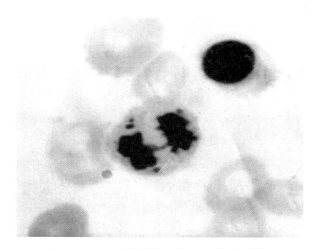

图 6-3-1　患者骨髓涂片显示分裂细胞微核

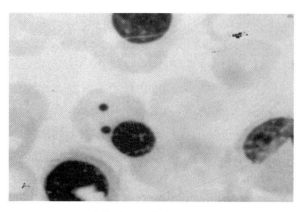

图 6-3-2　患者外周血涂片显示淋巴细胞微核

可有雌激素水平降低、卵巢功能减退。

4．其他　可有细胞及体液免疫功能低下等；淋巴细胞染色体畸变及微核率增高仅可作为慢性放射病诊断的参考指标，但不能用来判断损伤的严重程度。

六、诊断与鉴别诊断

（一）诊断

国家已颁布《外照射慢性放射病诊断标准》（GBZ 105），可作为诊断依据。需注意以下几点：

1．射线接触史及剂量估算　长时间内（一般在 5 ～ 10 年以上）有明显超剂量限的射线接触史，多存在工作量较大、防护条件较差或经常不遵守防护规定等情况；或在一段时间内（0.5 ～ 1.0 年）有明显超剂量照射史；累积剂量多在 1.5 Gy 以上。

2．临床表现　参加放射性工作前身体健康，工作多年后呈现无力型神经衰弱症候群，以后相继出现其他系统的临床症状，如皮肤营养障碍、性欲减退、出血倾向、眼晶体后囊皮质下混浊或白内障等。这些症状虽无特异性，但症状的起伏与射线接触有密切关系；《外照射慢性放射病诊断标准》（GBZ 105）已将慢性皮肤损伤和辐射性白内障列为外照射慢性放射病诊断的参考指标。

3．实验室检查　实验室检查是外照射慢性

放射病诊断的重要依据，因此，患者应进行反复多次的临床化验，以取得可靠的数据。外周血细胞减少和（或）骨髓造血抑制是外照射慢性放射病最重要的病变，外周血白细胞减少更是诊断外照射慢性放射病简便而实用的指标。当有超剂量限值的照射史，白细胞数呈现进行性减少时，对本病诊断更有实际价值。骨髓象正常，不能排除外照射慢性放射病的诊断，但骨髓造血功能抑制对诊断有重要提示意义。

根据《外照射慢性放射病诊断标准》（GBZ 105），其病情可分为二度：

1．Ⅰ度　诊断依据有如下几点：

（1）有长期连续或间断超当量剂量限值照射史，累积剂量在 1.5 Gy 以上，年剂量为 0.15 ～ 0.25 Gy；

（2）接触射线前身体健康，接触数年后出现明显的无力型神经衰弱症状，症状消长与脱离射线与否有关；

（3）可有出血倾向；

（4）接触射线以前造血功能正常，接触数年后，多次动态观察显示造血功能异常（采血部位应固定，以便自身对照），如：

1）白细胞总数有进行性降低，较长时间（6 ～ 12 个月）多次检查（10 次以上）持续在 $4.0 \times 10^9/L$ 以下；可伴有血小板数长期低下（$< 80 \times 10^9/L$），红细胞数减少（男性 $< 3.5 \times 10^{12}/L$；女性 $< 3.0 \times 10^{12}/L$）和血红蛋白量降低（男性 < 110 g/L；女性 < 100 g/L）；

2）骨髓增生活跃或偏低下；或某一系列细胞生成不良或成熟障碍。

（5）可伴有下列一个系统的检查异常：

1）免疫功能降低，体液免疫降低或细胞免疫降低；

2）生殖功能降低，男性需具备下列三项中任何一项者：三次精液检查中有二次精子数少于 20×10^9/L（2000 万 / 毫升）或无一次超过 40×10^9/L（4000 万 / 毫升），或有二次活精子百分率低于 60%，或有二次正常形态精子数低于 60%；女性生殖功能主要根据卵巢功能检查，了解卵巢排卵和黄体功能情况，如基础体温、阴道脱落细胞和宫颈黏液检查等；

3）肾上腺皮质功能降低，需具备下列两项异常者：血浆皮质醇降低、24 小时尿 17- 羟类固醇减低、17- 酮类固醇水平降低；

4）甲状腺功能降低，经数次检查血清 T3、T4 低于正常，TSH 高于正常；

5）物质代谢紊乱：蛋白质和糖代谢异常。

（6）脱离射线接触、积极治疗后可减轻或恢复。

2．Ⅱ度　诊断依据为：除具备Ⅰ度第（1）条外，尚兼有下列各项条件：

（1）有较顽固的自觉症状，有明显的出血倾向；

（2）白细胞数持续在 3.0×10^9/L 以下，或白细胞数持续在（$3.0 \sim 4.0$）$\times 10^9$/L，而兼有血小板数或血红蛋白量持续减少；

（3）骨髓增生低下；

（4）具有Ⅰ度（5）中至少一个系统异常。

（5）脱离射线及积极治疗后恢复缓慢。

（二）鉴别诊断

外照射慢性放射病主要临床症状为无力型神经衰弱症候群，应注意与一般神经衰弱、内耳眩晕症（梅尼埃病）、围绝经期（更年期）综合征相鉴别：本病主要为兴奋性低下，如疲乏无力、记忆力减退、嗜睡、心动过缓、性欲减退、月经失调等，且以副交感神经机能增强为主；一般神经衰弱则以兴奋性增高为多见，如性情急躁、易激动、失眠、头痛、心慌或心律

不齐、遗精、早泄、阳痿等，以交感神经功能亢进为主；内耳眩晕症（梅尼埃病）多为突发性眩晕，伴恶心、呕吐、眼球震颤、耳鸣、听力减退；围绝经期（更年期）综合征之症状比较顽固，焦虑、紧张、忧郁、猜疑等症日渐明显。本病具有明确的超剂量照射史，症状的轻重与接触射线剂量有关，且实验室检查示有白细胞数减少，淋巴细胞相对增多且有形态改变，染色体畸变率和微核率可能增高等，均有助于进行鉴别。

本病的造血系统改变应注意与阵发性睡眠性血红蛋白尿（paroxysmal nocturnal hemoglobinuria，PNH）、骨髓增生异常综合征（myelodysplastic syndrome，MDS）、慢性苯中毒、血小板减少症、缺铁性贫血、营养不良性贫血，以及感染（病毒、立克次体）、某些疾病（病毒性肝炎、脾功能亢进等）、某些药物和化学物质引起的血液学改变相鉴别：本病血液学变化的特点是白细胞总数减少、淋巴细胞相对增高，伴有形态改变，骨髓象可能正常或增生不良，并有明显的无力型神经衰弱症候群，尤其是具有超剂量照射的职业史、淋巴细胞染色体畸变率和微核率增高，均是鉴别诊断的重要依据。

七、处理原则

1．Ⅰ度慢性放射病　脱离射线接触，中西医结合对症治疗，加强营养。头两年可每年检查一次，以后每两年全面检查一次。此期间，可根据健康状况从事非放射性工作。恢复后，再继续观察一年，临床确认已治愈者，可撤销外照射慢性放射病Ⅰ度的诊断。

2．Ⅱ度慢性放射病　脱离射线接触，住院治疗或疗养、在家全休定期随访，1 ～ 2 年全面复查一次，根据恢复情况可参加力所能及的非放射性工作。其他待遇和处理可按照《中华人民共和国职业病防治法》有关规定办理。

八、预防

1．加强放射源的管理，配备防护设备，规

范操作规程。

2．定期对放射性工作人员进行有关法律、法规和防护知识的培训。

3．定期对放射性工作人员进行职业健康检查；定期进行个人和环境剂量监测，建立个人健康档案并加强管理。

（梁　莉　张照辉）

思考题

1．什么是外照射慢性放射病？属于哪种效应？

2．外照射慢性放射病有哪些临床特点？临床如何划分轻重程度？

3．简述外照射慢性放射病的诊断和处理要点。

推荐阅读的参考文献

1．叶根耀，周继文．外照射慢性放射病诊断进展．放射医学与防护杂志，1999，19（4）：225．

2．周继文，孟德山，谭绍智，主编．放射性疾病诊断标准应用手册．北京：中国标准出版社，2002．

3．白光．医学工作者职业照射：剂量水平、辐射危害和个人剂量监测．国外医学·放射医学核医学分册，2005，29（4）：171-176．

第四节　内照射放射病

一、定义

内照射放射病（radiation sickness from internal exposure）是指内照射引起的全身性疾病，属于确定性效应（非随机效应）既有电离辐射作用所致的全身性表现，又伴有靶器官的损伤和进入途径损伤。放射性核素内污染（internal contamination of radionuclides）是指进入体内的放射性核素超过了其在体内的自然存在量。

正常情况下人体内含有一定量的放射性核素，如 ^{3}H、^{40}K、^{14}C、Ra、Th、U、^{89}Sr、^{90}Sr、^{137}Cs 等，为自然本底的一部分。放射性核素内污染是内照射放射病的基础和前提，它是一种状态，而不是一个疾病，"内照射放射病"很少见，临床中见到的多为放射性核素内污染。

放射性核素内污染的主要来源有：

1．核工业生产中放射性核素的污染；

2．放射性核素的生产和应用的事故污染；

3．核武器试验放射性落下灰的污染；

4．核电站（厂）反应堆泄漏事故污染等。

二、放射性核素的吸收、代谢与排泄

（一）吸收

1．胃肠道　随被放射性物质污染的饮食进入体内，其吸收率与放射性核素的化学性质有关，主要取决于化合物的溶解度（表 6-4-1）。

2．呼吸道　气态（气态和蒸气）的放射性核素，如氚（^{3}H$_2$）、碘等，极易通过呼吸道黏膜或肺泡进入血流。气溶胶，粒径＞ 5 μm 的粒子几乎全部沉积于气道上部（鼻咽腔弯曲部及支气管分支处），直径＜ 5 μm 的粒子可抵达支气管树的外周分支处；＜ 1 μm 的粒子可进入肺泡内，其吸收率与粒径大小及其溶解度有关。

3．正常皮肤和伤口　大部分放射性核素不易透过健康皮肤，但有些气态或蒸气态的放射性核素，如氚、碘等，经皮肤吸收可达污染量的 10%；某些可溶性核素，如 ^{32}P、^{90}Sr 等，经皮肤吸收可达污染量的 1.5% ~ 2%。皮肤破损时，可大大增加吸收的速度和吸收率。

表 6-4-1　放射性核素经胃肠道吸收率

族别	放射性核素	吸收率（%）
碱族	钠（^{24}Na）、钾（^{40}K）、铷（^{86}Rb）、铯（^{137}Cs）等	90 ~ 100
卤族	氟（^{18}F）、氯（^{36}Cl）、溴（^{82}Br）、碘（^{131}I）等	90 ~ 100
碱土	钙（^{45}Ca）、锶（^{90}Sr）、钡（^{140}Ba）、镭（^{226}Ra）等	10 ~ 40
镧系	镧（La）、铈（^{144}Ce）、镨（Pr）、钷（^{147}Pm）等	< 0.10
锕系	钍（^{228}Th）、钚（^{239}Pu）、铀（^{238}U）、镅（Am）等	< 0.10

（二）分布

放射性核素吸收入血后随血液循环分散到组织器官，引起机体损伤（表 6-4-2）。

表 6-4-2　放射性核素沉积的组织器官和危害

沉积部位	放射性核素	危害
全身相对均匀沉积	碳、氢、钠、钾、铷、铯、铷等	与外照射急性放射病相似的临床表现
骨骼	钙、锶、钡、镭、钇、钚等	造血功能障碍、骨质疏松、病理性骨折、骨肿瘤等
网状内皮系统（肝、脾、淋巴结）	铀、镧、钍、金、铈、钷等	血象减少、中毒性肝炎、肝硬化、肝肿瘤等
肾	铀、钌、锑、锌等	肾功能异常、尿毒症
甲状腺	碘	甲状腺炎、甲状腺结节、甲状腺功能低下、甲状腺癌

（三）排泄

放射性核素可通过呼吸道、胃肠道、肾、乳汁、胆汁、汗液等途径排泄。气态放射性核素主要由呼吸道排出，排出率高，排出速度亦快；难溶性放射性核素经口摄入后，不易被胃肠道吸收，主要随粪排出；大多数可溶性放射性核素进入血液后，主要经肾随尿排出。

三、内照射的临床特点

特点有三：

1. 作用时间持久　放射性核素进入人体对机体进行持续的照射，直到它全部排出体外或衰变完毕为止。

2. 损伤作用的选择性　除 ^3H、^{137}Cs 等全身均匀分布的放射性核素外，多数放射性核素根据它的理化特点和在体内代谢规律，选择性的沉积于某些组织和器官，引起该组织器官为主的损伤。

3. 射线的生物效应　为 α > β > γ，与外照射正相反。

四、内污染的判定及内照射放射病诊断

（一）内污染的判定

1. 初步调查和定性监测　首先了解事故发生概况和经过，并通放射性仪器和采集空气样品测量，判断是否有过量放射性核素摄入的可能。

2. 当可能有过量放射性核素摄入时，应进行体内放射性核素污染的定量监测。

（1）尽快收集生物样品（鼻或口腔擦拭物、尿、粪、血、唾液、痰等）、所戴口罩及可疑饮食进行放射性监测；其中尿液和粪便监测尤为重要。事故最初几次尿液可分别留存，以后连续 24 小时收集，至少收集 3 ~ 4 天的尿、粪样。摄入镭（Ra）和钍（Th）时需收集呼出气，做氡和气（钍射气）的测量。

（2）体外直接测量：对发射 γ 射线和 X 线的放射性核素，全身整体测量或靶器官体外测量（如甲状腺、肺部等）。

综合以上的调查和监测结果，了解内污染的放射性核素种类和严重程度。依据国家标准《放射性核素摄入量及内照射剂量估算规范》（GB/T 16148-2009），估算放射性核素摄入量和

受照射剂量，为医学处理提供依据。如果摄入放射性核素超过 2 倍 ALI（年摄入量限值）时，可考虑医学处理（表 6-4-3）。

表 6-4-3　放射性核素的年摄入量限值和推荐的治疗药物

核素名称	辐射	半衰期		ALI，Bq/a		药物	
		物理	有效	吸入	食入	阻吸收	加速排出
^{3}H	β	12.3a	10d	1×10^9	1×10^9	强制饮水	水，利尿剂
^{32}P	β	14.29d	8d	1×10^6（D），5×10^6（W）	8×10^6	硫酸铝	磷酸钠
^{45}Ca	β	163d	161d	1×10^7	2×10^7	磷酸钙	CaNaEDTA
^{51}Cr	γ	22.7d	21d	7×10^8（D），2×10^8（Y）3×10^8（W），5×10^8（D）	4×10^8（W）	吸附剂	DTPA（DFOA）
^{59}Fe	β γ	44.5d	44d	5×10^6（D），6×10^6（W）	1×10^7	吸附剂	DFOA，DTPA
^{60}Co	β γ	5.27a	1.6a	2×10^6（W），4×10^5（Y）	7×10^6（W），3×10^6（Y）	钴盐	DTPA，CoEDTA
^{90}Sr	β	29.1a	18a	4×10^6（D），6×10^4（W）	6×10^5（W），5×10^5（Y）	褐藻酸钠	钙剂，氯化铵
^{95}Zr	β γ	64d	64d	5×10^6（D，W），3×10^6（Y）	2×10^7	吸附剂	DTPA
^{106}Ru	β	368.2d	268d	1×10^6（D），2×10^5（Y）6×10^5（W），2×10^5（Y）	2×10^6	吸附剂	DTPA
^{131}I	β γ	8.04d	7.5d	1×10^6	8×10^5	碘化合物	碘化合物
^{133}Ba	γ	10.47a	65d	1×10^7	2×10^7	硫酸盐	氯化铵
^{137}Cs	β γ	30a	106d	2×10^6（D）	1×10^6	普鲁士蓝	普鲁士蓝
^{140}La	β γ	40.3h	40h	1×10^7（D，W）	8×10^6	抗酸剂	DTPA（EDTA）
^{144}Ce	β γ	284.3d	26.3d	5×10^5（W），2×10^5（Y）	2×10^6	抗酸剂	DTPA（EDTA）
^{147}Pm	β γ	2.62a	2a	4×10^6（W），2×10^5（Y）	5×10^7	抗酸剂	DTPA
^{198}Au	β γ	2.7d	1.4d	5×10^7（D），2×10^7（W，Y）	1×10^7	吸附剂，泻剂	BAL，PA
^{210}Po	α	138.4d	37d	2×10^4（D），1×10^4（W）	9×10^4	抗酸剂，吸附剂	DMPS，DMS
^{226}Ra	α γ	1600a	44a	9000	9×10^4	褐藻酸钠	钙剂，氯化铵
^{238}U	α	4.5×10^9a	14d	9×10^4（D），600（Y）1×10^4（W），600（Y）	8×10^5D 3×10^6D	吸附剂	重碳酸盐
^{239}Pu	α γ	2406.5a	50a	300（W，Y）	4×10^4（W），3×10^5（Y）	抗酸剂，吸附剂	DTPA（+DFOA）
^{241}Am	α γ	432.2a	45a	300（W）	3×10^4	抗酸剂，吸附剂	DTPA
^{252}Cf	α	2.6a	2.5a	900（W），500（Y）	1×10^5	抗酸剂，吸附剂	DTPA（EDTA）

注："吸收"与"食入"栏中 D、W 和 Y 为肺吸类别，指放射性核素吸入后在肺内滞留期长短。按在肺中的半廓清期分类：半廓清期＜10 天（D 类）；10～100 天（W 类）；＞100 天（Y 类）。DTPA：二乙烯三胺五乙酸钠钙；EDTA：二乙烯二胺四乙酸钙；BAL：二巯丙醇；DFOA：去铁胺；DMS：二巯丁二钠；PA：青霉胺；DMPS：二巯丙磺钠

摘自：《放射性核素内污染人员医学处理规范》（GB/T 18197-2000）

（二）内照射放射病诊断

可参照国家职业卫生标准《内照射放射病诊断标准》（GBZ 96-2011）进行。

1. 接触史 经监测证明，患者在一次或短时间（数日）内有过量放射性核素摄入体内，使其全身在比较短的时间（几个月）内，均匀或比较均匀地受到照射，使其有效累积剂量当量大于 1.0 Sv；或在相当长的时间内，连续多次摄入放射性核素；或者有较长有效半减期的放射性核素一次或多次进入体内，致使放射性核素摄入量超过年摄入量限值几十倍以上。

2. 临床表现 均匀或比较均匀地分布于全身的放射性核素引起的内照射放射病，临床表现和实验室检查所见与外照射急性放射病相似，可有不典型的初期反应、造血障碍和神经衰弱症候群；选择性分布的放射性核素则以靶器官的损伤为主要临床表现，同时伴有神经衰弱症候群和造血功能障碍等全身表现。靶器官的损害因放射性核素种类而异：放射性碘引起的甲状腺功能低下、甲状腺结节形成等；镭、钇等亲骨性放射性核素引起的骨质疏松、病理性骨折等；稀土元素和以胶体形式进入体内的放射性核素，则引起网状内皮系统损害等，需综合分析后做出诊断。

五、治疗

1. 减少放射性核素的吸收

（1）脱离放射性核素接触。

（2）皮肤和伤口去污染：可参考卫生标准《人体体表放射性核素污染去污处理规范》（WS/T 186）进行。

（3）减少呼吸道吸收：可用棉签拭去鼻腔内污染物，剪去鼻毛，向鼻咽部喷血管收缩剂，然后用大量的生理盐水反复冲洗鼻咽部。

（4）减少胃肠道吸收：先进行口腔含漱、催吐、洗胃；放射性核素进入体内 3 ~ 4 小时后可服用沉淀剂或缓泻剂；对某些放射性核素选用特殊阻吸收剂，如铯的内污染可用亚铁氰化钾（普鲁士蓝），锶的内污染口服褐藻酸钠，放射性碘可口服稳定性的碘（如碘化钾 100 mg），于受碘污染后 4 小时内用药效果较好，且越靠近受污染时间效果越好；对锕系和镧系核素内污染可口服适量的氢氧化铝凝胶等。

2. 加速体内放射性核素排出

（1）应用络合剂：可尽早选用合适的络合剂，以静脉点滴效果为佳，但要注意因促排而加重肾损伤可能，尽可能在肾损伤极期到来之早期促排。常用络合剂有：

1）二乙烯三胺五醋酸三钠钙（$CaNa_3$-DTPA）或锌钠盐（$ZnNa_3$-DTPA）：对锕系元素（^{239}Pu、^{241}Am、^{252}Cf 等），镧系元素（^{140}La、^{144}Ce、^{147}Pm）和 ^{90}Y、^{60}Co、^{59}Fe 等促排效果明显，对 ^{60}Co、^{65}Zn、^{95}Zr、U、Th 也有一定的促排效果。

2）喹胺酸（Quinamic Acid，QA）：对 ^{234}Th、^{95}Zr、^{147}Pm、^{144}Ce、^{239}Pu、U 等皆有显著的促排效果。

3）碳酸氢钠：碳酸根与铀酰离子有较强的亲和力，可使通过肾的排铀量增加，因此，在铀中毒时给予碳酸氢钠有利于体内铀的排出。

4）二巯丙磺钠（DMPS）：商品名 Unithiol，对钋（^{210}Po）有较好的促排效果。

5）二巯丁二钠（Na-DMS）：可加速 ^{210}Po、^{147}Pm、^{144}Ce 等核素的排除。

6）S186（酰胺丙二膦）：可选择性地与锶离子形成稳定的络合物，迅速经肾排出，有明显的促排效果。

（2）增加水代谢：如当 ^3H 进入体内时，大量饮水（3 ~ 4 L）或输液，可使尿中 ^3H 的排出量增加 10 ~ 20 倍。

（3）增加骨质代谢：对于亲骨性放射性核素（如锶、钡、镭等）的内污染，早期给予高钙饮食或钙剂，利用钙对放射核素的稀释、竞争作用，可以减少核素吸收和在骨内的沉积；中毒 2 周后又可用低钙饮食配合脱钙疗法（用副甲状腺素、甲状腺素脱钙）。以上方法均有助于沉积于骨的放射性锶、钡、镭等释放到血液，随尿排出。

3．加强营养，注意休息，综合对症处理。

六、预防

1．认真学习贯彻放射卫生的法规、法令，建立健全各项规章制度。

2．严格遵守操作规程，注意辐射防护。

3．对放射性工作场所应实时的监测和预报。

4．做好应急预案，保证应急设备齐全、有效。

（王文学）

推荐阅读的参考文献

1．朱寿彭，李章．放射毒理学．北京：原子能出版社，1992．

2．龚诒芬，叶常青．人体内放射性污染的医学实践．北京：军事医学科学出版社，2004．

3．郭力生，耿秀生．核辐射事故的医学处理．北京：原子能出版社，2003．

第五节　放射性皮肤损伤

一、概述

放射性皮肤损伤（radiation injuries of skin）是指身体局部受到一定剂量某种射线辐照后引起的一系列生物效应。依据辐照射线的种类、能量、照射方式、受照剂量、发病快慢，可分为急性和慢性两类：

1．急性放射性皮肤损伤（acute radiation injuries of skin）　是指身体局部受到一次或短时间（数日）内多次大剂量（X线、γ射线及β射线等）外照射所引起的急性放射性皮炎及急性放射性皮肤溃疡。

2．慢性放射性皮肤损伤（chronic radiation injuries of skin）　指由急性放射性皮肤损伤迁延而来，或由于小剂量射线长期照射（职业性或医源性）后引起的慢性放射性皮炎及慢性放射性皮肤溃疡。

二、病因

（一）主要病因

1．职业性损伤　由于放射工作人员疏于防护，使身体局部长期受到超剂量的照射所致（图6-5-1，也见彩图6-5-1）。

2．医源性照射　系放疗患者因治疗方案不当，或放疗过程失误，导致局部皮肤照射过量引起。

3．放射性事故　由于缺乏电离辐射防护知识、不遵守操作规程，或机件故障、放射源丢失等原因所致的过量照射（图6-5-2，也见彩图6-5-2）。

4．核事故　如苏联切尔诺贝利核事故等。

（二）影响皮肤辐射损伤的因素

1．射线种类和能量　受照射的剂量越大、剂量率越高，皮肤损伤越严重；总剂量相同，一次照射比分次照射损伤重；同样条件下受照面积越大，皮肤损伤越严重。

2．理化因素　热、光、紫外线以及酸碱均能提高皮肤对辐射的敏感性。

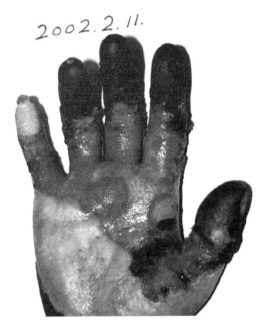
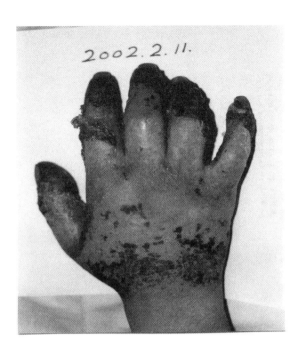

图 6-5-1　急性放射性皮肤损伤

男性，26 岁，技术员，修理 ^{60}Co 治疗机时，右手不慎将防护门打开，近距离的直接照射右手掌面和手指，引起严重皮肤损伤（Ⅲ～Ⅳ度），皮肤红肿、水泡、坏死、溃疡。因伤情较重，创面久治无效，最后截去右手。

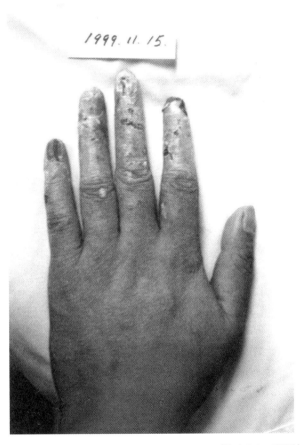
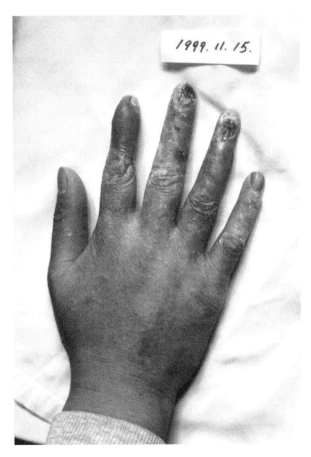

图 6-5-2　双手慢性放射性皮肤损伤

男性，26 岁，某省中医院放射科工作人员，正骨复位时不带铅手套，双手长期暴露于射线下引起慢性皮肤损伤（Ⅱ～Ⅲ度）。

3. 生物因素 性别、年龄、肤色、机体状况和身体部位不同,对射线的敏感性也不尽相同。如,女性高于男性;儿童高于成人;白种人高于黑种人;皮肤表面潮湿的部位较敏感;身体屈侧较伸侧敏感;某些疾病状态(糖尿病、高血压、甲亢、肾炎等)可降低皮肤对辐射的耐受性。

三、临床表现

(一)急性皮肤辐射损伤

依据损伤的程度不同,临床上分为四度,每度的临床表现又可分为四期,即初期反应期、假愈期、症状明显期和恢复期(见表 6-5-1)。

表 6-5-1 急性放射性皮肤损伤分度、分期及参考剂量

分度	初期反应	假愈期	症状明显期	参考剂量(Gy)
I			毛囊丘疹、暂时脱发	≥ 3
II	红斑	2 ~ 6 周	脱毛、红斑	≥ 5
III	红斑、烧灼感	1 ~ 3 周	二次红斑、水泡	≥ 10
IV	红斑、麻木、瘙痒、水肿、刺痛	数小时 ~ 10 天	二次红斑、水泡、坏死、溃疡	≥ 20

(二)慢性放射性皮肤损伤

慢性放射性皮肤损伤因局部皮肤长期受到超剂量照射引起,累积剂量一般 > 15 Gy,受照数年后皮肤及附属器出现慢性病变;亦可由急性放射性皮肤损伤迁延而来。根据损伤程度和病理变化,临床上通常分为三度:I 度 - 慢性放射性皮炎;II 度 - 硬结水肿;III 度 - 慢性放射性溃疡(表 6-5-2)。

表 6-5-2 慢性放射性皮肤损伤分度及临床表现

分度	临床表现
I	皮肤色素沉着或脱失、粗糙、指甲灰暗或纵嵴色条甲
II	皮肤角化过度,皲裂或萎缩变薄,毛细血管扩张,指甲增厚变形
III	坏死溃疡,角质突起,指端角化融合,肌腱挛缩,关节变形,功能障碍

四、诊断与鉴别诊断

根据患者职业史、皮肤受照史、临床表现及受照剂量,可参照国家职业卫生标准《职业性放射性皮肤损伤诊断》(GBZ 106)进行综合分析,做出诊断。

急性放射性皮肤损伤早期某些临床改变需注意与一般烧(烫)伤、日光性皮炎、过敏性皮炎、药物性皮炎、丹毒等相鉴别。慢性放射性皮肤损伤应与霉菌性疾病、慢性湿疹、扁平疣、上皮角化症,以及其他非特异性溃疡相鉴别。

五、治疗

(一)全身治疗

急性放射性皮肤损伤主要是综合治疗,根据病情程度给予高蛋白、多种维生素饮食,活血化瘀、改善微循环药物(低分子右旋糖酐、丹参等);大面积皮肤损伤,需注意水和电解质平衡、碱化尿液,以利中和及排除毒素,减轻全身反应或防止肾损伤;局部肿胀、疼痛明显时,可酌情给予糖皮质激素,以减轻血管的通透性;必要时可合理使用镇静止痛剂。

慢性放射性皮肤损伤,对于病程较长、体质差、营养不良者,应加强营养,提高机体抵抗力。

(二)局部治疗

根据损伤的程度和进展阶段采取相应措施,如止痛、防治感染和促进创面的愈合。

1. 急性放射性皮肤损伤创面 保护创面,避免各种机械刺激和理化刺激(紫外线、远红外线照射等);禁止用对皮肤刺激性强的药物;红斑反应时,可用止痒清凉油、曲安西龙软膏、0.5% 苯海拉明霜等；疼痛明显时，可用 1 : 2000 呋喃西林溶液、硼酸溶液、氯己定（洗必泰）溶液冷敷；水泡张力过大可抽液后加压包扎；表皮松解脱落时，应预防创面感染，促进创面愈合；对糜烂性创面，可选用维斯克溶液（主要含维生素 B_{12}）、复生膏、溃疡油等制剂；发生感染时，使用相应的抗生素；对难愈合的创面，可早期切除或组织移植修补创面。

2．慢性放射性皮肤损伤创面　应避免理化因素刺激，局部可选用止痒、中性油膏，如止痒清凉油、蛋黄油、溃疡油等；角化过度、疣状增生时，用中草药泡洗；对慢性溃疡者，应加强换药，控制感染。必要时手术治疗。

六、预防

1．认真学习贯彻放射卫生的法规、法令，建立健全各项规章制度。

2．严格遵守操作规程，注意辐射防护。

3．工作时规范佩带个人剂量计。

4．坚持每年一次对在岗期间放射工作人员进行体检。

（王文学）

思考题

1．简述急性和慢性放射性皮肤损伤的基本概念。

2．总结急性放射性皮肤损伤的临床表现与医学处理。

推荐阅读的参考文献

1．吴德昌主编．放射医学．北京：军事医学科学出版社，2001．

2．蒲汪旸，周剑影，张玉松，等．三例急性放射性皮肤损伤的临床报告．中华放射医学与防护杂志，2007，27（3）：257．

第六节　其他放射性疾病

一、放射复合伤

【定义】

以放射损伤为主同时还伴有其他因素所致的损伤称为"放射复合伤"。如核爆炸时，即可发生核辐射和另外一种以上杀伤因素同时作用而发生的复合损伤，主要为放冲复合伤和放烧复合伤。

1．放冲复合伤　是指以人体同时或相继发生的以放射损伤为主，复合冲击伤的一类复合伤；其中间接冲击伤，与很多创伤类同。

2．放烧复合伤　是指以人体同时或相继发生以放射损伤为主，复合烧伤的一类复合伤。受照剂量超过 1 Gy，烧伤多为皮肤烧伤，也可同时发生呼吸道烧伤或眼烧伤（外眼烧伤及视网膜烧伤）。

【诊断】

1．放冲复合伤　其放射损伤及严重程度可按照国家职业卫生标准《放冲复合伤诊断标准》（GBZ 102）进行诊断；合并一种或一种以上冲击损伤者，均诊断为放冲复合伤，如听器官损伤、胸部伤、腹部伤、骨折、颅脑伤、肢体挤压伤、软组织挫伤或撕裂伤、眼损伤等。

2．放烧复合伤　其放射损伤及严重程度可按照国家职业卫生标准《放烧复合伤诊断标准》（GBZ 103）进行诊断；合并有烧伤者可诊断为放烧复合伤。烧伤可由核爆炸光辐射或火焰烧灼引起，也可由两者合并引起；烧伤深度判定采取三度四分法（一度、浅二度、深二度和三度），烧伤面积按中国九分法或手掌法判定；对于光辐射烧伤，应注意视网膜烧伤和衣下烧伤。

【鉴别诊断】

1. 注意了解和估计核武器当量、爆炸方式和爆心位置，推算出烧伤区范围和可能发生的复合伤类型；根据伤员周围一些物体的破坏情况来间接推算人员可能发生的复合伤。

2. 注意了解和掌握各类复合伤的早期症状和体征。复合伤时烧伤和外伤容易查出，诊断的重点和难点在于是否复合了放射损伤或内脏损伤；尤其要注意观察外周血象变化，因在放射复合伤中，白细胞都有不同程度下降，其程度和速度与受照射剂量和剂量率相关，而以烧伤为主的复合伤，白细胞一般常为增高反应。

二、放射性骨损伤

【定义】

人体全身或局部受到一次或短时间内分次大剂量外照射，或长期多次受到超过剂量当量限值的外照射所致骨组织的一系列代谢和临床病理改变，按其病理改变，分为骨质疏松、骨髓炎、病理骨折、骨坏死和骨发育障碍。

【诊断】

诊断依据为国家职业卫生标准《外照射放射性骨损伤诊断》（GBZ 100）；诊断原则是，具有明确的外照射受照射史，再根据受照剂量、剂量率、临床表现、X线影像学或骨密度测定等检查所见，进行综合分析，并排除其他原因造成的骨疾病，方能诊断。身体局部受到一次或短时间（数日）内分次大剂量照射所引起的受照射范围内（或照射野内）骨骼损伤剂量的参考阈值为 20 Gy；而长期接触射线所引起的骨损伤，其参考阈值为 50 Gy。其损伤类型可分为如下几种：

1. 放射性骨质疏松　为骨组织受电离辐射以后骨细胞变性、坏死，导致以骨密度减低为主的病理变化，多伴有局部皮肤的放射性皮炎改变。X线征：象轻者为骨小梁稀疏、粗糙；重者为骨小梁网眼稀疏，有斑片状透光区，骨皮质显著增厚呈层板状或皮质白线消失。

2. 放射性骨髓炎　为骨组织受到一定剂量电离辐射后在骨质疏松的基础上继发细菌感染而产生的炎性改变，多伴有局部皮肤及软组织深达骨质的溃疡，并常伴不同程度的细菌感染。X线特征为骨皮质密度减低、变薄、表面不光滑、骨质有不规则破坏伴附近骨质疏松，并可见不规则的斑片状透光区，偶尔也伴有骨质增生或死骨形成。

3. 放射性骨折　为骨组织在前述病变的基础上产生的骨的连续性破坏。此类骨折为继发于放射性骨损伤（骨质疏松、骨髓炎、骨坏死）的病理性骨折；局部皮肤有放射性皮炎或溃疡存在；骨折发生前可有活动过度、外力作用等诱因，但有时诱因不明显；骨折多发生在持重骨（椎体、股骨颈、桡骨头、胫骨、腓骨、锁骨和肋骨等）。其X线特征为有骨质疏松背景，断端有骨质疏松改变，骨折线一般较整齐。

4. 放射性骨坏死　为骨组织受到电离辐射以后由于骨营养血管损伤导致血循环障碍而产生的骨块或骨片的坏死，多在骨萎缩、骨髓炎或骨折的基础上发生，常伴局部皮肤及软组织的重度放射性损伤。其X线特征是在骨质疏松区或骨折断端附近，出现不规则的片状致密阴影，夹杂一些透光区。

5. 放射性骨发育障碍　系因骨垢软骨受到电离辐射后，骨的发育受到影响所致，多见于骨骺呈活跃增生的儿童（约6岁前或青春期少年）。病损区局部皮肤可无明显放射损伤改变，或仅伴轻度放射性皮炎改变；其X线特征为，骨与软骨生长发育迟缓甚至停滞，长骨向纵向及横向生长皆有障碍，长度变短，骨干变细，皮质变薄。

【鉴别诊断】

本病需注意与老年性骨质疏松、外伤性骨折、外伤后骨折伴感染造成的骨髓炎、骨坏死和缺血性骨吸收、骨坏死，以及先天性骨发育障碍等相鉴别。

三、放射性甲状腺疾病

【定义】

指电离辐射以内照射或外照射方式作用于

甲状腺或机体其他组织所引起的、原发性或继发性甲状腺功能或器质性的改变。

【诊断】

诊断可依据国家新颁布的《放射性甲状腺疾病诊断标准》（GBZ 101）进行。必须根据受照史和个人受照剂量，临床表现，辅助检查，并排除其他因素所致相似疾病，加以综合分析方可诊断。该标准规定的放射性甲状腺疾病有如下几种：

1. 慢性放射性甲状腺炎　指甲状腺一次或短时间（数周）内多次或长期受到电离辐射照射后导致的自身免疫性甲状腺损伤，需同时符合下述四项条件方可诊断：

（1）有明确的射线接触史，甲状腺累积吸收剂量 ≥ 0.3 Gy；

（2）潜伏期 ≥ 1 年；

（3）甲状腺肿大，质地坚硬；

（4）甲状腺微粒体抗体（Tm-Ab）和（或）甲状腺球蛋白抗体（Tg-Ab）阳性，促甲状腺激素（TSH）增高。

出现甲状腺功能减退症对诊断有参考意义。

2. 放射性甲状腺功能减退症　指甲状腺局部一次或短时间（数周）内多次大剂量受照，或长期超剂量限值的全身照射所引起的甲状腺功能低下。其可分为二个临床类型：

（1）亚临床型放射性甲状腺功能减退症：其须符合下述四项：

1）有明确的射线接触史，甲状腺受到 ≥ 10 Gy 的一次外照射，或分次照射累积剂量 ≥ 25 Gy，或有 ≥ 20 Gy 的一次内照射；

2）潜伏期为受照后数月或数年或数十年；

3）血清 T3、T4 正常，TSH 增高；

4）无明显的临床症状和体征。

（2）临床型放射性甲状腺功能减退症：其除具备亚临床型放射性甲状腺功能减退症中 1）和 2）项表现外，还需具有下述两项表现：

1）血清 T3、T4 降低，TSH 增高（原发性）或降低（继发性）；

2）有明显的甲状腺功能减退的症状与体征。

出现甲状腺摄 [131]I 率降低和（或）外周血淋巴细胞染色体畸变率增高，对诊断有参考意义。

3. 放射性甲状腺良性结节　指甲状腺一次或短时间（数周）内，多次或长期受电离辐射照射后诱发的非恶性结节性病变，诊断应同时符合下述三项条件：

（1）明确的射线接触史，甲状腺吸收剂量 ≥ 0.2 Gy；

（2）潜伏期 ≥ 10 年；

（3）经物理学、甲状腺细针抽吸细胞学和临床化验检查综合判定为良性结节。外周血淋巴细胞染色体畸变率增高对诊断有参考意义。

4. 放射性甲状腺癌　指甲状腺接受电离辐射照射后发生的与所受辐射照射具有一定程度病因学联系的恶性肿瘤，诊断应同时符合下述四项条件：

（1）明确的全身或甲状腺受照史；

（2）潜伏期 ≥ 4 年；

（3）临床确诊甲状腺癌；

（4）按国家职业卫生标准《放射性肿瘤病因判断标准》（GBZ 97）做放射性甲状腺癌病因概率（PC）计算，95% 可信限上限的 PC ≥ 50%。

【鉴别诊断】

1. 慢性放射性甲状腺炎　需注意与原发慢性淋巴细胞性甲状腺炎、单纯性甲状腺肿、甲状腺癌等相鉴别。

2. 放射性甲状腺功能减退症　需注意与碘缺乏性甲状腺功能减退症、其他因素引起的甲状腺功能减退症及低 T3、T4 综合征等相鉴别。

3. 放射性甲状腺良性结节　需注意与缺碘性甲状腺结节、其他因素引起的甲状腺结节、甲状腺癌等相鉴别。

4. 放射性甲状腺癌，　注意与一般甲状腺癌相鉴别。

四、放射性性腺疾病

【定义】

指电离辐射所致的性腺疾病，包括放射性不孕症及放射性闭经。放射性不孕症指性腺受一定剂量电离辐射照射后所致的不孕（暂时不孕和永久不孕）；放射性闭经指电离辐射所致卵巢功能损伤或合并子宫内膜破坏、萎缩、停经6个月或3个月经周期（专指月经稀发患者）以上。

【诊断】

诊断主要依据国家已颁布的《职业性放射性性腺疾病诊断》（GBZ 107），其原则是，根据职业受照史、受照剂量（有个人剂量监测档案、工作场所监测资料）、临床表现和辅助检查结果等进行综合分析，在排除其他因素和疾病后，方可做出诊断。具体条件为：

（一）放射性不孕（不育）症

机体受到一次急性或长期慢性外照射，按照国家标准《外照射慢性放射病剂量估算规范》（GB/T 16149）估算性腺受照剂量达到或超过表6-6-1所示放射性不孕症阈剂量值；且夫妇同居1年以上未怀孕，受照射后晚期男性可出现睾丸萎缩、变软；女性可出现卵巢、子宫、输卵管、阴道、乳房萎缩变小，还可同时引起闭经，影响到第二性征，出现类似围绝经期（更年期）综合征临床表现。

表 6-6-1 放射性不孕（不育）症阈剂量值

照射类型	受照器官	暂时不孕	永久不孕
急性照射 /Gy	睾丸	0.15	3.5 ~ 6.0
	卵巢	0.65	2.5 ~ 6.0
慢性照射 /（Gy/ 年）	睾丸	0.40	2.0
	卵巢	> 0.2	

实验室检查可提供性功能减退客观证据：

1. 男性在急性照射后应及时常规检查精液作为患者精液的本底值，照射后1 ~ 9个月复查，慢性照射可根据诊断需要随时检查，每次检查间隔时间不应少于1周，至少进行3次，具备下述3项中1项者可诊断为精液检查异常：

（1）3次精液检查中有2次精子数 < 15×10⁹/L；

（2）3次精液检查中有2次活精子百分率 < 58%；

（3）3次精液检查中有2次正常形态的精子百分率 < 4%。

2. 女性需做卵巢功能检查，卵巢受照射后患者基础体温测定为单相；阴道脱落细胞中底层细胞占20%以上，宫颈黏液少、黏稠、无结晶形成；B超监测卵巢功能显示卵巢无排卵。还可作内分泌激素测定，特别是垂体内分泌激素测定，包括垂体促卵泡激素、垂体促黄体激素、睾酮、雌激素和孕激素（有条件时测定抗苗勒管激素）等。

（1）垂体促卵泡激素（follicle-stimulating hormone，FSH）：性腺受照射后基础 FSH 水平随卵巢功能降低而升高；

（2）垂体促黄体激素（lutenizing hormone，LH）：受照射后 LH 变化规律同 FSH，但较 FSH 对性腺激素反馈调控反应弱，敏感性差；

（3）睾酮（testosterone，T）：男性受照射后 T 含量可减少；

（4）雌激素（estrogen，E）及孕激素（progesterone，P）：女性受照射后可出现 E 及 P 水平降低；

（5）抗苗勒管激素（anti-mullerian hormone，AMH）：女性受照射后基础 AMH 水平降低。

（二）放射性闭经

机体受到一次急性或长期慢性外照射，按照国家标准《外照射慢性放射病剂量估算规范》（GB/T 16149）估算性腺受照剂量达到或超过表6-6-1中急性或慢性照射条件下卵巢对应阈剂量值，可引起暂时性闭经和绝经，暂时性闭经阈剂量值对应于暂时不孕阈剂量值，绝经阈剂量值对应于永久不孕阈剂量值；其临床表现与放射性不孕症女性类似。其实验室检查内容与放射性不孕症相似。

【鉴别诊断】

1. 男性受照射后出现不育症应与先天性睾丸发育不全、精索静脉曲张、腮腺炎后引起的睾丸炎、全身消耗性疾病、输精管阻塞、前列腺炎、阳痿、早泄及免疫性不育症相鉴别。

2. 女性受照射后出现不孕症 / 闭经应与精神因素、先天性子宫或卵巢发育不良、输卵管阻塞、子宫畸形、子宫内膜炎症、子宫肿瘤、子宫颈炎症、子宫颈息肉、阴道病变、卵巢肿瘤、全身性疾病及其他影响卵巢正常功能而导致不孕/闭经的疾病相鉴别。

五、放射性肿瘤

【定义】

放射性肿瘤是指接受电离辐射照射后发生的并与所受的该照射具有一定程度流行病学病因联系的恶性肿瘤。病因概率是指所发生的某种癌症起因于既往所受照射的概率，它是一定剂量照射后癌症概率的增加与癌症总概率之比。

【诊断】

国家已颁布《放射性肿瘤病因判断标准》（GBZ 97），适用于对职业性照射后发生的肿瘤诊断的病因学判断，非职业原因受到事故性照射后发生的恶性肿瘤也可参照本标准进行判断。

诊断原则是：具有接受一定剂量某种射线照射的历史和受照法定个人剂量监测记录资料；受照射经一定潜伏期后发生特定的原发性肿瘤，且得到临床明确诊断，主要是接受氡子体照射后发生的肺癌、接受 X 线或 γ 射线照射后发生的白血病（除外慢性淋巴细胞性白血病）和接受镭 -226 α 射线照射后发生的骨恶性肿瘤；根据患者性别、受照射时年龄、发病时年龄和受照剂量按照《GBZ 97》附录所列方法计算所患恶性肿瘤起因于所受照射的病因概率（PC），其 95% 可信上限的 PC ≥ 50% 者，可判断为放射性肿瘤。

职业性放射性肿瘤诊断的具体条件为：

（1）起因于职业照射的放射性肿瘤可以判断为职业性放射性肿瘤；

（2）照射复合化学致癌暴露，辐射致癌在危险增加中的相对贡献大于1/2，合计病因概率 PC ≥ 50% 者，也可诊断为职业性放射性肿瘤。

（梁　莉）

思考题

1. 职业性放射性损伤还包括哪些疾病？简述其临床特点。

2. 试总结前述职业性放射性疾病的诊断原则。

推荐阅读的参考文献

1. 姜恩海. 放射性疾病诊疗手册. 北京：中国原子能出版社，2012.

2. 曹兴江，张乙眉，徐小三，等. 一例职业性放射性肿瘤病因概率分析. 实用预防医学，2013，20（1）：64-65.

第 7 章

其他物理因素引起的职业病

第一节 异常气温

一、中暑

中暑（heat illness）是热应激症候群的总称，指从事高温作业或受到烈日暴晒时，机体出现以体温调节异常、汗腺功能衰竭和水、电解质代谢紊乱为特征的一系列疾病，主要表现为中枢神经系统和心血管系统功能障碍，也称为急性热致疾病（acute heat illness），包括热射病（heat stroke）、热痉挛（heat cramp）和热衰竭（heat exhaustion）。本节主要讲述由高温作业所引起的中暑。

【接触机会】

（一）作业环境因素

高气温、高湿度，或高热辐射强度、低气压、低风速环境是导致职业性中暑的重要原因。在绝大多数高温作业中，高温与热辐射常同时存在，若散热量与蓄热量不平衡，亦可导致中暑发生。夏季露天作业时，高气温和热辐射主要来源于太阳辐射及地表被加热后形成的二次热辐射源，如劳动时间过长或劳动强度过大，可致中暑。

（二）非作业环境因素

1. 机体产热增加　如在炎热夏季进行越野军训、体育竞赛等耗氧量大、产热多的较强体力活动时；发热、甲状腺功能亢进症和应用某些药物（如苯丙胺）时，也易发生中暑。

2. 机体散热障碍　如作业环境湿度较大、过度肥胖、穿着透气不良衣服、人群拥挤等。

3. 汗腺功能障碍　如系统性硬化病、先天性汗腺缺乏症、广泛皮肤烧伤后瘢痕形成等也易引起中暑。

【发病机制】

高温系指温度超过 35℃ 或辐射热强度超过 0.5 kcal/（cm² · min）的环境条件，当在高温或日晒条件下劳动，机体产热量增多，而环境温度又高于体表温度，机体产热不能通过传导、对流或辐射方式散出，则可诱发中暑，导致体温升高，而体温过高常是预后不良的指征，如核心体温达到 41℃，病死率几近 50%，若超过 42℃，病死率可达 81.3%。

研究表明，当机体体温高于 42℃ 时，会引起机体线粒体氧化磷酸化障碍，这种细胞能量代谢异常可直接损伤细胞膜及细胞内部结构，严重者可引起全身细胞不可逆性损伤和脏器功能障碍。此外，高温还会导致下丘脑体温调节功能障碍，高温引起的大量出汗则会造成体液丢失、血液浓缩、水盐代谢紊乱，导致平均主动脉压下降及脑血流量减少，并进而引起脑供氧不足、脑水肿甚至脑疝；高温造成的血容量减少还会造成肾小球滤过率下降、尿液浓缩、尿量减少；高热使蛋白质分解代谢增强，但其代谢产物因尿少而不能从肾充分排出，导致血中尿素氮（BUN）和肌酐（Cr）等含氮化合物大量增多，可引起急性肾衰竭。高温引起的上述各种病理生理改变，作用于循环系统和肝等，又可引起心肌损害、传导障碍及肝损伤，严重时可引起心、肝功能甚至多脏器功能衰竭。

【临床表现】

中暑主要临床表现如下：

（一）先兆中暑（premonitory heatstroke）

高温环境下工作，出现头痛、头晕、口渴、多汗、四肢麻木无力、心悸、胸闷、注意力不集中、动作不协调等症状，体温正常或略有升高；如及时转运到荫凉通风处安静休息，并补充水分和盐分，短时间内可以恢复。

（二）轻症中暑（light heatstroke）

除上述症状加重外，出现面色潮红、大量出汗、脉搏加速等表现，体温升高（可至38.5℃以上）；如进行及时有效的处理，多可于数小时内恢复。

（三）重症中暑（severe heatstroke）

重症中暑可分为热射病、热痉挛和热衰竭三种类型，亦可有混合型。

1. 热射病 亦称"中暑性高热（high fever with summer heat）"，是高温因素引起的人体体温调节功能失调，体内热量过度积蓄，引发的神经器官受损，是中暑最严重的一种，病情危急，病死率在10%～50%。夏季露天作业，因太阳辐射直接作用于头部而引起的中暑被专称为"日射病（sunstroke）"。为急性起病，少数可有数小时至数十小时的潜伏期，其间仅有无力、头痛、头晕、恶心、呕吐、多尿等症状。典型表现为急骤高热（肛温常达41℃以上），皮肤干燥，灼热无汗，或先有大量出汗后再出现"无汗"，并有不同程度的意识障碍等；体温超过41℃且持续时间较长时，可合并多脏器功能衰竭和弥散性血管内凝血，预后差。

2. 热痉挛 主要因高温引起大量出汗、水盐丢失引起的电解质平衡失调所致。临床表现为全身肌肉痉挛及剧烈疼痛；肌痉挛以四肢、咀嚼肌及腹肌等经常活动的肌肉为多见，尤以腓肠肌明显；痉挛呈对称性，时而发作，时而缓解，轻者不影响工作，重者因疼痛甚剧，无法工作。患者神志清醒，体温亦多正常。

3. 热衰竭 主要因高温引起外周血管扩张和大量失水，造成循环血量减少而致；此时，患者皮肤血流增加，但不伴有内脏血管的收缩，因而导致颅内供血不足。起病较迅速，主要表现为头晕、头痛、心悸、多汗、口渴、恶心、呕吐；继而出现皮肤湿冷、面色苍白、晕厥、血压短暂下降；体温多不增高，一般不引起循环衰竭。此类型以老年人或心血管疾病患者较多。

【诊断与鉴别诊断】

（一）诊断

我国已颁布《职业性中暑诊断标准》（GBZ 41），可作为本病诊断依据。其诊断原则为：具有明确的高温作业史（主要指工作时的气象条件），有体温升高、肌痉挛或晕厥等特征性临床表现，排除其他类似的疾病后，即可作出诊断。根据该标准，职业性中暑的诊断可分为如下三类：

1. 中暑先兆 指在高温作业场所劳动一定时间后，出现头晕、头痛、口渴、多汗、全身疲乏、心悸、注意力不集中、动作不协调等症状，体温正常或略有升高者。

2. 轻症中暑 指在中暑先兆症状基础上，出现面色潮红、大量出汗、脉搏加速等表现；体温升高至38.5℃以上。

3. 重症中暑 又可分为如下三型（也可出现混合型）。

（1）热射病：高温环境中突然发病，体温高达40℃以上，早期大量出汗，继之"无汗"，可伴有皮肤干热及不同程度的意识障碍等。

（2）热痉挛：主要表现为明显的肌痉挛，伴有收缩痛；好发于活动较多的四肢肌肉及腹肌等，尤以腓肠肌为著，常呈对称性，时而发作，时而缓解；患者意识清，体温一般正常。

（3）热衰竭：起病迅速，主要临床表现为头晕、头痛、多汗、口渴、恶心、呕吐，继而出现皮肤湿冷、血压下降、心律失常、轻度脱水；体温稍高或正常。

（二）鉴别诊断

热射病根据在高温作业环境中突然出现高热、明显中枢神经系统症状、皮肤干热三大特征为主的临床表现，诊断的困难不大；其与热痉挛、热衰竭的鉴别一般也不难，但应注意与其他出现高热且伴有昏迷的疾病鉴别，如脑炎和脑膜炎、脑型疟疾、中毒性痢疾、产后感染、脑血管疾病所致昏迷等。

【治疗】

（一）中暑先兆

应尽快脱离高温现场，在通风阴凉处安静

休息，并补充盐水，密切观察。

（二）轻症中暑

原则同上，必要时可行物理降温，静脉补充水分和电解质。

（三）重症中暑

应迅速送入医院进行抢救。早期治疗重点是降低过高的体温，阻断高热引起的恶性循环，纠正水与电解质紊乱，促使酸碱平衡，积极防治休克、脑水肿及各主要脏器功能障碍；晚期治疗重点为预防肺部感染等并发症。

【预防措施】

1．改革生产工艺、生产设备和操作方法，消除或减少高温、热辐射对人体的影响。

2．加强自然通风和机械通风，加强防暑降温知识宣传，加强高温保健措施，如制订合理的劳动休息制度、保证高温作业工人充分的睡眠和休息、提供清凉饮料等。

3．出现中暑先兆时应及时脱离高温现场，并予以密切观察处理。

4．加强健康监护，高温作业人员应进行上岗前和在岗期间定期体格检查，凡有高温作业禁忌证者，不可从事高温作业。

（关　里）

思考题

1．试述中暑的定义及重症中暑分型。
2．总结中暑的诊断要点和治疗原则。

推荐阅读的参考文献

1．陈旭，周欣．中暑防治研究进展．中国药业，2011，20（16）：91-93。

2．赵佳佳，宋青．热射病快速降温研究进展．解放军医学杂志，2014，39（10）：838-842．

3．李军，王滨，邹志孟，等．热射病患者的脑部 MRI 表现．磁共振成像，2014，5（5）：339-422．

二、冻伤

机体遭受低温侵袭时可引起局部或全身性损害，统称冷损伤。全身性冷损伤称为体温过低（hypothermia），又称"冻僵"（frozen stiff）；局部性冷损伤又可分为冻结性冷损伤（freezing cold injury）和非冻结性冷损伤（nonfreezing cold injury）。本节所述冻伤（frostbite injury）属于冻结性冷损伤，是指在寒冷条件下工作，身体局部组织温度降到组织冰点（-3.6 ～ -2.5℃）以下，组织经历了冻结、融化过程而导致的损伤；非冻结性冷损伤是指在10℃以下冰点以上的低温、潮湿条件下所造成的冻伤，如冻疮、战壕足、浸渍足等，均不包括在本节叙述范围内。

【接触机会】

1．易引起冻伤的作业　凡在低于0℃的环境，或在直接接触制冷剂、液态气体情况下作业，均有发生冻伤的可能。如寒冷季节，在户外从事采探矿藏、石油天然气开采、兴修水利、装卸、建筑、维修、放牧、行军等作业；此外，冷藏、制冷、啤酒生产等作业也可因操作不当导致作业人员冻伤；在灾难或事故中救助、作战等特殊情况下也可发生冻伤。

2．冻伤的影响因素

（1）寒冷强度：主要取决于环境温度，但也与风力、湿度等因素有关，相对于气流静止时及空气干燥情况下，风力和湿度越大，散热越快。

（2）着装：衣服、鞋袜过紧时，影响局部血液循环，也易发生冻伤。

（3）个人状况：在同等条件下，成年人、体格健康者耐冻能力较强，老年人、年幼者以及体弱多病、营养不良者耐冻较弱；经常进行体育锻炼者耐寒能力较强，缺乏体育锻炼者较弱。

（4）其他：如疲劳、虚弱、紧张、饥饿、失血及创伤等均可减弱人体对外界温度变化的调节和适应能力，使局部热量减少导致冻伤。

【发病机制】

本文叙述的"冻伤"主要为局部冻结性冷损伤，其病理过程可分三个阶段：

1. 冻伤前生理调节阶段　人体启动产热与散热调节，使产热增加、散热减少，在持续寒冷情况下，机体为保持中心体温，皮肤和肢端血管将持续收缩；寒冷若持续过久，机体代谢开始降低，心率减慢，中心体温降低，皮肤、肢端血管亦出现持续性收缩，局部皮肤和肢体末端组织就可能发生冻结。

2. 组织冻结阶段　冻结分为速冻与缓冻，职业性冻伤过程大多属于缓冻，其对组织的损伤主要与细胞外液渗透压改变有关。当作业环境温度低于组织冰点时，细胞外液水分逐渐形成冰晶，导致渗透压升高、细胞脱水、蛋白质变性、酶活性降低、细胞线粒体呼吸率下降，造成大量中间产物堆积，导致细胞死亡。此外，由于细胞外液冰晶体的不断增大，可对组织细胞产生机械损伤作用，使细胞间桥断裂或细胞膜破裂，也是造成细胞死亡的重要原因。

3. 复温融化阶段　表浅的皮肤冻结复温后，局部只呈现一般炎性反应，1～2周后多可获得痊愈。深部组织发生冻结后，可诱发电解质失衡、代谢紊乱及局部微循环障碍，复温时冻区血流开始恢复，血管扩张，但冻结阶段该处血管壁已经损伤，管壁通透性明显增强，致使血浆外渗，局部出现水肿，当组织间压力升高到一定程度时，即可能压迫微小动脉，使其关闭，导致局部组织缺血缺氧，如不及时改善缺血区组织的微循环，则可引起组织坏死，上述复温后改变称为"冻溶性损伤"或继发性损伤。有研究认为，在一定条件下，冻伤组织40%是原发性冻伤性损伤，其余60%则是源于循环恢复后产生的继发性损伤，并随冻伤程度加重和冻伤时间延长，破坏亦愈严重。因此，复温的方法对减少组织损伤有重要影响。

【临床表现】

局部冻伤的临床表现可分为反应前期（前驱期），反应期（炎症期）和反应后期（恢复期）。

1. 反应前期　系指冻伤发生后至复温融化前的一个阶段，主要临床表现为受冻部位冰凉、苍白、坚硬、感觉麻木或丧失；由于局部处于冻结状态，其损伤范围和程度往往难以判定。

2. 反应期　包括复温融化和复温融化后阶段，其损伤范围和程度，随复温后逐渐明显，主要有如下几度：

（1）一度冻伤：损伤在表皮层，可见局部皮肤发红、肿胀，温度正常或稍高；主要症状是刺痛、灼痛，一般能在短期内（1周左右）痊愈，但有时数周或数月仍有局部多汗、冷感等后遗症状。

（2）二度冻伤：损伤达真皮层，局部明显充血、水肿，复温后12～24小时出现浆液性水疱，疱液多为橙黄色，透明，疱底呈鲜红色，局部疼痛较剧，但感觉迟钝，对针刺、冷、热感觉消失。

（3）三度冻伤：损伤达皮肤全层，包括皮下组织，甚至肌肉、骨骼。皮肤呈紫红或青紫色，有显著的水肿和水疱，疱液多属血性，为鲜红或暗红色；达深部组织者皮肤为青灰色，温度低，指（趾）甲床呈灰黑色，疱液咖啡色，血性渗出物多，疱底呈灰白色或污秽色，常呈干性坏死，合并感染时成为气性坏疽或湿性坏疽。亦有人建议将损伤达肌肉、骨骼者另列为四度冻伤。

3. 反应后期　指一、二度冻伤愈合后，以及三度冻伤坏死组织脱落后，肉芽创面形成的阶段。此期可出现冻伤皮肤局部发冷，感觉减退或敏感，对冷敏感，寒冷季节皮肤出现苍白或青紫，痛觉敏感，肢体不能持重等。

【诊断与鉴别诊断】

国家已颁布《职业性冻疮的诊断》（GBZ 278），可作为诊治依据。其诊断原则是：根据明确的在低于0℃寒冷环境工作的职业史，或短时间接触极低温介质（如制冷剂、液态气体等）的职业暴露，结合受冻部位冻结时和融化后的临床特点（皮肤色泽变化、水肿、疼痛、水疱、渗出甚至坏死等），参考现场职业卫生学调查和同工种发病情况，在排除其他病因引起的类似疾病后，即可做出诊断。一般将其分为四级：

（1）一级冻伤：指Ⅰ度冻伤，或Ⅱ度冻伤面积＜10%。

（2）二级冻伤：指Ⅱ度冻伤，但面积

< 50%。

（3）三级冻伤：指 Ⅱ 度冻伤面积已超过 50%，或 Ⅲ 度冻伤面积 < 10%。

（4）四级冻伤：指 Ⅲ 度冻伤面积 > 10%，或有 Ⅳ 度冻伤，或有指（趾）缺损或功能障碍或耳、鼻损伤，或伴有心、肺、肾任一器官功能损害者。

冻伤初期，特别是患部处于冻结状态时难以分度。一般根据冻结部位融化后 24 ~ 72 小时的损伤特点和症状、体征发展状况进行回顾性诊断。本症应与职业因素引起的非冻结性冷损伤如冻疮、浸渍足（手）等进行鉴别。

【治疗】

冻伤急救和治疗原则如下：

1．迅速脱离寒冷环境，防止继续受冻，在确定伤部无再次冻结危险时，再采取积极复温措施，直至指（趾）皮肤潮红，肢体变软。

2．较严重冻伤应尽快转往上级医院救治，转运过程中应注意保暖，防止外伤，下肢冻伤者需卧床制动。

3．合并低体温者应先处理低体温，合并其他严重伤病，应根据其对生命安全的影响大小，依次处理。

4．冻伤处理前应先判明伤情，难以判明伤情时按重度冻伤处理；同时伴有中毒、眼或呼吸道损伤时，应请专科医师协助诊治。

具体还需注意：

（1）患者置于 15 ~ 30℃ 温室中，对处于冻结状态的伤部，用 40 ~ 42℃ 温水浸泡快速复温；严禁采用拍打按摩、冷水浸泡、冰雪搓擦或明火烘烤方法复温。对于冻结部位已融化的伤部，采用 0.1% 氯己定液多次温浸方法治疗。

（2）复温后，局部可涂敷冻伤膏，全身给予抗凝、降低血液黏稠度等改善局部微循环等药物，并注意及时减轻组织间压力，及时处理水疱，防止感染。

（3）重度冻伤应使用抗凝剂预防血栓形成

和坏疽，应用抗菌药物预防感染，并及时注射破伤风抗毒素；需手术处理者，应尽量减少伤残，最大限度地保留尚有存活能力的肢体功能。

（4）全身支持疗法，如卧床休息、高蛋白/高热量饮食、保护伤口以及避免创伤等。

【预防】

1．做好防冻的宣传教育，提高思想认识，努力做到"七勤、六不要"：勤进行耐寒锻炼；勤准备防寒物品；勤活动手足，揉搓额面；勤用热水烫脚；勤互相督促；勤交流防冻经验。不要穿潮湿、过紧鞋袜；不要长时间静止不动；不要在无准备时单独外出；不要赤手接触温度很低的金属；不要用火烤、雪搓或冷水浸泡受冻部位；不要酗酒。

2．用人单位应做好作业场所抗寒防护设计，提供个人良好抗寒装备，提供抗寒食品，合理安排工作，避免过长时间低温工作、避免身体局部暴露于低温环境或直接与冷冻剂接触。

（关　里）

思考题

1．试述冻伤的定义。何谓冻结性冷损伤和非冻结性冷损伤？

2．总结冻伤的临床分级和分度。

推荐阅读的参考文献

1．牛颖梅，夏玉静．397 例冻伤病例回顾性分析．中国工业医学杂志．2013，26（5）：338-340．

2．暴龙，薛越，金兆清，等．新疆北疆高原寒区冬季野外作业致冻伤18例分析．山西医药杂志，2012，41（4）：391-392．

3．杨成君，吕薇，尹旭辉，等．Ⅰ ~ Ⅳ 度冻伤组织病理结构的变化．工业卫生与职业病，2003，29（2）：81-83．

第二节 异常气压

一、减压病

【定义】

减压病是由于高气压作业后减压不当，体内原已溶解的气体超过了过饱和极限，在血管内外及组织中形成气泡所致的全身性疾病。在减压后短时间内或减压过程中发病者为急性减压病，主要病变发生于股骨、肱骨和胫骨；缓慢演变的缺血性骨或骨关节损害称为减压性骨坏死。

【接触机会】

1. 潜水作业　海水养殖、打捞沉船、水下工程及海军潜水等过程中都需要潜水作业，水下作业时身体每下潜 10m，大致相当于增加一个大气压的压力，所增加的压力称"附加压"，可见附加压的高低与潜水深度有直接关系；附加压和地面大气压的总和，称总压或"绝对压"。

2. 潜涵作业　在水下或隧道工程中，采用潜涵或沉箱将施工人员沉到水下或地下工作，为防止潜涵外的水进入箱内，需向箱内通入大于或等于水下压力的高压气体，亦为高气压作业。

3. 其他　高压氧舱、加压舱和高压科学研究舱等也属高气压工作，也可引起减压病；高空飞行时若机舱密闭不良，造成舱内气压降低过快，也可引起减压病。

【致病机制】

高气压时，吸入气中的氮气溶解于体液中的量也增加，其溶解量与气压高低和停留时间长短成正比，气压愈高、停留时间愈长，溶解量也愈多。当人体由高气压环境逐步转向正常气压时，体内多余的氮便由组织中释放进入血液，并经肺泡逐渐排出体外。如减压过速，所减压力大大超过外界总气压时，氮气就无法继续维持溶解状态，可在几分钟甚至几秒内以气泡形式聚积于组织和血液中；减压愈快，产生气泡愈速，聚积量也愈多，并可长期以气泡状

态存在，且多在血管内形成栓塞，阻碍血液循环；气泡亦可引起血管痉挛，导致远端组织缺血、水肿及出血；氮气泡还可聚积于血管壁外，挤压周围组织和血管，造成局部缺血等。损伤细胞可释出钾离子、肽、组胺类物质及蛋白水解酶等，后者又可刺激组织产生组胺及 5- 羟色胺，引起血管平滑肌麻痹，微循环血管阻塞，进而减低组织与体液内氮的脱饱和速度。所以在减压病的发病机制中，气泡形成引起组织缺血、缺氧是导致减压病的主要因素。

【临床表现】

减压病是全身性疾病，轻者仅有皮肤瘙痒、关节疼痛，重者则可瘫痪、休克，甚至猝死。其症状多在减压后 6 小时出现，90% 以上在 24 小时内出现，36 小时后发病的很少见；如减压过快，症状甚至在减压过程中即可出现。一般来说，潜水愈深或压力愈高、水下或高气压环境中停留时间愈长、减压速度愈快，症状出现得愈早，病情也愈重。兹将各系统表现分别叙述如下：

1. 皮肤症状　主要表现为皮肤瘙痒、蚁走感、灼热感及出汗，出现猩红热样斑或荨麻疹样丘疹以及大理石样斑纹。皮肤瘙痒出现较早，而且多见，常是轻度减压病的唯一症状。

2. 肌肉和关节症状　关节疼痛是常见症状，发生在四肢关节和肌肉附着点，常从一点开始向四周扩展，由轻转重，屈位时可稍缓解，因而患者常保持患肢于屈位，故称谓"屈肢症（bends）"；疼痛局部无红、肿、热及明显压痛，一般治疗可稍缓解，但不能根本解除。

3. 无菌性骨坏死（aseptic bone necrosis）经常、反复从事潜水或沉箱作业，因骨骺血管内气泡栓塞或骨髓腔气泡积聚长期压迫血管造成局部缺血，最终导致"无菌性骨坏死"。发生部位多在肱骨头、肱骨上段，其次是股骨头颈部、股骨上段，也可出现在股骨下段和胫骨上

段；累及关节面时可引起明显关节疼痛和肢体活动受限。发生急性症状而未及时加压治疗者骨坏死发病率明显增高。

临床主要进行双肩、双髋和双膝关节的影像学检查，包括 X 线平片、CT 检查或 MRI 检查，X 线平片检查可发现致密影等骨坏死灶；CT 检查发现小囊样透亮区已作为早期诊断指标列入国家诊断标准。研究发现，用锝^{99m}进行闪烁骨扫描显影或 γ 照相摄影，可较早发现一些在 X 线片上未能查到的病灶，但不能显示囊变与钙化病灶，仍需进一步积累经验。

4. 神经系统症状　常见脊髓受损，表现为各种类型的截瘫、感觉减退或缺失、病理反射阳性。脑部受损常见症状为头痛、颜面麻痹、运动失调、单瘫、偏瘫、失语、失写、精神失常，严重者可发生昏迷甚至猝死。听觉系统受损时出现耳鸣、听力减退，也有突然出现耳聋者；前庭功能障碍时出现眩晕、恶心、呕吐，亦称"潜水眩晕症（staggers）"；视觉系统受损则出现复视、视野缩小、视力减退、偏盲、暂时失明等。近年来研究发现，MRI 检查灵敏度更高，可以更早发现脊髓病变，MRI 检查尚可发现脊髓损害的部位。

5. 循环系统症状　表现为脉搏细弱、频速、血压下降、心前区紧压感、皮肤及黏膜发绀、四肢发凉；严重者可致低容量性休克和弥散性血管内凝血。近年临床采用多普勒气泡检测仪能在症状未发生前在心前区大血管内发现流动气泡，此种"超声监视"似更有助于早期发现患者。

6. 呼吸系统症状　主要为肺栓塞，亦称"气哽（chokes）"，表现为剧烈阵咳、咯血、呼吸急促、气喘、胸骨后不适，深吸气时灼热感加重，重者可出现休克、肺水肿。

7. 消化系统症状　胃、大网膜、肠系膜的血管内有多量气泡时，可引起恶心、呕吐、上腹部急性绞痛及腹泻。

【诊断与鉴别诊断】

（一）诊断

我国已颁布《职业性减压病诊断标准》（GBZ 24），可作为本病的诊断处理依据。

1. 减压病（decompression sickness，DCS）诊断原则是：高气压作业减压结束后 36 小时内，出现体内气泡堵塞所致的临床表现，在排除其他原因所引起的类似疾病，即可诊断为急性减压病；对疑难病例，可行诊断性加压治疗以明确诊断。

临床一般将该病病情分为三度：

（1）轻度：仅有皮肤表现，如瘙痒、丘疹、大理石样斑纹、皮下出血、水肿等。

（2）中度：出现关节肌肉疼痛，主要发生于四肢大关节及其附近。

（3）重度：其他系统亦出现损伤表现，如：

1）神经系统：出现站立或步行困难、偏瘫、截瘫、大小便障碍、视觉障碍、听觉障碍、前庭功能紊乱、昏迷等；

2）循环系统：出现虚脱、休克等；

3）呼吸系统：出现吸气时胸骨后疼痛及呼吸困难等；

4）消化系统：出现恶心、呕吐、急性上腹部绞痛及腹泻等。

2. 减压性骨坏死（dysbaric osteonecrosis，DON）　诊断原则是：有高气压作业史（多数还有急性减压病病史），影像学检查（X 线片或 CT 片）发现骨和骨关节坏死表现（主要发生于肱骨、股骨及胫骨），在排除骨岛等正常变异和其他骨病后，即可做出诊断。临床多将其病情分为三期：

（1）Ⅰ期：具有下列表现之一者：

1）X 线显示，股骨、肱骨和（或）胫骨有局部骨致密区、致密斑片、条纹及（或）小囊变透亮区，后者边缘可不整或呈分叶状，周围绕有硬化环；具有上述改变的骨面积，不超过肱骨头或股骨头的 1/3。

2）CT 显示，股骨、肱骨和（或）胫骨有小囊变透亮区。

（2）Ⅱ期：X 线显示，发生上述改变的骨面积，已达到或超过肱骨头或股骨头的 1/3，或已出现大片的骨髓钙化。

（3）Ⅲ期：X 线显示，病变已累及关节，可见关节面模糊、破坏、变形、死骨形成，关节间隙不规则或变窄，髋臼或肩关节盂破坏、变形，骨质增生和骨关节损害等，患病关节有局部疼痛和活动障碍。

（二）鉴别诊断

应考虑与重体力劳动后肌肉疲劳酸痛，关节、韧带、肌腱扭伤，膝关节半月板损伤及组织劳损等鉴别；腹痛应与阑尾炎、脾破裂、胃及肠腔内胀气等鉴别，特别要注意与肺气压伤的鉴别。此外，还要与氮麻醉、缺氧、氧中毒、二氧化碳中毒等相鉴别。

【治疗】

（一）减压病

1. 加压治疗　及时送入高压舱进行加压治疗是减压病最有效的治疗方法，治疗愈早效果愈好，当时未能及时或正确加压治疗而留有症状者，仍应积极进行加压治疗。患者出舱后，应在舱旁继续观察 6 ～ 24 小时，如症状复发，应立即再行加压治疗。加压治疗方案的选择，应根据作业时气压、高压环境暴露时间、病变性质、发病症状及治疗反应等情况综合判断后决定。

2. 辅助治疗　在加压治疗的同时，还应采取各种辅助治疗措施，以增强治疗效果。主要有：

（1）吸氧：吸入纯氧对减压病急救有很好作用。

（2）补液：较重患者使用右旋糖酐静脉滴注，不仅能维持血容量、提高血压、促进惰性气体脱饱和，且有助于改善脑、心、肾灌注，改善其功能。

（3）支持治疗：如给予阿司匹林口服（0.3 g，每日 2 次），地塞米松（10 mg 静脉推注，连用 2 ～ 3 天），以及中枢兴奋剂、升压药、抗凝剂、纠正水和电解质失衡、营养支持等。

（4）对症治疗：如疼痛或水肿处理（热水浴、热敷、红外线理疗等）、截瘫处理等。

（二）减压性骨坏死

其治疗与减压病的治疗原则相同，及时正确地施行加压治疗是唯一的特效方法。骨坏死病灶较大或波及关节面，可采用手术治疗，若髋臼和关节面已累及，可考虑全髋关节重建术等。

（三）善后处理

急性减压病症状、体征完全消失后，可给一定时间的休息，如轻度休息 1 ～ 3 天，中度休息 3 ～ 5 天，重度可稍长。休息期满后经专科医师检查，合格者才允许参加高气压作业；对反复发病或神经系统有严重病变者应调离高气压作业。

【预防】

1. 按减压表正规减压是预防减压病的根本方法。

2. 高气压作业人员应每年坚持一次体格检查；如发生过急性减压病，或者肩、髋关节长时间疼痛和活动障碍，可以提前检查。

3. 脱离高气压作业时无减压性骨坏死者进行健康检查的期限应延长到 3 年，以利于早期诊断和治疗，保护劳动者健康。

4. 减压性骨坏死患者期：潜水员只能在完善的医务保障下进行 10 m 以内的潜水，沉箱工和隧道工等只能参加 203 kPa（一个附加压）以下的高气压作业，并严格遵守操作规定。Ⅱ期、Ⅲ期：患者应调离高气压作业，禁止从事负重及长时间站立的工作，并积极治疗。

（匡兴亚）

思考题

1. 减压病的主要病因是什么？简述其致病机制。

2. 试总结减压性骨坏死主要的检查方法及好发部位。

推荐阅读的参考文献

1. Kuang XY, Chen LJ, Li HL, et al. A study on dysbaric osteonecrosis in caisson workers. Undersea & Hyperbaric Medicine, 2014, 41（3）: 229-233.

2．Jiang CQ，Wang B，Yu CF，et al. Dysbaric osteonecrosis by X-ray and CT scan in Chinese divers. Undersea & Hyperbaric Medicine，2005，32（3）：169-174.

3．Uzun G. Dysbaric osteonecrosis in divers：an editorial perspective. Undersea & Hyperbaric Medicine，2014，41（6）：493-494.

二、航空病

【病因】

航空病（air sickness）是指航空飞行时因气压改变过快或变化幅度过大而引起的物理性损伤，根据气压变化程度和损伤部位，可引起不同的临床表现，主要包括航空性中耳炎、航空性鼻窦炎、变压性眩晕、高空减压病、肺气压伤等 5 类。

【接触机会】

1．无加压座舱的飞行员、飞机领航员、飞机工程师、客机服务员等空乘人员。

2．上述航空飞行环境中的乘客，也可受气压变化影响，引起相应的疾病。

【致病机制】

氮气为减压时产生气泡的主要来源，气泡在体内形成后，造成血管内、外气泡栓塞，并压迫周围组织；减压后气体体积膨胀，导致呼吸道、肺、泌尿生殖道、鼻窦旁、中耳腔等因膨胀气体压迫而产生一系列病理变化。此外，在外层空间和大气层飞行时，宇宙辐射、缺氧、低气压等物理因素；超重、失重等飞行因素，以及个体差异性等问题都会介入，导致其发病机制更为复杂。

不同类型的航空病，具体发病机制也不相同，如：

1．航空性中耳炎（aero-otitis media）　系飞机由高空向下降落时，因外界气压突然增大，剧烈压迫耳道的鼓膜内移所造成。

2．变压性眩晕（alterobaric vertigo）　系由于飞行过程产生的各种加速度以及外界压力的突然变化，导致中耳腔亦出现压力急剧变化而引起的一种急性发作的短暂性眩晕。

3．高空减压病（altitude decompression sickness）　系由于大气压力降低，体内溶解的氮气在一定条件下离析出来形成气泡引起的一种综合征。飞行器将人从地面迅速升举至 8000 米以上高空，人体周围环境即由正常的一个大气压进入低于一个大气压而又无适当防护的空间，空气中氮分压骤然下降，体液和组织中的溶解氮被突然释出，不及排出，其存留在组织和血液中即会形成气泡，并进而引起疾病；故 8000 米高度被视为航空病的临界高度。

4．航空性鼻窦炎（aerosinusitis）　系因航空器飞行过程中造成的气压急剧变化，鼻窦内压力和外界的气压不能及时取得平衡导致的鼻窦黏膜损伤所引起。

5．肺气压伤（pulmonary barotrauma）　系飞行器快速爬升而个人防护不当时，使气管和肺内压力突然高于外部压力，造成肺泡壁、血管、间质撕裂，致使气体自肺泡进入血管和相邻组织，引起气体栓塞；当肺内外的压力差大于 10.6 kPa（80 mmHg）时，还可能引起肺组织过度膨胀，不仅阻碍气体排出，还会助长血液和其他体液中气泡形成，导致气胸、纵隔气肿、皮下气肿及血管气体栓塞。

【临床表现】

1．航空性中耳炎　出现耳内堵塞感、耳鸣、耳痛、听力下降、眩晕；检查可见鼓膜充血内陷、鼓室积液或鼓积，严重时可出现鼓膜破裂。上呼吸道感染、鼻腔变态反应性疾病及其他慢性炎症是其主要影响因素。

2．航空性鼻窦炎　飞行下滑时鼻窦区有剧烈疼痛，间或有鼻出血，并可有反射性偏头痛；伴有眼球胀痛、流泪、眼结膜充血。鼻腔镜检查可见血性分泌物；X 线或 CT 检查可发现鼻窦黏膜增厚、窦腔混浊，常有液平面，有黏膜下血肿时尚可见半圆形阴影。

3．变压性眩晕　本病是飞行或低气压暴露过程中出现的一过性眩晕，表现为恶心、苍白、冷汗、呕吐等，尚可伴随唾液增多、头晕、头痛、发热和困倦；患者精神涣散、工作能力下降，严重时，会使人极度疲惫，甚至完全失去执行任务的能力。症状的严重程度与个体敏感性有关。

4．高空减压病　大部分发生在8000米以上高度，主要表现有：

（1）屈肢症：有肌肉、关节疼痛，常发生于上、下肢大关节，疼痛表现多样性，患肢保持屈位可减轻疼痛。

（2）气哽：为胸部压榨感、胸骨后灼痛、不可抑制的阵发性咳嗽、呼吸困难及奇怪的气哽感。

（3）神经系统功能异常：如肢体麻木、感觉异常、无力，头痛、视觉障碍等。

（4）皮肤型减压病：皮肤有瘙痒、蚁走感，并出现斑疹、丘疹或大理石样斑纹。

（5）重度患者可出现瘫痪、昏迷，甚至猝死。

5．肺气压伤　表现为胸部不适、胸痛、咳嗽等呼吸道症状，重度患者可出现呼吸困难、意识丧失等，最终可有肺出血、肺间质气肿或气胸。肺功能表现为阻塞性或限制性肺通气功能障碍；X线胸片及CT检查根据不同病变而有相应异常表现。

【诊断与鉴别诊断】

我国已颁布《职业性航空病诊断标准》（GBZ 93），其诊断原则主要为：确切的低气压暴露史，出现典型的临床表现及相应的实验室检查结果，排除一般炎症、急性缺氧、氧中毒、氮麻醉等类似疾病后，即可做出诊断。该标准对前述不同临床类型航空病的病情分级如下：

1．航空性中耳炎　分为三度：

（1）轻度：鼓膜Ⅱ度充血，纯音测听可出现传导性聋，声导抗检查呈A型或C型曲线。

（2）中度：鼓膜Ⅲ度充血，纯音测听为传导性聋，声导抗检查C型或B型曲线。

（3）重度：出现下列表现之一者：

1）鼓膜破裂；

2）混合性聋；

3）窗膜破裂。

（4）粘连性中耳炎。

（5）后天原发性胆脂瘤型中耳炎。

（6）面瘫。

2．航空性鼻窦炎　分为二度：

（1）轻度：鼻窦区疼痛轻，影像学对比发现，鼻窦出现模糊影。

（2）重度：鼻窦区疼痛重，且伴有流泪和视物模糊，影像学对比发现，鼻窦出现血肿。

3．变压性眩晕　可分为二度：

（1）轻度：眩晕伴水平型或水平旋转型眼震，前庭功能和听力正常。

（2）重度：除眼震外尚伴有前庭功能异常或神经性聋。

4．高空减压病　可分为三度：

（1）轻度：皮肤有瘙痒、刺痛、蚁走感，并出现斑疹、丘疹和肌肉关节轻度疼痛等；下降高度、返回地面后症状明显减轻或消失。

（2）中度：肌肉关节疼痛明显，甚至出现屈肢症，退回地面后症状未完全消失。

（3）重度：出现下列表现之一者：

1）神经系统：出现站立或步行困难、偏瘫、截瘫、小便障碍、视觉障碍、听觉障碍、前庭功能紊乱、昏迷等；

2）循环系统：出现虚脱、休克、猝死等；

3）呼吸系统：胸骨后吸气痛及呼吸困难等；

4）减压性无菌性骨坏死。

5．肺气压伤　可分为二度：

（1）轻度：仅有胸部不适、胸痛、咳嗽等呼吸道症状，经数小时或数天可以自愈。

（2）重度：出现下列表现之者：

1）咯血；

2）呼吸困难；

3）意识丧失；

4）肺出血、肺间质气肿或气胸。

【治疗】

1．航空性中耳炎　基本治疗原则是平衡中耳内外气压，并积极治疗原发于鼻咽部的各类疾病。

（1）轻度：可行吞咽、咀嚼、打呵欠等动作，或行咽鼓管吹张，鼻部滴用麻黄碱等血管收缩剂，必要时可用苯酚甘油滴耳止痛及使用抗生素。

（2）中度：在上述治疗基础上行耳部理疗；有鼓室积液积血、不易排出者，可在无菌状态下行鼓膜穿刺抽吸术或鼓膜切开术。

（3）重度：鼓膜穿孔者用消毒棉球塞住外耳道，保持干燥，避免感染，不能自愈者可行鼓膜成形术；粘连性或胆脂瘤型中耳炎者行手术治疗。

2．航空性鼻窦炎 积极治疗原发病，鼻腔通气引流，局部理疗，抗感染，口服稀化粘素类药物；重度除以上措施外可进行手术治疗。

3．变压性眩晕 治疗原则是预防；其他如有咽鼓管机能不良、遗留眩晕或内耳损伤者可给予耳部、鼻部理疗及其他对症治疗如抗眩晕药物。

4．高空减压病

（1）发生高空减压病后，应立即下降高度，尽快返回地面，并面罩吸入纯氧2小时，而后继续观察24小时，无症状者可恢复工作。

（2）发生中、重度高空减压病，或在观察期间症状复发，均应立即送入高压氧舱加压治疗；运送过程应给纯氧吸入，休克时应给予抗休克治疗。根据具体病情还可给予补液扩容、改善微循环、镇静剂、呼吸兴奋剂、强心剂、皮质激素等药物治疗。

5．肺气压伤

（1）一旦出现本病症状，应立即下降高度，尽快返回地面；轻度肺气压伤可给予对症治疗，数天或数周后可自愈并完全恢复。

（2）重度肺气压伤可根据不同病情给予相应处理；对伴发减压病者，立即送高压氧舱加压治疗。

对屡患航空性中耳炎、鼻窦气压损伤且治疗效果不佳、反复出现变压性眩晕症状不能消除、反复出现高空减压病、肺气压伤治愈后遗留肺功能障碍者，均应终止飞行。

【预防】

1．采用通风式密闭增压座舱；飞行人员配备必要的个人防护用具，如全身加压服或部分加压服。

2．普及航空病预防知识，养成良好的生活习惯，保证飞行员合理的营养和充足的睡眠。

3．学会使用预防变压性眩晕的药物，学会预防航空性中耳炎的简便方法（张口、咀嚼、吞咽等），加强身体锻炼提高机体平衡功能。

4．遵守操作规程，根据减压安全标准和程序进行减压；飞机在高空发生座舱漏气时，应按规定程序回降到安全高度。

5．坚持就业前和定期体格检查，有心、肝、肺、肾等疾患者禁止从事航空飞行；并加强医学监护，及时发现患者，及时处理。

（吴　萍）

思考题

1．什么是航空病？简述其发病机制。

2．总结各型航空病的临床特点及处理要点。

推荐阅读的参考文献

1．徐先荣．解读新修订的国家《职业性航空病诊断标准》．空军医学杂志，2010，26（4）：236-238．

2．徐先荣．当前航空医学鉴定面临的挑战和应对措施．解放军医学院学报，2013，37（9）：903-906．

第三节　噪　声

一、职业性噪声聋

【概述】

噪声（noise）是指环境中不需要、使人厌烦的、不同频率和强度、杂乱无章的声音，它对人体多种器官系统如神经、心血管、内分泌、消化系统等，都可造成危害，但最主要、具有特异性的损害是听觉系统。噪声广泛存在于人们的生产、生活和工作中，其中因生产和工作过程所产生的噪声被专称为"职业性噪声（occupational noise）"。

职业性噪声聋（occupational noise-induced deafness）是指人们长期接触"职业性噪声"而发生的一种缓慢的、进行性的感音神经性听力损失（sensorineurol hearing loss），是常见的职业病之一。

【病因】

职业性噪声是职业性噪声聋的主要病因，其所造成听力损失的早期主要表现为高频（high-frequency）听力受损，故发病初期，患者常无自觉听力减退，或仅有耳鸣，只有当言语频率（speech-frequency）受累时，才会感觉听力下降。

噪声性聋的发生与噪声的强度、接触时间、噪声频率和频谱，以及个体差异等因素有关。环境噪声 ≤ 80 dB（A）时，即使终身暴露亦不会引起噪声性聋；当环境噪声 > 85 dB（A）时，接触强度才与听力损失的发病率呈正相关，如在 85 dB（A）发病年限为 20 年，90 dB（A）则为 10 年，95 dB（A）为 5 年，100 dB（A）以上则均在 5 年之内发病；此外，随暴露年限增加，听力损失发生率也逐年增高。

人耳对低频噪声的耐受性要较中频和高频噪声为强，2000 Hz ～ 4000 Hz 的声音最易导致耳蜗（cochlea）损害；窄带音或纯音较宽带声影响大，断续的噪声较持续性噪声损伤性小，

突然出现的噪声危害性更大；噪声伴振动对耳蜗的损害也较单纯噪声显著。

人们对噪声的敏感性还存在个体差异，噪声易感者约占人群的 5%；年龄越大，噪声导致的内耳损伤越重，并且受损耳蜗恢复能力越差；原患有感音神经性听力损失的工人，暴露于噪声后，更易发生噪声性聋。需要强调的是，噪声性聋发病快慢以及听力损失程度更与个人防护密切相关。

下列职业存在职业性噪声，如防护不当，较易引起噪声聋：铆工、锅炉工、蒸汽锤工、铲工、锻工、锤工、锻冶工、织布工、纺纱工、飞机驾驶员等。

【发病机制】

声音是空气振动所产生的疏密波，被人感受后就产生听觉，主要途径是空气传导，即：声音→耳郭→外耳道→鼓膜→听骨链→前庭窗→内外淋巴液→螺旋器→听神经→听觉中枢。

其中，外耳（external ear）收集声波，中耳（middle ear）传递声波（sound wave）并增幅变压，内耳（inner ear）将声波的机械能转变为生物电能，使螺旋器（acoustic organ）上的毛细胞（acoustic hair cell）兴奋，听神经（acoustic nerve）则将兴奋产生的神经冲动传入听觉中枢，经过大脑皮质的综合分析听到声音。

噪声导致内耳损伤的机制主要有三方面：机械破坏、代谢异常和内耳微循环障碍。高强度、短峰间声刺激时，噪声导致内耳损伤的主要机制为机械性破坏，即强声刺激可引起毛细胞内结构破坏，细胞发生溶解，高刺激的能量还会间接导致内外淋巴液混合，使毛细胞外环境发生改变、螺旋器自基底膜上分离脱落、毛细胞与神经纤维之间的突触连接撕脱，这些机械性破坏均可导致耳蜗功能的丧失。在较低强度长峰间期噪声刺激时，可造成毛细胞负荷增

加，酶系统代谢障碍，造成内耳能量储备和供应耗竭；这种刺激还可造成内耳缺氧，使有氧能量代谢明显抑制，最终导致广泛的毛细胞破坏。强噪声还能引起内淋巴液氧张力降低、耳蜗血流灌注减少，提示耳蜗微循环障碍可能也是噪声性聋发病机制的重要组成部分。

【临床表现】

噪声性聋的主要症状是耳鸣、听力下降、头痛和头晕等。

1．耳鸣　耳鸣常是噪声性聋的早期症状，多为双侧高调性耳鸣；有时耳鸣对患者生活质量的影响甚至比听力损伤还大。

2．听力下降　噪声引起的听力损失多为双侧、对称性、渐进性感音神经性聋。由于噪声损害首先累及高频区域，所以在发病早期，患者并未感有听力下降，仅在纯音听阈测试（puretone audiometry）时表现有 3000 Hz、4000 Hz 或 6000 Hz 听阈提高，这三个频率也是噪声性聋最早受影响的频率。随着接触噪声时间延长，耳蜗受损频率可逐渐向中、低频率区发展，此时患者开始主诉听力下降，纯音听阈测试表现为言频听阈（500 Hz、1000 Hz 和 2000 Hz）提高，纯音听力图示为感音神经性聋（sensorineurol deafness）。

3．全身影响　患者可以有头痛、头晕、失眠、多梦、注意力减退、抑郁等症状；长期暴露于噪声环境中还可出现平衡功能障碍，而耳蜗损伤程度越重，前庭功能减退机会越大。

【诊断要点及方法】

1．诊断要点　我国已制定并多次修订职业性噪声聋的诊断标准，2014 年又颁布了新修订的《职业性噪声聋的诊断》（GBZ 49），可作为诊断依据。

2．诊断原则　具有连续 3 年以上职业性噪声作业史，出现渐进性听力下降、耳鸣等症状，纯音测听为感音神经性聋，结合职业健康监护资料和现场职业卫生学调查结果，在排除其他原因所致听觉损害后，方可诊断。患者符合双耳高频（3000 Hz、4000 Hz、6000 Hz）平均听阈 ≥ 40 dB，根据较好耳语频（500 Hz、1000 Hz、2000 Hz）和高频 4000 Hz 听阈加权值进行诊断和诊断分级。即：

（1）轻度噪声聋：26 ~ 40 dB；

（2）中度噪声聋：41 ~ 55 dB；

（3）重度噪声聋：≥ 56 dB。

3．临床听力学检查　噪声性聋虽有其典型的听力学表现，但在诊断过程中，经常会遇到对纯音听阈测试不配合或配合欠佳的患者，或患者同时患有其他耳部疾患，使诊断者对测听结果的真实性有怀疑。此时则需要进行各种客观的听力学检查，以确定测试结果的可靠性，并排除其他原因所引起的听力损失。目前临床最为常用的主、客观听力学检查主要有如下几种：

（1）纯音听阈测试：纯音听阈测试是用以了解听敏度，并对听力损失进行定性和定量的主观行为测试。它可靠、重复性好，具有良好的频率特异性，但由于是主观行为测听，需要受试者对声刺激信号做出真实的行为反应，因此检查容易受到受试者反应动机和反应能力等非听觉性因素的影响。

（2）声导抗测试（acoustic immittance measurement）：声导抗测试是一种客观听力学测试，包括鼓室图（tympanogram）和声反射（acoustic reflex）检查，前者对发现中耳病变尤有重大价值。

（3）听觉诱发电位（auditory evoked potential）：听觉诱发电位是将声刺激诱发出的内耳、听神经以及中枢听觉神经系统相应的电位变化作为客观指标，来评价听力的方法，它可以对感音神经性聋进行定性和定量诊断，帮助鉴别耳蜗、蜗后以及中枢性听力损失。噪声性聋诊断中最常应用的两项听觉诱发电位测试技术是听性脑干反应（auditory brainstem response，ABR）和 40Hz 听性相关电位（40Hz-auditory event related potential，40Hz-AERP），两者均为客观听力学检查。

在噪声性聋中（即耳蜗性听力损失），ABR 阈值和 40 Hz-AERP 阈值均依听力损失程度而有不同程度的提高，ABR 主要反映高频区域的听功能（2000 Hz ~ 4000 Hz），而 40 Hz-AERP 对低中频行为听阈有较好的复核作用（500 Hz 和 1000 Hz）。在职业性噪声聋诊断中，如遇对纯音听阈测试不配合的患者，或检查者对纯音测试结果的真实性有怀疑时，可进行 ABR 和 40 Hz-AERP 测试，以排除伪聋和夸大性听力损失的可能。

（4）耳声发射（otoacoustic emissions, OAE）：耳声发射是一种产生于耳蜗、经鼓膜及听骨链传导释放入外耳道的音频能量，其能量的产生来自耳蜗外毛细胞的主动运动。耳声发射也是一种客观的听功能检查手段，它依赖于耳蜗整体功能的完整，与耳蜗外毛细胞的功能密切相关，具有良好的重复性和稳定性，但易受外耳、中耳和对侧声刺激的影响。几乎所有耳蜗功能正常的人耳，均可记录到诱发性耳声发射；而在耳蜗病变时，一但纯音听阈大于 35～50 dBHL，耳声发射反应将减弱或消失，由于噪声性聋病变部位在耳蜗，诱发性耳声发射常被减弱或消失。

4．诊断步骤　主要为：

（1）耳科常规检查，包括耳鼻咽喉科专科检查，重点记录鼓膜情况。

（2）在做出诊断评定前，至少要进行 3 次纯音听阈测试，而且各频率听阈误差 ≤ 10 分贝；诊断评定分级应以听阈最低值进行计算。

（3）对纯音听阈测试结果（气导或骨导）应按《声学　听阈与年龄关系的统计分布》GB/T 7582 进行年龄性别修正。

（4）声导抗测试，重点为鼓室图，以排除中耳疾病。

（5）对纯音听阈测试不配合的患者，或对纯音听阈测试检查结果的真实性有怀疑时，可进行客观听力学检查，包括声导抗声反射阈、听性脑干反应、40Hz 听性相关电位和耳声发射等，以排除伪聋和夸大性听力损失的可能。

（6）排除患者的主观干扰，即在主客观听力检查明显不符，或多次纯音听阈测试多个频率听阈波动 ≥ 10 分贝，原则上不予诊断。

（7）平均听阈计算：

$$BHFTA = \frac{HL_L + HL_R}{6}$$

式中：

BHFTA ——双耳高频平均听阈，单位为分贝（dB）；

HL_L——左耳 3000 Hz、4000 Hz、6000 Hz 听力级之和，单位为分贝（dB）；

HL_R——右耳 3000 Hz、4000 Hz、6000 Hz 听力级之和，单位为分贝（dB）。

$$MTMV = \frac{HL_{500Hz} + HL_{1\,000Hz} + HL_{2\,000Hz}}{3} \times 0.9 + HL_{4\,000Hz} \times 0.1$$

式中：

MTWV ——单耳听阈加权值，单位为分贝（dB）；

HL——听力级，单位为分贝（dB）。

（8）出具诊断证明：职业性噪声聋必须由获得卫生行政部门批准的，有职业病诊断资质的医疗卫生服务机构开具诊断证明，方为有效。

5．鉴别诊断　尤其注意与以下疾病鉴别：

（1）伪聋（malingering deafness）和夸大性听力损失（exaggerated hearing loss）：伪聋是由于某种企图，有意识地装聋，以求得到某种个人利益，如经济赔偿等；职业性噪声聋诊断过程中，经常会遇到一些人，实际上听力正常，但纯音听阈测试结果却为"听力损失"，是为"伪聋"；还有一些人，确实有听力障碍，但测试结果比实际听力损失程度重，称为"夸大性听力损失"。伪聋者在就医原因、就诊表现、测试过程的行为等都与一般的患者有所不同，应予注意；此外，各种客观听力学检查有助于伪聋的诊断。

（2）药物中毒性聋（ototoxic deafness）：许多药物和化学物质具有耳毒性，可引起内耳（耳蜗和前庭）的中毒性损害，造成听力损失和前庭功能障碍，其中最具代表性的是氨基糖苷类抗生素，包括链霉素、庆大霉素、卡那霉素、林可霉素、新霉素、丁胺卡那霉素、妥布霉素等。此类患者既往有明确耳毒性药物用药史，根据用药品种、剂量、途径、耳毒性症状出现时间，一般不难诊断。

（3）老年性聋（presbycusis）：老年性聋是指随年龄增加，双耳听力呈对称性、进行性下降，且也是以高频听力下降为主的感音神经性听力损失；衰老的耳蜗呈双侧对称性的损害，表现为毛细胞、血管纹和神经元不同程度的缺失。此类患者一般无噪声接触史，易于区分，但对有噪声接触史的老工人要注意鉴别。

（4）突发性聋（sudden deafness）：是指突然发生的原因不明的感音神经性听力损失，通常在数分钟或数小时（少数可在72小时内），听力下降至最低点，可伴有耳鸣及眩晕，一般为单侧发病；病因不明；听力恢复情况则受多方面因素的影响。

（5）中耳疾病：职业性噪声聋患者，也可同时患有中耳疾病（如慢性中耳炎或中耳乳突术后等）。此时，纯音听阈测试为混合性聋，骨导听阈和气导听阈均有提高，有骨气导差距；如果骨导听阈符合职业性噪声聋的特点，可以按该耳骨导听阈进行计算评定。

（6）爆震性聋（explosion hearing loss）：爆震性聋是指由于骤然发生的强烈爆震和噪声所造成的听力损失，它是一种急性声损伤，可同时伴有中耳受损；而噪声性聋则是由于长期接触噪声而发生的一种缓慢、进行性的感音神经性听力损失，其病变部位在耳蜗。

【治疗】

目前对噪声性聋仍无有效的治疗方法。当患者出现耳鸣、听力下降等症状时，应及时停止噪声接触，终止噪声刺激，并强调早期治疗。常用的药物有：血管扩张剂（川芎嗪、葛根素、血塞通等）、神经营养药（B族维生素）和促进代谢的生物制剂。国家颁布的《职业性噪声聋的诊断》（GBZ 49），对职业性噪声聋提出如下处理原则：

1．一旦诊为职业性噪声聋者，不论轻重均应调离噪声作业环境。

2．对噪声敏感者，即上岗前职业健康体检纯音听力检查各频率听力损失均 ≤ 25 dB，但噪声环境下作业一年之内，高频频率（3000 Hz、4000 Hz、6000 Hz）中，任一耳任一频率听阈达到65 dB者，应调离噪声作业环境。

3．对话障碍者，建议佩戴助听器。

【预防】

由于现阶段噪声性聋的治疗依然缺乏有效办法，所以积极采取听力防护措施显得尤其重要，主要有：

1．认真开展健康监护工作，将要进入噪声作业环境的人员必须进行上岗前体检，将此次纯音听阈测试作为今后定期听力检查的对照，以助于及时发现噪声敏感者和早期听力损失者。

2．耳声发射具有客观、敏感、准确、可重复性强，以及测试时间短等优点，且其变化早于纯音听阈测试，所以大力推广耳声发射对噪声接触人群进行筛查和监测，对预防职业性噪声聋具有实际意义。

3．控制噪声源是最根本、最积极的预防措施，应从机器设备、工程建设、生产工艺等多方面采取措施，消除声源，降低声强，限制声音传播。

4．加强个人防护，噪声作业人员必须配备个人听力防护器材，包括防声耳塞、耳罩或防声帽等，并坚持佩戴。

（郑溶华　汪　敏）

思考题

1．什么是职业性噪声聋？它的发病与哪些因素有关？

2．简述职业性噪声聋的诊断要点和诊断步骤。

3．总结职业性噪声聋的预防和处理原则。

推荐阅读的参考文献

1．Sponendlin H. Histopathology of noise deafness. J Otolaryngol，1985，14（5）：282.

2．Lu J，Cheng X，et al．Evaluation of individual susceptibility to noise-induced hearing loss in textile．Arch Environ Occup Health，2005，60（6）：287-294．

3．姜树华，孙艳翎，焦晓敏．噪声性耳聋诊断与处理的探讨．中国工业医学杂志，2011，24（3）：235-236．

4．曾碧霞，肖云龙，黄耀宇，等．对一起职业性噪声聋诊断与鉴定案例的思考．中国工业医学杂志，2014，27（6）：473-474

二、职业性爆震聋

【病因】

各种爆炸瞬间所产生的高温、高压气体常迅速膨胀，并以超声速度从爆炸源向四周传播，形成爆炸压力的"冲击波"（blast wave），同时亦产生极强"脉冲噪声"（impulsive noise），可对听觉器官产生巨大损伤作用。有人认为两者并不等同：脉冲噪声的超压峰值通常低于 2 kPa（160 dB），而冲击波通常可达 10 ～ 20 kPa；冲击波尚引起大量爆炸产物和空气的移动，而脉冲噪声则没有；脉冲噪声通常与机械性噪声相关，冲击波则与之无关。我国 1996 年颁布的国家军用标准《常规兵器发射或爆炸时脉冲噪声和冲击波对人员听器损伤的安全限值》（GJB2A-96）中，也对冲击波和噪声做了区分，规定最大超压峰值 < 6.9 kPa（170.7 dB）者为噪声，最大超压峰值不小于此值者称为冲击波。但是在很多情况下很难将二者严格区分开；从临床和病理方面来看，两者造成的内耳损伤也不易区别；实际应用中，两者的内涵也基本相同，因此，亦有学者建议将"冲击波"和强"脉冲噪声"统称为"压力波"（pressure wave），较为切合实际。

我国对爆震聋（explosive deafness）的定义为：枪炮射击、炸弹及其他爆炸物爆炸所产生的压力波（包括冲击波和脉冲噪声）引起的中耳、内耳损伤和听力下降。其主要见于战争或军事演习、各种爆破作业和意外爆炸事件，听觉器官是遭受爆震时最容易发生损伤的器官。

【致病机制】

（一）冲击波损伤

国内外学者一致认为，冲击波的超压对听觉器官有明显的致伤作用，主要包括：鼓膜破裂、听骨链的关节脱位和骨折，以及内耳结构（如基底膜感觉结构）损害。

鼓膜的损伤依程度不同分为鼓膜充血、上皮下出血、裂隙样穿孔和完全穿孔。随着超压峰值增高，中耳创伤的发生率亦增高，且损伤程度也加重，其中造成鼓室积血的超压值最低，鼓膜穿孔次之，听骨链骨折和关节脱位所需压力值最高，但个体差异很大。鼓膜穿孔是爆震伤中最常见的症状，国内文献报道，鼓膜穿孔发生率在 6% ～ 58% 之间（多为 40%），国外文献报道为 9% ～ 47%。

高强度的压力波可直接引起内耳机械性破坏，强度较弱的压力波仅引起听毛细胞酶活性抑制和代谢原料耗竭，最终发生代谢紊乱。由于外毛细胞的能量需求比内毛细胞大，故对脉冲噪声更加敏感，也更容易出现活性氧产物增加及细胞凋亡。有研究应用短潜伏期前庭诱发电位技术评估脉冲噪声暴露对内耳前庭的影响，结果表明，脉冲噪声不仅能损伤耳蜗，同时也能导致前庭末端器官（主要是耳石器）的功能障碍；还有研究发现，爆震声不仅可造成耳蜗听毛细胞大量死亡，而且也使耳蜗螺旋神经节细胞数量明显减少，主要发生在与损伤最严重的第一回和第二回听毛细胞对应的蜗螺旋管内螺旋神经节部位；表现为受损细胞线粒体肿胀、嵴断裂、空泡状，且数量减少，呈空壳状或呈异样形态。应用畸变产物耳声发射（DPOAEs）和扫描电镜技术的研究发现，爆震损伤造成的耳蜗病理改变首先出现在底回和第二回，DPOAEs 表现为中高频受损严重，为下降型听力图；爆震后随时日延长，DPOAEs 检测结果逐渐恢复，提示耳蜗损伤与爆震性聋密切相关。

（二）负压的损伤

负压的致伤作用一直以来颇有争议，主要是缺少直接而令人信服的实验依据。近年来，李朝军等以豚鼠为研究对象，对冲击波负压的听器致伤效应进行了较为系统的观察，发现冲击波负压对豚鼠听器有明确的致伤效应，包括鼓膜结构和鼓室结构的形态学改变和听功能损害。鼓膜和听骨链创伤的严重程度与冲击波负压的压力峰值和降压时间有关，在降压时间为 7.5 ms 左右时，引起鼓膜穿孔的最小负压峰值为 –22.4 ~ 23.9 kPa；使所有鼓膜均发生穿孔的最小负压峰值为 –83.1 ~ 87.2 kPa。冲击波负压暴露对耳蜗损伤则主要表现为耳蜗出血和毛细胞损害，严重者出现基底膜撕裂性损伤，还可引起耳蜗基底膜琥珀酸脱氢酶和乙酰胆碱酯酶活性下降、耳蜗外毛细胞内游离钙浓度（$[Ca^{2+}]$ i）明显增高，耳蜗毛细胞的超微结构亦有明显改变，包括胞核肿胀、胞核缺失、胞核固缩等病变。应用听性脑干反应（ABR）和 40 Hz 听觉相关电位（AERP）反应阈检测豚鼠的听功能变化，发现冲击波负压暴露可以引起豚鼠各个频率的听力损失，但以低频损害更为明显，且听力损失程度随着负压强度的增高而加重；中等强度负压重复暴露后，暴露次数越多听力损失越重。综上所述，冲击波负压确可导致听觉器官的损伤，从而为进一步阐明冲击波的听器致伤机制增加了更丰富的理论和实验依据，并为探寻爆震聋的预防和治疗靶点提供了新的线索。

【临床表现】

根据近年有关文献报告，按照世界卫生组织（WHO）的听力损失分级标准，爆震聋大部分属于中到重度听力损伤，其中感音神经性、传导性耳聋和混合性耳聋分别占 20%、45% 和 35%。纯音测听曲线以陡坡下降和斜坡下降为主，以高频区（3000 Hz ~ 6000 Hz）听力损失明显。

爆震聋的主要临床表现有：

（1）听力明显减退甚至完全丧失；

（2）闻及爆炸声后突然发生，与爆炸事件密切相关；

（3）鼓膜完全穿孔或接近完全穿孔；

（4）听骨链损伤；

（5）伴有严重眩晕或平衡失调。

Ritenour 等于 2008 年提出了鼓膜穿孔分级方法：Ⅰ级为针尖样或线性穿孔不超过 2 mm；Ⅱ级为穿孔面积小于 25%；Ⅲ级为穿孔面积在 25% ~ 50% 之间；Ⅳ级为穿孔面积大于 50%，可供工作参考。

【诊断与鉴别诊断】

（一）诊断

我国已颁布职业卫生标准《职业性爆震聋的诊断》（GBZ/T 238），可作为诊断处理时的参考。主要适用于爆破作业距离爆炸源太近，或工作时近处易爆化学品、压力容器等发生爆炸，由其产生的冲击波及强脉冲噪声引起的中耳、内耳或中耳内耳混合性急性损伤所导致的听力损失或丧失的诊断。

1. 诊断原则 具有确切的职业性爆震接触史，有听力障碍及耳鸣、耳痛等症状；耳科检查可见鼓膜充血、出血或穿孔，甚至听小骨脱位等；纯音测听为传导性聋、感音神经性聋或混合性聋，现场职业卫生学调查符合本病情况，在排除其他原因所致听觉损害后，即可诊断。

诊断工作必须按照如下要求进行：

（1）测听环境应符合国家标准《声学测听方法纯音气导和骨导听阈基本测听法》（GB/T 16403）要求；双耳听力损失相差 40dB 以上，测试较差时应对较好耳进行掩蔽，掩蔽方法步骤应按 GB/T 16403 进行；纯音听力检查时若受检者在听力计最大声输出值仍无反应，按最大声输出值计算。

（2）听力计应符合国家标准《电声学测听设备》（GB/T 7341）的要求，并按国家标准《声学 校准测听设备的基准零级》第 1 部分 压耳式耳机纯音基准等效阈声压级（GB/T 4854.1）、第 3 部分 骨振器纯音基准等效阈力级（GB/T 4854.3）和第 4 部分 窄带掩蔽噪声的基准级（GB/T 4854.4）进行校准。

（3）职业性爆震聋的听力评定以纯音气导听阈测试结果为依据，纯音气导听阈重复性测试结果各频率阈值偏差应≤ 10 dB。

（4）纯音气导听力检查结果应按数值修约规则取整数，并按《声学 听阈与年龄关系的统计分布》（GB/T 7582）进行年龄、性别修正（参见表 7-3-1）。

（5）分别计算左右耳 500 Hz、1000 Hz、2000 Hz、3000 Hz 平均听阈值，并分别进行职业性爆震聋诊断分级；单耳平均听阈按下式计算：

$$单耳平均听阈（dB） = \frac{HL_{500\,Hz} + HL_{1000Hz} + HL_{2000Hz} + HL_{3000Hz}}{4}$$

（6）对纯音听力测试不配合的患者，或对纯音听力检查结果的真实性有怀疑时，应进行客观听力检查，如听性脑干反应测试、40 Hz 听觉相关电位测试、声导抗、镫骨肌声反射阈测试、耳声发射测试等，以排除伪聋和夸大性听力损失可能。

2．诊断分级　共分为如下五级：

（1）轻度爆震聋：26 dB ～ 40 dB（HL）。

（2）中度爆震聋：41 dB ～ 55 dB（HL）。

（3）重度爆震聋：56 dB ～ 70 dB（HL）。

（4）极重度爆震聋：71 dB ～ 90 dB（HL）。

（5）全聋：≥ 91 dB（HL）。

表 7-3-1　耳科正常人随年龄增长的听阈阈移偏差中值

年龄（岁）	纯音气导听阈频率（Hz）															
	250		500		1000		2000		3000		4000		6000		8000	
	男	女	男	女	男	女	男	女	男	女	男	女	男	女	男	女
20	0	0	0	0	0	0	0	0	0	0	0	0	0	0	0	0
30	0	0	1	1	1	1	1	1	2	1	2	1	3	2	3	2
40	2	2	2	2	2	2	3	3	6	4	8	4	9	6	11	7
50	3	3	4	4	4	4	7	6	12	8	16	9	18	12	23	15
60	5	5	6	6	7	7	12	11	20	13	28	16	32	21	39	27
70	8	8	9	9	11	11	19	16	31	20	43	24	49	32	60	41

（二）鉴别诊断

诊断时应注意排除其他致聋原因，如药物（链霉素、庆大霉素、卡那霉素等）、外伤、传染病（流行性脑脊髓膜炎、腮腺炎、麻疹等）、家族性、梅尼埃病，以及突发性聋、中枢性聋、听神经病、各种中耳疾患等。

【治疗】

职业性爆震聋患者应尽早进行治疗（主要是中耳损伤及其并发症——中耳损伤所致急慢性中耳炎、继发性中耳胆脂瘤的治疗），最好在接触爆震后 3 日内开始，并动态观察听力 1 ～ 2 个月。具体如下：

1．中耳损伤的处理　如为鼓膜穿孔，可根据穿孔大小及部位给予保守治疗或烧灼法促进愈合；保守治疗 3 个月未愈者可行鼓膜修补或鼓室成形术，听骨脱位、听骨链断裂者应行听骨链重建术。

2．中耳并发症的处理　中耳炎患者可按急、慢性中耳炎的治疗方案进行处理；继发性中耳胆脂瘤患者应行手术治疗。

3．双耳 500 Hz、1000 Hz、2000 Hz、3000 Hz 平均听力损失 ≥ 56 dB（HL）者应佩戴助听器。

【预防】

预防原则可参阅本书总论有关内容。对于爆震聋而言，应认真做好如下几点：作业人员应与爆炸源保持安全距离，爆破作业人员应尽量做到在屏蔽室内操作，保证给每个爆破作业人员配备防护耳塞并认真佩戴，患有中耳、内耳疾病者应避免从事爆破作业。

（王建新）

动卫生职业病杂志，2010，28（6）：466-467.

2．王建新．瞬间的职业损伤——《职业性爆震聋的诊断》解读．中国卫生标准管理，2011，2（3）：24-27.

3．杨跃新，毛洁，吴建兰．2例非爆破所致职业性爆震聋的诊断及诊断标准商榷．职业卫生与应急救援，2014，32（5）：288-290.

思考题

1．请解释以下名词：冲击波，脉冲噪声，压力波，爆震聋。

2．简述爆震聋的临床表现及诊断要素。

推荐阅读的参考文献

1．姬文婕，王建新．爆震聋的研究进展．中华劳

第四节　非电离辐射

一、眼损伤

（一）紫外线所致眼损伤

【理化性质】

紫外线所致眼损伤是电光性眼炎（electric ophthalmia），即紫外线辐射所致的角膜结膜炎。紫外线是电磁波的一部分，其范围为 400～14 nm，共分三部分：

（1）近紫外线：又叫长波紫外线，波长 400～300 nm；

（2）远紫外线：又叫短波紫外线，波长 300～200 nm；

（3）极端紫外线（真空紫外线）：包括舒曼（Schuman）线、赖曼（Lyman）线及米尔根（Millikan）线，其波长均 < 200 nm。这一部分在空气中可很快被吸收，只能在真空中传播，所以实际上一般的紫外线系指波长 400～200 nm 的一段。

根据紫外线对生物影响的大小，又将紫外线辐射（ultraviolet radiation，UVR）分为 UV-A（315～400 nm）、UV-B（280～315 nm）和 UV-C（100～280 nm）三段。

紫外线被物体吸收后可产生以下四种生物效应：①光电作用；②光化学作用；③荧光作用；④生物抑生作用。在生理情况下，适量紫外线照射对人体健康有益，如抗佝偻病作用、杀菌作用等，而过度或过量照射则可对机体产生损害。紫外线眼损伤多为光电性损害，这种损害以短波紫外线较强，长波紫外线较弱。

【接触机会】

电光性眼炎可发生于有电焊操作的各种工厂及产生紫外线辐射的各个部门。早在 1849 年，Faucault 就曾报道紫外线辐射作用所致的眼部损伤；Charcot（1958 年）首次报告 2 例急性电光性眼炎。后来，又有不少学者发现在不同场合下出现的临床表现类似的眼部损害，如光眼炎（photophthalmia）、日光眼炎（solar ophthalmia）、光化性结膜炎（actinic conjunctivitis）、电光性眼炎（electric ophthalmia）、闪光眼（flash eye）、弧光眼（arc eye）、电焊工红眼（welder's flash）、工业光眼炎（industrial photophthalmia）等，这些都是由于接触或暴露于紫外线辐射所造成的眼部损伤，后来被统称为"电光性眼炎"或"紫外线辐射性角膜结膜炎"。常见的致病原因有：

（1）来源于自然光源（如太阳光）和人工光源（如电弧焊）的紫外线；

（2）工作中使用高温热源，如电焊、气焊、氧气焰切割金属及用电弧炼钢等；

（3）使用或修理紫外线太阳灯、紫外线消

毒灯;

（4）工作中使用炭弧灯或水银灯等光源（如用炭弧灯摄影制版，用水银灯摄制影片等）;

（5）工作中使用高压电流，有强烈电火花发生;

（6）在空气稀薄的高海拔地区，以及冰雪、沙漠、海洋等处作业，受其表面反射的太阳光紫外线辐射。

【致病机制】

机体组织的核酸和蛋白质有很强的吸收紫外线能力，此点已为大家公认，并认为角膜上皮细胞损害系由于组织中存在的这些物质对光的吸收转变的作用结果。实验研究证明，紫外线对眼的损害主要与短波（远）紫外线辐射有关，当波长在 290 nm 时，其 98% 可为角膜所吸收；灵长类动物和人类紫外线结角膜炎的最大效应波长是 270 nm（也有认为是 288 nm）。当角膜上皮受到大量紫外线辐射并为角膜所吸收时，紫外线可作用于上皮细胞的水分子，使之解离，产生大量自由基；自由基通过攻击 DNA 碱基和 DNA 双链结构，造成 DNA 不可复性损伤，抑或通过抑制抗氧化酶，引发脂质过氧化反应，改变细胞膜等膜结构的通透性，甚至使之发生崩解；也有人认为自由基可使角膜上皮的 Na^+-K^+-ATP 酶失活，导致细胞代谢障碍，最终导致角膜上皮蛋白质变性和凝固，引起上皮细胞死亡并脱落。

【临床表现】

该病病程大致分为如下几期:

1. 潜伏期　一般为 6～8 小时，最短者 0.5 小时，最长不超过 24 小时，且随接触或曝光的剂量而异，曝光剂量愈大潜伏期愈短，曝光剂量愈小潜伏期愈长。角膜损伤的程度则与曝光时间成正比，而与光源的距离平方成反比，并与发射光源中紫外线能量的强弱有关；而这种能量的强度与电流、电压、焊条焊件的金属成分、焊药的成分及电弧的长短等都有关系，还与眼部受到紫外线辐射投射角度有关。多在夜间或次日凌晨发病。

2. 角膜上皮水肿期　为遭受紫外线辐射后的早期表现，有轻度眼部不适，如眼干、眼胀、异物感及灼热感等，眼部检查见睑裂部球结膜轻度充血，角膜上皮轻度水肿，裂隙灯下显示为圆形颗粒状"水泡"，组合成均匀一致的嵌镶图案。组织病理学所见为上皮细胞胞质变宽，细胞间隙加大，实质浅层轻度水肿，纤维间呈现空隙。此时荧光素染色检查为阴性。

3. 角膜上皮脱落期　上述表现进一步加重，并出现剧痛、畏光、流泪、眼睑痉挛；上下眼睑及相邻面部皮肤潮红，结膜充血或伴有球结膜水肿。眼部检查示有角膜上皮脱落，荧光素染色阳性，放大镜或裂隙灯下呈细点状或尘埃样着色点或有大小不等的、相互融合的片状染色等典型表现，以睑裂部表现最重。组织病理学检查，见有角膜上皮表层细胞脱落，上皮层变薄，残留的基底细胞肿胀、细胞核碎裂、细胞核部分消失、胞质染色深浅不一，也可见散在的全层上皮细胞脱落区。

4. 恢复期　一般出现于发病或医疗处置后 24～48 小时，大部分患者临床表现明显减轻或消退，角膜上皮缺损基本修复。实验研究表明，角膜上皮平均修复时间一般为 26 小时（最短为 14 小时，最长者 50 小时），重者角膜上皮完全修复需 2～7 天（平均为 4 天）；组织病理学检查，上皮脱落处可见细胞增殖，层次加多，起初上皮层厚薄不匀，以后逐渐变平，细胞排列不整齐，有增殖细胞突入实质浅层。

【诊断与鉴别诊断】

1. 诊断　国家已颁布《职业性急性电光性眼炎（紫外线角膜结膜炎）诊断标准》（GBZ 9），可供本病诊断处理之依据。诊断要点如下:

（1）具有确切的紫外线职业接触史;

（2）出现典型的临床表现;

（3）必要时应进行现场职业卫生学调查，了解劳动者作业环境、作业方式、劳动保护状况，以及个人防护用品的佩戴情况;

（4）评估和判断劳动者受到紫外线辐照的剂量大小。

我国规定工作场所紫外辐射 8 小时职业接触限值标准为：中波紫外线（280 nm ≤ λ

< 315 nm）辐照度（μW/cm²）为 0.26，照射量（mJ/cm²）为 3.7；短波紫外线（100 nm ≤ λ < 280 nm）的辐照度为 0.13，照射量为 1.8；电焊弧光辐照度为 0.24，照射量为 3.5。美国国家职业安全卫生研究所（1975 年）提出的紫外线辐射暴露标准是：

（1）在皮肤和眼部没有防护的条件下，职业暴露于 320～400 nm 的近紫外线光谱区域时，在暴露时间超过 10³ 秒（约 16 分钟）时，不得超过 1 mW/cm² 或 10 W/m²，当暴露时间不超过 10³ 秒时，其暴露量不得超过 1 J/cm² 或 10 000 J/m²。

（2）在皮肤和眼部没有防护的条件下，职业暴露于 200～315 nm 时，在 8 小时内不得超过如下所规定的值（表 7-4-1）。

表 7-4-1　波长的相对光谱效应

波长（nm）	阈值（mJ/cm²）	相对光谱效应
200	100	0.03
210	40	0.075
220	25	0.12
230	16	0.19
240	10	0.30
250	7.0	0.43
254	6.0	0.50
260	4.6	0.65
270	3.0	1.0
280	3.4	0.88
290	4.7	0.64
300	10	0.30
305	50	0.06
310	200	0.015
315	1000	0.003

（3）在下列时间内不得超过所规定的允许暴露值（表 7-4-2）。

注：这一标准仅适用于弧光、气体、蒸气排放、荧光和白炽光源的辐射，不适用于紫外激光或日光辐射。

2. 鉴别诊断　主要需与下列疾病鉴别：

（1）急性结膜炎和角膜结膜炎：三种眼病都可有角膜点状上皮脱落，荧光素染色阳性，但电光性眼炎在荧光素染色下所见角膜上皮脱落主要密集于睑裂部，而急性结膜炎和角膜结膜炎所见上皮脱落相对较少，且稀疏分散。

表 7-4-2　紫外线允许接触量

暴露时间（每天）	有效辐射（W/mm²）
8 小时	1.0
4 小时	2.0
2 小时	4.0
1 小时	8.0
30 分钟	17.0
15 分钟	33.0
10 分钟	50.0
5 分钟	100.0
1 分钟	500.0
30 秒	1000.0

（2）其他化学性结膜角膜炎：如暴露于各种化学液体、烟雾、蒸气、粉尘等所致的角膜上皮脱落，这种上皮脱落形态特点有相似之处，主要根据职业接触史加以鉴别、判断。

【治疗】

1. 暂时脱离紫外线作业。

2. 急性发作期，可采取局部冷敷，戴暗色眼镜，局部用麻醉剂（如丁卡因）、血管收缩剂（如肾上腺素等）止痛，防止感染等治疗，而后辅以促进角膜上皮修复治疗。

【预防】

预防原则可参阅本书总论有关内容。本病预防的关键是接触或操作可产生紫外线的设备、器械或用具时，应尽量避免直接暴露于紫外线中；如需进行较长时间操作，应佩戴可防紫外线辐射的眼镜，穿戴面罩、长衣长裤及手套。

（周安寿）

思考题

1. 什么是电光性眼炎？简述其接触机会及发病机制。

2. 试总结电光性眼炎的临床特点及处理原则。

推荐阅读的参考文献

1. 周安寿主编. 其他职业病及诊断鉴定管理. 北京：化学工业出版社，2010.

2．张玮．电光性眼炎 70 例临床分析．眼外伤职业眼病杂志，2002，24（4）：456-457．

3．王学锋，王昭昭．群体电光性眼炎 61 例的临床治疗与预防体会．中医药导报，2008，14（5）：61-62．

（二）激光所致眼损伤

【理化特性】

激光（laser）是一种波长范围从紫外至远红外的相干电磁辐射能量，是在物质的原子、分子体系内，通过受激辐射使光放大而形成的一种新型光，其物理学特点为单色性、方向性和相干性，即激光可在不同波长段工作，且大部分都是单色光。在激光装置中，由增压光源泵将同一原子或分子趋向激发能状态，这时光子可刺激处于激发态的原子或分子射出同样能量（波长）的第二光子，并和第一光子以同相位（相干的）和同方向运行，从而产生非常准直的光辐射束。

【接触机会】

激光产生于 20 世纪 60 年代，在工农业生产、医疗、军事、办公设备及日常生活等各个领域得到了广泛应用。在光导纤维通讯系统、光碟机等设备中，激光辐射能量是封闭在系统内部的，对使用者无危险。但工业生产常利用激光加工技术对工业原材料进行切割、打孔、打标、热处理、快速成型、焊接等；农业也广泛用于蔬菜、水果等的照射，以提高产量；医学领域则广泛用于眼科、口腔科等疾病的治疗、充填物的聚合切割等，尤其是在美容医学中，经常应用激光治疗各种血管性皮肤病、色素沉着以及除皱等，这些激光装置发射的能量是向外的，因而可能对操作或使用者构成潜在危害。

激光武器更是一种利用定向发射的激光束直接毁伤目标或使之失效的定向能武器，其中，能使人永久性失明的称激光致盲武器，能使人暂时性失明的称为激光眩目武器。

【致病机制】

激光辐射所致眼损伤机制，随波长而异，也与脉冲宽度有关，因其生物学效应与其波长、强度和生物组织受照部位对激光的反射、吸收及热传导特性等因素有关。通常认为激光的生物学效应主要为热效应、冲击波效应（或压力效应）、电磁波效应以及光化效应等。

1．热效应　其损伤程度是由曝光时间、激光波长、能量密度、曝光面积，以及组织类型决定的。生物组织吸收可见光和红外光波谱区的长脉冲及连续波激光辐照后，可使组织温度升高，当温度超过 45℃ 并持续超过 1 分钟时，就会引起组织细胞蛋白质变性，造成组织凝固坏死，其影响范围较局限，受损组织界限清晰。

2．冲击波效应　常和热效应同时存在。受聚焦激光束照射的机体组织，其组织聚焦点上的能量在短时间内转换成热能，由于温度在极短时间内急剧上升，瞬间释放出来的热来不及通过热传导和对流等扩散时，则产生热膨胀，进而产生冲击波，并向组织扩散，引起组织破坏，其破坏程度可波及远离受照区的部位。

3．其他效应　激光功率密度达到 10 兆瓦／厘米时，即可引起受照机体组织的电磁效应，诱发组织的离子化，从而使组织遭受损伤。激光对机体组织的致伤作用，通常是多种效应同时起作用，只是由于激光器输出激光功率大小、对组织辐照时间等不同，对组织产生的各种生物学效应所占比重也有所差异，如氩离子激光及二氧化碳激光的主要生物学作用为热效应，而脉冲时程短、功率高的巨脉冲激光，对机体组织的主要生物学作用则是冲击波效应和电磁波效应。

【临床表现】

眼是一个外露的光学器官，对各种光刺激非常敏感，它是人体唯一允许 400～1400 nm 各种光线进入的器官。其屈光介质角膜、房水、晶状体、玻璃体均为有一定曲率半径的透镜，共同构成眼的屈光系统；激光经眼的屈光系统聚焦后，可使到达视网膜上的激光辐照量（或辐照度）较之角膜入射量提高约 10^5 倍，加之眼组织具有丰富的血管和色素，故使极低剂量的激光辐射亦可能造成眼的损伤，损伤程度与激光强度、波长、发射方式、照射时间等多种因素有关。

1. 角膜损伤　造成角膜损伤的激光谱主要是紫外波段激光及中红外和远红外波段激光，其意外所致角膜损伤主要为凝固性灼伤。有试验研究表明，CO_2 激光不仅可引起角膜凝固、炭化、气化，甚至可造成角膜穿孔。流行病学调查表明，在长期受漫反射和弱散射激光照射的人员或长期接触激光的职业人群中，眼科检查可见结膜充血、角膜点状着色改变，眼部不适症状类似电光性眼炎。

2. 晶状体损伤　实验研究表明，CO_2 激光不仅可引起角膜损伤，也可引起晶状体灼伤，用脉冲波长为 1.3 μ，能量为 29.5 J 的红宝石激光，不聚焦地照射缩瞳后兔眼虹膜，2 个月后检查发现，晶状体前后囊及皮质混浊。职业流行病学调查表明，长期从事激光器研制、生产、使用和维修的人员，其晶状体混浊发生率显著高于对照组。

3. 视网膜损伤　可见激光及近红外激光主要损伤视网膜。早在 1964 年，国外即有报道脉冲红宝石激光致视网膜黄斑区灼伤的案例。1989 年，徐碣敏对 48 例激光损伤病例进一步分析表明，视网膜损伤中以黄斑区灼伤为主，占 84.5%；60.4% 的病例为 1.06 μm 波长激光所致。激光辐射所致视网膜损伤，轻者表现为视网膜灰白凝固水肿斑，病理组织学表现主要为视网膜下渗出；重者可见视网膜出现圆形或"菊花"形出血斑（也可表现为圆形灰白色凝固斑中央点状出血或周围有环形出血），甚至出现视网膜爆裂，眼底有团块状出血及玻璃体内出血。还有报道巨脉冲激光照射引起视网膜裂孔者，其特点是照射后早期凝固区中可见暗红色斑块，往往误认为是单纯视网膜出血，而于 1 周左右出血吸收后方显露出破口；这种裂孔周边多伴有水肿渗出，且持续较长时间。视网膜损伤尤其是黄斑部灼伤或出血者，其程度越重，中心视力下降也越明显。姜严明则发现，在低功率和低能量密度的弥散性 532 nm 激光作用下，以每日照射 2 次、每次连续照射 1 小时的频率连续照射 2 周，肉眼观察未见到视网膜损伤，但视网膜电流图检查显示：随照射时间的增加，

暗适应视杆细胞反应 b 波振幅明显降低，最大混合反应 a、b 波潜伏期延长，振幅降低，明适应视锥细胞反应 a、b 波振幅明显降低。电镜超微结构观察显示，随着照射时间的延长，外节膜盘结构紊乱，且有分解、碎裂及空泡变；内节线粒体肿胀呈球形变；外核层细胞核排列紊乱，核膜皱缩，核染色质固缩凝聚、溶解、空泡变，出现凋亡小体。

【诊断与鉴别诊断】

1. 诊断　我国已颁布《职业性激光所致眼（角膜、晶状体、视网膜）损伤的诊断》（GBZ 288-2017）。诊断要点如下：

（1）有明确接触较大剂量激光职业史，工作中因事故或意外接触激光（直射、反射或散射入眼），且激光波长和接触时间相应的照射量或辐照度超过《工作场所有害因素职业接触限值　第 2 部分：物理因素》（GBZ 2.2）规定的眼直视激光束的职业接触限值，或有激光所致眼损伤的职业流行病学资料支持。

（2）以眼（角膜、晶状体、视网膜）损伤为主要临床表现，参考工作场所辐射强度的测量和调查资料，综合分析，排除其他原因所引起的类似眼部疾病，方可诊断。

（3）确认所受辐射的激光发射装置（设备）安全级别。国际上通常将其分为四级：

1 级为安全激光，在正常操作下被认为是没有危害的，甚至输出激光由光学采集系统聚焦到人眼瞳孔也不会产生伤害，常见于激光影碟机及常用扫描仪；

2 级为低功率可见激光，或称"低危害"激光，是指在 0.25 s 内输出能量在 1 mW 以下的激光束，只有长时间注视光源才可能造成伤害，激光教鞭及激光瞄准具则属于此类；

3 级为中功率激光，是指眨眼反应（通常为 0.25 s）不足以保护对人眼产生的伤害，正常使用时不会对皮肤产生伤害，并且无漫反射危害反应；3 级激光又分 3a 级和 3b 级，许多研究用激光、理疗激光、眼科用激光，以及军用激光测距仪等属于此类；

4 级为大功率激光和激光系统，是指能灼伤

皮肤和能弥散反射的激光，所有的外科激光装置及工业用焊接、切割激光装置均属4级（密封设计除外），但无论3级或4级激光，只要其工作方式为密封设计均可视为1级激光。

（4）确认接触方式以及所接触激光光谱范围或波长，了解工作场所职业防护设施及劳动者个人防护用品配备及使用情况，推导其对眼组织的可能伤害及主要伤害部位。

（5）评估眼睛受到激光照射的剂量和暴露时间；我国已颁布各类激光标准80余项，激光辐射职业接触限值包括8小时眼直视激光束的职业接触限值和8小时激光照射皮肤的职业接触限值 [参见国家职业卫生标准《工作场所有害因素职业接触限值 第2部分：物理因素》（GBZ 2.2）]；国际劳工组织（ILO）在《职业卫生与安全百科全书》中列出了几种典型激光的职业接触限值（表7-4-3）。不同波长的激光对视网膜的伤害阈值不同，一般认为500～550 nm的激光对视网膜的伤害阈值最低，即造成的视网膜损伤最为严重。视网膜黄斑区的伤害阈值较黄斑外区域为低，因此，黄斑区对激光辐射最为敏感。不同暴露时间的激光，视网膜伤害阈值也不同。暴露时间100～400 ms有一个临界点，大于这个临界点时，视网膜伤害阈值随视网膜视像（它与光斑大小成比例）的扩大而有缩小的趋势，但大体上趋于一个常数，而短于或小于这个临界点时，其视网膜伤害阈值随暴露时间的缩短而增大。这个临界点乃是视网膜的热平衡点。当暴露时间小于这个临界点时，其阈值强度的激光在视网膜上热作用具有积累效应。

在眼部疾病诊断的基础上，综合分析以上要点，并做好与类似疾病的鉴别诊断后，方可做出诊断。

2．鉴别诊断 主要注意与以下鉴别：

（1）角膜损害：应注意与一般活动性角膜疾病如病毒性角膜炎、化学性结膜角膜炎以及电光性眼炎等的鉴别。

（2）晶状体混浊：应注意混浊的部位、特征、色泽等改变，以与先天性、发育性、代谢

性等白内障鉴别。

（3）视网膜出血、黄斑灼伤改变：应注意与视网膜血管性疾病所致出血性改变等进行鉴别。

表7-4-3 常用激光暴露限值标准

激光种类	主波长（nm）	暴露限值
氟化氩	193	3.0 mJ/cm² （超过8 h）
氯化氙	308	40 mJ/cm² （超过8 h）
氩离子	488，514.5	3.2 mW/cm² （0.1 s）
气化铜	510，578	2.5 mW/cm² （0.25 s）
氦-氖	632.8	1.8 mW/cm² （10 s）
气化金	628	1 mW/cm² （10 s）
氪离子	588，647	1 mW/cm² （10 s）
钕铝石榴石	1064	5.0 µJ/cm² （1 ns至50 µs）
	1334	< 1 ns时无MPE 5 mW/cm² （10 s）
二氧化碳	10～6 µm	100 mW/cm² （10 s）
一氧化碳	≈ 5 µm	8 h，有限区域，其余的身体部分为10 mW/cm² （10 s以上）

【治疗】

本病无特殊治疗，主要根据眼组织损伤部位、损伤程度进行对症处理。如：

1．角膜损伤，可给予抗菌、消炎、促进角膜上皮修复等药物。

2．晶状体损伤视功能未受影响者，可暂不做处理，给予医学观察。

3．视网膜损伤者，可给予促进出血和渗出水肿等的吸收，增加组织营养（如使用维生素、能量制剂、血管扩张类药物等），也可考虑给予神经营养因子、神经生长因子类药物等。

【预防】

预防原则可参阅本书总论有关内容。本病预防的关键有如下几点：

1．加强防护知识宣教，使操作人员充分掌握激光的防护知识。

2．无论使用何种激光装置，应避免直接注视激光发射孔。

3．可产生激光的设备、器械或用具（尤其是产生3、4级激光的装置），应做好有效屏蔽，非医学专用激光装置应避免直接照射人体。

（周安寿）

思考题

　　1．什么是激光？简述其接触机会及致病机制。

　　2．总结激光所致眼损伤的临床表现及诊断要点。

推荐阅读的参考文献

1．徐碣敏．激光眼损伤效应研究评述及损伤病例分析．激光与红外，1989，19（1）：5-8．

2．刘海峰．激光眼损伤研究．激光杂志，2003，24（5）：87-88．

3．陈晓艺，陈少杰．激光对眼睛的危害性．福光技术，2005，27：29-31．

4．仝泽峰，张镇西．激光危害与安全标准．激光生物学报，2004，13（3）：198-201．

5．晏程，王海兰，江嘉欣，等．激光致眼损伤机制研究进展．中国职业医学，2015，42（1）：85-87．

二、全身影响

　　高频电磁场是频率从 100 kHz 到 300 MHz 的电磁波所产生的物理场，这些电磁波的强度可以分为三大类：

　　（1）高频电磁波：即中波和短波，波长 10 ～ 3000 m，频率 10^5 ～ $3×10^7$ Hz。

　　（2）超高频电磁波：即短波，波长 1 ～ 10 米，频率 $3×10^7$ ～ $3×10^8$ Hz。

　　（3）特高频电磁波：即微波，为波长 1 ～ < 0.001 m、频率 0.3 GHz ～ 300 GHz 的电磁波，它们属于非电离辐射中的射频辐射，亦即无线电波。

　　高频电磁波磁场对人体有一定健康危害，距离磁场越近，危害越大。

【理化性质】

　　电场和磁场的交互变化产生电磁波，它以波动的形式向周围空间发射传播；我国的民用交流电频率为 50Hz，亦可使导线周围产生电场和磁场，属高频电磁场。电磁波的频率和波长呈反比；波的穿透能力取决于频率，随着频率增加，波长变短，穿透深度降低；只有被组织吸收的电磁波才能发生生物效应。

　　高频电磁场与微波统称为射频辐射（frequency radiation）或称射频电磁辐射。射频辐射是指人体能吸收的电磁辐射波波谱中的一部分，包括长波、中波、短波、超短波和微波，其对环境的物理污染看不见、摸不着、听不见，又无任何气味，但却无处不在，因此，对人们的危害不易引起注意和重视。微波的频率高、波长短，其生物学效应要强于高频电磁场，通常其生物学活性随波长的减小和频率的增高而递增，即微波＞超短波＞短波＞中长波。

【接触机会】

　　1．高频感应加热　如高频热处理、焊接、冶炼，半导体材料加工如区域熔炼、外延、淬火等；食品工业用的高频炉使用的频率在 300 kHz ～ 3 MHz。

　　2．高频介质加热　如塑料热合、高频胶合，木材与电木粉加热，粮食干燥与种子处理，纸张、布匹、皮革、棉纱及木材烘干，橡胶硫化等，使用频率在 10 ～ 100 MHz。

　　3．微波　如雷达导航、探测、通信、电视、核物理研究等。微波加热的应用发展很快，用于木材、纸张、药材、皮革的干燥，以及食品加工、医学上的理疗、移动电话等。

【发病机制】

　　1．高频电磁场的热效应（thermal effect）机体组织接受一定强度的射频辐射，达到一定的时间，会使照射局部或全身的体温升高，引起生理、病理效应，称为高频电磁场的热效应。如果人体内积聚的电磁波功率太大，热调节系统承受不了时，导致体温失控上升，而引起高温生理反应，如酸中毒、过度换气、出汗、抽搐等，神经衰弱、白细胞计数不稳定、血流动力学失调、消化功能紊乱等；严重者可引起眼晶状体白内障、阳痿、月经失调等，主要见于微波辐射。

　　2．高频电磁场非热效应（nonthermal

effect）　在实际工作中并未发现人体处于射频辐射场中有体温升高的现象，也未测定出人体局部温度的上升，但患者常有主观诉述，有时也能见到一些客观体征，人们把这种不足以引起人体产热，但诱发生物物理或生物化学变化的现象，称为非热效应，其机制迄今仍未清楚，有人认为可能与高频电磁场对神经 - 内分泌系统或细胞生物膜的直接作用有关。

3. 累积效应　非热效应和热效应作用于人体后，对人体的伤害未来得及自我修复之前再次受到电磁波辐射，其伤害程度会发生累积，久之会成为持续的病态。

实践证明，电磁场的频率不同，伤害的程度也不同，影响伤害程度的因素主要有：

（1）电磁场强度愈高，伤害愈重；

（2）在其他参数相同情况下，脉冲波比连续波对人体的伤害更为严重；

（3）电磁波连续辐射时间越长、辐射过程中间歇时间越短、累计辐射时间越长，对人体的伤害越重；

（4）距辐射源愈近，伤害程度越大；

（5）人体被辐射面积愈大伤害愈重，血管分布较少部位造成伤害越大；

（6）环境温度或湿度越高，伤害越重；

（7）女性伤害程度较男性为重，儿童较成人重。

【临床表现】

射频辐射作用于人体后引起的主要表现有：

1. 神经系统　主要为全身无力、易疲劳、头晕、头痛、心悸、睡眠不佳、多梦、记忆力减退、纳呆、脱发和肢体酸痛等，常伴有自主神经系统功能失调表现，如手足多汗、手指颤动等。高频电磁场还可引起脑血流图改变，如波幅弹性指数下降、两侧波幅不对称，微波接触者脑电图尚有慢波显著增加。

2. 心血管系统　主要为明显心悸、胸闷或心前区疼痛感，血压波动或偏低，还可有窦性心动过速或过缓、窦性心律不齐、房性或室性期前收缩，以及心肌缺血改变。

3. 血液系统　可见白细胞下降，少数人可伴血小板减少；脱离接触一段时间后，外周血象变化多可恢复正常。

4. 生殖 - 内分泌系统　女性的内分泌和生殖机能均受影响，可引起月经周期紊乱、孕妇流产和基因缺陷；对胎儿也有影响，怀孕头 3 个月胎儿所受到的危害比妊娠中晚期大得多。睾丸局部受微波照射后，可出现精子存活数减少、活动能力下降，表现为暂时性不育，但脱离接触后数月，多可得到明显恢复；少部分男性尚可有性功能减退

5. 眼睛的影响　高频电磁场不会引起视力下降，但长期接触微波可使晶体发生水肿、浑浊，并发展成白内障，甚至导致失明。

6. 免疫和遗传方面的影响　微波会抑制抗体生成，使机体免疫功能下降；它还会破坏含有遗传信息的生物分子脱氧核糖核酸（DNA），破坏染色体结构，增加小儿出生后癌症的发病率；长期处于强电磁波作用下，儿童的癌症发病率比低电磁波环境的儿童高 2 ~ 5 倍，包括白血病、淋巴瘤、脑肿瘤等。

【诊断及鉴别诊断】

高频电磁场与微波对人体健康影响的研究尚不多，尚无法做出可靠、规范的临床诊断，我国亦未制定出统一或法定的诊断标准，目前主要根据职业史，结合临床特点及现场调查资料，综合分析进行诊断。诊断时应注意：

（1）必须有明确的职业接触史；

（2）接触者有群体发病倾向，发病者有相似的临床表现，脱离接触后，症状有所减轻；

（3）有完整的就业前体检资料及从事该职业后的动态体检观察资料；

（4）高频设备的屏蔽以及个人防护设施不完善。

此外，应注意与非职业因素所致的类神经症、白内障或晶体浑浊、性功能障碍等相鉴别。

【治疗】

本病无特殊治疗，一般对症处理即可收到良好效果，尤其是脱离接触的效果更为明显；如症状好转较慢，给予一定时间的休假后，绝

大多数症状或体征可以减轻或消失，但高强度、长时间高频电磁场作用下引起的症状有时也可迁延较久。

【预防】

目前我国尚未颁布射频辐射的最高允许照射强度的标准。

1. 高频电磁场防护　主要为坚持屏蔽、远距离和限时操作三原则。

（1）屏蔽场源：在不妨碍操作和符合工艺要求的基础上，屏蔽场源的效果最好。对高频感应加热，采取屏蔽高频输出变压器措施；高频真空排气，则使操作位远离馈电线，并尽量要求缩短馈电线长度；场源的屏蔽材料多用铜、铝为佳。无导电性能的材料对场源无屏蔽作用。屏蔽体要有接地装置。

（2）远距离和限时操作：如果操作岗位距场源较远就不一定要求屏蔽；对难以屏蔽的场源可采用自动或半自动操作，以远离场源。此外，限制工人操作时间，适当增加休息次数。

（3）减少工作场所带金属外壳的设备和金属部件：不要用金属材料做工作桌椅等，防止形成二次辐射源。

（4）合理的车间布局：高频加热车间要求车间宽敞，各高频机之间需要有一定距离，应使场源尽可能远离操作岗位和休息地点；一机多用时，更应考虑场源与操作位置的合理布局。

2. 微波的防护　主要有如下几点：

（1）正确使用各种微波设备，控制辐射源，降低辐射功率，防止或减少微波的直接辐射及泄漏。

（2）屏蔽辐射源：包括金属屏蔽和吸收屏蔽。

（3）距离隔离：微波在空间传播其功率密度的衰减与距离平方成反比。所以保持一定距离即可有效地减少辐射程度。

（4）加强个人防护：微波作业者应使用防护眼镜、头盔，穿戴含金属丝的防微波专用服等。

3. 医疗预防措施

（1）实行就业前体检，筛除职业禁忌证如神经衰弱、血液疾患、心血管疾患、晶状体疾病等。

（2）定期对作业人员进行健康检查，发现异常及时调离。

（3）加强作业人员健康教育和安全防护培训。

（吴　萍）

思考题

1. 什么是射频电磁辐射？简述其接触机会和致病机制。

2. 总结人体接触射频辐射后主要引起哪些表现？如何治疗？

3. 射频辐射危害的主要防护措施有哪些。

推荐阅读的参考文献

1. 刘赟，翁恩琪．极低频电磁场对健康影响的流行病学调查及人体测试研究进展．上海环境科学，2003，（6）：430-434．

2. 张萍萍，尹若春，吴丽芳，等．静态和极低频电磁场非热生物效应的研究动态．生物医学工程学杂志，2007，24（6）：1411-1415．

3. 郭庶，彭晓武，刘芸，等．低频电磁场和射频电磁辐射对人体健康影响的研究进展．环境与健康杂志，2011，28（5）：463-466．

4. 杜乐，丁桂荣，郭国祯．射频电磁辐射对雄性生殖系统影响的研究进展．环境与健康杂志，2014，31（8）：734-737．

第五节　高原病

一、概述

高原病（high altitude disease）指在海拔2500m以上的高原环境中，由于对缺氧适应不全引起的一组疾病，主要表现为中枢神经系统、呼吸系统、循环系统和造血系统损伤。高原病亦称"高原适应不全症（high altitude maladjustment）"或"高山病（mountain disease）"，通常可分为两大类：

（1）急性高原病：指人群从平原快速进抵高海拔地区所出现的一系列非特异性临床表现，轻者出现头痛、头晕、恶心、呕吐、疲乏、失眠等不适，重者发生威胁生命的高原肺水肿乃至高原脑水肿。

（2）慢性高原病：指在高原生活较长时间后仍然习服失败（failure of acclimatization，指移居人群）或丧失适应（loss of adaptation，指世居人群）而出现的临床综合征，主要包括红细胞增多、肺动脉高压及低氧血症。

二、接触机会

我国的四大高原地区（青藏高原、内蒙古高原、云贵高原及黄土高原）在全世界居住人口最多，其中生活在海拔4600～4900m以上的世居人群接近6000万人。随着高原地区经济开发和国防建设的发展，进入高原的人群日益增多，包括各类建设人员、边防战士，以及世居高原者登上海拔更高的地区时均可发病；近年来，高山旅游、科学考察、探险和登山活动日趋活跃，高原病的发生率有逐渐增高趋势。因此，深入理解高原病发病机制及其防治对保护人民健康、提高生命质量和劳动能力均具有重要的意义。

三、发病机制

（一）机体对高原低氧的习服与适应

相对于平原而言，高原环境有多种特殊因素如低氧、低温、低湿、强紫外线辐射及气候多变等，其中低氧是产生高原损伤的关键因素。长期生活在高原的人，可逐渐适应高原这种特殊的自然条件，其生理基础在于机体机能已发生相应的改变（主要是呼吸和循环系统的变化）。在高原地区，由于大气中氧分压降低，大气与肺泡中氧分压差值减小，而且海拔高度越高，这种差值减小越明显；大气与肺泡中氧分压差值减小，可直接影响肺泡气体交换，表现为血红蛋白结合氧量减少，向组织内释氧功能亦发生障碍。

人们初登高原或高原人群进入海拔更高的地区时，低氧可通过外周化学感受器（主要为颈动脉体）刺激呼吸中枢引起通气量增加，使机体吸入更多的氧气进行代偿，此过程也是人体对高原低氧的适应过程，这种适应过程需经1～3个月，可逐渐过渡到稳定适应，称为"高原习服（altitude accliamtization）"；但如果适应过程失败，则会发生急性或慢性高原病。海拔2500m以内，绝大多数人能较快适应；海拔4200～5300m之间，仅部分人能适应，且需较长时间；5300m左右为人类适应的临界高度，极易发生缺氧反应。除高原的海拔高度以外，进抵高原的速度、从事的劳动强度均能影响高原反应的程度；此外，精神紧张、疲劳、营养不良、低温、感染、生活习惯和个体差异等也对高原习服有较大的影响。

（二）高原脑水肿

高原脑水肿（high altitude cerebral edema）是以脑水肿、意识障碍为特征的急性高原反应。研究显示，高原脑水肿主要是一种"血管源性水肿（vasogenic edema）"：高原低氧能引起脑微血管广泛损伤及血脑屏障破坏、通透性增加，引起液体渗漏及脑水肿形成，主要为机械因素与化学因素共同作用的后果。机械因素主要是脑毛细血管高压，其主要由大脑自动调节功能受损引起，脑静脉回流受阻参与其中。在高原地区，大脑自动调节功能受损情况十分严重，有报道指出，去甲肾上腺素可导致血脑屏障通透性增强，而低氧可引起去甲肾上腺素分泌增加、交感神经反应性增强，故更易引起血脑屏障渗漏。化学因素主要是一些能影响通透性的化学介质，如弛缓激酶、组胺、花生四烯酸、活性氧类、一氧化氮等，其中因低氧而大量生成的活性氧类更可通过脂质过氧化反应，造成细胞膜结构损伤，加剧细胞性和血管性水肿。近年来发现，血管内皮生长因子（VEGF）也是引起脑血管通透性增强的因子，而高原缺氧可引起脑内 VEGF 含量升高，其可通过干扰脑血管内皮细胞间紧密连接结构功能蛋白的表达，造成脑血管内皮通透性增加。

另外，高原缺氧引起脑细胞能量代谢障碍也可导致"细胞性脑水肿（cellular cerebral edema）"，成为高原脑水肿的又一重要机制。

（三）高原肺水肿

高原肺水肿（high altitude pulmonary edema）是急性缺氧引起的以肺动脉高压、毛细血管通透性增强、肺循环液体漏至肺间质和肺泡为特征的一种急性高原反应。其发生机制是：

（1）急性缺氧引起肺小动脉痉挛，肺动脉阻力增加，造成肺动脉压急剧升高，肺毛细血管网平均压力升高，导致血管上皮损伤、通透性增加、血浆渗出，最终形成肺水肿。

（2）缺氧可刺激 VEGF 的表达，其具有促内皮细胞分裂的作用，故可诱导血管通透性增高。

（3）缺氧时肺血管内皮功能障碍，使内源性 NO 合成和释放减少，也是肺动脉高压形成的重要原因。

（四）红细胞增多症

红细胞增多症（erythrocytosis）是造血系统对高原缺氧的一种慢性病理性反应。高原低氧可刺激骨髓红细胞生成，通过增加对组织的供氧来补偿高原环境中的缺氧；大多数人移居平原后不久，其红细胞可逐渐恢复正常，但少数人仍继续保持红细胞和血红蛋白增高状态，则称为"高原红细胞增多症（high altitude polycythemia）"。其发病机制主要为：

（1）缺氧可使低氧诱导因子 1（hypoxia-inducible factor-1，HIF-1）活化，HIF-1 是一个转录因子，激活后增加促红细胞生成素表达，同时参与协调血管形成、红细胞生成、新陈代谢、细胞增殖和分化等病理生理过程。

（2）长期低氧使外周化学感受器对缺氧敏感性降低，肺通气量下降，导致骨髓造血功能增强。

（五）心脏病

高原心脏病（high altitude heart disease）是长期缺氧直接或间接累及心脏而引起的心脏损伤，是心脏发生的一种慢性病理性高原反应，主要诱因是缺氧。慢性缺氧可引起去甲肾上腺素分泌增加、交感神经反应性增强、肺小动脉收缩，其与红细胞增多、血液黏滞度增加等因素协同作用，共同导致肺动脉高压、右心室后负荷加重和生理性肥大。肺动脉高压持续存在，可使右心室生理性肥大转化为病理性肥大，最终可导致心功能衰竭。

四、临床表现

发生于初登高原时，特别是登高过程中和登上高原最初几天内的高原病，称为"急性高原病（acute high altitude disease）"；当机体逐渐适应后，即不再发生上述急性高原病，可正常生活工作于高原地区，但少数人由于代偿失败，仍可发展为具有器质性病变的"慢性高原病（chronic high altitude disease）"。

（一）急性高原病

主要有如下几种临床类型：

1. 急性高原反应（acute high altitude response）平原地区居民快速进抵高原，或高原居民进入海拔更高的地区，或高原居民在平原生活一段时间后重返高原时均可发生急性高原反应。其多在到达高原数小时或数日内发生，主要症状为头晕、头痛、眼花、眩晕、恶心、呕吐、心悸、胸闷、气短、腹胀、腹泻、乏力、失眠，有些可出现口唇和甲床发绀，及手、足和颜面水肿、麻木等。上述现象经过 1～2 日休息之后通常可自愈；严重病例可发展为高原肺水肿或高原脑水肿。

2．高原肺水肿　高原肺水肿是一种致命的严重急性高原病，多发生在快速进入 3000 m 以上地区时，寒冷、呼吸道感染、过量饮酒、过度疲劳、精神紧张、重症急性高原反应等，均为重要的诱发因素。高原肺水肿常见于 25 岁以下男性，通常在抵达高原后 2～4 天发病，发病率为 0.5%～1.5%。多数患者在进入高原后的第二天夜间出现症状，主要表现为头痛、胸闷、气促、咳嗽、端坐呼吸、咳白色或粉红色泡沫痰，尿少。查体可见口唇、颜面、指甲有不同程度发绀，双肺呼吸音降低，可闻及明显干、湿性罗音；胸部 X 线检查可见双肺野絮状或点片状模糊阴影，在中、下肺野明显。

3．高原脑水肿　高原脑水肿也是一种致命的严重急性高原病，多见于快速进入 4000 m 以上地区者，发病率为 1%～3%，死亡率较高。常于夜间急性发病，过度疲劳、精神过度紧张、呼吸道感染是主要诱因。脑水肿发生前常先有重度高原反应表现，如头痛、头晕、心慌、气短等；随后症状加重，出现以大脑功能障碍为特征的各种表现，如精神委靡、表情淡漠、嗜睡、神志模糊、共济失调、精神错乱、幻听、幻视、言语障碍、定向力障碍、谵妄、昏迷等。小脑共济失调常是疾病的早期体征；少数患者可在起病时情绪激动、剧烈头痛，而后突然昏迷，可伴发抽搐、呕吐、大小便失禁、尿潴留；重者可见呼吸不规则、瞳孔对光反射迟钝、病理反射阳性、视盘水肿和出血等。脑脊液化验检查常正常，脑脊液压力可稍偏高。

除了常见的急性肺水肿、脑水肿以外，重症急性高原病患者普遍存在多器官功能障碍综合征（multiple organ dysfunction syndrome, MODS），按受累频率排序，依次为肺、脑、

心、肾、眼、胃肠等。在海拔 4500 m 以上高原，视网膜出血的发生率可达 30%，常发生在快速攀登的登山队员中；眼底检查可见火焰状出血，如黄斑未受累及，可不影响视力。

（二）慢性高原病

慢性高原病以红细胞过度增加和肺动脉压显著增高为临床特征。其中，居住海拔高度、劳动强度、男性、吸烟等是主要危险因素。

1．高原红细胞增多症　本病多发生于海拔 3000 m 以上地区，当海拔达到 4800 m 时，该病发病率可达 70%。主要表现为头晕、头痛、记忆力减退、疲乏无力、失眠、胸闷、气短、心悸、食欲缺乏、腹胀、腹痛等；体查可见颜面、口唇、手指和脚趾明显发绀，结膜充血，面部毛细血管扩张呈紫色条纹。实验室检查示红细胞增多（女性 RBC $\geqslant 6.5 \times 10^{12}$/L，男性 RBC $\geqslant 8.0 \times 10^{12}$/L），血红蛋白增高（女性 Hb $\geqslant 190$ g/L，男性 Hb $\geqslant 210$ g/L），红细胞压积大多 $\geqslant 65\%$，白细胞总数及分类变化不明显；此外，毛细血管脆性增加，血液黏滞度也明显增大；骨髓检查可见红细胞系统增生活跃，中、晚幼红细胞增生明显。

2．高原心脏病　本病常发生于海拔 3000 m 以上地区，多在由平原移居住高原 6～12 个月后发病。高原心脏病早期症状不明显，常见为头晕、头痛、乏力、心悸、胸闷、气短等；后期症状逐渐加重，静息时也出现心悸、呼吸困难，可伴少尿、肝区胀痛等；体查可见颜面、口唇发绀，眼结膜充血，以及肺动脉第二心音亢进、心界向右扩大等肺动脉高压和右心室增大体征，后期可出现明显发绀、颈静脉怒张、肝大、下肢水肿等右心力衰竭竭体征。胸部 X 线检查可见肺动脉段和圆锥隆突、肺纹理增粗紊乱，右室增大乃至全心增大；心电图可见右室肥厚、不完全性右束支传导阻滞、肺性 P 波等。

五、诊断与鉴别诊断

（一）诊断

我国已颁布《职业性高原病诊断标准》

（GBZ 92），可作为本病诊断处理依据。

1. 急性高原病　诊断原则是：明确的近期进抵高海拔地区病史，具有严重低气压性缺氧、急性呼吸和中枢神经系统损害为主的临床表现，在排除其他原因所引起的类似疾病后，即可诊断。诊断标准将急性高原病分为如下三类：

（1）急性高原反应：指由低海拔进抵高海拔地区数小时到数天内出现头痛、头昏、恶心、呕吐、心悸、胸闷、气短、发绀、乏力、食欲缺乏、睡眠障碍、尿少等表现；经休息或对症处理后，数日内可缓解或消失。本病类似其他职业病诊断中的"接触反应"，目前尚未被纳入我国法定职业病范畴。

（2）高原脑水肿：指急速进抵海拔 4000 m 以上（少数人可在海拔 3000 m 以上）高原地区，出现下列中枢神经系统表现之一者：

1）剧烈头痛、呕吐，可伴不同程度精神症状（如表情淡漠、精神忧郁，或欣快多语、烦躁不安），或有步态蹒跚、共济失调。

2）不同程度意识障碍（嗜睡、朦胧状态、意识混浊、昏迷），可出现脑膜刺激征、椎体束征。

3）眼底检查出现视盘水肿和（或）视网膜渗出、出血。

（3）高原肺水肿：指近期抵达海拔 3000 m 以上高原地区，出现下列表现之一者：

1）静息状态时出现呼吸困难、发绀、咳嗽、咳白色或粉红色泡沫状痰，肺部出现湿性啰音。

2）胸部 X 线检查显示，以肺门为中心向单侧或双侧肺野放射状分布的点片状或云絮状阴影，常呈弥漫性、不规则分布，亦可融合成大片状；心影多正常，可见肺动脉高压及右心增大征象。

2. 慢性高原病　诊断原则是：具有在海拔 2500 m 以上地区工作史，因长期低气压性缺氧发生代偿性红细胞增多、心脏扩大等符合"高原转低条件"的临床表现，转至低海拔地区 1 年后病情仍未改善，高原地区的职业史调查属实，在排除其他病因引起的类似疾病后，即可做出诊断。诊断标准为可疑慢性高原病患者设立

了"高原转低条件"：即从业人员在高原工作期间出现血红蛋白增高（男性 $Hb \geq 210$ g/L，女性 $Hb \geq 190$ g/L）、肺动脉平均压 > 25 mmHg，且持续 3 个月未能改善；或心电图、超声心动图、心脏 X 线检查有一项提示右心增大表现者。慢性高原病的诊断均以患病人员离开高原环境 1 年后的检查结果为确诊依据，主要包括如下两种类型：

（1）高原红细胞增多症：指血红蛋白持续增高，即海拔 2500 m 以上，男性 $Hb \geq 210$ g/L、女性 ≥ 190 g/L，或者海拔 2500 m 以下，男性 $Hb \geq 180$ g/L、女性 ≥ 160 g/L；再按症状、体征严重程度"计分"（表 7-5-1），以确定诊断分级。主要包括 8 项症状和体征，分别是呼吸困难和（或）心悸、睡眠障碍、发绀、静脉扩张、局部感觉异常、头痛、耳鸣、血管栓塞；每一项症状、体征，0 均表示无异常，1、2、3 分别代表该项症状或体征的轻、中、重程度。据此可分为：

1）轻度高原红细胞增多症：累计计分为 3～7 分；

2）中度高原红细胞增多症：累计计分为 8～11 分；

3）重度高原红细胞增多症：累计计分 ≥ 12 分。

（2）高原心脏病：根据病情轻重分为：

1）轻度高原心脏病：指肺动脉平均压 > 20 mmHg 或肺动脉收缩压 > 30 mmHg，且胸部 X 线片、心电图、超声心动图检查有一项以上显示右心增大者。

2）中度高原心脏病：指肺动脉平均压 > 40 mmHg 或肺动脉收缩压 > 60 mmHg，右心增大，活动后乏力、心悸、胸闷、气促、发绀，且伴轻度肝大、下垂性水肿、肺动脉瓣第二心音亢进或分裂等表现。

3）重度高原心脏病：指肺动脉平均压 > 70 mmHg 或肺动脉收缩压 > 90 mmHg，稍活动或静息时即出现心悸、气短、呼吸困难、明显发绀，并伴肝大、下垂性水肿、少尿等表现。

表 7-5-1　高原红细胞增多症计分标准

主要症状和体征	具体程度	计分
呼吸困难和（或）心悸	无呼吸困难和（或）心悸	0
	轻度呼吸困难和（或）心悸	1
	中度呼吸困难和（或）心悸	2
	重度呼吸困难和（或）心悸	3
睡眠障碍	睡眠正常	0
	不能正常入眠	1
	睡眠不足，时睡时醒	2
	无法入眠	3
发绀	无发绀	0
	轻度发绀	1
	中度发绀	2
	重度发绀	3
静脉扩张	无静脉扩张	0
	轻度静脉扩张	1
	中度静脉扩张	2
	重度静脉扩张	3
局部感觉异常	无局部感觉异常	0
	轻度局部感觉异常	1
	中度局部感觉异常	2
	重度局部感觉异常	3
头痛	无头痛	0
	轻度头痛	1
	中度头痛	2
	重度头痛	3
耳鸣	无耳鸣	0
	轻度耳鸣	1
	中度耳鸣	2
	重度耳鸣	3
血管栓塞	无栓塞	0
	有栓塞	6
	有栓塞且有并发症	12

（二）鉴别诊断

1．急性高原反应　应注意与急性上呼吸道感染、肺炎、急性胃肠炎等鉴别。

2．高原肺水肿　应注意与心肌梗死、心力衰竭、肺栓塞、肺炎等心肺疾患及肺鼠疫等急性传染病鉴别。

3．高原脑水肿　应注意与急性脑血管病、药物过量、糖尿病酮症酸中毒、酒精中毒、一氧化碳中毒、癫痫、脑膜炎、脑炎、颅脑创伤等疾病相鉴别。

4．高原红细胞增多症　应注意排除真性红细胞增多症及肺慢性疾患导致的继发性红细胞

增多症，如肺气肿、支气管炎、支气管扩张、肺泡纤维变性、肺癌等。

5．高原心脏病　应注意排除其他病因引起的心脏疾患，特别是慢性阻塞性肺疾病、肺间质纤维化、严重肺气肿等导致的肺源性心脏病，以及原发性肺动脉高压症等。

六、治疗

（一）急性高原病

1．急性高原反应　轻者不需治疗，休息数日一般可以自愈；症状重者可予吸氧及对症处理（镇静剂、氨茶碱等）。维生素 C、维生素 E、党参、红景天等可提高机体对低氧的耐受能力，有助于减轻高原反应症状。

2．高原肺水肿　需绝对卧床休息、保暖、注意防止上呼吸道感染；抗氧化剂和吸氧对治疗尤为重要。此外，可早期使用地塞米松（10～20 mg 稀释后缓慢静脉注射），每日 3～4 次，可减少肺毛细血管渗出，解除伴发的支气管痉挛；也可用氨茶碱 0.25 g 稀释后缓慢静脉注射，每日 2 次，以解除支气管痉挛和降低肺动脉压；如无低血压，可口服或舌下含化硝苯地平 10 mg 以降低肺动脉压。疑有心功能不全者可用毛花苷丙强心、呋塞米利尿治疗，并注意水、电解质平衡。烦躁不安者可适当镇静。如患者低氧血症持续不缓解，可采用气管插管持续性正压充分给氧，待病情稳定后，迅速转至低海拔地区。

3．高原脑水肿　应绝对卧床休息，有兴奋症状者应给予镇静剂，并持续给予抗氧化剂和吸氧，有条件者可给予高压氧治疗；还可给予葡萄糖、ATP、细胞色素 C、辅酶 A 等，以改善脑细胞代谢、增加能量生成；甘露醇、呋塞米、肾上腺皮质激素等有助于减轻脑水肿，促进恢复；还应注意水、电解质平衡，预防感染。病情稳定后应尽快转至低海拔地区继续治疗。

（二）慢性高原病

1．高原红细胞增多症　避免剧烈活动，但不应绝对卧床，以免发生血栓。可给予低流量

吸氧，间断静脉放血，以保持正常血容量和血黏度，每次放血 200 ～ 400 ml，最初可每周 1 ～ 2 次，达到最适血细胞比容（50% ～ 52%）后，可根据血细胞比容情况改为每 3 个月放血 1 ～ 2 次。也可用血细胞分离机进行治疗性红细胞单采术，以较快降低血细胞比容和血液黏度，改善临床症状（一般单采 1 ～ 2 次可获明显效果）。还可采用血液等容稀释疗法，即每次从静脉放血 300 ～ 500 ml 后输入等量的稀释液（如低分子右旋糖酐、生理盐水等）以保持血容量正常，也能降低血红蛋白浓度、血液黏稠度和血管阻力，加快血流，改善微循环。某些药物能够部分缓解慢性高原病症状，如乙酰唑胺、肝素、内皮素受体拮抗剂、一氧化氮、前列环素、钙拮抗剂、磷酸二酯酶抑制剂及中草药（红景天、党参、人参、银杏叶）等。但对于达到"高原转低标准"者，仍应尽快安排转往平原地区休养治疗。

2. 高原心脏病 应注意充分休息，关键治疗是降低肺动脉压，常选用氨茶碱、洋地黄类药物、钙通道阻滞剂（硝苯地平、维拉帕米）、β 受体阻滞剂（普萘洛尔）等。心功能不全者可给予低盐饮食、利尿剂及辅助心肌代谢药物（丹参、党参、维生素 C 等）；还可间断低流量吸氧，以减轻心肺负荷。达到"高原转低标准"者，应尽快安排转往平原地区休养治疗。

七、预防

1. 进入高原前，应作好医学检查，有重要器官器质性疾病、严重神经衰弱、急慢性呼吸道感染等，应避免进入高原。

2. 实施逐步登高，以逐步习服适应；初次进入高原者，应减少活动量及劳动强度，适应后再逐渐增加。

3. 进入高原后，应避免过量饮酒，多食碳水化合物、多种维生素和易消化食物，并发放抗氧化类药物或保健品，以增强机体抗缺氧能力。

4. 注意保暖，预防上呼吸道感染。发现类似高原反应症状者，应注意使其休息、及时给予吸氧治疗。

5. 认真开展健康监护工作，及时掌握职工健康情况；符合"高原转低标准"者，应尽快安排转往平原地区休养治疗，以促进康复。

（张雁林）

思考题

1. 何谓"高原病"？其主要发病机制是什么？

2. 简述急性高原病的主要临床表现及其治疗要点。

3. 总结慢性高原病的主要临床类型及其诊断处理要点。

4. 简述高原病的主要预防措施。

推荐阅读的参考文献

1. 吴天一. 我国青藏高原慢性高原病研究的最新进展. 中国实用内科杂志，2012，32（5）：321-323.

2. 陈国柱，黄岚. 急性高原病的研究进展. 军事医学，2013，37（5）：321-324.

3. 李倩，马慧萍，李琳，等. 高原病分子水平发病机制研究现状. 医学综述，2013，19（3）：395-397.

4. 饶明月，覃军，高旭滨，等. 急性高原暴露后左心功能变化及与急性高原病的关系. 中国应用生理学杂志，2014，30（3）：223-226.

5. 董华平，周其全，高钰琪，等. 急性高原病预防措施研究进展. 人民军医，2014，57（1）：81-83.

6. 崔建华，高亮，邢文荣，等. 氧疗在预防慢性高原病中的作用. 中国应用生理学杂志，2013，29（5）：391-394.

第六节　手臂振动病

一、概述

振动是指一个物体或质点在外力的作用下沿直线或弧线相对于基准（平衡）位置来回往复的运动。描述振动性质的物理参量主要有：频率、位移、速度和加速度，其中又以加速度反映振动强度对人体作用的关系最密切，因此加速度是目前评价振动强度大小最常用的物理量。根据振动对人体作用部位和传导方式的不同，可把生产性振动相对地分为手传振动和全身振动：手传振动也可称为局部振动，主要是由于手部直接接触冲击性、转动性或冲击-转动性工具所致，手持的振动性工具或机械是为振动源，产生的振动可由手、臂传导至身体其他部位；而全身振动是指由于作业工人工作地点的振动、作业工人座椅的振动、足部或臀部直接接触振动源，通过下肢或躯干直接传导、作用于全身的振动，但这种区别是相对的，有些振动作业可使作业者同时受到手传振动和全身振动的作用。

手臂振动病（hand-arm vibration disease）是长期从事手传振动作业而引起的手部末梢循环障碍和手臂神经功能障碍为主的疾病，并能引起手臂骨、关节-肌肉系统的损伤，末梢循环障碍的典型表现是"振动性白指（vibration white finger，VWF）"；神经系统障碍的主要表现为指端感觉减退和周围神经功能异常的"振动性神经病（vibratioin neuropathy）"；手臂骨、关节-肌肉系统障碍的主要表现是骨关节和肌肉的营养不良、退行性变和手臂的运动功能障碍，但其具体界定、临床分型分级，目前仍存在不同意见。故目前主要以振动性白指与振动性神经病作为手臂振动病临床分级的主要依据。

二、接触机会

当前危害较大的生产性振动主要是来自作业工人所使用的振动性工具或机械：

（1）风动工具：如凿岩机、风铲、风锤、风镐、风钻、除锈机、造型机、铆钉机、捣固机、打桩机等。

（2）电动工具：如链锯、电钻、电锯、振动破碎机等。

（3）高速旋转机械：如砂轮机、抛光机、钢丝抛光研磨机、手持研磨机、钻孔机等。

在工业生产中，矿物开采的凿岩工、粉碎工、钻井工；木业、林业生产中的伐木工、割灌工、电锯工；机械制造的造型工、油锯工、捣固工、清理工、铆钉工、锻工、铣工、磨工；工业生产的原料粉碎工、筛选工、加料工；建筑工业的混凝土搅拌工、打桩工、押拔工、水泥制管工，以及机械维修和化学工业等的出料、包装、储存、运输等操作，都可能密切接触振动工具和振动机械。

此外，如流行病学资料或现场检测证实该类作业工人接触的手传振动加速度超过国家职业卫生标准《工作场所有害因素职业接触限值第2部分 物理因素（GBZ 2.2）》规定的职业接触限值数据，也可考虑为手臂振动作业工种；但如经过全身振动传到手部的振动，则不在职业性手臂振动病的范畴。

三、致病机制

（一）振动性血管损伤的发病机制

有研究认为，手臂振动病是因长期接触手传振动造成血管损伤，包括血管平滑肌、内皮细胞的结构及其内分泌功能异常。

研究显示，长期接触振动可使局部组织压力增加，并影响血管内皮细胞功能，使内皮细胞产生的血管收缩因子（如血管内皮素等）释放增加，引起局部血管收缩、血管内膜增厚、管腔狭窄甚至阻塞；同时，内皮产生的血管舒张因子（如一氧化氮等）减少，导致血管舒张机制的反应降低，抗血小板凝聚功能减低，血管局部阻塞过程加剧。另一方面，振动感受器（Pacini 小体等）不断受到刺激，可通过躯体感觉 - 交感神经反射使手指血管运动神经元兴奋性增强、血管平滑肌细胞对去甲肾上腺素（NA）的反应性提高；振动还可损伤存在于血管平滑肌中的肾上腺素能受体，导致血管舒张功能减退。此外，振动可使血液黏度增加，对引起振动性白指也有一定作用；寒冷刺激可引起手指血管平滑肌的收缩，是上述变化的重要诱发因素。

（二）振动性神经损伤的发病机制

有学者认为，振动可能引起神经损伤，可见神经纤维轴索轴突肿胀、粗细不均，神经细胞染色质溶解、尼氏小体消散、细胞核异位，个别神经细胞被胶质代替、纤维化，髓鞘可见有结构异常和变性，神经 - 肌肉接头处、运动终板、神经纤维跨膜离子分布等也有改变；组织化学研究表明，神经细胞胞核 RNA、DNA 的含量和分布异常，改变的程度与振动强度和作用时间有关。此外，与神经功能密切相关的激素、酶类、递质也均发生变化。

（三）影响因素

1. 振动的频率和强度　一般认为，低频率、大强度的局部振动主要引起手臂骨 - 关节系统的障碍，并可伴有神经、肌肉系统的变化，以 30 ~ 300 Hz 的振动对血管、神经功能的损害最为明显；高频振动的血管挛缩作用则减弱，但对神经系统的影响较大；而 1000 Hz 以上的振动，则很难被人体所感受。据调查，许多振动工具振动主频段的频率多为 63 Hz、125 Hz、250 Hz，正是引起血管、神经损伤的频率范围。在频率一定时，振动的强度（振幅、加速度）越大，对人体的危害越大。

2. 振动的强度和时间　此也即振动的"剂量"，流行病学调查表明，在一定强度下，手臂振动病的患病率随着接振时间延长而增加，严重程度也随着接振时间的延长而加重。

3. 环境条件　也是振动危害的重要影响因素，如全身和局部受冷是振动性白指发作的重要条件；此外，噪声、毒物等因素对振动危害也有重要影响。

4. 操作方式和个体因素　如操作时的身体负荷、工作体位、熟练程度、加工部件硬度等，均影响机体的负荷和静力紧张程度，影响局部血循，加重振动的不良作用；有些作业还要采取强迫体位，甚至胸腹部直接接触振动物体，更会加重振动的危害。作业者的年龄、性别、营养和健康状况、吸烟和饮酒习惯等，也都会影响振动病的发生。

四、临床表现

（一）手部感觉障碍

主要是手麻、手痛、手胀、手僵、手多汗等局部症状，是本病早期和较普遍的症状，也是"振动性神经病"的主要症状，特别是间歇性或持续性手麻，出现最早，发生率最高，具有重要的临床意义；这种手麻、手痛往往影响整个上肢，下班后特别是夜间更为明显，活动后可暂时缓解。手部感觉异常可伴有运动功能障碍，如影响书写等细微动作，操动作不灵活等；手胀、手僵、持物易掉，腕、肘、肩关节酸痛等也较常见。检查可见，手部特别是指端，振动觉、痛觉等感觉减退，阈值升高。目前神经 - 肌电图仍是客观的检查手段，这类患者神经 - 肌电图检查发现感觉和运动神经传导速度降低、远端潜伏时延长，肌电图检查可见神经源性损害（neurogenic damage）。

（二）发作性白指

即为"振动性白指"或称"职业性雷诺现象（occupational Raynoud's phenomenon）"，是手臂振动病的典型临床表现。其发作具有一过性和时相性特点，一般是在受冷后患指出现麻、胀、痛，并由灰白变苍白，由远端向近端发展，变白部位界限十分明显。白指发作的常见部位是示指、中指和环指的远端指节，严重者可累及近端指节，甚至使整个手指变白，故有"死指""死手"之称。发作持续时间与白指的范围有关，可由数分钟至数十分钟，再逐渐由苍白、灰白变为潮红，恢复至常色。发作的频率决定于白指的严重程度和环境温度，轻者仅在寒冷季节偶尔发作，重者四季均可频繁发作。上述白指的变化，多为专业人员进行判定，主诉白指如有同工人员旁证，也可作为参考，如有必要，可进行白指诱发试验以作证实。

（三）骨－关节和肌肉系统症状

如手指关节肿胀、变形，手部肌肉萎缩等，上肢关节（特别是指-掌关节、腕关节）疼痛等，尚可有骨-关节结构改变，如骨刺形成、骨质疏松、变形性骨关节病等，但对这些改变的临床评价尚存在不同意见。

五、诊断及鉴别诊断

（一）诊断

我国已颁布《职业性手臂振动病的诊断》（GBZ 7），其诊断原则是：具有长期从事手传振动作业的职业史，出现手臂振动病的主要症状和体征，结合末梢循环、神经功能检查，参考作业环境的劳动卫生学调查资料，进行综合分析，并排除其他病因所致类似疾病，即可诊断。

临床习惯于将具有长期从事手传振动作业职业史，出现手麻、手胀、手痛、手掌多汗、手臂无力和手指关节疼痛等症状，并出现手部冷水负荷试验复温时间延长或复温率降低，或指端振动觉和手指痛觉减退者列为"观察对象"，以有目的地进行临床观察，但本期病情并未被纳入法定职业病范畴。诊断标准将职业性手臂振动病的病情分为如下三级：

1．轻度手臂振动病　指出现手麻、手胀、手痛、手掌多汗、手臂无力、手指关节疼痛（可有手指关节肿胀、变形，痛觉、振动觉减退等症状和体征，或手部指端冷水复温试验复温时间延长或复温率降低），具有下列表现之一者：

（1）出现白指发作但未超出远端指节的范围；

（2）手部神经-肌电图检查显示神经传导速度减慢或远端潜伏期延长。

2．中度手臂振动病　指在轻度手臂振动病基础上，具有下列表现之一者：

（1）出现白指发作且累及手指的远端指节和中间指节；

（2）出现手部肌肉轻度萎缩，且神经-肌电图检查提示有周围神经源性损害。

3．重度手臂振动病　指在中度手臂振动病基础上，具有下列表现之一者：

（1）白指发作累及多数手指的所有指节，甚至累及全手，严重者可出现指端坏疽；

（2）出现手部肌肉明显萎缩或手部出现"鹰爪样"畸形，并严重影响手部功能。

（二）实验室检查

下列实验室检查为本病常用检查方法，其规范操作如下：

1．手部皮肤温度测量和冷水复温试验　本操作应在室温20℃±2℃的室内进行，检查时间尽可能安排在冬季昼间9：00至18：00之间进行；受试前避免手传振动暴露至少12小时以上，普通衣着，受试前至少2小时内不吸烟，24小时内不服用血管活性药物，非饥饿状态在检查室静坐休息30分钟后再进行检查。

检查应用半导体温度计（或热电偶温度计）测试环指中间指节背面中心的皮肤。首先进行基础皮温测试，随即将双上肢前臂（手腕以上至少10 cm）浸入10℃±0.5℃的冷水中，手指自然分开（勿接触盛水容器），10分钟后出水，迅速用干毛巾轻轻将水沾干，立即测定上述部位的皮温（即刻皮温）。测量时两手自然放松，平心脏高度放在桌上，每5分钟测量和记录一次，观察指温恢复至基础皮温的时间（分钟）。5分钟复温率小于30%或10分钟复温率小于60%，可视为异常参考值；出水后30分钟仍未恢复者，视为异常。复温率计算可见下式：

$$冷试后5分钟或10分钟复温率 = \frac{冷试后5分钟或10分钟皮温 - 冷试后即刻皮温}{冷试前基础皮温 - 冷试后即刻皮温}$$

2．白指诱发试验　本试验应在医生的指导和监督下进行，且以不危害受试者健康为前提，不主张采用冰冻手指、压迫手指等方式诱发。通过诱发试验产生白指后，应立即拍照保存，同时将白指发生情况（包括累及的手别、手指、指节等情况）记录于病历中。

具体方法：受试者普通衣着，受试前至少 2 小时内不吸烟，24 小时内不服用血管活性药物，非饥饿状态下在室温 20℃ ±2℃ 的休息室静坐休息 30 分钟后再进行检查。

受试者采用 10℃ ±0.5℃ 的冷水浸泡双手直至诱发出白指，但浸泡时间最长不超过 30 分钟。白指判定以专业医务人员检查所见为准，受冷后患指出现麻、胀、痛，并由灰白变苍白，由远端向近端发展，界限分明，持续 3 分钟以上为阳性；同一手指近端发白严重程度大于远端，或者远端恢复早于近端者均不能判定为白指；诱发出现的白指与临床综合表现不相符时，应当重复试验。

（三）鉴别诊断

需与本病鉴别的主要疾病为：

1．雷诺病（Raynaus's disease）　也称肢端动脉痉挛病（acroarteriospasm），是血管神经功能紊乱所引起肢端小动脉痉挛性疾病，其原因尚未完全明确，我国并不少见，以阵发性、对称性肢端（主要是手指）发白与发绀为其临床特点，常由情绪激动或寒冷诱发，多见于年轻女性，尤以神经过敏者好发；男女比例约为 1∶10，发病年龄多在 20 ～ 40 岁之间。受累手指常两手对称，小指与环指常最先受累，感觉障碍不明显，多有阳性家族史。局部营养障碍严重时，可发生指端溃疡，伴有剧烈疼痛，甚至可发生指端坏疽，无肌肉萎缩；约有 1/3 的患者症状呈进展性，发作频繁，每次约可持续一小时。而振动性白指有明确的接触手传振动的病因，两手不对称，基本上有流行病学资料支持。

2．血栓闭塞性脉管炎（thromboangiitis obliterans，TO）　特点是动脉供血不足，多见于下肢。除有早期的肢端畏寒、冷感外，多有间歇性跛行，即患者步行一定距离后，患足或小腿就有疲劳、沉重、酸胀、疼痛感觉，并开始跛行，进而被迫停步；休息数分钟后，上述症状逐渐消失；再走一定距离，又有同样感觉。其次是局部营养障碍比较明显，容易发生甲周炎和甲下感染；剧烈的疼痛常是组织坏疽的前兆，多为灶性坏死，可见皮肤溃疡。一旦出现上述改变，疼痛犹如针刺、火烧，难以忍受，迫使患者抱足而坐，痛苦异常，称静止性疼痛；剧烈疼痛又会引起动脉反射性痉挛，使肢体缺血状态加重。手臂振动病则极少波及下肢，是鉴别要点之一。此外，血栓闭塞性脉管炎患者多有吸烟习惯，有些在发病前有患肢急剧受寒、潮湿或创伤病史，并发雷诺征者占 30%。动脉波动明显减弱或消失是本病特征，动脉造影可判断动脉阻塞的部位、长度、形态和侧支循环的情况，是诊断这类病的可靠方法；多普勒（Doppler）超声血管仪检查，也可测定出动脉阻塞的部位。分析病史、职业史，根据间歇性跛行、足背动脉搏动低弱或消失等临床特点，是与手臂振动病鉴别的重要依据。

3．手足发绀症（acrocyanosis）　本病多见于年轻女性，但无典型的皮肤颜色变化过程，肢端青紫，但无苍白；暴露于冷空气中加重，但温热环境并不能使病情减轻；受累部位不限于手指和足趾，无局部营养性变化或坏疽，可与手臂振动病相鉴别。

六、治疗

目前尚无特效疗法，特别是振动性白指，治疗和恢复均较困难，少数病例即使在脱离振动作业后，仍能继续发展，目前的治疗处理方法如下：

1．主要原则　轻度手臂振动病患者一旦确诊，应调离接触手传振动作业，进行适当治疗，酌情安排其他工作。中度和重度手臂振动病必须调离振动作业，积极治疗，如需要进行劳动能力鉴定，应按照国家有关法规进行。早期发现，早期处理，综合处置是本病重要治疗原则，目的是改善和恢复循环、神经功能和相关症状。同时，对患者开展健康教育，增强自我康复和保健意识，加强功能和体格锻炼和全身保温，戒烟限酒，合理营养，改进生活规律。

2．具体方案 可根据病情和个体状况采取以下措施：

（1）物理疗法：主要用以改善血液循环，促进组织代谢，恢复神经功能。如超短波照射、运动浴（在 38 ~ 40℃的温水中，在理疗医生的指导下进行适当的运动）、温泉疗法（在含硫或碳酸的 42 ~ 43℃矿泉水中，每日入浴 2 ~ 3 次）等；还可开展体操、太极拳、气功、按摩、球类运动等。

（2）药物治疗：主要使用外周血管扩张药物，如 α 受体阻滞剂（盐酸妥拉唑啉等）、β 受体兴奋剂（异丙基肾上腺素等）、血管平滑肌麻痹剂（烟酸、地巴唑等）、缓激肽拮抗剂（吡卡酯等）以及维生素类药物（如 B 族维生素、维生素 C 等）；还有报告可应用较大剂量三磷腺苷（ATP）、5% 巯基丙磺酸钠静脉点滴，以及硫氮草酮、肝素等，均有一定效果。

（3）中医中药：可用活血化瘀、舒筋活络、镇静止痛等药物，还可应用中药洗剂、针灸（合谷、曲池、神门等）等治疗。

治疗效果不佳者，应调离手传振动作业，根据情况安排其他工作。

七、预防

预防原则可参阅本书总论有关内容，本病预防还需注意以下几点：

1．控制振动源 是预防振动职业危害的根本措施。例如采用液压、焊接、粘接等新工艺代替风动工具铆接工艺；采用水力清砂、水爆清砂、化学清砂等工艺代替风铲清砂；采用自动或半自动的操纵装置，减少手部和肢体直接接触振动；振动工具的金属部件改用塑料或橡胶，以减弱因撞击而产生的振动等。

2．限制接振强度和作业时间 可根据国家标准《作业场所局部振动卫生标准》（GB 10434），以 4 小时等能量频率计权加速度有效值计算每日接振时间，这一标准限值至少可保护 90% 作业工人安全工作不少于 20 年。

3．改善作业环境，加强个人防护 作业环境的防寒、保温有重要意义，特别是寒冷季节室外作业必须有防寒和保暖设施；振动性工具的手柄温度如能保持 40℃左右，对预防振动性白指的发生也有较好效果。此外，控制作业环境中的噪声、毒物和高气湿等，对防止振动职业危害也有一定作用。

4．加强健康监护和卫生监督，坚持进行就业前和定期健康体检，以早期发现、及时处理患者；此外，应加强健康管理和宣传教育，提高劳动者健康意识。

（陈嘉斌 王 林）

思考题

1．简述手臂振动病的主要临床表现和诊断要点。

2．预防手臂振动病的主要措施有哪些？

推荐阅读的参考文献

1．林立，张璟，邬堂春．煤矿掘进工手部循环功能与血管内皮活性物质的关系．环境与职业医学，2010，27（8）：460-463．

2．郑倩玲，杨爱初，陈嘉斌，等．84 例职业性手臂振动病病人手部末梢循环障碍临床分析．中国职业医学，2010，37（4）：311-315．

3．陈磊，林立，张春之，等．低温与振动联合作用对周围循环功能及神经功能的影响．中华劳动卫生职业病杂志，2009，27（6）：321-324．

4．黄丽蓉，李敏，杨丽文，等．32 例职业性轻度手臂振动病综合治疗前后神经电生理分析．中国职业医学，2011，38（2）：126-128．

5．郎丽，陈青松，夏丽华，等．9 例手臂振动病病例接触振动时间与冷水复温率相关关系分析．中国职业医学，2012，39（3）：220-221．

6．刘贵喜，郭卫军，熊刘珊，等．职业性手臂振动病骨关节 X 线片分析．中国职业医学，2013，40（2）：115-117．

生物因素引起的职业病

第 **8** 章

对人体有害的生物包括动物、植物和微生物，其中包括危害和骚扰人类的蚊虫、苍蝇、老鼠、蟑螂、跳蚤、蜱、螨等媒介生物。传染病的流行需三个环节，即传染源、传播途径和易感群体（即由易感者组成的群体，包括动物群和人群）。

我国规定的职业病名单中，生物因素引起的职业性传染病有 5 种：炭疽、森林脑炎、布氏杆菌病、艾滋病（仅限于医疗卫生人员及人民警察）、莱姆病。前三种病都是动物的原发传染病，人类在生产劳动中由于感染了病原微生物后而致病。

第一节　炭　疽

炭疽（anthrax）是由炭疽杆菌（Anthracis bacillus）引起的一种人、家畜和野生动物共患的急性传染病。炭疽危害历史已达几千年，在古代希伯来人、印度人、希腊人和罗马人的历史记载中，就已对本病做了描述。该病不仅对家畜危害较大，对人类健康和生命安全也有威胁。炭疽多分布在牧区、半农半牧区和农区，在我国主要集中在内蒙古、宁夏、贵州、甘肃、青海、新疆、西藏等地。本病是由于工作中接触到患炭疽病的牛、马、羊、猪、骆驼等病畜，或接触污染炭疽杆菌及其芽胞的皮毛、粪便、土壤等受感染而引起的疾病，临床上主要表现为皮肤溃疡、焦痂，偶可引起肺、肠和脑膜急性感染，并可并发败血症。

一、接触机会

动物炭疽主要分布于牧区，近几十年来，由于畜产品加工的工业化，炭疽也开始见于城市。炭疽杆菌主要经皮肤、黏膜及呼吸道进入体内，病畜是炭疽的重要传染来源，病畜的血液、分泌物、排泄物都含有大量炭疽杆菌，当病畜尸体处理不当时，在外界环境条件适宜时即可形成芽胞，污染土壤和水源，成为炭疽长久的疫源地。职业性炭疽是由于职业接触病畜或染菌的产品造成的，主要发生在农业、畜牧及饲养、屠宰、运输，加工肉制品、兽骨及骨粉，制革、兽医、兽毛制刷等行业和工种，以及兽医和实验室人员等；误食病畜肉则可能发生肠炭疽。

二、发病机制

炭疽杆菌是一种革兰氏染色阳性的粗大杆菌，在生物体内能形成荚膜，在体外不适宜的条件下形成芽胞，需氧培养，在普通培养基上生长旺盛。繁殖体抵抗力不强，加热 60℃ 经 30 分钟死亡，易被一般消毒剂杀灭；而其芽胞抵抗力极强，对热及化学消毒剂不敏感，干热 140℃ 3 小时或 160℃ 1 小时、湿热 100℃ 10 分钟才能杀死，在土壤中可存活数十年，但对碘、氧化剂和青霉素、先锋霉素、链霉素、卡那霉素等高度敏感。

炭疽的致病性在于荚膜和外毒素，荚膜由 D- 谷氨酸多肽组成，能抑制抗体生成和抵抗吞噬细胞的吞噬作用，促进该菌入侵后扩张繁殖，产生外毒素；该种毒素可增加微血管通透性，改变血液正常循环，引起明显水肿反应和组织坏死；被巨噬细胞吞噬后，可向局部淋巴结蔓延，并在该处进一步产生毒素，引起局部淋巴结炎，组织病理表现为出血性浸润坏死，周围水肿。炭疽杆菌能产生三种外毒素成分：水肿因子（EF，为腺苷环化酶，可引起组织水肿反应）、保护性抗原（PA，为菌体蛋白抗原，对动物具有明显免疫原性）、致死因子（LF，为锌金属氧化酶，是致死性毒素成分），在疾病的早期，水肿因子和保护性抗原协同作用，减少炎症介质的释放，促进细菌增殖；在菌血症期，致死因子可引起中毒性休克和死亡。感染炭疽后可获得抵抗再感染的免疫力。

三、临床表现

潜伏期一般 3 ～ 5 天，短的数小时，长的达 10 余天，随感染途径而异。

（一）症状与体征

1. 皮肤炭疽（cutaneous anthrax）　最为多见，占总病例 95% 以上，病变多见于头、面、颈、上肢及下肢等暴露部位。开始时皮肤出现红色丘疹或斑疹，数小时后顶部变为棕黑色血泡，周围水肿；第 3 ～ 4 日出现出血性坏死；第 5 ～ 7 日坏死区形成溃疡，血性分泌物可结成黑色痂，因局部神经麻木，故无疼痛与压痛。水肿 1 ～ 2 周后消退，黑痂随之脱落，留下肉芽创面，再经 1 ～ 2 周可愈合成瘢痕。少数发生在眼睑、颈部、大腿等软组织的病灶可出现大片水肿，透明而坚韧，扩展迅速，呈大片坏死而不结痂；全身毒血症明显，病情危重，可产生败血症，并继发肺炎及脑膜炎，称为恶性水肿型。

局部症状出现后 1 ～ 2 天，可出现中等发热、头痛、全身不适、局部淋巴结及淋巴管炎。

2. 肺炭疽（pulmonary anthrax）　大多原发，也可继发于皮肤炭疽。起病急骤，发展迅速，初发时感有疲乏无力、肌痛、中等度发热、干咳；2 ～ 4 天后出现高热、寒战、呼吸困难、喘鸣、咳嗽、黏性血痰、胸痛、发绀，肺部出现湿啰音，治疗不及时常可因循环衰竭死亡。

3. 肠炭疽（intestinal anthrax）　多因进食未煮熟的病畜肉引起，可表现为胃肠炎型或急腹症型，前者出现严重呕吐、腹痛、水样腹泻，大部分患者可于数日内恢复；后者起病急骤，有严重的毒血症症状，持续呕吐、腹泻、血水样便、腹胀、腹痛及腹膜炎症状，常合并败血症和感染性休克。

4. 败血症型炭疽（septic anthrax）　多继发于肺炭疽和严重的肠炭疽，患者有高热、头痛、出血、呕吐，尚可出现毒血症、感染性休克、弥散性血管内凝血等。

5. 脑膜炎型炭疽（meningitis anthrax）继发于败血症型炭疽，表现为剧烈头痛、呕吐、抽搐、谵妄、昏迷，脑膜刺激征明显，脑脊液多呈血性，病情凶险，患者可于起病后 2 ～ 4 天内死亡。

（二）实验室检查

1. 涂片及培养　可取水疱内容物、分泌物、痰、呕吐物、血液、粪便及脑脊液等进行培养，或直接涂片查炭疽杆菌。

2. 动物接种　取检验标本接种于豚鼠或小鼠皮下，动物多于 2 ～ 3 日内死亡，局部可见胶冻样水肿和出血；取肝、脾和血液镜检，可见典型的竹节状粗大杆菌。

3. 血清学检查　酶联免疫吸附试验检测血清特异性抗体，呈现阳性反应（菌苗接种者除外）。

四、诊断及鉴别诊断

国家已颁布《炭疽诊断标准》（WS 283）和《职业性传染病的诊断》（GBZ 227-2017），规定了统一的诊断原则和临床分级标准，可作为诊断依据。其原则是，凡从事密切接触炭疽杆菌的相关职业，如皮毛加工、屠宰、兽医、畜牧、肉食品加工、疫苗和诊断制品生产及从事炭疽防治的工作人员，如出现某一病型炭疽（如皮肤炭疽、肠炭疽、肺炭疽、脑膜炎型炭疽、败血症型炭疽）的临床表现；显微镜检查，发现皮肤溃疡分泌物、痰、呕吐物、排泄物、血液、脑脊液等标本中有大量两端平齐呈串联状排列的革兰氏阳性大杆菌，细菌分离培养亦收获炭疽芽胞杆菌，或血清抗炭疽特异性抗体滴度出现 4 倍或 4 倍以上升高，在排除类似疾病后即可做出诊断。

注意：肺炭疽需与各种肺炎、肺鼠疫鉴别；肠炭疽需与急性细菌性痢疾及急腹症相鉴别；脑膜炎型和败血症型炭疽需与各种脑膜炎、蛛网膜下隙出血和败血症相鉴别。细菌涂片或培养检查以及血清学检查，可以作为确定诊断的重要依据。

五、治疗

1. 患者需严格隔离、休息，加强营养和支持治疗。

2. 皮肤炭疽可用青霉素（160 万 U ~ 400 万 U/d，分 2 ~ 4 次肌内注射，疗程 7 ~ 10 天）；其他各型炭疽及恶性水肿型炭疽，青霉素剂量可加大至 1000 万 U ~ 2000 万 U/d，静脉滴注，疗程 2 ~ 3 周。大剂量青霉素治疗效果不理想时，还可合并使用头孢菌素类抗生素，剂量宜偏大；氟喹诺酮类、红霉素等对炭疽杆菌亦有效果。

注意：使用大剂量抗生素虽可杀灭大量细菌，但同时亦使之释出大量毒素，常导致机体中毒而突然死亡，故在使用大量抗生素同时，亦给予抗炭疽血清（每日 80 ~ 160 ml），直用至体温恢复 2 ~ 3 日后停止。

3. 皮肤炭疽可局部用 1 ： 2000 高锰酸钾液洗涤，再敷 5% 磺胺软膏；但不宜手术切开引流，以免病灶扩散。

六、预防

控制人类炭疽，应先控制动物中的炭疽，严格管理传染源，对病畜进行检疫和管理，死于炭疽的动物应焚化；用甲醛消除羊毛及毛皮污染，杀灭炭疽杆菌及其芽胞；在发生过炭疽的地区，对从事畜牧业、皮毛加工人员等，以及牛、马、羊等家畜应每年接种炭疽菌苗一次，至少连续 5 年。

（毛丽君）

思考题

1. 简述炭疽病的主要来源及其发病机制。

2. 总结炭疽病的主要临床类型及治疗要点。

推荐阅读的参考文献

1. 贺炯杰，郭慧琳，贺奋义，等. 炭疽发生与流行的影响因素及风险分析. 中国　畜牧兽医文摘，2014，30（7）：66-67.

2. 敬琼. 1958-2010 年阿坝州炭疽流行状况分析. 预防医学情报杂志，2012，28（1）：61-63.

3. 李萍，邢丽萍，胡瑞林. 一起由炭疽杆菌引起皮肤炭疽病例调查分析. 疾病检测与控制，2012，6（6）：362-363.

第二节　森林脑炎

森林脑炎（forest encephalitis）又称蜱传脑炎（Tick-borne encephalitis，TBE），是蜱传播的病毒性传染病，病因是蜱传脑炎病毒（Tick-borne encephalitis virus，TBEV），为主要侵害中枢神经系统的一类小型嗜神经病毒（neurotropic virus）。

一、接触机会

传染源是带病毒的多种蜱类，其既是森林

脑炎病毒的传播媒介，又是长期宿主，以森林硬蜱的带病毒率最高，成为本病的主要传播媒介；病毒的贮存宿主动物主要为蝙蝠、刺猬、松鼠、野鼠、鸟类等。人类多由蜱叮咬后经皮肤、黏膜感染，少数可因饮用污染的牛奶经消化系统感染，但患者作为传染源意义不大。

该病毒仅存在于自然疫源地，到疫源地林区工作的采伐工人、勘测队员、筑路工人、采药者、旅行者等才有感染机会，尤以来自非疫区的新人员居多。人群普遍易感，轻症感染者也能获得持久性免疫力。本病多发生于 5 ~ 8 月，为散发性，主要高发区位于俄罗斯、中欧、北欧、波兰、朝鲜北部，我国主要见于东北及西北原始森林地区。

二、发病机制

蜱传脑炎病毒为黄病毒属（Flavivirus）的一种，该病毒是主要侵害中枢神经系统的一类小型嗜神经病毒，为单链 RNA 结构，耐低温，在 0℃ 的 50% 甘油中可存活 1 年，牛奶加热至 50 ~ 60℃ 20 分钟可以灭活，100℃ 2 分钟即可灭活；对紫外线、蛋白酶、甲醛溶液（福尔马林）、过氧化氢、乙醚也很敏感。

传染源是带病毒的蜱类及病毒的贮存宿主动物（主要是带病毒的哺乳类和鸟类），病毒由蜱叮咬受感染动物进入蜱体内，蜱的唾液中含有的病毒数量最多。蜱叮咬被蜱传脑炎病毒感染的野生动物后，病毒侵入蜱体内增殖，其生活周期的各阶段包括幼虫、稚虫、成虫及卵都能携带病毒，并可经卵传代；牛、马、狗、羊等家畜在自然疫源地受蜱叮咬而被传染，其又可把蜱带到居民点，成为人的传染源。

人类被蜱叮咬后经皮肤、黏膜感染；常见叮咬部位为耳后、眼睑、腰背、龟头等。蜱爬附于人体后并不立即叮咬，多在 3 ~ 4 小时后才叮咬人体，如及时检查，并不难发现，有利于预防。病毒侵入人体后先在网状内皮系统繁殖，进入血流形成病毒血症；多数情况下，病毒被清除，形成隐性感染，少数患者病毒侵入中枢神经系统引起脑炎症状。

蜱传脑炎病毒侵入人体后是否发病，取决于侵入人体的病毒数量和人体的免疫功能状态：如果侵入的病毒量少且人体抵抗力较强，即形成隐性感染或表现为轻微的不典型病例，如常住林区的人员可多次被蜱叮咬，病毒少量多次进入人体使之获得免疫力，此类轻度感染者虽症状不重，也能获得较持久的免疫力；如果侵入的病毒量多或人体免疫功能低下，多会引起中枢神经系统广泛炎症病变。

三、临床表现

（一）症状与体征

本病的潜伏期平均为 7 ~ 14 天（1 ~ 30 天或更长）。除少数患者有头痛、头晕、乏力、四肢酸痛等前驱期症状外，大多数患者为急性发病，2 ~ 3 天内体温可高达 39 ~ 40℃，多为弛张热，部分病例呈稽留热（continued fever）或不规则热（irregular fever）；发热可持续 5 ~ 10 天，伴有肌痛、结膜充血、恶心、呕吐等症状，严重病例有不同程度的意识障碍、精神症状及肌肉瘫痪等，并有脑膜刺激征，意识障碍一般随体温下降可逐渐恢复。弛缓性瘫痪是本病的特征性表现，以颈、肩、上肢瘫痪最为多见，常发生于病程第 2 ~ 5 天；经 2 ~ 3 周，肢体瘫痪多可逐步恢复。

轻型病例仅有发热、头痛、头晕、乏力、恶心等症，并无神经系统损害体征；中型病例除上述表现外，尚有颈强直、Kernig 征等脑膜刺激征，以及脑脊液压力升高、细胞数和蛋白轻度增加等表现，尚无意识障碍；重型病例指在中型病例表现基础上，出现意识障碍、吞咽困难、语言障碍和肌肉弛缓性瘫痪等。

（二）实验室检查

急性发热期患者血白细胞总数升高（尤以中性粒细胞增高为主）；脑脊液压力升高、细胞数增多（以淋巴细胞为主）、蛋白正常或增高、糖及氯化物无变化；部分患者肝功能异常，转氨酶轻度升高，但均非特异性指标。

特异性检查指标为血清特异性抗体检查，多用酶联免疫吸附试验（enzyme linked immunosorbent assay）或间接免疫荧光试验（indirect immunofluorescence test）检测特异性IgM，对早期诊断有重要价值：如恢复期血清抗体较急性期增长 4 倍或 4 倍以上，或单份血清效价在 1 ： 320 或以上，均可确定诊断。

四、诊断和鉴别诊断

国家已颁布《职业性森林脑炎诊断标准》（GBZ 88）和《职业性传染病的诊断》（GBZ 227-2017），可用作本病诊断处理的依据。诊断原则是：具有春夏季节在森林地区工作及蜱叮咬史，突然发热，合并急性中枢神经系统损伤的临床表现，实验室检查发现特异性血清学指标阳性，参考现场森林脑炎流行病学调查结果，在排除其他病因所致的类似疾病后，即可诊断。诊断标准将本病病情分为如下三级：

1．轻度森林脑炎 指突然起病，发热伴头痛、恶心、呕吐等症状，体温多在 1 周内恢复正常，血清特异性抗体 IgM 或 IgG 阳性者。

2．中度森林脑炎 指前述表现加重，且出现颈项强直及 Kernig 征、Brudzinski 征等脑膜刺激征者。

3．重度森林脑炎 指上述表现加重并具有下列情况之一者：

（1）颈肩部或肢体肌肉迟缓性瘫痪；

（2）吞咽困难；

（3）语言障碍；

（4）意识障碍或惊厥；

（5）呼吸衰竭。

本病需注意与结核性脑膜炎、化脓性脑膜炎、流行性乙型脑炎、流行性腮腺炎、脊髓灰质炎、柯萨奇及埃可病毒等所致中枢神经系统感染疾病相鉴别。

五、治疗

1．本病无特效药，轻度患者采用一般的对症支持治疗，如镇静、降温，保持水、电解质平衡等。

2．较重患者应积极防治脑水肿，保持呼吸道畅通，必要时可使用糖皮质激素药物等，以助于减轻脑水肿；还可使用抗病毒药、抗生素及高效价丙种球蛋白等治疗，必要时配伍干扰素（10 万单位）等使用，常可获得较好疗效；也可采用恢复期患者血清 30 ～ 40ml，每日一次肌内注射，直至体温降至 38℃以下，但均宜早期使用。

3．恢复期可采用理疗、中药、功能锻炼等；治愈后可以从事原工作。

六、预防

预防原则可参见本书总论有关内容。本病还需注意以下几点：

1．森林脑炎的传染源较多，分布很广，难以完全消灭，故需尤其加强个人防护，如在林区工作时应使用驱蜱剂，穿防护服，结束林区工作后要检查衣服内外有无蜱附着。

2．预防森林脑炎最有效的方法是注射森林脑炎疫苗，每年进入林区之前注射森林脑炎疫苗即可有效地降低发病率和病死率。

（毛丽君）

思考题

1．简述森林脑炎的主要病因及其传播途径。

2．总结森林脑炎的主要临床表现及治疗要点。

推荐阅读的参考文献

1．毛丽君，赵金垣，徐希娴，等．380 例森林脑炎临床分析．中国工业医学杂志，2002，15（3）：137-140．

2．周凤岩，付博，乔建国，等．不同年龄人群免疫森林脑炎灭活疫苗后 28d 免疫效果观察．中国卫生工程学，2013，12（6）：504-507.

3．沙连芝. 53 例森林脑炎病例分析. 中国中医药咨询，2010，2（29）：155-155.

4．沈博，柳鸿敏，许爽，等. 2012 年吉林省森林脑炎病例检验结果与分析. 中国卫生工程学，

2013，12（5）：428-429.

5．倪中华，郝淑梦，刘拓. 森林脑炎致呼吸肌麻痹 38 例临床分析. 黑龙江医学，2008，32（2）：129-130.

第三节　布氏杆菌病

布氏杆菌病（brucellosis）简称布病，于 1860 年发现于地中海马耳他岛，曾称为"地中海弛张热（mediterranean sea remittent fever）"或"马耳他热（Malta fever）"；因 Bruce 分离出该病病原菌，亦被称为"布氏杆菌病（brucellic disease）"；又因其热型呈波浪型，也被称为"波浪热（wave fever）"。

一、接触机会

布氏杆菌病是由于接触了被布氏杆菌（brucella）感染的牛、猪、羊等牲畜及其排泄物、死胎、羊水、胎盘、乳汁、肌肉、内脏、各种污染物（皮毛、土壤、水源）或布氏杆菌培养物等，而引起的全身感染性、变态反应性疾病；皮肤是主要侵入途径，消化道、呼吸道、眼结膜、性器官黏膜等均可成为侵入途径。国内传染源以羊为主，牛次之，其他动物如猪、马、鹿、骆驼、狗、猫，以及许多野生动物也可受染，但作为传染源的意义不大。本病属于人畜共患疾病，人群对布氏杆菌普遍易感，病后可获得一定的免疫力，不同种的布氏杆菌菌种间存在交叉免疫。

急性期主要表现为长期发热、多汗、关节痛、肝脾肿大等；慢性期则表现为疲乏无力、关节疼痛等，重症患者有关节功能障碍。

本病流行于世界许多国家，我国在牧区和一些农区也有流行，牧民接羔为主要传染途径，兽医为病畜接生也极易感染；剥牛羊皮、剪羊毛、挤奶、切割病畜肉、屠宰病畜、儿童放羊或与羊玩耍等，病菌均可从接触处的破损皮肤进入人体。实验室工作人员也多由皮肤、黏膜感染病菌；进食染菌的生乳、乳制品和未煮沸病畜肉类，病菌可自消化道进入体内；皮毛加工厂工人因吸入含布氏杆菌的尘埃可在呼吸系统形成局部病灶；病菌还可通过眼结膜和性器官黏膜而诱发感染。

牧区最易发生羊型布氏杆菌病，往往在羊的产羔季节流行；牛型布氏杆菌病则散布于各大城市中。近年来，由于病畜流动，布氏杆菌病发病人数逐年增加，使布氏杆菌病不仅像以往所认识的，只发生在牧区和山区，在城市和农村也有发生。

二、发病机制

布氏杆菌是革兰氏阴性的短小杆菌，无鞭毛及荚膜，不形成芽胞，需氧培养，生长需要维生素 B_1、叶酸胺和酵母生长素。对热敏感，耐冷，加热 60℃或日光下晒 10 ~ 20 分钟即能杀死。可产生内毒素，侵袭力强，可通过完整的皮肤、黏膜进入机体；牛、羊、猪等家畜最易感染，常引起传染性流产（infectious abortion），其中以羊布氏杆菌致病性最强。

急性期症状主要由于细菌及其毒素引起，进入人体的布氏杆菌首先进入局部淋巴结，被吞噬细胞吞噬，如吞噬细胞未能将细菌杀灭，则细菌在细胞内继续生长繁殖，形成局部原发病灶，此即为细菌的"淋巴源性迁徙"，相当于潜伏期。吞噬细胞内大量繁殖的细菌最终可导致吞噬细胞破裂，大量细菌随之进入淋巴液和血循环形成"菌血症（bacteremia）"。血液里细

菌可被血流中的吞噬细胞吞噬，并带至全身各组织，可在肝、脾、淋巴结、骨髓等单核 - 吞噬细胞系统内繁殖，形成多发性病灶。病灶中繁殖的细菌一旦超过吞噬细胞的吞噬能力时，则可在细胞外的血流中生长、繁殖，临床即呈现明显的"败血症（septicemia）"表现；而在机体内各种因素作用下，破坏死亡的细菌可释放出内毒素及菌体其他成分，形成"毒血症（toxinemia）"。上述过程成为本病急性期症状的主要发生机制。

机体免疫功能正常时，机体细胞和体液免疫可清除病菌而获痊愈；如果免疫功能不健全。或感染的细菌量较大、毒力较强，使部分细菌逃脱免疫清除，又可被吞噬细胞吞噬后带入各组织器官形成新的"多发性病灶"，感染灶内的细菌经一定时期生长繁殖后再次入血，即导致疾病复发，组织病理损伤广泛，临床表现也多样化，如此反复，构成慢性感染。有人认为慢性期症状主要由变态反应所致，因布氏杆菌菌体抗原会导致机体产生变态反应，引起全身各组织器官发生以无干酪样坏死的肉芽肿（granuloma）为特点的广泛损伤。

三、临床表现

（一）症状与体征

本病潜伏期一般为 5 ~ 21 天，少数可达数月甚至 1 年；临床表现十分复杂，有的仅表现为局部脓肿，有的则可能累及几个器官系统；羊型和猪型布氏杆菌病症状较重，牛型的症状则较轻。一般可分为急性期和慢性期。

1．急性期　主要表现为：

（1）发热：是急性期主要症状，发生率约为77%，呈多种热型，弛张热最为多见，其次为不规则热、持续低热等。典型热型为波浪热，具有诊断意义，初见体温逐日升高，达高峰后缓慢下降，整个热程为 2 ~ 3 周，间歇数日后再次发热，如此反复数次。

（2）多汗（hidrosis）：也是本病的突出症状之一，体温下降时大汗淋漓，还可有盗汗，

有的患者不发热时也有大汗。

（3）关节和肌肉疼痛（arthralgia and myalgia）：程度常较剧烈，多发生在大关节，呈游走性，可伴局部红肿，偶可化脓；尚可有滑囊炎、腱鞘炎、关节周围炎等；肌肉疼痛则多发生在大腿内侧、臀、臂等处肌肉，呈痉挛性疼痛。

（4）睾丸肿痛：也是本病特征性表现之一，占男性病例的 20% ~ 40%，乃睾丸炎（testitis）及附睾炎（epididymitis）所致，多为单侧性，个别可伴有鞘膜腔积液。

女性患者则可发生卵巢炎（ovaritis）、输卵管炎（salpingitis），尚可发生早产（premature birth）、流产（miscarriage）等。

（5）肝、脾肿大：占 10% ~ 20%，并可有淋巴结肿大、皮疹、头痛、失眠、坐骨神经痛、周围神经病等。

（6）其他并发症：常见有心肌炎、心内膜炎、血栓性静脉炎、脑膜炎、脑膜脑炎、脊髓炎、胸膜炎、支气管肺炎、肝脾脓肿等。

2．慢性期　可由急性期发展而来，也可直接表现为慢性；仍有发热等急性期症状者是为"活动型"，无上述症状则为"稳定型"，其基本表现可分为二类：

（1）无器质性损害：表现为疲乏、关节痛、失眠、全身不适、低热等，类似神经官能症，多见于牛型布氏杆菌病。

（2）有器质性损伤：可涉及全身多个器官系统，以骨骼 - 肌肉系统最为常见，如大关节炎、滑囊炎、腱鞘炎、脊椎病等；神经系统也常受损，可见神经痛、神经炎、神经根炎、神经丛神经炎等；其他如泌尿生殖系统病变（睾丸炎、附睾炎、精索炎、卵巢炎、输卵管炎、子宫内膜炎）、心血管系统病变（心肌炎、血栓静脉炎）及肝、脾肿大等。

（二）实验室检查

1．血象　白细胞可有不同波动，淋巴细胞比例相对增加。

2．细菌培养　血液、骨髓、尿液、脑脊液、脓液均可进行，2 ~ 4 周无细菌生长方可判断为阴性。慢性期使用普通培养阳性率较低，

可使用卵黄培养，或接种豚鼠以分离布氏杆菌。

3．血清学试验 主要有：

（1）血清凝集试验（serum agglutination test，SAT）：效价1∶100及以上或效价增加4倍以上为阳性。常用试管法（临床诊断用）及平板法（病例筛检用，以"虎红缓冲液玻片凝集试验"效果较好）。

（2）补体结合试验（complement fixation test，CFT）：1∶16以上为阳性，特异性较高（包括慢性患者），但出现阳性结果较晚。

（3）抗人球蛋白试验（Coomb's test）。1∶160（++）为阳性；急、慢性患者阳性率均较高，但操作稍复杂。

（4）酶联免疫吸附试验（enzyme linkedimmunosorbent assay）：1∶320为阳性，敏感性及特异性均较高，可用于诊断急、慢性期患者。

4．皮内试验（intracutaneous test） 为细胞介导的迟发型变态反应，一般在发病20日之后进行，注射部位红肿浸润范围大于2.5 cm×2.5 cm为阳性，主要用于诊断慢性期患者或说明既往有感染史。

四、诊断及鉴别诊断

国家已颁布卫生行业标准《布鲁氏菌病诊断标准》（WS 269）和《职业性传染病的诊断》（GBZ 227-2017），可供本病诊断处理之依据。其诊断原则是：具有确切的布氏杆菌职业接触史，出现持续数日乃至数周发热、多汗、乏力、肌肉和关节疼痛，常有淋巴结、肝、脾和睾丸肿大，甚至出现充血性皮疹和黄疸（慢性患者可出现骨关节系统损害）或血液、骨髓、其他体液、排泄物等任一种培养物中分离到布氏杆菌，在排除其他原因所致的类似疾病后，即可做出诊断。

临床常将仅有临床症状和体征，但布氏杆菌玻片或虎红平板凝集反应阳性或可疑、皮肤过敏试验皮肤红肿浸润范围仅有一次超过2.0 cm×2.0 cm以上，有布氏杆菌接触史的患者列为"可疑患者"，进行医学观察；将具有流行病接触史、血清学检查出现阳性，但不具备临床表现者列为"隐形感染"，但此两种情况均未被纳入法定职业病范畴。

本病急性期需注意与下列疾病相鉴别：风湿热、伤寒、副伤寒、肺及淋巴结核、疟疾等；慢性期需注意与神经衰弱综合征、骨和关节疾病鉴别。

五、治疗

（一）急性期治疗

1．以抗菌药物为主 可用利福平（rifampin，0.2 g，每日3次，疗程6周）加多西环素（vibramycin，100 mg，每日2次），或加喹诺酮类（quinolones），效果均好。也可用链霉素（1.0 g/d，分两次肌内注射，疗程14～21天）或与多西环素、四环素、复方磺胺甲噁唑、喹诺酮类药物合用，可提高疗效。

2．可用糖皮质激素 能减轻中毒症状及睾丸炎或关节疼痛症状，但宜短期使用。

（二）慢性期治疗

1．特异性抗原疗法 静脉注射布氏杆菌菌苗，对症状严重的慢性病例有较好的疗效；亦可与抗生素合用。机制是使敏感性增高的机体脱敏，减少变态反应发生。

2．对症支持治疗 可给予解热、镇痛、镇静等处理，并注意充分休息，加强营养等。

六、预防

预防原则可参见本书总论有关内容。本病还需注意以下几点：

1．控制传染源 牲畜应定期给予菌苗免疫接种；及时发现和消灭原发疫点，淘汰或隔离病畜；急性期患者应进行隔离治疗，排泄物需消毒处理。

2．切断传播途径 加强卫生宣教；加强水、粪管理；加强畜产品监督管理。

3．保护易感人群，做好个人防护，给高危

人群接种菌苗。

（毛丽君）

案例介绍

患者，男性，60 岁，家畜饲养员，主因"间断干咳、发热 3 月余"入院，入院后查体：T 38.5℃，P115 次/分，双肺呼吸音低，无湿性啰音，余查体未见明确阳性体征。血常规检验：白细胞 3.88×10^9/L，中性粒细胞百分比 67.9%。红细胞沉降率 28 mm/h，巨细胞病毒 IgM 阴性，结核杆菌特异性细胞免疫检测阴性，PPD 试验阴性，入院后第 1 天及第 3 天发热时血培养均提示疑似布氏杆菌。胸部 CT 检查提示双肺毛玻璃样改变，考虑间质性肺炎，腹部超声检查提示：脾多发低回声结节，腹腔多发淋巴结肿大，心电图检查提示窦性心动过速（115 次/分）。抽取静脉血行布氏杆菌酶联免疫吸附试验提示阳性，血清平板凝集试验阳性，试管凝集试验阳性，Coomb 试验阳性，病原体培养出布氏杆菌，证实为布氏杆菌病。患者曾长期从事牧羊职业，院外曾诊断为"肺部感染"，发热以午后为主，经哌拉西林、头孢哌酮钠等多种抗生素治疗无效。入院后根据患者病史特点、职业史、长期牛羊接触史、症状、体征及血培养结果，诊断为职业性布氏杆菌病、间质性肺炎。给予阿奇霉素静脉滴注、多西环素（0.2 g/d）联合利福平（600 mg/d），两药均 1 次/日，口服，治疗 3 周后体温恢复正常，临床症状消失，复查胸部 CT 双肺毛玻璃影基本吸收，停阿奇霉素，遂出院后继续口服多西环素和利福平胶囊 6 周后停药，后随访未见病情复发。

点评：本患者有长期接触家畜史，临床出现发热、干咳症状，症状不典型，但结合其职业史和实验室血清学阳性检查结果，病原体培养确诊布氏杆菌病。

[摘自：许英，贾全虎．布氏杆菌病临床误诊 2 例分析．临床肺科杂志，2015，20（5）：949-950.]

思考题

1. 简述布氏杆菌的致病机制。
2. 哪些人易患布氏杆菌病？主要临床特点有哪些？
3. 简述布氏杆菌病的诊断要点及主要治疗方法。

推荐阅读的参考文献

1. 杨旭欣，马丽，徐立青．三江源地区布鲁杆菌病人群高危行为习惯调查．环境卫生学杂志，2015，5（2）：103-110.
2. 马卫闽，王少扬，刘海周．非疫区布氏杆菌病 3 例病例分析．海峡预防医学杂志，2015，21（5）：97-99.
3. 蒋轶文，王清，赵若欣，等．职业性布氏菌病 175 例临床分析．中华劳动卫生职业病杂志，2013，31（11）：861-863.

第四节　其他职业性传染病

一、艾滋病

获得性免疫缺陷综合征（acquired immune deficiency syndrome，AIDS）或称后天免疫缺乏综合征，是一种由人类免疫缺陷病毒（human immunodeficiency virus，HIV）感染后免疫系统受到破坏，引起的一种全身疾病，具有多种临床症状，故称为综合征。

【接触机会】

已经证实的艾滋病传染途径主要有三种：

1. 性接触传播　包括同性及异性之间性接触，肛交、口交有更大传染风险。

2. 血液传播　包括：

（1）输入污染了 HIV 的血液或血液制品；

（2）静脉药瘾者共用受 HIV 污染的、未消毒的针头及注射器；

（3）共用其他医疗器械或生活用具（如与感染者共用牙刷、剃刀）也可能经皮肤黏膜破损处传播，但罕见；

（4）救护流血伤员时，救护者本身破损的皮肤接触伤员血液。

3. 母婴传播　也称围生期传播，即感染了 HIV 的母亲在怀孕期间通过胎盘，或分娩过程中通过产道，或哺乳时将 HIV 传染给胎儿或婴儿。

【发病机制】

人类免疫缺陷病毒（HIV）俗称"艾滋病病毒"或"艾滋病毒"，此病毒属于反转录病毒，主要感染人类免疫系统重要的细胞并改变其功能模式，主要攻击对象包括辅助型 T 细胞、巨噬细胞、树突细胞等；其中以直接破坏细胞膜上具有 CD4 辨识蛋白特征的 T 细胞（CD4$^+$T 细胞）后果最为严重：当每微升血液中 CD4$^+$T 细胞数量低于 200 时，细胞免疫（cellular immunity）几乎完全失去免疫功能，导致平时不易感染健康人的微生物也得以大肆入侵，机体发生多种严重的感染和（或）肿瘤，总称"后天免疫缺乏综合征"。

【临床表现】

根据病程，临床上将艾滋病分为三期：

1. 急性感染期　通常是指感染 HIV 后 2～4 周，大多数病例都会产生类似流感或单核细胞增多症的症状，被称作"急性 HIV 感染"。常见症状包括发热、淋巴结肿痛、咽炎、皮疹、肌肉疼痛、疲乏、口腔溃疡，还可能出现头痛、恶心、呕吐、肝/脾大、体重下降、鹅口疮、神经系统病变等，此类症状平均持续时间约 28 天（通常至少持续 1 周），由于无甚特异性，常被忽略，很少想及艾滋病病毒感染的可能；此类症状亦不能作为确诊艾滋病病毒感染的依据，但此时患者血液中病毒含量很高，传染性也极强，是为危害社会最危险阶段。

2. 临床潜伏期　急性感染后由于机体免疫系统的强烈反应，病毒活动可暂时受到抑制，血液中病毒数量也可有所减少，使病情进入临床潜伏期；其长短受很多因素影响，最短可能仅 2 周，最长可达 20 年，此期患者通常没有任何症状。

3. 发病期　患者常出现腹股沟以外的两处以上不明原因的淋巴结肿大，多持续 3 个月以上，并出现全身症状，如无故发热、疲劳、食欲缺乏、消瘦、体重下降、睡眠时冒汗等；具备上述两种以上症状，血液 HIV 或抗 HIV 抗体检测阳性，即可诊断为艾滋病（发病期）；其最常见的并发症为肺囊虫肺炎、结核病、卡波济肉瘤，以及各种机会性感染，如各种分枝杆菌、巨细胞病毒、乙型或丙型肝炎病毒、疱疹病毒、各种真菌、原虫感染等。

【实验室检查】

血常规检查可见白细胞计数、淋巴细胞绝对值下降，以及贫血、血小板减少等，但不具特异性。特异性实验室检查指标有：

1. 抗 -HIV 抗体检查 抗 -HIV 抗体初筛多用酶联免疫吸附试验，并经确认试验（蛋白印迹法）证实，本指标为诊断 HIV 感染的必要条件。IgG 抗体多在感染后 6 个月内出现，感染后至出现抗体前这段时期称为"窗口期"；抗体阴性表明被检者未被感染 HIV，或虽然已被感染，但尚未产生抗 -HIV（窗口期）。

2. 病毒学检查 患者的外周血淋巴细胞、骨髓、精液、宫颈分泌物、脑脊液等标本均可分离到 HIV，并可进一步检测其抗原、核酸和其反转录酶活性。使用 PCR 技术可检测宿主细胞中的 HIV 前病毒 DNA，不仅可提高阳性率，亦可早期诊断。

3. 免疫学检测 可见 T 淋巴细胞数量减少，$CD4^+$ 细胞进行性减少，$CD8^+$ 细胞数改变则不明显，Ts 则相对性增多，$CD4^+ / CD8^+ \leq 1$。$CD4^+$ 细胞计数是 HIV 感染进程及指导治疗的指标，感染者应至少每 6 个月检查一次。

【诊断与鉴别诊断】

艾滋病的诊断，可参照国家卫生行业标准《艾滋病和艾滋病病毒感染诊断标准》（WS 293）执行。

2015 年 7 月 8 日，国家卫生计生委办公厅印发了"职业暴露感染艾滋病病毒处理程序规定"，正式将医疗卫生人员及人民警察因职业活动发生的艾滋病感染纳入"职业病"范畴。根据新颁布的规定的诊断原则如下：

1. 急性期和潜伏期患者 有因公病原接触史，只要实验室检查 HIV 抗体阳性即可做出诊断。

2. 艾滋病期患者 有因公病原接触史，HIV 抗体阳性，且具下列条件之一者：

（1）原因不明的不规则发热 38℃以上，持续 1 个月或更久；

（2）慢性腹泻，次数多于 3 次 / 日，持续 1 个月或更久；

（3）6 个月之内体重下降 10% 以上；

（4）反复发作的口腔白假丝酵母菌（白色念珠菌）感染；

（5）反复发作的单纯疱疹病毒感染或带状疱疹病毒感染；

（6）罹患肺孢子虫肺炎（PCP）；

（7）反复发生细菌性肺炎；

（8）罹患活动性结核或非结核分枝杆菌病；

（9）发生深部真菌感染；

（10）发生中枢神经系统占位性病变；

（11）中青年人出现痴呆；

（12）发生活动性巨细胞病毒感染；

（13）罹患弓形虫脑病；

（14）青霉菌感染；

（15）反复发生败血症；

（16）发生皮肤、黏膜或内脏的卡波济肉瘤、淋巴瘤。

从理论上讲，此种情况并非该类职业活动必然产生的职业危害，发生纯属意外，发生概率亦极低，应属"工伤事故"；从技术层面来看，对此种事件的准确操作也较困难，整个过程无形间增添了许多不必要的繁复手续，远不如申报"工伤"之直接、简便，希望能在今后的实践中得到教训，予以改正。、

2017 年 5 月 18 日，国家卫生计生委发布的国家职业卫生标准《职业性传染病的诊断》（GBZ 227-2017）中，规定了艾滋病职业感染（限于医疗卫生人员和人民警察）的判定：

（1）医疗卫生人员和人民警察在从事人类免疫缺陷病毒（HIV）感染者或艾滋病病人的防治和管理等活动中，有可能造成 HIV 意外感染，意外接触 24 小时内检测 HIV 抗体为阴性，随访期内 HIV 抗体阳转的接触者，为职业接触感染。

（2）对于意外接触者在接触前、后 6 个月内发生过易感染 HIV 的行为，或者有线索显示接触者感染的 HIV 不是来自本次职业接触感染的。应当根据需要进行分子流行病学检测，并根据检测结果判定感染者感染的 HIV 是否来自本次职业接触。

【治疗】

目前全世界均缺乏根治艾滋病的有效药物。现阶段治疗目标是：最大限度和持久的降低病毒载量；重建获得性免疫功能、维持免疫功能；

提高生活质量；降低 HIV 相关发病率和病死率。本病的治疗强调综合措施，包括：一般治疗、抗病毒治疗、恢复或改善免疫功能的治疗及机会性感染和恶性肿瘤的治疗。

（一）一般治疗

根据获得性免疫缺陷综合征的传播特点，一般接触是不会传染的，所以 HIV 感染者或艾滋病患者均无需隔离治疗，但应根据具体病情进行抗病毒治疗，并密切监测病情的变化。对艾滋病前期或已发展为艾滋病的患者，应根据病情注意休息，给予高热量、多维生素饮食。不能进食者，应静脉输液补充营养。加强支持疗法，包括输血及营养支持疗法，维持水及电解质平衡。

（二）抗病毒治疗

抗病毒治疗是艾滋病治疗关键，采用高效抗反转录病毒联合疗法，可大大提高抗 HIV 疗效，改善患者生活质量和预后。目前常用抗病毒药物有如下几大类：

1．核苷类反转录酶抑制剂　此类药物能选择性与 HIV 反转录酶结合，并掺入正在延长的 DNA 链，使之中止，从而抑制 HIV 的复制和转录。此类药物包括齐多夫定（Zidovudin，AZT，常用剂量为 500 mg/d）、双脱氧胞苷 [dideoxycylidine，DDC，0.75 mg/（kg·d）]、双脱氧肌苷（dideoxyinosine，DDI，200～400 mg/d）、拉米夫定（lamivudine，3TC，150 mg/d）和司坦夫定（stavudine，80 mg/d）。

2．非核苷类反转录酶抑制剂　主要作用于 HIV 反转录酶的某个位点，使其失去活性，从而抑制 HIV 复制。由于此类药物不涉及细胞的磷酸化过程，因而能迅速发挥抗病毒作用，但也易产生耐药株。主要制剂有奈非雷平（nevirapine，1600 mg/d）、洛非利得（loviride，300 mg/d）和德拉维德（delavirdin，1200 mg/d）。

3．蛋白酶抑制剂　能通过抑制蛋白酶即阻断 HIV 复制和成熟过程中所必需的蛋白质合成，从而抑制 HIV 的复制。此类制剂包括沙奎那韦（saquinavir，800 mg/d）、英地那韦（indinavir，1600 mg/d）、奈非那韦（nelfinavir，2250 mg/d）

和利托那韦（ritonavir，200 mg/d）。

实践证明联合治疗能延缓 AIDS 的发病，延长患者生命。联合治疗的疗程是 HIV-RNA 经治疗达到检测水平以下后，开始用二种药物，持续终生治疗，以抑制 HIV 从潜伏感染的细胞中复制和维持症状的持续缓解。

【预防】

1．总则是坚持安全性行为，在所有性行为中使用安全套；唾液中的艾滋病病毒浓度很低，接吻不会感染艾滋病，除非对方口腔有伤口。

2．控制输血传播艾滋病是保证输血安全的重中之重，不要共用针头，也不要使用已经被人使用过的针头。

3．医护工作者、警察在工作中应严格遵守有关安全防范规定；一般针刺感染艾滋病的比率少于 1：200，遇到针刺后使用抗艾滋病药物进行消毒可以减轻感染风险。

4．目前对于艾滋病尚无有效的疫苗，2009 年发布的 RV144 单次试验疫苗能够减小约 30% 的患病概率。

（关　里）

思考题

1．艾滋病的定义及其实验室检测方法。其最常见感染途径有哪些？

2．试述艾滋病主要临床表现、分期和诊断方法。

推荐阅读的参考文献：

1．刘波，朵林，李云昭，等．东南亚国家警察对降低艾滋病危害相关措施的认知和态度比较．中国艾滋病性病，2013，19（11）：820-822．

2．马丽，王琼，李明，等．某三甲医院 132 例血源性职业暴露现状的分析及管理对策．安徽医学，2014，35（10）：1455-1457．

3．秦世波，周治华．监管场所中艾滋病职业暴露的预防处置．中国现代医生，2014，52（18）：

103-105.

二、莱姆病

莱姆病（Lyme disease，LD）是 1977 年由耶鲁大学 Steere 博士在美国康涅狄格州莱姆镇（Lyme Town）首次发现的，是一种由伯氏疏螺旋体（Borrelia burgdorferi）感染，经硬蜱叮咬传播的自然疫源性人兽共患传染病。莱姆病主要分布于美国、欧洲和亚洲，具有分布广、传播快、致残率高等特点，对人类健康具有较大危害，已构成全球性的公共卫生问题；我国于 1985 年首次在黑龙江省林区发现本病病例，1992 年已被世界卫生组织（WHO）列入重点防治研究对象。

【接触机会】

莱姆病主要通过节肢动物硬蜱（ixodes）在动物宿主间及宿主动物和人之间传播。蜱的个体发育分为四期：卵、幼虫、稚蜱及成蜱，后三个阶段均需要吸食宿主血液才能继续发育，乃传播本病的重要时期。幼蜱主要宿主是自然疫源地的小型啮齿类动物，包括中、小型甚至大型哺乳动物；成蜱一般叮咬大型哺乳动物。

不同的地方莱姆病传播媒介有所不同，如美国疫源地的传播媒介主要是肩突硬蜱（I.scapularis）和太平洋硬蜱（I.pacificus），欧洲主要是篦子硬蜱（I.ricinus），全沟硬蜱（I.persulcatus）是我国北方林区的主要传播媒介，二棘硬蜱（Haemaphysalis bispinosa）是我国长江中下游林区的主要传播媒介，粒形硬蜱（I.granulatus）和寄麝硬蜱（I.moschiferi）则是我国南方莱姆病的重要传播媒介。此外，其他蜱类及吸血节肢动物（软蜱、蚊、吸血蝇、蚤）也可以携带伯氏疏螺旋体。

野外工作者、林业工人感染率较高，据报道疫区工作人员在室外劳动一天后的蜱叮咬率可达 40%，或可从其皮肤、衣服等处找到蜱。此外，野外的消遣活动如狩猎、垂钓、旅游等，甚至饲养狗、猫等宠物也均存在感染莱姆病的风险。

【发病机制】

伯氏疏螺旋体主要存在于蜱中肠的憩室，当蜱叮咬人时，螺旋体可从涎腺或中肠通过反流进入吸食腔，然后随叮咬过程侵入人体皮肤的微血管，经血流至全身各器官组织。已知伯氏疏螺旋体有 12 个不同的基因型，但仅 3 种基因型对人类致病，即埃氏疏螺旋体（B.afzelii）、伽氏疏螺旋体（B.garinii）和狭义伯氏疏螺旋体（B.burgdorferi sensu stricto）。上述 3 种基因型均可引起慢性游走性红斑，但 B.afzelii 主要引起皮肤病变，B.garinii 主要与神经系统症状有关，B.burgdorferi sensu stricto 主要与关节炎有关。

致病螺旋体进入人体后，随血流播散至全身，并在体内长期存在，从而诱发复杂的炎症反应，其在感染早期即可穿过血 - 脑脊液屏障进入中枢神经系统。组织学研究显示，其损伤主要表现为炎性渗出，渗出物中主要为淋巴细胞、组织细胞、浆细胞；患者的多种标本如血液、皮肤、脑组织、眼睛、关节液和心肌中均可分离出病原，主要为细胞外寄生的病原体，其具有二种黏附素可黏附于各种细胞的胶原蛋白相关细胞外基质蛋白多糖上，使细胞发生病变，并侵入细胞内；致病螺旋体胞壁的脂多糖组分还具有类似内毒素的生物学活性，引起炎性反应和中毒症状，造成机体损伤。

进入细胞内的病原体可逃避宿主的免疫反应和抗生素的杀灭作用，持续增殖并引起临床症状；病原体抗原性的变异可能是细胞外致病螺旋体逃避宿主免疫反应并引起复发性莱姆病的机制。致病螺旋体可刺激多种炎性细胞因子如 IL-1、TNF-α 等的产生，其在莱姆病关节炎发病机制中可能占有重要地位；而 IL-6 和自身免疫机制则可能与莱姆病的神经系统损伤有关，可引起脊髓神经鞘纤维化和局灶性脱髓鞘。目前认为，本病发病机制除与致病螺旋体的直接作用有关外，亦与机体的异常免疫应答有关。

【临床表现】

（一）症状与体征

莱姆病潜伏期为 3 ～ 32 天，平均为 7 天。被感染蜱咬伤后，临床表现呈阶段性变化，一般可分为三期：

1. 感染早期（一期） 螺旋体进入皮肤数日后即引起皮肤出现游走性红斑（ECM），好发于躯干、大腿、腹股沟、腋下等处，呈圆形或卵圆形，外观似牛眼，可伴随有瘙痒和疼痛。游走性红斑可增大，多于 3～4 周消退，但易复发。同时可出现"感冒样"症状，眼部可有结膜炎和巩膜外层炎。

2. 病变播散期（二期） 见于最初感染后数周至数月，螺旋体经血循环感染组织器官，引起多种症状和体征，以中枢神经系统（脑神经损害为主，尤其是面神经、动眼神经及展神经）和心脏受损为主。未经治疗者约 60% 出现关节病变（以膝关节最易受累），表现为关节红、肿、痛；眼部出现葡萄膜炎，典型表现为睫状体平坦部和玻璃体基底部出现雪堤样病变。

3. 持续感染期（三期） 仅少数病例进展至此期，常见于疾病发生数月之后，可持续数年。典型临床表现为慢性关节病变，约 80% 的患者出现关节炎或慢性侵袭性滑膜炎，以膝、肘、髋等大关节多发，小关节周围组织亦可受累，主要症状为关节疼痛及肿胀，膝关节可有少量积液，常反复发作。此外，尚可出现慢性萎缩性皮炎，晚期尚有神经系统症状。

（二）实验室检查

实验室一般检查：血象多在正常范围，红细胞沉降率常增快等，不具特异性。具有诊断价值的指标主要有：

1. 病原学检查 主要包括：

（1）组织学观察：取患者皮肤、滑膜、淋巴结、脑脊液等标本，用暗视野显微镜或银染色法检查伯氏疏螺旋体，该法可快速做出病原学诊断，但检出率较低。

（2）病原体分离培养：从患者皮肤、淋巴结、血液、脑脊液、关节滑液、皮肤灌洗液等标本中分离病原体，并在培养基中培养，其中以病变周围皮肤的阳性检出率较高。

（3）PCR 检测：直接检测血液或其他生物标本中的伯氏疏螺旋体 DNA（Bb-DNA）。

2. 血清学检查 主要包括：

（1）免疫荧光（IFA）和 ELISA 分析：主要用以检测特异性抗体，特异性 IgM 抗体多在游走红斑发生后 2～4 周出现，6～8 周达高峰，4～6 个月降至正常水平；特异性 IgG 抗体则多在病后 6～8 周开始升高，4～6 个月达高峰，可持续数年以上。

（2）免疫印迹法（Western blotting，WB）检测：亦用于特异性抗体检测，但敏感度与特异性均优于上述血清学检查方法，用 ELISA 法筛查结果可疑者，可再用本方法确认。

【诊断与鉴别诊断】

（一）诊断

国家已颁布职业卫生标准《职业性传染病的诊断》（GBZ 227-2017），可用作本病诊断的依据。诊断主要有赖于肯定疫区到访史或蜱叮咬史，明确的临床表现，如皮肤游走性红斑及随后出现心脏、神经、关节受累等，实验室检查从患者生物标本中分离到病原体，或检测到特异性抗体，排除其他类似疾病后即可做出明确诊断。

（二）本病需要与下列疾病鉴别

1. 风湿病 该病也有发热、环形红斑、关节炎及心脏受累等表现，但血清溶血性链球菌抗体、C 反应蛋白阳性，病原学检查也有区别。

2. 类风湿关节炎 该病为慢性自身免疫性疾病，为对称性多关节，从小关节开始，逐渐累及大关节；血清中类风湿因子及抗类风湿协同抗原抗体阳性，关节腔穿刺液找类风湿细胞及 X 线检查可鉴别。

3. 鼠咬热 该病由小螺菌及念珠状链杆菌所致，也有发热、皮疹、游走性关节痛、心肌炎及中枢神经系统症状，易与莱姆病混淆，可根据典型的细胞外基质、血清学及病原学检查等进行鉴别。

4. 恙虫病 恙螨幼虫叮咬处皮肤有焦痂和溃疡的特点，血清外 - 斐反应及间接免疫荧光测定特异抗体有助诊断。

5. 梅毒 两者均有皮肤、心脏、神经和关节病变，且疏螺旋体属和梅毒密螺旋体属之间有共同抗原性，梅毒患者可出现抗莱姆病螺旋体的交叉反应性抗体，但梅毒血清试验有助于两者鉴别。

【治疗】

莱姆病治疗的主要目的是清除病原体。

1. 早期治疗 该病早期对抗生素治疗效果最佳，口服抗生素即可，红斑常会立即消失，一般不会再发生后期重大后遗症（心肌炎、脑膜脑炎、复发性关节炎等），因此早期及时治疗尤为重要。但由于很难证实病原体确已被清除，而有些症状治疗后还常会持续存在，因此不易明确抗生素治疗终点。

2. 较晚期的治疗 如莱姆病脑膜炎无论是否伴有其他神经证候，皆可以青霉素 G 静脉注射，每天 2000 万单位，6 分次注射，共 10 天，但实际疗程常延续至 3～4 周。头痛和颈项强硬一般于治疗第 2 天开始减轻，7～10 天消失；运动缺失及神经根痛常需 7～8 周才能完全恢复。

3. 晚期莱姆病治疗 口服及注射抗生素对莱姆病关节炎多有效，治疗期间，应让受累关节休息，关节渗液也应穿刺抽吸。经过应用抗生素 1 个以上治疗疗程仍未收效的病例，可于关节镜下行滑膜切除术，可能取得长期缓解甚至根治。

本病早期发现、及时抗病原治疗，预后一般良好。如莱姆病关节炎，即使不作抗生素及手术治疗，亦可在数年内消失。在播散感染期进行治疗，绝大多数能在 1 年或 1 年半内获痊愈；在晚期或持续感染期进行治疗，大多数也能缓解；偶可出现莱姆病后综合征（post-lymedisease syndrome），多为螺旋体死亡残留细胞引起皮炎及自身免疫反应等表现；仅中枢神经系统严重损害者，少数可能遗有后遗症或残疾。

【预防】

1. 管理传染源 疫区应采取综合措施，对感染家畜及宠物应进行治疗。

2. 切断传播途径 消灭硬蜱，在疫区铲除杂草，改造环境。野外作业时，可用药物喷洒地面周围以达到杀灭硬蜱的目的。

3. 加强个人防护 在莱姆病高发季节避免在草地上坐卧及晒衣服；在疫区野外作业时注意防止硬蜱叮咬；发现有蜱叮咬，应及早将其除去，并使用抗生素治疗。

4. 对易感人群展开主动免疫预防莱姆病是有效预防方法。

（关　里）

思考题

1. 什么是莱姆病？简述其主要感染机会及发病机制。

2. 试总结莱姆病的临床特点及治疗要点。

推荐阅读的参考文献

1. 李霞，杨兆文，王威严，等. 莱姆病 40 例病例资料分析. 慢性病学杂志，2013，14（9）：671-674.

2. 李静，宝福凯，柳爱华，等. 莱姆病致病机制研究进展. 生命科学研究，2014，18（2）：173-178.

3. 史立敏，王霖，石梅，等. 莱姆病治疗进展. 中国病原生物学杂志，2013，8（12）：1136-1139.

第9章 职业性肿瘤

第一节 总 论

职业性肿瘤（occupational tumors）是伴随工业发展而产生的。1775 年，英国的 Pott 医生最先提出了职业与肿瘤的关系，他注意到伦敦地区扫烟囱的童工因接触煤烟灰，当年龄到 30 ～ 40 岁时，阴囊部位好发皮肤癌。向前追溯至 1531 年，德国人 Paracelsus 也曾发现，在 Schneeberg 地区的矿工中流行一种"致死性肺病"，虽然当时并未认识到这是肿瘤，但目前已明确这种肺病就是肺癌。到了 19 世纪，医学界陆续报道接触煤焦油的工人易患皮肤癌，接触放射性物质的人员多发肺癌、白血病，生产品红染料的工人好发膀胱癌等。近年，随着实验肿瘤学的发展和肿瘤流行病学调查方法的应用，已经明确了多种职业性致癌因素（occupational carcinogenic agents）。

职业性肿瘤是由于接触职业性致癌因素而引起的肿瘤，表现为接触该类因素的人群中某种肿瘤的发病率和死亡率显著增高，或肿瘤发病和死亡年龄的提前，或频发罕见肿瘤；职业性肿瘤一般都有特定的部位与性质特征，但是在临床表现上与非职业性肿瘤并无显著不同。人们对职业性肿瘤的认识经历了比较漫长的过程，大致分为四个阶段：

第一阶段：随着工业的兴起，人们逐渐认识到某些职业有发生肿瘤的危险。这一阶段人们主要从发生职业性肿瘤患者的职业接触物中寻找致癌物；从 Pott 发现扫烟囱童工成年后多患阴囊皮肤癌开始，前后经历了一百余年。

第二阶段：以临床发现扫烟囱工多患阴囊皮肤癌为切入点，人们在他们接触的煤烟灰（soots）中发现了致癌物；1915—1918 年，日本科学家山极等用煤焦油（coal tar）在兔耳成功诱发了皮肤癌，从此开始了职业性肿瘤的实验室研究。

第三阶段：20 世纪 30 年代，英国化学家 Kenneway 和 Cook 从沥青中分离提纯出致癌物——3,4- 苯并芘（3,4-benzopyrene）。随后，职业性肿瘤的研究人员又对不同职业人群肿瘤发病情况进行了统计、分析、比较，发现了一些肿瘤发病率高的职业，并通过动物实验研究，提出化学致癌过程的"两阶段学说"。

第四阶段：第二次世界大战以后，人们对职业性肿瘤的研究范围不断扩大，且与前几个世纪的经验式研究不同，动物生物学实验方法的发展，使得许多情况下，动物实验的致癌性证据比流行病学研究或个例报道资料更具科学价值。

【肿瘤的主要病因】

肿瘤发病机制是一个正在探索之中的极其复杂的问题。近年来，随着分子生物学技术的发展，从分子水平上对癌变机制的研究已取得一定进展，现将与肿瘤发生有关的主要因素概括如下：

一、遗传因素

（一）代谢酶系统异常

体内的致癌物代谢基因多态性与肿瘤易感性有密切关系，如细胞色素 P450 Ⅱ DT 酶的基因 CYP B2D6 不能产生具有正常功能的细胞色素 P450 Ⅱ DT 酶蛋白，是吸烟人群肺癌高风险的重要因素；另一种 P450 酶——P450 IAI 则与苯并芘的活化有关，遗传造成的该酶异常，常使吸烟者对罹患肺癌具有高敏感性。

（二）染色体不稳定

遗传原因造成染色体不稳定可使某些染色

体发生自发或诱发的断裂、裂隙；携带这种遗传因素的人群对多种肿瘤有易感性。有研究证实，在 41 个与肿瘤有关的特定染色体结构改变中，有 38 个断裂点（breakpoints），其附近存在 33 个不同的脆性位点（fragile sites）；该研究还发现，35 个已定位的癌基因中，有 24 个与脆性位点有关。所谓"脆性位点"是肿瘤细胞染色体重排的易感染部位，也是对致癌因子敏感的部位，化学致癌原和辐射都是在脆性位点使染色体断裂、缺失、重排；更重要的是脆性位点都与癌基因同位或相邻，一旦染色体发生断裂、重排造成癌基因激活，就可能发生肿瘤。

（三）免疫缺陷

无论是遗传性或获得性免疫缺陷，均可能明显减弱免疫系统识别和破坏自发的或由致癌因子诱发的癌细胞的能力，降低机体对免疫系统的调节能力，使机体无论对淋巴系肿瘤或非淋巴系肿瘤均丧失免疫打击能力。

（四）单核苷酸多态性

人类基因组计划的研究结果证明，不同个体的基因 99.9% 都是一样的，仅在序列上有微小（0.1%）差异，其中主要是单核苷酸多态性（single nucleotide polymorphis，SNP）；SNP 是指特定的核苷酸突变在人群中出现的频率 ≥ 1%（< 1% 称为种系突变）。SNP 存在于整个基因组中，约每 1kb 就有一个 SNP，而种系突变发生在编码区；正是这 0.1% 的遗传差异，赋予了人类不同个体特有的遗传表型。一旦种系突变发生在与肿瘤相关的基因编码区，就可能使这些基因产生变异，这种微小的遗传差异就造成一些个体对肿瘤的敏感性和对肿瘤治疗反应（化疗和放疗）的差异。

（五）DNA 修复缺陷和基因组不稳定性

绝大多数人类肿瘤是环境因素引起的，但环境因素只是肿瘤的始动因素，个人的遗传特征则决定肿瘤的易感性。如在肿瘤高发区，同样的生活环境和生活方式，暴露于同样的特定致癌物，有些人发病而有些人并不发病，提示肿瘤的发生除与环境致癌物有关外，还与个人遗传因素有关。如正常细胞均具有 DNA 监控修复系统，可保证细胞内基因的正确修复和稳定，如碱基切除修复系统（baso- excision repair system）、核苷酸切除修复系统（nucleotide-excision repair system）、其他特异性修复酶系统（specific repair enzyme system）等，一旦这些修复系统有遗传缺陷，则无法对变异基因进行正确修复，导致突变基因的永久存在，为肿瘤的发生提供了分子基础。

（六）原癌基因和抑癌基因

正常细胞增殖的调控信号，大体上可分为促使细胞进入增殖周期并阻止其发生分化的正信号，及抑制细胞进入增殖周期并促使其发生分化的负信号两类；细胞内存在原癌基因（protooncogene）和抑癌基因（cancer-suppressor gene）对细胞的增殖和分化起着相应的正负调控作用。各种致癌因素通过不同机制，可导致细胞内原癌基因激活和抑癌基因失活，使细胞因生长与分化调节失控而发生转化，并通过肿瘤克隆性增生，在逐渐演进的过程中发生恶性转化（恶变），形成恶性肿瘤。因此，目前认为肿瘤的本质是一类克隆性基因病。具体环节如：

1. 原癌基因激活　原癌基因是正常细胞内存在的一类促进细胞分裂、阻止其发生分化并有潜在致癌或促癌作用的基因群，如 *ras*、*myc*、*myb*、*sis*、*src*、*Her/Neu*、*c-Jun/c-Fos*、*Wnt/β-Catenin*、*Mdm2* 等。正常情况下，由原癌基因编码的蛋白质，包括生长因子类（growth factor，GF）如血小板生长因子（platelet growth factor，PDGF）、生长因子受体类（growth factor receptor，GFR）如表皮生长因子受体（epidermal growth factor receptor，EGFR）、三磷酸鸟苷结合蛋白类（GTP binding proteins）如 p21 蛋白及转录因子（transcription factor）等，它们对正常细胞的生长与分化起着正性调控作用。在各种致癌因素作用下，正常细胞内处于正常或有限表达的原癌基因，可被激活成有致癌活性的癌基因（oncogene）；激活的机制和途径有两种：

（1）基因突变：主要包括点突变、染色体

重排或易位、启动子插入（病毒基因整合）、基因扩增，以及 DNA 修复基因缺陷或突变，从而导致原癌基因结构改变（基因突变），即被激活。

（2）基因表达调控异常：亦即并非原癌基因结构有改变，而是调节其表达活性的基因发生改变，导致原癌基因过度表达，或不在适宜的时间、场合表达，或在细胞分化中使表达功能的基因受到抑制，或错误地开启一些在胚胎时期才有活性的基因等，使细胞受到持续、过度的生长信号刺激而发生转化。

有致癌活性的癌基因表达的转化蛋白（transforming protein）——癌蛋白（oncoprotein）与原癌基因表达的正常产物有着质或量的区别，前者具有刺激转化细胞发生持续性分裂、增生，丧失分化、成熟能力的作用，故可导致细胞恶变。

2．抑癌基因失活　抑癌基因又称抗癌基因（anti-oncogene）或肿瘤抑制基因（tumor-suppressing gene），是正常细胞内存在的一类可抑制细胞生长、促进细胞分化并有潜在抑制癌变作用的基因群，如 *Rb*、*p53*、*p16* 等。正常情况下，抑癌基因表达的蛋白质对细胞的生长、分化起负性调控作用。在某些致癌因素作用下，抑癌基因也可发生突变而缺失，或其表达蛋白与 DNA 肿瘤病毒蛋白相互作用而失活，从而使其对细胞生长的负性调控作用减弱或消失，导致细胞过度增生和分化不成熟，进而发生恶变。

总之，细胞内原癌基因必须被激活才具有转化和致癌效应，而抑癌基因须完全失活才有致癌作用。在细胞癌变中，原癌基因与抑癌基因的作用同等重要，抑癌基因的突变、缺失是活化的癌基因发挥转化作用的必要条件。正常细胞内原癌基因与抑癌基因相互平衡，相互制约，调节着细胞的分裂、增生、分化和凋亡；当原癌基因被激活和抑癌基因失活时，便导致细胞的增生和分化调控失常，使细胞发生失控性增生和分化障碍；如若 DNA 保真性修复基因也失活，由外来因子引起的 DNA 损伤则不能获得完全修复，前述细胞失控性增生和分化障碍则

会进一步演进成不可逆性进展，形成恶性肿瘤。

二、环境因素

目前认为，绝大多数肿瘤是环境因素与细胞遗传物质相互作用引起的，不同种族移民癌症发病率的差异、特定职业人群相应癌症的高发病率、吸烟人群相关癌症高发病率等事实，进一步证实，环境因素和生活方式是人类癌症危险性的主要决定因素。所谓"环境因素"是指诸如环境（职业、空气、饮水、地质）污染物、膳食成分、吸烟、饮酒、药物、辐射、感染等；近年还有资料显示，改变生活方式暴露程度可以改变癌症发生的危险性。就环境因素而言，一般可将其分为化学因素、物理因素（主要是辐射）和生物因素（主要是病毒）三大类。

（一）化学因素

主要有：

1．烷化剂（alkylating agents）　是具有直接致癌作用的化学致癌物，不需经过体内代谢活化即可致癌。这是一类具有烷化性能的亲电子化合物，很容易与生物大分子的亲核位点起反应，从而导致 DNA 发生各种类型的损伤，但致癌性较弱，致癌时间较长，临床常被用作化疗剂、杀菌剂，如甲基甲烷碘酸（单功能基烷化剂）及氮芥、硫芥、环磷酰胺、苯丁酸氮芥、丝裂霉素、二乙基亚硝胺等（双功能基烷化剂），因其可能造成 DNA 链内、链间及 DNA 与蛋白质间的交联而致癌。

2．多环芳烃（polycyclic aromatic hydrocarbons，PAH）　该类化合物广泛存在于汽车废气、香烟、煤烟熏制食品中，这些化合物在体外相当惰性，但经过体内活化，则能与 DNA 上的碱基（特别是鸟嘌呤）结合形成加合物，引起基因突变而致癌。

3．芳香胺类（arylaminating compounds）　大量资料涉及芳香胺的致癌性，如联苯胺、乙萘胺、硝基联苯等，前二者为很强的致膀胱癌物质。该类物质主要在肝代谢，在细胞色素 P450 系统作用下使其 N 端羟化形成羟胺衍生

物，随尿排出后在膀胱水解释放出活化的羟胺（hydroxylamine）而发挥致癌作用。

4．氨基偶氮染料（aminoazo dye）　常用作纺织品、食品和饮料的染料或添加剂，其致癌作用是将芳基胺残基转移到 DNA 上而产生基因毒性；如以前食品工业曾使用的奶油黄、腥红在大剂量时即能引起肝癌、膀胱癌。

5．亚硝胺化合物（nitrosamine compounds）　此类化合物具有很强的致癌性，自然情况下，主要存在于卷烟的烟雾及加入亚硝酸盐作保存剂的肉类、鱼类及含水量较高、盐分较低的咸菜、酸菜中。体内蛋白质分解产生的氨和亚硝酸根可经酶促作用或细菌、霉菌的作用，合成 N- 亚硝胺，成为体内自身生成的"内生性致癌物"；宿主对 N- 亚硝胺的吸收与胃癌、食管癌和肝癌的发病有关，而香烟中的亚硝胺则可能与肺癌的发病有关。

6．植物毒素（phytotoxins）　20 世纪 70 年代，苏格兰有人发现很多牲畜因食管癌和胃癌大量死亡，其诱因是饲料中混入了大量蕨类植物，而该类植物中大多含有强致癌剂蕨内酰胺（pterolactam）。不少植物包括中草药含有促癌物质，如吡啶、杂环生物碱、呋喃香豆素、多酚化合物、烯链烃基苯等。

7．金属致癌物　金属和类金属是无机致癌物的主要类型。目前证实砷、铍、铬、镉、镍是人类和动物的致癌剂，铅、铁、钴、钨则是可能致癌物或协同致癌物；另有 5 种微量元素（硒、锌、铜、镁、钼）在大剂量时致癌，而小剂量时则抗癌。放射性高能粒子（radioactive energetic particles）或电磁辐射（electro-magnetic radiation）、异体作用、化学和生物系统相互作用，是金属和类金属致癌作用的主要原因。

8．真菌毒素和霉菌毒素（fungal toxins and mycotoxins）　属于自然产生的致癌物，如黄曲霉毒素（aflatoxins）具有强大的致癌性。

（二）物理因素

主要是电磁辐射（包括电离辐射、紫外线辐射及其他射线）和一些矿物纤维。

1．紫外线辐射（ultraviolet radiation）　紫外线根据波长分为 3 种类型：240 ～ 290 nm，290 ～ 320 nm 和 320 ～ 400 nm，后者因大部被大气层吸收而不易到达地球。过量紫外线照射与黑色素瘤和非黑色素类皮肤癌的发生有关，其机制可能是其能导致嘧啶二聚体产生而损伤 DNA 结构。

2．电离辐射（ionizing radiation）　所谓电离辐射是指能量大到足以驱逐原子或分子中的一个或多个轨道电子的辐射，其重要特征是在局部释放出大量能量，并导致化学键的断裂。它可分为电磁辐射和粒子辐射（particle radiation），前者是以电场和磁场交替振荡的形式传递能量，属于电磁波（electromagnetic waves），如 X 线、γ 射线，当这些射线穿越原子时，可将部分或全部能量传递给轨道电子，并产生具有足够能量发生电离的快速反冲电子；后者则可分为带电粒子（电子、质子、α 粒子或重离子）和不带电粒子（中子）。过量辐射可造成细胞 DNA 键的断裂，这是因为生物学作用的最大辐射径迹产生的电离间隔约为 2 nm，刚好相当于 DNA 双螺旋的直径。

人类与电离辐射有关的肿瘤主要有皮肤癌、乳腺癌、肺癌、甲状腺癌、多发性骨髓瘤、淋巴瘤、白血病等。

3．其他辐射　以往曾认为与电力系统有关的电磁场不会给人类健康带来威胁，因为其强度很弱，而电磁场（electromagnetic field）不会破坏化学键，导致 DNA 损伤。近年来发现，电磁场可能通过引发或促进肿瘤生长而威胁人类健康，故被列入环境致癌因素。

4．矿物纤维　如石棉纤维，吸入后可能通过对肺组织的机械刺激及致炎作用，引起肺癌及肺间皮细胞瘤。

（三）生物因素

20 世纪初人们就注意到病毒与肿瘤的关系，1910 年，禽肉瘤病毒的发现进一步激发了此领域的进展，对其致癌机制的研究基本上集中于"病毒细胞生物学"范畴，重点是研究病毒大分子与各种细胞的生物学过程，其关键分子之间的相互作用，以及这些作用的细胞生物学后果，主要包括细胞周期调控、细胞凋亡以及细胞信号转导等。

经典意义上的病毒，除朊病毒（prion virus）外，所携带的遗传物质或是 DNA，或是 RNA，这是病毒区别于其他生命形态（同时携带 DNA 和 RNA）最主要的特征；因此，按照国际病毒分类规则，肿瘤相关病毒也相应地分为 DNA 肿瘤病毒和 RNA 肿瘤病毒。一般而言，病毒进入细胞后，可导致两种感染状态，一种是造成细胞裂解、死亡的"产毒性感染"（toxigenic infection），另一种是与细胞处于共存状态"产毒"或"不产毒"（atoxigenic）的"非裂解性感染"（unlytic infection）；显然，只有在非裂解状态下，病毒才有可能导致细胞恶变。由于 DNA 病毒的复制在很多情况下均造成细胞裂解，所以它感染后只有在不复制时才有可能导致恶变；相反，目前已确认的 RNA 病毒均属于反转录病毒，这些病毒的复制并不引起细胞裂解，故其致癌性通常伴随病毒复制和感染性颗粒的产生而发生。不论何种情况，病毒致癌时，总有部分或全部基因组持续存在于细胞内，并表达部分基因，故研究这些病毒基因的表达、调控和功能，对认识病毒致癌的分子机制，乃至了解细胞癌变的一般机制，都具有重要意义。

1．RNA 病毒　几乎都局限于反转录病毒（retrovirus），包括慢病毒（chronic virus）和泡沫病毒（foamy virus），以及人类 T 细胞白血病病毒（human T lymphocytic virus，HTLV）。其致癌机制主要有 3 种代表类型：

（1）转导性反转录病毒（transducing retrovirus）型：其本身带有癌基因，病毒通过表达癌基因的产物，使宿主细胞转化为恶性表型。

（2）顺式激活性反转录病毒（cis-activating retrovirus）型：其感染后整合至整个细胞基因组，通过激活其附近的细胞原癌基因表达，或直接激活功能转化细胞，导致恶变。

以上两种病毒均通过癌基因引起细胞转化，而这些癌基因的初始起源都是细胞源性的，且对病毒复制本身并无关键作用。

（3）人类 T 细胞白血病病毒型：其致癌性系通过病毒本身的必需基因介导。

2．DNA 病毒　涉及多个 DNA 病毒科，除细小病毒科外，几乎所有与人类感染有关的 DNA 病毒科均有致癌性病毒成员；此外，DNA 肿瘤病毒的癌基因一般都是病毒复制的必需基因。与反转录病毒基因不同，DNA 病毒的癌基因一般在细胞中没有同源物，说明并非从细胞中直接捕获。这些病毒大都具有建立产毒性感染的潜力，能够造成宿主细胞裂解死亡。换言之，DNA 肿瘤病毒一方面具有转化细胞的能力，另一方面能够在感染细胞中发生裂解性感染，导致细胞死亡。显然，细胞转化和细胞死亡是两种不相容的感染结局，因此，只有在非许可条件下，亦即当 DNA 病毒的复制流产后，病毒癌基因才能够实现对细胞的转化。

常见人类 DNA 肿瘤病毒有：人乳头瘤病毒（human papilloma virus，HPV）、乙型肝炎病毒（hepatits B virus，HBV）、Epstein-Barr 病毒、卡波西肉瘤相关疱疹病毒（Kaposi sarcoma associated herpes virus，KSHV）、多瘤病毒（polyoma virus）、腺病毒（adenovirus，AdV）等。

【肿瘤的形成与演进】

目前认为，80% ～ 90% 的人类癌症与化学因素有关，其致癌机制曾有遗传学派和非遗传学派之争。前者认为，肿瘤的发生主要是外来致癌因子引起了细胞基因的改变，或其整合到细胞基因中去，从而导致癌变；后者则认为癌症的发生是由非基因机制引起的。但随分子生物学理论和技术的发展，目前对化学致癌的机制已有了更为深入的认识，认为由于致癌物的多样性和致癌过程的复杂性，上述两种机制可能都介入了致癌过程，两者相辅相成，分别在致癌作用的不同阶段中发挥作用。肿瘤的发生与发展是一个长时间、多因素、多步骤的演化过程，一般可将其分为激发、促进和进展 3 个阶段，每个阶段都涉及一系列的基因突变积累，这就是恶性肿瘤发生的多阶段突变学说，此机制的澄清对其他病因致癌机制的认识也有重要提示作用。

（一）引发阶段（initiating stage）

是指致癌化学物或其活性代谢产物（亲电子剂）与 DNA 作用，导致正常细胞转化为潜在肿瘤细胞的过程。此过程一般较短暂，主要是引起基因突变，但至少存在三个细胞功能，即致癌化学物的代谢、DNA 修复和细胞增殖。由于绝大部分致癌化学物属"间接烷化剂"，故需要代谢活化过程，其致癌性则取决于"代谢活化"和"代谢解毒"之间的平衡；致癌物引起的 DNA 损伤则会诱导 DNA 修复，此过程可以是无误修复，也可能将错误的碱基对引入基因组，而此种造成可遗传的基因组错误的"突发事件"需经一次或多次细胞分裂予以"固定"，方使之成为不可逆"引发细胞"。但并非所有的"引发细胞"都将成为肿瘤细胞，因为其中大多数将经历程序性细胞死亡——凋亡；此外，"引发细胞"并不具生长自主性，因此，它并不是肿瘤细胞。

具有引发作用的致癌物实际上多是"致突变物（mutagens）"，其作用是不可逆的、具有积累性的，其靶部位则是原癌基因和抑癌基因；但也有一些化合物兼有引发剂（initiator）、促进剂（promotor）和进展剂（progressor）作用，被称为完全致癌物（complete carcinogen）。

（二）促进阶段（promoting stage）

被激活的突变（引发）细胞在促进因子或辅助致癌物质（co-carcinogen）的作用下增殖为良性肿瘤过程称为促进阶段。促进剂本身不具致癌性，只能对"引发细胞"发挥促进增殖作用，亦即它仅参与被激发细胞的克隆性增生和分化障碍，其作用主要与其能干扰细胞信号传导、改变基因表达、干扰细胞周期调控、促进细胞增殖、抑制细胞凋亡有关。

（三）进展阶段（progressing stage）

是指由良性肿瘤转变为恶性肿瘤并进一步演进的过程；其重要特征是细胞核型的不稳定性，瘤细胞可表现出失控性增生、异质性增加、侵袭性增强和发生转移等恶性生物学行为，这可能与某些原癌基因和抑癌基因突变的积累有关。

恶性肿瘤发生的多阶段突变学说表明，一个正常细胞转变为癌细胞，至少要经过 10 次或更多次不同基因突变的积累才能完成，并非易事。

（赵金垣）

思考题

1. 试总结与肿瘤发生有关的主要因素及其在肿瘤发生过程中的主要作用。

2. 如何理解肿瘤演进过程中环境因素与遗传因素的相互关系？

推荐阅读的参考文献

1. Robert A. Baan. IARC monographs evaluations：Molecular epidemiology and mechanistic considerations. Toxicology, 2006, 226（1）：14-15.

2. Stanley LA. Molecular aspects of chemical carcinogenesis：the roles of oncogenes and tumor-suppressor genes. Toxicology, 1995, 96：173-194.

3. Ritter G, Wilson R, Pompei F, et al. The multistage model of cancer development：some implications. Toxicol Ind Health, 2003, 19（7-10）：125-145.

4. 傅宝华，姜恩海，李幼忱，等. 再议"辐射相关肿瘤"与"职业放射性肿瘤"——对我国职业性放射性肿瘤管理现状的思考. 中华放射医学与防护杂志, 2014, 34（12）：951-954.

5. 黄丹妮，廖维瑶，黎静，等. 砷的表观遗传学作用及其机制研究进展. 中国职业医学, 2015, 42（4）：457-460.

第二节　职业性肿瘤的临床特点

一、致癌物的分类

国际癌症研究机构（International Agency for Research on Cancer，IARC）从1971年起，开始组织有关专家收集和评价世界各国有关化学物质对人类致癌危险性的资料，编辑出版《IARC关于化学物质致人类癌症危险性专题文集》，并于1979、1982和1987年3次组织专家对上述文集进行评价；1987年起，研究范围进一步扩展到物理因子和生物因子。此类评价只关注某一化学物质致癌性证据的充分性，而不涉及其致癌性大小和机制；其将化学物质对人类和动物致癌性资料分为4级：致癌性证据充分、致癌性证据有限、致癌性证据不足和证据缺乏致癌性。基于上述资料，致癌物与人类癌症的关系可分为以下4类：

1. 1类，对人类是致癌物，对人类致癌性证据充分者属于本类；列入本类的化学物质的致癌性必须要有流行病学证据的支持，因此，获取信息的难度较大。

2. 2类，对人类很可能（可疑）或可能的致癌物，其又细分为：

（1）2A类指对人类很可能（probably）是致癌物——对人类致癌性的证据有限，但对实验动物致癌证据充分。

（2）2B类对人类可能（possible）是致癌物——对人类致癌性证据有限，对实验动物致癌性的证据也不充分；或对人群致癌性证据不足，对实验动物致癌性的证据充分。

3. 3类，现有证据尚不能确定对人类致癌性进行分类。

4. 4类，对人类可能不是致癌物。

二、职业性致癌因素

IARC1994年公布了对人肯定有致癌性的63种物质或环境以来，截至2015年，IARC已确定了982种可能致癌因素（包括环境因子和暴露环境），将1类人类致癌因素增加至113种。致癌物质主要有苯、铍及其化合物、镉及其化合物、六价铬化合物、镍及其化合物、环氧乙烷、砷及其化合物、α-萘胺、4-氨基联苯、联苯胺、煤焦油沥青、石棉、氯甲醚等；致癌生产过程主要有煤的气化、焦炭生产等，其中与职业有关的共计有28种（见表9-2-1）。

表 9-2-1　主要职业性肿瘤列表

职业性致癌因素	肿瘤部位	首报年份	接触人群	潜伏期（年）	相对危险度*	备注
煤烟灰	阴囊	1775	扫烟囱童工			
煤焦油、沥青	皮肤	1875	生产和接触的有关工种	20～24		
页岩油蜡	阴囊	1893	页岩油脱蜡工			
炼焦	肺	1936	焦炉炉顶工、焦炉工	9～23	2.5～5	炉顶工可达15倍危险度
切削油	阴囊	1950	高速机床工人	40～50	4	
电离辐射	肺	1879	放射性及含氡矿藏开采	15～23	10～30	50%以上为未分化细胞癌
	皮肤	1902	X线工作者	10～30	20～30	取决于接受照射剂量
	白血病	1911	X线工作者	11～17	3～10	取决于接受照射剂量
	骨肉瘤	1927	描绘含镭、铀等夜光材料女工	10～15	3～10	嘴舔绘笔经口摄入

职业性 致癌因素	肿瘤部位	首报年份	接触人群	潜伏期 （年）	相 对 危 险度*	备注
联苯胺，乙萘胺	膀胱	1895	染料化工，橡胶，电缆制作	16～30	19～61	偶有肾盂、输尿管癌
炼铬矿渣	肺	1911	炼金属铬工人	12～22	30	难溶铬酸盐也有危害，较少
无机砷化物	皮肤	1913	制造砷剂农药	20～30	10～20	
	肺	1948	炼铜，采炼砷	25～48	3.5～8	
镍	肺	1948	炼镍工人	27	5～10	鼻腔癌高发
铍	肺	1979	炼铍及制作工人	15	1.42	肺癌
镉	肺	1976	镉回收工	15～36	2.35	
	前列腺	1967			6.9	
石棉	肺	1935	石棉开采，纺织，加工	25～40	6～23	
	弥漫性间皮瘤	1940	青石棉的使用，造船	20～40		常人极罕见
苯	白血病	1928	苯的提炼与使用	3～20	5～10	
芥子气	肺、咽喉	1951	生产芥子气，该毒气受害者	6～25	2～41	战争毒气受害，与接触剂量相关
氯甲醚	肺	1973	生产及使用氯甲醚的工人	4～20	5～12	多为未分化细胞癌
氯乙烯	肝血管肉瘤	1974	氯乙烯聚合釜清洗工	9～38	400	常人罕见
环氧乙烷	淋巴瘤等	1986	仓库消毒使用，生产合成	4～24	3～6	尚未查明
	鼻	1965	硬木家具工，皮革制靴工	27～69	200～500	主要为鼻腔及鼻窦腺癌

注：* 相对危险度（relative risk）指接触者肿瘤发病或死亡概率为普通人群的倍数。

已被国际公认的致癌因素可大致归为如下几类：

（一）物理性因素

如电离辐射（α辐射、β辐射、γ辐射、n辐射、X线辐射）、紫外线等。阳光中的紫外线易致白种人患皮肤癌，野外工作者可能有较多接触，尤需注意；视屏终端的射线已经因改进构造而被消除，不再有致癌性危害。

（二）直接烷化剂

绝大多数致癌化学物需在体内代谢活化，方具有致癌性；但有一类化学物不需经过代谢活化，就能直接与机体 DNA 链上的碱基作用，形成共价结合，使之烷化（alkylation），主要为甲基化（methylation），改变遗传密码，诱发突变，启动肿瘤发生等一系列病变过程，此类化合物被专称为"直接烷化剂（direct alkylating agents）"。其代表化学物为二氯甲醚（dichloromethyl ether）和芥子气（mustard gas）。它们有很强的致肺癌及其他呼吸道癌的作用；环氧乙烷（epoxyethane，ETHO）和乙醛（acetaldehyde）近年也已被肯定为人类致癌物。

（三）间接烷化剂

经过体内的代谢活化，转变成亲电子剂，才能产生 DNA 烷化作用，发挥致癌作用的化合物即为"间接烷化剂（indirect alkylating agents）"。致癌物在各个器官以及组织细胞中的不同分布、活化、和靶分子的交互作用的差别，是决定其致癌作用强弱、患癌器官及癌细胞性质的主要因素。现已知大多数致癌物属此类型，在职业接触中较为常见者有：

（1）焦油（tar）、沥青（asphalt）及含碳物不完全燃烧烟气中的稠环芳烃（polycyclic aromatic hydrocarbon，PAH），其代表为苯并（a）芘及3-甲基胆蒽；

（2）苯；

（3）以联苯胺（biphenylamine，BPA）为代表的芳胺类（acrylamines）；

（4）以氯乙烯（vinyl chloride，VC）为代表的卤代烃类。

（四）金属和类金属

无机砷化物、不溶或难溶性的炼铬余渣、镍化物、铍和铍化合物、镉和镉化合物早已被肯定为人类致癌物。金属和类金属的致癌作用的机制尚未完全弄清，一种可能是干扰了DNA复制酶活性，影响到DNA复制的恒定性，从而引起细胞突变。

（五）石棉及人造矿质纤维

石棉（asbestos）是肯定的人类肺癌及弥漫性间皮瘤的危险病原物质，与吸烟有剧烈的交互增强作用，其致癌潜伏期长，在国内尚未引起足够的警觉。近年来发现，与天然石棉粗细和长短相似的人造矿物纤维（man-made mineral fibers），也有类似的危害；目前多认为，石棉类物质可以通过刺激细胞炎症性反应及促细胞恶变因子（TGF）等干扰细胞激素（cytohormones），从而产生致癌作用，但尚未有较系统的全面的研究结论。

通过流行病学调研，目前已经肯定了一些有肿瘤高发倾向的职业（表9-2-2），如硬木家具木工、皮革制作及修靴工好发鼻咽癌，橡胶硫化工好发膀胱癌等。但目前尚有许多为题仍待澄清，如油漆作业的肺癌原因等，职业性促癌物或协同致癌物接触对健康造成的后果等均需作进一步探索。

表 9-2-2 有致癌危险的职业与工作

工业（ISIC 分类）	职业 / 工作	肿瘤部位或类型	病原物
农、林、渔	施用砷类杀虫剂工作	肺及皮肤癌	砷化合物
	渔民	皮肤癌	紫外线辐射
采矿、采石	砷矿	肺及皮肤癌	砷化合物
	赤铁矿开采	肺癌	氡蜕变子体
	石棉矿	肺癌、间皮细胞瘤	石棉纤维
	铀矿开采	肺癌	氡蜕变子体
	滑石开采与加工	肺癌	所含石棉样纤维
化学品	二氯甲醚及氯甲醚生产加工	肺燕麦细胞癌	二氯甲醚
	氯乙烯生产	肝血管肉瘤	氯乙烯单体
	强碱法生产异丙醇	鼻窦癌	未明确
	铬颜料生产	肺及鼻窦癌	六价铬化合物
	染料生产和使用	膀胱癌	联苯胺、β萘胺等
	金胺生产和使用	膀胱癌	金胺及芳胺染料
	杀虫脒生产	膀胱癌	对氯邻甲苯胺类
制革	皮靴和皮鞋制造	鼻癌和白血病	革尘、苯
木材加工制造	家具制造	鼻窦癌	硬木尘
农药生产	砷剂农药生产、包装	肺癌	砷化合物
橡胶工业	橡胶加工制造	白血病	苯
		膀胱癌	芳香胺类辅剂
	合成橡胶加工制造	膀胱癌	芳香胺类辅剂
石棉	开采、加工、使用	肺癌、间皮细胞瘤	石棉纤维

续表 9-2-2

工业（ISIC 分类）	职业 / 工作	肿瘤部位或类型	病原物
金属	铝的电解加工	肺癌、膀胱癌	稠环芳烃、焦油
	炼铜	肺癌	砷
	铬的生产、镀铬	肺癌、鼻癌	六价铬化合物
	钢铁铸造	肺癌	硅尘及未明物
	炼镍	肺癌、鼻癌	镍化合物
	镉的生产、使用	肺癌	镉及其化合物
	铍的生产、使用	肺癌	铍及其化合物
	除锈	肺癌	含硫酸的无机酸雾
交通工业	船舶、车辆制造与维修	肺癌、间皮细胞瘤	石棉
煤气工业	焦炉操作	肺癌	苯并（a）芘
	煤气发生	肺、膀胱及阴囊癌	煤炭化物、苯并（a）芘
其他	医务人员	皮肤癌、白血病	电离辐射
	油漆工（建筑、汽车等）	白血病	苯
		肺癌	未明病因

摘自：何凤生主编. 中华职业医学. 北京：人民卫生出版社，1999：1148-1149.

以往的肿瘤发生学说将环境性外因与遗传性内因对立，互不相容；现今则已认为，肿瘤是个人生活方式、环境致癌物（包括职业因素）长时期作用于具有遗传易感性的个体而产生的后果，外因和内因各有其共同作用点，职工除职业接触之外，遗传背景所决定的酶多态性，生活方式、个人嗜好（如吸烟、酗酒等）等都有与之有着重要的交互作用。不少职业肿瘤可能并非是某一个单因素所致，如云南个旧锡矿工的肺癌高发，就可能是矿尘中的砷、吸烟、矿下的氡子体、硅尘、空气中的稠环芳烃等综合作用的结果，但起主要作用的可能仍然是砷。

三、职业性肿瘤的发病特点

我国 1987 年颁布的法定职业性肿瘤共包括如下 8 类：

（1）石棉所致肺癌、间皮瘤；

（2）联苯胺所致膀胱癌；

（3）苯所致白血病；

（4）氯甲醚所致肺癌；

（5）砷所致肺癌、皮肤癌；

（6）氯乙烯所致肝血管肉瘤；

（7）焦炉工人肺癌；

（8）铬酸盐制造业工人肺癌等。

2013 年修订增加为如下 11 类：

（1）石棉所致肺癌（lung cancer）、间皮瘤（mesothelioma）；

（2）联苯胺所致膀胱癌（bladder cancer）；

（3）苯所致白血病（leukemia）；

（4）氯甲醚、双氯甲醚所致肺癌；

（5）砷及其化合物所致肺癌、皮肤癌（skin cancer）；

（6）氯乙烯所致肝血管肉瘤（hapatic angiosarcoma）；

（7）焦炉逸散物（coke oven emissions）所致肺癌；

（8）六价铬化合物（hexavalent chromium compounds）所致肺癌；

（9）毛沸石（erionite）所致肺癌、胸膜间皮瘤（pleural mesothelioma）；

（10）煤焦油（coal tar）、煤焦油沥青（coal-tar pitch）、石油沥青（petroleum pitch）所致皮肤癌；

（11）β- 萘胺（β-naphthylamine）所致膀胱癌。

作为职业性肿瘤，它们都有着以下共同特点，这是临床诊断和鉴别诊断的重要基础，不可忽视：

（一）病因明确

一般肿瘤的外来病因大多不清，而职业性肿瘤均具有明确的职业性致癌因素接触史。大量流行病学调查发现，接触氯甲醚（一氯甲醚和双氯甲醚）、石棉、苯、联苯胺、铬酸盐、无机砷、焦炉逸散物等的行业或工种中，工人患某种职业性肿瘤的发病率明显增高；而消除或控制职业性致癌因素后，能减少甚至消除该种肿瘤的发生。例如，早年，接触 X 线的医生及接触放射性涂料的女工中，白血病和骨癌发病率较高，经加强防护、改善工艺、规范操作后，上述肿瘤的发病率即明显降低；又如，禁止和限制使用 2- 萘胺和联苯胺后，职业性膀胱癌的发病率也有显著下降。

需要注意的是，有的职业性致病因子也可存在生活性接触，故需细致询问其早年居住情况及周围环境，如石棉矿或石棉厂周围居民大多存在过量石棉接触情况；砷矿周围地区居民则常有过量砷吸收情况等。这些情况如不细致落实，会明显影响职业性肿瘤的正确诊断。

（二）大多有固定的靶部位

这是职业性肿瘤的重要特点，如肺和皮肤是致癌物进入机体的主要途径和直接接触器官，因此职业性肿瘤多见于呼吸系统和皮肤；芳香胺的致癌部位在膀胱，因进入体内的芳香胺经肝转化生成的活性代谢物在尿中浓缩，并长时间与膀胱黏膜接触而致癌；苯的代谢产物对造血细胞有明显毒性，故除引起血细胞减少、再生障碍性贫血等之外，尚可引起白血病；氯乙烯单体则可引起肝癌或肝血管肉瘤等，近年还发现氯乙烯作业工人淋巴组织和脑部肿瘤的发生率也明显增高，值得重视。

一种职业性致癌物只与某种特定的肿瘤发生有关，并非发生于存在致癌物岗位的所有癌瘤均与该种病因有关。比如，我国消化道肿瘤较为多发，但食管、胃、肠（包括直肠、结肠）发生的肿瘤几乎都与职业因素无关；又如，即便与苯有密切接触，但该岗位工人发生泌尿系统肿瘤、生殖系统肿瘤或胆囊、脑部肿瘤则与苯接触并无关系。

（三）具有剂量 – 反应关系

既往曾认为致癌物的致癌作用是"无阈效应（non-threshold effect）"，而近年的研究表明，环境致癌物的致癌性存在剂量 - 反应关系，即接触剂量较高者，肿瘤潜伏期较短，发病较早；在劳动卫生状况较差的环境中工作，所引起的职业性肿瘤发病年龄也较轻；有的致癌物此种关系似尤为明显，如苯，往往需有高强度、持续接触方呈现致白血病效应。

（四）潜伏期较长

开始接触职业性致癌因素到出现职业性肿瘤症状的时间为职业性肿瘤发病的潜伏期，由于肿瘤从单个细胞的恶变开始，至少需要 30 次以上的增殖，达到 10^9（10 亿）以上的数目，重量达到数克以上，才具有临床意义或被发现。不同的肿瘤细胞具有不同的细胞动力学"倍增时间（doubling time，TD）"，这一过程大体较长，通常为数年到数十年，一般为 15 ~ 20 年。临床上常见如此案例：接触某种致癌性因素后数月或三五年即发生某种肿瘤，接触程度也不密切，此种肿瘤发生与职业致癌物的关系则值得怀疑。

（五）肿瘤常有特殊的细胞类型

某些职业性肿瘤常有特殊的细胞类型，可供诊断及鉴别诊断参考。如铀和二氯甲醚引起的肺癌主要为未分化细胞癌；青石棉主要引起弥漫性间皮细胞瘤；硬木尘引起的鼻癌多为腺癌等。又如，苯引起的白血病主要为急性型；其细胞类型多为粒细胞性白血病或红白血病，很少有淋巴性或单核性白血病发生等。

四、诊断要点

职业性肿瘤的临床表现与一般肿瘤大致相

同，但也有一些不同之处，可供临床诊断职业肿瘤时的参考。如：

1．职业性肿瘤一般在开始接触职业性致癌因素后 5 ～ 15 年发病，故比该种肿瘤的一般发病年龄略早。

2．有些职业性肿瘤为强致癌因素致病，恶性程度往往较高，如铀、二氯甲醚等环境致癌物所引起的肺癌多以未分化细胞癌为主，青石棉则常引起弥漫性间皮瘤等。

3．少数环境性致癌物也可引起多种肿瘤，如砷可致皮肤癌和肺癌，若经口服则可引发肝血管肉瘤；氯乙烯可引发肝血管肉瘤、肝癌、脑瘤、肺癌及淋巴瘤等。

4．有些职业性肿瘤具有多发性或复发性，如砷性皮肤癌、白种人芳香胺膀胱癌等。

职业性肿瘤的临床诊断与一般肿瘤相同，故在临床对肿瘤做出明确诊断后，再进一步进行病因诊断，明确其与职业的关系后，可按法定职业病处置。我国已颁布《职业性肿瘤的诊断》（GBZ 94），其规定的职业性肿瘤诊断原则为：

1．肿瘤的诊断明确无误，且必须是原发性肿瘤，肿瘤的发生部位与所接触的职业性致癌物的特定靶器官一致，肿瘤的诊断确实可靠（一般已经病理组织学检查，或临床影像检查，或腔内镜检查等确诊）。

2．有明确的职业性致癌因素接触史，并尽可能地获得接触浓度的有关资料；接触致癌物的年限应符合诊断细则的相关规定，肿瘤发病潜伏期需符合诊断细则的相关规定，方能结合工作场所有关致癌物接触状况进行综合判断。但我国新修订的《职业性肿瘤的诊断》（GBZ 94-2017）中，有关职业性致癌物的接触时间和潜隐期总体偏短，与癌瘤发生的生物学规律不相匹配，值得今后深入探讨，并在实践中逐渐得到纠正。

职业性肿瘤的治疗与预后均与同类肿瘤相似，若能对接触职业致癌因素的职工作定期健康监护，能够及早发现与诊断，立即治疗，其预后可望改善。

五、主要对策

职业性肿瘤的最有效对策为预防；其主要手段则有如下几点：

（1）识别和划定职业性致癌因素范围；

（2）对职业性致癌因素的产生、水平和治理进行严格监督管理；

（3）对接触者作定期医学监护，筛检高危人群；

（4）制订相应法规，并保证其实施。

确定为可疑致癌性的职业因素，必须要有严格的人群流行病学调研和长期动物实验资料，并经权威机构组织的专家会议评审，方能肯定为人类致癌因素。群体性发病，特别是罕见病例频发是重要的追踪线索；短期遗传毒理学测试仅可用作初筛，不能单独据此做出对人致癌性的评判。

对于已经肯定的职业性人类致癌因素，首先应采取代用品，以彻底消除与人接触的可能性，如不生产、不使用联苯胺；对于用途不可取代者如铬、镍、镉、铍等金属的提炼应用，则应在严格控制条件下进行生产；也可或双管齐下，取消大部分用途，严格控制无法取代的小部分用途，如发达国家已基本不用石棉，而代之以矿化棉及各种塑制材料。

生产环境中的致癌性职业因素应进行定期监测，尽最大可能使之降低到最低水平，并将其接触强度控制在国家规定的阈限以下。

肿瘤的发生有明显的种族、家族与个体差异性，部分是由于遗传决定的代谢活化 / 解毒酶系的多态性，如与国外相比，我国人群肝癌高发而膀胱癌发病率较低，前者可能与谷胱甘肽硫转移酶（glutathione S-transferase，GST）的缺陷或低下有关，后者则可能与 n- 乙酰转移酶（n-acetyltransferase，NAT）的慢型比例较高有关。就业前体检筛出多态缺陷型易感者，避免致癌物接触，是当前较为可行的一项医疗监护措施。此外，定期体检、早期发现、及时诊断治疗等二级预防也已证明是行之有效的措施，应纳入职业性致癌因素接触者的预防制度。

（赵金垣）

思考题

1．简述环境因子致癌性的主要分类及其含义。

2．有较高致癌危险性的职业主要有哪些？各自主要的致癌因子是什么？

3．简述职业性肿瘤的发病特点和诊断要点。

推荐阅读的参考文献

1．Irigaray P，Newby JA，Clapp R．Lifestyle-related factors and environmental agents causing cancer：An overview．Biomedicine & Pharmacotherapy，2007，61（10）：640-658．

2．Sherr CJ．Cancer cell cycle revisited．Cancer Research，2000，60：3689-3695．

3．Limoli CL，Ponnaiya B，Corcoran JJ，et al．Genomic instsbility induced by high and low LET ionizing radiation．Adv Space Res，2000，25（10）：2107-2117．

4．梁娇君，毛革诗，王冬明，等．2007—2014年武汉市职业性肿瘤情况分析．公共卫生与预防医学，2016，27（2）：65-67．

第三节　职业性肿瘤简介

职业性肿瘤主要有肺部癌瘤（肺癌、胸膜间皮瘤）、膀胱癌、皮肤癌、造血系统肿瘤，以及较少见的肝血管肉瘤等。受电离辐射后发生的与辐射具有一定病因学联系的恶性肿瘤称为"放射性肿瘤"，如氡子体照射后发生的肺癌，X线或γ射线照射后发生的白血病（除外慢性淋巴细胞性白血病）、甲状腺癌和乳腺癌，镭-226α射线照射后发生的骨恶性肿瘤，X线照射后发生的皮肤癌等；如其确系起因于职业性照射，则可定为"职业性放射性肿瘤"，已有专文介绍，不再在此赘述。以下分别简介一般性职业性肿瘤。

一、肺部癌瘤

由于呼吸道是大多数职业危害因素进入人体的主要途径，且我国工人吸烟者的比例甚高，这极大地强化了职业致癌因素与吸烟的联合作用，增大了罹患肺癌的风险，其不易早期发现，疗效又不理想，所以肺部癌瘤（cancers in lung）成为我国最常见、最危险的职业性呼吸道肿瘤。我国已经颁布的法定职业性肺部癌瘤为：石棉所致肺癌、胸膜间皮瘤，氯甲醚和双氯甲醚所致肺癌，砷及其化合物所致肺癌，焦炉逸散物所致肺癌，六价铬化合物所致肺癌和毛沸石（erionite）所致肺癌、胸膜间皮瘤。国际上已予肯定的职业性肺癌还有：芥子气生产工、铀矿工、炼镍工、镉与铍作业工、硬木家具工，以及皮革与修靴工的鼻腔腺癌（nosal adenocarcinoma），镍、二氯甲醚、芥子气工人的喉癌（laryngocarcinoma）等；近年还有报道，铸造工、报纸印刷工、皮毛整理工、甲醛接触工人、油毛毡工的肺癌发病率也有所增加，值得进一步调研，以明确此类癌瘤能否能划定为职业性肿瘤。由于吸烟是很强的致肺癌因素，职业人群的不同吸烟状况，对肺癌的发病率有极为明显的影响，在调研和判断时，必须注意排除其可能的作用，例如一般制烟厂职工的肺癌发病率稍超高，可能与吸烟者比例较高有关，而并非职业接触所致。

（一）职业性肺癌

其临床表现与一般肺癌无明显差异，症状

轻重以及出现早晚取决于肿瘤发生部位、病理类型、有无转移及有无并发症，以及患者的反应程度和耐受性差异。一般而论，职业性肺癌常具较长的潜隐期，如石棉（asbestos）所致肺癌和胸膜间皮瘤的暴露年限1年以上（含1年），潜隐期在15年以上（国内还有资料显示，石棉所致胸膜间皮瘤的潜隐期可达20～65年）；氯甲醚（chloromethyl ether）暴露年限需在1年以上（含1年），潜隐期在4年以上（含4年）；砷及其化合物暴露年限3年以上（含3年），潜隐期需在6年以上（含6年）；焦炉逸散物（coke oven emissions）暴露年限1年以上（含1年），潜隐期需在10年以上；六价铬化合物（hexavalent chromium compounds）暴露年限需在1年以上（含1年），潜隐期需在4年以上等；我国尚未见毛沸石引起肺癌的报告。其中，氯甲醚本身的致癌性较弱，其致癌的主要原因在于与其混杂的二氯甲醚（工业品氯甲醚常含有1%～7%的二氯甲醚）。

肺癌的早期症状多较轻微，中央型肺癌症状出现稍早且重，周围型肺癌症状出现较晚且较轻，如：

（1）局部症状：是指由肿瘤本身在局部生长时刺激、阻塞、浸润和压迫组织所引起的症状，常见为咳嗽、痰中带血或咯血、胸痛、胸闷、气短、声音嘶哑等。

（2）全身症状：如发热、消瘦和恶病质、皮肤病变、肺源性骨关节增生症、异位激素分泌综合征、血液和心血管系统疾病。

（3）肿瘤转移表现：如淋巴结肿大（纵隔淋巴结和锁骨上淋巴结多见）、胸膜受侵（胸腔积液、胸痛）、上腔静脉综合征、其他脏器受损表现等。

需注意，石棉肺所致肺癌或胸膜间皮瘤患者，多在石棉肺表现基础上（如胸闷、气短、肺动脉高压、低氧血症等）同时出现肺癌或胸膜间皮瘤表现，临床表现较为复杂；砷所致肺癌的主要组织类型表现为腺癌较多，此外，燕麦细胞癌也有所增加，在进行鉴别诊断时可作为诊断的辅助证据；氯甲醚所致肺癌的常见组织类型则为小细胞肺癌，亦可作为诊断氯甲醚所致肺癌的辅助证据。

X线检查有助于了解肺癌的部位和大小，支气管镜可直接观察支气管内膜及管腔的病变情况，并可采取肿瘤组织供病理检查，痰液检查也是肺癌普查和诊断的一种简便有效方法，还可进行剖胸探查术、骨ECT检查（筛查骨转移）和纵隔镜检查（明确有无纵隔淋巴结转移）等。

本病需注意与肺结核、肺部感染、肺部良性肿瘤、纵隔恶性淋巴瘤（淋巴肉瘤及霍奇金病）等相鉴别。治疗亦与其他病因所致肺癌无大区别，但应立即脱离致病化合物接触。

（二）胸膜间皮瘤

其首发症状以胸痛、咳嗽、气短为多见（也有以发热、出汗、关节痛为主诉症状者），半数以上患者有大量胸腔积液伴严重气短，无大量胸腔积液者则胸痛剧烈，体重减轻常见；X线胸片可见胸腔积液，胸膜有肿瘤组织侵袭等，晚期病例可因心包渗液导致心影扩大、软组织影和肋骨破坏等。对于可疑患者CT检查最为有用，胸腔积液的细胞学检查也有助于诊断，部分患者可有血小板增多，血清癌胚抗原（CEA）升高等；仍不能明确诊断的，可做胸膜活检，大部分患者可获得诊断。需注意石棉所致胸膜间皮瘤多在石棉肺基础上发生，常伴有石棉肺症状，如呼吸困难、干咳、发绀、慢性肺源性心脏病等表现，病情更为复杂；毛沸石引起的胸膜间皮瘤我国尚未见病例报告。该病目前仍无有效根治方法，对于肿瘤相对局限的I期患者，可做胸膜肺切除术；对于较晚期患者，只能施行姑息性手术，以助提高这些患者的生活质量。

二、职业性膀胱癌

职业性膀胱癌（occupational bladder cancer）在职业肿瘤中占有相当地位，在膀胱癌死亡病例中有30%的患者有致癌物接触史。主要的致癌物质为芳香胺类；高危职业有：生产萘胺、联苯胺和4-氨基联苯的化工行业，以萘胺、联苯胺为原料的橡胶添加剂、颜料等制造业，使用芳香胺衍生物用做添加剂的电缆、电线行业等。芳香胺所致膀胱癌发病情况各国报道不一，最低 3%，最高 71%，几种不同芳香胺致癌平均发病率为 26.2%。职业流行病学调查表明，制造和使用联苯胺、β- 萘胺的工人（如染料工人、橡胶加工厂轧炼和硫化工人等），膀胱癌明显高发；接触 β- 萘胺者膀胱癌发生率比普通人群高 61 倍，接触联苯胺者高 19 倍，α- 萘胺者高 16 倍。近年发现，农药杀虫脒的中间体和主要代谢产物对氯邻甲苯胺，也有较强的致膀胱癌性质。

膀胱癌早期主要临床表现是血尿（约占 90%），通常为无痛性、间歇性、肉眼全程血尿，可能仅出现 1 次或持续 1 天至数天自行减轻或停止，相隔若干时间后可再次出现；出血量、血尿持续时间与肿瘤恶性程度、大小、范围、数目等并不一定平行。约 10% 患者可首先出现膀胱刺激症状，表现为尿频、尿急、尿痛和排尿困难，而患者无明显的肉眼血尿。检查方法主要为尿常规、尿脱落细胞学、膀胱 B 超等，进一步可行膀胱镜、静脉尿路造影、盆腔 CT 和盆腔 MRI 等检查，其中膀胱镜检查是诊断膀胱癌的最主要方法。我国在职业健康监护中一直推行尿液细胞学检查，因较方便、敏感，采用吖啶橙染色荧光显微镜观察，使早期检出率提高了将近 90%；目前还有探索使用尿中肿瘤标志物检测作为早期检出膀胱癌的辅助手段，如存活素（survivin）、细胞核基质蛋白 -22（neuclear matrix protein-22，NMP-22）、透明质酸（HA）和透明质酸酶（HAase）、端粒酶（teromerase）、膀胱肿瘤抗原（bladder tumor antigen，BTA）、纤维蛋白降解产物（fibrin degradation product，FDP）、尿激酶型纤溶酶原激活物（urokinase-type plasminogen activator，uPA）。

国家职业卫生标准《职业性肿瘤的诊断》（GBZ 94）仅对联苯胺所致膀胱癌做出了诊断规范，如生产或使用联苯胺人员累计接触工龄需在 1 年以上（含 1 年），潜隐期需在 10 年以上（含 10 年）等，并规定联苯胺接触人员所患肾盂、输尿管移行上皮细胞癌也可参照该标准

诊断为职业性癌瘤；此也可作为前述其他化合物所致膀胱癌的诊断参考。确诊患者应尽快脱离病因接触，给予对症支持处理，其余治疗与一般性膀胱癌类似，包括手术治疗和化疗。

三、职业性皮肤癌

职业性皮肤癌（occupational skin cancers）是最早发现的职业性肿瘤，约占人类皮肤癌的 10%。早期英国报道，接触煤焦油、沥青、页岩油制品等的工人患皮肤癌（包括阴囊癌）者甚多；白种人在野外、海上工作者，由于受阳光中紫外线强烈的照射，皮肤癌的发病也较多，但以上两类皮肤癌国内报道均甚少，仅页岩油提炼厂的榨滤脱蜡工人中有较集中的阴囊癌发生。职业性皮肤癌往往发生于最直接的暴露部位；能引起皮肤癌的主要化学物质有：煤焦、沥青、石蜡、氯丁烯、砷化物等，以煤焦油类物质所致接触工人的皮肤癌最多见。在煤焦油类物质中，致癌性化合物主要为强致癌性的苯并（a）芘类，及致癌性较弱各种多环芳烃类。

我国规定的可导致职业性皮肤癌的主要化学物为煤焦油（coal tar）、煤焦油沥青（coal-tar pitch）、石油沥青（petroleum pitch）、砷及其化合物（arsenic and its compounds）。接触砷及其化合物诱发的皮肤癌，其接触工龄至少为 5 年以上，潜隐期在 5 年以上，亦即至少在接触该种化合物 10 年以上方有可能发生皮肤癌；煤焦油类化合物引起的皮肤癌，接触工龄和潜隐期可能更长，需在临床实践中予以充分注意。

砷性皮肤癌的临床特点是，在皮肤（主要是四肢末端屈面）过度角化、色素沉着、溃疡、皮角形成等病变基础上，出现癌变，多为扁平细胞角化癌或腺癌。据湖南对某砷矿调查，1976—1998 年间共发现皮肤癌 16 例，占恶性肿瘤病例的 8%，其中并发肺癌者约占 25%。煤焦油类皮肤癌的临床特点，则是在慢性皮炎、痤疮、毛囊炎、光毒性皮炎、黑皮病等病损基础上，出现疣赘及癌变。

皮肤癌的部位较为浅表，故治疗方法较多，

如手术切除、放射疗法、冷冻疗法、激光疗法、局部药物物理腐蚀疗法和化学疗法等，可依据癌瘤的部位、大小、患者全身情况、癌肿恶性程度等选用，原则是去除肿瘤，最大化地保留功能，减少外貌损伤。如发现和治疗较早，且较恰当，疗效和预后一般较好，但已有区域性淋巴结转移者，预后相对较差。

四、白血病

苯和电离辐射及深度 X 线照射可引起白血病（leukemia）；消毒和化工生产中接触环氧乙烷者白血病与非霍奇金淋巴瘤（non-Hodgkin lymphoma）发病率也见升高。

持续接触高浓度苯可引起白血病，多数发生在接触苯后数年至 20 年以后，长者可达 40 年；尚无证据表明低浓度苯接触与白血病有关。此外，苯中毒以急性粒细胞性白血病最常见，也可引起较罕见的红细胞白血病，但未见引起慢性粒细胞性白血病，后者系先天性染色体缺陷所致，即便是原子弹爆炸，其辐射与慢性粒细胞性白血病间的关系迄今仍未得证实，值得今后在实践中注意。此外，苯性白血病的发病通常继发于白细胞减少、全血细胞减少或再生障碍性贫血等表现之后，亦即在白血病发生前，已有造血系统功能障碍表现，而非突然发生，此点具有重要鉴别诊断价值，必须重视；亦提示慢性苯中毒患者定期进行血液甚至骨髓检查，对早期发现白血病和鉴别诊断具有重要价值。

五、其他

生产聚氯乙烯的清釜工患肝血管肉瘤（hepatic angiosarcoma）的危险性较高，国内尚未有正式病例报道。

六、预防

由于职业性肿瘤大多有明确的病因，因此往往可以做到十分有效的预防。预防的关键在于以下四点：

1. 对于已经明确的职业性致癌因素应加以严格控制，改革工艺，一定要将致癌物浓度减低到卫生标准容许水平。

2. 加强工作人员的自身防护，尽量减少接触致癌因素。

3. 对于有可能发生职业性肿瘤的人群，应定期进行健康检查，以早期发现癌前病变并及时治疗处理。

4. 定时对生产环境进行卫生学监测，并按照相关法规对不符合要求的生产环境进行认真治理。

（陈嘉榆　马起腾　王　凡　赵金垣）

思考题

1. 试总结不同部位职业性肿瘤的主要致癌因素及常见职业。
2. 简述职业性肿瘤的预防原则。

推荐阅读的参考文献

1. 毛翎，周泽深，陈小维. 职业性恶性胸膜间皮瘤 1 例报告及文献复习，中国职业医学，2007，34（3）：219-220.

2. 于立群，蒋守芳. 职业与膀胱癌. 职业卫生与应急救援，2006，24（1）：56.

3. 陈晓文，李侠，白金，等. 砷中毒引起砷角化导致皮肤癌 3 例临床分析. 中国工业医学杂志，2014，27（5）：339-340.

4. 潘祖飞，王溪鸿. 5 例焦炉工肺癌病例分析报告. 中国职业医学，2009，36（5）：405-406.

第10章 其他职业病

第一节 金属烟热

金属烟热（metal fume fever）是吸入金属加热过程释放出的大量新生成的金属氧化物粒子的烟雾而引起的以骤起性体温升高和血液白细胞数增多等为主要表现的急性全身性疾病。

一、病因

人体吸入各种重金属烟雾均可产生金属烟热。最常见的是锌、铜、镁，其他如铬、锑、砷、镉、钴、铁、铅、锰、汞、镍、锡、银、铍等，也可引起烟雾热，但较少见。锌的熔点和沸点较低，加温时可逸出大量锌蒸气，并很快在空气中氧化成氧化锌烟（直径＜1 μg），当吸入量较大时（如工作环境中氧化锌浓度超过 15 mg/m³），即可发生金属烟热。

二、接触机会

可引起金属烟热最常见的职业岗位为金属加热作业，如熔炼、铸造、锻造、喷金、电镀等。尤其是铸铜时，由于其中所含的锌熔点和沸点较低，首先被释放出来在空气中形成氧化锌烟，成为金属烟热发病常见的原因；铜尘、锰尘等细小金屑粒子也可引起金属烟热。

其次为金属焊接和切割作业，尤以焊接作业发病人数较多，因金属焊接和气割的高温可使镀锌金属或镀锡金属释放出氧化锌烟或氧化锡烟，焊接或气割合金也可释放出金属烟，如造船厂电焊工中约 20% 曾有发热寒战病史；在通风不良环境中从事上述工作，更易吸入多量金属烟雾（metal smoke），引起金属烟热，有报告甚至清扫用铜作催化剂的化学反应炉也可引起此病。

三、发病机制

目前仍未完全阐明，曾有许多学说，如考虑到初次接触 ZnO 烟即可发病，故认为本病不像由免疫机制引起，而可能是金属的直接毒作用所致，即金属烟进入肺内，损伤肺泡，释放出变性蛋白质而产生症状；还有人认为，发热症状是由于金属粒子被体内中性粒细胞吞噬后，释放出内源性致热原，刺激体温中枢而导致产热反应；另有研究表明，吸入的金属氧化物粒子可与受损肺组织释出的成分，结合成金属-蛋白质复合物而形成抗原。其最终生成的致敏原-抗体复合物诱发的免疫反应乃引起本病临床症状的根源。近年又提出炎症学说，即金属烟雾进入呼吸道后，可引起许多细胞因子水平增高，其中以白介素（interleukin）如 IL-6，IL-8 以及肿瘤坏死因子（tumor necrosis factor，TNF）增高最为明显，其强度与接触金属烟的浓度明显相关；这些细胞因子均为炎症趋化因子，可介导炎症反应，激活内皮细胞，并在肺内聚集大量炎性细胞及白细胞脱颗粒，导致机体发热反应。

四、临床表现

吸入金属烟雾后，往往在 4～8 小时以后才发病，因此症状通常出现在下午或下班后，冬季发病较多，可能与自然通风差有关；受凉、劳累往往是诱因。开始时往往感觉口中有金属味或甜味，伴头晕、全身乏力、食欲缺乏、咽干，有时有干咳，以后出现发冷、寒战、发热（体温可达 38 ~ 40℃）、全身不适，头痛、头晕、口干、胸闷、气短，如流感样症状，部分人尚有恶心、呕吐、腹痛、肌肉关节疼痛等。发热可持续 4 ~ 8 小时，而后出汗，退热，次晨症状几乎完全消失，并能上班。本病可自动缓解，并有耐受性，即发病后如继续接触，反应可渐减轻甚至完全不发病，但当休息 1 ~ 2 天后再次接触金属烟尘又可再发，因而有人命名本病为"星期一热"，认为这种现象是"快速脱敏（tachydesensitization）"。

体检除体温升高外，仅见眼结膜和咽部充血，心率增快、血压升高，肺部可闻及细小捻发音。实验室检查可有血白细胞增多，核左移；红细胞沉降率（血沉）增快，血和尿中致病金属含量增高等，但与症状无平行关系；血中心肌酶（LDH，CK-MM 和 CK-MB 等）可见增高，可能与肌肉、心肌损伤有关；支气管肺泡灌洗液可见细胞数明显增加，主要是中性粒细胞增多。上述检查均不具特异性，仅能作为临床诊治参考，对于明确诊断和鉴别诊断价值不大。

五、诊断与鉴别诊断

我国已颁布《金属烟热诊断标准》（GBZ 48），其诊断原则是：根据金属氧化物烟的职业接触史，典型骤起以发热为主的临床症状、特殊的体温变化及血白细胞数增多表现，参考作业环境，综合分析，排除类似疾病后，即可做出诊断。但诊断时除需与疟疾、感冒、急性气管炎、急性支气管炎等疾病鉴别外，尤其应注意与聚合物烟热（polymer fume fever）、有机粉尘毒性综合征（organic dust toxic syndrome, ODTS）等相鉴别，这些疾病的发病机制及临床表现均与金属烟热相似，只是病因不同，分别由接触高分子聚合物烟雾以及高浓度有机粉尘（如霉菌孢子或细菌毒素）所致。

六、治疗

本病无需特殊治疗，给予对症处理即可，早期可大量饮水或热茶、姜汤等；发热时应卧床休息，适当给予解热镇痛药或感冒清热冲剂；痊愈后可恢复工作。

七、预防

冶炼、铸造等作业应尽量采用密闭、通风设施，防止金属烟尘逸出；注意顺风向作业；在通风不良的场所进行焊接时，应加强个体防护，工作时应配戴送风面罩或防尘面罩；还应适当控制工作时间。

（赵金垣）

思考题

1. 简述金属烟热的临床特点及鉴别诊断。

2. 试总结金属烟热的预防要点。

推荐阅读的参考文献

1. 孙少秋，赵玉军. 电力维修工金属烟热 23 例报告. 中国工业医学杂志, 2005, 18 (3): 161.

2. 张峻，朱文静，赵圆. 一起金属烟热事故调查. 工业卫生与职业病, 2015, 41 (2): 159-160.

第二节 煤矿井下工人滑囊炎

一、概述

滑囊（mucous bursa）又称滑液囊、滑膜囊或黏液囊，是结缔组织中囊状间隙，位于关节附近的骨突与肌腱或肌肉、皮肤之间，少数与关节相通，大小由直径几毫米到几厘米。滑囊壁分两层，外层为薄而致密的纤维结缔组织，内层为滑膜内皮细胞，能分泌少量滑液，起润滑、减轻压力、营养关节、促进运动灵活性等作用。所以，凡摩擦力或压力较大的地方，都可有滑囊存在，几乎遍及全身各个关节，许多关节的病变都可以引起该病。人体在胎儿期已在全身形成约 140 多个滑囊，如髌前滑囊、鹰嘴滑囊、大转子滑囊等；而在后天条件下，由于关节局部的摩擦、压迫，也可在该处结缔组织中继发生成新的滑囊，各人数目不一，位置不定，该处滑囊壁呈现充血、水肿、渗出、增生、肥厚等改变，滑囊扩大，最终形成囊肿，此即为"滑囊炎（bursitis）"，如煤矿井下工人滑囊炎（underground coal miner bursitis，UCMB），是指煤矿井下工人在特殊的劳动条件下，使滑囊在急性外伤或长期摩擦、受压等机械因素作用下引起的无菌性炎症改变。1964 年，我国将其试列为煤矿井下工人的职业病；1987 年，"煤矿井下工人滑囊炎"正式列入我国职业病名单；2013 年《职业病分类和目录》修订时，改为"滑囊炎（限井下工人）"。

二、接触机会

职业性滑囊炎与职业的类型、工种、职业环境、劳动强度等因素密切相关。煤矿工人因工作环境的特殊性，常呈跪位或卧位，使肘、膝、肩、髋、踝等处长期受压、反复摩擦碰撞，导致滑囊炎。如在井下经常下跪爬行，使膝关节容易受损，常发生髌前滑囊炎（prepatellar bursitis），又称"矿工膝（miner's knee）"；侧卧位爬行则使膝、肘关节较易受损，易发生膝外侧滑囊炎和鹰嘴滑囊炎（olecrannonbursitis），又称"矿工肘（miner's elbow）"；有些煤矿靠绳索系在矿工双肩爬行以带动铁斗进行井下运煤，使工人双肩长期受压或摩擦导致肩周滑囊受损，易发生尖峰下滑囊炎（subacromial bursitis）。

其他工种也可发生滑囊炎，如石磨工人在进行石板磨光加工时，为减轻上臂劳动强度，常用膝部紧靠机台作支撑，膝部长期受到振动和压力影响，常导致髌前滑囊炎；渔民常用膝部顶靠船舷作业，也会导致髌前滑囊炎；消防战士长期进行跑、跳、跪、爬等超负荷训练，易患髌上滑囊炎，表现为膝关节疼痛及伸膝困难；网球运动员和水电工、木工在职业活动中经常要旋转前臂和屈伸肘关节，易发生桡肱滑囊炎，又称"网球肘"等。

三、致病机制

骨结构异常突出的部位，直接暴力损伤可以引起滑囊炎，长期、反复和强力的摩擦、压迫更是产生滑囊炎的重要原因。病理变化可见囊壁水肿、肥厚或纤维化，滑囊增生呈绒毛状，有大量纤维蛋白凝聚物附着，滑液内血浆蛋白、大分子蛋白质含量明显增加，并含丰富的水解蛋白酶和炎性介质；另可见蛋白多糖合成代谢紊乱和胶原构架组织分解；有的囊底或肌腱内尚有钙质沉着，从而影响关节功能。

感染病灶引起化脓性滑囊炎，痛风可引起肘部鹰嘴和膝关节处髌前滑囊炎；研究还发现，血小板衍生生长因子（platelet-derived growth factor，PDGF）和自由基也介入本病的发病机制。

四、临床表现

分急性和慢性两类：

（1）急性滑囊炎：其特征是疼痛，局限性压痛和活动受限，浅部滑囊受累（如髌前及鹰嘴）局部常有红肿，病程约持续数日到数周，且可多次复发。

（2）慢性滑囊炎：较为多见，多因急性滑囊炎反复发作或局部关节反复受到创伤所致，常无明确原因而在关节或骨突出部逐渐出现一圆形或椭圆形包块，缓慢长大伴压痛，表浅者可扪及清楚边缘，有波动感，皮肤无炎症；部位深者，边界不清，有时被误认为是实质性肿瘤，当受到较大外力后，包块可较快增大，伴剧烈疼痛，此时皮肤有红、热，但无水肿。

包块穿刺时，慢性期为清晰黏液，急性损伤后为血液黏液；偶尔因皮肤磨损而继发感染，则有化脓性炎症的表现。

煤矿井下工人滑囊炎的好发部位多在膝、肘、肩关节周围，由于煤矿井下工人特殊的工作环境，矿工除髌前和鹰嘴滑囊炎外，还可有局部上皮组织角化、尺神经炎、膝半月板受损、髌骨软化和骨质增生的骨关节炎等表现，称为"矿工肘膝综合征（miner's elbow-knee syndrome）"。

最常见的滑囊炎如下：

1. 肩峰下滑囊炎　肩峰下滑囊又名三角肌下滑囊，位于肩峰、喙肩韧带和三角肌上半部的下方，肱骨大结节的上方，可因直接或间接外伤引起，但大多数病例是继发于肩关节周围组织损伤和退行性病变，尤以滑囊底部的冈上肌腱损伤、退行性变、钙盐沉积最为常见。损伤后数日开始出现肩膀疼痛，夜间疼痛较白天重，运动受限，特别是外展时加重，局部有压痛。

2. 鹰嘴滑囊炎　鹰嘴滑囊有两个，一个位于鹰嘴突出和皮肤之间，另一个位于肱三头肌腱与鹰嘴上端的骨面之间，鹰嘴滑囊炎多发生于前者，发病原因以创伤为多见，常因撞击或经常摩擦所致。主要表现为鹰嘴部皮下囊性肿物，直径多为 2～4 cm，可有轻度压痛，一般无疼痛及功能障碍，如遇急性受伤或细菌感染则疼痛剧烈，肿胀严重时手肘活动会受限。

3. 髌前滑囊炎　位于髌骨前方，有髌前皮下滑囊（在皮下与深筋膜之间）、髌前筋膜下滑囊（在阔筋膜与股四头肌腱之间）和髌前肌腱下滑囊（在股四头肌与髌骨之间）。井下工人中以髌前皮下滑囊炎最常见，主要表现为髌前局限性肿块，触之有波动感、柔软、界限清楚、有轻度疼痛或无痛，膝关节功能不受限。

4. 髌下深滑囊炎　位于胫骨结节与髌韧带之间，多因创伤所致；局部肿胀疼痛，膝关节屈伸活动受限；检查时可见髌韧带两侧生理凹陷消失并显凸起，局部有压痛。

五、实验室检查

1. 滑液分析　肿胀滑囊穿刺抽取滑液，急性外伤性者呈血性渗出液；慢性滑囊炎多为清晰黏液，无特殊可见；合并细菌感染时则浑浊，细菌培养阳性。

2. 超声波检查　此为无创性检查，已广泛用于肌肉骨骼系统，适用于判断软组织结构特别是含水分的软组织，常能准确描绘出囊肿的构成及毗邻关系，做出定位诊断，对临床治疗及手术入路的选择有重要意义。

3. 影像学检查　早期单纯性滑囊炎不适于 X 线检查；晚期病例特别是伴有并发症的滑囊炎，如骨膜炎、骨骼畸形等，需要 X 线检查明确诊断及确定治疗方法。计算机 X 线断层扫描（CT）可见滑囊炎时的滑膜增厚及囊性改变；正常状况下，滑囊在磁共振成像（MRI）上不显影或表现为一薄层脂肪信号，滑囊炎时 T1 加权像呈低信号，脂肪影消失，炎症渗出，在 T2 加权像上为高信号，脂肪信号增宽。

六、诊断与鉴别诊断

（一）诊断

本症发病与年龄无关，与工龄、作业方式有关，机械化程度高、劳动保护措施好，则发病少。随工种不同，长期、持续、反复、集中磨压的部位不同，好发的部位亦不同。

我国已颁布《煤矿井下工人滑囊炎诊断标准》（GBZ 82），可作为本病的诊处依据。其诊断原则是：煤矿井下工人滑囊有急性外伤或长期摩擦（压迫）的职业史、典型的临床表现、结合现场劳动卫生学调查，综合分析，并排除其他类似表现的疾病，即可做出诊断。诊断标准将本症分为急性、亚急性和慢性 3 期：

1. 急性滑囊炎　有急性外伤史，或在关节局部受摩擦、压迫的初期关节周围出现有部位固定、表面光滑、有波动感、界限清楚、压之疼痛的囊性肿物，穿刺液为血性渗出液。

2. 亚急性滑囊炎　关节局部有受反复摩擦、压迫史，或急性滑囊炎史，局部有不适感，压之疼痛较轻，见有边界清晰的囊肿，常反复发作，穿刺液为淡黄色透明黏液。

3. 慢性滑囊炎　关节有长期反复摩擦、压迫史，或亚急性滑囊炎经多次穿刺及药物注射后，局部皮肤有瘙痒、皱襞感，粗糙和胼胝样变，穿刺液为少量淡黄色黏液。

（二）鉴别诊断

对煤矿井下工人滑囊炎诊断时，需注意与腱鞘囊肿、滑膜瘤、滑膜囊肿、Baker 囊肿、纤维瘤、脂肪垫以及化脓性滑囊炎、类风湿滑囊炎和结核性滑囊炎等疾病相鉴别。必要时可采用一些生化与免疫方面的检查如类风湿因子、抗角蛋白抗体、抗环瓜氨酸肽抗体、其他自身抗体方面的检查，以及 X 线关节检查等，以与类风湿关节炎、骨关节炎等进行鉴别。为明确滑囊炎的诊断分期，可辅作病理组织学活检。

七、治疗

急性滑囊炎以休息为主，防止继发感染，疼痛可用镇静剂、止痛剂（如 NSAID）；亚急性滑囊炎用穿刺抽液，囊内注入肾上腺糖皮质激素并加压包扎，非手术治疗无效时行滑囊切除术。

慢性滑囊炎以理疗为主，致残性粘连性肩周炎需要反复关节内和关节外多部位注射肾上腺糖皮质激素、加强理疗，并积极锻炼纠正肌肉萎缩，使运动范围和肌力得到恢复；有感染者需要给予适当的抗生素，引流或切开。少数病例可予手术切除；关节镜用于滑囊炎治疗，具有创伤小、恢复快、减少瘢痕形成、不损失关节活动性、并发症少等优点，但皮肤胼胝样变者不宜行滑囊切除术，以免伤口不易愈合或因术后瘢痕形成而影响关节功能。

急性、亚急性滑囊炎患者治愈后可恢复原工作，亚急性滑囊炎患者久治不愈或反复发作者，以及慢性滑囊炎患者应调离原工作岗位。

八、预防

预防原则可参阅本书总论有关内容。本病还需注意以下几点：

1. 首先改革生产技术，改善劳动条件，实现生产过程机械化，自动化，减少肩拖、跪爬等不良姿势对膝、肘、肩等部位的经常性机械刺激；定期进行健康检查，使滑囊炎患者能得到及时治疗处理。

2. 加强对滑囊炎高危作业工人的防护知识宣传，做好劳动保护；易受挤压、摩擦的部位应佩戴护膝、护肘和护肩等；从事低姿作业的人员，宜经常变换作业姿势，并适当休息。

（王焕强）

思考题

1. 简述煤矿井下工人滑囊炎的主要发病原因和好发部位？还有哪些工作或工种容易发生滑囊炎？

2. 试总结滑囊炎的主要临床表现和防治原则。

推荐阅读的参考文献

1. 沈国安，李林，黄绍光，等．煤矿井下工人滑囊炎的研究现状．劳动医学，1999，16（1）：39-40.

2．梁克玉，聂中华，何承建．滑囊炎．武汉：湖北科学技术出版社，2013．

3．Baumbach SF, Lobo CM, Badyine I, et al. Prepatellar and olecranon bursitis：literature review and development of a treatment algorithm．Arch Orthop Trauma Surg，2013，134（3）：359-370．

第三节　刮研工人下肢血管疾病

一、概述

刮研作业是指使用高硬度的刮刀以手工操作的方式，刮研加工工件，使之达到设计规定的尺寸、形状、表面粗糙度等要求的一项精加工工序。具体操作是：刮研者双手握持刮刀，刀柄与大腿的上部相抵，双脚前后岔开，刀刃落在工件边缘，双膝前弓，靠手臂和腰部的推动使刮刀不断移动完成刮研操作，其频率一般为每分钟 40 ~ 80 次；用软棉包裹刮研刀柄可有效减轻刮研工具对工人腹股沟处的顿挫力，减轻身体损伤。刮研作业为纯手工作业，易引起肌肉骨骼系统疾病（腰肌劳损、椎间盘突出）及下肢血管疾病；后者主要指刮刀抵压侧的下肢血管损伤，如股静脉血栓综合征、股动脉闭塞症或淋巴管闭塞症等。相关资料显示，至 2013 年底，我国刮研作业人员占机械加工行业一线工人数的 5% ~ 6%，全国目前仍有 10 万余从业人员，故刮研工人下肢血管疾病已在 2013 年 12 月被我国列为"其他职业病"纳入《职业病分类和目录》。

二、致病机制

刮研作业导致的股静脉血栓综合征、股动脉闭塞症或淋巴管闭塞症病例报道较少，其发生机制尚未完全明确，仅以周围血管病相关致病机制作为参考。

（一）股静脉血栓综合征

研究表明，静脉回流障碍、静脉倒流或两者共同作用导致下肢运动时发生静脉高压，可能是引起静脉血栓后综合征（post- thrombotic syndrome，PTS）的主要病理机制。刮研作业

者腹股沟局部受压，使下肢静脉血液回流障碍、静脉壁及瓣膜结构损害，最终可导致下肢血流淤滞、静脉高压；上述情况极易形成血栓，而循环再开通过程可产生再灌注效应，诱发强烈的炎性反应，局部可产生大量炎性介质和活性氧，破坏瓣叶，导致深静脉血液倒流，进一步加重下肢静脉高压。

（二）股动脉闭塞症

下肢缺血性疾病是因为各种原因造成动脉血流中断、闭塞，动脉远端组织灌注不足、循环障碍的一系列疾病的总称。刮研作业时，腹股沟反复受压或可造成作业侧股动脉内膜损伤、增厚、钙化，从而导致动脉狭窄，兼之作业时局部压迫，可使局部动脉发生闭塞、肢体供血不足及循环障碍。

（三）淋巴管闭塞症

刮研作业可使腹股沟局部受压，造成作业侧肢体淋巴管继发性损害，引起淋巴管管腔狭窄、闭塞、淋巴回流减少，导致受累组织中成纤维细胞、成胶质细胞及脂肪细胞聚集，透明质酸和糖蛋白堆积，导致肢体持续性、进行性肿胀；同时，淋巴管闭塞也会造成瓣膜破坏和淋巴淤积，并最终形成肢体顽固性水肿伴营养性皮肤改变。

三、临床表现

（一）股静脉血栓后综合征

本病是下肢深静脉血栓形成后严重并发之一，股静脉血栓综合征是其常见类型，由一组临床症状和体征组成，主要包括患肢疼痛、肿胀、痉挛、瘙痒及沉重感，可能以不同的组合出现，可能持续也可能间断出现，每个患者

的表现可不尽相同；站立或行走后症状加重，休息、抬高患肢或卧床可缓解。体格检查可见患肢水肿（往往早期出现）、皮脂硬化（皮肤及皮下组织呈深褐色增厚伴有压痛）、皮肤湿疹样改变、继发性浅静脉扩张或曲张、溃疡形成。

（二）股动脉闭塞症

由于患者典型的临床表现为受累肢体突然出现疼痛、苍白、无脉、麻痹、感觉异常，即"5P"征，故考虑其可能为股动脉闭塞症引起的急性下肢缺血。最初症状的严重程度取决于缺血的严重程度，急性缺血首先影响感觉神经，随后动脉灌注减少皮肤和肌肉也受影响，早期皮肤呈现出有纹理的白色，随着时间推移皮肤出现发绀；持续疼痛、感觉丧失和足趾肌力减弱是肢体缺血危险的重要标志，肌强直、触痛和被动运动痛则是急性下肢缺血的终末期典型体征。

（三）淋巴管闭塞症

临床表现为作业侧下肢持续性、进行性肿胀。2013年国际淋巴学会把淋巴水肿分为三期：

Ⅰ期：指肢体水肿按压可见凹陷，持续抬高后水肿消退，组织纤维化轻微或无纤维化，质地欠柔软；

Ⅱ期：指患肢明显增粗，水肿肢体压无凹陷，肢体抬高时水肿能减轻，组织由软变硬，纤维化明显，皮肤发生过度角化，出现乳突状瘤；

Ⅲ期：指晚期严重水肿，皮肤组织极度纤维化，常伴有严重表皮角化及棘状物生成，整个肢体异常增粗，皮肤增厚、粗糙，呈大象腿样改变，又称为象皮肿。

四、诊断和鉴别诊断

依据确切长期从事刮研作业史，具有相应的临床表现及辅助检查结果，参考既往临床病史资料，结合职业卫生学调查资料，进行综合分析，并排除其他原因所致的类似疾病后，方可进行诊断。

诊断鉴别要点如下：

（一）股静脉血栓后综合征

需要明确的作业侧股静脉血栓病史、或血管超声检查提示有血栓残留、股静脉缩窄或不同程度的静脉瓣反流；作业侧下肢出现疼痛、痉挛、沉重、感觉异常、水肿、静脉扩张、皮肤硬结、色素沉着、慢性溃疡、潮红和小腿挤压痛等表现；临床上尤其要注意与原发性深静脉瓣膜功能不全和先天性血管畸形鉴别。

（二）股动脉闭塞症

特点是作业侧下肢出现急性缺血表现（如疼痛、苍白、无脉、麻痹、感觉异常等），结合彩色多普勒检查作业侧股动脉狭窄或闭塞，参考作业侧肢体踝肱指数进行诊断；临床上要与下肢动脉硬化性闭塞症鉴别。

（三）淋巴管闭塞症

主要依据作业侧下肢出现进行性肿胀，皮肤增厚，过度角化，溃疡等表现，结合 MRI 检查；其具有淋巴水肿的特征性改变，可参考淋巴水肿分期进行诊断；主要需注意与脂肪水肿、脂质营养不良导致的双下肢对称性肿胀，以及静脉功能不全导致的下肢水肿鉴别。

五、辅助检查

（一）彩色多普勒超声检查

《2014慢性下肢静脉疾病诊断与治疗中国专家共识》已认可此检查是下肢静脉疾病首选的辅助诊断手段，其彩色多普勒超声声像图特点为：静脉内径缩小甚至闭塞、内壁毛糙、增厚，血栓机化与静脉壁混成一体；血栓常为中强回声或强回声，边界不规则，附着于管壁，或位于瓣膜窦处，或呈带状位于管腔内；彩色多普勒血流充盈随再通程度有所不同，挤压小腿后放松可见病变段静脉瓣膜出现反流。

（二）彩色超声检查

MRA 虽是一种无损伤性的血管检查，且能直观显示动脉的图像，但有些部位不够清晰，尚不能完全取代常规动脉造影；常规动脉造影应用历史悠久，且是检查动脉疾病的"黄金标准"，但它是有创性检查，可能产生造影并发症，如血肿、动脉栓塞、造影剂过敏、假性动脉瘤等。而采用多普勒听诊器协助测取踝部动脉（通常取胫后动脉或足背动脉）收缩压与双侧肱动脉收缩压，其最高值之比即为踝肱指数（awkle-brachial index，ABI），是判断外周动脉缺血的严重程度最重要参数，可为诊断下肢动脉缺血性疾病提供可信的客观标准。在《下肢动脉硬化闭塞诊断》（WS 339-2011）标准中认定为最基本的无损伤血管检查方法，可以初步评估动脉阻塞和管腔狭窄程度。研究证实，与下肢血管造影比较，将 ABI 阈值定义在 0.90 时，ABI 的阳性预测率为 90%，阴性预测率为 99%，总准确率为 98%。ABI＜ 0.90 以下为异常，ABI 值在 0.41 ～ 0.90 时表明血流轻到中度减少，ABI 值＜ 0.40 时，表明血流严重减少。

（三）淋巴管造影和淋巴闪烁造影

先于脚趾间皮下注射染色剂，然后切开皮肤显露染色的淋巴管，注入有机碘造影剂，于注完后及 24 小时内不同时间后分别摄片，可使下肢、乃至盆腔及腹膜后淋巴管、淋巴结显影，是一种检查淋巴结病变简单、安全和可靠的方法。淋巴闪烁造影则是一种放射性核素筛检技术。这些技术均有助于更好显示淋巴管及淋巴结的形态变化，及淋巴管功能，可应用于肢体淋巴水肿的诊断、鉴别诊断及淋巴水肿治疗效果的评估。

六、治疗

（一）股静脉血栓综合征治疗

1. 日常防护　如抬高患肢、下肢规律运动等。

2. 常规治疗　如弹力袜、弹力绷带及充气加压等治疗；还可应用血管活性药物、扩血管药物等。

3. 手术治疗　如股静脉"戴戒手术"或静脉腔内介入治疗等。

（二）股动脉闭塞症治疗

1. 日常防护　如改善下肢循环、适当下肢功能锻炼。

2. 药物治疗　如抗凝药物、扩血管药物等。

3. 手术治疗　如介入球囊扩张、下肢人工或自体血管转流术等。

（三）淋巴管闭塞症治疗

1. 日常防护　如认真清洗并保持患肢干燥，休息时抬高患肢，防治感染等。

2. 物理治疗　如手法按摩、弹力绷带、三级压力弹力袜、烘绑疗法、间歇性加压驱动疗法等。

3. 手术治疗　如淋巴回流重建和病变组织切除术等。

（夏玉静）

案例介绍

患者，男，72 岁，北京某仪表分公司机修钳工岗位，从事刮研工作，工龄 27 年。用挺刮法刮研，纯手工操作，右侧作业。钢制刮刀长 60 cm，宽 2.5 ～ 3 cm，刀柄为直径约 10 cm 的木制圆球；每天工作时长最长 8 小时，每月最长工作时间约 15 天；既往健康，无烟酒不良嗜好。工作 27 年后无明显诱因出现右下肢红肿，反复发作，常伴患肢麻木、疼痛、发凉、温觉减退，伴发热。B 超示右侧股静脉瓣膜功能不全，右下肢胫后静脉回流不畅，右侧大隐静脉中度反流；淋巴核素扫描示右下肢淋巴肿。临床印象：1. 右下肢淋巴肿；2. 右下肢深静脉血栓后综合征；3. 右大隐静脉瓣膜功能不全；经集体讨论，确定为"职业性刮研作业所致股静脉血栓综合征、淋巴管闭塞症"。

点评：患者有明确的刮研作业史，作业侧反复出现麻木、疼痛、发凉、温感觉减退等症状，功能检查支持作业侧深静脉血栓后综合征、下肢淋巴水肿；诊断职业性刮研作业所致股静脉血栓综合征、淋巴管闭塞症明确。

思考题

　　1．什么是刮研作业所致股静脉血栓综合征？应注意与哪些疾病鉴别？

　　2．如何防治此类疾病？

推荐阅读的参考文献

1．Jack L Cronenwett．卢瑟福血管外科（影印版）．7版．北京：北京大学医学出版社，2013．

2．张培华，蒋米尔主编．临床血管外科学．3版．北京：科学出版社，2007．

职业病临床研究方法

第11章

社会发展的原动力是劳动力人口不断创造物质和精神财富，劳动力人口的健康及其可持续发展是社会正常运行的必备条件。职业病临床工作的任务就是要保证劳动力人口的健康，为社会的和谐发展提供技术支撑和服务。职业病临床研究的任务是解决职业病临床工作遇到的各种问题，提高职业病临床服务水平和服务能力。同时，职业病临床研究也是提高学科水平、培养人才的重要途径。

职业病与其他临床专业学科相比，有许多共同的特点，也有特殊性。首先，职业病重点研究和解决的问题是人们在从事职业活动时工作环境有害因素所造成的疾病，探讨职业病的诊断、治疗、预后、病因和预防问题，病因以工作环境有害因素为主是职业病的第一个特点。其次，职业病涉及临床医学、基础医学的各个学科，也与疾病预防和健康促进密切相关，涉及预防医学的许多学科，如劳动卫生、毒理学、流行病学、统计学等；职业病研究，还涉及工程科学、社会科学、管理科学等其他学科，用多学科的理论、方法和技术解决职业病问题是职业病临床研究的第二个特点。因此，职业病临床研究需要研究者有更强的学习能力、综合能力和创新能力。

本章拟从职业病临床角度介绍和讨论研究涉及的主要研究方法。

第一节 总 论

职业病临床研究的任务，是采用科学研究的理论、方法和技术，探索职业病发生、发展及其转归的规律，探索职业病诊断、治疗和预防的新方法，为职业病临床工作不断提供新的理论、方法、技术和管理思路。

从研究角度看，职业病研究大致可以分为临床研究、实验室研究和职业流行病学研究（occupational epidemiologic study）三大类。

1. 临床研究是以疾病的诊断、治疗、预后、病因和预防为主要研究内容，以患者为主要研究对象，以医疗服务机构为主要研究基地，由多学科人员共同参与组织实施的科学研究活动。职业病临床研究是在职业病临床实践中不断摸索职业病发生、发展及其转归的规律，不断提高诊断、治疗水平和预后评估能力，是职业病临床工作的重要组成部分。

2. 实验室研究是在条件可控的情况下，针对职业病防治工作中遇到的具体问题，用简化条件、突出重点的实验设计手段，在实验室开展精细深入的研究。与职业流行病学研究相比，条件可控、手段多样是实验室研究的特点，它是职业病临床研究的重要补充。例如，对发病例数尚少的职业病、对新化学物质的毒性研究等只能做类比推测（analogism）和实验室研究。生产现场有害因素经常变化，劳动者接触的情况非常复杂，在实验室可以把环境有害因素的接触水平和接触时间精确控制，研究有害因素与职业病之间的关系就容易得多。实验室研究对象可以是生产环境中的有害因素，可以是实验动物、器官、细胞、基因，也可以是人（劳动者或志愿者）。本章中第二节临床毒理学（clinical toxicology）研究和第三节生物监测（biological monitoring），将较详细地介绍实验室研究的理论、方法和技术。

3. 职业流行病学研究的对象是职业人群和

职业病患者，前者是以生产现场职业人群为基础的职业流行病学研究，后者是以医院就诊职业病患者为主的职业流行病学研究。前者更多地关注职业病的预防控制，故在生产现场进行研究；后者则更多地注重职业病患者的诊断、治疗和预后等问题，故在医院组织实施。两者都用群体研究的方法，采用流行病学、临床流行病学、统计学等多种方法，以人群为研究对象，通过群体水平的调查/干预，解决职业病诊断、治疗、预后、病因和预防问题，目前已广泛实施的"职业健康监护（occupational health surveillance）"即是典型的职业流行病学研究工作之一。由于研究对象是人，所以研究受到人群和研究现场各种条件的限制，方案设计需要充分考虑各种具体问题，并处理好方法实施的可行性。在方案设计、收集资料和分析评价的全过程中，要特别注意各种潜在的干扰对研究结论可能产生的影响，并用各种技术措施和管理措施把干扰降低到可以控制和接受的水平。在本章第四节将详细介绍职业流行病学研究方法。

职业病临床研究范围可以包括狭义职业病（如法定职业病）和广义职业病（如职业相关疾病），后者由于涉及的人群广，危害严重（如心脑血管疾病、肿瘤等），近年已引起广泛关注。将职业病临床研究从传统的法定职业病扩展到广义职业病，有助于职业病临床研究的范围进一步拓展，从而也为职业病学科的发展提供了更大的发展空间。

与生活环境相比，生产环境中有害因素的种类清楚，劳动者的接触情况、接触水平、接触时间均易弄清，是病因学研究的重要条件。职业病在致病因素方面的特点在其他临床学科中非常少见，可以在研究中充分利用。

在职业病临床研究中，新出现的职业危害始终是职业病学科需要关注的问题，应当在临床工作中密切关注，一旦发现可疑的病例，就应开展临床观察、现场调查和实验室研究，明确是否为新出现的职业病。因此，职业病临床研究可以起到"监测哨点"的作用，及时发现问题，及时预警。

与其他医学研究一样，职业病临床研究也涉及伦理（ethics）问题。在研究过程中，要注意保护研究对象的利益（主要是健康权益和个人隐私），具体做法有两条，一是研究项目和实施方案要通过研究者所在单位伦理委员会审查批准；二是要做知情同意（informed consent）工作，获得每位参加研究的劳动者的知情同意签字。

（赵一鸣）

思考题

1. 职业病临床研究方法有哪几类，请简述各自的优缺点。

2. 法定职业病与职业相关疾病在职业病临床研究中有哪些区别。

3. 职业病临床研究为什么要注意伦理问题？研究实施中要注意做哪些工作？

推荐阅读的参考文献

1. 汪秀琴，熊宁宁. 临床试验机构伦理委员会操作规程. 北京：科学出版社，2006.
2. 赫尔辛基宣言. http://www.ethics.sdu.edu.cn/ethics/jxtj/35/2.doc

第二节 临床毒理学研究

毒理学（toxicology）是研究化学物质对生物体有害作用的科学，目的在于探索化学物质与生物体间的相互作用，阐明化学物质的毒性及机制，并对其危害性作出科学评估，以为有效预防和治疗有害化学物的损伤作用提供科学基础；其工作范畴几乎涉及生物学和医学科学各个分支，是近代医学科学综合实力的集中体现。

职业病学（occupational medicine）则是研究工作环境中职业性有害因素对人体健康损害的科学，其主要病因是各种化学和物理因子，这些探索正是毒理学的主要研究范畴；而职业病的检查、诊断、治疗和未知领域的探索更与临床毒理学（clinical toxicology）的主要任务"异曲同工""不谋而合"；实际上，临床毒理学已成为职业病研究不可缺少的重要内容和组成部分。本节拟就临床毒理学的主要内容作一简介。

一、毒理学简史

毒理学虽是近代医学的产物，但历史上有关毒物和解毒剂的记载可追溯到公元前若干年。如在公元前 600 年，荷马的史诗《奥德赛（Odyssey）》中就有解毒剂（antidotes）的介绍；古希腊名医盖伦（Galen，公元 129—200 年）曾以专著论述解毒剂及中毒的治疗。我国有关"毒物"和"解毒剂"的文字记载更是广泛见诸各种史料和文学、医学著作，如《神农本草经》中，把所收录的 365 种药物（包括植物、动物和矿物药），按其毒副作用分为上、中、下三品。上品"多服久服不伤人"，中品"无毒斟酌为宜"，下品"多毒不可久服"；赐毒酒是皇帝消灭异己的冠冕堂皇的方法；炼制剧毒物质及其解毒剂是古代侠客克敌制胜的绝招之一；"饮鸩止渴"甚至成为常用成语。

1815 年，西班牙学者奥尔菲拉（Orfila）出版了第一本毒理学专著，提出毒理学是一门独立的学科，拉开了"毒理学"登上医学科学舞台的序幕。1934 年，我国药理学家陈克恢提出的用高铁血红蛋白形成剂亚硝酸钠配合硫代硫酸钠来解救氰化物中毒，为"临床毒理学"的发展奠定了基础，成为临床毒理学发展史上的一个重要事件。实际上，临床毒理学的进展是和毒物控制中心（poison control center，PCC）的发展密切相关——20 世纪 40 年代，为救治日益增多的中毒事件，某些欧洲社团组织了以医院为基地的抢救治疗机构；美国儿科学会（American Academy of Pediatrics）1952 年发表的研究报告亦指出，美国有一半以上儿童的突发疾病为意外中毒；同年，在芝加哥成立了美国第一个毒物控制中心，这些中毒控制中心很快成为提供各类化学产品具体成分和中毒患者最佳治疗方案的重要来源。此后的 20 年间，中毒控制中心更有迅猛发展，至 1978 年，仅美国，中毒控制中心已有 650 多家，后经地区重组和资质认证，目前仍有 100 个左右。

1989 年，"国际治疗药物监测和临床毒理学会"成立，出版了杂志《Therapeutic Drug Mornitoring》，现已有 50 个国家参加，有力地促进了"临床毒理学"的发展。1993 年，中国毒理学会正式成立，并组建了"临床毒理学专业委员会"，为壮大专业队伍、开展学术交流、发展和繁荣我国的临床毒理学事业迈出了重要一步。

二、毒理学几个基本概念

"化学中毒（chemical poisoning）"，主要指由于致病物质的直接化学作用引起的机体功能、结构损伤，甚至造成死亡的疾病状态；可引起化学中毒的致病物质即称之为"毒物（poisons）"，其范围十分广泛，因为任何化学物质，包括药物、营养物等"外源性化学物质"（exogenous chemicals)，甚至内生性物质（endogenous substances），只要达到一定剂量，皆可成为毒物；但习惯上的"毒物"系指较小剂量即能引起中毒的物质。上述情况亦提示，毒理学和药理学并无本质区别，只是侧重点不同而已，"毒理学"的研究焦点主要在于化学物质对生物体的负性或有害作用，"药理学"的研究焦点则主要在于化学物质对生物体的正性或治疗作用，二者相辅相成，成为人类了解化学物质与生物体相互关系的主要工具。

近二三十年，随着医学科学的飞速发展，毒理学的分工亦趋于细化，如，根据所涉及的主要研究手段或研究目的，逐渐衍生出"神经毒理学（neurotoxi- cology）""免疫毒理学（Immunotoxicology）""分子毒理学（molecular toxicology）""遗传毒理学（genetic toxicology）""分析毒理学（analytical toxicology）"等分支；根据所涉及的学科范畴，又分出"临床毒理学""营养毒理学（nutritional toxocology）""环境毒理学（environmental toxicology）""职业毒理学（occupational toxicology）"等亚科，但基本目标并无改变。

临床毒理学也称"人体毒理学（human toxicology）""医学毒理学（medical toxicology）"或"药物毒理学（pharmaceutical toxicology）"，是从临床角度研究毒物毒性的一门学科，是毒理学、基础医学、药理学与临床医学相互融合的产物，主要任务是阐明毒物对人体的具体作用、代谢特点及其临床规律与机制，为正确的诊断及有效的防治措施提供科学依据；药物不良反应或毒副作用当然也是临床毒理学的研究范畴之一，这对防止药源性危害同样具有重要作用。由于人与动物间生理、生化的巨大差异，使动物实验资料很难直接用于人体，更无法了解不同中毒的症状、体征特点；而"临床毒理学"是以患者为对象的毒理学研究，研究成果将能直接指导临床实践，故成为毒理学直接介入临床实践的最佳切入点，更是职业病学密不可分的伙伴，在某种程度上职业病学家实际也是临床毒理学家。

三、毒理学工作的实际意义

近半个世纪以来，不断涌现的实际问题清楚表明，化学因素已成为人类健康生存和正常繁衍的最大威胁，主要表现于：

（一）人类生存环境中化学物质来源广泛、种类繁多

1. 药物 常用药物有数千种之多，任何药物使用不当（包括中草药、营养药物、微量元素），均可能引起中毒。据 WHO 统计，各国住院患者药物不良反应的发生率为 10% ~ 20%，其中约 5% 患者因严重不良反应死亡；全世界死亡患者中，约 1/3 是由于用药不当引起；美国住院患者严重药物不良反应发生率为 6.7%，致命性药物不良反应发生率为 0.32%；1994 年，因药物不良反应致死率占人口死因的第四位，仅次于心脏病、癌症和脑卒中；我国近年因中药成分或制剂引起的严重毒性反应亦明显增多。有鉴于此，1974 年，法国科学家率先提出"药物警戒"（pharmacovigilance）概念，即在药物使用过程中应系统地监测和防卫来自药物的危害；数十年来，此概念已逐渐得到国际学界的认同。

2. 非药物 非药物性化学品的来源更为广泛，常见的有：生产性化学物（工业性化学品、农药等）、环境性毒物（有毒动植物、汽车尾气、地域性毒物等）、生活性化学品（洗涤剂、食物添加剂、化妆品、家用杀虫剂等）、嗜好品（烟、酒、鸦片、吗啡、海洛因、可卡因、冰毒、大麻、致幻剂等），军事毒物也是引起中毒的常见原因。近年，更出现恐怖主义活动，使化学中毒的病因更为复杂。

3. 新品种不断问世 自 1940 年建立新化合物登记制度以来，已有 1 亿种新化学物质问世，每年有 5 万余种新化合物通过常规的毒性鉴定获准上市；在全世界常见的 8 万多种化合物中，约半数对人体健康和生态环境有害，500 余种具有致癌、致畸、致突变作用。

（二）环境污染日趋恶化

化学产品的广泛使用，生活、生产过程向

周围环境不断排放的废气、废水、废渣，使人类的生存环境逐年恶化，使人类发生化学中毒的潜在威胁日渐增大。如 20 世纪 50 年代，日本有关生产企业为了改进苯作业的劳动卫生环境，曾简单地使用抽风机将厂房内有害气体排放到厂外，结果造成周围居民，尤其是幼儿发生贫血、白细胞减少等苯中毒反应。1984 年，印度博帕尔市的美国联合碳化物公司农药厂约 45 吨甲基异氰酸酯泄漏至周围环境，造成 30 余万人受害，2000 多人死亡。据 WHO 统计，近 10 年来全世界每年发生的重大环境污染事件约为 200 起，且逐年加剧，如我国近 10 年对上万家乡镇企业的调查结果表明，80% 粉尘作业有明显超标，约 50% 的有毒作业明显超标，近 2/3 的劳动者暴露于 90 分贝以上的噪声环境中；"三废"排放日渐严重，全国各重要水系无一不受到严重污染，进行彻底治理已迫在眉睫；化工、造纸、电镀、冶炼、淘金、水泥等行业对环境危害尤为严重，致使本身的发展亦受到严重限制。又如汽车的普及使得尾气排放量大增，其中含有一氧化碳、二氧化碳、铅、氮氧化物、各种碳氢化合物（包括多环芳烃）等多种有害成分，由于比重较大，不易扩散，且主要分布于近地表 10 ～ 20 米的空间，更严重的是这些污染物在日光中紫外线的辐射下生成了刺激性、氧化性和毒性更强的"光化学烟雾"，构成近年大家所关注的"雾霾"的重要成分，成为城市环境空气中危害最大的污染源。20 世纪 50 年代以来，发达国家的不少大都市如洛杉矶、东京、大阪等已多次发生此种由汽车尾气造成的污染事件，调查显示，此种"流动污染源"散发的碳氢化合物污染量，占城市总污染量的 40% ～ 60%，导致数百万人受累，数万人出现严重中毒反应，数千人死亡；我国近年来出现的"汽车热"使各大城市在短短数年间汽车拥有量呈数倍甚至数十倍增长，导致"雾霾"频频出现，上呼吸道疾病患病率明显升高，如不采取认真的防范措施，预计数十年后，其更可怕的远期健康影响亦将显现。

这些"化学定时炸弹（chemical time-bomb）"的远期后果之一是，癌瘤发病逐年增加。国际癌症研究机构早在 1970 年即指出，90% 左右的人类癌症与环境因素有关，其中约 90% 为化学因素引起基因突变所致；此外，遗传或先天性疾病、免疫性疾病、哮喘及原因不明疾病也逐年增加，且与工业化、都市化、环境污染程度密切。此外，不少环境污染物，如二噁英、多氯芳烃、有机氯等，还可转化为"内分泌扰乱物质（endocrine disrupting substances，EDSs）"，或称"环境性类（雌）性激素"，可导致男性和女性内分泌失常，性行为异常，精液精子数减少（1.2 亿 / 毫升 → 0.6 亿 / 毫升），精子活动能力下降（鞭毛发生脂质过氧化），精子和卵子发育异常；据文献资料，新婚男女的不育率目前已达 15% ～ 25% 甚至更高。

（三）化学武器和恐怖主义威胁加剧

如 20 世纪 60 年代越南战争中美国使用大量落叶剂，导致当地居民畸胎、畸形、不育等发病率急剧增加；70 年代两伊战争，互用化学武器，造成癌症发病率大幅上升；90 年代美 - 伊战争也动用化学武器，引起"海湾综合征"等多种化学中毒。恐怖主义活动猖獗更使化学中毒威胁加剧，如 1995 年，日本奥姆真理教在东京地铁站制造沙林毒气事件，造成 5500 多人受伤，12 人死亡，14 人终身残疾。2002 年，南京毒鼠强投毒案造成 42 人死亡，近 400 人中毒等。

上述情况清楚提示，化学中毒事件已成为经济发展和社会进步的障碍，亦突显出毒理学研究的重要性和迫切性，它将越来越受到人们关注，并将成为 21 世纪的热点学科之一。

四、临床毒理学的研究对象和任务

（一）研究对象来源

临床毒理学研究的主要对象是患者，包括门诊患者、住院患者；定期体检者（有害物质接触者）和志愿者有时也可列为合法的研究对象。有些国家也将犯人"志愿者"作为药理学和毒理学的研究对象使用，但其合法性已越来越受到质疑。至于有人用战俘从事毒理学研究，则是完全违背人道主义的犯罪行为，必须坚决制止，严厉谴责。

（二）研究方法和任务

临床毒理学研究方法与一般毒理学无大区别，主要研究范畴也是毒物代谢动力学（toxicokinetics，包括毒物的吸收、转运、代谢、转化、贮存、排泄等）、毒物作用动力学（toxicodynamics，也称毒效学，主要研究化学物对机体的损伤作用），以及毒物的剂量 - 效应关系（dose-effect relationship）、靶器官（target organ）或选择毒性（selective toxicity）、解毒途径或办法、远期效应（long-term effect）等，但临床毒理学还有其特殊使命，主要为：

1. 直接观察毒物毒性的临床表现　动物实验很难获得中毒的具体症状、体征，及其发生、发展过程，而具体的中毒临床特点将可对诊断提供重要线索。如慢性汞中毒的特征性表现，为易兴奋症、牙龈 - 口腔炎、震颤征；急性砷或铊中毒则为剧烈呕吐、腹泻伴休克、心肾功能障碍，继而出现痛觉过敏、周围神经病、指甲米氏纹；有机磷中毒则为大汗、瞳孔缩小、伴肺内湿啰音、肌肉颤动，伴血液胆碱酯酶活性明显下降；此种特殊临床表现结合毒物或其代谢物、生物标志物检测，可以迅速确诊中毒者。此外，有些毒物尚对人类有特殊损伤作用，如三氯乙烯引起的药疹样皮炎、甲醇的视神经毒性等，也只有通过临床毒理学研究才能得到解决。

严重中毒的死亡病例的尸体剖验如同实验动物的病理学检查一样，对查明中毒的病因、靶器官、病理特点有重要帮助，由于资料直接来自人体，故能为中毒的诊断和防治提供更准确的资料，也是验证毒理学动物实验结果最可靠的证据。

2. 总结化学中毒的临床规律

（1）剂量 - 效应关系：由于机体具有一定代偿能力，故微量毒物进入后常不引起临床症状；但随毒物剂量增大，损伤作用逐渐突显，剂量不同，损伤表现也不同；反之也可根据中毒的损伤特点，大致估计毒物的剂量。如，血铅的无效应剂量水平为 < 100 μg/L，持续在 200 μg/L 以上对儿童神经发育有不良影响，血铅持续在 400 μg/L 以上可对血红素生成产生不良影响，血铅持续在 500 μg/L 以上可引起周围神经损害，血铅持续在 600 μg/L 以上可引起儿童中毒性脑病，血铅持续在 700 μg/L 以上可引起明显贫血及肾损害，血铅持续在 1000 μg/L 以上可引起腹绞痛及中毒性脑病等，根据上述临床状况即可大致估计患者的铅接触水平。

劳动者的毒物接触水平与健康状况资料，亦可大致反映毒物损伤作用的量 - 效关系，并可为制订或修订卫生标准提供依据等。如，空气中 CS_2 浓度控制在 50 mg/m³ 以下时，虽可防止精神障碍和周围神经病，但长期接触仍可引起心血管系统损害，我国曾将 CS_2 的职业卫生标准订为 10 mg/m³；近期的流行病学研究又发现，此浓度 CS_2 对劳动者神经系统、生殖系统仍有不良影响，故又提出将其修订为 3 mg/m³。

（2）毒性作用的时段性：临床观察发现，由于化学物质在体内的代谢、转化、解毒、储存及排泄，故一次进入体内的毒物，其毒性作用仅在一定时段发挥作用，不会持续存在；反复接触某种毒物造成的机体慢性损伤，也仅是时段性损伤的接续，而非毒物的"持续作用"。损伤程度则取决于损伤的严重度，其中主要取决于毒物剂量，提示早期清除体内毒物，早期实施解毒治疗，早期防护重要器官确为中毒性疾病治疗的关键，也是机体获得较好康复的基础。

（3）毒物间的相互作用：以原型发挥毒性的化学物，相互间多呈毒性相加或协同作用，如窒息性毒物和刺激性毒物等；而以代谢物发挥毒性的毒物之间，尤其是经由相同途径代谢的毒物，则常显示一定拮抗或竞争作用，如使用乙醇与甲醇竞争醇脱氢酶，可明显阻遏甲醇代谢，而使其毒性作用减弱或延缓，故临床上常使用乙醇抢救急性甲醇中毒。

（4）中毒的"潜伏期"：临床毒理学研究证实，毒物进入机体后毒性作用的发挥常有一定延搁期，习惯上称为"潜伏期"。如大量光气吸入后，需 3 ~ 24 小时方会引起肺水肿；误服氟乙酰胺杀鼠剂后，需 10 ~ 15 小时方出现中毒症状。有的毒物尚有"迟发毒性（delayed toxicity）"，即在急性毒性作用发作后一段时间，临床表现已经缓解或恢复情况下，再度出现明显的临床症状，又称"缓发症"，例如不少有机磷农药具有迟发毒性，多在急性中毒症状基本恢复后 1 ~ 2 周，发生周围神经病；严重急性一氧化碳中毒恢复后 2 ~ 30 天，可再度发生"迟发性脑病"，出现精神 - 神经症状。还有些毒物具有"远期效应"，即在经过相当长的时间，甚或停止接触后若干时间，发生不同于中毒的病理改变，称为远期效应，包括致癌、致畸和致突变，引起肿瘤、畸胎和后代先天性或遗传性疾病等，如长期接触高剂量苯可引起白血病，长期接触石棉可引起肺癌和胸膜间皮瘤，长期接触氯乙烯可引起肝血管肉瘤等。

3．探索中毒的临床处理 通过临床毒理学研究，目前已摸索出不少特殊解毒剂（参见表 11-2-1），由于解毒剂本身亦存在明显的不良反应，还需严格掌握其适应证及剂量，贯彻个体化用药原则。

表 11-2-1 临床常用特殊解毒剂一览表

毒物名称	特殊解毒剂
对乙酰氨基酚	乙酰半胱氨酸
抗胆碱能药物，如阿托品类	毒扁豆碱
抗胆碱酯酶剂，如有机磷类	阿托品和肟类（氯解磷定等）
苯二氮䓬类	氟马西尼
一氧化碳	氧气
氰化物	亚硝酸钠和硫代硫酸钠
洋地黄毒苷	地高辛特异性 Fab 抗体
重金属（如铅、汞、砷等）	金属络合剂
异烟肼等肼类	维生素 B_6
甲醇、乙二醇（ethylene）	乙醇和 4- 甲基吡唑
阿片类药物	纳洛酮（naloxone）
蛇毒	特异性抗蛇毒血清

但多数毒物中毒的解救仍主要采取对症支

持疗法，均需在临床实践中不断摸索总结，如钡中毒给予硫酸钠或硫代硫酸钠、钾盐；毒鼠强中毒使用镇静止痉剂、血液净化措施等。此外，临床毒理学家还一直在探讨中毒的预后和治疗效果指标；迄今为止，虽然此领域的许多研究多是回顾性的，但仍能为临床毒理学家拟定中毒治疗方案提供重要帮助。

4．中毒预后及远期影响评估 临床动态或追踪观察常可为中毒的预后及远期影响提供重要资料。如苯中毒出现异常增生骨髓象，提示有发生 MDS、白血病等可能；汞、铅等慢性中毒出现脑病表现，多提示病情严重，治愈困难；镉中毒出现严重肾小管功能障碍，亦提示预后不良。此外，临床毒理学追踪调查还有助于弄清化学物质致癌性、致突变性、致畸性等更严重毒性。

5．新药的临床毒性试验 目前各种中毒的临床救治药物，几乎无一不是通过临床毒理学的研究手段，获得临床认可和推广的；如广谱毒物吸附剂活性炭，是法国药剂师 1930 年在法兰西科学院当众将致死剂量的士的宁与炭粉混合后服下而安全无恙，方使其解毒性能始得证实并迅速在临床应用。此外，任何新药在完成毒理学安全性评价后，还需进行临床安全性试验；检验致敏物质亦需直接在人体进行斑贴试验等，这些都是临床毒理学工作，是一般毒理学方法无法代替或解决的。

6．归纳中毒的临床诊治步骤 数十年来，在临床实践和研究的基础上，临床毒理学家已对中毒患者的抢救归纳出一套操作性强、层次清晰的分步处置办法（stepwise approach），这对保证患者及时得到最佳医疗救护具有关键意义，具体步骤为：

（1）维持心肺功能，稳定患者临床状况，争取抢救时机；

（2）进行病史询问及物理学、实验室、放射学全面检查，以及时做出诊断，评估中毒严重程度，为选择正确治疗方案奠定基础；

（3）早期催吐、洗胃、清洗皮肤，防止毒物进一步吸收；

（4）尽速采取补液、利尿、血液净化等措施，加强毒物清除；

（5）及时合理使用解毒剂；

（6）积极给予对症支持处理；

（7）追踪观察患者，及时发现迟发性损伤。

这些办法也均为职业中毒患者的抢救治疗原则所采用，并证实其科学性和实用性，清楚显示临床毒理学研究方法对指导职业病临床实践的重要意义。

（赵金垣）

思考题

1．请简述下列基本概念：毒理学、临床毒理学、毒物。

2．试总结临床毒理学的主要任务、其与职业病学的关系及两者主要的异同点。

推荐阅读的参考文献

1．Dart RC．Medical Toxicology．Philadelphia：Lippincott Williams & Wilkins，2004：3-150．

2．Greenberg MI．Occupational，Industrial and Environmental Toxicology．2nd ed．Philadelphia：Mosby，1997：232-273，426-597．

3．唐小江，李来玉，夏昭林．临床毒理学．北京：人民卫生出版，2005：3-10．

4．柯跃斌，郑荣梁．自由基毒理学．北京：人民卫生出版社，2012：1-6，102-190．

第三节　生物监测

在职业病临床研究中，劳动者接触了什么有害因素，通过什么途径接触，接触了多少，在体内有无蓄积，在靶器官的浓度是多少，代谢产物的水平如何等，都可以用生物监测（biological monitoring）的理论、方法和技术进行研究。

一、生物监测的定义

生物监测是指通过对劳动者生物材料（血、尿、呼出气、唾液、毛发、乳汁等）中化学物质原形、代谢物或效应指标（如酶、激素、各种生化成分等）中的检测，了解劳动者对该类化学物的接触水平及该种接触对劳动者健康的影响。在1992年，我国生物监测标准专题讨论会对生物检测的定义形成了以下共识，认为生物监测是"定期（有计划）地检测人体生物材料中化学物质或其代谢产物的含量或由它们所致的无害生物效应水平，以评价人体接触化学物质的程度及可能的健康影响"。从图11-3-1可见，生物监测是处于环境监测和健康监护之间的职业病防护研究手段，主要适用于可侵入人体并引发全身效应的化学物，对只具局部作用或接触后迅速发挥毒性作用并迅速代谢排出的化学物质价值则不大。生物检测方案的设计和检测数据的解释，常涉及化学、毒物代谢动力学、生物化学、生理学、毒理学、劳动卫生学等多门学科，由于它能较客观、准确地反映机体接触有害化学物的水平及动态变化状况，为正确评估该类毒物对接触者的健康影响提供科学依据，近30年来已在职业医学领域得到广泛应用，并日益受到重视。

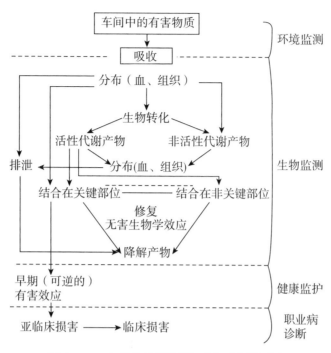

图 11-3-1 化学物从环境到机体靶分子的过程

二、生物材料

生物监测以人体的生物材料为测量观察对象，可以选用的生物材料（biomatrials）有多种，常用的有：

（一）尿

是生物监测中最常使用的生物材料，其优点是采样容易、无创、易为劳动者接受、可以获得大体积样品。尿样适用于检测有机化合物的水溶性代谢产物和某些无机化学物。收集较长时间尿样（如 24 小时尿样）可以较好地反映劳动者的平均和近期接触水平，但这种方法受到采样、保存、运输等条件限制，在实际操作上有一定难度。实际工作通常采集单次尿样进行检测，但其结果容易受多种因素影响，如饮水量、出汗量等，为了排除这些干扰，常用尿中肌酐水平对结果进行校正；对于微量元素的检测，还应特别注意采样过程的污染问题。肾功能不全者原则上不宜用尿液进行监测，因可能影响检测结果。

（二）血

是临床最常使用的生物材料，但在生物监测中由于血样的采样有一定难度，且存储条件要求较高，故其应用范围似不如尿样广。血中化学物的浓度通常只能反映劳动者的近日接触水平；此外，化学物在血液不同成分中（血浆、红细胞等）的分配比例、结合方式也均不同，可利用这一特点评价劳动者在某一时间段的平均接触水平，如红细胞的平均寿命是 120 天，测量分布在红细胞中的化学物或代谢产物可以反映劳动者近 120 天的平均接触水平。

（三）呼出气

血液中溶解度低、挥发性较强的有机化学物可以用呼出气进行生物监测，但仅能反映劳动者当时或近时的接触程度。

（四）其他生物材料

生物监测还可以选用唾液、汗液、粪便、头发、指甲、乳汁、泪液、精液等；还可以用骨骼（如用 X 线荧光直接测定骨铅、骨镉等）等进行无创性生物监测。

三、生物监测结果的分析评价

生物监测结果的解读应根据环境有害因素的接触水平（外剂量）、生物材料中化学物水平（内剂量）和健康危害之间的关系，结合已建立的有害因素的生物接触限值，进行综合分析，方能做出客观评价。

（一）生物作用水平

生物监测参考值（限值）是生物监测评价的基础，主要有以下三个指标：

1. 生物接触指数（biological exposure indexe，BEI） 是一种用于评价潜在健康危害的生物监测指标，代表健康工人接触的空气中化学物浓度在阈限值（TLV）水平时，生物样品中被测物的水平，但它不是无害和有害的分界线。

2. 生物最大耐受值（biological tolerance value，BAT） 是指在不造成健康危害情况下，人体中外来化学物/代谢物的最大允许水平；劳动者长期重复接触某化学物时，生物监测结果低于 BAT，多意味接触环境无损于健康。

3. 诊断下限值（diagnostic low limit，DLL） 指劳动者长期重复接触某种化学物后出现亚临床或临床改变时，生物材料中该种化学物或其代谢物的下限值；如尿铅的 BEI 为 0.12 μmol/L，其 BAT 为 0.34 μmol/L，而诊断下限值则为 0.58 μmol/L。

（二）个体评价

生物监测的对象是人，检测数据除与外环境的接触水平有关外，还受到人体吸收、分布、代谢、排泄等个体差异的影响。

1. 肝 肝是人体的"化工厂"，是体内最大代谢器官，肝的功能如果出现问题，外源性化学物在体内的代谢将发生变化，从而直接影响生物监测结果和评价。

2. 混合毒物 同时接触多种化学物，各化学物之间会产生相互影响，有可能造成生物监测结果发生变化。

3. 个体易感性 个体遗传背景的差异、代谢酶的活性、受体的亲和力、信号传导系统的效率等许多因素可以导致化学物在体内的吸收、分布、代谢、排泄过程出现明显的差异。对于个体易感性可以通过多时点的测量数据予以确认。

（三）群体评价

在个体评价的基础上，可以对接触相同有害因素的劳动者群体进行生物监测评价。群体水平评价的意义在于确定该组劳动者的工作环境是否安全，亦即生物监测的数据是否低于生物监测参考值。由于群体水平评价的基本单位是劳动者，故对一组劳动者进行生物监测评价需要引进"工人组"的概念，具体内容、要求和做法详见本章第四节相关内容。

生物监测涉及许多先进的测量技术和手段，来自于许多相关学科和专业，在此不作赘述。但无论检测技术多么先进，上述评价原则不容忽视。

目前生物监测已成为职业病预防和早期发现的重要武器，且逐渐、更多地向化学物对人体健康的早期危害方向发展，探询职业危害的亚临床指标可能成为生物监测发展的一个新的方向。

（赵一鸣）

思考题

1. 试总结下列基本概念的相互关系：环境监测，生物监测，健康监护，职业病诊断。

2. 简述生物监测在职业病临床研究中地位和发展方向。

推荐阅读的参考文献

1. 沈惠麒，顾祖维，吴宜群，等．生物监测和生物标志物——理论基础及应用．2 版．北京：北京大学医学出版社，2006．

2. 黄金祥．生物标志物与生物监测．职业卫生与应急救援，1995，13（1）：44-46．

3. WHO．Biological Monitoring of Chemical Exposure in the Workplace．Vol. 1．Geneva：WHO，1996．

4. 杨宏对．生物监测技术在环境监测中的应用．中国高新技术企业，2015（18）：109-110．

第四节 职业流行病学

一、基本方法

职业流行病学（occupational epidemiology）是将流行病学和统计学的理论、方法和技术与职业病学和劳动卫生学相结合，进行职业病的诊断、治疗、预后、病因和预防的、以群体研究为主的方法学。传统的职业流行病学工作多是在劳动卫生专业领域用流行病学和统计学方法，对生产现场尚未发生临床症状的职业人群进行职业病相关研究，以病因学、亚临床表现、远期或慢性损伤效应、干预措施效果评价等为主要研究内容；实践表明，职业流行病学研究也可在医院中进行，以职业病或疑似职业病患者为研究对象，开展职业病诊断、治疗、预后和病因方面的研究，对职业病疑难重症的深入探索尤有帮助。总体看来，目前对来医院就诊的职业病患者的流行病学研究做得仍比较少，需要进一步加强，本文亦将更多地介绍医院就诊的职业病或疑似职业病患者的流行病学研究方法。

（一）职业流行病学的特点

在职业病临床开展流行病学研究与一般的临床流行病学方法有许多共同之处，在讨论职业流行病学研究特点时，可以与其他临床学科进行对比，以更细致地了解职业病临床流行病学研究的优势和劣势，进一步把握学科发展的重点。

1. 职业病的特点之一是病因明确，职业暴露与疾病之间存在明确的因果关系。职业性有害因素暴露是诊断职业病的必备条件，职业暴露的测量和评价是职业流行病学研究中最重要、最具专业特色的内容。研究者在设计研究方案、设计病例报告表、收集信息时，都要把职业史、具体有害因素、实际接触情况（接触水平和接触时间）等作为重要问题加以考虑，这方面，目前尚有不少需要改进和探讨的空间。

2. 职业病病例常以散在或小样本爆发的形式出现，这一特点决定了职业流行病学研究需要采取合适的技术路线，以解决研究中病例资源相对不足的困难。对于回顾性研究，一个医疗机构即使积累多年资料，病例数量可能仍达不到职业流行病学研究的要求；对于前瞻性研究，一个医疗机构的病例数量在较短时间内亦无法满足研究的需要。因此，集中多个医疗机构的病例资源，开展多中心研究，可能是职业流行病学研究需要重点发展的方向。

3. 随着社会进步，新的生产方式和科学技术在生产领域不断推广应用，各种未知的新发职业病随时可能出现。职业病学科必需很好应对潜在和新发职业病危害，找出应对措施，才能满足社会和科技发展的需要，职业流行病学则是其应对方法之一。医院是职业病患者集中的地方，采用职业流行病学方法，在医院建立有效的信息系统，开展新发职业病的临床研究，有助于极大地促进此一领域的工作。

4. 以医院为基地开展的职业流行病学研究是复杂临床环境中开展简单科学研究的最佳手段，疾病尤其是职业病的复杂性，决定了研究的难度远远高于实验室研究，需要有与之对应的研究方案设计和规范操作规程，在研究中还需要多学科参与，并不断引进不同学科的理论、技术、方法和人力资源，以保证研究的可行性、科学性、先进性，保证研究结果能反映真实情况，并得到学术界认可。

（二）职业病临床研究常用设计方案

在临床开展职业流行病学研究中，选用成熟的临床研究设计方案，结合职业病研究的问题、要求和特点，可以达到事半功倍的效果。以下拟介绍几种在职业病临床研究中常用或质量较高的临床研究设计方案，并结合案例说明如何将临床研究设计方案与职业病专业结合，用职业流行病学的研究方法解决职业病临床的问题。

1. 病例 - 对照研究 病例 - 对照研究（case-control study）在流行病学研究中是一种操作实施难度低，研究周期短，经常使用的研究设计方案，多用于病因学研究。病例 - 对照研究的切入点是已经出现临床表现的病例和来自同一人群的未患病的对照，通过收集两组既往职业有害因素暴露状态的信息，分析职业暴露与疾病的关系，图 11-4-1 是这一研究设计方案的模式图。

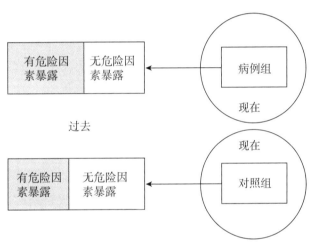

图 11-4-1　病例 - 对照研究方案模式图

病例 - 对照研究中需要收集病例组和对照组既往的职业暴露信息，并确认目前病例组和对照组的分组准确无误，前者与职业病的"因"有关，后者与"果"有关。有了职业暴露的信息（危险因素）和职业病患病的信息（健康结局），就可以建立数学模型，在"因"和"果"之间寻找关联。四格表是病例 - 对照研究中常用的数学模型，可以用以下形式表示（表 11-4-1）。

表 11-4-1　病例 - 对照研究中使用的四格表

职业暴露	病例组	对照组	合计
有	a	b	$a+b$
无	c	d	$c+d$
合计	$a+c$	$b+d$	$a+b+c+d$

病例 - 对照研究中的病例组与对照组的比例

是根据研究要求和具体情况人为规定的，不是自然形成的，故不能用率作为病例 - 对照研究的评价指标。病例 - 对照研究中基础统计学指标是每组的例数，表 11-4-1 中 a、b、c、d 即代表每组的例数。在获得每组例数的基础上，可以用相对比例评价职业暴露与疾病的关系，常用 odds ratio（OR，国内将其译为"比值比""优势比"等）作为主要评价指标，用以近似地估算相对危险度（relative risk，RR）。在表 11-4-1 中，对职业暴露组有：$odd_{职业暴露组} = \dfrac{a}{b}$，非职业暴露组有：$odd_{非职业暴露组} = \dfrac{c}{d}$；

$$odds\ ratio = \frac{odd_{职业暴露组}}{odd_{非职业暴露组}} = \frac{a/b}{c/d} = \frac{ad}{bc}$$。当 OR 等于 1 时，职业暴露与疾病的发生无关；OR 大于 1，职业暴露是危险因素；OR 小于 1，职业暴露是保护因素；OR 距离 1 越远，职业暴露与疾病的关联程度越大。该四格表可以做卡方检验，其公式为：$x^2 = \dfrac{(ad-bc)^2(a+b+c)}{(a+b)(c+d)(a+c)(b+d)}$。当 $x^2 > 3.84$ 时 $P < 0.05$，提示职业暴露与疾病无关联的无效检验假设出现的概率很低，小于 5%，统计学支持职业暴露与疾病相关。OR 还可以计算 95% 可信区间（confidence interval，CI），其公式为：OR95%CI=OR$^{1+1.96/\sqrt{x^2}}$。以下用一个案例说明如何将病例 - 对照研究方案用于职业流行病学研究。

近期国内产科临床医生发现胚胎停育的病例很多，其中白领女性的问题比较突出。经文献检索，结合临床工作，研究者提出职业紧张有可能是导致女性胚胎停育风险升高危险因素的工作假说。该问题可以用病例 - 对照进行验证。该研究的病例组设计为某时间段内在某医院产科就诊的胚胎停育患者；对照组为同期到该医院就诊未发生胚胎停育的孕妇，采用同期平行成组设计。职业紧张程度的测量使用"付出 - 回报量表"（简称 ERI），收集每一位入选孕妇怀孕前和怀孕早期职业紧张程度的信息。该研究同时收集了孕妇的个人基本信息和其他与胚胎停育相关的信息。

付出 / 回报比是 ERI 中测量职业紧张程度的一个综合评价指标，当付出 / 回报比为 1 时，付出与回报相当。研究者设定付出 / 回报比 ≥ 2 为过度职业紧张，表 11-4-2 中怀孕前和怀孕早期处于过度职业紧张的孕妇发生胚胎停育的风险高于非过度职业紧张的孕妇，OR = 1.63 [1.12, 2.38]，提示职业紧张与女性胚胎停育有关。

表 11-4-2　孕妇怀孕前和怀孕早期过度职业紧张（付出 / 回报比 ≥ 2.0）与胚胎停育的关系

付出 / 回报比	胚胎停育组	对照组	OR
< 2.0	141	177	1.00
≥ 2.0	95	73	1.63
合计	236	250	—

x^2=6.56，$P < 0.05$

在表 11-4-2 的基础上，可以用分层分析的方法进一步做职业紧张程度与胚胎停育的剂量 - 反应关系研究。表 11-4-3 将付出 / 回报比分为 5 层，以 < 1 为对照，可见付出 / 回报比大于 1 各层的 OR 均大于 1，OR 随着付出 / 回报比增大而逐渐增大，呈典型的剂量 - 反应关系，并得到趋势卡方检验的支持，提示孕妇怀孕前和怀孕早期的职业紧张程度与胚胎停育之间存在剂量 - 反应关系，进一步支持孕妇怀孕前和怀孕早期职业紧张是胚胎停育危险因素的工作假说。

表 11-4-3　孕妇怀孕前和怀孕早期职业紧张的付出 / 回报比与胚胎停育的剂量 - 反应关系

付出 / 回报比	胚胎停育组	对照组	OR
< 1	21	35	1.00
1.0 ~	46	56	1.20
1.5 ~	74	86	1.23
2.0 ~	61	56	1.39
2.5 ~	34	17	1.78

$x^2_{趋势}$=9.19，$P < 0.01$

该研究的设计符合病例 - 对照研究方案的要求。首先，研究的切入点是寻找合适的病例组和对照组，研究者选择到医院就诊发生胚胎停育的患者和同期没有发生胚胎停育的孕妇，两者在临床工作收集都比较容易，这一设计充分利用了医院病例集中的有利条件，尤其是对照组也选择到医院就诊的孕妇，解决了对照组的收集问题，满足了对照组与病例组来自同一个总体的要求。其次，从研究对象处收集的额外信息仅限于填写表格，所需时间不多，只要说明情况，易于取得研究对象的配合。最后，对照的孕妇只要观察一段时间确认其正常怀孕，就可以排除对照组的疾病错分。从这个案例可以看到，将病例 - 对照研究设计的原则和要求巧妙与职业病临床工作的优势相结合，就有可能设计出科学、合理、可行的方案，在较短的时间内完成研究工作，达到事半功倍的效果。

当然，病例 - 对照研究也存在局限性。首先，病例 - 对照研究核心是由"果"到"因"的设计方案，研究的顺序与现实中"因""果"发生的先后顺序相反，有可能引入系统误差，如回忆偏性。因此，在病例 - 对照研究的方案设计和组织实施过程中，要使用各种方法提高职业暴露信息搜集的质量，以保证研究结果真实可靠。其次，病例 - 对照研究中的研究对象是人为选择的，在对照组设计中不宜提出过多的匹配条件，否则难以操作，还有可能造成过度匹配。在该案例中对照组采用同期平行成组对照的方案设计，与病例组收集同步进行，只要求对照组为没有发生胚胎停育的孕妇，不限制其他条件，对照组的例数与病例组相似即可。这一设计方案即满足了病例 - 对照研究的基本要求，又充分考虑到临床操作实施的可行性，在科学性和可行性之间找到合理可行的平衡点。最后，病例组是已经发生胚胎停育的患者，参加研究填表时很可能受患病的影响，更多地考虑怀孕前和怀孕早期有哪些因素可能造成自己的孩子停止发育，会有意无意地选择危险级别更高的选项，引入系统误差。对于这个问题，病例 - 对照研究本身很难解决，除了尽可能同等对待胚胎停育患者和正常孕妇外，只能在下结论时多留出一些余地。对于这一问题，真正解决的方法是做队列研究，在研究对象发生胚胎停育前就收集职业紧张资料，避免患病和回忆对职业暴露数据的干扰。

2. 随机对照试验　随机对照试验（randomized controlled trial，RCT）已在临床研究中广泛应用，其结果的权威性得到学术界的公认，是高质量的临床研究方法之一；在职业病专业领域，随机对照试验刚开始应用，也取得了很好的效果。

随机对照试验方案设计的核心，是通过随机分组方法，将一组患者随机分为试验组和对照组，使试验组和对照组的患者各方面的特征都相似可比。在相似可比的基础上，试验组使用新的干预措施进行治疗试验，对照组按临床常规进行治疗，最终通过两组疗效的比较确定新的治疗措施是否优于、等于或不差于现有的临床常规治疗。图 11-4-2 是随机对照试验设计方案模式图。下面以"神经生长因子治疗慢性正己烷中毒周围神经病"随机对照试验为例，说明在职业病治疗性研究中如何应用随机对照试验方案。

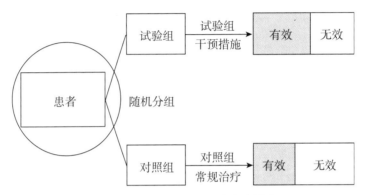

图 11-4-2　随机对照试验设计方案模式图

正己烷是工业生产中经常使用的一种化学物质，对神经系统有毒性，缺乏特异性治疗措施，临床疗效不满意，需要寻找新的治疗措施。该研究提出用神经生长因子治疗正己烷慢性中毒所致周围神经病的工作假说，并用随机对照试验验证这一新的治疗方法的疗效和安全性。

该研究采用随机（random）、双盲（bouble-blind）、安慰剂平行对照（placebo parallel control）设计方案，试验组和对照组按 2 ∶ 1 的比例分配病例，共入选 51 个病例，按住院时间先后随机进入治疗观察，其中试验组 34 例，对照组 17 例。试验组治疗使用神经生长因子注射剂，肌内注射，每天 1 次，共 8 周。对照组给予安慰剂（由无神经生长因子活性的辅料制成，外观与试验组用药相同），每天 1 次肌内注射，共 8 周。为保障受试者权益，试验组和对照组病例均给予维生素口服，每天 1 次；维生素 B_{12} 肌内注射，每周 2 次，作为基础治疗，共 8 周。疗效观察指标包括：神经系统症状、体征和总体日常生活能力，采用记分法，每周检查和记录 1 次。安全性评价包括：不良事件，每 4 周观察记录 1 次，试验室肝功能、肾功能、血浆蛋白、血电解质和肌电图检查，治疗前和治疗结束后各 1 次。

表 11-4-4　正己烷慢性中毒患者神经生长因子治疗试验组与对照组治疗前基线数据均衡性比较（$\bar{x}\pm s$）

组别	病例数△	年龄（岁）	接触工龄（月）	病程（月）	神经症状得分	总体征得分*	生活能力得分
试验组	34（10）	23.97 ±5.03	17.72 ±13.75	7.87 ±4.34	43.53 ±5.09	77.18 ±9.51	26.53 ±3.97
对照组	17（5）	24.06 ±4.01	17.76 ±16.63	8.32 ±5.65	44.82 ±2.67	82.59 ±12.34	24.76 ±5.38
t 值		0.0882	0.0101	0.4532	0.9797	1.7324	1.3172
P 值		＞0.05	＞0.05	＞0.05	＞0.05	＞0.05	＞0.05

△ 括号内为男性病例数
* 包括感觉、肌力、腱反射得分总和

表 11-4-4 比较了两组患者治疗前部分数据的均衡性，结果显示组间均衡性良好，提示通过随机分组获得了两组相似的病例，为观察神经生长因子治疗的疗效和安全性打下了良好的科学基础。

表 11-4-5 正己烷慢性中毒患者神经生长因子治疗神经症状得分的比较（$\bar{x} \pm s$）

组别	例数	神经症状得分		
		治疗前	治疗后	差值
试验组	34	43.53 ± 5.09	47.56 ± 0.75	4.03 ± 4.75**
对照组	17	44.82 ± 2.67	45.47 ± 2.15	0.65 ± 2.25

** 与对照组比较，$P < 0.01$

表 11-4-5 观察了试验组和对照组治疗前后神经症状得分的变化，试验组治疗后神经症状得分明显升高，与对照组比较有显著差异，提示神经生长因子治疗可以改善正己烷慢性中毒患者的神经症状。

随机对照试验最大的优点是通过随机分组获得两组非常相似的患者，通过给予不同的治疗措施，观察组间疗效和安全性的异同，从而为科学准确地评价新的治疗措施提供科学依据。以上用神经生长因子治疗正己烷慢性中毒患者的随机对照试验充分发挥了随机对照试验的优点，用科学的数据证实用神经生长因子治疗正己烷慢性中毒患者，可以改善其神经症状得分，有明确的疗效。

随机对照试验在临床研究中经常遇到困难，主要是这种研究方法有适用范围，在许多情况下不能使用。首先，随机对照试验的病例入选条件是，既可以接受试验方法治疗，也可以接受对照方法治疗，试验治疗方法与对照治疗方法之间哪一种方法更好并不清楚。如果已知试验治疗方法优于对照治疗方法，则随机对照试验没有实施的可能性（不符合伦理）。其次，随机对照试验应该有充分的前期研究工作基础，包括实验室研究、临床个案和小样本的试验性治疗经验等。仅根据科学推理制订试验治疗方案用于随机对照试验没有充分的科学依据，不符合伦理，不能实施。最后，随机对照试验通常需要较大的样本量才能满足统计学的要求，在设计方案时要考虑到病例来源问题，如果不能在限定的时间内募集到足够的病例，随机对照试验也无法实施。随机对照试验是一种用于验证临床疗效的研究设计方案。探索性研究、优化治疗方案的研究、治疗措施的安全性研究等多数不适于采用随机对照试验设计方案。

3．**其他研究设计方案** 在临床开展职业流行病学研究还经常采用个案研究、单组病例治疗前后自身对照研究等研究设计方案。这些方案在职业流行病学研究中应用较多，但方案本身存在对照不足、难以重复验证等缺陷，科学性较随机对照试验和病例 - 对照研究差一些，多用于早期探索性临床研究。

（1）个案研究：个案研究是一个非常传统的临床研究方法，将每一个病例作为一个课题进行研究。研究者通过认真细致的临床观察记录，详细收集和追踪职业暴露资料，结合临床经验和文献报道进行的探索性治疗等方法对某一职业病进行系统深入的研究（图 11-4-3）。

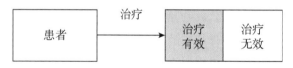

图 11-4-3 个案治疗性研究设计方案模式图

个案研究的优点是研究工作与职业病医生的临床工作一致，研究所用的思维模式与临床思维模式一致，研究结果很容易得到同行理解，只要有职业病病例就可以进行研究。

个案研究的局限性在于没有可比的对照，除了病例患病前后或治疗前后的自身对照外，很难找到对照病例，由此造成研究结果中规律性现象的判断比较困难，尤其是要求严格的科学论证时很难拿出过硬的证据。

个案研究在职业病流行病学研究中非常重要，新的职业病往往以个案的形式出现，故个案研究是认识和研究新的职业病的主要方法。个案研究在"老"职业病的研究中有时也可以使用，如临床偶然发现提出新问题时，临床少见的现象的观察、记录和分析等。目前临床个案研究的方法学规律尚无系统的总结归纳，主要依靠研究者个人素质和个人对所研究问题的悟性保证研究的科学性和质量，研究方法本身需要总结提高。

（2）单组病例治疗前后自身对照研究：职业病临床工作中有时会短期内遇到几个甚至几十个病例，如急性中毒，可以用群体研究的方法对一组病例进行观察总结，通常采用单组病例治疗前后自身对照研究方案（见图 11-4-4）。

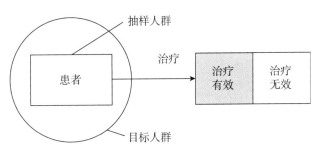

**图 11-4-4　单组病例治疗前后自身对照研究设计方案
模式图**

群体研究与个案研究相比，最大的优点是可以突出一组病例中的共性规律，减少个别病例中出现的特殊规律和混杂因素在研究过程中对职业病规律性认识的干扰。用一组职业病患者进行群体研究正是利用了群体研究的这一特点。

用单组病例进行的群体研究使用统计分析方法，对病例中存在的共性规律进行总结。统计学对这类研究提出研究对象同质性的要求，这一要求看似简单，实际要做到并不容易。首先，同质性要求职业病患者所患的疾病相同，职业暴露的因素也相同；其次，要求职业病患者接受相同的方法进行治疗；最后，要求所有病例所用的疗效观察指标和观察时点应一致。这些要求决定了单组病例治疗前后自身对照研究的方案设计和实际操作需要从各个角度考虑同质性问题，并采取相应的措施做到条件齐同，数据同质。

单组病例治疗前后自身对照研究方案最大的缺陷是没有设计同期平行对照，不能排除安慰剂效应对研究结果判定的干扰。根据经验，一般认为安慰剂效应可达 30%，故单组病例治疗前后自身对照研究只有在疗效非常明显的情况下才能得出明确的结论，疗效应大于安慰剂效应，即超过 30%。许多治疗方法的疗效达不到 30%，故单组病例治疗前后自身对照研究方案在临床研究受到很大的限制。

单组病例治疗前后自身对照研究设计方案可用于治疗措施的安全性研究，要求是大样本的系统观察，在职业病领域内应用有一定的难度。

（3）队列研究：队列研究（cohort study）是一种很好的研究设计方案，多用于病因学研究，如可以在病例 - 对照研究的基础上做队列研究，克服病例 - 对照研究回顾性收集暴露资料引入的回忆偏性，提高研究的真实性。近年来学术界提出将队列研究用于治疗性研究的设想，其主要创新点在于将患者接受的各种治疗措施看成是自然形成的暴露，在队列中观察接受不同治疗患者的预后，从而探索哪些治疗对具有哪些特征的患者疗效更好，更安全。

将队列研究设计方案用于职业病临床研究有一定难度，主要是职业病临床的条件是否允许做队列和长期随访。样本量在职业病临床通常很小，做队列研究很可能面临样本量不足的困难；长期随访同时要保持 80% 以上的随访率，这在操作上是很大的挑战。因此，队列研究至今在职业病临床研究领域还做得很少。队列研究尽管在应用时有许多困难，但这仍是一个值得注意和考虑的研究设计方案。

（4）现况研究：现况研究（cross-sectional study）又称为横断面调查，多用于调查现况，了解职业病在职业人群中的危害情况，已经广泛地用于生产现场的职业流行病学调查。在职业病临床研究中，现况研究应用的范围比较窄，只有诊断性研究等少数几个方面有可能使用这种研究设计方案。

临床研究中使用的各种设计方案原则上都可以应用于职业流行病学研究，以上介绍的仅是目前应用较多，得到学术界认可的方法。在方法学领域，研究者可以根据具体情况进行探索和创新。在职业流行病学研究领域，研究方案没有优劣之分，关键是能否选用合适的方法解决具体问题，这是研究方案设计应遵循的基本原则。

（三）引进新的理论和方法

在长期临床研究实践中人们发现，临床研究是在复杂的临床环境中开展简单的科学研究，科学性与可行性矛盾突出，研究结果要得到学术界认可难度很大，需要摸索总结规律并用于临床研究。基于这一需求，学术界已经形成了一系列科学可行的做法，称为临床研究规范（good clinical practice，GCP），在临床研究实践中广泛应用并得到学术界公认。在职业病临床研究中应遵循 GCP 原则，并结合具体情况引进相关理论、方法和技术，以提高职业病临床研究的水平，改进研究的可行性。

1. 临床研究模式转变与文件化管理　临床研究模式正在发生变化。早期的临床研究多以个案研究为主，采用医生个人进行临床观察总结的方式进行；针对个案研究的缺陷发展出临床群体研究方法，采用回顾性总结临床病历为主的方式进行研究，由医生个人或研究小组开展研究；近年来临床研究出现了类似工业生产流水线的研究模式，采用先设计后实施的技术路线，由许多部门、许多医务人员，甚至许多医院共同参与组织实施。工业生产采用“流水线模式（assembly line mode）”组织生产提高了劳动生产力，促进了社会进步，对人类社会的发展产生了巨大而深远的影响。临床研究需要借鉴工业生产的经验，适应新的研究模式，建立一套适应新的研究模式的研究体系，提高研究的质量和水平，尽量减少甚至避免走弯路、交“学费”。工业生产使用流水线已有 100 多年历史，取得的经验是 ISO9000，即质量管理体系（quality management system）。在组织流水线生产时，必须建立质量管理体系，用质量管理体系保证产品的质量，保证整个生产系统的正常运转，避免体系中个别人员不规范操作可能导致的产品缺陷。

ISO9000 的核心是“文件化管理（documentation management）”。在临床研究中，文件化管理的实施可以简化为建立两条文件链。第一条文件链由一系列“标准化操作流程（standard operating procedure，SOP）”组成，用 SOP 规范每个岗位的操作，通过操作标准化和规范化保证研究质量。第二条文件链是各种记录文件（record file），如病例报告表，用于记录研究过程中观察到的现象，研究者所做的工作，通过这些记录保证数据的可回溯性。以药物临床试验为代表的临床研究采用流水线的模式组织研究，两条文件链保证了研究的质量和可操作性，其科学性、真实性得到学术界的公认，成为现代临床研究的典范。

类似于流水线的研究模式能否引进职业病临床研究，能否用这种研究方式提高职业病临床研究的水平和质量？从职业病临床研究的需求和临床研究发展的总体方向上看，这种需求客观存在，有实施的可能。

2. 用信息指导职业流行病学研究设计实施　用流水线模式设计和组织临床研究的特点之一是操作过程非常复杂，要设计大量文件，工作量大。同时，研究者虽然设计了大量文件，但在项目实施过程中经常发现缺少某些文件或制定的文件有缺陷，在项目完成后发现临床研究设计存在这样或那样的缺陷。如何解决这些问题？可以将“信息”作为指导临床研究设计实施的主线。抛开临床研究的具体内容，临床研究在形式上可以看成为临床信息的收集、临床信息的整理、临床信息的储存、临床信息的分析和临床信息的评价过程，具体的过程见图 11-4-5。

在临床研究中，信息必须从一个环节流动到下一个环节，信息流动顺畅是保证临床研究正常进行的基础。在研究方案设计时，研究者应认真考虑每个环节的操作，分析信息的流动过程是否顺畅。对于经验不多的新研究者，通常在研究方案设计完成后要先做预试验，用几个病例到研究流程中走一遍，评估研究方案能否保证信息的流动性。

在临床研究中，信息不但要能够流动，还

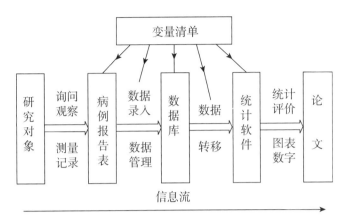

图 11-4-5　信息在临床研究中的流动过程

要保证在流动过程中不变形，保证论文中的数据与临床实际发生的情况一致。这一要求看似简单，要真正做好非常困难，难点在于临床研究的各种操作都是由人完成的，只要有人参与的操作就有可能出现差错，减少甚至避免差错需要各种技术和管理措施，如各种核对数据真实性的方法、平行系统重复运行、建立内部和外部监督机制等。

3．设立阶段标志性成果　临床研究的特点之一是研究周期长，环节多，只有少数人可以参与研究的全过程，甚至没有人能够参与一个临床研究的各环节的工作（如新药临床试验）。组织许多人员参加临床研究，但多数人看不到最终成果，没有成就感，影响参研者工作的积极性，不利于项目的组织实施。为此，可以在临床研究的过程中找几个关键点，作为评价临床研究的阶段性标志性成果，使参研者很快看到自己的工作成绩，受到激励。同时，研究者可以用阶段性标志性成果作为推进项目实施的近期目标，用于项目管理和评估。

第一个阶段标志性成果是病例报告表。病例报告表设计是在研究者对整个研究项目的深刻认识和总体把握基础上产生的，获得符合研究要求的病例报告表标志着研究项目可以实施，信息收集系统可以正常运行。病例报告表的质量和数量直接决定了项目实施的进度和质量。

第二个阶段标志性成果是数据库。数据库是统计分析的基础，也是整个临床研究中的一个瓶颈。多数临床研究者不熟悉数据库构建中需要的理论、方法和技术，需要学习和掌握。数据库建立的过程需要技术支撑，同时需要投入很多人力完成数据的录入、核对和修正工作，整个过程必须做得非常严格，以保证数据的真实性和可回溯性。研究者要选择合适的人员负责数据库的管理工作，保证有足够数量的人员参与数据的录入、核对和修正工作。

对于前瞻性研究（prospective study），数据库的设计和构建应该作为研究设计方案的一部分，在项目实施前把过程设计好，把软件和录入界面、SOP、记录文件等准备好，争取做到一次成功。对于回顾性研究（retrospective study），则研究者要根据职业病临床病历资料的具体情况，设计合理的流程和方法，应根据实际情况选用合理可行的数据库建立流程和方法。

4．将职业流行病学研究嵌入临床常规工作
职业流行病学是在临床开展的职业病研究，充分利用职业病临床的资源和各种有利条件是职业流行病学研究方案设计和实施必须考虑的问题。同时，职业流行病学研究必须在保证医疗质量和医疗安全的前提下才有可能实施，尽量利用职业病临床工作常规是保证医疗质量和医疗安全最可靠的做法。为了达到上述两个目的，职业流行病学研究方案的设计和项目实施要尽可能向临床靠拢，在保证科学性的前提下尽量利用研究所在单位临床常规资源，在不扰动临床工作正常秩序的情况下，把研究项目嵌入职业病临床常规工作流程。这一原则很容易得到研究者和医生的认同，但在操作实施过程中需要花费大量精力解决许多具体问题。根据经验，完全不扰动临床常规在实际操作中较难做到，临床的资源通常不足以支撑科研项目的特殊要求。因此，研究者在调研分析的基础上要考虑适当增加投入，如增加科研护士，安排研究生参加研究工作等。

5. 引进病例注册研究（patient registry）方法　职业病病例具有突发、散发、不确定性等特点，以一家医院为基础开展职业病临床研究往往受到病例资源的限制，很难总结出满足统计学要求的规律。随着信息技术和互联网的普及，人们开始利用网络建立临床病例注册研究平台，以单病种或综合征为基础，采用病例注册上传的形式汇集病例资源，将许多医院中符合条件的病例集中起来形成临床资料库，用于该疾病或综合征的临床研究。职业病临床研究，尤其是职业性急性中毒、职业性少见病和罕见病的临床研究，可以采用病例注册研究形式搭建研究平台，以解决病例资源不足的问题。

（四）职业暴露测量与评价

职业暴露（occupational exposure）与疾病的关系是职业流行病学研究的核心，职业暴露的测量与评价有专门的理论、方法和技术，是职业流行病学研究方案设计和项目实施中的关键环节，以下对此做具体介绍。

1. 职业暴露　在职业活动中劳动者是否接触有毒有害因素，接触水平如何，接触时间多长，接触水平是否稳定等，都是职业暴露测量评价需要解决的问题。

职业暴露的有害因素大致可以分为粉尘、化学因素、物理因素、生物因素、心理社会因素等。接触职业有害因素的判定多采用劳动卫生现场调查的方法，如通过询问和到生产现场实地调查，了解生产的工艺过程和使用的化学物质，是否产生粉尘、噪声、高温、微波等有害因子，是否存在不良工作体位，是否存在职业紧张等。如果发现有这些问题，则要进一步详细了解具体的情况，调查分析劳动者在生产活动中如何与有害因素接触，接触的特点和规律是什么，接触水平是否有可能超过职业接触

限值等，为下一步测量和评价做好前期准备。

2. 职业暴露测量　职业暴露测量需要收集劳动者的职业史方面的信息和用各种技术手段测量生产环境中有毒有害因素的浓度/水平。

（1）职业史：职业史是职业流行病学研究中最有专业特点的内容之一。收集职业史信息的研究者首先应该熟悉生产现场的情况，了解企业生产工艺过程，熟悉各车间和工种的名称，了解劳动者接触有毒有害因素的情况。在此基础上，设计合理的职业史信息收集问卷。在问卷中，工作的起止时间，具体车间和工种，有无个体防护等是关键信息，必须详细收集。对于急性中毒抢救病例的研究，职业史可以通过询问陪同人员等途径收集信息，必要时可以到生产/事故现场调查，收集信息，采集样品，综合不同途径的信息，以保证研究工作可以得到真实准确的职业史信息。

（2）接触水平测量和评价：职业性有害因素接触水平测量的方法各异，技术手段来源于各相关专业，如分析化学、生物学、物理学、心理学等，在此不再赘述。在实际工作和研究工作中，职业有害因素接触水平测量的主体有两个，即生产环境和劳动者。

1）以生产环境为主体的测量和评价：传统的职业有害因素测量主体多为生产环境，采用定点定时的测量方法，测量的时间、地点要求尽可能与劳动者典型的生产活动相似，能够近似地代表劳动者的职业暴露。这种方法可用于职业暴露稳定的现场，如纺织工人的职业暴露。由于测量点是固定的，测量者可以使用较大、较重的仪器采样，测量过程中测量者可以始终在采样点附近监视和控制采样过程，以保证采样的质量。但定时定点的测量结果受人为因素的影响较大，多次测量数据的波动有时很大，能否真实代表劳动者的职业暴露水平经常受到质疑。目前许多职业接触限值的国家卫生标准仍然采用这种测量方法，并将得到典型工作岗位短时间职业有害因素水平的数据与工时记录相结合，用物理性累积计量的原理计算工作期间评价接触水平，即时间加权平均（time-weighted average，TWA）浓度/水平。对于有累积效应的职业病，TWA 是很好的评价指标，是许多国家卫生标准采用这类指标的原因。

用环境测量结果间接推算劳动者的职业暴露水平是在技术手段受限的条件下的不得已做法，推算的数据可能接近劳动者的实际暴露水平，也可能与实际暴露水平相差很远。为此，需要改进测量策略，调整测量主体是改进的途径之一。

2）以劳动者为主体的测量和评价：职业流行病学研究的主体是劳动者，职业有害因素接触水平测量的主体如果是劳动者，可以避免用生产环境测量数据外推到劳动者的过程中引入的各种干扰，是一种直接解决问题的方法。

以劳动者为主体进行测量在技术上尚有一定的难度，如要求仪器设备体积小、重量轻，可以随劳动者移动，仪器可以连续不间断采样，以获得劳动者在某一段工作时间（如个体放射剂量的测量）、整个工作日（如个体噪声暴露的测量）或在某一典型工作时间段内（如粉尘、毒物的测量）的真实的暴露数据等。如果在技术上可行，最好能够连续记录有害因素接触水平的动态数据，与时间数据配合可以得到劳动者在生产过程中有害因素接触水平的动态变化资料，再与工时记录结合，可以分析劳动者生产活动与有害因素接触水平的关系。在这些改进的基础上，有人提出将全球定位系统与上述测量技术结合，同时获得职业有害因素接触水平、时间和空间位置三方面的信息，使以劳动者为主体职业有害因素的测量成为不需要测量

者跟踪观察的过程。这些设想和实现依托于现代高科技手段，其实现之日可待。

以上介绍的以劳动者为主体职业有害因素测量的仪器是"dosimeter"，不妨译为"个人剂量计"，如个人噪声测量仪器称为 noise dosimeter（自国家声学标准术语）。图 11-4-6 显示用个人声暴露计测量一名挡车工 8 小时工作期间个体噪声暴露水平的动态变化情况，可见整个工作日内噪声暴露水平基本稳定，与已知纺织工人接触稳态噪声的认识一致。

随着测量仪器的进步，dosimeter 的发展很快，但职业流行病学研究如何利用这类先进仪器解决职业有害因素接触水平的测量问题，仍需要做许多工作。

随着测量主体的改变，测量数据从生产环境中的"测量点"转变为劳动者，这一变化导致原有的测量数据的综合评价方法不适用于新的测量数据。除了放射剂量的测量可以做到每个劳动者每天的接触水平都测量记录外，其他职业有害因素的测量几乎不可能做到全部测量。合理的做法是依据统计学原理，采用抽样的方法，用合理的抽样数据，结合统计分析方法，对劳动者的职业有害因素接触水平进行评估。在以劳动者为主体的职业有害因素接触水平测量评价中，个体暴露基本测量评价单位是"工人组"（work group 或 worker group 或 working group），在英文文献中"工人组"有不同的写法，意思相同。另外，国外有的学者考虑到生活环境有害因素个体暴露问题，将个体暴露基本测量评价单位称为"观察组"（observational

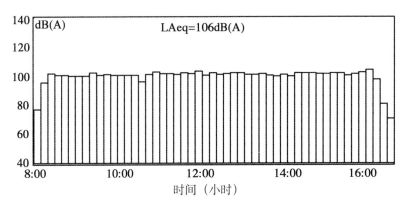

图 11-4-6　某布机车间挡车工一个工作日内噪声暴露水平的动态变化

group)。个体暴露基本测量评价单位的确定按统计学要求应该具有同质性，即在工人组中所有劳动者的有害因素暴露相似。从职业流行病学研究的角度确定工人组，原则上要求该组劳动者在相同的生产环境中，使用相同 / 相似的劳动工具，按照相同的生产工艺过程，对相同的原材料进行相同的加工，生产相同的产品。

在受到仪器设备数量和测量人力成本限制的条件下，通常采用抽样的方法，用符合统计学要求的最小样本量作为测量评价的样本量，抽样方法可以用随机抽样方法，也可以用典型抽样方法，具体使用什么方法测量需要根据具体情况，兼顾科学性和可行性要求。抽样测量评价包括两个维度：劳动者和工作日。即在许多劳动者中抽取部分测量，评价该组劳动者的有害因素接触水平；在许多工作日中抽取部分

测量，评价该组劳动者的有害因素接触水平在不同工作日之间是否相似。个体暴露测量评价的最终结果通常是以工人组为基本评价单位的一个接触水平值。表 11-4-6 显示 4 名挡车工在三个班次工作期间的个体噪声暴露数据，挡车工间的变异较大，在 92.8 dB（A）至 99.2 dB（A）之间；三个班次平均水平在挡车工间的变异 [94.3 dB（A）~ 98.0 dB（A）] 低于单个工作日的变异；三个工作日 4 名挡车工的个体噪声暴露平均水平非常接近 [95.8 dB（A）~ 96.2 dB（A）]。从这个案例可以看到，即使在公认的环境有害因素水平非常稳定的职业人群中，用针对劳动者的职业有害因素测量评价方法仍可以看到个体间和工作日间的差异，而用抽样和综合评价方法可以得到稳定的、可重复的工人组个体暴露水平评价数据。

表 11-4-6　细纱车间班次间与挡车工间噪声暴露水平（$L_{Aeq.\ 8h}$）及其变异的比较

班次	挡车工 1	挡车工 2	挡车工 3	挡车工 4	平均
早班	97.0	92.8	97.0	96.5	95.8±2.0
中班	96.7	95.8	99.2	94.7	96.2±2.2
夜班	96.7	94.3	97.7	95.1	96.0±1.5
平均	96.8±0.1	94.3±1.5	98.0±1.1	95.4±1.0	96.1±2.7

（3）剂量 - 反应关系：职业暴露测量结果能否真实地反映劳动者的职业有害因素暴露，除了在测量方法和评价方法方面把握好各个技术细节外，用一个外部评价体系作为"金标准"，评价职业暴露测量评价结果能否真实地反映劳动者的职业有害因素暴露是非常重要的，这个外部评价体系的"金标准"可以是健康效应，用剂量 - 反应关系（dose-response relationship）进行评价。

图 11-4-7 是采用个人声暴露计测量工人组的个体噪声暴露水平后获得的稳态噪声与脉冲噪声所致听力损失的剂量 - 反应关系。其中脉冲噪声组的劳动者数量仅 32 人，但得到非常好的剂量 - 反应关系，与以往许多研究用传统的方法测量脉冲噪声方法无法得到剂量 - 反应关系的结果形成鲜明的对比。这一基于剂量 - 反应关系的

结果提示，个体暴露测量评价方法可以准确地反映劳动者的职业有害因素接触水平。

（4）累积暴露：职业有害因素作用于人体产生危害的机制各异。有些职业病可以用"一次打击"理论描述，如硫化氢急性中毒、电光性眼炎等；多数职业病的发生是由职业有害因素多次反复"暴露累积（exposure accumulation）"所产生的健康危害造成的，如尘肺、噪声性耳聋等。对于具有累积效应的职业病，可以考虑采用累积暴露评价劳动者有害因素的接触总量，即除了接触水平外，可以将工龄（有害因素接触年限）纳入暴露评价指标。如噪声的职业暴露评价指标就包括：等效声级、工龄和累积噪声暴露量。

在职业流行病学研究中，工龄与年龄高度相关是普遍存在的规律，在评价职业有害因素

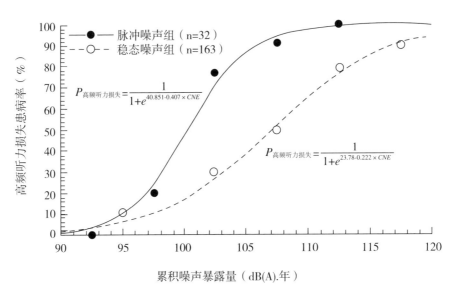

图 11-4-7　脉冲噪声与稳态噪声暴露所致高频听力损失患病率的 剂量 - 反应关系及 Logistic 回归拟合的剂量 - 反应关系曲线

与职业病的关系时，如果将年龄和工龄同时放入回归模型中，将出现多元共线性，互相干扰，难以达到调整混杂效应的目的。在解决工龄与年龄高度相关问题时，最好的办法是破坏两者间的相关关系，出路是将工龄合并到累积暴露评价指标中。在长期噪声暴露与高血压关系的研究中，破坏工龄与年龄相关性的方法取得了很好的效果。

（五）回顾性研究与前瞻性研究

1. 回顾性研究　利用临床工作多年积累的病历资料进行临床经验教训总结是临床研究的常用方法，也是多年来职业病临床研究使用的主要方法。回顾性临床研究的特点是利用现有资料进行研究，先收集资料（积累临床病历），后做研究方案设计。这一做法是回顾性研究的基本特征，也决定了这种研究方法的优点和缺点。

回顾性临床研究的主要优点是研究的成本低、速度快、只需要一个或几个人查阅病历资料就可以获得所需要的数据，短期内可以获得多年临床积累的数据，项目启动的难度不大，多数医生都可以做这样的工作。但是，回顾性研究缺点很多，临床记录不完整（数据缺失），数据的同质性差，设计合理的、有可比性的对照组困难等，造成这类研究的科学性受限、结论的可靠性不高等局限性。因此，要根据回顾性研究的这些特点，在临床研究的特定阶段合理地使用回顾性研究方法，回答适宜于回顾性方法研究的科学问题。

回顾性临床研究适用于早期探索性临床研究。许多临床研究项目源于临床偶然发现，研究者可以利用病历资料中记录的信息做探索性总结，回顾性研究是此时唯一可行的方法。保证这类研究科学性和内在质量的基本条件是，研究者及其所在临床单位要有良好的临床工作常规，认真严谨的临床工作态度，扎实深厚的临床功底和比较完整的临床病历记录。早期探索性临床研究的目标是发现和提出临床问题 / 科学问题，不需要"盖棺定论"。因此，回顾性临床资料总结应在认真做好基本情况介绍的基础上，对现有资料进行符合临床认识规律的总结分析，在基本现象和重要问题方面提供证据，为下一步研究奠定基础。早期探索性研究可以是个案，也可以是小样本的资料总结，选题要新，总结的内容要有临床意义 / 科学意义。

以往采用回顾性研究方法所做的职业流行病学研究质量不高，除了回顾性研究本身缺陷的原因外，研究方法落后也是一个原因，而后者是可以改进的。

（1）回顾性研究与前瞻性研究一样，也需要做一个完整的研究方案设计。一个好的方案决定了研究者可以利用现有的临床资料做出一个好的临床研究，职业流行病学研究的改进点之一是在前期做好方案的设计。

（2）回顾性研究目标的设定和方案设计要充分考虑到研究者能够获得哪些临床资料，职业流行病学研究在这方面的问题更突出。对于临床群体研究，基本要求之一是入选病例的观察资料应完整，而数据缺失是影响回顾性研究质量的主要问题之一。了解现有病历中哪些资料比较完整，哪些不行的方法有多种，可以咨询本科室有经验的临床专家，但更好的办法是抽取部分病历查一下，许多问题就搞清楚了，这种做法称为预试验。预试验在回顾性研究中非常重要，应尽量早做，与研究方案的顶层设计结合起来做，如果一轮不够可以做两轮。

（3）文件化管理可用于改进职业流行病学回顾性研究的质量和过程管理。在收集病历资料的过程中，可以用文件对每一个质量控制点的操作质量进行管理，用文件记录所有的操作过程。这种做法看上去麻烦一些，但整个过程在研究者控制下进行，所有的数据都是可以回溯的，从而保证了回顾性研究的质量。

（4）职业流行病学研究要突出"职业"的特点。职业史、职业暴露水平、职业暴露剂量、职业暴露时间等是研究的重点，也是研究的难点。回顾性研究中的病历记录中暴露资料往往比较"粗"，可以根据记录的具体情况和研究要求，将定量指标转换为定性指标，只要原则不错，大方向不错，结论可以在一定范围内说明问题。

（5）职业流行病学研究的终点评价指标要尽可能选用临床意义明确的、关键的、重要的、学术界公认的指标，如死亡/存活，并发症发生/未发生……所有病例终点评价的判定时点应一致，至少要做到比较接近，以便满足群体研究统计分析对数据同质性的基本要求。

（6）职业流行病学回顾性研究可以做多中心研究，其优点是可以集中多家医院的病历资源，短期内得出一个初步结果，为下一步前瞻性研究的立项设计提供数据支撑。回顾性多中心研究设计时对于预试验的要求比单中心高，原因是各中心的情况不一样，必须找到各中心都能提供数据的问题才能做多中心研究。因此，多中心研究设计要强调简单，回答一个重要问题。

回顾性职业流行病学研究通常用于探索性研究，不用于对某一职业病临床问题下最终定论的验证性研究。因此，明确研究的定位，选用合理的流行病学研究设计方案非常重要，如个案研究、临床系列病例的归纳总结、小样本自身前后对照研究、病例-对照研究、队列研究等。研究方案的总体设计应符合因果关系的基本原则，方案本身要尽可能简单，突出重点，可行。分析总结的中间过程可以做得比较复杂，但最后的结果展示一定要简单、清晰、重点突出。

2．前瞻性研究　回顾性职业流行病学研究的缺陷很多，产生的原因是职业病临床病历资料在记录时只考虑临床工作要求，没有考虑科研的要求，许多研究所需的资料在病历中记录不完整，甚至没有记录。解决的方法是搞清楚导致回顾性研究缺陷的主要原因，用一种简单的方法予以解决。由于回顾性研究的各种缺陷是由于收集资料时没有考虑科研要求造成的，改进方法可针对这一点，调整研究设计与收集资料的先后关系，将"先收集资料，后做研究设计"改为"先设计，后收集资料"。在流行病学研究中，有人将"先设计，后收集资料"的技术路线称为前瞻性研究。

前瞻性研究要求"先设计"，要求研究者先提出职业病临床问题和科学问题，而后考虑如何开展研究。如百草枯农药中毒的病死率高是一个临床问题，从这个临床问题出发可以提出一系列科学问题。如百草枯农药中毒的自然病程有哪些特点和规律？百草枯农药中毒的病死率有多高？百草枯农药的暴露剂量与病死率的关系如何？百草枯农药中毒死亡的预后因素有哪些？百草枯农药中毒的主要靶器官有哪些？百草枯农药中毒有哪些有效的治疗方法？……在提出这些科学问题的基础上，研究者可以查阅文献，了解相关的研究情况，明确哪些问题已经清楚了，哪些不清楚，哪些有争议等。在此基础上，研究者要做的一项重要的有创新和挑战性的工作——提出工作假说。工作假说的特点是创新、独特、合理、可行、有风险，是研究者科研创新的集中表现，是科研立项和方案设计的重要基础。例如，研究者可以提出"用队列研究设计方案观察百草枯农药中毒死亡的预后因素"的工作假说。在该工作假说中，研究者将中毒前、中毒时和中毒后的各种预后因素纳入观察（包括治疗因素），用生存分析方法评价哪些预后因素与患者死亡有关。提出这一工作假说需要做大量前期准备工作，如既往是否有类似的研究，哪些是已知的预后因素，哪些未知的因素可能是潜在的预后因素，研究者根据自己的临床工作经验和知识提出哪些新的预后因素，这些预后因素在临床有无可能准确测量……在不断回答这些问题的过程中，临床研究设计方案的框架逐渐形成，研究的重点和难点逐渐清晰，研究方案的可行性问题逐步得到解决，最终形成一个初步可行的研究方案，即完成了临床研究的顶层设计。在顶层设计的基础上，研究者要设法将顶层设计的内容具体化，设计研究的流程，编写各种文件，考虑许多与实际操作相关的问题，设法在方案中落实解决问题的具体措施。研究设计方案完成后最好做一些预试验，通过预试验证实方案的可行性，发现方案设计中存在的缺陷，及时改进完善。

从上面的介绍可以看到，前瞻性研究最大的特点是在临床收集病例资料前需要做大量工作，工作量之大，时间之长经常超出人们的想象，在思想上要做好足够的准备。

前瞻性研究项目的实施是一套"规定动作"，要求所有参研人员依照研究设计方案实施，不能随意修改方案。研究者的任务是保证项目按方案设计的要求进行，保质保量按时完成任务是最佳结果。

职业病临床医生对上述介绍的前瞻性职业流行病学研究方法和过程尚不熟悉，需要学习和实践，逐步掌握。许多临床专业已经开展了许多前瞻性临床研究，许多好的想法和做法可

以借鉴，这对于发展相对落后的职业流行病学研究是一个契机，可以通过引进、消化吸收和改进，加速职业流行病学学科的发展，少走弯路，少交学费。

（六）结束语

职业流行病学是职业病研究的重要方法学，其重要性在于以职业人群为研究对象，研究结果可以直接用于解决职业病诊断、治疗、预后、病因和预防等各方面的问题，只要有职业人群存在，职业流行病学就有存在的价值。

职业病临床研究的特点之一是各医院的疑难重症病例少，很难在一家医院收集到足够数量的病例进行职业病临床研究。针对这一问题，可以考虑采用前瞻性多中心临床研究的技术路线，引进病例注册研究方法，将一个地区或多个地区，甚至全国组织成为一个收集职业病病例的平台，解决病例资源不足的困难。前瞻性多中心研究需要很好的组织管理，可以引进GCP原则和方法，以提高职业病临床研究的质量和可行性。

（赵一鸣）

思考题

1. 试总结职业流行病学的几种主要研究设计方案。

2. 在临床开展职业流行病学研究需要解决哪些问题？

3. 何谓前瞻性研究、回顾性研究？

4. 年龄与工龄高度相关在职业病临床研究中会引起哪些问题，如何处理。

推荐阅读的参考文献

1. 黄悦勤. 临床流行病学. 北京：人民卫生出版社，2002.

2. 黄汉林，陈甦生，刘惠芳，等. 神经生长因子治疗慢性正己烷中毒周围神经病效果分析. 中国职业医学，2004，31（5）：11-13.

3. 赵一鸣. 噪声与高血压研究中干扰因素的识别与控制. 中华预防医学杂志, 2002, 36 (2): 127-129.

4. 赵一鸣, 曾琳, 李楠. 临床注册研究: 临床研究和临床学科发展的机遇. 中华医学杂志, 2012, 92 (24): 1657-1659.

二、实际应用

（一）横断面研究（cross-sectional study）

该研究方法在职业医学中应用最多，属现况调查，即在某一较短特定时间内进行一次性调查，了解接触职业危害因素劳动者的健康状况、职业性伤病发生的状况，以判断接触与健康损害的关系。横断面研究可贯穿职业卫生技术服务全过程，用以把握职业损害分布范围、状况及危害程度，不但有利于早期发现危害信号、及时采取预防措施，并可对制订卫生政策提供可靠的科学依据。常用于职业病的普查和工作有关的疾病的研究，但不合适研究罕见的、短病程的职业性病伤。急性职业事故调查（如急性突发性化学中毒事故）时，除了及时进行化学中毒救援外，也可用此方法调查事故的细节，包括事故发生时的生产状态、操作情况、安全措施、个人防护，以及相关规章制度执行情况和患者开始出现的症状、体征及实验室检查结果，尤其是特殊的生物监测结果，并与同工种未中毒人员做比较，评估主、客观原因，以提供有效预防对策，防止类似事故重现。

横断面调查的优点是花钱少、获得结果迅速，有利于发现职业性病伤的病因；缺点是较难进行时间上因果关系的分析，工作中还需注意以下问题：

（1）健康工人效应（healthy worker effect）：是指接触职业性有害因素的劳动者，由于职业选择的影响，其身体素质常明显优于未就业者，是横断面研究一个重要选择偏移，在实践中应充分注意。

（2）先后关系：仅作横断面调查对职业有害因素和职业性损害的先后关系常难判断。

（3）病程因素：不同职业危害因素引起的职业性损害的病程长短常不同，病程短的职业病在横断面调查时常不易发现，易造成疾病分布的偏低估计。

（4）慎重分析患病率资料：由于患病率资料尚包括未愈的病例，其增高不一定表示发病率高，可能因为治疗方法的改进使患者寿命得到延长的缘故；相反，患病率降低也不一定表示发病率低，也可能因为治疗方法进步，病程缩短，患者迅速痊愈，或者治疗方法不当造成患者很快死亡而导致患病率降低。因此，在分析横断面调查的患病率资料时，必须与发病率、治愈率、存活率等资料结合起来分析判断，才能对问题有客观的结论。

（二）病例-对照研究（case-control study）

病例-对照研究多为回顾性研究（retrospective study），即根据现有资料选定已发生某种职业性病伤的一组人群（病例组）和一组或几组没有该种病伤的人群作对照，在两组人群中用同样方法回顾是否接触某种职业性有害因素及接触的频度和强度，观察这些接触因素在病例组出现的频率是否高于对照组，通过统计学分析，推断接触因素作为病因的可能性。此种研究方法不能计算两组的发病率和死亡率，故不能直接计算出相对危险度（relative risk, RR），但可比较病例组和对照组中的接触频度来衡量危险度，即通过计算比数比（odds ratio, OR）求得 RR 近似值。

病例-对照研究也是一种耗时短、易执行、较经济的方法，多用于病因学的研究，尤为适宜发病率较低的职业性病伤与职业性病因探索。

（三）队列研究（cohort study）

可分为回顾性队列研究（retrospective cohort study）和前瞻性队列研究（prospective cohort study），前者系选择之前某个日期或时段接触和不接触某种职业危害因素的两组人群，或均有职业危害因素接触，但接触程度不同的人群，分为几个亚组，以当前为截止日期，回顾性调查若干年来各组发生某种疾病或因某种疾病死亡的情况，比较各组发病或死亡结局的差异，从而判断接触及接触程度与发病或死亡有无因果联系及联系大小的一种分析性研究方法。后者则是选择目前有接触和不接触某种职业危害因素的两组人群，或均有职业危害因素接触，但接触程度不同的人群，也分为几个亚组追踪观察，比较各组发病或死亡结局的差异，从而判断接触及接触程度与发病有无因果联系及联系大小的一种分析性研究方法，主要用于检验病因假设。

队列研究的主要特征是通过大样本观察对象的长期随访，比较不同职业暴露水平队列之间的发病率、死亡率、标化死亡比（standardized morality ratio，SMR）、RR 及归因危险度（attributable risk，AR）的差别。

此项研究虽然较为耗费人力、物力、财力、时间，此外，由于失访也会造成结果偏倚等不足，但由于其不产生回忆偏倚，可直接计算发病率或死亡率，能系统记录各种职业危害因素的变迁，可检验病因假说，且样本量大，结果稳定，在职业流行病学的研究中已受到越来越多的重视。

（四）随机对照试验（randomized controlled trial，RCT）

这是一种实验流行病学研究方法，即把某个群体的研究对象随机地分为实验组或对照组，实验组接受某项实验性预防、治疗或干预措施，对照组则无该项措施，最后通过严密、科学的方法比较两组间患病率、死亡率或其他相应指标，进行试验结果评估。通常认为此法是流行病学研究中最科学、最严谨的假设检验方法。在职业流行病学中，从职业病的预防与控制角度，可以运用一些干预措施（包括心理干预和行为干预）进行随机对照试验，此即为干预研究（intervention study）。2005 年，Kristensen 曾发文指出，近年来干预研究在职业流行病学中迅速增加，表明该项研究的重要性。

众所公认，控制职业病的关键在于预防，实际上也就是干预，如从生产原料、生产工艺、生产设备、防护设施用品等环节就开始干预，使劳动者不接触或最大限度减少接触，即为第

一级预防（primary prevention），可从根本上杜绝职业危害。职业健康监护被认为是第二级预防（secondary prevention），目的在于早期检出人体发生的职业性疾病，主要手段是定期进行环境中职业危害因素监测和职业健康体检，以早期发现职业性病伤或发现职业禁忌证，及时进行处理；如果把干预用于职业健康监护实施，也可达到一级预防的作用。如进行上岗前职业健康体检时（包括首次参加工作和将要转到新工作岗位的上岗前体检），可按性别、年龄随机将受检者分为干预组和对照组，体检时医务人员可直接告诉干预组劳动者："上岗后会接触某种职业性危害因素（如粉尘、化学毒物、噪声等），对身体健康有危害，严重者会引发职业病，有的目前仍缺乏有效治疗方法，关键在于预防，因此，上岗工作时必须做好个人防护，尤其要戴好防护口罩，并防止皮肤接触，或要戴耳塞保护耳朵（对接触噪声者）"；而对照组则不做任何提示或只是简单告诉劳动者"上岗后要多喝水，注意个人卫生"，然后按照规定每年或每两年进行一次在岗期间职业健康体检，观察两组人员的健康变化，特别要注意进行重复干预，经 5 年或以上的时间后，比较两组的健康状况，包括职业性病损的患病率。如果分析的结果显示两组有明显差异，即干预可减少职业性损伤和职业病的患病率，即可建议把相关干预措施写入相关标准，强制执行。

同样，随机对照试验也可用于职业医学临床研究某种治疗方法或药物对某种职业性病伤的治疗效果。此为随机临床试验研究，可对人体（患者或健康志愿者）进行药物的系统性研究，证实或揭示其具体作用、不良反应及其吸收、分布、代谢和排泄规律，以确定药物的疗效与安全性，但必须在法律、法规和医学伦理学框架下进行。

（五）职业流行病学调查的质量控制

质量控制必须贯穿于职业流行病学调查研究的全过程，没有一套完善的质量控制系统，就无法保证调查研究的准确性和可靠性。质量控制目标，就是要尽可能减少各种误差和偏倚

(bias)，尽可能使调查所获资料可靠、真实、可比和完整。

1. 建立质量控制系统　质量控制系统是用来监督和控制调查研究过程中各个环节，包括研究对象确定、研究样本选择、各类资料收集，以及资料分析准备等全部过程。建立质量控制系统时，首先要考虑研究对象的数量和随访时间；其次是调查项目的繁杂程度（如获取信息途径是否容易，调查涉及的地区、单位和人群范围等）；最后还须考虑工作的进程、各层次调研人员的工作能力等。质量控制系统的执行主要包括工作记录、工作报告和监督检查；项目管理人员根据监督结果，可及时调整实施研究的进度和弥补不足。

2. 调研人员的培训　对所有参加调研的人员都必须在实施前组织培训，重点在于让这些人员了解和熟悉研究的目的、内容、方法和相关要求，尤其是如何在具体调研中进行质量控制，确保资料来源可靠，分析方法正确。培训之后必须先进行预试验（pilot study），结果评估合格后再开始正式调查研究。

3. 资料收集的质量控制　接触和健康效应指标要有明确的限定；选择调查对象应尽量随机化；各组间除职业接触外，其他因素均应齐同，并尽可能采用盲法进行调查；无论是接触评定还是健康状况测试，所需仪器均应事先校正，以减少测量误差；测量数据尽可能定量化，以保证准确地评价接触水平-反应（效应）关系；还应做好资料复核、校正和弥补工作。

4. 资料预处理的质量控制　资料有可能是计算机化收集，也可能是先用手工收集然后进行资料编码和输入计算机建立数据库，在使用数据库时必须进行清库审核，包括调查对象、资料是否齐备、完整无缺等。

5. 资料分析与判断　调研结果的分析与判断需要具备职业医学的基本知识，一般在资料预处理基础上先做频数分析，然后再根据目的和资料特性采用专业统计学方法进行分析；对同类资料应尽可能采用多种分析方法，以得出正确结论。

（江朝强）

思考题

1. 试总结职业流行病学在职业病防治工作中的实践应用。

2. 简述职业流行病学调查的质量控制要点。

推荐阅读的参考文献

1. 江朝强，Lam TH，刘薇薇，等. 职业有害因素接触或（和）吸烟对死亡的影响——广州165，660 名职工队列的前瞻性研究. 中华劳动卫生职业病杂志，2001，19（5）：339-343.

2. Doll R，Peto R，Boreham J，et al. Mortality in relation to smoking：50 years' observations on male British doctors. BMJ，2004，328：1519-1533.

3. Kristensen TS. Intervention studies in occupational epidemiology. Occup Environ Med，2005，62：205-210.

4. 孟云，潘和平，石小河. 有色金属矿山职业伤害危险因素的病例对照研究. 疾病控制杂志，2008，12（3）：246-249.

5. 张敏，王丹，郑迎东，等. 中国1997 至 2009 年报告尘肺病发病特征和变化趋势. 中华劳动卫生职业病杂志，2013，31（5）：321-334.

索 引

致 谢

本书得到了北京大学医学科学出版基金的资助，北京大学第三医院领导和兄弟科室对本书的编写工作给予了大力支持；李春婷、常晓丹、关欣、戴珊（北京大学第三医院）、赵琳（北京大学医学部公共卫生学院）、宋平平（青岛市职业病防治院）、刘文（上海市化工职业病防治院）、闫丽丽（上海市化工职业病防治院）、阚宝甜（山东大学齐鲁医院）、马起腾（辽宁省职业病防治院）等同仁参与了部分章节的撰写工作；关里副研究员负担了本书编写的大部事务性工作，谨此一并致谢！

编 者